# 当代

# 儿科学

## 新理论新技术

**DANGDAI**
**ERKEXUE**
**XINLILUNXINJISHU**

（上册）

胡仪吉 申昆玲 沈 颖 **主编**

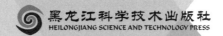
黑龙江科学技术出版社
HEILONGJIANG SCIENCE AND TECHNOLOGY PRESS

**图书在版编目（ＣＩＰ）数据**

当代儿科学新理论新技术 / 胡仪吉, 申昆玲, 沈颖
主编. -- 哈尔滨：黑龙江科学技术出版社, 2018.9
　　ISBN 978-7-5388-9824-8

　　Ⅰ.①当… Ⅱ.①胡… ②申… ③沈… Ⅲ.①儿科学
Ⅳ.①R72

中国版本图书馆 CIP 数据核字(2018)第 155464 号

当代儿科学新理论新技术

DANGDAI ERKE XUE XIN LILUN XIN JISHU

| | |
|---|---|
| 作　　者 | 胡仪吉　申昆玲　沈　颖 |
| 项目总监 | 薛方闻 |
| 策划编辑 | 薛方闻 |
| 责任编辑 | 焦　琰 |
| 封面设计 | 陈裕衡 |
| 出　　版 | 黑龙江科学技术出版社 |
| | 地址：哈尔滨市南岗区公安街 70-2 号　邮编：150007 |
| | 电话：（0451）53642106　传真：（0451）53642143 |
| | 网址：www.lkcbs.cn |
| 发　　行 | 全国新华书店 |
| 印　　刷 | 天津盛辉印刷有限公司 |
| 开　　本 | 889 mm×1194 mm　　　1/16 |
| 印　　张 | 56 |
| 字　　数 | 1600 千字 |
| 版　　次 | 2018 年 9 月第 1 版 |
| 印　　次 | 2018 年 9 月第 1 次印刷 |
| 书　　号 | ISBN 978-7-5388-9824-8 |
| 定　　价 | 480.00 元（上、下册） |

# 当代儿科学新理论新技术

# 编委会

# 前　言

儿科医学是临床医学专业的重要学科，是研究自胎儿至青少年这一时期小儿生长发育、提高小儿身心健康水平和疾病防治质量的临床医学学科。

进入 21 世纪，随着信息技术和分子生物学技术日新月异的进步，临床医学不仅在对疾病的认知、发病机制、诊断方法有了巨大变化，包括许多先天性遗传性疾病都得到了明确的诊断。随着对基因技术的探索和揭秘，人们在干细胞移植和基因修饰等方面的研究有了新突破。近年来，由于转化医学在临床中的发展，很多疾病出现了新的治疗方法，提供了新的药物治疗的新证据，使得很多严重危害儿童身心健康的疾病的预后和转归有了深刻的变化。

为此，本书力求反映近年来儿科领域从理论到技术的新发展、新突破，既包括了我国当代医学儿科学在临床上取得的重大成就，也介绍了国外在这些临床学科方面的新理论、新技术、新方法。

全书共分十五章，分别介绍了保健和营养，新生儿，小儿呼吸，感染，消化，心血管，肾脏，血液，神经，内分泌，急救，风湿，遗传，小儿外科等方面的内容。本书具有内容丰富、实用性强、覆盖面广的特点，可满足各级儿科医师的临床需求。

在保健和营养部分，既有小儿常见病的综合预防，也有免疫规划工作发展，还包含了反式脂肪酸对儿童的危害等儿科学界普遍关心的内容，及时反映了学科的最新进展。在小儿呼吸部分，不同肺功能检查方法在儿科的应用、经支气管镜介入治疗的应用进展及儿童特异性免疫治疗在哮喘中应用的进展等内容实用性强，可起到引领及示范作用，促进诊治的进一步规范化，提高儿科整体诊治水平。在小儿消化部分，食物变态反应相关的消化系统疾病的诊断和治疗进展、儿童便秘诊治进展、小儿代谢性肝病的诊断和治疗等内容也是以前出版的著作中很少有系统论述的。在风湿部分，结缔组织病相关肺部病变及肺动脉高压是诊断和治疗中应该特别予以重视的，近年来国内外对肺动脉高压治疗有很多新的进展，本书相关部分对于结缔组织相关肺部病变及肺动脉高压方面进行了全面系统的阐述，同时也对治疗方法给予规范。本书对大家普遍关注的、具有广泛应用前景的生物制剂在儿童风湿病的应用也多有介绍。本书对遗传病的产前基因诊断介绍的内容具有先进性，对儿科影像学新技术及临床应用进展，呼吸系统影像学进展及神经系统影像学进展方面的叙述具有很强的实用性。

因而，本书学术内容丰富，具有较高的学术价值，可以满足广大医务工作者的工作和知识更新需求。

我们殷切希望通过这本崭新的有新观念、新认识、新技术的著作来与全国同道一起交流、一起学习，希望我们的努力能够为工作在临床第一线的各级儿科医生的成长和临床实践有所裨益。

本书是在老一辈儿科专家的指导下，由各专业的学科带头人及中、青年医师在繁忙的医疗、教学、科研、保健工作之余，克服诸多困难撰写而成的，本书内容涉及到临床儿科医学的方方面面，查阅的资料多、工作量大、时间紧迫，编写中难免存在错误和缺点，我们衷心希望全国各地儿科同道予以批评指正。

最后，我们诚挚地向所有在编写过程中给予我们帮助和指导的专家、同道及出版社的编辑们表示衷心的感谢！

编　者

2018 年 7 月

# 目　录

# 第一章　保健与营养

## 第一节　生长发育

### 一、2005 年全国九市儿童体格发育调查

儿童生长发育水平是反映个体与群体儿童健康状况的主要指标,也是反映社会经济发展和评价卫生服务需求的重要内容,制订完整而合理的体格发育评价指标对于儿科临床医学、儿童保健学是非常重要和必不可少的。中国卫生部妇幼保健与社区卫生司自1975年以来组织专业人员每10年在我国9个主要城市的城区及郊区调查7岁以下儿童体格发育状况,继1975年、1985年、1995年3次全国调查研究之后,2005年5~10月进行了第4次调查,在2005年的儿童体格发育调查之前,儿童体格发育评价各地采用的标准不尽相同,常见的有1995年全国九市儿童体格发育调查的标准,WHO（World Health Organization）标准及美国CDC（Centers for Disease Control）标准,但由于时代变迁、种族、地区等因素影响,这些标准缺乏国家代表性和时代代表性。2005年全国九市儿童体格发育调查体现了我国儿童体格发育的状况以及变化趋势;完善了我国儿童体格发育评价指标的体系,为儿科临床、儿童保健和科研等工作提供新的儿童体格发育和营养评价参照标准;也为国家制定相关政策提供了可参考的依据。

本次调查的选点及调查方法均与 1975 年、1985 年、1995 年 3 次调查一致,即以北京、哈尔滨、西安、上海、南京、武汉、福州、广州、昆明九市的城区及郊区县,分别代表我国的北、中、南三个区域。采用“2005 年中国九市 7 岁以下儿童体格发育调查”及“2005 年中国学生体质健康调研”中九省市 94302名 0~19 岁城区健康儿童青少年的身高（3 岁以下测量身长）、体重、头围（7 岁以下儿童）测量数据,应用最小二乘方法（least mean square,LMS）对数据进行拟合修匀,获得所需的百分位和标准差单位（Z 分值）数值并绘制成相应的曲线图[1-3]。

调查结果如下:

#### （一）体重、身高增长规律

（1）出生身长和体重。2005 年,九市儿童体格发育调查城区男、女童平均出生身长分别为 50.4cm,49.7cm;体重分别为 3.33kg,3.24kg。30 年间出生身长、体重变化甚微。

（2）出生第一年身长和体重。婴儿出生后第一年身长和体重处于快速增长期,尤其以出生后前 3个月的增长速度最快。3 个月婴儿平均身长约 61cm,12 个月约为 76cm。3 个月婴儿平均体重约为 6.40kg,12 个月时约为 9.60kg,即婴儿 3 个月时体重比出生时增加约 1 倍,12 个月时又增加 1 倍。如果以月平均增长值来估算,婴儿在出生后第一个 3 个月中,身长平均每月增长约 4cm,体重增加 1.00~1.10kg;第二个 3 个月增长速度减慢一半,身长平均每月增长约 2cm,体重增加 0.50~0.60kg;而出生第一年的后 6 个月增长速度再减慢一半,身长平均每月增长约 1cm,体重增加 0.25~0.30kg。

（3）出生第二年身长和体重。2 周岁时,身长约88cm,体重约12.00kg。全年身长增长约 12cm,体重增加约 2.50kg。

（4）学龄前期、学龄期儿童的身高和体重。2~10 岁身高基本呈线性生长模式,平均每年增长 6~7cm。学龄前期儿童体重增加大体上为匀速趋势,平均每年增加约 2kg,但对于学龄期儿童来说,有加快趋势,

1

平均每年增加约 3kg。

（5）青春期身高和体重。身高生长突增开始年龄：男、女童分别为 11~12 岁、9~10 岁；突增高峰年龄：男、女分别为 12~13 岁、10~11 岁；突增高峰平均每年增长分别为 8cm，7cm。男、女童身高每年增幅小于 1cm 的开始年龄分别为 16 岁、15 岁左右。青春期体重每年增加 4~6kg。

（6）成年（18 岁）身高和体重。我国城市平均成年身高（18 岁）男、女性分别为 172.7cm，160.6cm，平均体重分别为 61.40kg，51.40kg；比乡村同龄成年身高高出 1~2cm，体重高 1~2kg。

### （二）1~10 岁儿童体重和身高估算公式[3]

1~6 岁体重估算公式：体重/kg=年龄/岁×2+8

7~10 岁体重估算公式：体重/kg=年龄/岁×3+2

2~10 岁身高估算公式：身高/cm=年龄/岁×6.5+76

### （三）1995~2005 年的 10 年中国九市儿童体格发育变化

#### 1.体格发育指标的变化

（1）体重、身高。除初生组及 1~6 个月组外，其他年龄组的体重、身高值不论城郊、性别，2005 年比 1995 年都有不同程度的增长，并且随年龄增长，增幅逐渐增大。以 6~7 岁组为例，10 年间城区男童体重增长 1.54kg，身高增长 2.1cm；城区女童体重、身高分别增长 1.19 kg 和 1.8 cm；郊区男童体重增长 1.46 kg，身高增长 3.1 cm；郊区女童体重、身高分别增长 1.37 kg 和 3.0 cm[1]。

（2）头围、胸围。城区与郊区男女儿童（除个别年龄组外）的头围、胸围值均比 1995 年有不同程度的增长。头围的增幅在 0.1~0.6 cm，城区、郊区、男、女 22 个年龄组合计的头围增长值分别为 0.3 cm，0.2 cm，0.4 cm 和 0.3 cm。胸围除个别小年龄组无增长外其他年龄组均较前 1 个 10 年有明显增长，增幅在 0.1~1.6cm，城区男、女童分别平均增长 0.5 cm 和 0.3cm，郊区男、女童分别增长 0.4cm 和 0.3cm[1-5]。

#### 2.城区与郊区差别的变化

（1）体重。男童体重的城区与郊区差别在 6 个月~3 岁前平均缩小了 0.08kg，但 3 岁后有增大的趋势，平均增长 0.15kg；女童体重的城区与郊区差别在有些年龄组中微增，有些年龄组微减，总体变化不明显，基本与 10 年前保持一致。

（2）身高。男女身高的城区与郊区差别在 6 个月以后呈逐渐缩小的趋势，以 6~7 岁组为例，男童的差别由 3.6 cm 降至 2.6 cm，女童的差别由 3.6cm 降至 2.4cm[1,5]。

### （四）2005 年九市数据与国外资料的比较

#### 1.与美国疾病预防控制中心 2000、世界卫生组织新标准的比较

世界卫生组织（WHO）2006 年公布了新的 WHO 标准。美国现行的国家标准是美国疾病控制中心（Centers for Disease Control，CDC）2000 年公布的标准（CDC 2000）。

（1）身高比较。男童 15 岁、女童 13 岁以前，中国儿童略高于美国及 WHO 新标准，男 15 岁、女 13 岁以后身高低于美国及 WHO 新标准，18 岁时男性身高低于美国 3.5cm，女性低于美国 2.5cm。

（2）体重比较。中国男童在各个百分位上体重均高于 WHO 标准，7 岁前差别较小，7 岁以后增大，尤其在第 97 百分位值（P97）上；女童平均体重 9 岁前略高于 WHO 新标准，但在 P97 上 3 岁后偏低。与美国 CDC 2000 标准比较，男童在 0~6 个月、1~2 岁略低于美国，16~18 岁明显低于美国，18 岁时平均相差 5.90kg，尤其在高百分位上十分明显。女童 1~2 岁及 7 岁后体重均低于美国儿童，在 P97 美国女童自 1 岁后就明显高于中国女童，8~18 岁之间差值巨大。

（3）身长（身高）的体重。身长的体重（45~105cm）低百分位与美国 CDC 2000 非常接近，但略高于 WHO 新标准；身高的体重（65~125cm）在高百分位数值低于美国 CDC 2000，男童与 WHO 新标准几乎没有差异，而 100~125cm 范围女童却低于 WHO 新标准。

（4）体重指数（body mass index，BMI）。中国标准与这两个标准差异明显，尤其是高百分位。男

童低于美国 CDC 2000，却略高于 WHO 新标准；女童在高百分位均低于这两个标准，在低百分位较美国 CDC 2000 低，但与 WHO 新标准接近。

（5）头围。男、女童头围与 WHO 新标准几乎没有差别，与美国 CDC 2000 相比，男、女童出生头围明显偏小[6-11]。

#### 2.与日本儿童的比较

与 2000 年日本厚生省发布的 0~6 岁儿童的数据比较，我国 6 岁以下儿童的体重、身高，不论城区与郊区、男童与女童，均已明显超过同龄的日本儿童。从每 10 年的身高增长幅度看，中国儿童的生长速度明显快于日本儿童，而且生长仍处于持续的快速增长阶段[1,12]。

在使用生长曲线图时，需要注意身长的体重、身高的体重的正确选择和使用。我国儿童体格测量习惯为 3 岁以下测量卧位身长，满 3 岁后测量立位身高。美国采用 2 岁前测量身长，2 岁后测量身高。WHO 新标准制定中采用 2 岁前测量身长，2 岁后测量身高，2~3 岁既测量身长又测量身高，由此证实两种测量方法的数值相差 0.7cm，即身长比身高多 0.7cm。在实际工作中，目前常采用 2 岁以下测量身长，3 岁以后测量身高，2~3 岁根据具体情况选择测量身长或身高，因此曲线图制定出 45~110cm 身长的体重供 0~3 岁儿童使用，70~180cm 身高的体重供 2~18 岁使用。在标准的选择使用时要清楚这一点。

生长曲线图在生长发育监测与评价中起非常重要的作用，利用生长曲线图评价生长发育最为简便、直观、实用。生长具有明显的种族、地区差异，因此评价中国人的生长用国外的标准是不适宜的。中国 0~18 岁儿童青少年生长图表具有国家代表性、年龄完整，可作为中国儿童青少年的生长参照标准在儿科临床及公共卫生领域中使用，有利于生长异常的早期识别、疾病的诊断以及治疗效果的评价。

## 二、儿童早期生长轨迹的变化

生长速度是评价体格生长最重要的指标。过去普遍认为儿童出生时的身长、体重与生后的生长水平呈正相关，或者决定以后的生长情况。评价儿童生长情况时更关注生长轨迹是否能与标准生长曲线平行生长，如果出现增长不够、不增长或下降，生长曲线将偏离正常的生长曲线，此时就需要警惕，必要时予以干预。但近十多年来，越来越多的学者研究发现，其实儿童早期生长轨迹存在变化，可表现为"追赶生长"或"减速生长"。2000 年，Ong 等[13]回顾性研究 848 名儿童的体格生长资料发现，2 岁时 30.7% 的儿童体重百分位线和 24.9% 的儿童身长百分位线高于出生时百分位线水平；24.5% 的儿童体重百分位线和 20.7% 的儿童身长百分位线低于出生时百分位线水平。2004 年，Mei 等[14]分析 10 844 名 0~60 个月正常儿童体格生长资料后也得出类似的结果。2010 年，国内的刘宇等[15]研究 331 名 0~2 岁儿童体格生长资料结果表明，身长发育在 2 岁时 54.1% 的儿童出现"追赶生长"，16.9% 的儿童出现"减速生长"。由此可见，儿童早期生长轨迹并不完全是延续胎儿的生长以及并不完全遵循同一轨迹，而是可以发生变化的。

线性生长即身高的增长直接反映非脂肪组织的增长，非脂肪组织的生长潜能受遗传因素决定。Ong 等[13]将 Δ 身高别体重 Z 值（weight for height z-score，WHZ）、Δ 年龄别体重 Z 值（weight for age z-score，WAZ）在 ±0.67 间定为身长、体重的正常范围，ΔWHZ 和 ΔWAZ > 0.67 为身长、体重发生追赶生长，ΔWHZ 和 ΔWAZ < −0.67 为身长、体重发生减速生长。Mei 等[14]则定义身长、体重跨越生长曲线主百分位线为追赶生长或减速生长。刘宇等研究出生至 2 岁儿童生长轨迹变化的随访研究时也采用身长、体重百分位上升或下降 ≥1 条主百分位线为追赶生长或减速生长。

Tanner 等[16]研究显示，儿童出生身长和成年后最终身高的相关性仅为 0.25，提示儿童出生时或胎儿期的体格生长水平不完全决定出生后的生长情况，影响体格生长的基因在出生时并未完全表达[17]。Pinyend 报道儿童追赶生长多发生于出生后 6 个月内，减速生长发生的时间稍晚。刘宇等[15]的研究也显示，出生时的生长水平并不代表儿童生长潜能，生长潜能在生后一段时间内才逐渐体现；发生追赶生长最早和人次最多的年龄组是 3~4 月龄组。有学者认为出生至 2 岁儿童的体格生长速度表现加速或减速生长的现象可能为矫正宫内的影响，达到遗传决定的生长潜力水平[18]。Tanner 等[16]报道儿童 2 岁身长与成年最终身高的相关性为 0.8。

婴儿的生长与胎儿生长不连续，通常胎内生长延迟的婴儿生长出现明显"追赶"现象。Luo 等[19]报道胎儿期与婴儿期身长的增加呈负相关，出生时身长较长的儿童在婴儿期身长出现减速生长现象，出生时身长较短的儿童在婴儿期身长出现追赶生长现象。Rose 等[20]报道父母亲身高较高而出生身长较短的儿童或父母身高较矮而出生身长较长的儿童，身长的生长趋势是逐渐接近于父母遗传相适应的生长轨迹或出现"回归"现象。Volkl 等[21]报道有家族性身材矮小史的儿童 2 岁时可由足月时身长逐渐降至与家族身高相适应的百分位。

国内大多数研究发现低出生体重儿、早产儿亦存在生长追赶现象。早产儿生长追赶速度大于足月儿。陈兆文等针对宫内发育迟缓儿的研究表明，大部分宫内发育迟缓（intrauterine growth retardation，IUGR）儿童出生后 2 年内会有明显的生长追赶现象，出生体重较轻者生长追赶速度要快于出生体重重者[22]。

Karlberg 等提出儿童生后生长有婴儿期、儿童期、青春期三个生长阶段，这三个生长阶段连续但又有部分重叠[23]。胎儿期 18 周是胎儿线性生长高峰，34~36 周出现生长减缓的宫内适应性现象。婴儿期开始于胎儿中期，3~4 岁逐渐消退，婴儿期的线性生长主要与营养有关，此时期生长激素尚未发生作用。儿童期一般开始于 6~12 月龄，典型的表现是生长突然加速，可能与生长激素开始发挥作用有关。1~2 岁儿童的生长是婴儿期与儿童期生长的综合结果，部分 2 岁内生长轨迹发生变化可能是婴儿期逐渐向儿童期生长过渡[23,24]。

儿童体重生长不稳定，易受营养和疾病等多因素的影响而出现波动，不过体重亦有向身长"回归"的趋势，即身长长而体重轻的儿童，体重逐渐追赶至接近身长水平，身长短而体重重的儿童，体重逐渐减速至接近身长生长水平。

由此可见，在临床工作中，我们要慎重评价儿童生长发育水平，连续测量、动态监测身长、体重，获得儿童的生长轨迹，正确分析"追赶生长"和"减速生长"现象，避免不合理的干预。

### 三、儿童发育的"编程"理论与成年疾病的关系

近几十年来，成人慢性非感染性疾病如心脑血管病、糖尿病、肥胖症以及变应性疾病等发病率越来越高，已经成为越来越受关注的公共健康问题。这些疾病的发病原因很多，其中儿童发育的"编程"理论与成年疾病发生关系的研究也越来越受到重视。

儿童发育是综合遗传和环境因素的编程过程，使机体内部全部组成形成相互联系的复杂系统，从而形成全部的生命功能和表征[25]。

儿童发育编程过程从胎儿期就开始了，称为"宫内编程"。宫内编程过程非常复杂，既受遗传因素的影响，又受到宫内环境等各种因素影响，营养素缺乏、缺氧、损伤、感染、激素变化等都会影响宫内编程，影响胎儿的生长发育，可能导致组织器官的结构与功能改变，导致胎儿发育的异常或缺陷，也可能成为成年期某些疾病潜在的致病因素。激素在宫内编程中发挥着重要的作用，比如胰岛素、类胰岛素样生长因子、甲状腺素和糖皮质类激素等。其中糖皮质类激素是影响宫内编程最重要的激素。糖皮质类激素水平的增高会抑制组织的生长，影响组织器官的发育。营养和其他影响编程过程的因素都会使糖皮质类激素的浓度升高。研究表明，糖皮质类激素能够在细胞和分子水平上影响各种受体、酶、离子通道和载体的表达，从而改变细胞的功能。这类激素也可以改变各种生长因子、细胞的结构蛋白、结合蛋白以及细胞内信号路径的各种组分。糖皮质类激素可以直接作用于基因，也可以通过改变其他激素的生物利用度间接地作用于基因。这些糖皮质类激素诱导的内分泌的改变可以是暂时的，也可以是持久的。后者会影响到生后的发育。在远期的影响中，产前糖皮质类激素的暴露会持久地重组内分泌系统，如生长激素系和下丘脑-垂体-肾上腺轴。这些变化可能成为某些成人期疾病的发病机制。因此，内分泌的改变可能成为宫内编程的原因和后果的重要因素[26]。

自 20 世纪 80 年代以来，西方学者进行了许多关于生命早期生长发育和营养状况与成年期慢性非感染性疾病关系的研究，并提出了许多假设，其中最有影响力的是 Barker 的"成年疾病的胎儿起源"假说。

如胎儿发育异常可能导致成人代谢性疾病、心血管疾病、肺部疾病以及神经精神疾病的发生。来自西方国家的大量研究显示，宫内发育迟缓及生后的快速追赶生长均与成人期的冠心病、脑卒中、糖尿病、高血压及高血脂的发病密切相关；另一方面宫内营养过剩也是糖尿病和心血管病的高危因素之一。Roseboom 等对年龄在 50~58 岁，于 1943~1947 年第二次世界大战期间出生在荷兰的老人的随访研究发现，如果在母孕早期遭遇饥荒，则冠心病、血脂异常、血液黏稠度增加、抑郁、肥胖等的发病率升高，同时母亲患乳腺癌的风险也增加；如饥荒发生在母孕中期，则易发生肾脏损害（蛋白尿）及阻塞性肺病；而糖不耐受和胰岛素抵抗则与整个孕期营养不足有关。同一人群的研究还发现精神分裂症的发病率高 2 倍。Hack 等通过 20 年的追踪研究发现，在具有低出生体重史的成年人中心理行为障得的发生率明显升高。赵文华等以中国 3 年自然灾害（1959~1961 年）期间出生的妇女为对象进行了研究，结果发现 3 年自然灾害期间出生妇女的体重指数（BMI）、肥胖患病率均显著高于灾害过后出生的对照组妇女，也提示生命早期食物短缺及营养不良可增加成年后超重和肥胖患病危险[27-31]。

后经 10 余年的大量研究，并基于循证研究的结果，人们对这一学说进行了完善，提出了疾病与健康的发育起源学说（developmental origins of health and disease，DOHaD），该学说认为不单是胎儿期营养状况会对健康产生长久影响，婴幼儿期、儿童青少年期的营养均会对其后期的健康起一定程度的决定作用。出生以后，个体的发育继续经历着编程的过程，特别是在婴幼儿期。这些编程的过程也继续受到遗传和环境因素的影响，包括生活方式和行为的影响。这种影响可以一直持续到成年期。研究显示，婴幼儿期的生长迟缓或生长过快均与后期慢性疾病的发生有关。低出生体重—生长追赶（过度喂养）—胰岛素抵抗—代谢综合征是成年期慢性疾病的发病模式。生长加速学说认为：由于过度喂养导致的生长加速，通过下丘脑-垂体轴的程序化，调控远期的健康结局。按照生长加速学说的观点，并不是出生时或者任何其他年龄时的体重对成年期健康都具有重要影响。而可能是在生长落后（初始低体重）的情况下出现的生长加速，才是成年期疾病的危险因素。Barker 等的研究发现：出生体重相对较低而儿童期和青春期超重的人尤其易于成年后发生冠心病。对 1 028 名 1948 年 7 月~1954 年 12 月在北京协和医院出生的健康单生子的调查结果显示，婴儿体重过低与其成年后 2 型糖尿病的发生密切相关。妊娠糖尿病母亲的后代出生时体重和儿童期体重指数较高，儿童期和青春期患糖尿病或发生葡萄糖耐量降低的风险较大，成年后肥胖和 2 型糖尿病的发病率也随之增高。这些研究表明，处于出生体重两个极端的婴儿，未来发生肥胖和代谢综合征的危险性均高于正常出生体重儿，科学家们称之为 U 型关系[26,30-32]。

DOHaD 学说包括 3 个假说：节约表型假说、发育可塑性假说和预期适应反应假说。节约表型假说是指当胎儿遇到不良的宫内环境如营养不良、感染、缺氧等威胁时，胎儿机体生理和（或）代谢会发生适应性变化，以保证重要器官（如脑）的营养供应，利于生存；但是这种适应性变化是以牺牲其他组织、器官的发育为代价的，使胎儿的组织器官发育和代谢发生永久性改变。这些改变在出生后不能很好地适应营养、生活方式等环境因素的改变，则易发生胰岛素抵抗、高血压、肾脏疾病、肥胖等代谢综合征。

发育可塑性假说是指胎儿在细胞分化的关键期对外界环境变化敏感，并且有适应环境变化的能力。发育可塑性对母体营养敏感，在母体营养缺乏的情况下，可影响胎儿发育的可塑性，进而导致成年疾病。

预期适应反应假说认为，在生命早期机体就已经针对所处环境而发生适应反应，调整机体生理结构与功能，以适应生命后期的环境，因而生命早期的适应反应在当时所处的环境下可能显示不出优越性，但有益于适应生命后期的环境。如果生命后期的环境发生变化，与生命早期的环境不一致、不匹配就会发生疾病。

生命早期发育对成人健康及疾病的影响，表观遗传起了关键作用。所谓表观遗传学就是指在基因 DNA 序列不发生改变的情况下，基因表达及功能的遗传学变化。表观遗传过程易受生命早期环境因素的影响，其中孕期营养是影响表观遗传的关键因素。可导致 DNA 甲基化、组蛋白修饰、染色质重塑等表观修饰的变化，从而导致组织细胞的代谢异常，最终引起多种疾病的发生；同时这些表型基因的改变在发育和细胞增殖过程中能稳定地传递给下一代，还有可能传递几代，对后代的患病风险具有深远影响[26,30]。

对于儿童发育"编程"与成年疾病发生的关系，尚有许多不清楚的问题，应加强这方面的研究，对影响因素、发生机制等各方面应进行更深入的研究。并采取积极策略，从胎儿期、婴幼儿期开始预防、减少造成成年期慢性疾病的不利因素，保证生命早期正常的发育和营养，从而减少成年期慢性疾病的发生。

## 四、骨龄测定方法

骨龄是指儿童青少年骨骼发育水平同骨发育标准比较而求得的发育年龄[33]。

目前国内骨龄测定主要有以下三种方法：手腕部骨发育X线（Greulich-Pyle，G-P）图谱法、儿童骨发育标准（Tanner-Whitehouse，TW）法和中国人骨成熟度评价标准及应用法（CHN）。

1959年 Greulich & Pyle 的手腕部骨发育X线图谱即 G-P 图谱问世。G-P 图谱来源于美国中上层家庭儿童，由于使用便捷简单，目前应用者还较多。

1975年 Tanner & Whitehouse 在20世纪60年代制定的英国儿童骨发育标准（TW1法）的基础上做了改进，提出了"骨成熟度估计及成年身高预测"的 TW2 法。TW 法是根据手腕及手掌20个成骨中心的形状、密度进行分期及计分，最后统计总分，查图表定骨龄，使用最早的骨龄测定方法。TW 骨龄是纵向研究，结果可靠，是目前国际上最广泛承认并通用的骨龄评估方法。由于 TW2 已经年代久远，为适应欧洲、北美儿童的生长发育状况，已经于2001年修改为 TW3 法。它废除了 TW2 中将共振超声光谱（resonant ultrasound spectroscopy，RUS）分及腕骨分总和的情况，而单独用 RUS 分来代替，理论上不受种族及地区的限制。经过北美及欧洲的3 000名儿童9年的纵向观察，发现该方法在成人身高预测方面较其他方法准确[34-39]。

由于地区、种族等差异，儿童的骨骼发育速度也是不一样的，骨龄标准应有地域性、种族性及时间性的特点。应用欧美的骨龄标准评价中国儿童是否适宜尚有争论。1995年张绍岩根据 TW2 法，结合中国人的特点修改研制了"中国人骨成熟度评价标准及应用"，即 CHN 法，该标准建立在对大样本中国儿童青少年手骨发育状况的研究基础之上，比较简单易行。不过 CHN 法是横向研究的结果，不如 GP 图谱和 TW 法等纵向研究的结果可靠。目前 CHN 骨龄评分法还不被国际上承认，不便于国际交流。2006年，张绍岩等修改了 CHN 法，提出了中国人手腕骨发育标准——中华05[39-41]。

20世纪90年代中后期，Tanner 等成功开发计算机辅助骨龄评分系统。计算机辅助评定骨龄法是基于数字化信息技术和分类统计方法，通过对骨图像的预处理、骨块的分割、特征提取、信息处理实现骨图像自动识别并运算得出骨龄，以部分或完全替代人工的评定方法。它可以避免由人工读片所造成的主观性。它的优势是快速、准确、可靠、易于掌握，多年来成为国内外的主攻方向[37]。

近年来，国际上推出一种利用超声原理检测骨龄的技术。采用定量超声技术，通过测量穿过手腕骨骨化中心的超声波的声速来检测骨龄，具有操作简单、无辐射、耗时短、判断客观等优点。但是该仪器在检测骨龄的准确率上尚缺乏足够的实验数据加以证实。许浩等对于超声法与X光拍摄测定骨龄的比较研究结果显示 BonAge 超声法和 CHN 法评价的骨龄不仅均值之间差异较大，且相关程度也不理想，因此两种方法不能相互替代。Hans-J.Mentzel 等德国学者曾用 BonAge 对65名儿童青少年做过相同的比较实验，也发现对于那些发育早熟者，仪器评价的骨龄要明显超过根据 GP 法判出的骨龄[42]。

骨龄测定是评价儿童及青少年生长发育状况的重要指标。随着在临床医学、保健学、体育科学等方面的应用越来越广泛，骨龄测定的研究将不断深入，技术方法也将不断改进。

（沈瑞云）

# 参考文献

[1] 九市儿童体格发育调查协作组，首都儿科研究所. 2005年中国九市七岁以下儿童体格发育调查[J].北京：中华儿科杂

志，2007，45：609-614.

[2] 中国学生体质健康调研组.2005 年中国学生体质与健康调研报告[M].北京：高等教育出版社，2007：7-52.

[3] 卫生部妇幼保健与社区卫生司，九市儿童体格发育调查协作组，首都儿科研究所.2005 年中国九市 7 岁以下儿童体格发育调查研究[M].北京：人民卫生出版社，2008：3-18.

[4] 宗心南，李辉.中国儿童身高与体重的生长模式及简单数学模型的建立[J].北京：中华儿科杂志，2009，47：371-375.

[5] 首都儿科研究所，九市儿童体格发育调查协作组.1995 年九市城郊 7 岁以下儿童体格发育的调查[J].中华医学杂志，1998，78：187-191.

[6] WHO Multicenter Growth Reference Study Group.WHO Child Growth Standards based on length/height，weight and age[J].Acta Paediatr，2006，Suppl 450：76-85.

[7] De ONIS M，ONYANGO A W，BORGHI E，et al.Development of a WHO growth reference for school-aged children and adolescents[J].Bull World Health Organ，2007，85：660-667.

[8] KUCZMARSKI R J，OGDEN C L，GUO S S，et al.2000 CDC growth charts for the United States： methods and development[J].Vital Health Stat，2002，246：1-190.

[9] 李辉，季成叶，宗心南，等.中国 0~18 岁儿童、青少年身高、体重的标准化生长曲线[J].中华儿科杂志，2009，47：487-492.

[10] 首都儿科研究所，九市儿童体格发育调查协作组.中国七岁以下儿童体重、身长/身高和头围的生长标准值及标准化生长曲线[J].中华儿科杂志，2009，47：173-178.

[11] 首都儿科研究所，九市儿童体格发育调查协作组.中国七岁以下儿童身长/身高的体重和体块指数的生长标准值及标准化生长曲线[J].中华儿科杂志，2009，47：281-285.

[12] 雇用均.儿童家庭局母子保健课[R/OL].// 厚生劳动省.平成十二年乳幼儿身体发育调查报告书.[2007-06-01].http：//www.mhlw.go.jp.

[13] ONG K K，AHMED M L，EMMETT P M，et al.Association between postnatal catch-up growth and obesity in childhood：prospective cohort study [J].BMJ，2000，320（7240）：967-971.

[14] MEI Z，GRUMMER-STRAWN L M，THOMPSON D，et al.Shifts in Percentiles of growth druing early childhood：Analysis of longitudinal data from the California child health and development study [J].Pediatrics，2004，113（6）：617-627.

[15] 刘宇，黎海芪.婴幼儿出生至 2 岁身长和体重生长轨道变化的随访研究[J].中国循证儿科杂志，2010，5（5）：360-365.

[16] TANNER J M，HEALY M J R，LOCKHART R D，et al.Aberdeen Growth Study，I：the prediction of adult body measurement from measurements taken each year from birth to five years [J].Arch Dis Child，1956，31（159）：372-381.

[17] ROGOL A D，CLARK P A，ROEMMICH J N，et al.Growth and pubertal development in children and adolescents：effects of diet and physical activity[J].Am J Clin Nutr，2000，72（2S）：521-528.

[18] LEUNG A K，ROBSON W M，FAGAN J E.Assessment of the child with failure to thrive[J].Am Fam Physician，1993，48（8）：1432-1438.

[19] LUO Z C，KARLB J.Critical growth phases for adult shortness[J].Am J Epidemiol，2000，152（2）：125-131.

[20] ROSE S R，VOGIATZI M G，COPELAND K C.A general pediatric approach to evaluating a short child[J].Pediatr Rev，2005，26（11）：410-420.

[21] VÖlkl T M，HAAS B，BEIER C，et al.Catch-down growth during infancy of children born small （SGA） or appropriate （AGA） for gestational age with short-statured parents[J].J Pediatr，2006，148（6）：747-752.

[22] 陈兆文，李伟华，周海燕，等.200 例 0~2 岁宫内发育迟缓儿的生长方式分析[J].上海医学，2005，28（2）：122-125.

[23] KARLBER J，JALIL B，LOW L，et al.CY：Linear growth retardation in relation to the three phases of growth[J].Europe an Journal of Clinical Nutrition，1994，48（S）：25-44.

[24] 黎海芪.儿童早期线性生长波动的研究[J].中国儿童保健杂志，2010，18（3）：183-188.

[25] 朱宗涵.儿童早期发展研究的新进展：发育的"编程"理论[J].中国儿童保健杂志，2007，15（1）：1-3.

[26] 马军.儿童发育"编程"与成年疾病的关系[J].中国学校卫生，2011，32（2）：129-130.

[27] BARKER D J.The developmental origins of adult disease[J].J Am Coll Nutr，2004，23（6）：588S-595S.

[28] GODFREY K M，BARKER D J.Fetalnutrition and adultdisease[J].Am Jclin Nutr，2000，71（5S）：1344-1352.

[29] ROSEBOOM T，DEROOIJ S，PAINTER R.The Dutch famine and its long-term consequences for adult health[J]. Early Hum Dev，2006，82（8）：485-491.

[30] 齐可民.生命早期营养状况对生命后期健康的影响[J].实用儿科临床杂志，2008，23（23）：1867-1869.

[31] 赵文华, 杨正雄, 翟屹, 等.生命早期营养不良对成年后超重和肥胖患病危险影响的研究[J].中华流行病学杂志, 2006, 27（8）: 647-650.

[32] 汪之顼.早期营养和生长对健康的影响[J].临床儿科杂志, 2011, 29（9）: 898-900.

[33] 宁刚, 李学胜.骨龄测定及成年身高预测的临床应用[J].临床儿科杂志, 2001, 19（1）: 52-53.

[34] TANNER J M, WHITEHOUSE R H, MARSHALL W A, et al.Assessment of Skeletal Maturity and Prediction of Adult Height（TW2 Method）[M].London: Acadenic, 1975.

[35] TANNER J M, HEALY M J R, GOLDSTEIN H, et al.Assessment of Skeletal Maturity and Prediction of Adult Height（TW3 method）[M].London: Saunders, 2001.

[36] TANNER J M, GIBBONS R D.A computerized image analysis for estimation TW2 bone age[J].Horm Res, 1994, 42: 282.

[37] 叶义言.儿童青少年骨龄的评分法图谱及应用[M].长沙: 湖南科学技术出版社, 1994.

[38] 李明, 李振华, 林茹珠, 等.三种骨龄评估法 TW2, TW3, CHN 的临床应用比较[J].中国儿童保健杂志, 2004, 12（5）: 446-447.

[39] 郭静.骨龄检测方法及其应用[J].实用预防医学, 2009, 16（6）: 1995-1996.

[40] 张绍岩等.中国人骨成熟度评价标准及应用[M].北京: 人民体育出版社, 1995.

[41] 张绍岩, 刘丽娟, 吴真列, 等.中国人手腕骨发育标准——中华 05[J]. 中国运动医学杂志, 2006, 25（5）: 509-516.

[42] 许浩, 邵慧秋, 王磊, 等.BonAge 超声骨龄测试和 X 光拍摄两种骨龄检测方法的比较研究[J].体育与科学, 2008, 29（6）: 95-101.

# 第二节　神经心理发育

## 一、0~1 岁 52 项神经运动检查方法

0~1 岁 52 项神经运动检查是系统观察婴儿神经运动发育正常与否的临床检查方法, 可发现脑功能异常引起的神经运动发育落后。对于早产儿、窒息儿及出生前后脑损伤的婴儿, 通过系统检查可以发现运动落后、反射、肌张力和姿势异常, 结合围产期历史、全面体格和智力检查, 可早期做出脑瘫诊断。脑瘫康复越早越好, 在发展成典型脑瘫以前进行功能训练, 对于减少或减轻脑瘫的发生, 可获得事半功倍的效果。

0~1 岁 52 项神经运动检查主要根据法国 Amil-Tison 的方法修订的。

0~1 岁神经运动检查共有 52 项。本检查法最大特点是用表格方式表示, 每月检查 1 次。表格以体格检查程序进行, 当问病史时完成头颅的检查, 当婴儿安静地躺在检查台上可估计被动、主动肌张力, 原始反射和腱反射, 检查以姿势反应的估价作为结束。主动、被动肌张力和反射的每一项检查和正常发育做比较, 并按每 3 个月的正常类型进行分组, 任何异常的结果记录在表格内的暗区, 对照正常的范围在表格中明区可即刻作出正常与否的评价, 所有检查按纠正月龄进行, 因此本检查按同样的标准估价足月儿和早产儿。要说明的是本检查并不是一种完全的神经学估价, 它不包括颅神经、肌萎缩、肌纤颤和其他因素的估价, 也不包括神经运动试验, 因此也不能发现行为、社交或精神运动方面的异常。

该方法更多地适用于具有高危因素的新生儿生后 1 年的定期监测, 早期发现可疑或异常, 以便早期进行诊断及干预; 并结合定期智力测评对康复训练效果进行评估。

以下较详细描述检查法中 52 项检查项目的操作技术。

（1）头围。每月测量结果可在表格中显示。

（2）清醒和睡眠的一般形式。①正常; ②激惹、哭闹多; ③嗜睡、不哭。

可有 3 种睡眠异常情况: ①白天只睡很短时间, 表现不安, 只要醒来就哭, 因而从不处在安静觉醒状态, 而表现激动不安和不舒服的持续状态, 此型最常见在生后头几个月。②白天安静, 晚上很难入睡, 睡眠前先有一段瞌睡的延长期, 此型最常见于 9~12 个月。③婴儿睡眠过多, 持续在瞌睡状态, 难于唤醒婴儿, 仅能维持很短的觉醒时间。

（3）检查期间觉醒程度的估计，记录。①令人满意的；②持续激惹；③嗜睡。

（4）哭。分别记录正常哭声或异常哭声，后者包括高调、虚弱、单调或其他。

（5）吸吮行为。应记录吸吮和吞咽协调正常与否，应注明是否需要鼻饲，或是否需要部分鼻饲，喂饲时是否经常呛咳，伴有或不伴有青紫。表格记录：①正常；②部分奶瓶喂养；③非奶瓶喂养；④呛咳。

（6）前一个月内惊厥情况。记录有无惊厥，惊厥的性质，此项表格有 5 项：①无惊厥；②泛化；③局灶；④发热；⑤痉挛。

（7）显著的斜视。5 个月后持续眼斜视需要由专科医师检查，表格上记录：有或无。

（8）持续的眼球震颤。水平眼球震颤可能提示或为中心性或为周围性视觉缺陷，眼球不能注视物体而是持续地水平摆动，这种感觉缺陷使之不能注视物体，应做特殊的检查，表格上记录：有或无。

以下两项是感觉发育，认识的发育估价包括视和听功能的评价，两个简单的方法在新生儿期可作为神经检查的一部分，一旦已证明有适当的反应，不需要重复做检查。

（9）视觉追踪，对光的追踪。婴儿在安静觉醒状态，可用手电筒的光、物体如红球或检查者的脸，检查婴儿眼和头追踪注视物体情况，表格记录：有或无。

（10）听、眨眼反射。距婴儿耳 30cm，鼓掌引起反射，如眨眼为阳性反应。表格记录：有或无。

（11）非对称性紧张性颈反射（asymmetric tonic neck reflex，ATNR）。婴儿仰卧位，头转向一侧，表现射箭样姿态，即面向的上肢伸直，枕部（背向）的上肢屈曲。下肢的位置正好相反。无论上肢或下肢表现均考虑为阳性。此反射头 3 个月可观察到，3~6 个月间断存在，正常儿 6 个月后不应存在。表格记录：①正常；②无；③有。

（12）非对称性紧张性颈反射（引出）。婴儿仰卧位，检查者扶婴儿头转向一侧，表现射箭样姿态；当扶婴儿头转向另一侧，肢体姿势正相反。任何月龄可引出此反应均为异常。

（13）持续颈伸肌张力增高。当婴儿在仰卧位休息时，颈部正常的屈曲，肌肉是放松的，在颈椎和检查台之间几乎无空隙，1 岁以内均是如此。但有颈伸肌张力增高时，婴儿仰卧位时不能完全放平，在颈和检查台间有空隙。如婴儿采取侧卧位，头向后伸展。但要注意在典型的头畸形或早产儿枕部突出的婴儿有类似表现，应重复试头部腹侧屈曲以免误认为颈伸肌张力增高，此项检查在表格中记录：有或无。

（14）角弓反张。表现如上，表格记录：有或无。

（15）持续手握拳。虽然新生儿的手通常是握拳，当安静休息时，经常展开和握拳。2 个月后大部分时间手张开，如拇指内收屈曲横过手掌并紧掐拳内，就应特别注意，表格上记录：①正常形式；②无；③有；④拇指交叉到手掌。

（16）肢体姿势不对称。为了确定上肢是否对称，头和躯干应保持在一个轴线上，持续姿势不对称在被动肌张力方面可显示不对称，应注明是右或左，表格中记录：①无；②有；③不正常的肢体。

（17）面肌麻痹。当婴儿哭时麻痹表现最明显，受累一侧表现松弛或假面样，嘴歪向对侧，受累一侧眼部分张开，而在正常侧眼睑闭合。表格记录：无或有。

（18）自然活动。观察躺在检查台上的婴儿，注意自然运动的频率和强度。检查者的观察只代表运动活动的粗略估计，记录明显的偏离正常情况。自然运动活动减少特征为缓慢的少频率和低强度的运动，过多自然运动活动表现为频繁的、快速的、很高强度的运动。正常活动是指运动的频率、强度和速度为中等范围。注意运动的不对称如一侧肢体自然活动缺少或无，而对侧则不然。

自然运动活动在正常情况下差别是很大的。运动刻板式、重复的和相同的应考虑为异常，如腿作踏板动作和手臂做风车动作。在表格中自然活动记录分 5 级：①低；②中等=正常；③高；④不对称；⑤重复。

（19）异常运动。可表现为持久的或一时性方式。①持续震颤：可一时性或持久性持续震颤，在足月儿生后头几天最常见。表现为高频、低振幅。在婴儿饥饿和哭时震颤增加，肢体和上颌最明显，如果震颤持久或在休息时出现，可能是有意义的。②阵发性阵挛性运动：当婴儿生后头几小时阵发性阵挛性运动（低频、高振幅）伴随拥抱反射或伴随自然运动活动，如果在检查时频发阵挛性运动可能是有意义的。③其他异常运动如连续的咀嚼运动、频发抖动、肢体异常位置特征为肘伸展和腕部旋向内。表格中异常运动记录：①无；②有；③不正常肢体。

以下几项是被动肌张力的检查，被动肌张力需在安静觉醒状态下检查，试验伸展性时用力不能过大，操作当显示婴儿任何不适征象时应停止，检查时应注意不对称。

（20）跟耳征。婴儿平卧，双腿并在一起，尽可能向耳的方向推压，骨盆应固定在台面上，角度由婴儿下肢和台面形成。当一边抵抗力增强提示不对称，如屈肌张力过大，腘窝角完全伸开有困难，角度则由足跟和骨盆连线和台面的交角。表格中在正常形式一行内已表明不同月龄的跟耳征角度，1~3月80°~100°，4~5月90°~130°，7~9月120°~150°，10~12月140°~170°。表格中分别记录：①正常形式；②右侧（角度大小、过小、过大）；③左侧（角度大小、过小、过大）。

（21）内收肌角。婴儿平卧、腿伸直，轻轻地但尽可能地拉开双腿，注意角度，左右腿不对称应注明，在表格中已表明不同月龄的内收肌角度大小，1~3月40°~80°，4~6月70°~110°，7~9月100°~140°，10~12月130°~150°。表格中记录：①正常形式；②角度（左+右）；③过小；④过大；⑤右侧过小；⑥左侧过小。

（22）腘窝角。平卧位，骨盆不能抬起，屈曲下肢胸膝位，固定膝关节在腹部两侧，然后举起小腿测量腘窝的角度。此检查受胎儿在宫内位置的影响。如果这些操作显示下肢极端过度伸展持续生后头几个月，可能为臀位产甚至于经过外倒转或自然倒转。表格也显示不同月龄的腘窝角角度的不同，1~3月80°~100°，4~6月90°~120°，7~9月110°~160°，10~12月150°~170°。表格中要记录的项目：①正常形式；②右侧（包括角度大小，过小及过大）；③左侧，同右侧。

（23）足背屈角。检查者扶助婴儿腿伸直，使足背屈向小腿，用手掌压足底，足背和小腿前侧形成的角度为足背屈角，左右分开做同样操作。操作时首先用慢的中度压力形成最小的背侧屈角，称"慢角"，然后进行快的突然背屈形成"快角"，正常情况下，两种角度是相等的。如快慢角之间差>10°，揭示有异常加剧的伸展反射。表格中记录：①正常形式；②右侧包括慢角、快角，"慢">60°~70°及"快~慢">10°；③左侧同右侧；④左右不对称。

（24）围巾征。使婴儿颈部和头保持在正中位以免上肢肌张力不对称。将婴儿手拉向对侧肩部，观察肘关节和中线关系。肘和中线关系有3种位置：①肘未达中线；②肘超过中线；③运动过度即臂围颈部像围巾，揭示肩部肌肉几乎无抵抗，为被动肌张力差的表现。表格中应记录：①正常形式；②右侧（位置，过小，过大）；③左侧同右侧；④不对称。

如以上被动肌张力检查中出现有不对称者则需做以下四项检查。使婴儿颈部和头保持在正中位以免上肢肌张力不对称。将婴儿手拉向对侧肩部，观察肘关节和中线关系。

（25）双足的摆动。同时在踝部摇动双足评估运动的幅度，检查者应注意在左右足之间运动有何不同，表格记录右侧活动度大或左侧活动度大。

（26）方窗。屈曲手尽可能向前臂以确定手掌和前臂屈侧最小角，重点观察左右是否对称，而不是角度大小，表格记录：右侧角度较小或左侧角度较小。

（27）双手的摆动。在腕部同样地摆动双手，注意运动的振幅是否明显不对称，表格记录：右侧活动度大或左侧活动度大。

（28）头向侧面转动。通过头转向一侧肩部估价对侧肌肉的抵抗，重点记录明显不对称，运动的幅度不是主要的。表格要表明右侧更受限或左侧更受限。

以下是对于脊柱轴的检查：

（29）头部腹侧屈曲。正常头部屈曲不引起拮抗肌抵抗的变化，如伸肌张力增高表现为重复头屈曲4或5次后抵抗力增加。表格记录：①相同；②强直增加。

（30）躯干部腹侧屈曲。腿和髋部被推向头部以取得躯干的最大弯曲，躯干的一定程度被动屈曲是正常的。躯干强直的病例，躯干不可能屈曲，表现上提而无屈曲。表格记录：①正常；②过度；③不可能。

（31）躯干背侧伸展。婴儿侧卧位，检查者用一手握住腰部脊椎，用另一手推双腿向后，伸展在正常时是很有限的，伸张弯曲缺乏不是病理状态。表格记录：①正常的（不可能的）；②过度。

（32）躯干侧面弯曲。婴儿仰卧位，用手扶助胁腹，检查者推双腿尽可能向一侧，产生躯干的弯曲，此手法向另一方面重复 1 次，正常状态是有限的，明显弯曲或不对称均为重要发现。表格记录：①正常；②过度；③右侧受限；④左侧受限。

以下是主动肌张力的估价和主动运动：

（33）颈部屈肌主动收缩。婴儿平卧位到坐位，运动不宜太快或太慢，可引起颈屈肌反应，颈屈肌主动收缩，使坐位时头和躯干在同一轴线上。

（34）颈部伸肌主动收缩。从坐位放到仰卧位，婴儿在坐位头倒在胸前，抓住婴儿肩部向后移动，运动不能太快或太慢，躯干的运动应能引出颈伸肌的收缩，使头竖立。

正常时足月儿颈屈、伸肌的主动收缩是平衡的，可使头竖立。

（35）头部的控制。当生后头几个月，婴儿放在坐位，头和躯干在同一轴线上不能超过数秒。随月龄的增大头控能力逐渐增强，2~4 个月头竖立维持≥15s。5 个月后就具有头控制能力，如头不能控制或颈伸肌持续高张或颈屈肌明显低张，是严重征象。表格记录：头竖立有或无。

（36）拉起到坐位姿势。当仰卧时婴儿被鼓励抓住检查者的手指，婴儿企图自己拉成坐位，表格揭示 1~4 个月婴儿无此能力，5~7 个月可能会出现但不持续，8 个月婴儿已具有此能力。表格记录：①正常形式；②有；③无。

（37）瞬间独坐姿势。单独坐，手臂支持，婴儿放在坐位，髋部外展至 90°，下肢伸展，身体稍稍斜向前，用手臂支靠，可维持几秒钟。所观察到两种异常位置：①婴儿可能向前倒在他的双腿之间，躯干处于低张状态。②婴儿可以向后倒，因屈肌张力不足，伸肌张力过高。

独坐≥30s，5 个月前婴儿无此能力，5 个月婴儿坐位时，身体前倾，手臂前面支撑。6~8 个月可能会坐但不持续，9 个月婴儿完全可独立坐。表格记录有或无。

（38）手主动抓物。3~4 个月的婴儿开始有主动抓物，但不持续，6 个月时能主动抓物。表格记录：有或无。

（39）翻身。翻身是指从仰卧翻到俯卧位，4~5 个月时可翻身，但不持续，6 个月时能翻身。表格记录有或无。

（40）主动爬。婴儿会爬是指身体向前移动 20cm 以上。7~9 个月能爬，但不持续，10 个月会爬。个别婴儿不会爬而先会走。表格记录：有或无。

（41）下肢和躯干直立（支撑反应）。表格内显示婴儿在 1~2 个月有支撑反应，即使膝由于屈肌张力过高而保持半屈曲位，随后几个月支撑反应消失，5 个月站立时下肢屈曲，如站立时过分下肢伸直应为异常，到 7~8 个月时有一个"跳跃阶段"，即下肢连续伸展然后屈曲，接近 8~9 个月婴儿能在站位支撑自身的重量。表格记录：①正常形式；②有；③无；④剪刀样；⑤躯体拱形。

以下是原始反射、深腱反射及姿势反应：

（42）自动踏步。表格中提示生后 1~3 个月有此原始反射，4~5 个月不持续存在，5 个月后无此反射，操作时扶住婴儿躯干，当足底接触检查台面时，婴儿就会迈步，能自动踏步走。表格记录有或无。

（43）手握持反射。检查者放食指在婴儿手掌内，手掌受刺激后引起手指屈曲，抓住检查者手指。随月龄增加而减弱，3~4 个月时消失，表格记录：①有；②无；③不对称右/左。

（44）牵拉反应。引出手掌抓握反应后，检查者拉婴儿向前向上，引起婴儿上肢整个屈肌收缩，婴儿可全部牵拉起来，表现出惊人的能力，第 4 个月开始此种反应被主动随意抓握代替。表格记录：①有；

②无；③不对称右/左。

（45）拥抱反射。婴儿仰卧位，轻拉婴儿双手，提起婴儿颈部，使之离开检查台数厘米，上肢在伸展状态，然后突然放松，引起此反射。①反射开始上臂外展和前臂伸展。②接着前臂内收和屈曲似拥抱状，手在此时完全张开。③哭。表格中提示正常形式 1~3 个月有此反射，4~5 个月不持续，5 个月后消失。因此 3 个月内无此反应应警惕，也应注意反应不对称、低阈（很轻刺激引出反射）、低阈伴有阵挛性收缩。表格记录：①有；②无；③不对称右/左；④阵挛运动+低阈。

（46）紧张性迷路反射（俯卧位）。俯卧位，四肢屈曲，双下肢屈于腹下，保持臀高头低特殊姿势。正常婴儿阳性反射持续到 3 个月左右，4 个月仍有为异常。

（47）踝阵挛。婴儿仰卧位，腿部肌肉放松后进行检查，膝关节屈曲时容易引出。背屈踝部表现在踝部一系列交替的收缩和部分放松，阵挛持续超过 10 次为异常。表格记录：①无；②右侧存在；③左侧存在。

（48）膝反射。检查两侧，记录：正常、无或过度；也记录不对称。

（49）侧面支撑反应。侧面支撑反应为正常发育的标志。此反应通常在 6~8 个月期间出现，在婴儿能独立坐不需要辅助时，检查者突然猛推婴儿的肩部使婴儿倒向一边。有反应时，婴儿应伸展适当的手臂防止跌倒，应注意是否缺乏反应或不对称。

（50）降落伞反应。它也为正常发育的标志。婴儿面向前站立，检查者双手放置于婴儿腋下举起婴儿，然后从上将婴儿头先向检查台面猛冲，在正常防御反应下，婴儿伸展手臂以防止跌下。这种反应在 7~9 个月出现。然而，有中枢神经系统病变所致运动困难的患儿延迟出现。应记录无反应或不对称。以上两种手法发现不对称，在诊断轻微偏瘫中是重要的。

以下为两种姿势反应，采用 Vojta 方法中的两项容易被婴儿接受的项目：

（51）立位悬垂反应。操作者双手扶着婴儿腋下直立位悬空抱起婴儿，观察婴儿的姿势。

（52）俯卧位悬垂反应。操作者双手托着婴儿腹部俯卧位悬空抱起婴儿，观察婴儿的姿势。

以上 52 项检查方法简单，容易操作，不同操作者之间检查的一致性强。所有检查项目以表格形式记录，正常记在白格内，异常记在暗格内，记录时只要打"√"在格内。记录简单、全面、明确和节省时间，便于医生应用。通过系统观察，可一目了然地了解婴儿神经运动发育过程，从而做出客观准确的判断，并可作为异常儿早期干预效果的指标。

近来，通过多年的应用与总结，将 52 项检查内容精简为 20 项。主要包括了肌张力检查的项目，视听反应项目等[1-4]。

## 二、儿童早期综合发展

儿童是国家的未来、民族的希望。儿童的发展，特别是早期阶段的营养和教育情况，不仅对他们一生的成长和发展有至关重要的影响，也密切关系着国家经济和社会发展的未来。中国是世界上人口最多的发展中国家，0~6 岁儿童有 9 600 万人，重视和实施儿童早期综合发展是制定中国经济和社会发展战略所依据的一个基本国情。这是中国实现从人口大国向人力资源大国转变的重要一环，同时也是贯彻落实科学发展观，实现发展方式转变和国家现代化，增进全体人民福祉所需要的战略选择。这是 2011 年在北京举行的"2011 儿童早期发展国际研讨会"上全国人大常委会副委员长、全国妇联主席陈至立出席会议并作主旨演讲的核心内容。这表明儿童早期综合发展项目不仅是医务工作者的任务，也是国家高度重视和实施的并需要多部门参与完成的项目。

儿童早期关心发展（early childhood care and development, ECCD）的含义是指从胎儿直到 6 岁前儿童的身心发展过程，更广一点的范围则 0~8 岁阶段都可以叫做儿童早期。儿童早期综合发展主要内容是针对 0~3 岁的婴幼儿身心生长发育快速的特点，因地制宜创造舒适的环境，开展科学的综合性干预活动，使儿童的体格、心理、认知、情感和社会适应性达到健康完美状态。其中 0~3 岁是儿童生长发育的关键时期，是人一生中体格发育速度最快的时期，同时也是神经系统发育的黄金时期，这个阶段的经历不仅影响婴儿的体格发育，而且会对其今后的心理发展产生深远的影响。20世纪90年代英国David Barker教授通过研究，发现孕期和儿童早期营养及环境因素对儿童远期心血管疾病、高血压病、糖代谢异常、中心性肥胖和血脂异常等一系列疾病的发生存在重要影响，提出了对儿童早期发展具有重要意义的健康和疾病的发育起源理论。

儿童早期发展在人生发展里程中的重要作用已逐渐为人们所认识。在2001年9月召开的联合国儿童大会特别会议上，时任联合国秘书长安南提出："每个儿童都应该有一个尽可能好的人生开端，每个儿童都应该接受良好的基础教育，每个儿童都应有机会充分发掘自身潜能，成长为有益于社会的人。"

值得注意的是儿童早期发展不只是早期教育，它包含早期教育的内容，但比早期教育有更丰富的内涵，主要从孕期及生后营养、早期教育、早期干预、疾病防治与环境支持5个方面来促进儿童的全面健康发展。儿童早期综合发展关注的不仅是儿童的学习，而且重视家庭、社会对儿童早期整体素质的促进。开展儿童早期综合发展最大的特点是从孕期开始，到婴儿出生后一直监测到3岁，对孕妇及其所生的0~3岁儿童持续地进行营养、体格发育、疾病预防、教育、心理等全方位的指导，促进胎儿和婴幼儿的健康成长。

### （一）儿童早期营养

儿童早期营养对儿童生长发育、疾病预防具有极其重要的作用，尤其对儿童大脑发育、脑功能的完善作用巨大。儿童早期营养不仅始于出生后，而是要提早到母亲孕期的营养甚至是孕前的营养。

母亲在孕早期如果缺乏叶酸会造成胎儿神经管畸形；孕期锌、碘缺乏会造成胎儿脑发育异常；孕期母亲钙补充不足、日照不够则会造成婴儿先天性佝偻病或骨密度不足。

二十二碳六烯酸（docosahexaenoic acid，DHA）对胎婴儿的视网膜及脑发育具有很好的促进作用。

新生儿应在生后15天始每日补充维生素D 400~600IU；而早产儿则应每日补充800IU至3月龄。此外，早产儿还应适量补充铁剂。除补充维生素D外，当婴儿满月后，家长应将婴儿抱到户外接受日光，这样皮肤中的没有活性的维生素D会在紫外线的作用下转换为有活性的维生素D，以利于钙元素的吸收。

母乳是婴儿最好的食品。无论从营养素种类、含量与配比、安全卫生、为婴儿提供免疫活性物质及促进婴儿心理发育角度均是配方奶无法比拟的。因此，世界卫生组织提倡母乳喂养可持续到2岁。同时，应注意母乳虽好，但母乳中维生素K及铁含量较低，因此，纯母乳喂养儿应适量添加维生素K及铁剂。

世界卫生组织强调婴儿应在6月龄时开始添加辅食。添加辅食的原则为：从一种到多种；从少量到多量；从稀到稠；从液体到固体。

添加辅食不仅是婴儿营养的需求，更是婴儿学习与锻炼咀嚼能力、口腔运动能力、吞咽固体食物能力及接受不同味道食物能力的需求。按部就班地做好辅食添加对婴幼儿日后确立正确的饮食结构、良好的语言能力及一生的健康奠定了重要而坚实的基础。

最好从苹果泥、米粉开始添加，因这两样食物比较安全，较少令婴儿出现变态反应情况。以后逐渐添加蔬菜泥及肉泥。对有变态反应迹象的婴儿则要推迟添加鸡蛋、鱼虾等易引起变态反应的食物。

营养因素是影响小儿脑发育最重要的因素之一。全面而均衡的营养对于促进大脑及神经发育尤其重要，特别是一些微量营养素，如：铁、锌、碘、铜、维生素A、维生素C、牛磺酸、多不饱和脂肪酸等。尤其是二十二碳六烯酸，即DHA对大脑及视神经发育的促进作用越来越得到多方面研究的肯定。有研究表明婴儿期补充DHA较不补充组发育商高出7~10分。

近年来随着分子医学的发展，对许多营养素又有了新的认识，不论营养缺乏或过多，都可能会导致脑结构及脑功能的异常，影响胎儿及婴幼儿的智能发展，引起异常行为。因此，在儿童喂养和营养方面要做到：以自然食物为基础，平衡膳食，按需添加。

动物肝脏、红肉及海产品是婴幼儿不可缺少的食物。因为它们含有儿童所必需的营养物质：铁与锌。铁缺乏会造成儿童贫血，并可影响儿童脑发育，使智力水平落后于没有贫血的儿童；而锌缺乏则可使儿童食欲下降、生长迟缓及抵抗力降低等。蛋黄也是婴儿很好的食品之一。蛋黄中的卵磷脂对促进婴儿脑发育及神经髓鞘发育具有积极的促进作用，此外，蛋黄还含有对婴儿发育十分重要的维生素 A、维生素D、维生素 E、维生素 K 及多种微量元素等营养素。

较大婴儿（6 月龄后）膳食结构仍以奶为主要食物；1 岁以后逐渐转为 1 日 3 餐 2 奶的饮食模式。幼儿期小儿食物种类与大童无异，形式以软、烂、碎为好。儿童期膳食结构与成人的饮食结构基本一致，应按膳食金字塔原则给予孩子配餐。

**（二）早期教育与早期干预**

谈到儿童的发展，特别是心理发展，在遗传决定论和环境决定论之间，人们就这个问题已经争论了许多年。最近十几年的研究充分肯定了后天环境的显著作用。美国学者研究了 1 000 多个家庭的孪生儿童，结果显示：遗传作用在语言能力方面为 50%，在空间能力方面约 40%。很多研究人员也得出了相似的结论。大脑的功能既决定于大脑神经细胞的数量，更取决于神经细胞间神经纤维相互联系的突触数量，而后天环境及感官刺激、信息刺激在诱导神经细胞突触形成和神经网络的发育中起着极为重要的作用。近年应用磁共振等先进技术观察婴儿大脑的发育，发现小儿神经细胞的突触数量在出生后出现了成百倍的迅猛增长。

儿童早期发展的目的是根据儿童的发育规律，为儿童提供良好的生长环境，使儿童在身体、心理、社会适应能力等方面得到全面发展。儿童早期发展门诊的内容涵盖儿童体格发育、智力发育、疾病预防、科学喂养、心理行为、认知能力发展、社会适应能力发展等，针对儿童的发育特点给予家长个体化的综合指导；同时，对于筛查出的疾病与发育问题及时提供积极有效的干预。也就是说早期发展的目标是培植儿童健康的体魄、健康的心理、良好的性格、良好的适应能力和融洽的人际关系，以增进儿童身心全面健康发展。

3 岁以前儿童主要是神经心理发展奠基的时期，还谈不上真正意义上的认知思维能力。在早期为儿童提供丰富的环境刺激，目的是促进大脑神经网络的发育，而不是让儿童掌握所谓的知识与技能。因此，早期教育应在顺应自然的基础上加以引导与促进，为其提供尽可能丰富多彩的环境，而不是拔苗助长式的所谓教育。

早期教育是指为 0~6 岁，特别是 0~3 岁小儿提供有组织、有目的的、丰富的环境信息和人际交流的活动，促进智力和心理的发育。儿童智力的发展存在许多关键期，比如，6~12 个月是母子依恋形成的关键期，这个时期对于儿童个性的形成具有重要影响；0~2 岁为听力与语言的关键期，如果在这个时期处于贫乏的人类语言环境，小儿的语言发育会受到严重影响，以后的语言能力及整体智力水平会明显落后；0~4 岁是儿童形状知觉的关键期，对儿童手眼协调、空间感觉和书写绘画能力的发展至为重要。

由于婴幼儿神经心理的发展存在阶段性和个体差异性，因此，要对儿童进行早期的教育和智力的干预，应先了解儿童的发育水平，做到有的放矢，针对性强。一般可通过智力筛查或诊断性智力测查等方法来评估儿童的智力水平。然后根据儿童智力水平和特点，对其主要感觉器官给予早期附加刺激和/或环境变更刺激，包括听觉、视觉、触觉、立体觉和前庭运动觉的刺激，进行针对性的干预训练，包括粗大运动、精细动作、语言能力、认知能力和社会适应能力等。

至于非智力因素方面，后天环境的作用远比先天遗传更为重要。良好的行为习惯、独立与自信、探索与好奇、社交与合作、坚持与勇敢等能力主要靠后天的培养与教育。如支配型的家长教育出来的孩子驯服、腼腆、胆小且缺乏自信与决断能力；民主并具有一定权威的家长教育出的孩子则独立、胆大、自信、决断力强。可以通过亲子互动、日常游戏、人际交往等方式，起到塑造儿童性格、调适儿童情绪、培养儿童良好行为习惯等非智力因素的培育作用。总之，遗传赋予儿童以发展的潜力，环境与养育起到催化塑造作用。

在早期发展中，所有的儿童都应该接受早期教育，而不仅是发育落后儿童；其次，结合日常生活，按照儿童的发展规律和不同年龄的心理特征来进行；对于在评估中确定为精神发育迟滞的儿童应积极寻找病因，常见的原因有产前宫内缺氧、产时缺氧、产后缺氧、颅内出血、新生儿低血糖、先天代谢性疾病等。同时应尽早开展早期干预。0~3个月开始属于超早期，3~6个月开始属于早期。小儿脑发育领先于其他器官发育、发育速度先快后慢，3岁时脑发育完成接近80%以及早期大脑可塑性强、早期受损区域功能可通过干预训练由邻近脑细胞替代，由于这些特点，越早开始干预治疗收效越快、远期效果越好。当然，具体到每个发育迟滞的儿童来说，发现问题立即开始干预治疗都是最好的方案。

由于各地对小儿精神发育认知的程度不同，有很多小儿超过3岁，甚至上学后才发现异常，这些儿童治疗起来难度大、效果不理想。

因此对所有婴儿进行精神发育评估特别是对婴儿期大动作落后、反应差的儿童进行重点评估是十分重要的。

比较适合中国国情的早期干预通常有以下两种方式：一是专业机构，专业人员指导家长在家进行训练；二是对于发育落后较重的儿童，应到专业机构由专业人员进行早期干预训练。两种方案均需采取"评估—指导—发展—再评估"的方法，不断循环、递进，采取具有个性化和针对性的训练模式，以期取得最佳训练效果。

### （三）环境在早期发展中的作用

家庭是儿童最基本、最重要的生存与发展环境，父母是儿童的第一任教师。父母和儿童关系上的亲近感和密切性决定了家庭对儿童影响的渗透性、长期性和深刻性。可以说，父母是婴幼儿智力最早、最重要的开发者。早期开发首先要从开发家长做起，包括家长观念、知识和技巧的提高。家庭环境的好坏和教养方式对儿童的早期发展具有重要的作用，即使小儿上了托儿所、幼儿园，父母家庭的教育责任依然重大。

### （四）儿童早期教育中存在的一些误区

目前，各地兴起的儿童早期教育热潮为儿童的早期发展提供了前所未有的机会。儿童早期教育是技术性、专业性很强的工作，必须由具有一定资质的儿童保健医师才能胜任。但由于受经济利益的驱使，一些并不具备相应技术条件的机构，办起了所谓的早教中心和亲子中心，采取的一些做法有悖于婴幼儿正常的发育规律。这些做法不仅不能有效促进儿童早期发展，反而会增加儿童的负担，妨碍儿童的正常生长发育。

儿童早期发展是一项公益事业，需要全社会的重视和多部门的参与。应采取多种措施，加大社会宣传，让科学的儿童早期发展理念和教育方法深入每个家庭，促进每一个儿童身心健康发展[5-14]。

## 三、儿童气质

婴儿出生后不久在性情上就表现出明显的差异：有的好动，有的好静；有的爱笑，有的爱哭；有的脾气暴躁，有的蔫蔫乎乎……。儿童长大一些后这种差异会更加明显，胆大的儿童敢抓着虫子吓唬别人，胆小的则见到虫子吓得尖叫闭眼；执着的儿童一件玩具玩很久，有时非要弄个究竟，而没长性的儿童则玩玩具就像狗熊掰棒子，拿这个扔那个。那么，是什么原因造成了儿童之间的这种差异呢？

是气质！是与生俱来的气质特点造成了孩子之间的差别。

### （一）什么是气质

气质是人与生俱来的心理动力学特性，属个性特征之一，主要由生物学决定，相当稳定而持久。气质使一个人能明显地在性情上有别于他人，使人与人之间的特性泾渭分明。现代心理学一般认为气质是行为的表现方式，体现了行为的速度、强度、灵活性等动力特点。气质又是一个与遗传有关的先天性的个性心理特征。

早期心理学将气质分为：多血质、黏液质、胆汁质及抑郁质。相对应的特性分别为：活泼、安静、冲动及软弱。目前国际上比较公认的气质分型是根据美国两位著名心理学家Thomas和Chess提出的3种基本气质类型，即容易型、困难型和启动缓慢型。又在此基础上分为中间偏易养型、中间偏难养型。

易养型占 40%；发动缓慢型占 15%；难养型占 10%；中间型占 35%。

气质具有以下 3 个特性：天赋性、稳定性及可变性。气质的天赋性即遗传性，在小儿身上可以看到父母的影子。气质的稳定性体现在儿童随着年龄的增长，其气质特征总是保持相对稳定。一个儿童在其婴儿期所表现出来的气质特点可以维持整个一生，这是由气质的遗传性决定的。但气质并非完全由遗传决定（有关研究认为气质的遗传决定性大约为 50%），在环境因素的影响下，气质可以发生一定的改变。一个低适应的儿童通过环境的塑造或行为治疗，可以变得能够逐步适应，缺乏生活规律的儿童在有效的训练下可以变得较有规律，这就是气质的可变性。

考察气质通常包括维度，即气质因子。包括活动水平、节律性、趋避性、适应性、反应强度、反应阈限、心境、注意力分散度、坚持性。

（1）活动水平。指在活动中（游戏、进食、穿衣或睡眠）身体活动的数量，即活动期与不活动期之比。

（2）节律性。学龄前主要指饥饿、睡眠、大小便等生理活动是否有规律。学龄期除生活节律性外，还包括日常活动和学习的规律性与计划性。

（3）趋避性。指儿童对新环境或陌生人的最初反应特点，是接近或退避。

（4）适应性。指对新环境或刺激的适应过程快慢，即：快、中等、慢等；容易还是困难。

（5）反应强度。情绪反应的强烈程度，指反应的能量水平，不管它的性质和方向。高兴或不高兴的反应是强烈还是微弱。

（6）心境。指友好的、愉快的行为数量与不友好的、不愉快的行为数量之比。即儿童平时的表现是积极的还是消极的。

（7）坚持性。持续或克服困难阻碍，做事情的坚持程度。

（8）注意力分散。指注意力是否容易从正在进行的活动中转移。

（9）反应阈。指引起一个可分辨的应答所必需的刺激强度（如：光、声等）。

## （二）不同气质类型的特点及教养对策

上述气质的基本要素中，节律性、趋避性、情绪性、反应强度和适应性是儿童气质分型的主要指标。

表 1-2-1 不同气质类型特点

| | 节律性 | 趋避性（对新刺激反应） | 情绪 | 适应性 |
|---|---|---|---|---|
| 易养型 | 好 | 积极、接受 | 愉快、反应适中 | 适应良好 |
| 难养型 | 差 | 消极、拒绝 | 负性情绪多、情绪反应强烈 | 适应困难 |
| 发动缓慢型 | | 不易接受 | 不甚愉快、反应慢 | 适应慢 |

首先要接受儿童的气质类型，无论是难养型还是其他类型，然后采取相应调试策略。通过对儿童气质进行评价，在医生的指导下帮助家长充分了解儿童的气质特点，这不仅可以让父母根据儿童的气质特点来营造一个适于儿童成长的环境，便于日后的因材施教，而且，还能够在家长和孩子用心交流的过程中，建立更加亲密的亲子关系。

### 1.容易型

这类儿童约占 40%。他们在吃、睡等生理活动及日常起居中较有规律，对新环境也能够很快地适应，容易接受新事物、新环境及陌生人。他们的情绪总是积极与愉快，对父母的教养也能够积极回应与接受。

一般来说，容易型气质的儿童比较讨人喜欢，也会得到家人及周围人更多的关爱、关注及教导。

### 2.困难型

这类儿童仅占 10%~15%。婴儿期表现出爱哭、不易安抚，添加辅食困难，对新事物及陌生人难以接受等特点。他们在父母喂其食物时常常烦躁、拒食，睡眠不安、规律性差，对新刺激大多表现得畏缩，很难接受环境的变化。长大后也表现得不太快乐，以负面情绪为主。家人一般要花费很大的力气才能让他高兴起来，而由于对于他人的抚爱经常得不到小儿的积极回应，家人和小儿间的亲子关系往往不太密切。同样他们也较难得到老师的青睐。

这类小儿往往趋避性为拒绝、适应能力差、心境消极，或同时具有刺激阈值低的特点。即不接受不适应新环境，负面情绪较多，稍有刺激就会引起其强烈反应。

对待这样的儿童，首先告之家长，这种气质类型的儿童比较难带养，家长应有充分的思想准备。儿童的特性基本来自父母的遗传，因此不要责怪小儿，只能无条件地接受。儿童的负面情绪较多，不要因此影响家长的情绪。此外，家人应用积极的情绪去影响儿童、带动儿童，逐渐使儿童变得开朗、积极。鼓励儿童接触、接纳新的环境、新的东西，等等。不要逼迫儿童，让儿童有适应的时间和机会。

### 3.启动缓慢型

启动缓慢型最少，一般不到 10%。这类儿童通常表现得很安静，反应速度较慢。给人有些反应迟钝的感觉。他们适应新事物也比较慢，如果家人积极鼓励或陌生人坚持与他积极接触，他们也会逐渐接纳。家人及老师首先要接受儿童的"慢"，再逐渐培养和训练他们的反应速度、行动速度。由于这类儿童很安静，很容易被周围人忽视，家人及老师更应多关注他们。

### （三）针对不同气质因子特性的教养对策

气质本身无好坏之分，不同的气质类型各有自己的长处与短处，通常我们更重视各个气质因子的得分情况。

#### 1.节律性

节律性高的儿童生活规律性强，容易抚育，缺点是生活刻板，变换生活环境易出现睡眠不安等不适；抚养人可以有意识地变换生活时间规律及居住地点，让儿童尝试并适应不同的节律。

节律性低的儿童生活规律性差，令养育者难以应付，抚育困难，并可能引起养育者的负面情绪（如烦躁、发脾气等），不利于儿童身心发育。优点是变换生活环境一般不会出现身体不适应的情况。对这类儿童，养育者应逐渐让儿童按照时间表来进行各项活动以培养其节律性。

#### 2.趋避性与适应性

趋避性退缩的儿童表现为对所有新事物、陌生人拒绝与退缩，不利于当今社会发展的要求。家人应鼓励并陪伴儿童进入新环境、接受新事物；不要逼迫儿童，更不要说一些刺激儿童的话语，如"胆小鬼"，要让儿童有适应的时间和机会，并适时给予表扬和奖励。

趋避性为接受的儿童表现为对所有新事物、陌生人均接受。但对新环境、陌生人可能缺乏足够的防备意识，容易受到不良环境及人的影响。当儿童成长到有行为自主能力的时候，应防范儿童接触有害事物及不良人物（如烟、毒品）。

#### 3.刺激阈

刺激阈偏高的儿童优点是：不娇气、感情不易受伤害，别人说几句带刺的话，他不会有过多的负面反应（生气、情绪低落等）。缺点是反应稍迟钝，不够敏感，容易忽略周围环境的细节及变化。对这类儿童管教力度应大一些，要培养儿童细致观察事物。

而刺激阈低的儿童则反之，较敏感，较细致，对周围环境的细节及变化能很快察觉；对疼痛等身体感觉很敏感，但极易受伤害。对待这样的儿童，注意保护其自尊心，特别在青春期期间要注意讲究教育的方式方法，不可简单粗暴、话语过于刺激，这种儿童很可能会因此出现过激行为，如自杀等。敏感度高的儿童更容易出现腹痛、睡眠障碍（入睡困难、易醒）、挑食等现象。

#### 4.反应强度

反应强度为激烈的儿童是暴脾气类，遇到点小事就会反应过激、发脾气。家长千万不要受儿童的影响，更不要针尖对麦芒地与儿童对着干。应控制住情绪、冷处理、过后讲道理。如反复讲道理仍无效则适时给予小惩罚，如：减少亲吻小儿、限制其去喜爱的游乐场所。

反应强度为弱的儿童则很"蔫"，遇到什么事都很少发脾气，也很少有十分激动与兴奋的表现，很容易被周围人忽视。但这绝不代表他们对事物没有自己的心理反应。家人及老师应更多地关注他们，洞察他们的心理反应，给他们表达自己情绪与心声的机会。

**5.情绪本质**

情绪本质为消极的儿童往往更多地看到事物不好的一面，做事情会感到困难重重并很少有笑容。家人不要被儿童的情绪所左右，更应以积极的态度对待儿童、带动儿童，并强化儿童的正面情绪。

情绪本质为积极的儿童爱笑并往往更多地看到事物光明的一面，过于美化世界，做事情常常会看不到困难。家人应在适当的时候告诉儿童世界不是完美无缺的，并要注意自我防范，以防上当受骗。

容易发生行为问题的气质类型多为难养型及具有消极倾向明显特性的儿童。

了解儿童气质类型的目的是为了更好地了解儿童的特性，调整教育儿童及与其交流、沟通的方式，使儿童能更好地扬长避短，适应环境，适应社会，更好地得到全面发展。因此，越早了解儿童的气质类型受益越多。

一般来讲，气质类型相对比较稳定，不易改变，但从很小（几个月）就注意按照能够更好地适应环境及发展自我的方针来慢慢调整，还是可以改变的。父母的特性、抚养方式及环境对儿童的气质类型可产生明显的影响。

由于气质本身没有好坏之分，"困难型"这个名称容易使人误认为此类型的儿童不好。因此，目前部分心理学者对"困难型"这个名称有异议。但目前还维持上述分型名称[15-18]。

（刘莉）

# 参考文献

[1] 鲍秀兰.0~1岁52项神经运动检查方法说明[M]. 北京：中国协和医科大学出版社，2002.

[2] 安松子.52项神经运动检查在儿童保健中的应用及结果[J].中国妇幼保健，2009，24（14）：14-19.

[3] 张立新，徐宝良.52项神经运动检查法在脑瘫筛查中的应用[J].中国妇幼保健，2009，24（32）：23-44.

[4] 王桂芝.神经行为检测在HIE中的意义及早期干预的研究[D].福州：福建医科大学，2008.

[5] NIKOLOPOULOS H，FARMER A，BERRY T R，et al.Perceptions of the characteristics of the Alberta Nutrition Guidelines for Children and Youth by child care providers may influence early adoption of nutrition guidelines in child care centres[J/OL].Matern Child Nutr.[2012-10-01].doi：10.1111/j. 1740-8709.2012. 00460.x.[Epub ahead of print]

[6] Kudlová E，Schneidrová D.Dietary patterns and their changes in early childhood[J].Cent Eur J Public Health，2012，20（2）：126-34.

[7] HIGH P C，DONOGHUE E，FUSSELL J J，et al.The pediatrician's role in family support and family support programs.Committee on Early Childhood，Adoption，and Dependent Care[J/OL].Collaborators（12）Pediatrics，2011，128（6）：e1680-4.Epub 2011 Nov 28.

[8] AGARWAL V，NAGARAJAPPA R，KESHAVAPPA S B，et al.Association of maternal risk factors with early childhood caries in schoolchildren of Moradabad，India[J/OL].Int J Paediatr Dent，2011，21（5）：382-8.doi：10.1111/j.1365-263X.2011.01141.x.Epub 2011 Jun 14.

[9] SHONKOFF J P，RICHTER L，BHUTTA Z A，et al.An integrated scientific framework for child survival and early childhood development[J].Pediatrics，2012，29（2）：e460-72.Epub 2012 Jan 4.

[10] MOHAN P，KISHORE B，SINGH S，et al.Assessment of implementation of integrated management of neonatal and childhood illness in India[J]. Health Popul Nutr，2011，29（6）：629-38.

[11] 鲍秀兰，王丹华，孙淑英.早期干预降低早产儿脑瘫发生率的研究 [J].中国儿童保健杂志，2006，16（1）:26-29.

[12] 赵亚楠，郝晓莉.早期教育对小儿智能发育的研究[J].中国儿童保健杂志，2006，21（11）：7-11.

[13] 戴耀华，关宏岩.儿童早期综合发展[J].中国儿童保健杂志，2005，8（13）：47-65.

[14] 周欣，周晶，刘婷.可持续性早期儿童发展政策的理念和实施——亚太地区国家早期儿童发展政策制定的进展[J].幼儿教育·教育科学，2011（6）：38-42.

[15] 梁爱民，滕红红，张秀玲，等.北京市社区早期儿童发展综合评价标准研究[J].中国儿童保健杂志，2008（1）:13-17.

[16] 张劲松，沈理笑，许积德，等.上海市 1 个月~12 岁儿童气质特点研究[J].中国心理卫生杂志，2000（2）:12-34.

[17] 潘清文，黄柏青，郑艺霞.3~7 岁儿童气质与儿童行为相关因素的探讨[J].中国妇幼保健，2008（2）:5-8.

[18] 张明浩，陈欣银，陆祖宏.气质的遗传因素：基因多态性研究[J].心理发展与教育，2010（2）：23-33.

# 第三节　儿童营养

## 一、儿童早期营养状况与肥胖的关系

生长发育是一个连续的过程，在生长发育早期，营养状况的好坏对儿童及青少年时期生长发育及成年后健康状况有着重要影响。在 20 世纪 80 年代，英国著名流行病专家 Barker 教授提出了出生时体重过低的婴儿，到了成年以后患各种慢性病的危险性显著增高的假说。近来，越来越多的流行病学调查结果及动物模型的实验资料表明，生命早期的营养状况对儿童期或成人期肥胖的发生有重要的影响。

早期营养不良与后期肥胖：生命早期的营养缺乏，如胎儿期或出生后早期的营养不良，与儿童期甚至成年期肥胖的形成有着密切关系，可以增加后期肥胖的风险。母亲妊娠期间营养缺乏也会诱发子代成年肥胖[1]。在遗传背景相同的个体之间，由于在宫内摄取营养不足导致的低出生体重仍与脂肪形成过多有关[2]。生命早期阶段营养摄入受限导致代谢性食欲亢进的追赶生长，脂肪组织生长迅速，并伴有糖耐量异常，胰岛素抵抗等代谢异常，可能是成年时肥胖的原因。

生命早期的营养过剩，也会增加后期肥胖的风险。出生体重与成年期肥胖的发病风险呈 U 型或 J 型曲线相关[3]，即不只低出生体重与成年肥胖相关，高出生体重者成年期也更易获得较高的身体质量指数。而妊娠期过度饮食、妊娠期肥胖及妊娠糖尿病均能引起子代宫内营养过量，导致出生体重过大，继而诱发成年期肥胖[4]。出生后早期的营养过量[5]，高脂高能膳食导致体重增加会持续影响到儿童期甚至成年期肥胖的形成。研究发现，20%的成年肥胖症的病因，是婴儿期营养过剩或体重增加过快造成的。

母乳喂养与后期肥胖：与配方奶喂养相比，婴儿期母乳喂养的时间越长，肥胖的发生率越低。早期母乳喂养的营养摄入和代谢水平可能会在后期产生程序化进程，从而对机体的功能、结构及物质的代谢产生出长期甚至是终生的影响，直接影响儿童乃至成年后的健康。母乳中含有一定量的瘦素[6]，对婴儿的代谢起到良好的平衡作用，从而预防肥胖症。母乳中富含长链多不饱和脂肪酸[7]，能够显著增强胰岛素的作用并增加各种组织中胰岛素受体的数目，从而有效控制饱腹感与食欲，阻断肥胖症的病理作用。母乳喂养的婴儿可以建立起有效地摄入能量的自我调节机制，婴儿可以按照自己的意愿自动摄入所需食物量，避免过度喂养[8]。

综上所述，生命早期营养不良或营养过剩均可增加后期肥胖的风险。生命早期的营养状况如何影响肥胖的发生，其机制尚有待进一步研究。但有学者提出自己的看法。Barker 假说认为：胎儿对宫内营养不良的反应使得其自身代谢和器官的组织结构发生变化，如果营养不良得不到及时纠正，这将导致包括血管、胰腺、肝脏和肺脏等机体组织和器官在代谢功能上的永久性的变化，进而演变为成人期疾病[9]。Lucas 提出的"营养程序化"概念[10]，在生命早期（如胎儿期及出生后早期），机体为了适应营养环境的刺激，在细胞、分子水平发生相应的改变，产生适应性的克隆选择或分化母细胞的增殖，在刺激消失后这些改变依然长期存在，从而使组织细胞数量或比例发生永久性的改变。

生命早期的营养失衡，是引起儿童期甚至成人期发生肥胖的重要原因[11]。因此，为控制肥胖的发生，必须注意和改善生命早期的营养状况。孕期应摄入均衡而不过量的营养，维持体重适宜增长，避免巨大儿或低体重儿的出生。预防肥胖，婴儿期尤其是婴儿早期实行母乳喂养，能够有效预防 2 岁以下婴幼儿肥胖的发生，对婴幼儿正常发育有重要意义，值得大力提倡。要培养良好的饮食和生活习惯，不偏食、不挑食、细嚼慢咽，限制高脂肪、高热量食物的摄入。

## 二、多不饱和脂肪酸对儿童健康的影响

多不饱和脂肪酸（polyunsaturated fatty acid，PUFA）是指含有两个或更多个双键的长链脂肪酸。根据靠近双键碳原子的位置不同，PUFA 可分为 ω-3，ω-6 等系列脂肪酸。ω-3 系列主要包括二十碳五烯酸（eicosapentaenoic acid，EPA）、二十二碳六烯酸（DHA）、α 亚麻酸（alpha-linolenic acid，ALA）。ω-6 系列 PUFA 主要包括亚油酸又称十八碳二烯酸（linoleic acid，LA）和花生四烯酸又称二十碳四烯酸（arachidonic acid，AA）。EPA，DHA，AA 和 ALA 在人体内不能合成，需要从食物中摄取，被称为必需脂肪酸。

多不饱和脂肪酸是人体必需的营养物质，起到非常重要的作用，一旦缺少会导致各种疾病的产生。多不饱和脂肪酸对人体有重要的生理功能， 是生物膜结构重要的组成成分，能促进生长发育、调节人体的脂质代谢、治疗和预防心脑血管疾病。

### （一）PUFA 能促进生长发育、促进视力和智力发育

脂类是胎儿和婴儿的主要能量来源。对胎儿和婴幼儿而言，脑占身体较大比例，而脂肪酸 AA 和 DHA 又是构成脑的两种主要物质，因此对胎儿及婴幼儿的生长发育至关重要。ω-6 PUFAs 能促进生长发育，AA 可诱导细胞生长，调节下丘脑的功能。缺乏 LA 的儿童会出现发育迟缓和湿疹皮炎。

多不饱和脂肪酸可促进视力发育，影响后期视觉结构、功能的发育。多不饱和脂肪酸在视网膜发育期间会影响神经节苷脂代谢[12]，神经节苷脂的变化可提示视网膜成熟度，促进视网膜成熟。DHA 和 AA 是视网膜的重要构成成分，尤其 DHA 在视觉功能成熟中起重要的作用，DHA 在视锥细胞和视杆细胞中占总脂肪酸的 50%[13]。DHA 能抑制细胞凋亡，保护光感受器免受氧化应激损伤[14,15]。

多不饱和脂肪酸在脑组织中的高含量分布决定其在脑功能和脑发育中起着十分重要的作用。特别是从孕期 DHA 在胎儿脑中积累，在孕后期的沉积量显著增加，在 2~4 岁时大脑中 DHA 可以达到 4g[16]。多不饱和脂肪酸具有调节信号传导和控制基因表达的作用，它能够影响认知功能。当 ω-3 PUFAs 缺乏时会引起脑组织细胞膜和细胞器中脂肪酸构成的改变，脑中脂质构成的改变使得突触的形成、神经元的增殖分化和神经纤维的外伸均受到影响。在生长发育阶段，ω-3 PUFAs 含量过低，可引起行为、记忆和认知能力明显降低。早产儿 ω-3 PUFAs 补充喂养试验证实了充足的 DHA 对于视觉、认知、记忆及辨别性学习能力有重要的提升作用，但 DHA 对足月儿智力发育的影响仍存在分歧[17]。

### （二）影响肥胖

不饱和脂肪酸能调节脂肪分配、刺激脂肪氧化利用，从而减少体脂水平。早期机体脂肪酸水平和构成在一定程度上决定了后期（儿童、成年期）肥胖发生的易感性。ω-3 PUFA 可以使白色脂肪组织含量减少，棕色脂肪组织含量增加，因此，如摄入 ω-6 PUFAs 增加，ω-3 PUFAs 减少，使 ω-6/ω-3 PUFAs 的比值升高，会造成肥胖[18]。

多不饱和脂肪酸增强了心脏和骨骼肌中脂蛋白脂酶的活性，促进了脂肪氧化，影响肥胖基因 Leptin（瘦素）的表达及机体对瘦素的敏感性，调节摄食脂肪的氧化、葡萄糖的吸收等，从而减少了脂肪的过度生长。

### （三）与心血管系统疾病

不饱和脂肪酸与血脂代谢、冠心病及动脉粥样硬化的发生相关。不饱和脂肪酸对动脉血栓的形成和血小板功能有明显影响。DHA，EPA 抑制了血小板凝集，增加了血管舒张作用，使血栓形成减少，能增强血小板细胞膜的流动性，改善细胞膜的通透性。ω-3 PUFAs 有抗心律失常的作用[19]，摄入量和冠心病的发病率呈负相关[20]，具有调节心肌细胞中 $Na^+$-$Ca^{2+}$ 转化器及钙离子通道的动态平衡等作用[21]。因此，DHA，EPA 可以防止脑血栓的形成，预防心肌梗死，保护血管壁。

### （四）抗炎症和机体免疫

ω-3 PUFAs 可以改善一些免疫性疾病，抑制炎症反应[22]。其主要机理包括：① AA 可产生各类炎性递质，而 ω-3 PUFAs 通过置换细胞膜磷脂中的 AA，竞争环氧合酶和脂氧合酶从而减少 AA 产生。② 通过改变细胞膜流动性及膜上相关信号分子、酶、受体的功能，来改变信号传导过程。③通过影响酶或细胞因子的基因表达、抑制促炎症因子产生、调节黏附分子表达来调节免疫功能。

### （五）其他

部分研究表明 ω-3 PUFAs 在儿童注意力缺陷多动症[23]、抗癌[24]、抗变态反应[25]、阿尔茨海默病[26,27]和抑郁症等方面也有积极作用[28]，但这些问题还有待更深入地探讨和研究。

### （六）多不饱和脂肪酸主要来源

#### 1.ω-3 脂肪酸系列主要来源

α-亚麻酸主要来源于植物油和部分食草反刍动物的肉食中，如牛肉、羊肉与其奶制品中。EPA 和 DHA 的这两种不饱和脂肪酸主要存在于海洋生物和海藻中，另外在某些动物性食物中，尤其是蛋黄、肉、肝及其他内脏中也含有一定量的 EPA。

#### 2.ω-6 脂肪酸系列主要来源

亚油酸主要存在于植物油脂中，如葵花子油、红花籽油、核桃油、玉米油等。花生四烯酸分布较为广泛，存在于许多动物的肝脏、蛋黄和深海鱼油中。

需要注意的是，由于 ω-6/ω-3 PUFAs 在机体内生理功能的不同甚至拮抗，所以 ω-3 和 ω-6 PUFAs 在体内的平衡非常重要。二者合理的比值目前仍有争议，中国营养学会在 2000 年提出的人体内最佳的 ω-6 PUFAs 与 ω-3 PUFAs 体积比为（4~6）∶1。另外，大量摄入可能在人体中引起一些生化指标的改变并可能带来某些不良反应，因此合理膳食和避免过量补充尤为重要。

## 三、肠道细菌与肠道健康

人类的肠道内约有 500 种细菌，据其种类与特性可分为：①共生菌，是肠道内的优势菌群，与宿主之间是共生关系。多为专性厌氧菌，如双歧杆菌、类杆菌和消化球菌等，具有营养及免疫调节作用。②双向菌，是肠道非优势菌群，在肠道微生态平衡时是无害的。当肠道微生态平衡被打破，就会导致疾病发生。这类菌如肠球菌、肠杆菌。③抗生菌，多为过路菌，长期定植的机会少。如果正常菌群发生紊乱，过路菌群可在短时间内大量繁殖，引起疾病，如变形杆菌、假单胞菌等。

胎儿期肠道处于无菌状态，出生后细菌即开始在肠道内定植。经阴道分娩的新生儿肠道最先定植的细菌，主要是厌氧菌，来自于母亲阴道。而剖宫产娩出的婴儿，肠道菌群主要来自环境和医护人员[29]，以微需氧菌、兼性厌氧菌为主。剖宫产出生的新生儿肠道菌群的定植晚于阴道分娩的新生儿。

正常情况下肠道菌群与宿主处于共生状态，肠道菌群在维持肠道的正常结构和生理功能、拮抗病原微生物的定植、感染和刺激、调控人体的免疫功能中起到重要的作用。

肠道菌群，人体肠道的正常微生物，如双歧杆菌、乳酸杆菌等能合成多种人体生长发育所必需的维生素，如 B 族维生素（维生素 $B_1$、维生素 $B_2$、维生素 $B_6$、维生素 $B_{12}$、维生素 $B_3$、维生素 $B_5$），维生素 K 等，还能利用蛋白质的残渣合成非必需氨基酸，如天门冬氨酸、丙氨酸、缬氨酸和苏氨酸等，并参与糖类和蛋白质的代谢，同时还能促进铁、镁、锌等矿物元素的吸收[30]。这些营养物质对人类的健康有着重要作用，一旦缺少会引起多种疾病。

肠道菌群通过维持黏膜正常通透性而维持肠道完整的防御屏障功能，称为宿主内部的"微生物器官"。

人体肠道内的菌群密度较高，在肠道内形成生物膜阻止入侵细菌的黏附，使致病菌无法黏附到肠道黏膜细胞上，不能在肠黏膜上形成微菌落。

肠道菌群在肠道内大量繁殖，与致病菌竞争营养物质，消耗肠道微环境中细菌生长繁殖所必需的营养物，尤其是铁离子，导致外部入侵的致病菌无法生长[31]。

通过改变肠道局部 pH 值[38]，形成不利于致病菌生长繁殖的微环境，生成细菌素抑制致病菌，清除超氧化物自由基，刺激肠道上皮黏膜生成黏蛋白，增强肠上皮紧密连接提高屏障功能。刺激刷状缘酶活性，增加上皮对葡萄糖的吸收以及抗上皮细胞凋亡，竞争性抑制致病菌黏附，修饰调节病原菌产生毒素等，避免了病原微生物可能的定植和感染。

肠道作为重要的免疫器官，其所含有的免疫活性细胞占人体免疫细胞总数的 60%~70%。肠道细菌刺激肠道分泌免疫球蛋白而调节肠道黏膜免疫系统；通过激活肠道黏膜单核细胞的吞噬作用和将抗原传递给 B 淋巴细胞的功能，刺激肠道局部和全身合成释放 IgA，刺激和调节肠道的免疫功能；通过均衡细胞因子释放而调节肠道炎症反应；通过抑制肠道黏膜过度生成炎症因子，降低全身性免疫应答反应而对机体的免疫系统有重要调节作用。

影响肠道菌群的因素：①年龄。人体肠道菌群状况是随年龄而变化的，婴儿肠道几乎全是双歧杆菌。随年龄增加，双歧杆菌逐渐减少，腐败菌逐渐增加。②喂养方式。母乳喂养的新生儿，随哺乳的开始，双歧杆菌数目迅速增加，且在整个新生儿期都以乳酸杆菌和双歧杆菌为主。人工喂养儿的肠道菌群多样化，肠杆菌和肠球菌在初期占优势，后逐渐转变为以双歧杆菌、类杆菌、梭状芽胞杆菌、肠球菌和链球菌为主[32]。③其他。手术、外伤、感染、肿瘤、化学物品及疾病时对肠道菌群都有影响。另外，长期大量使用广谱抗生素后，可使大多数敏感菌和正常菌群被抑制或杀死，而耐药菌则由于抗生素的选择作用得以大量繁殖。

如何促进肠道健康：①婴幼儿期建立良好的肠道菌群。提倡正常阴式分娩，这是获得最佳肠道菌群定植的最好方式；提倡母乳喂养；在不具备抗生素应用的严格指征时，应避免抗生素治疗；添加辅食应在 6 个月左右，并循序渐进。②肠道菌群不正常的情况下，进行益生菌的补充，以完善其不完整的肠道微生态系统。益生菌的制剂多为双歧杆菌和乳酸菌等。③益生原的摄入，主要是一些能刺激、促进肠道中的双歧杆菌、乳酸杆菌等有益细菌生长的低聚糖类，如半乳糖寡糖（galactosyl oligo saccharides，GOS）或果寡糖（fructo oligo saccharides，FOS）， 从而帮助新生儿建立完善的肠道菌群。

## 四、铁缺乏对儿童的影响及预防

铁是人体需要的一种微量元素，人体内铁总量为 4~5g，是合成血红蛋白的重要物质。铁减少和缺铁性贫血统称为铁缺乏症，是全球常见的营养问题之一。儿童由于处在快速生长发育阶段，需铁量大，是铁缺乏症的高发人群。

### （一）铁对人体功能的影响

铁是机体生理活动的必需微量元素，在很多方面影响人体的功能。

（1）铁参与氧的运输和储存。红细胞中的血红蛋白是运输氧气的载体，铁是血红蛋白的组成成分，与氧结合，运输到身体的每一部分，供人体氧化代谢。

（2）铁参与甲种胎儿球蛋白（alpha-fetoprotein，AFP）生成、DNA 合成、线粒体功能和保护细胞免受氧化损伤。

（3）铁是神经系统发育所需的重要物质。铁是脑组织中某些酶的组成成分，这些酶与特定的脑功能密切相关。如髓鞘化的启动与维持、神经递质系统的建立、树突和突触的形成等。

（4）铁对多巴胺受体有重要的影响。铁缺乏导致多巴胺受体的数目选择性减少、中枢神经系统多巴胺受体的敏感性降低以及中枢神经系统多巴胺的代谢缺陷。

### （二）铁缺乏的危害

当铁的摄入不能满足需求时，即会发生铁缺乏，进而发生缺铁性贫血。

（1）影响儿童活动能力。缺铁时，人体肌红蛋白合成受阻，可引起肌肉组织供氧不足，运动后易发生疲劳、乏力、活动减少等情况，影响儿童的活动能力。

（2）影响免疫功能。体内铁缺乏时，可使与杀菌有关的含铁酶及铁依赖性酶活力下降，还可直接影响淋巴细胞的发育与细胞的免疫功能，T淋巴细胞功能减弱，粒细胞杀菌能力及吞噬细胞功能下降，细胞、体液免疫下降，易发生反复感染。

（3）影响神经系统。铁缺乏会引起大脑内不同区域铁含量的下降，同时可以影响髓鞘形成，髓鞘化的异常可导致神经冲动传导速度减慢，影响多巴胺等神经递质系统的改变以及局部脑区域的代谢异常，最终导致相应的认知、行为改变。铁缺乏会导致儿童不可逆的神经系统损伤，常有烦躁、易激惹、活动减少，萎靡不振、行为异常，学习、记忆、认知及社会情感能力受到影响，反应能力下降，注意力不能集中、记忆力差。

### （三）预防

早期铁缺乏缺少灵敏有效的检测手段，贫血仅是缺铁最严重的阶段，因此铁缺乏预防尤为重要。

（1）母亲妊娠期铁缺乏可减少胎儿期铁的储存，影响婴儿早期的铁营养状况，增加婴儿生后3~12个月龄发生贫血的危险[33]。因此，预防母亲妊娠期铁缺乏是预防婴儿贫血的关键。注意孕期合理营养，做好孕期检查和孕期保健，预防铁缺乏症的发生，积极治疗妊娠期高血压疾病、糖尿病，避免主动及被动吸烟。

（2）增加婴儿出生时的铁储备。晚结扎脐带2~3 min可以使胎盘及新生儿之间的血液进行重新分布，可增加新生儿35~40mL的血容量，增加铁储备[34]。但分娩后实施晚结扎脐带持续的时间尚有争议。

（3）提倡纯母乳喂养，母乳中尽管铁含量较低，但是铁的吸收利用率可达50%，明显高于其他乳类。母乳喂养还可减少胃肠道感染的风险及过敏的发生，减少铁的丢失。足月健康婴儿出生时体内储存的铁可以满足其生后4~6个月生长发育的需要。因此，对于正常足月儿而言，母乳喂养是首选的喂养方式。若无条件母乳喂养或部分母乳喂养的婴儿，应采用铁强化配方奶喂养，并及时添加富含铁的食物。

（4）早产儿铁剂的补充。早产儿由于出生体重较轻，故体内储备铁少。有研究表明，从生后4周开始，母乳喂养婴儿补充元素铁2 mg/（kg·d），配方奶喂养婴儿补充元素铁1 mg/（kg·d），至矫正年龄1岁[35]。早产儿补充铁剂可降低早产儿生后2~6个月发生铁缺乏的概率，而且胃肠道耐受性好，亦不会增加其他疾病的发病率。

（5）增加含铁丰富食物的摄入。母乳中含铁量最高的是过渡乳（0.97 mg/L），在哺乳后的1个月降至0.35mg/L，6个月降至0.2 mg/L[36]，且母乳中铁的含量及乳铁蛋白浓度与母亲血红蛋白及铁状态无关[37]。同时，4个月后婴儿体内储存铁将逐渐降至原有铁量的50%，故按时合理添加铁含量高的铁强化食品是改善婴儿铁营养状况有效的措施。婴幼儿应多食富含血红素铁且吸收率高的动物性食物，同时还应补充维生素C含量丰富的蔬菜和水果。

（6）治疗疾病。一些婴儿患有慢性失血的疾病如肠息肉、钩虫病和膈疝等，积极治疗这些疾病是预防缺铁缺乏的有效措施。

（7）定期监测和开展健康教育。进行铁缺乏或缺铁性贫血高危儿童的评估，如早产、低出生体重、生长发育不良、未补充富含铁的辅食、饮食结构不合理等。故应定期进行血红蛋白等检测，及时发现贫血及铁缺乏，力争做到早发现、早治疗，加强婴幼儿科学喂养方面的指导，加大预防缺铁性贫血的健康教育。

### 五、反式脂肪酸对儿童的危害

油脂中含有多种脂肪酸，包括饱和脂肪酸和不饱和脂肪酸。其中，不饱和脂肪酸中，双键碳原子所连的氢原子在碳链同一侧，称为顺式脂肪酸；另一种为"反式"脂肪酸，其双键碳原子所连的氢原子在碳链的两侧。长期摄入大量的反式脂肪酸，它对人体已有的和潜在的危害不容低估。

### （一）反式脂肪酸的危害

#### 1.导致必需脂肪酸的缺乏

反式脂肪酸会阻碍膳食中 ω-3 脂肪酸向组织中转化、抑制亚油酸向花生四烯酸的转化、抑制顺式 γ-亚麻酸和 α-亚麻酸在肝中的代谢，从而导致体内必需脂肪酸的缺乏，进而影响儿童的生长发育[38]。尤其婴儿时期是大脑发育的关键时期，神经髓鞘的形成需要有充足的长链多不饱和脂肪酸，但反式脂肪酸能抑制体内长链多不饱和脂肪酸的合成，对中枢神经系统的发育产生不利影响[39]。

#### 2.增加患心血管病的危险性

临床研究表明[40]，摄入反式脂肪酸或氢化油脂较摄入天然油脂导致血中胆固醇水平要高。摄入含 4% 或更高反式脂肪酸含量的食品后，血清低密度脂蛋白水平上升；当摄入反式脂肪酸含量达到 5% ~ 6% 时，血清中高密度脂蛋白的水平降低，α-脂蛋白浓度升高，二者的比例发生改变，明显增加了患心血管疾病的危险性。

#### 3.导致血栓的形成

反式脂肪酸会增加血液黏稠度和凝聚力的作用，为机体提供了一个更易形成血栓的环境[41]。

#### 4.对婴幼儿生长发育产生严重影响

孕妇和哺乳期妇女如果摄入大量富含反式脂肪酸的食物，反式脂肪酸能经胎盘或乳汁进入胎儿或婴幼儿体内，对婴幼儿生长发育产生严重影响。

（1）调查发现[42]，反式脂肪酸升高可降低母乳中 α-亚麻酸（ALA）和亚油酸（LA）含量及早产儿母亲初乳和成熟乳中总必需脂肪酸、ω-6 系列长链多不饱和脂肪酸含量，母乳中二十二碳六烯酸（DHA）和花生四烯酸（arachidonic acid, ARA）的含量降低。反式脂肪酸升高降低了母乳中 ω-3 和 ω-6 系列必需脂肪酸含量，且因 DHA 和 ARA 浓度与其前体脂肪酸无关联，无法通过增加母亲膳食 α 亚麻酸（ALA）和亚油酸（LA）的摄入而增加其在母乳中的含量。DHA 和 ARA 对婴幼儿生长发育、防止过敏和感染具有重要作用，对婴儿视觉和认知发展尤为重要，DHA 和 ARA 的缺乏会对儿童的健康造成损害。

（2）婴儿时期是大脑发育的关键时期，神经髓鞘的形成需要有充足的长链多不饱和脂肪酸，而反式脂肪酸能抑制体内长链多不饱和脂肪酸合成，同时反式脂肪酸可结合于机体组织脂质中，特别是结合于脑中脂质，阻碍长链多不饱和脂肪酸的积累，从而对婴幼儿中枢神经系统的发育产生严重不良的影响。

（3）增加出生体重下降、小于胎龄儿风险[43]。反式脂肪酸对胎儿生长的影响还有待深入研究。

（4）反式脂肪酸能抑制前列腺素的合成，母体中的前列腺素可通过母乳作用于婴儿，通过调节婴儿胃酸分泌、平滑肌收缩和血液循环等功能而发挥作用，干扰婴儿的生长发育。

#### 5.增加糖尿病的风险

反式脂肪酸使脂肪细胞对胰岛素的敏感性降低，胰岛素的需要量增加，胰腺的负荷增重，容易诱发 2 型糖尿病[44]。反式脂肪酸提供的能量增加 2%，2 型糖尿病的相对危险性为 1.39[45]。

#### 6.其他

反式脂肪酸与乳腺癌和其他疾病是否存在相关性并没有定论。

### （二）反式脂肪酸的来源

根据来源反式脂肪酸分为天然的和加工过程中生成的两大类，主要来源于 3 个方面：

（1）反刍动物肉中的脂肪和乳脂。反式脂肪酸几乎存在于所有的天然油脂中，其中反刍动物（牛、羊等）脂肪及其乳脂中含有反式脂肪酸，含量占总脂肪的 1% ~ 10%。反刍动物（牛、羊等）脂肪及其乳脂中的反式脂肪酸中主要是 n-11 位反式油酸，目前没有证据表明这种反式脂肪酸对人体有害。

（2）来源于植物油的加工过程。植物油经加工使结构部分氢化产生的脂肪酸，天然的顺式结构被异化成了反式结构。选择性氢化产品（即氢化油）含有较多的反式脂肪酸（平均可以达到 20% 左右）。

经过氢化工艺得到的人造奶油、起酥油及部分氢化植物油存在 n-9 位反式油酸，对人体健康会产生不利影响。

此外，在油脂深度精炼过程中（尤其是高温脱臭工序）也会产生少量的反式脂肪酸。

（3）不当的高温烹调、煎炸等烹饪过程中也易生成一定量反式脂肪酸。反式脂肪酸对人体健康的影响是一个长期而缓慢的过程。《中国居民膳食指南（2007）》建议"尽可能少吃富含氢化油脂的食物"，尤其对儿童，更要注意减少摄入量。

（魏庄）

# 参考文献

[1] RAVELLI A C, MEULEN J H, OSMOND C, et al.Obesity at the age of 50 y in men and women exposed to famine prenatally [J].Am J Clin Nutr，1999，70（5）：811-816.

[2] SOUREN N Y，ZEEGERS M P，JANSSEN R G，et al.Anthropometry，Carbohydrate and Lipid Metabolism in the East Flanders Prospective Twin Survey：linkage of candidate genes using two sib-pair based variance components analyses[J].Twin Res Hum Genet，2008，11：505-516.

[3] FALL C H，OSMOOD C，BARKER D J，et al.Fetal and infant growth and cardiovascular risk factor sin women[J].BMJ，1995，310：428-432.

[4] CATALANO P M，THOMAS A，HUSTON-PRESLEY L，et al.Increased fetal adiposity：a very sensitive marker of abnormalin uterodevelopment[J].Am J Ohestet Gynec 01，2003，189：1698.1704.

[5] ONG K K，EMMETT P M，NOBLE S，et al.Dietary energy intake at the age of 4 months predicts postnatal wetght gain and childhood body masss index[J].Pediatrics，2006，117：503-508.

[6] SAVINO F，COSTAMAGNA M，PRINO A.Leptin levels in breast-fed and formula-fed infants [J].Acta Paediatr，2002，91（9）：897-902.

[7] DAS U N，MEGUID M M.Nutrition，physical activity，and Obesity[J].Lancet，2002，360（9341）：1249-1250.

[8] LI L，PARSON T J，POWER C.Breast feeding and obesity in childhood：cross-sectional study[J].BMJ，2003，327（7420）：904-905.

[9] BARKER D J，GLUCKMAN P D，GODFREY K M，et al.FetaI nutrition and cardiovascular disease in adult life[J].Lancet，1993，341：938-941.

[10] LUCAS A.Programming by early nutrition：an experimental approach[J].J Nutr，1998，128：401-406.

[11] 陈璐璐.关注生命早期的营养状况：控制肥胖应从其源头开始[J].中华内分泌代谢杂志，2011，27（9）：703-706.

[12] EEK J P,MIYOUNG S M,THOMAS C.Dietary ganglioside and long-chain polyunsaturated fatty acids increase ganglioside GD3 content and alter the phospholipid profile in neonatal rat retina[J].Invest Ophthalmol Vis Sci,2005,46(7):2571-2575.

[13] STILLWELL W，WASSALL S R.Docosahexaenoic acid：membrane properties of a unique fatty acid[J].Chem Phys Lipids，2003，126（1）：1-27.

[14] ROTSTEIN N P，ABRAHAN C E，MIRANDA G E.Docosahexaenoic Acid promotes photoreceptor survival and differentiation by regulating sphingolipid metabolism[J].Invest Ophthalmol Vis Sci，2007，48（5）：E-Abstract 1349.

[15] POLITI L E，GERMAN L，ROTSTEIN N P，et al.Pigmented epithelial cells ARPE-19 and Docosahexaenoic Acid promote cell differentiation and spatial organization of retina photoreceptors in vitro[J].Invest Ophthalmol Vis Sci，2007，48（5）：E-Abstract 6033.

[16] MARTINEZ M.Tissue levels of polyunsaturated fatty acids during early human development[J].J Pediatr，1992，120（4 Pt 2）：S129.

[17] 樊超男.n-3 多不饱和脂肪酸与脑发育及功能[J].中国儿童保健杂志，2009，17（6）：675-677.

[18] AILHAUD G，MASSIERA F，WEILL P，et al.Temporal changes in dietary fats Role of n-6 polyunsaturated fatty acids in excessive adipose tissue development and relationship to obesity[J].Prog Lipid Res，2006，4（3）：203-236.

[19] DEN RUIJTER H M，BERECKI G，VERKERK A O，et al.Acute administration of fishoil inhibits triggered activity in isolated myocytes from rabbits and patients with heart failure[J].Circulation，2008，117（4）：536-544.

[20] ABERTCM，CAMPOSH，STAMPER N J，et al.Blood level of long-chain n-3 fatty acids and the risk of suddendeath[J].NEngIJ Med，2002，346：1113-1118.

[21] KIMBERLY M H，MARK K W，KAREN E B，et al.Long-chain （n-3） polyunsaturated fatty acids are more efficient thanα-lin-olenic acid in improving electroretinogram responses of puppies exposed during gestation，lactation，and weaning[J].Nutr，2005，135（8）：1960-1966.

[22] KIM Y J，CHUNG H Y.Antioxidative and anti-inflammatory actions of docosahexaenoic acid and eicosapentaenoic acid in renal epithelial cells and macrophages[J].Journal of Medicinal Food，2007，10（2）：225-231.

[23] ANTALIS C J，STEVENS L J，CAMPBELL M，et al.Omega-3 fatty acid status in attention-deficit/hyperactivity disorder[J].Prostaqlandins Leukot Essent Fatty Acids，2006，75（4）：299-308.

[24] COLQUHOUN A.Gamma-linolenic acid alters the composition of mitochondrial membrane subfractions，decreases outermitochondrial membrane binding of hexokinase and alters carnitine palmitoyl- transferase Ⅰ properties in the Walker 256 rat tumour [J].Biochimica et Biophysica Acta，2002，1583：74-84.

[25] 黄于娟，黎海芪.人乳多不饱和脂肪酸含量与婴儿食物过敏关系的研究[J].中国儿童保健杂志，2011，19（1）：65-67.

[26] CONNOR W E，CONNOR S L.The importance of fish and docosahexaenoic acid in Alzheimer disease[J].Am J Clin Nutr，2007，85（4）：929-930.

[27] LUKIW W J，BAZAN N G.Docosahexaenoic acid and the aging brain[J].J Nutr，2008，138（12）：2510-2514.

[28]HIBBELN J R.Depression，suicide and deficiencies of omega-3 essential fatty acids in modern diets[J].World Rev Nutr Diet，2009，99（1）：17-30.

[29] TORUN M M，BAHAR H，GUR E，et al.Anaerobic fecal flora in health breast-fed Turkish babies born by different methods[J].Anaerobe，2002，8：63-67.

[30] KAMAO M，TSUGAWA N，NAKAGAWA K.Absorption of calcium，magnesium，phosphorus，iron and zinc in growing male rats fed diets containing eitherphytate-free soybean protein or soybean protein isolate or casein[J].J Nutr Sci Vitamin，2000，46（1）：34-41.

[31] KENNETH J，RYAN C，RAY G.Sherris'medical microbiology[M].4th ed.New York：McGraw Hill Medical Pub Division，2004：141-149.

[32] KIRIJAVAINEN P V，APOSTOLOU E，ARVOLA T，et al.Characterizing the composition of intestinal microflora as a prospective treatment target in infant allergic disease[J].FEMS Immu Med Micro，2001，32：1-7.

[33] 侯雪勤，黎海芪.妊娠中期母亲铁营养对婴儿早期铁营养状况影响的研究[ J ].中华儿科杂志，2009，47（4）：291-295.

[34] DEWEY K G，CHAPARRO C M.Session 4：Mineral metabolism and body composition：iron status of breast-fed infants[J].Proc Nutr Soc，2007，66：412.

[35] 王丹华.早产/低出生体重儿喂养建议[J].中华儿科杂志，2009，47（7）：508-510.

[36] RAJ S，FARIDI M，RUSIA U ，et al.A prospective study of ironstatus in exclusively breastfed term infants up to 6 months of age[J].International Breastfeeding Journal，2008，3：3.

[37] SHASHIRA J，FARIDI M M A，SINGH O，et al.Mother´s iron status，breast milk iron and lactoferrin-are they related[J].Eur J Clin Nutr，2006，60：903.

[38] SUGANO M，IKEDA I.Metabolic interactions between essential and trans fatty acids[J].Curr Opin Lipidol，1996，7（1）：38-42.

[39] 杨月欣，韩军花.反式脂肪酸——安全问题与管理现状[J].国外医学卫生学分册，2007，34（2）：88-93.

[40] HUNTER J E.Dietary levels of trans-fatty acids：basis for health concerns and industry efforts to limit use[J].Nutrition Research，2005，（25）：499-513.

[41] STENDER S，DYERBER G J.Influence of trans fatty acids on health[J].Ann Nutr Metab，2004，48（2）：61-66.

[42] RATNAYAKE W M，CHEN Z Y.Trans，n-3，and n-6 fatty acids in Canadian human milk[J].Lipids，1996，31（Suppl）：S279-S282.

[43] Van EIJSDEN M，HORNSTRA G，VANDER WAL M F，et al.Maternal n-3，n-6，and trans fatty acid profile early in pregnancy and term birth weight： aprospective cohort study[J].Am J Clin Nutr，2008，87（4）：887-895.

[44] IBRAHIM A，NATARAJAN S，GHAFOORUNISSA R.Dietary trans-fatty acids alter adipocyte plasma membrane fatty acid composition and insulin sensitivity in rats[J].Metabolism，2005，54：240-246.

[45] SALMERON J，HUF B，MANSON J E.Dietary fat intake and risk of type 2 diabetes in women[J].Am J Clin Nutr，2001，73（6）：1019-1026.

# 第四节  免疫规划

## 一、我国免疫规划工作所取得的业绩、发展趋势、未来十年面临的挑战

### （一）我国免疫规划所取得的业绩

据世界卫生组织（WHO）统计：20世纪70年代的发展中国家每年新出生婴儿人数超过8 000万，但按计划接种疫苗的儿童还不足10%，因此，每年会有100万儿童会因常见传染病而死亡，同时还有500万儿童因病致残。

随着计划免疫、扩大免疫规划在全球范围内的推广与实施，全球已有超过80%的国家和地区参加了扩大免疫规划的活动，尤其是发展中国家的覆盖率正以迅猛的速度接近发达国家的水平，据不完全统计，免疫接种可避免每年250万人的死亡，免疫规划为人类所写下的业绩毋庸置疑。

回顾中国免疫规划历程以及其所取得的业绩同样令人振奋：几十年来，儿童免疫接种率的提高有效地控制了免疫规划所针对传染病的发生，保障了社会经济的发展，促进了整个社会的进步；2000年我国已消灭了脊髓灰质炎的本土病例，实现了向国际社会承诺的无脊髓灰质炎目标[1]；随着免疫规划服务体系的建立与完善，随着免疫规划管理体系、特异性脊髓灰质炎与麻疹监测等系统敏感性的提升，免疫规划已成为我国疾病预防控制工作较为成功的模式；免疫规划工作已步入法制化管理的轨道。

### （二）近年来免疫规划发展的趋势

（1）疫苗的种类及范围。疫苗的种类越来越多，到目前为止所能接种疫苗的种类比以往有显著的增加，仅我国国家免疫规划范畴内的疫苗就已从原来仅有的5种增至15种，而二类疫苗目前也有10种以上；疫苗所能预防的疾病种类更加宽泛，所接种的疫苗已不仅仅只局限于传统意义上的、常见的传染性疾病，还可以预防某些非传染性的疾病。如已有26个国家推出两个最近批准的人乳头瘤病毒疫苗、人类免疫缺陷病毒（*Human Immunodeficiency virus*，*HIV*）、戒烟疫苗、防龋疫苗、宫颈癌疫苗、抑制肾癌复发疫苗等已研制出或正在研制过程中。

（2）接种方式的改变。①接种方式更趋于联合免疫，所谓联合免疫可有两种方式：一是不同的疫苗通过不同的途径同时进入人体；二是不同的疫苗通过同一个途径同时进入人体，后者是未来更加被推崇的联合免疫方式。此种联合免疫方式的优势主要体现在：可提高疫苗的接种率，减少接种针次，提高儿童接种疫苗的依从性，简化免疫程序，减轻相关机构冷链系统的负荷，减少疑似预防接种异常反应（adverse events following imnunization，AEFI）发生的概率，也为引进新型的儿童疫苗提供了更广阔的空间。联合疫苗已有仅为二联或三联的疫苗，如今已有五联或六联疫苗的诞生。美国在2009年五联疫苗的使用份额已占到了90%，早在几年前中国台湾以及中国香港地区也已引进了五联疫苗，2011年我国也制定了五联疫苗的接种指南。②序贯程序，以肌注脊髓灰质炎疫苗（intramuscular injection of polio vaccine，IPV）/口服脊髓灰质炎疫苗（oral polio vaccine，OPV）为例，IPV可应用于具有免疫缺陷后对牛奶蛋白过敏的儿童。而OPV则可在肠道局部形成免疫，具有使用方便、接种简单易行、价格便宜、成本低廉等特点；同时口服的脊髓灰质炎疫苗属减毒活疫苗，有可能发生疫苗基因突变或毒力返祖现象；还可因儿童自身存在先天性免疫缺陷服苗后而发生疫苗相关麻痹型脊灰质炎（vaccine associated paralytic polomyelitis，VAPP）。而IPV/OPV的序贯程序指的是一个儿童在接种脊髓灰质炎疫苗时将IPV与OPV相结合，将不同的剂次使用不同类型的疫苗，采用序贯程序最大的优势是可以降低VAPP的发生率。

（3）接种途径的变化。传统意义上疫苗接种的途径仅限于口服、皮下、皮内、肌肉等方式。疫苗

接种最主要的受种群体为儿童，为减少儿童因疫苗接种而产生的不快，通过采用喷鼻以及高压枪等接种疫苗的途径正悄然兴起。

（4）安全接种成为公众关注的焦点。安全接种首先会涉及到接种禁忌证的界定问题。如：有变态反应者是否所有的疫苗均不能接种？以麻疹疫苗为例，过去认为对鸡蛋有变态反应史的人接种麻疹、麻风以及麻腮风疫苗会增加发生严重变态反应的风险，因为这些疫苗是通过鸡胚形成纤维细胞制备的。然而，最近的资料表明：麻疹、麻腮风疫苗引起的变态反应和鸡蛋抗原的变态反应无关，而和疫苗的其他成分（如凝胶）有关。对鸡蛋变态反应的人接种疫苗后发生严重变态反应的风险非常低[2]。因此，在美国对鸡蛋变态反应并不是接种麻疹、麻腮风疫苗的禁忌证。但是，在我国因目前相关疫苗的说明书以及知情同意书中明确：对鸡蛋变态反应是麻疹、麻风以及麻腮风疫苗接种的禁忌证，所以，目前在我国对鸡蛋变态反应者仍不可接种麻疹、麻风以及麻腮风疫苗。

### （三）未来十年免疫规划工作所面临的挑战与展望

（1）未来十年免疫规划工作所面临的挑战可从两个层面来看：就全球而言，由于一些发展中国家在经济上难于负担，多数发展中国家现有物流基础设施的能力、管理水平以及负责该项工作人员技能的不足，无法适当处理引入更多的抗原和覆盖新的目标群体，因此采用新疫苗的进展速度缓慢；由于与接种疫苗后不良反应时间相关的媒体报道、数据的误解以及信息的错误，使得一些国家推迟采用或暂停使用新疫苗。

而在我们国家，一方面随着人们自我保护意识的增强、医疗环境的改变，疫苗接种禁忌证把控的尺度成为医务人员以及家长们所关注的焦点；另一方面人们又对免疫规划工作的艰巨性、复杂性、反复性的认识又不足，存在思想松懈、工作放松的现象。由于某些地方财政保障的落实不到位，至今常规免疫接种滑坡的趋势仍未得到遏制；免疫规划的整体工作发展并不平衡，东中西部存在较大的差异，西部人口和流动人口中的免疫水平仍处于较低状态，流动人口免疫规划的管理难度较大；实施免疫规划基层人员的队伍尚不稳定、业务水平有限；冷链设备尚需进一步更新；信息化建设有待进一步完善[1]；由于疫苗的涨价，部分省份原已纳入免疫程序之内的疫苗则准备退出；疫苗的接种率距离要求还存在一定的差距，维持无机会和消除麻疹等疫苗针对疾病控制任务繁重，至今局部地区麻疹等疫苗可预防的传染性疾病还时有暴发、流行。

（2）在免疫规划工作未来的十年间，若力争实现免疫目标，并达到研究和开发的指标，需从以下几方面着手：通过健康教育与健康促进工作，使公众加强对疫苗使用和筹资的支持力度；通过扩大疫苗供应规划的覆盖，确保高危人群，尤其是儿童获得疫苗的保护；期望在新疫苗及相关技术的研究和开发规划方面得到可持续发展，并加速相关二代疫苗的供应；通过调整或改进供应系统、挖掘与拓展新兴市场，来满足疫苗日益增长的需求[1]。

总之，免疫规划工作所面临的机遇与挑战是并存的，任重而道远。

## 二、建立免疫规范化门诊的重要意义及需具备的条件

我国免疫规划工作始于 20 世纪 70 年代末，历经 30 余年已经取得了令人瞩目的成果。但随着免疫接种覆盖面以及疫苗种类的不断扩大，受种者对服务水准需求的不断提高，相关服务机构发展不平衡就成为亟待解决的问题，免疫规范化门诊建设的标准便应运而生了。

免疫规范化门诊建设标准的出台，通过合理的规划与设置接种门诊，使免疫规划工作在诸方面（如接种环境、操作技能、资料管理、门诊工作的流程等）制度化、程序化、规范化，以解决各免疫门诊之间发展不平衡的问题，不但能够提升免疫服务行业的自身形象而更好地服务于人民群众，而且对受种者也是一种保护。因此，建设免疫规划门诊具有十分重要的现实意义[3]。

免疫规范化门诊建设的标准主要包括十个维度、三个级别（以北京地区为例）见表 1-4-1，表 1-4-2。

表 1-4-1 房屋配置

| 级别 | 楼层 | 总使用面积 / m² | 接种与冷链总使用面积/ m² | 门诊分室 | 电教设施 | 人性化设施 |
|---|---|---|---|---|---|---|
| A | 1 或 2 | ≥80 | ≥30 | 候种观察室<br>预诊登记室<br>接种与冷链室<br>门诊办公室 | | |
| AA | 1 | ≥100 | ≥40 | 同上 | 候种观察室须配有电教设备如电视机和 VCD 等 | |
| AAA | 1 | ≥120 | ≥40 | 候种观察室<br>预诊登记室<br>接种室<br>冷链与资料室<br>门诊办公室 | 候种观察室须配有电教设备如电视机和 VCD 等 | 适当配备各种人性化设施如儿童娱乐、饮水以及哺乳室等 |

表 1-4-2 人员配置

| 级别 | 人数 | 本科学历人数 | 资质 |
|---|---|---|---|
| A | ≥4 | | |
| AA | ≥5 | ≥1 | |
| AAA | ≥5 | ≥2 | 所有免疫服务人员的学历须达中专以上，并持有相关行医职业证书<br>所有免疫服务人员须持有北京市卫生局颁发的免疫预防上岗证<br>常规免疫门诊免疫服务人员人均接种数每超过 25 针次须增加 1 名免疫服务人员等 |

## （一）疫苗管理

（1）所有疫苗（包括计划内与计划外疫苗）要有专人管理。

（2）按统一要求做好疫苗领发登记，登记日期要齐全包括疫苗领发单位、疫苗名称、数量、生产单位、批号、失效期、领发时间和经手人签字等。

（3）所有疫苗必须从区（县）疾病预防控制中心领取，严禁从其他任何渠道引进。

（4）每年按照统一要求及时正确地制定下一年的疫苗需要量计划，主要包括卡介苗（Bacillus Calmette-Guérin，BCG），乙型肝炎病毒（Hepatitis B virus，HBV），OPV，无细胞百日咳疫苗，麻疹疫苗（Measles vaccine，MV），麻疹-流行性腮腺炎-风疹疫苗（measles-mumps-rubella，MMR），流脑疫苗，乙脑疫苗，百白破疫苗等。

（5）每月按照统一要求统计各种疫苗的使用情况，并及时上报至区县疾病预防控制中心。

（6）按统一要求每次接种门诊完成当日各种疫苗的使用及耗损数的统计。

（7）按照规定每次领取疫苗时须做好疫苗运输温度的记录。

（8）在工作日期间须做好每日上、下午各一次的疫苗储存温度的记录。

（9）每种疫苗需按照名称、批号分别存放于正确的冷链设备和位置。

（10）各种疫苗应按照效期的长短、进库的先后进行分发或使用。

（11）现场接种疫苗时，疫苗应置于接种台上方有并排的冷藏包或冰盒中，并有温度记录。

（12）对过期疫苗统一交上一级疾病预防控制机构处理，并做好记录。

## （二）冷链管理

（1）冷链设备应有专人管理，冷链管理人员应经过专业培训。

（2）按统一要求建立冷链设备档案，各种冷链设备做到账物相符。

（3）至少配备一个 200L 普通冰箱和一个 200L 冷藏冰箱用于储存疫苗。

（4）至少配备一个 100L 低温冰柜用于冻制冰排或储存需冷冻保存的疫苗。

（5）根据实际需要，适当配备冷藏箱用于运送疫苗。

（6）至少配备 5 个四冰排的冷藏包，若有村接种点则应按每村 2 个的标准配备冷藏包。

（7）按每个冷藏包需要量的 2 倍配备冰排。

（8）各种冷链设备的使用、维修、报废和更新严格按所颁布的《冷链管理办法》执行。

（9）普通和低温冰箱需放置在干燥通风的房间内，远离热源，底部要有绝缘垫架。

（10）冰箱散热壁与周围物品间距不小于 10cm，冰箱内的疫苗与冰箱内壁间距不低于 3cm，冷冻室要随时除霜，冰霜厚度不得超过 3mm，冰箱门内架不能放置疫苗，冰箱内不允许放置其他与免疫服务无关的物品。

### （三）接种器材与药品管理

（1）门诊接种室应配备紫外线灯用于接种前后接种室的消毒。

（2）所属医院如无统一的消毒设备，至少配备 1 个压力蒸汽灭菌器用于接种器材的消毒，不得使用煮沸消毒锅消毒。

（3）需配备足够的含氯消毒药品用于接种器材、免疫服务人员等的消毒。

（4）预诊登记室需配备体温计、听诊器、压舌板、血压计和体重计，用于受种者的体检。

（5）接种室需配备治疗盘、医用酒精、碘酊、消毒棉签、小碗和勺、污物桶和适当型号的一次性注射器等接种器材；同时备有急救箱（内装 1∶1000 肾上腺素、地塞米松和呼吸兴奋剂等药品）和氧气袋。

（6）对于消耗性接种器材如一次性注射器、医用酒精、碘酊、消毒棉签等应按照预期接种人次数的 1.2 倍配备。

（7）必须使用合格的一次性注射器，其卫生许可证、生产许可证和销售许可证必须齐全。

（8）对接种室和各种接种器材的消毒必须做好记录，记录内容包括所用消毒设备或药品、被消毒物品或场所、消毒日期与时间、记录人等。

（9）接种器材与药品领取和使用必须做好登记，包括领取单位、领取或使用日期、物品名称、数量、经手人等。

### （四）免疫接种服务

（1）根据辖区接种对象数量，合理安排接种门诊周期。一般情况下，城镇地区可设立日或周接种门诊，农村地区可设立周、旬或半月接种门诊。

（2）每次常规门诊日人均接种数控制在 25 针次以下，群体性门诊接种日人均接种数控制在 75 针次以下。

（3）城市地区和流动人口聚集乡的免疫接种最大服务半径不超过 2km，城镇地区不超过 4km，农村地区不超过 8km。如超过标准，应由乡街道级门诊适当设置免疫服务站。

（4）免疫服务站可以设置在村医务室，或建立流动免疫服务车，或建立新的免疫服务点；其免疫接种与服务工作必须由所属乡街道级门诊人员承担。

（5）应通过乡街道办事处、村居委会、计划生育部门、学校、托幼机构、派出所、外管办、挨门调查等多种渠道掌握接种对象。

（6）对接种对象及时建立接种卡、接种簿与接种证。辖区内出生儿童（包括本市和外地户籍儿童）在出生后 1 个月内建卡建证，外地来京学龄前儿童在来京 2 个月内建卡建证。

（7）按全市统一要求对接种对象进行统计，包括新生儿按月登记表、0～6 岁儿童统计表、各类学校按年级学生数统计表等。

（8）采用统一的预约通知单，辅以接种证、广播、电话等预约方式，通知接种对象按时接种疫苗。

（9）每月 1 次对所有免疫服务人员进行培训，掌握各种疫苗接种操作技术和接种注意事项等，并做好培训记录。

（10）每次接种门诊日应通过多种方式，如：墙报板报、发宣传材料、广播、电视等向儿童家长宣传计划免疫知识。

（11）接种前后各接种室必须进行消毒，用紫外灯照射至少60min，并做好记录。

（12）所有免疫服务人员接种时必须按医务人员要求统一着装，佩戴经过消毒后的医用帽和口罩。

（13）接种时，必须严格执行三查七对制度，即检查接种卡、接种证、接种禁忌证，核对接种对象姓名、性别、年龄、疫苗名称、接种针次、接种剂量和接种部位。

（14）计划免疫疫苗与非计划免疫疫苗均可接种时，优先接种计划免疫疫苗，不可与非计划免疫疫苗联合免疫，需保持正确的时间间隔。

（15）免疫服务人员应严格按照各疫苗接种操作技术规范的要求进行接种，使用合格的一次性注射器，保证1人1杯1勺；疫苗开启后活疫苗在半小时内、死疫苗在1h内用完。

（16）免疫服务人员必须告诉儿童家长所接种疫苗的必要性、有效性和安全性（包括可能出现的副反应），儿童接种后必须留观 5~30min。

（17）对接种后一次性注射器的处理严格按北京市医疗废弃物的管理规定进行，并做好记录。

### （五）接种监测

（1）按全市统一要求，每月及时将上一月的常规接种月报表统计上报至所属区县疾控中心。

（2）对每月的计划免疫疫苗（HBV，OPV，DPT，MV，风疹，腮腺炎）常规接种数据制作接种率监测图以评价每月的接种水平。

（3）至少每半年1次开展对计划免疫疫苗的常规查漏补种活动，按全市统一要求做好常规查漏补种的原始记录与数据汇总，汇总数据及时上报至区县疾控中心。

（4）按全市统一部署做好对外来儿童的强化查漏补种工作，并按要求进行强化查漏补种的登记与数据汇总，汇总数据及时上报至区县疾控中心。

（5）建立预防接种副反应管理制度，对疫苗接种后的副反应要按全市统一要求进行登记，其中的异常反应要立即报告至区县疾控中心，并开展调查，填写异常反应调查表，采取适当措施对患者及时救治。

（6）严禁各种预防接种差错与事故的发生，如重复接种、错种疫苗、错种部位、剂量错误等；一旦发生预防接种差错与事故，应立即向区县疾控中心报告，并及时调查处理，避免更严重的不良后果发生。

### （六）针对疾病管理

（1）建立传染病报告登记本。接到计划免疫针对疾病要按全市统一要求进行登记，按各病种的报告时限要求及时报告至区县疾控中心。

（2）按各计划免疫针对疾病的时限要求及时开展病例调查，填写病例的流行病学调查表，按要求采集标本以核实诊断，采取适当的防疫措施如疫源地消毒、应急接种等控制疫情的传播和蔓延。

（3）按全市统一要求，及时开展AFP、麻疹的主动监测询访工作，做好询访记录，并及时上报区县疾控中心；每月及时向区县疾控中心报告新生儿破伤风发病数据（包括零报告）。

（4）对每年的计划免疫针对疾病的发病数和死亡数分别按年龄、性别、月份、免疫史进行统计汇总，填写统一的汇总表；本市和外省市的发病死亡数应分别统计汇总。

### （七）宣传培训、检查考核与档案管理

（1）对儿童家长要开展多种形式的计划免疫知识宣传，每季度至少组织1次专门的计划免疫宣传活动，并做好宣传记录。

（2）对免疫服务人员要进行多种形式的计划免疫培训，每年参加区县组织的全员业务培训与考试，并做好培训记录。

（3）定期对免疫服务人员的工作完成情况进行检查，并接受区县组织的年终考核，做好检查考核记录。

（4）计划免疫档案应设专人管理。

（5）按全市统一标准对计划免疫档案按年份装订成册，并有档案编目以方便查阅。

（6）计划免疫档案的项目要齐全，内容要完整。

### （八）工作指标

（1）完成上级疾病控制机构下达的各项免疫接种工作指标。

（2）不发生脊髓灰质炎野病毒病例，其他计划免疫针对疾病一旦出现疫情，通过采取相应控制措施，不出现相应疾病的续发病例。

（3）按时完成区县疾控中心下达的疫苗免疫成功率和健康人群抗体水平监测等常规血清学监测的标本采集任务。

## 三、认识一、二类疫苗

疫苗是指为了预防、控制传染病的发生、流行，用于人体预防接种的疫苗类预防性生物制品。

疫苗分为两类，第一类疫苗（或称之为计划内疫苗），是指政府免费向公民提供，公民应当依照政府的规定所受种的疫苗，包括国家免疫规划确定的疫苗，省、自治区、直辖市人民政府在执行国家免疫规划时增加的疫苗，以及县级以上人民政府或者其卫生主管部门组织的应急接种或者群体性预防接种所使用的疫苗；第二类疫苗（或称之为计划外疫苗），是指由公民自费并且自愿受种的其他疫苗[4]。

## 四、关于疑似预防接种异常反应

### （一）AEFI 的定义

疑似预防接种异常反应[3]（adverse events following immunization，AEFI）是指在预防接种过程中或接种后发生的可能造成受种者机体组织器官功能损害，且怀疑与预防接种有关的反应。

### （二）AEFI 的分类

#### 1.一般反应

一般反应是指在预防接种后发生的，由疫苗本身所固有的特性引起的，对机体只会造成一过性生理功能障碍的反应，主要有发热、局部红肿、硬结，同时可能伴有全身不适、倦怠、食欲不振、乏力等综合征状。

#### 2.异常反应

异常反应指合格的疫苗在实施规范接种过程中或接种后造成受种者机体组织器官功能损害，相关各方均无过错的药品不良反应。

#### 3.事故

疫苗质量事故：指由于疫苗质量不合格，接种后造成受种者机体组织器官功能损害。

实施差错事故：指由于在预防接种实施过程中违反预防接种工作规范、免疫程序、疫苗使用指导原则、接种方案造成受种者机体组织器官功能损害。

#### 4.偶合症

偶合症是指受种者在接种时正处于某种疾病的潜伏期或者前驱期，接种后偶合发病。

#### 5.心因性反应

心因性反应是指在预防接种实施过程中或接种后因受种者心理因素发生的个体或者群体性反应。

#### 6.不明原因反应

不明原因反应是指经过调查、分析，其发生的原因仍不能明确的 AEFI。

### （三）AEFI 的诊断方法

AEFI 需由预防接种异常反应诊断小组确诊。县级疾病预防控制机构负责组织成立预防接种异常反应诊断小组，预防接种异常反应诊断小组由临床、流行病、医学检验、疫苗评价等相关专业的专家组成。当本行政区域的专家不能满足需要时，可聘请上级专家参与。未设立疾病预防控制机构的县（区），由其所在的市级疾病预防控制机构负责组织成立预防接种异常反应诊断小组按照《预防接种工作规范》的要求对报告的 AEFI 进行分类诊断。AFFT 分类诊断流程见图 1-4-1。

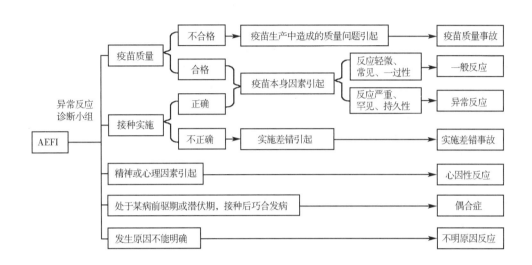

图 1-4-1　AEFT 分类诊断流程

### （四）开展 AEFI 监测工作的目的

动态了解 AEFI 发生情况和原因，保障预防接种的安全性和服务质量，并为改进疫苗质量提供依据。了解不同疫苗的一般反应和异常反应发生频率，评价疫苗的安全性；分析 AEFI 是否与疫苗品种或批次有关，评价疫苗的质量；分析 AEFI 是否与预防接种实施差错有关，评价预防接种服务的质量。

### （五）上报 AEFI 的责任人及机构

上报 AEFI 的责任人及机构包括：执行职务的各级各类医疗机构、疾病预防控制机构接种单位人员为责任报告单位和报告人。

### （六）AEFI 上报的时限、方式及程序

时限：发现 AEFI 后，在 48h 内向所在地的县级疾病预防控制机构、药品不良反应监测机构报告。怀疑与预防接种反应有关的死亡、群体性反应、公众高度关注事件在 2h 内逐级向县、市、省级和国家疾病预防控制机构、药品不良反应监测机构报告。

报告方式：AEFI 报告实行属地化管理。责任报告单位和报告人填写"疑似预防接种异常反应（AEFI）个案报告卡，实行网络直报。不具备网络直报条件的，以电话或传真的方式报告到县一级的疾病预防控制机构。

群体性反应需填写"群体性疑似预防接种异常反应（AEFI）报告表"，录入上报国家网络报告系统。

报告程序：报告人以网络直报或以电话、传真的方式上报到县级的疾病预防控制机构后，其应及时核实报告卡的内容，并录入上报国家网络报告系统。

上一级的疾病预防控制机构对个案报告卡、群体性反应报告表和个案调查表进行核实后，需指导下一级的疾病预防控制机构对个案报告卡、群体性反应报告表和个案调查表的报告内容进行修正和补充。

各级疾病预防控制机构、药品不良反应监测机构及时向同级卫生行政部门、药品监督管理部门报告；

各级卫生行政部门和药品监督管理部门及时向上一级卫生行政部门和药品监督管理部门报告。

属于突发公共卫生事件的,按照《突发公共卫生事件与传染病疫情监测信息报告管理办法》等规定进行报告。

### (七)报告所应涵盖的内容

24 h 内发生的变应性休克、变应性皮疹(荨麻疹、大疱型多形红斑)、晕厥、癔症。

5 d 内发生的发热(腋温≥38.6℃)、血管性水肿、全身化脓性感染(毒血症、败血症、脓毒血症)、接种部位发生的红肿(直径>2.5 cm)、硬结、化脓性感染(局部脓肿、淋巴管炎和淋巴结炎、蜂窝织炎)。

15 d 内发生的变应性皮疹(麻疹、猩红热样皮疹)、变应性紫癜、血小板减少性紫癜、局部变态反应(Arthus 反应),热性惊厥、癫痫、多发性神经炎、脑病、脑炎和脑膜炎,接种部位发生的无菌性脓肿。

3 个月内发生的臂丛神经炎、疫苗相关麻痹型脊髓灰质炎。

卡介苗接种后 1~12 个月发生的淋巴结炎或淋巴管炎、骨髓炎、全身播散性卡介苗感染。

任何时间发生的怀疑与预防接种有关的死亡、严重残疾或组织器官损伤、群体性反应、公众高度关注事件。

### 五、应急接种的实施

应急接种是指在传染病发生流行时,为控制疫情扩大蔓延,在一定范围人群内进行的疫苗接种。应急接种更强调的是应急性,它是现场流行病学中一项十分重要的应急干预措施,对于遏制传染病的传播具有特殊的意义。

应急接种的疫苗必须是:①接种后机体产生的免疫快;②所需的时间短于该病的潜伏期;③对潜伏期的病人注射后没有危险。如:麻疹疫苗、脊灰疫苗、白破以及百日咳疫苗等。

应急接种的对象以及范围的确定主要依据疫情流行的特征和当地免疫状况等。

应在短时间内完成应急接种,最好在首发病例出现后的 1~10d 完成,而且越早越好,接种率应达到 95% 以上。

### 六、现行的国家免疫规划程序

我国的儿童免疫规划程序见表 1-4-3。

表 1-4-3 中国儿童免疫规划程序[5]

| 疫苗名称 | 接种时间 | 接种剂次 |
| --- | --- | --- |
| 卡介苗 | 出生时 | 1 |
| 乙肝疫苗 | 0,1,6 月龄 | 3 |
| 脊髓灰质炎疫苗 | 2,3,4 月龄、4 周岁 | 4 |
| 百白破疫苗 | 3,4,5 月龄、18~24 月龄 | 4 |
| 白破 | 6 周岁 | 1 |
| 麻风疫苗(麻疹疫苗) | 8 月龄 | 1 |
| 麻风腮疫苗 | 18~24 月龄 | 1 |
| 乙脑减毒活疫苗 | 8 月龄、2 周岁 | 2 |
| A 群流脑疫苗 | 6~18 月龄 | 2 |
| A+C 流脑疫苗 | 3、6 周岁 | 2 |
| 甲肝减毒活疫苗 | 18 月龄 | 1 |
| 乙脑灭活疫苗 | 8 月龄,2 周岁,6 周岁 | 4 |
| 甲肝灭活疫苗 | 18 月龄、24~30 月龄 | 2 |

(张峰)

# 参考文献

[1] 梁晓峰.时限无脊髓灰质炎后中国免疫规划工作状况分析[J].中国计划免疫，2005，11（5）：333-338.

[2] 美国疾病预防控制中心.疫苗可预防疾病的流行病学和预防[M].武汉：武汉出版社，2006.

[3] 孙美平.北京市预防接种工作技术规范[M].北京：科学出版社，2007.

[4] 中华人民共和国国务院.疫苗流通和预防接种管理条例[M].北京：中国法制出版社，2005.

[5] 殷大奎，梁晓峰.中国儿童免疫规划疫苗接种程序问题[J].中国实用儿科杂志，2010，3（25）：163-166.

# 第五节　疾病预防

儿童保健学属于预防儿科学和临床儿科学的交叉学科，而本学科中主要是研究各种器质性、心理性疾病的预防，包括预防接种、防止意外事故、心理卫生教育和先天性疾病的防治。随着社会发展和时代进步，传统的生物医学模式已向现代生物—心理—社会医学模式的转变；儿童保健工作中有关的疾病谱也发生了显著的变化。由过去传统的"四病防治"工作发展为内容涉及面更为广泛，依据小儿年龄和生长发育的连续动态变化过程，针对不同年龄时期容易发生的常见疾病进行预防，共涉及营养相关疾病、体格和神经心理生长发育相关疾病、感染性疾病、不同时期和不同部位常见病、先天畸形和遗传性疾病等几大类疾病的综合管理和预防。

## 一、传统"四病"防治的新进展

### （一）维生素 D 缺乏性佝偻病

维生素 D 缺乏性佝偻病是体内维生素 D 不足引起的钙、磷代谢失常所导致的以骨骼病变为特征的全身慢性疾病。病理基础是正在生长的骨骺端软骨板不能正常钙化。常见于 2 岁以内的婴幼儿。

近年来由于物质生活水平的提高，小儿营养保健知识的普及，严重的维生素 D 缺乏性佝偻病的病例已经非常少见，但部分地区患病率仍较高。

新近研究表明维生素 D 受体（vitamin D receptor，VDR）是介导 $1,25-(OH)_2D_3$ 发挥生物学效应的核内生物大分子。由 VDR 基因编码，因此 VDR 基因是研究骨代谢疾病遗传基础的候选基因之一。VDR 基因型与骨密度、骨量丢失和肠道钙吸收等可能相关。VDR 基因多态性与佝偻病遗传易感性之间的关系也是当前研究的热点之一，VDR 基因存在单个碱基突变，这种突变在人群中有一定的分布频率，但目前关于导入基因多态性与佝偻病之间的关系尚未阐明。近年来研究显示，维生素 D 不仅是一个重要的营养素，也是一个激素前体。$1,25-(OH)_2D_3$ 除前述的调节钙磷代谢的作用外，尚参与多种细胞的增殖、分化和免疫功能的调控过程[1]。最新的研究还证实，在甲状旁腺、胰腺、垂体、胎盘及全身多个器官和组织中，都有其受体存在。同时应该明确，钙是骨质矿化的主要原料，有了足够的钙才能有效地发挥维生素 $D_3$ 的催化作用，达到增强骨质正常钙化的作用。因此，预防和治疗佝偻病时，同时需要充足的钙与维生素 D 的补充。

本病预防重于治疗，应根据小儿饮食和生长发育速度、季节变化、户外活动的多少等综合因素来决定维生素 D 制剂和钙剂补充的量。目前还是建议新生儿在生后 2 周开始摄取生理需要量的维生素 D，处于生长发育高峰的婴儿更应该采取综合性的预防措施，即保证一定时间的户外活动，给予预防量的维生素 D 与钙剂并及时添加辅食。

但是过量服用维生素 D 制剂和钙剂对儿童健康发展是有害的，因此，定期监测小儿体内的 $1,25-(OH)_2D_3$ 水平和小儿骨密度发育情况也是当前维生素 D 缺乏性佝偻病防治的热点。目前已经可以通过微量血 1, 25-（OH）$_2$D$_3$ 水平的检测和超声骨密度的测查来了解儿童维生素 D 与钙的营养状况，因其简便易操作、不良反应小和依从性好，已经成为目前儿童保健工作中防治维生素 D 缺乏性佝偻病的重要手段之一。

### （二）小儿营养性缺铁性贫血

儿童缺铁与缺铁性贫血是儿童时期常见病，系因食物中铁摄入不足，体内铁储存缺乏，造成机体缺铁，导致血红蛋白合成减少而引起的贫血，临床上以小细胞低色素性贫血、血清铁蛋白减少和铁剂治疗有效为特点。

近 10 年来由于配方奶粉、营养强化米粉等辅食的广泛使用，合理科学添加肉类辅食等健康教育宣传，我国儿童铁缺乏症发病率逐年下降，但流行病学调查显示本病仍然为我国儿童期的常见病，高危人群仍然主要集中在 6～24 个月的婴幼儿和青春期儿童。

缺铁不仅只是引起贫血，其对神经系统的损害尤其是对智能发育的影响对于儿童来说是不可逆的。所以，有关缺铁对神经系统尤其是智能发育影响的机制和防治，一直是研究热点。近年来的研究成果表明缺铁对髓鞘形成、神经解剖和神经递质的功能会有短期和长期的影响，尤其在纹状体和海马区。海马区在识别记忆中负责区分新颖和熟悉的刺激，在缺铁性贫血的婴儿中这个区域最受影响。妊娠期和哺乳期的大鼠模型研究证实了缺铁可使神经代谢（细胞色素 C 氧化酶活性）减少和海马区树突结构改变，导致空间记忆作业和高度特异性背部海马区作业的执行能力下降[1]。

缺铁性贫血的实验室检查方法易受某些因素影响，如血清铁蛋白在感染、肿瘤、肝脏和心脏疾病时也会升高，红细胞游离原卟啉在铅中毒、慢性炎症时也可升高，血清铁在感染、肿瘤、慢性炎症等疾病时可降低，鉴于上述因素有可能会影响临床做出准确的诊断，一些被认为能更好的反映体内代谢情况相关的新方法便应运而生。如可溶性转铁蛋白受体。有研究显示其变化与骨髓铁含量一致[2]，已经开始应用于临床。

对于缺铁的亚临床重视程度也逐年提升。目前儿童保健工作中对于营养性缺铁性贫血防治的重要任务就是通过多种途径积极预防，加大 1 岁以内婴儿贫血的筛查力度，做到早期发现；发现后尽早补充铁剂和增加含铁食物的摄入，尽量减少因铁缺乏导致的贫血，影响生长发育。健康教育宣传除了增强大众认识铁缺乏及缺铁性贫血的危害以外，还应对家长进行科学喂养，合理添加辅食知识的培训，如 4～6 个月后要添加含有铁的营养米粉、6 个月以后应逐渐添加肝泥、红颜色的瘦肉泥以增加血红素铁。另外也要同时补充富含维生素 C 的蔬菜和水果（如橙子、猕猴桃、草莓等），以促进铁的吸收。

最新的营养性缺铁性贫血的诊疗指南中指出：早产和低出生体重儿出生时不可断脐过早，以使新生儿获得较多的脐带血，增加体内铁储量。提倡母乳喂养，纯母乳喂养儿从生后 2 月龄开始补铁，剂量为 1～2mg/（kg·d），直至 1 周岁[1]。目前口服铁的剂型较多，新型铁剂多以增加吸收、减少对胃肠道的不良反应以及服用方便等优势为特点。

### （三）儿童肺炎（急性呼吸道感染）

急性呼吸道感染是儿童常见多发性疾病，儿童肺炎属于严重的呼吸道感染。我国 5 岁以下儿童死亡原因的流行病学调查表明，肺炎为第一位死亡原因，占全部死亡的 30%。对近 10 年的回顾性调查表明，儿童肺炎为我国住院小儿死亡的第一位原因[1]。因此，儿童肺炎不仅是目前危害儿童个体健康的疾病，而且是一个严重的公共卫生问题。

WHO 推荐的急性呼吸道感染标准病例管理最关键的部分（表 1-5-1），是用症状和体征及时诊断出肺炎和危重症[2]；正确合理及时应用抗生素治疗肺炎，对重症肺炎和危重病儿经过简单处理后，及时转院。急性呼吸道感染标准病例管理的推广应用，对降低肺炎死亡率起到了十分关键的作用。

目前在儿童保健工作中多采用 WHO 推荐的以临床为基础的肺炎诊断方法：数每分钟的呼吸次数和观察有无胸凹陷。这对于基层儿童保健工作者和家长来说都很容易理解和掌握，从而做到早发现，及时就医。并且可以根据呼吸次数、胸凹陷和中心性发绀对肺炎进行分类。此种分类方法对儿科临床工作者，特别是社区的儿童保健工作者来说非常容易掌握，对不同病情的病儿可以进行分类管理。

儿童保健工作不同于儿科临床，除应掌握疾病的治疗原则外，更应该重视与儿童健康有关的危险因素，防患于未然。近年来对儿童肺炎有两个重要的干预措施：一是通过健康教育让家长能早期认识肺炎及其危害性，并能及时寻求医疗服务。健康教育要深入浅出，尽量把家长们的认识和现在的理论联系在一起，用生动形象的方法教会家长们认识肺炎的症状，争取尽早就医。二是各级医务工作者都应掌握急性呼吸道感染标准病例管理。识别不同类型肺炎的临床表现和体征，掌握肺炎的处理原则（表 1-5-2）。

**表 1-5-1　肺炎的临床分类（WHO）推荐**

| 分类 | 临床特征 |
| --- | --- |
| 极重症肺炎 | 中心性发绀 |
| 重度肺炎 | 胸凹陷、呼吸增快 |
| 轻度肺炎 | 呼吸增快、无胸凹陷 |
| 无肺炎（上呼吸道感染、咳嗽） | 无呼吸增快、无胸凹陷 |

注：呼吸增快的判断标准：<2 个月的婴儿：呼吸次数≥60 次/min。2 个月至 12 个月的婴儿：呼吸次数≥50 次/min。12 个月至 5 岁的儿童：呼吸次数≥40 次/min。

**表 1-5-2　肺炎处理原则**

| 分类 | 临床特征 | 处理原则 |
| --- | --- | --- |
| 极重症肺炎 | 中心性发绀 | 收入院、吸氧、抗感染、对症治疗 |
| 重度肺炎 | 胸凹陷、呼吸增快 | 收入院、抗感染、对症治疗 |
| 轻度肺炎 | 呼吸增快、无胸凹陷 | 在家护理、抗感染治疗 |
| 无肺炎（上呼吸道感染、咳嗽） | 无呼吸增快、无胸凹陷 | 指导家长进行家庭护理，及时对症 |

肺炎的预防应该从预防呼吸道感染做起。目前，儿童保健工作中对家长可进行如下的具体指导：①加强体格锻炼，增强体质。对于小婴儿来说近年来尤其推崇婴儿抚触和婴儿游泳，幼托机构的小儿应多增加户外活动和体育锻炼，以增强皮肤和呼吸道反应的灵敏性，不易因气温的变化而引起上呼吸道感染，同时病原体不易侵袭呼吸道，从而预防儿童呼吸道感染及肺炎的发生。②注意加强营养，保证膳食平衡，增强机体免疫能力。③减少去人群聚集、空气流通不畅的场所，注意个人卫生。④及早治疗上呼吸道感染，加强呼吸道护理，以免转成肺炎。⑤预防接种，目前已经有肺炎球菌疫苗、B 型流感嗜血杆菌疫苗、流感疫苗以及口服细菌溶解产物等多种类型的疫苗用来预防呼吸道感染，效果显著。

### （四）儿童腹泻病

本病是儿童中最常见的疾病之一，由多种因素与病原引起，以大便次数增多和大便性状改变为特点的消化道综合征。本病引起儿童死亡的主要原因是由于腹泻引起脱水和体内电解质紊乱等并发症，其次是并发营养不良和其他严重感染。

在感染性腹泻病中近年来由于病毒引起的儿童腹泻病越来越多，在 2 岁以内的儿童腹泻病中，半数以上为病毒感染所致，其主要病原为轮状病毒，这是引起 2 岁以下儿童急性水样便等常见病原，在发展中国家，每年有 60 万~70 万名儿童死于重症轮状病毒腹泻。非感染性腹泻中，最常见的原因是喂养不当，多见于人工喂养或添加补充食品过程中的婴儿。例如，喂养不定时，进食量过多。其次，由于食物不耐受或者变态反应引起的腹泻在近年来也越来越多，需要引起重视。婴儿体内双糖酶（主要是乳糖酶）缺乏或者活性降低，也可导致腹泻发生。

目前对于儿童腹泻病的防治原则，采用了 WHO 推荐方案[2]：①无论何种病原体感染引起的水样便腹泻，均需要补充丢失的液体和电解质。②无论何种类型的腹泻，都要坚持继续喂养，腹泻恢复期应增加喂养的次数和量，以免造成营养不良。③除细菌性痢疾、疑似霍乱及确定病原体的迁延性腹泻外，都不应该给予抗生素。

在对于儿童腹泻的防治中，重中之重是对于腹泻脱水的治疗，这也是降低腹泻病儿死亡率的关键。脱水的纠正需要补充液体和电解质，目前常见的方法为口服补液和静脉补液两种。

口服补液疗法是最简便、经济而有效的预防脱水的方法。近年来 WHO 在全球提倡和推广口服补液疗法，通过努力，我国广大农村在预防儿童腹泻病和使用口服补液疗法方面也取得了一定的成绩。虽然口服补液盐使用非常安全有效，价格低廉，但在不少地区仍不容易得到。因此，近年来 WHO 积极倡导在家庭中制作口服液体，如米汤、面汤、酸奶、果汁、糖盐水（类似眼泪的咸度即可）、白开水等，容易被家长和患儿接受。家庭制作需要注意以下几点：①腹泻一开始就需要使用口服补液盐，不能等到脱水症状出现时才用。②液体摄入量要多于平时，少量多次。③坚持继续喂养，坚持母乳喂养，可适当增加喂养次数。④禁止使用商业饮料补液。

腹泻病是儿童常见病，除少数严重脱水的儿童需要住院纠正外，多数可在家中治疗，即使重症患儿脱水纠正后仍需回家继续治疗。因此，家庭护理是腹泻治疗的重要部分。在儿童保健工作中，对家长进行腹泻病家庭护理方面的健康教育非常重要。要教会家长对患儿腹泻脱水严重程度的判断，明确什么情况下应该及时到医院就诊。

药物治疗方面：微生态制剂近年来在腹泻病防治中应用广泛，效果明显。在腹泻期间补充大剂量锌元素对于腹泻症状的缓解和缩短病程也有明显的作用。因此，WHO 倡议，急性腹泻时，6 个月以下患儿应每天补充锌 10mg，6 个月以上应该每天补充锌 20mg，疗程 10 ~ 14d。但我国儿童腹泻病补锌效果如何，还缺少多中心、大样本的研究[1]。针对确切病原体的含有免疫球蛋白成分的生物学制剂目前也已经在临床上应用，但其疗效同样缺少多中心、大样本的研究。

本病预防非常重要，应做到合理喂养，注意个人卫生，食品清洁，安全清洁饮水，粪便处理和预防接种。WHO 提出七点行之有效的措施：①母乳喂养。②改进辅食添加的方法。③提供干净的饮用水，保证个人卫生。④饭前便后要清洁双手。⑤建立清洁卫生的厕所。⑥及时处理粪便，保证卫生安全。⑦按时预防接种。近年来开展应用口服轮状病毒疫苗对于轮状病毒肠炎的预防免疫效果显著，应该大力推广。

## 二、新疾病谱中疾病防治新进展

### （一）新生儿疾病的筛查

新生儿疾病的筛查可减少出生缺陷所致的残疾。

近年来越来越严重的环境污染不仅是对社会的一大挑战，也危害着儿童健康。尤其在胎儿时期各系统发育迅速，受到外界环境干扰后可能会造成难以修复的损伤。针对我国每年出生 20 万~30 万肉眼可见的先天畸形、出生缺陷和新生儿期的各种疾病[3]。积极开展三级预防措施，推广孕前和孕早期服用叶酸、产前筛查和产前诊断、新生儿疾病筛查（如新生儿听力筛查，新生儿白内障筛查，先天性心脏病筛查，先天性髋关节脱位的筛查，取新生儿足跟血查苯丙酮尿症和甲状腺功能减低症）等工作，可减低出生缺陷的发生。

### （二）预防和管理感染性疾病

预防和管理感染性疾病包括传染病预防和治疗慢性非传染性疾病。

现阶段由于感染性疾病对儿童健康造成的威胁还是非常巨大的，而且因为经济发展的需要，全国流动人口大量增加，同时产生了大量的流动儿童，这给感染性疾病的预防和管理增加了难度，也给儿童保健工作者带来了机遇和挑战。

儿童疾病综合管理[2]（integrated management of childhood illness，IMCI）是由 WHO 和国际儿童基金会（United Nations International Childrens Emergency Fund，UNICEF）联合制定的儿童疾病综合管理规程，旨在促进儿童健康，降低发展中国家儿童常见疾病的发病率和死亡率。

过去单一疾病管理中（如急性呼吸道感染，腹泻病）已经积累了很多经验，并取得了显著的成绩，但是，许多患儿可能同时患有几种疾病，需要基层卫生工作者对儿童疾病进行综合管理，因此，WHO 和 UNICEF 联合制定了儿童疾病综合管理规程，以取代单一疾病管理规程。

医疗保健工作者可以通过疾病综合管理规程培训，全面对儿童疾病进行评估和分类，确定治疗方案以及是否需要转诊，并对家长进行必要的指导，可有效避免漏诊和误诊。

疾病综合管理规程描述了如何对初诊和复诊的病儿进行评估、分类和治疗，可以解决就诊病儿的大部分问题，但未涉及慢性疾病或者少见病的诊疗和管理，也未涉及意外损伤等急诊的管理。

目前卫生部已将 IMCI 作为我国儿童卫生工作的主要策略之一，纳入儿童保健技术规范，在全国范围内推广。

卫生部也已经在妇幼卫生、儿童保健、幼托机构和中小学校建立了传染病疫情上报网络，方便广大医疗工作者对儿童重大传染性疾病进行监测和网络直报。

在以前妇幼卫生管理的基础上，近年来我国已经完善了各级儿童保健机构和管理网络，尤其建立健全基层社区儿童保健机构，在对所辖区域内适龄儿童进行定期的健康体检与计划免疫的同时，做好预防儿童期常见疾病（如对辖区内儿童进行经皮血氧饱和度测量，用来筛查先天性心脏病，做到及早发现，及早干预，北京等地还开展了先天性髋关节脱位的筛查工作）的预防和管理。

### （三）营养相关性疾病

营养失衡包括营养缺乏性疾病和营养过剩（超重，肥胖）。

经过营养学家和儿童保健工作者的努力，加之营养知识的普及，营养缺乏性疾病的发病率不断下降。目前市售奶粉几乎均已添加儿童所必需的微量元素及多种维生素等营养素。市售多种儿童营养品均含有中国营养学会所推荐的每日需要量的微量元素及维生素。但是由于一些家长喂养知识匮乏，或者相信广告，盲目追求营养补充剂，反而造成婴幼儿的营养失衡。具体表现在以下几个方面。

（1）过早用米粉喂养婴儿。部分家长由于经济条件所限和喂养知识缺乏，往往不知道婴儿期应该以乳类为主食，而是过早给婴儿喂米粉代替乳类，还有一部分家长在儿童 1 岁以后就停喂任何乳类食品，导致儿童膳食中钙元素的匮乏。由于谷类食物缺乏蛋白质与钙元素，长此以往易影响儿童的体格发育以及机体免疫力的降低。

（2）不重视泥糊状食品的添加。当婴儿 6 个月时，单纯的母乳喂养已经不能满足小儿生长发育的需要，需添加含有大量小儿生长所需的营养素、又能适应其消化能力的泥糊状食物作为"辅食"。然而长期以来，家长对其重要性认识不足，有些母乳喂养儿到 8～9 个月时还没有建立喂泥糊状食品的习惯。不及时进食泥糊状食物，不但无法使婴儿得到全面的营养，而且由于 4～6 个月是婴儿味觉发育的关键期，延迟添加泥糊状食品会影响婴儿的味觉范围，日后出现挑食、偏食的现象。

（3）血红素铁的摄入过少。缺铁性贫血是婴儿时期的多发病，主要由于铁缺乏引起。有些家长缺乏合理添加辅食的知识，不重视肉类辅食的添加和均衡饮食，从而减少含铁血红素的摄入，导致缺铁性贫血的发生。

（4）滥补微量元素。在当前强大媒体和广告宣传下，给儿童随意补钙补锌的观念深入人心，于是含有钙锌的儿童保健食品迅速在国内市场遍地开花，十分畅销。尽管钙、锌、铁等微量元素是儿童生长发育所必需的重要营养素，得到全球医学、营养界的公认，但大多数家长却忽略了一个适度的问题。科学研究表明，儿童补钙过量会造成低血压病，使他们增加了日后罹患心脏病的危险。而补锌过量可导致锌中毒，表现为食欲减退、上腹疼痛、精神萎靡，甚至造成急性肾衰竭。而补充鱼肝油过多容易导致高钙血症，因为鱼肝油富含维生素 D 和维生素 A，维生素 D 摄入过量时儿童机体钙吸收增加，会导致高钙血症，表现为食欲下降、皮肤干燥、呕吐、多饮多尿、体重减轻等。儿童生长发育所需要的蛋白质、能量、维生素和矿物质都有一定的量，一般不挑食、不偏食的儿童通过一日三餐能够获得足够的营养。一些家长凭感觉随意给儿童补充营养品，殊不知过量的营养对身体反而有不良反应，特别是热量过多会造成儿童肥胖，给小儿成长造成很多隐患。

无论是微量元素缺乏导致的新型营养不良，还是热量过剩导致的超重和肥胖，其实都是营养失衡的表现。而这也是目前影响我国儿童和青少年健康的两大主要营养问题。坚持食物的多样化，实现营养的均衡摄入，同时尽量少食用以油炸食品为代表的不健康食品是确保小儿健康成长的根本。偏食、厌食、拒食，以及由此导致的身心不适与营养不良是儿童时期的常见现象，也是令家长深感头痛的问题之一。现代儿童饮食的紊乱，已经成为一个不可忽视的社会问题，为此，有关儿童营养的新见解被提出：良好的餐前情绪是儿童增加食欲的重要举措，对于学龄前儿童来说尤为重要。现代生活中的偏食、厌食、拒食，近一半是由餐前情绪不良引起的。家长要掌握婴儿饥饿时发出的各种信号，并及时做出反应，如将婴儿抱起，轻柔地与婴儿说话，及时喂食，当婴儿吃饱时要及时停止。最有效的进食模式是由婴儿决定吃的时间、吃的速度和量。父母的焦急情绪会影响这种互动作用，而使喂养更困难。对婴幼儿进食要放松，家长只需提供食物的种类，吃多少应该有儿童自己决定。家长提供的食物种类要多，但每种食物的量不要太多，让儿童能够接受不同颜色、不同味道和不同质地的食物。同时烹调食物要注意色、香、味俱全，食物不要切的太大，要符合儿童的口型。培养良好的就餐习惯还可利用就餐的环境，固定的座位和食物更易形成条件反射，让儿童在固定的椅子上吃饭。久而久之，当你把他放在椅子上就意味着要吃饭了，其大脑中就会形成进食的兴奋状态，唾液腺分泌也会增加，为进食做好准备。同时要记住，儿童往往不会完全照成人的要求去做，却乐意模仿成人的行为，所以，父母的饮食行为和习惯要首先端正。

营养失衡的另一个重要表现就是营养过剩，包括超重和肥胖。其中肥胖是以脂肪组织过度增生为主要表现的疾病。对体内脂肪含量的测量是诊断肥胖的重要依据。目前身高体重法是诊断 10 岁以下儿童肥胖的常用方法。近 10 年来我国儿童肥胖率增长很快，有报道显示男童增长了 9.6 倍，女童增长了 4.9 倍。儿童肥胖对健康危害很大，肥胖患儿血脂明显高于正常儿童，脂代谢紊乱是动脉粥样硬化的高危因素，易患高血压、脂肪肝，重度肥胖儿童脂肪肝发病率高达 80%；普遍存在高胰岛素血症，易罹患糖尿病。同时肥胖儿童患呼吸道疾病以及出现心理行为问题的发生率也明显高于正常儿童。肥胖已经成为日益严重的公共卫生问题。需要注意的是肥胖是多因素共同作用的结果，将肥胖完全归结于某种饮料或食物的观点是片面和不科学的，导致肥胖主要是遗传、不良饮食结构和不健康生活方式共同作用的结果。

对于儿童营养失衡问题的解决，不仅需要儿童保健工作者的努力，也需要全社会多部门的共同关注和努力。生命早期是儿童生长发育的关键阶段，其早期程序化发展受遗传因素和后天环境因素的共同作用，该期的营养和代谢不仅影响儿童生长轨迹，还与成年后心血管健康、脂代谢、胰岛素抵抗、骨骼健康及学习能力密切相关。因此，从小预防成年病的新概念被提出，倡导生命早期 1 000 天的合理喂养和营养行为[4]，能促进儿童健康成长且终身受益。

### （四）儿童心理行为问题和精神疾病

近年来，儿科医学所取得的成就不仅体现在儿童严重传染病和感染性疾病发病率的明显降低，与之相关的其他系统严重疾病也明显降低。尽管像呼吸道感染、腹泻以及营养相关疾病仍然是儿科学的主要问题，尤其在我国中西部欠发达地区比较突出。但是随着儿童疾病谱的改变，儿童发育及发育行为障碍已经逐渐成为儿科学关注的主要问题。随着对精神发育迟滞、儿童多动症、阅读障碍和儿童孤独症等与发育行为相关疾病认识水平的提高，这些疾病的诊断率也逐年增高。由于儿童中枢神经系统的可塑性和可复原性都非常强，尤其在婴幼儿时期是中枢神经系统代偿的最佳时期，目前在儿童保健领域开展的儿童早教认知、交往训练、感觉统合训练及生物反馈治疗法等早期干预手段可以显著减少早产、低出生体重儿和其他高危儿发生发育迟滞发生的概率。另外，早期干预还有益于脑瘫、缺氧缺血性脑病、精神发育迟滞、孤独症谱系的障碍以及唐氏综合征等疾病的预后[4]。

近十年来，儿童心理发育行为方面的工作做得更加深入、规范，一系列心理行为疾病如儿童孤独症、注意力缺陷多动障碍等疾病的诊疗常规相继出台，政府也把儿童心理行为方面的工作列入了十年规划。我国近期在多个城市开展了"儿童进食行为问题""儿童睡眠障碍"等发育行为问题的流行病学调查和干预[4]，在干预过程中，儿童保健工作人员经过系统的培训，不仅学会筛查和早期识别心理行为的疾病，而且能够诊治常见行为问题和一般的行为障碍。

（马扬）

# 参考文献

[1] 刘湘云.儿童保健学[M].4 版.南京：江苏科学技术出版社，2011.

[2] 朱宗涵，申昆玲.小儿内科学[M].北京：人民卫生出版社，2009.

[3] 毛萌，杨慧明.儿童保健临床研究进展[J].中国实用儿科临床杂志，2012，5（27）：349-351.

[4] 杨玉凤.我国儿童保健学的学科发展[J].中国儿童保健杂志，2012，1（20）：1-5.

# 第二章　新生儿诊治进展

## 第一节　支气管肺发育不良的防治研究

支气管肺发育不良（broncho pulmonary dysplasia，BPD）是由于肺发育不成熟等多种因素共同作用下肺泡和肺内血管发育受阻的一种慢性肺部疾病，是早产儿、尤其是极低出生体重儿（very low birth weight infant，VLBWI）和超低出生体重儿（extremely low birth weight infant，ELBWI）呼吸系统常见的并发症之一。根据美国最新统计资料，美国每年新增 1 万以上 BPD 病例。近年来，随着我国围产医学及新生儿重症监护技术的发展，早产儿尤其是 VLBWI 存活率的提高，我国 BPD 的发病率也随之升高。目前我国尚无确切的 BPD 发病率。最近以华中科技大学附属同济医院为首的 10 家医院对我国部分城市进行了为期 3 年（2006～2008 年）关于 BPD 发病率及高危因素的调查。该调查搜集了 10 家医院所有胎龄 <37 周、存活 ≥28d 的住院病例共 12 351 例，其中符合 BPD 诊断的 156 例。BPD 总发病率为 1.26%，其中胎龄 <28 周、28 周 ≤ 胎龄 <30 周、30 周 ≤ 胎龄 <32 周、32 周 ≤ 胎龄 <34 周、34 周 ≤ 胎龄 <37 周的 BPD 发病率分别为 19.3%，13.11%，5.62%，0.95% 和 0.09%。上述资料提示，BPD 发病率随胎龄增加而明显降低。因此，防治 BPD 已成为早产儿、尤其是 VLBWI 治疗中的重要内容。

### 一、病因及发病机制

随着近年新生儿重症监护、治疗技术的改进和基础研究的进展，对于 BPD 发病机制、病理学方面的认识也在不断深入。现在已较少见到以组织破坏和纤维化为主要组织学特征的经典型 BPD，取而代之的是以肺泡和肺微血管发育不良为主要特征的新型 BPD。为了在防治 BPD 时做到有的放矢，首先需要了解诱发 BPD 的各种危险因素。

#### 1.肺不成熟

多项研究表明 BPD 的发生率和胎龄之间呈负相关。Walsh 等研究显示，97% 的 BPD 患儿出生体重低于 1 250g，说明肺的成熟度与 BPD 发生密切相关。肺部发育分 5 期，胚胎期（孕 4～6 周）、腺体期（孕 7～16 周）、小管期（孕 17～27 周）、囊泡期（孕 28～35 周）和肺泡期（孕 36 周～生后 3 岁）。胎龄 24～38 周处于小管期或囊泡期，肺实质未发育、肺表面活性物质（pulmonary surfactant，PS）缺乏，大部分 BPD 患儿生于此期。生后肺泡化过程受阻，暴露于高浓度氧、正压机械通气、感染等危险因素的环境中，进一步触发炎性因子瀑布反应，加重呼吸道、肺血管及间质损伤，导致 BPD。虽然经典型 BPD 明显减少，但 BPD 的发生率并未下降，提示预防早产可能是唯一有效的预防措施。

#### 2.遗传易感性

已有许多研究学者通过对单卵双胎儿及双卵双胎儿的研究，证实遗传易感性在 BPD 发病中起着重要作用[1]。还有研究发现，现今的 BPD 主要发生于最不成熟的早产儿，似乎与氧疗和机械通气引起的肺损伤无关，提示在实践中致力于将氧中毒、气压伤或容量伤、感染等环境因素降低至最小并不可能完全杜绝 BPD，甚至不能影响其发生率，并提出遗传因素在 BPD 发病中起关键作用。因为 BPD 是多基因调控的疾病，目前的研究还不能彻底阐释二者间的关系。因此，今后深入地研究有关肺发育、损伤和修复的关键基因及生物通道等，可能从根源上寻找到一种防治 BPD 的方法。

### 3.氧中毒

早产儿易暴露于氧疗中,出生时维生素 E、维生素 C 水平低,抗氧化物质缺乏,易发生氧中毒。研究显示,高浓度氧诱发氧化应激,通过诱导凋亡或坏死直接损伤上皮细胞,引起炎症因子增多,在细胞损害初期即可检测到肺泡或间质巨噬细胞分泌的细胞因子,如白细胞介素-1(interleukin-1,IL-1)和肿瘤坏死因子(tumor necrosis factor,TNF)等。国内学者通过动物实验发现,60%氧暴露可引起早产大鼠肺血管内皮生长因子及其受体胎肝激酶-1 受体表达下降,可能引起肺微血管发育障碍及肺泡化进程受阻,进而导致新型 BPD 的发生。Deulofeut 等发现,氧饱和度控制在 85%~93%,BPD 的发生率减少16%。目前氧中毒与 BPD 间的关系已被广泛认识。

### 4.呼吸机相关性肺损伤

呼吸机相关性肺损伤是早产儿机械通气常见并发症,可以引起肺表面活性物质功能失活,毛细血管内皮、肺泡上皮细胞及基底膜等的机械性损伤,炎症反应,肺水肿及肺间质气肿等,从而影响生后正常肺泡化过程。BPD 的发生可能与气压伤、容量伤以及微生物定植引起的呼吸道内促炎因子增多有关。研究显示,机械通气一开始即有中性粒细胞、巨噬细胞进入肺间质中,炎症反应破坏了肺泡毛细血管单位及肺组织的完整性。经典型 BPD 几乎均有长期过度机械通气病史, 在肺表面活性物质、经鼻持续呼吸道正压应用后,新型 BPD 肺损伤相对较轻,重度 BPD 少见。各种通气模式比较,尚无明确证据证实何种通气模式可以预防 BPD,避免气管插管机械通气可能是有效方法之一。

### 5.感染

近年研究表明,感染和炎性反应是新型 BPD 发病的重要因素,尽管随急救措施和监护技术不断提高,呼吸机相关肺损伤显著下降,但是由宫内感染或炎症造成的 BPD 发生率仍居高不下。研究发现,胎龄<30 周的早产 80%是由于感染所致,胎龄 24~28 周的早产 90%以上与宫内感染有关。但迄今为止具体作用机制仍不是很清楚,大多数研究学者认为与以下因素有关:①细胞因子介导的炎症反应。宫内感染时,羊水、胎盘及胎膜中出现炎性细胞浸润并产生大量炎性因子,形成相互作用的复杂网络,引起肺组织的炎症,从而介导了肺损伤。大量研究证实炎症介质尤其是 IL-1β,IL-6,IL-8,IL-10,TNF-α 等与BPD 的发生有关。②影响肺血管发育。肺发育包括肺泡和肺血管的发育,受多种生长因子调控。宫内感染可能通过下调与肺血管发生形成相关的生长因子,从而影响肺微血管发育,阻碍肺泡化进程,促进BPD 的发生。动物实验发现,宫内感染影响早产大鼠肺血管内皮生长因子(vascular endothelial growth factor,VEGF)及其受体的表达;而肺泡上皮细胞的 VEGF 过度表达可导致肺发育畸形。生后感染引起的炎症反应亦可通过释放炎症因子损害肺脏,中性粒细胞和促炎因子增加更易导致 BPD 的发生。另对解脲支原体的一项研究中发现,持续感染病原体的患儿可能处于患 BPD 的高风险中。

### 6.肾上腺皮质功能不全

早产儿抗炎能力弱,与下丘脑-垂体-肾上腺轴功能不全、皮质醇合成少有关,胎龄至少 30 周后胎儿肾上腺才能合成皮质醇。BPD 患儿早期肾上腺皮质功能不全,产前及产后炎症指标增加,增加肺损伤,宫外肺泡化过程受阻。针对这一因素,Kristi 等对极低出生体重儿早期补充小剂量氢化可的松预防肾上腺皮质功能不全,虽总体上未改善 BPD 的发生率,但对有绒毛膜羊膜炎病史的患儿有益。

### 7.动脉导管未闭(patent ductus arteriosus,PDA)

PDA 导致肺循环量增加,对氧气、机械通气需要增加,触发炎症反应,均可导致 BPD 的发生。补液过多增加 PDA 发生率,肺顺应性下降,从而使 BPD 危险性增加。对 585 例无 BPD 的存活儿,797例 BPD 或死亡患儿进行回顾性分析,两组均为超低出生体重儿(extremely low birth weight infant,ELBWI),发现 BPD 组生后早期液体摄入量较高。另外有研究显示持久的 PDA 与遗传因素有显著的联系[1]。

### 8.表面活性物质异常

肺表面活性物质质与量的任一改变,均会引起新生儿呼吸窘迫综合征(respiratory distress syndrome,

RDS）、BPD 等多种新生儿呼吸系统疾病。最近有些学者认为，引起肺表面活性物质代谢功能紊乱或表面活性剂功能障碍的遗传性疾病是新生儿和儿科呼吸系统疾病的根本原因，尽管很稀少，但是会增加死亡率和患病率。对于遗传因素引起 PS 代谢和功能障碍导致的新生儿呼吸系统疾病越来越受到重视，如遗传性表面活性蛋白 B（surfactant protein B，SP-B）缺陷病、遗传性表面活性蛋白 C（surfactant protein C，SP-C）缺陷病、遗传性 ABAC3 基因疾病等，现已发现众多不同的基因突变，还需进一步了解其引发疾病的机制。

### 9.其他

营养不足可影响肺损伤后修复或正常肺泡化过程，也与 BPD 发生有关。早期通过胃肠外营养补充氨基酸可以显著改善早产儿的氮平衡，使患儿从分解代谢状态转变为合成状态。Geary 等[2]比较 ELBWI 生后第 2 天静脉给予氨基酸 1.0～1.5g/kg，与生后第 1 天即给予 3g/kg 相比，发现后者 BPD 发生率降低。维生素 A 对维持气道上皮细胞的完整性有重要作用[3]，早产儿缺乏维生素 A 致纤毛数量减少，分泌物清除能力不足，感染机会增加；生后每周补充 3 次维生素 A 可降低 BPD 发生率。

总之，BPD 是一种多因素引起的疾病，发病机制极其复杂、至今尚未完全明了。其本质是在遗传易感性的基础上，氧中毒、气压伤或容量伤、感染或炎症等各种环境因素导致发育不成熟肺的损伤及损伤后肺组织的异常修复。

## 二、防治策略

### （一）产前防治策略

预防早产可能是一个唯一有效的预防措施。所以，应在保证尽可能安全的前提下，尽量延长孕周减少早产发生。对有早产高危因素的孕妇给予单疗程的糖皮质激素，可以提高新生儿肺功能[4]、显著降低 RDS 的发病率和新生儿死亡率[5]。所以建议对存在早产危险的孕妇常规使用单疗程糖皮质激素。然而产前应用地塞米松或倍他米松并不能减少 BPD 的发生。目前对于疑似或诊断绒毛膜羊膜炎的孕妇建议使用抗生素[6]，虽然产前治疗绒毛膜羊膜炎并没有减少 BPD，但是产后干预措施可能更是为时已晚。

### （二）产后防治策略

#### 1.呼吸机管理和氧疗

氧疗和应用呼吸机是治疗 BPD 的主要策略，各自又是导致 BPD 的重要的独立致病因素。因此，应严格掌握氧疗和常规机械通气（conventional mechanical ventilation，CMV）的指征。

氧疗的最佳目标是维持组织的适宜氧供，但不产生氧化应激和氧中毒。目前，对于 ELBWI 出生后早期接受氧疗的最佳氧饱和度范围仍存争论。美国国家儿童保健及人类发展研究院通过对 24～27 周出生的早产儿按（校正胎龄 36 周时）氧饱和度不同随机分为 2 组，即 85%～89% 或 91%～95% 进行研究。结果显示，通过严格证实，在低氧饱和度组，病死率提高，但严重早产儿视网膜病变（retinopathy of prematurity，ROP）和 BPD 发生率明显降低[7]。Vento 等[8]研究表明早产儿单独使用高氧可诱发肺损伤导致 BPD 发生，因此，推荐 VLBWI 复苏开始时使用 30%～50% 的氧，该结果仍需进一步证实。目前尚很难确立一个合适的氧饱和度，使其既能有效的治疗 BPD，又无明显的不良反应，这还需要长期临床疗效来验证。多数研究主张维持组织可耐受的最低 $p_a(O_2)$ 为 6.7～7.3kPa，血氧饱和度为 85%～93%[8]；如有肺动脉高压和肺心病、或校正胎龄 36 周后，血氧饱和度应维持在 95%～96%；氧疗过程中应监测血氧，并作适当调整。

采用各种措施尽可能避免插管及机械通气是预防 BPD 的关键之一。目前经鼻持续呼吸道正压通气（nasal continuous positive airway pressure，NCPAP）是最广泛使用的保护性通气策略，通常采用压强 0.4～0.6kPa，流量 3～5L/min，并应有空气、氧气混合装置，以调整氧浓度，避免纯氧吸入。有研究发现早期应用 NCPAP 可以减少 BPD 发病率[9]。然而，大规模随机临床试验却得出不一致的结论。在一项生后持续正压通气与气管插管随机对照试验中，研究者将 610 例 25～28 周的早产儿于出生 5min 内随机分为持续正压通气（cantinuous positive airway pressure，CPAP）组和 CMV 组，结果发现早期应用 CPAP 并不能减少病死率或 BPD 的发生[9]。该试验同时发现 CPAP 可以明显增加发生气胸的风险，然而予外源性 PS 后可减少气漏发生。另一项研究中，美国国家儿童保健及人类发展研究院将 1 316 例新生儿随机分为 2 组：出生时插管+出生 1h 内给予 PS 或出生时应用 CPAP+PS（有 PS 使用指征）进行研究。尽管 2 组 BPD 的发生率和病死率无统计学差异，但是 CPAP+PS 组可减少气漏发生率，CMV 时间及出生后糖皮质激素的使用[10]。有学者对 INSURE[Intubation（插管）、Surfactant（表面活性物质）、Extubation（撤管）]治疗策略进行研究。通过对 6 个随机对照试验进行 Meta 分析发现，INSURE 组治疗失败需要 CMV 的机会、气漏发生率和 BPD 发生率均低于晚期选择性应用 PS 治疗组。然而，研究主要征集的是 >25 周的早产儿，其在 <25 周早产儿中是否也有类似结论，尚不清楚[11]。有研究者支持新生儿使用 CPAP，并提出 PS 可以通过肉眼直视下直接将鼻饲管置于气管里给予，从而可以避免气管插管[12]。综上，尽管早期应用 NCPAP 不一定能减少 BPD 的发生，但是多数研究者认为其可以减少 CMV 时间，对一部分可能发生 BPD 的人群会有防治作用。除谨慎应用 NCPAP 外，还需严密监测其可能出现的血流动力学变化、气胸、坏死性小肠结肠炎（necrotizing enterocolitis，NEC）等并发症。经鼻间歇正压通气方式（nasal intermittent positive pressure ventilation，NIPPV）是另一种可能减少肺损伤的无创通气策略。与 NCPAP 比较，同步的 NIPPV 可以减少拔管后发生呼吸衰竭的风险，并可能减少 BPD 发生[13]。但其对于预防 ELBWI 的 BPD 发生是否优于 NCPAP，尚需要大规模的多中心研究进一步证实。高频振荡通气（high frequency oscillatory ventilator，HFOV）已经在早产儿 RDS 中进行了广泛研究。一项 Meta 分析发现，HFOV 和 CMV 在降低 RDS 患儿病死率、BPD 发生率和减少严重神经系统病变等方面的差异无统计学意义。但是，HFOV 可降低 PDA 的手术率，减少二期 ROP 及气漏的发生。此外，出生 1~4h 使用 HFOV 可能优于 CMV[14]。基于目前研究情况，HFOV 尚不作为 RDS 首选通气模式，在 CMV 无效时可以考虑采用 HFOV。

回顾性研究显示，低碳酸血症是引起 BPD 发生的独立致病因素。为了尽可能减少机械通气导致的并发症，有研究学者提出了"肺保护策略"，即采用短吸气时间（0.24~0.40s）、快频率（40~60 次/min）、低呼吸道峰压值（1.4~2.0kPa）、低呼吸末正压（0.4~0.6kPa）、低潮气量（3~6mL/kg）、允许性高碳酸血症[15]。目前广大学者所接受的 $p_a(CO_2)$ 一般是 6.0~7.3kPa。但目前还没有足够的研究数据显示允许性高碳酸血症可以减少 BPD 的发生[20]。而且有研究发现出生 7d 内 $p_a(CO_2)$ 为 7.3~8.7kPa，可能会导致神经系统发育障碍、死亡、BPD 等各种并发症，同时随访观察发现出生 18~22 个月脑损伤或死亡的发生率明显增加[16]。因此允许性高碳酸血症的应用还需进一步研究。

**2.液体和营养**

多项研究指出限制液量可能会减少 BPD 的发生[17]。而且 BPD 患儿对液体耐受性差，即使摄入正常量的液体也可导致肺水肿，肺功能恶化，因此应严格控制液体量和钠的摄入。目前，VLBWI 限制液体还没有统一标准。营养供给在肺的发育和成熟中发挥了重要的作用，其可以促进肺组织损伤后的修复。高营养供给和早期肠道喂养可能会减少 VLBWI 的 BPD 发生率。对于 VLBWI 来说，目前推荐高营养供给，即：氨基酸从第 1 天，脂肪乳从第 2 天开始给予，蛋白质可逐渐增加至 4.4kg/d，热量增加至 544.2~627.9kJ/（kg·d）。由于胃肠道功能不成熟，静脉营养提供蛋白质和脂肪应越早越好。BPD 患儿正常发育依赖充足的热量摄取，其能量需要是健康新生儿的 1.25 倍。目前推荐母乳喂养提供肠内营养，同时添加母乳强化剂可以补充蛋白质以及钙磷。如果需要限制液体，可以增加中链、多链不饱和脂肪酸和葡萄糖聚合物的量以促进生长发育[18]。

**3.药物治疗**

（1）利尿剂。利尿剂常用于 RDS 和 BPD 早期，通过利尿、促进肺液重吸收以及减少肺内分流等作用，从而短暂地改善肺顺应性。到目前为止尚不能证实利尿剂有长期的保护作用。出现下列情况可使用利尿剂：①生后 1 周出现呼吸机依赖、有早期 BPD 表现。②病程中因输入液量过多致病情突然恶化。

③肺水肿或心功能受损。④为了增加热量而加大输液量时，首选呋塞米（速尿），可迅速控制肺水肿、改善肺顺应性、减低气道阻力，改善肺功能。每次 0.5 ~ 1.0mg/kg 静脉滴注或 1mg/kg 口服，每周 2 ~ 3 次，直至能够停氧。氢氯噻嗪 2mg/kg 和螺内酯 1.5mg/kg 口服，2 次/d 联合应用可减少药物副反应。但髓袢利尿剂（呋塞米）或联用噻嗪类（氢氯噻嗪）和保钾类（螺内酯）不能减少 BPD 的发生率。用药过程中需注意药物的副反应：如电解质失衡、高钙尿症、肾钙质沉着、肾石病、胆石病和继发性甲状腺功能亢进等各种并发症，不应长期使用。

（2）枸橼酸咖啡因。枸橼酸咖啡因在新生儿中应用已有 30 多年历史。近年来，通过多中心随机双盲对照研究证实，咖啡因治疗能明显缩短机械通气时间，使需要药物或外科治疗的 PDA 发生率明显降低，显著减少 ELBWI 的 BPD 发病率，且患儿存活率增加，脑瘫和认知功能障碍发生率明显减少，NEC 发生率却并不增加，因此建议作为出生体重 ≤1 250g 的早产儿常规治疗的一部分。但需注意其可能潜在的不良反应：增加氧耗使体重增长缓慢、抑制腺苷受体，从而减弱神经保护作用。首次负荷量为 20mg/（kg·d），之后改为 5mg/（kg·d）维持，可酌情持续使用至校正胎龄 34~35 周或更长时间。尽管国内目前尚无枸橼酸咖啡因，但氨茶碱对于早产儿呼吸中枢兴奋作用与前者相仿，因此也可用于 BPD 预防。通常所有 ELBWI，出生后即给予氨茶碱，负荷量首次 4mg/kg，以后 2mg/（kg·d），酌情用至校正胎龄 34 周左右，且并未发现副反应。

（3）支气管扩张剂。BPD 患儿具有呼吸道高反应性特点，β-肾上腺素受体激动剂（如沙丁胺醇）可降低呼吸道阻力、改善通气，但迄今尚无有价值研究提示其可预防 BPD 的发生或降低其严重程度，且其心血管方面的副反应较大（如心动过速、高血糖、高血压甚至心律失常等），故不推荐作为预防和治疗 BPD 的常规用药，仅限于喘憋急性发作时雾化吸入而不应口服给药。抗胆碱能药物（如异丙托溴铵）与 β-肾上腺素受体激动剂合用，可增强后者改善肺顺应性、降低气道阻力的作用，故可与 β-肾上腺素受体激动剂联合应用。氨茶碱可舒张平滑肌、降低呼吸道阻力、刺激呼吸中枢、轻度利尿、增进呼吸肌收缩以及改善肺顺应性，剂量为每次 2mg/kg，每 12 h 1 次。

（4）肾上腺糖皮质激素。肾上腺糖皮质激素的应用一直是防治 BPD 策略中最具争议的问题。由于炎性损伤是 BPD 发生的关键环节，肾上腺糖皮质激素具有强大的抗炎作用，可抑制炎症反应，减轻支气管及肺水肿，促进肺抗氧化酶及表面活性物质生成，迅速改善肺功能。有助于撤离呼吸机，减少 BPD 的发生率，因此 20 世纪 90 年代地塞米松广泛用于 BPD 的预防和治疗。但近年来大量临床研究发现，糖皮质激素除了引起高血糖、高血压、感染、消化道溃疡、生长抑制、心脏肥大、肾钙质沉着等不良影响外，还可能抑制 ELBWI 头围生长、神经系统发育以及肺组织成熟，还可能引起脑室周围白质软化、婴儿神经系统发育迟缓和脑瘫等副反应，尤其早期（生后 <96h）或早中期（生后 7 ~ 14d）、甚至晚期（>3 周）应用或大剂量应用时。因此，建议对于 ELBWI 生后使用地塞米松应采取谨慎态度。然而在基础肾上腺皮质激素水平低下的新生儿中，尤其在严重疾病阶段，可能需要短期的激素替代治疗。一些研究中心指出对于需要机械通气的严重肺疾病的患儿，出生 1 周内可使用低剂量的激素短期治疗 5 ~ 7d。

晚期激素治疗对早产儿病死率无影响，只是减少校正胎龄 36 周时 BPD 发病率，虽然并发感染、高血糖、胃肠道异常、脑瘫等无明显增加，但高血压发生率明显上升。然而也有研究发现晚期激素治疗，可以降低早产儿的病死率和 BPD 的发生率，减少机械通气时间和对氧的依赖，但是早产儿视网膜病（rapid open platform，ROP）的发生率也有所上升。目前尚不能证明出生后晚期全身激素治疗早产儿 BPD 是否可能导致神经系统的不良反应。全身激素治疗的保护作用可能与早产儿发展成 BPD 的危险度有关。一项 Meta 分析显示，若 BPD 危险度 <35%，则激素治疗可增加患儿病死率及脑瘫发生率；若 BPD 的危险度 >65%，则可减少患儿病死率及脑瘫发生率[19]。可见激素的不良反应主要发生在 BPD 危险度相对低的患儿中。基于目前实验证据，出生后激素治疗仅适用于不能撤呼吸机的 BPD 早产儿，且剂量和持续时间应尽可能短。此外，有研究者考虑重新在高风险 BPD 早产儿中进行小剂量、短期激素治疗的长期随访试验观察。

吸入性激素治疗可以避免或减少全身性使用皮质激素的不良反应。近年来，雾化吸入氯地米松开始被人们采用。用量为 150~1 000μg/d，分三四次吸入，尽管起效慢，却可以明显改善呼吸道阻力、肺顺应性和减少氧气需要。吸入激素治疗 1~4 周，可以提高撤管的成功率。然而，其并不能减少 BPD 发生率[20]。

2002 年美国儿科学会（apollo applications program，AAP）提出关于出生后应用糖皮质激素预防和治疗早产儿 BPD 的策略：①不推荐常规作为预防或治疗 BPD 药物，仅作为糖皮质激素对神经系统发育影响的随机对照研究方案的一部分。②仅在病情严重等特殊临床情况下应用，如 $f_i(O_2) > 0.5$，平均呼吸道压（mean airway pressure，MAP）> 1.2~1.4kPa；反复肺水肿而利尿剂无效以及出现气道高反应症状，如喘鸣、分泌物过多等。③应用前应正式告知家长该药可能出现的近期或远期副反应。开始应用时间应在生后 7d 后，首次剂量尽可能小，地塞米松 < 0.25mg/（kg·d），持续时间尽可能短（3d 疗程的冲击治疗）。2010 年 9 月，AAP 在总结了自 2002 年制定的糖皮质激素防治 BPD 策略以来的临床实验结果、临床随访资料以及 Meta 分析研究结果后再次提出[21]：①不推荐大剂量地塞米松 0.5mg/（kg·d）治疗方案；②小剂量地塞米松治疗 < 0.2mg/（kg·d）作为推荐治疗方案的证据尚不充分；③早期氢化可的松治疗可能对部分患儿有益，但不推荐对所有 BPD 患儿或高危患儿使用该治疗；④大剂量氢化可的松 3~6mg/（kg·d）治疗不作推荐；⑤鉴于现有数据的相互矛盾性和不确定性，对 BPD 患儿是否使用糖皮质激素问题上，临床医生必须权衡利弊后作出判断，对具有高 BPD 风险的患儿可考虑使用短疗程糖皮质激素治疗，但作出此决定前一定要充分与患儿父母进行沟通。国内应用糖皮质激素尚未统一方案。

（5）吸入性一氧化氮（inhaled nitric oxide，iNO）。iNO 是一种强大的肺血管扩张剂，可选择性扩张肺血管而不降低体循环血压，能降低严重 RDS 婴儿肺血管和气道阻力，改进其氧合作用，并对肺动脉高压有很好的治疗作用。动物实验发现，NO 对正处于囊泡阶段的肺有保护作用[22]。但早期使用低剂量的 iNO 并没有明显优势[23]。国际健康组织 2010 年一致通过讨论，认为有风险发展为 BPD 的早产儿不推荐常规使用 iNO[24]。2011 年 2 月，美国国立卫生研究院（national institutes of health，NIH）在分析总结了近年来 iNO 临床实验结果、临床随访资料后指出：iNO 用于防治 BPD 的临床证据尚不充分，考虑到潜在的不良反应，临床上应慎重应用 iNO，对于胎龄 < 34 周早产儿不应当早期常规给予 iNO 治疗[25]。目前很多研究者致力于寻找可能上调 NO 的药物，以弥补因 iNO 费用昂贵而使其临床应用受限的缺点。McCurnin 等证实早产狒狒生后补充雌三醇可以改善肺部状况，其可能通过上调一氧化氮合酶发挥作用。总之，iNO 如何应用于 BPD 的治疗仍在进一步研究中。

（6）PS。需要 CMV 的早产儿往往伴有 PS 代谢的持续异常，包括 PS 缺乏，内源性 PS 功能异常，PS 转换增加。外源性肺表面活性物质可促进肺泡恢复正常，改善肺功能，稳定终末气道，减少肺不张发生率，缩短机械通气时间及降低呼吸机参数。但是，随着 PS 使用，VLBWI 存活率增加，BPD 的发生率并没有降低。PS 有天然制剂和人工合成制剂 2 种。早期气管内予天然 PS 可以降低 RDS 患儿的病死率，减少 BPD，气胸和间质性肺气肿的发生。但部分研究显示其可能会增加脑室内出血（intraventricular hemorrhage，IVH）的发生率。目前尚未发现其存在传播感染源、诱发免疫反应及混有其他杂质等问题。人工合成的 PS 模拟天然表面活性蛋白的功能，其具有高复制性、不依靠动物来源、可大规模生产、感染风险低等优点。实验发现，这 2 种不同来源的 PS 治疗 RDS 早产儿时，其预防 BPD 和减少病死率的有效性和安全性相当。证据表明，有明显 RDS 的新生儿应立即使用 PS，越早越好。但其是否能预防 BPD 的发生尚需要大规模的研究。

（7）维生素 A。维生素 A 是一种脂溶性复合物，可以调节和促进机体多种细胞的生长和分化，在视觉、免疫系统、生长和呼吸道上皮细胞完整性方面均发挥了重要作用。研究表明，ELBWI 出生时血浆和组织中维生素 A 水平低，因此，是易感 BPD 因素之一。一个多中心随机双盲实验中发现，平均体质量 770g 的早产儿每周 3 次肌肉注射维生素 A 5 000IU，连续 4 周可明显减少病死率和 BPD 发生率。之后多项大样本、多中心、双盲、随机对照研究以及 Meta 分析结果进一步提示，补充维生素 A 可减少

ROP，IVH，NEC 以及呼吸道感染等并发症，有利于减少病死率以及校正胎龄 36 周时的氧依赖。因此建议给 ELBWI 维生素 A 5 000IU，肌内注射，每周 3 次，连续 4 周。维生素 A 的副反应可能引起颅内压增加、黏膜损害和呕吐，肌肉注射维生素 A 时可导致疼痛、出血和局部炎性反应，而且维生素 A 对神经系统发育的长期影响尚不清楚，应用维生素 A 还需严密监测及随访。目前国内缺乏肌注用维生素 A 制剂，口服途径无效，而通过静脉营养补充脂溶性维生素的方法，其维生素 A 的用量远低于预防 BPD 的需求量。因此国内未能用于临床。

（8）肌醇。肌醇作为一种重要的营养物质，在细胞信号传导、细胞骨架形成、维持细胞膜的稳定、脂肪分解和 PS 成熟等过程中均发挥了一定作用。研究发现，BPD 患儿血清肌醇水平低下。一项荟萃分析的随机对照试验显示，肌醇治疗可能会减少病死率和 BPD 的发生率。然而，最近研究发现其对 BPD 无显著的保护作用。肌醇是否能减少 BPD 的发生及其可能存在的不良反应，尚需要多中心随机对照试验进一步证实。

（9）大环内酯类抗生素。大环内酯类抗生素可以抑制促炎细胞因子及关键的炎性转化因子；是一种自由基清除剂；可积聚在细胞内，抑制中性粒细胞迁移至炎症部位；抑制 IL-1，IL-6，TNF-α 以及核转录因子-κB 等各种促炎细胞因子，并且通过激活中性粒细胞抑制过氧化物产生，具有潜在的抗炎作用，对慢性炎症有效。鉴于感染和炎症反应是新型 BPD 发病的重要因素，而解脲支原体是 ELBWI 宫内感染的常见病原体，也为大环内酯类抗生素在 BPD 中的应用提供理论基础。但是目前并没有证据表明大环内酯类抗生素可以减少 BPD 的发生。

### 4.控制感染

BPD 患儿常并发细菌、病毒或真菌感染，且病情加重，甚至危及生命，因此应密切观察有无并发感染。怀疑存在感染时，及时行血、痰或深静脉留置导管的培养，CMV 患儿还可行支气管肺泡灌洗液培养，以确定病原体，选择有效的抗生素治疗。同时应加强消毒隔离制度，避免医源性感染。

### 5.预防 PDA

研究发现血流动力学显著的 PDA 可增加 BPD 的风险。但是 Kabra[26]对 426 例有临床症状的 PDA 婴儿分别予以动脉导管结扎和只接受药物治疗，结果显示，对超低出生体重儿（extremely low birth weight infant，ELBWI）结扎动脉导管后增加了 BPD、严重早产儿视网膜病变和神经系统损害的风险。可见，预防性手术结扎动脉导管不能减少 ELBWI 病死率或 BPD 发生率。预防性吲哚美辛减少了 PDA 的发生，但也不降低 BPD 发生率。Clyman[27]同样研究发现，对照组 PDA 患儿在有临床症状时予以外科手术结扎，试验组则在生后 24h 内预防性外科结扎，结果显示，预防性结扎在消除 PDA 同时，增加了 BPD 的风险。这些结果表明，避免血流动力学显著变化的 PDA 发生是防止 BPD 的关键之一，而不是预防性结扎。

### 6.新近治疗进展

（1）人重组抗氧化酶。由于 ELBWI 内源性抗氧化酶系统缺陷，氧自由基在 BPD 发病机制中起关键作用，补充人重组抗氧化酶可能是预防 BPD 发生很有前景的治疗方法。在针对早产儿的初步临床研究中发现，气管内预防性使用单剂量或重复使用人重组超氧化物歧化酶似乎可减轻炎症变化以及氧中毒和机械通气诱导的严重肺损伤，且无不良反应。对于有可能发生 BPD 的 ELBWI，出生时预防性气管内滴入人重组超氧化物歧化酶，可能会增加抗氧化防御能力，预防氧化应激反应导致的长期肺损伤[28]。

（2）干细胞治疗。BPD 的肺损伤是复杂的，包括上皮表面、肺间质和微血管。将来的设想可能是用多功能干细胞代替受损伤的细胞，以重新产生肺组织。研究表明干细胞治疗可减轻氧化损伤。国外的研究学者[29]通过在新生鼠气管内注射骨髓源性间充质干细胞（mesenchymal stem cells，MSCs），发现其可以增加生存率和改善运动耐受，减轻肺损伤。然而，只有很少的细胞再生。同时发现单纯注射 MSCs 的条件培养基和注射细胞本身可以达到同样的疗效。目前，干细胞应用于临床还比较困难。但是来自干细胞的产物，具有与干细胞相同的保护作用，值得进一步研究。在将来，可能不需要干细胞，只要其分泌的产物就能达到治疗目的。Baker 等从早产儿脐血中分离出内皮形成细胞，这些细胞再生能力强，与足月儿比较，其对氧更敏感。Borghesi 等报道内皮祖细胞在早产儿脐血中减少，其可能与 BPD 的发生有关。但是应用干细胞的长期不良反应和安全性仍需要进一步研究。

综上所述，BPD 是一种多因素导致的疾病，因此在防治 BPD 时可以采取综合措施，尽可能减少并发症的发生。应该做到以下几点：①在保证尽可能安全的前提下，尽量延长孕周减少早产发生；②当早产不可避免时，应给所有孕周为 23～35 周的产妇产前使用一个疗程激素，以促进 PS 生成及肺结构发育；③尽可能避免插管，如需要插管行机械通气，尽早使用 PS；④通气时采用最低的呼吸参数；⑤维持可以接受的最低氧饱和度和较高的二氧化碳分压；⑥出生 1 个月内肌肉注射维生素 A 可减少 BPD 发生。

总之，近些年对于 BPD 的定义、病因的研究已取得很大的进展，同时治疗措施和预后也得到明显改善。但是，BPD 的病理生理机制复杂，随着正常肺组织的修复，BPD 的肺部病理改变也在逐渐变化，目前尚无任何一项治疗方法可以单独预防和治疗 BPD，且很少有设计理想的实验可以验证其对 BPD 治疗的有效性。因 BPD 使患儿反复下呼吸道感染，以致生后第一年内再入院率较高，还可引起生长发育迟缓、神经系统发育障碍等，且儿童早期病死率也高。所以，为了减少 BPD，需要实施全面、综合的防治策略。从产前即应开始，这就需要产科与儿科医生的共同努力，还需要对肺的发育、BPD 的病因及发病机制等进行深入的基础研究，更需要评估各种治疗的长期疗效及安全性。

（郭丹 刘红）

# 参考文献

[1] PASCAL M L，CHANDRA P，KERRY L J.Heritability of bronchopulmonary dysplasia, defined according to the consensus statement of the national institutes of health[J].Pediatrics，2008，122：479-485.

[2] GEARY C，CASKEY M，FONSECA R，et al.Decreased incidence of bronchopulmonary dysplasia after early management changes, including surfactant and nasal continues positive airway pressure treatment at delivery, lowered oxygen saturation goals, and early amino acid administration：A historical cohort study[J].Pediatrics，2008，121：89-96.

[3] CERNY L，TORDA J S，REHAN V K，et al.Prevention and treatment of bronchopulmonary dysplasia：contemporary status and future outlook[J].Lung，2008，186：75-89.

[4] MCEVOY C，SCHILLING D，PETERS D，et al.Respiratory compliance in preterm infants after a single rescue course of antenatal steroids：a randomized controlled trial[J].Am J Obstet Gynecol，2010，202：544.e1-544.e9.

[5] BADER D，KUGELMAN A，BOYKO V，et al.Risk factors and estimation tool for death among extremely premature infants：a national study[J].Pediatrics，2010，125：696-703.

[6] FAHEY J O.Clinical management of intra-amniotic infection and chorioamnionitis：a review of the literature[J].J Midwifery Womens Health，2008，53（3）：227-235.

[7] SCARLO W A，FINER N N. Support Study Group of the Eunice Kennedy Shriver NICHD Neonatal Research Network，Target ranges of oxygen saturation in extremely preterm infants[J].N Engl J Med，2010，362（21）：1959-1969.

[8] VENTO M，MORO M，ESCRIG R，et al.Preterm resuscitation with low oxygen causes less oxidative stress, inflammation, and chronic lung disease[J].Pediatrics，2009，124（3）：e439-e449.

[9] MORLEY C J，DAVIS P G，DOYLE L W，et al.Nasal CPAP or intubation at birth for very preterm infants[J].N Engl J Med，2008，358（7）：700-708.

[10] FINER N N，CARLO W A. Support Study Group of the Eunice Kennedy Shriver NICHD Neonatal Research Network，Early CPAP versus surfactant in extremely preterm infants[J].N Engl J Med，2010，362（21）：1970-1979.

[11] STEVENS T P，HARRINGTON E W，BLENNOW M，et al.Early surfactant administration with brief ventilation vs.selective surfactant and continued mechanical ventilation for preterm infants with or at risk for respiratory distress syndrome[J].Cochrane Database Syst Rev，2007：1-32.

[12] KRIBS A, HARTEL C, KATTNER E, et al.Surfactant without intubation in preterm infants with respiratory distress： First multicenter data[J]. Klin Padiatr, 2010, 222（1）: 13-17.

[13] De PAOLI A G, DAVIS P G, LEMYRE B.Nasal continuous positive airway pressure versus nasal intermittent positive pressure ventilation for preterm neonates：A systematic review and Meta-analysis[J].Acta Paediatr, 2003, 92（1）: 70-75.

[14] COOLS F, ASKIE L M, OFFRINGA M, et al.Elective high-frequency oscillatory ventilation in preterm infants with respiratory distress syndrome：An individual patient data Meta-analysis[J].BMC Pediatr, 2009, 9（5）: 33.

[15] GUPTA S, SINHA S K, DONN S M.Ventilatory management and bronchopulmonary dysplasia in preterm infants[J].Semin Fetal Neonatal Med, 2009, 14（6）: 367-373.

[16] THOME U H, CARROLL W, WU T J, et al.Outcome of extremely preterm infants randomized at birth to different PaCO$_2$ targets during the first seven days of life[J].Biol Neonate, 2006, 90: 218-225.

[17] BELL E F, ACARREGUI M J.Restricted versus liberal water intake for preventing morbidity and mortality in preterm infants[J/CD].Cochrane Database Syst Rev, 2008（1）: CD000503.

[18] MAKRIDES M, GIBSON R A, MCPHEE A J, et al.Neurodevelopmental outcomes of preterm infants fed high-dose docosahexaenoic acid： A randomized controlled trial[J].JAMA, 2009, 301（2）: 175-182.

[19] DOYLE L W, HALLIDAY H L, EHRENKRANZ R A, et al.Impact of postnatal systemic corticosteroids on mortality and cerebral palsy in preterm infants：Effect modification by risk for chronic lung diseas[J]. Pediatrics, 2005, 115（3）: 655-661.

[20] LISTER P, ILES R, SHAW B, et al.Inhaled steroids for neonatal chronic lung disease[J/CD].Cochrane Database Syst Rev, 2010, 1: CD002311.

[21] WATTERBERG K L, American Academy of Pediatrics, Committee on Fetus and Newborn.Policy statement-postnatal corticosteroids to prevent or treat bronchopulmonary dysplasia[J].Pediatrics, 2010, 126（4）: 800-808.

[22] VADIVEL A, ASCHNER J L, REY-PARRA G J, et al.L-citrulline attenuates arrested alveolar growth and pulmonary hypertension in oxygen-induced lung injury in newborn rats[J].Pediatr Res, 2010, 68（6）: 519-525.

[23] MERCIER J C, HUMMLER H, DURRMEYER X, et al.Inhaled nitric oxide for prevention of bronchopulmonary dysplasia in premature babies （EUNO）: A randomised controlled trial[J].Lancet, 2010, 376（9738）: 346-354.

[24] CLOE F S, ALLEYNE C, BARKS J D, et al.NIH consensus development conference：Inhaled nitric oxide therapy for preterm infants[J].Pediatrics, 2011, 127（2）: 363-369.

[25] COLE F S, ALLEYNE C, BARKS J D.NIH Consensus Development Conference statement：inhaled nitric-oxide therapy for premature infants[J].Pediatrics, 2011, 127（2）: 363-369.

[26] KABRA N S, SCHMIDT B, ROBERTS R S, et al.Neurosensory impairment after surgical closure of patent ductus arteriosus in extremely low birth weight infants：results from the Trial of Indomethacin Prophylaxis in Preterms[J].J Pediatr, 2007, 150（3）: 229-234.

[27] CLYMAN R, CASSADY G, KIRKLIN J K, et al.The role of patent ductus arteriosus ligation in bronchopulmonary dysplasia：reexamining a randomized controlled trial[J].J Pediatr, 2009, 154（6）: 873-876.

[28] COLE F S, ALLEYNE C, BARKS J D.NIH Consensus Development Conference statement：inhaled nitric-oxide therapy for premature infants[J].Pediatrics, 2011, 127（2）: 363-369.

[29] ASLAM M, BAVEJA R, LIANG O D, et al.Bone marrow stromal cells attenuate lung injury in a murine model of neonatal chronic lung disease[J].Am J Respir Crit Care Med, 2009, 180（11）: 1122-1130.

# 第二节　早产儿营养

　　我国早产儿发生率近年有上升趋势。与足月儿相比，早产儿更容易面临营养缺乏以及宫外生长迟缓（extrauterine growth retardation, EUGR）的危险，其中生长障碍、骨矿物含量不足、神经发育受限是早产儿出院后所面临的最主要的成长挑战。如何给这些存活下来的早产儿提供更好的喂养，帮助他们实现追赶性生长，这已成为比提高存活率更为重要的问题。

　　国内一项最新临床数据表明，我国早产儿的宫外生长迟缓发生率已经高达 60%，是发达国家水平的近 2 倍。其中营养不足是主要原因之一。在出院后这段时间，部分早产儿依然需要较高能量和营养的配方以满足其追赶性生长的需要。但目前国内对早产儿宫外生长迟缓和出院后的营养缺乏状态的重视程度还不够，尚无法提供适合的喂养方案。

早产儿营养需求应该符合什么样的标准,生长发育应该达到什么水平? 目前可利用的方法和资料还没有达成统一认识,应根据早产儿胎龄、母乳情况及当地实际条件和喂养方法而具体设计[1-3]。

## 一、早产儿营养状况评估

（1）早产儿营养状况评估多以体重增长作为标准,但早产儿,特别是在生后一周内的几天,体液变化对其影响很大。2006 年 Cooke 建议改计算体重增长的速率[g/（kg·d）]比单纯的生长曲线上的点更灵敏[1]。

单纯测量体重增长线,相对不准确,受静脉输液管路、医用插管（如中心静脉置管、气管插管、胃管等）以及尿布、充盈的膀胱等不确定因素影响,而且较营养变化改变得晚。

（2）如果参照以往的早产儿数据,大多数早产儿出院时的体重仅相当于正常生长发育同龄儿的第 10 个百分位线下。那么只能让早产儿发育得更慢。

（3）身体组成成分测定目前仅限于研究。其最佳组成是应该模拟胎儿生长发育,还是应该按照足月儿生后的体内成分生长发育测定（足月儿身体脂肪占 40%,早产儿脂肪只占身体的 15%）,现在还有争议。

评估体内生化水平是相对受限的。除非高危早产儿,考虑其能量摄入不足（尤其在严格限制液量时）或摄入途径给药困难,才考虑频繁监测生化水平。

临床常用的标准是按照同胎龄胎儿在宫内生长的营养需求和生长曲线。但是,实际上早产儿与胎儿在生理上和代谢上存在明显的个体差异。生活环境也截然不同,而且早产儿本身由于宫内环境、胎盘等因素导致早产就是一种病理状态,胎龄越小的早产儿出生后的生长曲线越偏离同胎龄的胎儿宫内生长曲线。因此,此标准并不完全适应于早产儿,但目前尚无其他更好的数据支持此标准,故还继续应用此标准。

长期营养评估除体重、生长曲线外,还要动态监测头围、中臂围、皮肤皱褶厚度等生长发育指标。

## 二、早产儿重要营养需求

早产儿重要营养需求[4-10]为以下几点:

### 1.能量

根据能量平衡方程式：摄入能量=排泄能量+储存能量+消耗能量。有多个研究提示,孕 31 周早产儿生后 24d 左右的总能量消耗为 251.2 ~ 272.1kJ/（kg·d）。排泄能量为 62.8 kJ/（kg·d）,储存能量为 125.6 ~ 209.3kJ/(kg·d)。故美国儿科学会与欧洲营养学会推荐早产儿能量摄入为 502.3 ~ 544.2 kJ/(kg·d)。

### 2.蛋白质

早产儿临床营养分为二阶段：①早期适应阶段（过渡阶段,0 ~ 2 周）；②稳定生长阶段。

研究显示,在适应阶段早给予蛋白质可改善氨基酸代谢,减少内源组织分解代谢,以达到正氮平衡。蛋白质供给 3g/（kg·d）,同时维持能量摄入在 209.3 ~ 251.2kJ/（kg·d）时,可达到早期正氮平衡并不增加肾脏负荷,无不良影响。在稳定生长期,增加蛋白质的同时增加蛋白质与能量比,可以更好的增加去脂体重,增加体内蛋白质组分,有助于身长增加。

早产儿胃肠外营养蛋白质摄入推荐为氨基酸应该在生后第一天开始应用。预防负氮平衡最低的氨基酸摄入量为 1.5g/（kg·d）。欧洲儿科胃肠病学、肝病学与营养学会推荐氨基酸摄入最大量为 4g/(kg·d)。

### 3.糖

葡萄糖是提供能量的主要来源。为了满足大脑对葡萄糖的需要量,足月儿最低提供 11.5 g/（kg·d）糖,但早产儿目前尚无数据。暂以葡萄糖内生率作为评判标准[11.5 g /（kg·d）],同时要重视血糖的监测及预防低血糖的危害。而过多的糖摄入增加潜在脂肪生成和导致易感者肥胖。新生儿期糖摄入高限为 17 g /（kg·d）。此阶段给予高糖，不但会造成新生儿期肥胖，还会有成人期肥胖和糖尿病的倾向。

#### 4.脂肪

早产儿生长发育中需要更多的脂肪沉积（足月儿身体脂肪占 40%，早产儿脂肪只占身体的 15%），以满足体温稳定及能量提供。

母乳中脂肪含量波动很大。大多数母乳中脂肪占提供总能量的 40%~55%。胃肠道摄入高脂肪量的母乳可以获得相对于糖和蛋白质更高的能量，而且高脂肪不会像高糖和高蛋白造成代谢负担。

而应用静脉营养时，延迟使用脂肪会导致必需脂肪酸缺乏（血清三烯、四烯升高）。对于早产儿脂肪应在生后 24h 内开始应用，每 2~3d 增加 0.5 g/kg，直至最大量 3.0 g/（kg·d）。但是要监测血脂水平，保证三酰甘油的浓度低于 2.26mmol/L。

#### 5.液体与电解质（Na，K，Cl）

低出生体重儿脂肪组织相对于足月儿所占身体比重少，而去脂体重和体液量所占比例较大。

早产儿生后体液及电解质调整可分为三个阶段：①转换期；②过渡期；③稳定生长期。

（1）转换期从出生至体重减轻至最低点结束。此阶段应该在条件允许的情况下尽早开始经口喂养，但由于早产儿本身吸吮能力弱和疾病的影响，静脉营养液量仍占总液量的绝大部分（表 2-2-1）。

表 2-2-1　出生后第一周胃肠外营养液量和电解质摄入推荐量

| 年龄 | 推荐液体摄入量/[mL/（kg·d）] | | | | | |
| --- | --- | --- | --- | --- | --- | --- |
| | $D_1$ | $D_2$ | $D_3$ | $D_4$ | $D_5$ | $D_6$ |
| 早产儿/1500g | 60~80 | 80~100 | 100~120 | 120~150 | 140~160 | 140~160 |
| 早产儿/1500g | 80~90 | 100~110 | 120~130 | 130~150 | 140~160 | 160~180 |
| | $Na^+$，$K^+$，$Cl^-$ 推荐补充量/[mmol/（kg·d）] | | | | | |
| $Na^+$ | 0~3（5） | | | | | |
| $K^+$ | 0~2 | | | | | |
| $Cl^-$ | 0~5 | | | | | |

（2）过渡期：主要目标为补充体内液体和电解质的丢失，增加胃肠喂养量（表 2-2-2）。

表 2-2-2　过渡期胃肠外营养液量和电解质摄入推荐量

| 体重 | 液量/[mL/（kg·d）] | $Na^+$/[mmol/（kg·d）] | $K^+$/[mmol/（kg·d）] | $Cl^-$/[mmol/（kg·d）] |
| --- | --- | --- | --- | --- |
| 1 500g | 140~160 | 3.0~5.0 | 1.0~3.0 | 3.0~5.0 |
| 1 500g | 140~180 | 2.0~3.0（5） | 1.0~2.0 | 2.0~3.0 |

（3）稳定生长期：补充丢失的水、电解质，维持电解质平衡；提供足够的液体及电解质达到其与宫内生长速度相近[15~20g/（kg·d）]。此阶段应以经口喂养为主。

#### 6.微量元素

铁、锌、铜、硒、钼、铬、锰、碘是人体必需的矿物质元素。本节主要选择铁、锌做以介绍。

铁剂是一把双刃剑。铁负荷过大产生过多的氧自由基，而早产儿支气管肺发育不良、视网膜病变均与氧自由基相关。但是早产儿的红细胞生成、脑发育、肌肉和心脏功能又都需要铁。多方研究显示，早产儿在出生后 2 周需要补充铁剂。通过胃肠道补充最为安全。胃肠道补充剂量为：2~4mg/（kg·d）（未接受红细胞生成素治疗）。

锌是亚细胞代谢所必需的微量元素。目前已发现 300 多种含锌酶参与代谢。发生锌缺乏的高危人群包括接受胃肠外营养但是锌含量不足的极低出生体重儿，早产小于胎龄儿，非强化母乳喂养的早产儿。因此，美国推荐：0~5 月应用高生物利用率的锌剂剂量为 2.2 mg；世界卫生组织推荐：应用低生物利用率的锌剂剂量为 7.1~8.0 mg。

### 三、营养摄入来源：母乳与早产配方奶粉对比

母乳喂养是国际新生儿喂养的金标准。针对母亲，母乳喂养可以改善产后心理状态。针对婴儿，可以提高其免疫功能。提供的特殊抗体：分泌型免疫球蛋白 A（secretory immunoglobulin A，sIgA）、乳铁蛋白、溶菌酶、游离脂肪酸、单甘油酯等具有广谱免疫能力。通过类胰岛素一号增长因子（insulin like growth factors 1，IGF-1），类胰岛素二号增长因子（insulin like growth factors 2，IGF-2），表皮生长因子（epidermal growth factor，EGF）等生长因子建立成熟的胃肠道。母乳喂养可以降低低出生体重儿的感染发生率。同时可以改善早产儿胃肠道喂养的耐受情况，更早达到完全胃肠喂养[1-5]。

早期饮食对婴儿远期影响巨大。长期随访观察，母乳喂养有助于婴儿远期神经发育，母乳喂养的早产儿在7~8岁时IQ较配方奶喂养者相对较高。直至成年后母乳喂养者血压舒张压平均偏低333.3Pa，心血管疾病及中风发生概率分别降低11%和19%[4]。

但是，近年将母乳作为早产儿营养的唯一来源仍存在争议。

早产儿母乳（0~4周）由于营养素较足月儿多，更接近早产儿所需。研究表明，用早产儿母乳喂养比用足月儿母乳喂养者生长更好。

但是在稳定期早产儿母乳中营养素相对不足，故母乳需要进一步强化，在母乳喂养的基础上适当添加配方奶，以满足早产儿在生长过程中发生的累积性氮缺乏，见表2-2-3。

表 2-2-3　母乳、早产配方奶与早产儿营养摄入推荐成分对比

| | 推荐量<1500 g/100 mL | 早产配方奶/100 mL | 人乳/100 mL |
| --- | --- | --- | --- |
| 能量/kJ | 1279.2~1576.8 | 1401.8 | 1174.1 |
| 蛋白质/g | 2.3~3.0 | 2.5 | 1.1~2.0 |
| 碳水化合物/g | 7.8~8.8 | 7.6 | 7.7~8.1 |
| 脂肪/g | 3.2~4.4 | 4.4 | 2.9~4.2 |

由 ESPGHAN 2010，Canadian Pediatric Society，AAPCON，Consensus group，LSRO 推荐。即使应用强化母乳，其生长发育也较单用早产儿配方奶喂养的早产儿略偏低，见表2-2-4。

结合临床研究观察，母乳与早产配方奶结合治疗才能更有利于早产儿的生长发育。

总之，由于早产儿个体及不同疾病的特殊性，早产儿营养在临床研究上还有许多未知，需要在临床治疗中不断积累数据和经验，不断更新，为早产儿提供更恰当的治疗。其理想结果是既满足生长发育的需求，又能更好地促进各组织器官的成熟，预防营养缺乏和过剩，保证其神经系统的发育，有利于远期健康，同时期望达到最少的并发症以及最经济治疗成本的目的。

表 2-2-4　强化母乳与早产儿配方奶喂养的早产儿生长/体重增加/组分/营养摄入比较

| 项目 | 强化母乳（n=48） | 早产儿配方奶（n=86） | p |
| --- | --- | --- | --- |
| 体重增长率/[g/（kg·d）] | 15.7±2.3 | 19.6±3.1 | <0.001 |
| 身长增长/（cm/周） | 0.95±0.34 | 1.07±0.35 | =0.06 |
| 头围增长/（cm/周） | 0.97±0.25 | 1.05±0.30 | =0.010 |
| 去脂体重/[g/（kg·d）] | 12.4±2.3 | 14.7±3.0 | <0.001 |
| 脂肪量/[g/（kg·d）] | 3.2±1.6 | 4.7±1.8 | <0.001 |
| 骨矿物质含量/mg | 215±86 | 263±83 | =0.002 |
| BA/cm² | 1.18±0.41 | 1.51±0.39 | <0.001 |
| 奶量/mL | 164±12 | 152±12 | <0.001 |
| 能量/kJ | 493.9±41.9 | 498.1±50.2 | =0.57 |
| 蛋白质/g | 2.9±0.3 | 3.3±0.4 | <0.001 |

（齐宇洁）

# 参考文献

[1] COOKE R.Neonatal Nutrition and Metabolism[M]. Cambridge :Cambridge University Press，2006.

[2] SCHANLER R J.Feeding Strategies for Premature Infants：Beneficial Outcomes of Feeding Fortified Human Milk Versus Preterm Formula[J].Pediatrics,1999，103（6）：50-57.

[3] LUCAS A.Breast milk and subsequent intelligence quotient in children born premature[J]. Lancet，1992，339：261-264.

[4] LAW.Lowering blood pressure to prevent myocardial infarction and stroke：a new preventive strategy[J].HTA，2003，7
（31）:27-36.

[5] 中华医学会儿科学分会新生儿学组,儿童保健学组.早产/低出生体重儿喂养建议[J].中华儿科杂志,2009,47（7）:12-32.

[6] AGOSTONI C.Enteral nutrient supply for preterm infants：commentary from the European Society of Paediatric
Gastroenterology, Hepatology and Nutrition Committee on Nutrition[J].J Pediatr Gastroenterol Nutr，2010,50（1）:85-91.

[7] KLEIN C J.Nutrient requirements for preterm infant formulas[J].J Nutr，2002,132（6 S 1）:1395S-577S.

[8] Nutrient needs and feeding of premature infants.Nutrition Committee,Canadian Paediatric Society[J].CMAJ,1995,152（11）:
1765-85.

[9] GOUDOEVER J B.Abandoning growth failure in neonatal intensive care units[J].J Pediatr Gastroenterol Nutr，2011,53（5）:
472.

[10] GROH-WARGO S. Enteral nutrition support of the preterm infant in the neonatal intensive care unit[J]. Nutr Clin Pract,
2009，24（3）: 363-76.

# 第三节　早产儿视网膜病研究新进展

早产儿视网膜病（retinopathy of prematurity，ROP）是早产儿视网膜血管异常增生而导致的双眼疾病，多见于极低出生体重儿。随着新生儿重症监护室（neonatal intensive care unit，NICU）相关技术的不断发展完善，早产儿特别是极低出生体重儿、超低出生体重儿存活率不断升高，与孕周和出生体重相关的生存极限被不断打破，早产儿视网膜病的发生也越来越多。ROP 的发病机制目前还不是十分清楚，多数学者认为是在一定遗传（基因）易感性的基础上，多种因素协同作用的结果。1942 年首先由 Terry 报道[1]，ROP 病变包括视网膜和玻璃体的异常血管化、细胞成熟和分化异常等。眼底检查表现为视网膜缺血、新生血管形成和增生性视网膜病变，重者可引起视网膜脱离导致失明。本书此处综合了近年氧疗与 ROP 发病之间的关系、ROP 相关基因监测及治疗的研究进展。

## 一、氧疗

Campbell R 和 Ryan 最早先后报道氧疗与 ROP 的发病直接相关[2,3]，早期研究主要集中在吸入氧浓度及动脉氧分压与 ROP 的关系，近期研究则细化在吸氧患儿的相关监测上，如吸氧早产儿经皮氧饱和度的正常范围。Saugstad 和 Aune 关于寻求超低出生体重儿最佳经皮氧饱和度的荟萃分析研究结果表明，采用较低的经皮氧饱和度指标，可以减少 50%严重 ROP 的发生率[4]。Carlo 等通过将经皮氧饱和度指标分为 85%～89%与 91%～95%两组，结果发现两组 ROP 发生率分别为 28.3%和 32.1%，相对危险度为 0.90，95% 置信区间为 0.76～1.06，显示两组发生率无统计学差异（$P=0.21$），而其中严重 ROP 的发生率为 8.6%和 17.9%，相对危险度为 0.52；95% 置信区间为 0.37～0.73；（$P<0.001$），有显著统计学差异。较低指标的经皮氧饱和度组发生严重 ROP 概率明显降低，约为另一组的 1/2[5]。Di Fiore 等的研究结果表明，间断低氧事件的发生，造成患儿短期内经历低氧及高氧过程，早期抑制血管内皮生长因子（vascular endothelial growth factor，VEGF）的产生导致血管发育停滞，而后由于 VEGF 的过度产生及氧自由基的损伤作用，使新生儿血管过度增生导致 ROP 发生。

因此治疗中除避免应用高氧的同时，强调治疗期间应避免间断低氧事件的发生而导致重度 ROP 发生[6]。在氧疗患儿的监测方法上，Quine 和 Stenson 比较了经皮氧饱和度和经皮氧分压监测对 ROP 发生的影响，结果表明在确定监测目标范围为经皮氧分压 6.0~9.0kPa 或经皮氧饱和度 86%，94%时，采用经皮氧分压监测更为准确，与预后可能存在潜在关系[7]。由于对极低或超低出生体重儿采用最佳经皮氧饱和度值存在争论，Ellsbury 等提出对早产儿氧疗全面管理以减少此类患儿发生严重 ROP。氧疗全面管理的重点在于 NICU 医务人员培训，避免患儿高氧吸入，减少住院期间低氧事件发生，应用测氧仪报警、经皮氧饱和度监测来辅助指导临床氧疗[8]。

## 二、基因监测

虽然对 ROP 发生发展及病理过程的研究还在不断深入，但我们始终缺乏对 ROP 发展进程及治疗反应的有效监测，因此对 ROP 患儿及动物实验相关基因监测的研究，使得未来的 ROP 筛查将更有针对性。临床中通过对个体基因监测结果的研究，推动 ROP 相关基因监测研究的不断进展，以期指导临床更早的识别高危患儿并给予及时治疗[9,10]。

### 1.性别、种族

早期大量研究表明，ROP 的发生与性别没有关系。但 Darlow，Hutchinson 和 Yang 等的研究表明，严重 ROP 的发病与男性有关[11,12]，尽管导致此种差异的具体原因尚不明确，但研究发现与相同孕龄的男婴相比，由于激素水平的差异，女性婴儿器官发育更成熟可能导致此种差异。Lang 等的研究指出，不同种族患儿 ROP 发病的临床对比结果显示 ROP 的发生率存在差异，并且种族或可成为发生严重 ROP 的独立危险因素[13]。在美国、欧洲以及发展中国家，各国及地区报道 ROP 的发病率存在较大差异。有研究表明在白种人及黑种人之间发病率也存在差异，上述现象的产生可能与国家、地区经济发展程度及医疗水平差异相关，同时也提示 ROP 的发生可能存在种族差异。

### 2.血管内皮生长因子

近来，对血管内皮生长因子基因多态性的相关研究显示相关基因在 ROP 的病理过程中起重要作用，但与疾病的发生发展并非存在必然关系。如有研究证实 VEGF 是 ROP 发生的中间介质，在 ROP 的病理过程中起重要作用[14]。然而 VEGF 存在 70 多种基因多态性的变异，也有研究表明在阈值病变患儿中存在 VEGF-634C 对偶基因表达，而非阈值病变的患儿血清中则检测不出[15]。显然目前对 VEGF 的作用还没有完全了解，同时其基因多态性在不同种族中表达情况尚不清楚，因此 *VEGF* 基因多态性与 ROP 危险因素的相关研究还在继续，如 VEGF 各种变异分型间的相互作用以及在不同种族中的表达情况等。对 VEGF 各种变异分型间的相互作用，及各种变异分型在不同种族中的表达差异的进一步研究，或许可以揭示既往关于 VEGF 研究结论有差异的原因。

### 3.胰岛素样生长因子

胰岛素样生长因子（IGF）与 VEGF 共同作用影响了视网膜血管的生成。在近期一项前瞻性研究显示，提示 IGF-1 成为 ROP 的一项危险因素[16]。如果出生后 IGF-1 处于高水平，就不会发生 ROP；如果 IGF-1 水平持续偏低，则视网膜血管停止发育导致视网膜缺氧、缺血的发生。因此有研究者建议将 IGF-1 水平作为预测是否发生 ROP 的依据[17]。也有研究表明 IGF-1 水平与生后体重增长共同预示 ROP 的发生，成为评价及筛查指标之一[18-22]。对于 IGF-BP3 的研究也表明，IGF-BP3 在抑制氧介导的视网膜血管丢失和调节血管再生方面均发挥一定作用[23]。

### 4.Norrie 基因

基于对 Norrie 病（遗传性视网膜发育不全）的发现展开了 *Norrie* 基因和 ROP 关系的研究，由此类基因缺乏导致 Norrie 蛋白生成缺乏，同样可以引起视网膜缺氧缺血改变。然而有研究表明 *Norrie* 基因在 ROP 发生病理过程中没有重要作用[24]。近期一项关于 *Norrie* 基因的研究结果显示，*Norrie* 基因与严重 ROP 相关。所以对 *Norrie* 基因的相关研究揭示了 ROP 发生发展可能存在的旁路途径，从而解释了临床上部分患儿对现有治疗反应不佳、病情持续进展最终导致视网膜剥脱的现象，然而 *Norrie* 基因与 ROP 的确切关系尚待进一步研究证实[25-27]。

### 5.低氧诱导因子

低氧诱导因子（hypoxia inducible factor，HIF）参与哺乳动物的氧代谢调节，当氧分压降低时，通过 HIF 作用可以启动相关代偿机制，包括增加血液携氧能力、减低细胞氧消耗及增加糖分解等。

HIF 由 α，β 两个亚单位组成，当视网膜氧分压降低时，激活代偿机制使得 HIF-α 增加，并由此启动 VEGF 介导的相关机制，使得血管内皮细胞迁移、增殖形成视网膜新生血管[28]。

### 6.色素上皮衍生因子（PEDF）

色素上皮衍生因子（pigment epithelium derived factor，PEDF）的作用在于抑制血管生成，正常情况下与 VEGF 处于相互制约的平衡之中。PEDF 是天然存在于眼内的最强的血管生长抑制因子。动物实验表明，当视网膜血管过度增生时，由于 VEGF 的作用使得 PEDF 的降解增加，导致 PEDF 对血管增生的抑制作用减弱。然而，PEDF 在 ROP 病理生理过程中的作用，尚需多中心、前瞻性研究加以证实[29]。

## 三、诊断与治疗

### 1.ROP 国际分类

ROP 发生的部位分为 3 个区：1 区是以视盘为中心，视盘中心到黄斑中心凹距离的 2 倍为半径的圆形区域；2 区以视盘为中心，视盘中心到鼻侧锯齿缘为半径画圆区域；2 区以外剩余新月形区域为 3 区。

### 2.ROP 的临床分期

临床病变严重程度为 5 期：1 期约发生在矫正胎龄 34 周，在眼底视网膜颞侧周边有血管区与无血管区之间出现分界线。2 期平均发生在 35 周（32～40 周），眼底分界线隆起呈脊样改变。3 期发生在平均 36 周（32～43 周），眼底分界线的脊上发生视网膜血管扩张增殖，伴随纤维组织增殖。阈值前病变发生在平均 36 周，阈值病变发生在平均 37 周。4 期由于纤维血管增殖发生率引发视网膜脱离，先起于周边，逐渐向后极部发展（此期根据黄斑有无脱离又分为 A 和 B：A 无黄斑脱离；B 黄斑脱离）。5 期视网膜发生完全脱离（大约在出生后 10 周），"plus"病变指后极部视网膜血管扩张、迂曲。存在"plus"病时，病变分期的期数旁写"+"，如 3 期+。"阈值前 ROP"表示病变将迅速进展，需缩短复查间隔，密切观察病情，包括：1 区的任何病变；2 区的有，2 期+，3 期，3 期+。阈值病变包括：1 区和 2 区的 3 期+相邻病变连续达 5 个钟点区，或累积达 8 个钟点区，是必须治疗的病变。

### 3.治疗

20 世纪 40 年代，当 Terry 报道 ROP 时还缺乏针对性的治疗手段，之后陆续出现针对 ROP 的治疗方法，其根本治疗目的在于防止视网膜剥脱及致盲，尽量改善患儿远期视功能。ROP 患儿中部分患儿随年龄增长视网膜病变可自行进入退行期，对此类患儿仅需定期随访无需特殊治疗。随着 ROP 治疗的研究逐渐开展，如视网膜外周血管消融、早产儿视网膜病氧疗及早产儿视网膜病的早期治疗等。早产儿视网膜病的早期治疗早在 2003 年首先提出，后 Aaron 等 2008 年的一项研究表明，采用这种治疗策略，5 期 ROP 视网膜剥脱的发病率由 10.3% 降至 1.9%，显示出 ROP 早期治疗策略的有效性[30]。

激光光凝或冷凝治疗为 ROP 的首选治疗，适用于阈值病变（1 区和 2 区的 3 期+相邻病变连续达 5 个钟点区，或累积达 8 个钟点区）、阈值前病变 I 型（1 区任何期病变伴有 plus，1 区的 3 期病变不伴有 plus，2 区 2 期或 3 期病变伴有 plus）。冷凝治疗由于存在眼内出血、黄斑旁脉络膜、视网膜瘢痕等并发症已逐渐被激光光凝治疗取代。

对于治疗效果不理想的 ROP 阈值病变，还可以采用巩膜扣带术、玻璃体切割术等眼外科手术治疗。其目的在于解除由于牵引或粘连等造成的视网膜脱离，使得视网膜达到解剖复位并尽量保留患儿的视功能。

其次药物相关治疗研究也逐渐开展。Bartoli 等关于 ROP 动物模型早期药物治疗的研究表明，给予药物 3 羟基 3 甲基戊二酸单酰辅酶 A 还原酶抑制剂通过抗氧化及抗炎作用，可以调节新生视网膜血管[31]。针对 VEGF 中和抗体的动物实验研究结果显示，应用针对 VEGF 中和抗体（bevacizumab，ranibizumab）虽不能阻止视网膜剥脱，但动物实验证实似乎对新生视网膜血管形成有抑制作用，但其对视神经发育影响的不良反应明显，研究显示应用此类药物后小鼠 Muller 细胞核、神经节细胞及吞噬性星形胶质细胞出现细胞凋亡现象[32,33]。总之，ROP 的药物治疗目前尚处在动物实验阶段，临床应用前景不明。

随着 ROP 相关治疗策略的进步，同时由于对激光、冷凝以及手术后患儿的随访，结果不断反馈临床使得手术方式不断改进，ROP 患儿的预后以及远期视功能障碍有望进一步改善。

尽管对 ROP 的研究不断深入，发病机制及相关危险因素不断被揭示，治疗策略不断进步，药物及手术治疗的日渐成熟，ROP 的基础仍是视网膜发育不成熟。因此，避免早产及降低极低、超低体重儿的出生率，才能从根本上减少 ROP 的发生。

（董世霄）

# 参考文献

[1] TERRY T L.Extreme prematurity and fibroblastic overgrowth of persistent vascular sheath behind each crystalline lens.I.Preliminary report[J].Am J Ophthalmol，942，25：203-204.

[2] CAMPBELL K.Intensive oxygentherapy as a possible cause of retrolental fibroplasia；a clinical approach[J].Med J Aust，1951，2：48-50.

[3] RYAN H.Retrolental fibroplasia；a clinicopathologic study[J].Am J Ophthalmol，1952，35：329-342.

[4] SAUGSTAD O D，AUNE D.In Search of the Optimal Oxygen Saturation for Extremely Low Birth Weight Infants：A Systematic Review and Meta-Analysis[J].Neonatology，2010，100（1）：1-8.

[5] CARLO W A，FINER N N.Target ranges of oxygen saturation in extremely preterm infants[J].N Engl J Med，2010，362：1959-1969.

[6] DI FIORE J M，BLOOM J N.A higher incidence of intermittent hypoxemic episodes is associated with severe retinopathy of prematurity[J].J Pediatr，2010，157（1）：69-73.

[7] QUINE D，STENSON B J.Does the monitoring method influence stability of oxygenation in preterm infants? A randomised crossover study of saturation versus transcutaneous monitoring[J].Arch Dis Child Fetal Neonatal Ed，2008，93：F347-F350.

[8] DAN L.Ellsbury，Robert Ursprung.Comprehensive oxygen management for the prevention of retinopathy of prematurity：the pediatrix experience[J].J Clin Perinatol，2010，37：203-215.

[9] BIZZARRO M J，HUSSAIN N，JONSSON B，et al.Genetic susceptibility to retinopathy of prematurity[J]. Pediatrics，2006，118：1858-1863.

[10] SHASTRY B S.Genetic susceptibility to advanced retinopathy of prematurity （ROP）[J].J Biomed Sci，2010，17：69.

[11] DARLOW B A，HUTCHINSON J L，HENDERSON SMART D J，et al.Prenatal risk factors for severe retinopathy of prematurity among very preterm infants of the Australian and New Zealand Neonatal Network[J].Pediatrics，2005，115：990-996.

[12] YANG M B，DONOVAN E F，WAGGE J R.Race，gender and clinical risk index for babies （CRIB）score as predictors of severe retinopathy of prematurity[J].J AAPOS，2006，10：253-261.

[13] LANG D M，BLACKLEDGE J，ARNOLD R W.Is Pacific race a retinopathy of prematurity risk factor [J].Arch Pediatr Adolesc Med，2005，159：771-773.

[14] SMITH L E H.Pathogenesis of retinopathy of prematurity[J].Acta Paediatr，2002，437（S）：26-28.

[15] VANNAY A，DUNAI G，BANYASZ I，et al.Association of genetic polymorphisms of vascular endothelial growth factor and risk for proliferative retinopathy of prematurity[J].Pediatr Res，2005，57：396-398.

[16] HELLSTROM A，ENGSTROM E，HARD A L，et al.Postnatal serum insulin‐like growth factor I deficiency is associated with retinopathy of prematurity and other complications of premature birth[J].Pediatrics，2003，112：1016-1020.

[17] SMITH L E H.Pathogenesis of retinopathy of prematurity[J].acta paediatr suppl，2002，437：26-28.

[18] LOFQVIST C，ANDERSSON E，SIGURDSSON J，et al.Longitudinal postnatal weight and insulin‐like growth factor I measurements in the prediction of retinopathy of prematurity[J].Arch Ophthalmol，2006，124：1711-1718.

[19] LOFQVIST C，HANSEN-PUPP I，ANDERSSON E，et al.Validation of a new retinopathy of prematurity screening method monitoring longitudinal postnatal weight and insulin-like growth factor I[J].Arch Ophthalmol，2009，127：622-627.

[20] HELLSTROM A，HARD A L，ENGSTROM E，et al.Early weight gain predicts retinopathy in preterm infants： new，simple，efficient approach to screening[J].Pediatrics，2009，123：e638-e645.

[21] PEREZ-MUNUZURI A，FERNANDEZ-LORENZO J R，COUCE-PICO M L，et al.Serum levels of IGF1 are a useful predictor of retinopathy of prematurity[J].Acta Paediatr，2010，99：519-525.

[22] LOFQVIST C，ENGSTROM E，SIGURDSSON J，et al.Postnatal head growth deficit among premature infants parallels retinopathy of prematurity and insulin-like growth factor-1 deficit[J].Pediatrics，2006，117：1930-1938.

[23] LOFQVIST C，CHEN J，CONNOR K M，et al.IGFBP3 suppresses retinopathy through suppression of oxygen-induced vessel loss and promotion of vascular regrowth[J].Proc Natl Acad Sci USA，2007，104：10589-10594.

[24] HUTCHESON K A，PALURU P C，BERNSTEIN S L.et al Norrie disease gene sequence variants in an ethnically diverse population with retinopathy of prematurity[J].Mol Vis，2005，11：501-508.

[25] MACDONALD M L，GOLDBERG Y P，MACFARLANE J，et al.Genetic variants of frizzled-4 gene in familial exudative vitreoretinopathy and advanced retinopathy of prematurity[J].Clin Genet，2005，67：363-366.

[26] SEMENZA G L.Regulation of oxygen homeostasis by hypoxia-inducible factor 1[J].Physiology（Bethesda），2009，24：97-106.

[27] DUNWOODIE S L.The role of hypoxia in development of the mammalian embryo[J].Dev Cell，2009，17：755-773.

[28] PARK A M，SANDERS T A，MALTEPE E.Hypoxia-inducible factor（HIF）and HIF-stabilizing agents in neonatal care[J].Semin Fetal Neonatal Med，2010，15：196-202.

[29] NORARI L，MILLER A，MATINEZ A，et al.Pigment epitheliumderived factor is a substrate for matrix metalloproteinase type 2 and type 9：implications for down regulation in hypoxia[J].Invest Ophthalmol Vis Sci，2005，46（8）：2736-2747.

[310] ALME M A，MULHERN L M，HEJKAL W T，et al.Outcome of retinopathy of prematurity patients following adoption of revised indications for treatment[J].BMC Ophthalmol，2008，8：23.

[31] BARTOLI M，AL-SHABRAWEY M，LABAZI M，et al.HMG-CoA Reductase Inhibitors（Statin）Prevents Retinal Neovascularization in a Model of Oxygen-Induced Retinopathy[J].Invest Ophthalmol Vis Sci，2009，50（10）：4934-4940.

[32] MINTZ-HITTNER H A，KUFFEL R R.Intravitreal injection of bevacizumab（avastin）for treatment of stage 3 retinopathy of prematurity in zone I or posterior zone II[J].Retina，2008，28：831-838.

[33] QUIROZ-MERCADO H，MARTINEZ-CASTELLANOS M A，HERNANDEZ-ROJAS M L，et al.Antiangiogenic therapy with intravitreal bevacizumab for retinopathy of prematurity[J].Retina，2008，28（3 S）：S19-S25.

# 第四节　新生儿肺保护性通气策略

机械通气在新生儿有关疾病治疗上的应用极大地降低了新生儿死亡率，并改善了预后。这是 20 世纪 80 年代以来新生儿治疗学上的重大成果。但是随着机械通气应用时间的延长，呼吸机相关的不良反应问题逐渐显现。机械通气可以导致呼吸机相关肺损伤（ventilator-associated lung injury，VALI），体现在如气胸或极端情况下的多器官功能衰竭等各种症状。辅助通气的主要目标是呼吸支持，使病人的自主呼吸能够满足气体交换。在呼吸抑制、窒息或呼吸衰竭时会应用机械通气治疗。但随后由于生存率的提高逐渐导致慢性肺疾病的患儿越来越多。如何更好地选择呼吸机的通气模式，保护新生儿肺部乃至全身器官，一直是大家探讨研究的热点。

尽管肺损伤的病因是多因素的，但是动物实验和临床研究数据表明，肺损伤在很大程度上与通气策略的选择关系密切。最佳通气策略是提供最好的气体交换，而对肺部损伤极低或没有损伤。在病理生理学基础上建立起来的通气策略，可以预防肺损伤或采用其他替代模式进一步改善新生儿预后。各项临床研究提示：对于需要机械通气且存在严重肺部疾患的新生儿应采用肺保护性通气策略，以减少肺损伤的发生和发展[1-3]。

## 一、肺损伤分类

（1）气压伤：由于正压通气时的高呼吸道压所致肺泡过度膨胀或肺泡破裂，出现间质气肿，表现为如气胸、纵隔气肿或气腹等。

我们并不清楚哪个气道压力（如平均呼吸道压、吸气峰压或呼气末正压）导致的损伤，也没有确切的证据何种压力水平可引起肺泡损伤。但是使用压力控制的机械通气能够防止肺泡压力超过预先设定的吸气峰压，从而减少气压伤的风险。

（2）容量伤：潮气量是决定肺损伤的重要因素。因为空气不能进入萎陷的肺泡区域而出现肺不张。但患者应用容量控制模式过度通气时则会导致充气区域过度扩张。随后由于肺泡-毛细血管通透性增加和/或炎症介质导致上皮和内皮细胞破坏引起肺组织结构损伤，其肺损伤表现为肺水肿。

（3）肺萎陷伤：呼气末容积过低，机械通气治疗时肺泡和终末气道随压力变化而周期性开闭，导致肺表面活性物质大量损失，加重肺不张和肺水肿，出现肺萎陷伤。应用 PEEP 可以防止呼气末肺泡萎陷。

（4）生物伤：是近年来发现和提出的由细胞因子和炎症介质参与的呼吸机相关肺损伤，目前是一个热门研究领域。研究表明，当机械力量作用于肺泡膜，机械应力（转换成细胞内信号的机械刺激）发生，由此产生的生化过程促进炎性介质的释放。当应用肺保护性通气策略时，有证据显示在血浆和支气管肺泡灌洗液中检测出相对低水平的促炎细胞因子。

（5）氧中毒损伤：氧中毒损伤是另一个导致严重肺损伤的因素。不成熟和发育中的肺特别容易发生损伤，特别是早产儿。

## 二、发生肺损伤的机制

（1）气体交换障碍：由于新生儿的代谢率高、若功能残气量（functional residual capacity，FRC）有降低倾向、肺顺应性降低、阻力增加、通过开放的动脉导管或卵圆孔存在潜在的右向左分流，或两者兼而有之，使其气体交换极易受损。高碳酸血症和低氧血症可能同时并存。

最佳 V/Q 比是进入肺部的气体与血流之比接近 1。当肺动静脉分流和肺泡低通气时导致 V/Q 失调，这可能是严重呼吸衰竭患儿导致气体交换障碍最主要的机制，例如新生儿呼吸窘迫综合征。另外，早产儿呼吸暂停的低通气是引起高碳酸血症的原因。

辅助机械通气的效果在很大程度上取决于引起高碳酸血症的病因。由于严重 V/Q 失调所造成的高碳酸血症可以应用常规机械通气（conventional mechanical ventilation，CMV）或需要高频通气（high frequency ventilation，HFV）治疗。而由于肺低通气所造成的高碳酸血症通常应用常规机械通气（CMV）就可以治疗。

存在高碳酸血症时，脑血流量的自动调节功能失调及颅内出血的风险增加。同时，大脑氧运输增加后，高二氧化碳引起脑血流量的变化可以相对减少。一项回顾性研究显示，有 849 例体重≤1250g 新生儿在严重的低碳酸血症、高碳酸血症和动脉二氧化碳分压大范围波动[$p_a(CO_2)$]时都会增加颅内出血的危险。而在另一项新生儿允许性高碳酸血症的随机对照试验显示没有增加颅内出血的风险。由于高碳酸血症时视网膜血管扩张，增加氧合，随后形成衍生的氧自由基从而可能引起早产儿视网膜病变（retinopathy of prematurity，ROP）。然而，在 ROP 新生儿随机试验中，远期视觉问题中有观察对照组和高碳酸血症组之间无差异。

低氧血症的常见原因是 V/Q 失调或右向左分流，虽然气体弥散障碍和肺低通气（如呼吸暂停）也会降低氧合。但 RDS 病人低氧血症的主要原因是 V/Q 失调。V/Q 不匹配表现为相对于他们的肺泡壁血流灌注来讲，萎陷的肺泡造成通气不良。其表现可以有心内分流（如先天性青紫型心脏病），心外分流（如通过肺或动脉导管未闭），或两者兼而有之。

在常频机械通气中，氧合在很大程度上取决于吸入氧浓度[$f_i(O_2)$]和平均气道压（mean airway pressure，$p_{ma}$）。通过增加肺容量及改善 V/Q 使平均呼吸道压增加可以改善氧合。虽然直接观察到 $p_{ma}$ 和氧合之间的相关性，但却是存在一些异常情况。同样改变 $p_{ma}$，增加吸气峰压和 PEEP 的氧合作用明显高于改变 $T_I : T_E < I : E$）。在达到最优肺泡膨胀后再增加 PEEP 则不能有效改善氧合。事实上，一个过高的 $p_{ma}$ 可能引起肺泡过度扩张，导致气体残留增多和肺内右向左分流。

如果 $p_{ma}$ 非常高，也可以表现为肺顺应性接近正常，但导致心输出量减少，因此，即使有足够的氧合血，全身氧运输（动脉氧含量×心输出量）也可能会降低。与其他原因引起的低氧血症不同，分流通常对增加吸入氧浓度无反应。除非增加呼吸道压力使萎陷的肺泡复张，否则由于 V/Q 失调造成的低氧血症很难治疗。而由于弥散功能障碍或肺换气不足所致的低氧血症可以通过给氧和辅助通气改善。

血氧含量在很大程度上取决于氧饱和度和血红蛋白水平。因此，通常对于应用辅助通气且合并贫血（血红蛋白< 70 ~ 100 g/L）的患儿应输压积红细胞治疗。氧运输也取决于在组织中游离氧含量，主要由于氧离曲线决定。当酸中毒时，增加2，3-二磷酸甘油酸、成人血红蛋白水平均可降低氧与血红蛋白结合力，从而有利于氧运输到组织。

（2）肺部气体残留：短呼气时间、长时间常数或高潮气量均会导致气体残留增加。气体残留可以导致肺顺应性降低和心输出量减少。在机械通气时气体残留可表现为潮气量减少，二氧化碳潴留，或肺过度膨胀。虽然在气体残留增加时动脉氧分压[$p_a$（$O_2$）]可能足够，但静脉回心血量和心输出量可能减少，因此，氧运输减少。

临床观察，存在气体残留的主要表现为：①短呼气时间（例如，使用高通气频率）；②长时间常数（如：肺阻力高）；③胸片提示肺过度膨胀；④高吸气峰压（peak inspiration pressure，PIP）时胸廓运动减低；⑤心血管功能受损（例如：中心静脉压上升，血压下降，代谢性酸中毒，外周水肿，尿量减少）。

吸气及呼气时顺应性和阻力不同，不能假定单一时间常数。此外，由于多种因素导致的肺部疾病，如：支气管肺发育不良（bronchopulmonary dysplasia，BPD），不同的肺内区域可能有不同的时间常数，因为有不同的顺应性和阻力，这些差异造成了肺不张、过度通气并存。

## 三、预防肺损伤的通气策略

### 1.允许性高碳酸血症（permissive hypercapnia，PHC）

允许性高碳酸血症或控制性低容量机械通气，是辅助机械通气的一种治疗策略。当使用这种治疗时，首先要预防或限制过度通气，而不是简单地维持正常的血气和高肺泡通气。呼吸性酸中毒和肺泡换气不足可能是预防肺容量伤的可接受的治疗策略。

实验表明，治疗性高碳酸血症在新生大鼠可以降低肺和脑损伤，同时使缺氧后脑损伤减轻。在早产羊试验中高碳酸血症有助于改善肺顺应性和肺容积。

三个关于早产儿旨在减少肺损伤的允许性高碳酸血症试验中，潮气量和每分通气量降低。一个样本量较小的随机试验显示，允许性高碳酸血症[目标 $p_a$（$CO_2$）为6.0 ~ 7.3 kPa]使体重601 ~ 1 250g的新生儿4d内撤离呼吸机的患儿增加。而另一个试验对允许性高碳酸血症的治疗效果则不确定。一个多中心试验显示体重低于1 000g的新生儿，在生后10d内应用允许性高碳酸血症[目标 $p_a$（$CO_2$）>6.7 kPa]治疗，导致支气管肺发育不良发生率下降或矫正胎龄（postconceptional age，PCA）36周的死亡率（68%：63%）有所下降。此外，允许性高碳酸血症降低了支气管肺发育不良的严重程度，降低了PCA 36周的呼吸支持率（从16%到1%）[3-6]。

持续性肺动脉高压治疗应用高碳酸血症目标 $p_a$（$CO_2$）最高可达80 kPa，没有发现明显的不良反应报告。在非随机实验研究中，允许性高碳酸血症对治疗先天性膈疝患儿也有益处。

肺保护治疗策略包括：小潮气量、更高呼吸频率和允许性高碳酸血症可以减少早产儿BPD的发生。然而，过度高碳酸血症可能导致颅内出血的风险增加。因此，必须避免 $p_a$（$CO_2$）波动过大。但是，最佳 $p_a$（$CO_2$）的目标在临床实践中尚未确定。

### 2.低潮气量通气

传统机械通气策略（CMV）治疗重点是预防肺过度通气，治疗应用相对较小的潮气量、维持足够的功能残气量（functional residual capacity，FRC），保证足够的吸气和呼气时间。因为肺容量过大与肺损伤相关，在压力限制性通气模式下，选择适当的PIP和FRC对预防肺损伤是至关重要的。目前推荐应用相对较小的潮气量以预防肺损伤。

研究显示健康婴儿潮气量为5 ~ 8 mL/kg，而RDS患儿潮气量为3 ~ 6 mL/kg。在严重肺部疾患的患儿中，因为肺部病变因素使得给予正常潮气量时肺泡过度充气出现肺损伤。因此，需要维持适当的FRC，应用低潮气量通气治疗。

## 四、新生儿肺保护性通气模式

随着技术的发展进步，更好的呼吸机和更有效的通气策略逐步应用于临床。病人触发通气（patient triggered ventilation，PTV），同步间歇指令通气（synchronized intermittent mendatory ventilation，SIMV），容量保证通气以及其他新的通气模式越来越多地应用于新生儿。虽然现有的研究未能证明一致有效，但是高频通气（high frequency ventilation，HFV）作为另一模式的通气方式，对于减少肺损伤，改善肺预后有一定的优势。

### 1.病人触发通气（patient triggered ventilation，PTV）

PTV（也称为辅助控制通气）为自主呼吸触发呼吸机。在PTV中，气道流量或压力，胸壁或腹部运动，或食管压力的改变作为触发呼吸机的指标。一旦呼吸机检测到吸气动作，将按预定设置[吸气压力峰值（peak inspiratory pressure，PIP）、吸气时间、流量]提供一次呼吸。

虽然观察到PTV可以改善氧合，但是对于呼吸做功很微弱的早产儿则不能应用。应用控制频率有助于减少这个问题的发生。从效益指标来看，随机对照试验报告指出PTV短期可以降低呼吸窘迫综合征（resoiratory distress syndrome，RDS）医疗费用但不能改善长期预后。

随机试验的荟萃分析证明对于BPD的发生、严重颅内出血、气漏或死亡，各种通气模式之间无显著差异[5,6]。PTV在治疗呼吸窘迫时可以缩短呼吸机使用时间。

### 2.同步间歇指令通气（synchronized intermittent mandatory ventilation，SIMV）

临床上应用最多的机械通气模式，在一定程度上可以减少人机对抗，但只监测吸气相的开始，受预设频率限制。触发系统可以用来实现同步，目前尚无相关的大型随机对照试验。

### 3.比例辅助通气（proportional assist ventilation，PAV）

除非流量切换，即PTV和SIMV只有出现吸气触发才会同步。比例辅助通气（PAV）是为了吸气和呼气均给予支持。根据自主呼吸的容量或气流按比例通气支持。可以根据病人的需要调整呼吸支持的大小。使呼吸机传递的压力与患儿自主呼吸的容量和气流成比例变化，即根据呼吸道内容量与流量的信号变化调节送气压力，使弹性和阻力负荷降低，接近正常的肺水平。此模式的优点是明显降低呼吸道压力，有效防止气压伤。

常规机械通气和PTV相比，PTV可以减少压力，同时保持或改善通气的气体交换和对撤离呼吸机有一定的优势。需要随机临床试验来确定PAV较CMV是否有更大优势。

### 4.容量保证通气

一般兼有定时、限压、持续气流和容量控制的优点。确定目标潮气量，呼吸机可自动、实时地根据此潮气量调节改变压力，满足预调目标。应用最小压力达到潮气量，尤其适用于肺顺应性变化的患儿，可以减少容量伤和气压伤的发生，并可缩短呼吸机支持时间。

### 5.高频通气（high frequency ventilation，HFV）

HFV是一种通气频率远高于正常呼吸频率（一般HFV通气频率超过正常频率4倍以上），而潮气量低于或近于解剖死腔的机械通气方式。由于低呼吸道压、低胸腔压，气体分布均匀，可以相应减少气压伤容量伤；同时对循环影响少；也可反射性抑制自主呼吸，减少人机对抗。HFV通常可分为以下几种类型：①高频正压通气（high frequency positive pressure ventilation，HFPPV）；②高频喷射通气（high frequency jet ventilation，HFJV）；③高频间断气流/高频气流阻断（high frequency flow interruption，HFFI）；④高频震荡通气（high frequency oscillation ventilation，HFOV），目前使用最多的是HFOV。研究表明，HFOV对于呼吸道重新开放有良好效果，通过高频通气，加大气流速率，增加压力在呼吸道的释放。HFOV，HFFI，HFJV已通过许多随机对照试验，包括试验总数已超过3000早产儿。虽然目前荟萃分析显示没有明确的证据表明HFV优于传统的通气方式。也可能会对慢性肺疾病有小的下降，但效果不一致[7-9]。

综上所述,在应用机械通气作为新生儿肺部疾病主要治疗措施的同时,必须考虑采用恰当的保护性通气策略,包括肺内病变情况,肺顺应性及阻力的变化,逐渐针对患儿发展为个体化通气方式应用,采取各种新型呼吸机通气模式以保持适当的呼吸道开放水平和通气,根据情况应用允许性高碳酸血症。最大限度地降低新生儿肺损伤,不断提高其远期预后及生存质量。

(齐宇洁)

# 参考文献

[1] LEDUC M, KERMORVANT-DUCHEMIN E, CHECCHIN D, et al.Hypercapnia- and trans arachidonic acid-induced retinal microvascular degeneration: implications in the genesis of retinopathy of prematurity[J]. Semin Perinatol, 2006, 30 (3): 129-138.

[2] BAGOLAN P, CASACCIA G, CRESCENZI F.Impact of a current treatment protocol on outcome of high-risk congenital diaphragmatic hernia[J].J Pediatr Surg, 2004, 39 (3): 313-8; discussion 313-8.

[3] THOME U H, AMBALAVANAN N.Permissive hypercapnia to decrease lung injury in ventilated preterm neonates[J].Semin Fetal Neonatal Med, 2009, 14 (1): 21-7.

[4] BAUMER J H.International randomised controlled trial of patient triggered ventilation in neonatal respiratory distress syndrome[J].Arch Dis Child Fetal Neonatal Ed, 2000, 82 (1): F5-F10.

[5] BERESFORD M W, SHAW N J, MANNING D.Randomised controlled trial of patient triggered and conventional fast rate ventilation in neonatal respiratory distress syndrome[J].Arch Dis Child Fetal Neonatal Ed, 2000, 82 (1): F14-8.

[6] De PAOLI A G, DAVIS P G, FABER B, et al.Devices and pressure sources for administration of nasal continuous positive airway pressure (NCPAP) in preterm neonates[J].Cochrane Database Syst Rev, 2008, CD002977.

[7] [Best Evidence] HENDERSON-SMART D J, COOLS F, BHUTA T, et al.Elective high frequency oscillatory ventilation vs conventional ventilation for acute pulmonary dysfunction in preterm infants[J/CD].Cochrane Database Syst Rev, 2007 (3): CD000104.

[8] THOME U H, CARLO W A.High-frequency ventilation: when is it beneficial[J].Neonat Respir Dis, 2003, 13: 1-11.

[9] THOME U, CARLO W A, POHLANDT F.Ventilation strategies and outcome in randomized trials of high-frequency ventilation[J].Arch Dis Child Fetal Neonatal, 2005, 90: F466-F473.

# 第五节　早产儿脑白质损伤的研究进展

早产儿脑白质损伤发生率在美国报道为10%~20%,我国城市报道为7.8%[1]。随着产科和新生儿重症监护治疗技术的发展,早产儿的存活率不断提高,但早产儿脑损伤的问题也已成为医学界的热点问题。在美国,一年中,近50 000例出生体重低于1 500g的新生儿中,90%都能存活,其中约10%出现脑瘫,25%~50%伴有认知障碍、行为缺陷及轻度运动障碍。早产儿在围生期发生的脑损伤可造成神经系统发育障碍,其中包括永久性伤残,即脑性瘫痪。病理学及流行病学证据均证实,早产儿脑损伤主要为脑白质损伤(white matter damage, WMD)[2]。

早产儿脑白质损伤中最常见及且最严重的是脑室周围白质软化(periventricular leukomalacia, PVL)。脑室周围白质软化是指23~32周出生的早产未熟儿,由某些原因而致的大脑白质病变,主要是早产儿所特有的缺氧缺血性脑损伤,也是早产儿死亡及运动智能发育障碍的主要原因之一,更是造成脑瘫(cerebral palsy, CP)的主要原因,大约有50%的CP与PVL相关,此病变主要表现为深层白质的多灶性坏死,具有对称性,常与侧脑室相邻,其严重程度取决于脑白质病变的程度、部位以及所累及的神经纤维[3]。近期,有学者在早产儿PVL的尸解标本中也发现灰质的损伤。因此,国际上新生儿神经病学者认识到早产儿脑损伤不仅仅局限于白质,灰质的重要性也日益受到重视。

## 一、早产儿脑损伤的概念

### 1.早产儿脑损伤由来

1867年，Parrot等首次发现并记载早产儿脑室周围白质损伤的特点；1962年，Banker和Larroche首次提出脑室周围白质软化（PVL）的概念。近期，有学者利用神经病理学等方法在早产儿PVL的标本中发现也有灰质的损伤[4]；国外对PVL的早产儿远期行磁共振检查，发现大脑皮质、丘脑、基底节、海马、小脑、脑干等多处灰质容量减少，远期随访可见灰质相关的认知功能下降[5]。2005年，哈佛大学Volpe等根据早产儿脑损伤的以上特点首次提出"早产儿脑病"的新概念，强调利用综合性策略去探讨早产儿脑损伤的因果关系及防治措施；如果只治疗白质的损伤而忽略灰质的损伤，则无法有效改善幸存者的神经系统后遗症[6,7]。而PVL仍是早产儿脑病的主要特征，它与认知缺陷、脑瘫等后遗症密切相关。

### 2.脑白质损伤的病理特点

PVL的病理特征包括[8]：脑室周围局部坏死和弥漫性脑白质损伤。脑室周围局部坏死主要发生在长穿支动脉的终末供血部位。常见位于侧脑室三角部和枕角的周围白质（视区，大脑中动脉和后动脉长穿支的终末供血区）、侧脑室前角和体部的周围白质（半卵圆区，大脑前动脉、中动脉长穿支的终末供血区）以及侧脑室颞角的周围白质（听区，大脑中动脉长穿支的终末供血区）。病理发现，急性缺血发生后6～12 h，在脑室周围损伤部位首先出现脑白质的凝固性坏死，坏死细胞呈现均匀的过碘酸-雪夫（PAS）染色阳性，正常结构被破坏，坏死边缘部位的轴突肿胀明显，部分轴突破裂。24～48 h之后，坏死部位出现小胶质细胞浸润，并伴有肥大星形细胞和内皮细胞的增生。经过5 d左右，泡沫巨噬细胞出现，2周后更趋明显。2～5周，坏死部位组织溶解并形成囊腔，严重者呈多发性囊腔。数月后囊腔吸收，但侧脑室增大，或被增生的星形细胞填充。弥漫性脑白质损伤的病理特点主要是肥大星形细胞的增加，少突胶质细胞的丢失，髓鞘化受损，脑白质面积大量减少以及脑室增大。

## 二、发病机制

章乐等的荟萃分析显示胎膜早破、胎龄过小、低出生体质量、重度窒息、感染、机械通气、低碳酸血症、脑室内出血和酸中毒是中国早产儿脑室周围白质软化发病的主要危险因素[9]。

### 1.血管解剖因素

PVL的发生与胎龄及脑室周围血管的发育程度密切相关，胎龄越小，脑室周围血管发育越不成熟，PVL的发生率越高[10]。胎龄32周前，大脑中或前、后动脉的长、短穿支汇合较少，而早产儿脑白质的血流量为1.6～3.0mL/（kg·min），仅为皮质灰质血流量的25%[11]，故全身血压降低容易导致脑室周围白质供血不足。而早产儿脑室周围系大脑前、中、后动脉的终末供血区域，在胎龄24～28周，短穿支较少，长穿支的侧支亦发育不全，长短穿支较少汇合，致使脑室周围成为脑血流分布的最少部位。

### 2.脑血管自动调节功能损伤和被动压力脑循环

临床不稳定的早产儿（如低氧血症、高碳酸血症、严重低血压时）或极不成熟早产儿常出现被动压力脑循环。临床研究显示早产儿脑血管自动调节功能受损，即被动压力脑循环与PVL发生有密切联系。脑血流研究显示早产儿脑血管缺乏自动调节或调节不完善。正常情况下，在血压出现波动时，足月儿可通过脑血管的收缩、扩张功能来维持脑组织的血供，而早产儿由于脑血管缺乏自动调节功能或者发育不完善，当全身血压降低时，脑灌注压降低，脑血流也随着减少，脑组织尤其是脑白质的血流量随着减少，处于一种压力被动性血流状态，从而导致PVL的发生。故低血压、循环功能不良为PVL的高危因素。有研究指出，当早产儿出现被动压力脑循环时，其PVL和脑室内出血（intraventricular hemorrhage，IVH）的发生率可达100%。

### 3.少突胶质细胞（oligodendrocytes，OLs）前体成熟依赖的易损性

大脑白质主要由无数的神经纤维和神经胶质细胞聚合而成，对维持大脑正常神经功能发挥重要作用，其发育特点决定了对缺血、缺氧以及感染的易感性。神经胶质细胞可分为对神经细胞起物理性支持

作用的星形胶质细胞、主要参与髓鞘形成的少突胶质细胞（OLs）及小胶质细胞。少突胶质细胞（OLs）发育经历几个连续阶段，少突胶质细胞系可分为先祖细胞、早期少突胶质祖细胞（early oligodendrocyte progenytor cells，early OPC）、晚期少突胶质祖细胞（late oligodendrocyte progenytor cells，late OPC）、未成熟少突胶质细胞、成熟少突胶质细胞（mature oligodendrocytes，MO），共 5 个发育阶段。研究证实，PVL 好发于 23～32 周胎龄的早产儿，年龄越小，PVL 发生率越高。晚期 OPC 是构成其脑室周围白质的主要细胞类型[12]，这些细胞是形成早产儿白质损伤（white matter damage，WMD）的关键靶细胞，对炎性细胞因子和缺氧缺血均高度敏感。在感染、缺氧等损害后其发病主要包括反应性星形胶质化、髓鞘损害和轴突病变等，这些病变被认为是脑瘫发生的最重要的危险因素。病变早期主要是少突胶质细胞（OLs）凝固性坏死，特别是处于高分化或进行髓鞘化的前体细胞，正常结构破坏，坏死边缘部位轴突肿胀，部分破裂，然后出现小胶质细胞浸润，并伴有星形胶质细胞肥大增生和内皮细胞增生。

### 4.宫内感染

宫内感染是发生早产的重要原因之一，发达国家的流行病学资料显示，25%～40%的早产原因为宫内感染[13]。近年来随着医学免疫学的发展，炎症细胞因子在感染与损伤中的介导作用日益受到关注，母亲宫内感染后引起的细胞因子网络反应可能是发生早产及早产儿脑损伤的机制之一，其中常见的亚临床绒毛膜羊膜炎发病隐袭，对孕妇及产母影响较小，主要对胎儿及新生儿造成危害。宫内感染分为两个不同发展阶段，首先，绒毛膜羊膜炎引起母体系统性炎症反应，在临床上表现为发热、炎性因子水平升高的羊膜腔感染综合征，随着感染的进一步蔓延，将引起胎儿炎症反应综合征（fetal inflammatory response syndrome，FIRS），而当 FIRS 存在时，继发 PVL 或脑瘫的风险将增加。Buhimschi 等[14]发现宫内感染的产妇羊水及新生儿脐血中白介素-6（interleukin，IL-6）水平均升高，且感染程度越重，脐血 IL-6 水平越高，表明胎儿免疫系统启动了对感染的免疫应答，而且应用脐血与羊水 IL-6 水平的比值可帮助判断宫内感染及胎儿免疫反应的严重程度。D'Alquen 等[15]证实了宫内感染和早产儿脑白质损伤的因果联系，宫内感染能使新生大鼠脑白质中胶质纤维酸性蛋白表达增加，幼鼠脑中 IL-1β 与肿瘤坏死因子-a（tumor necrosis factor，TNF-a）的表达在生后早期一过性增加，提示母体宫内感染后可引起细胞因子的激活与释放，从而证实细胞因子网络反应可能是宫内感染后发生早产儿 PVL 的主要机制。

## 三、诊断

诊断早产儿脑病需要结合胎龄、围产期高危因素以及临床表现，更多需要依赖影像学技术。

### 1.胎龄

多见于胎龄小于 37 周的早产儿，尤其好发于胎龄小于 32 周及体重小于 1 500 g 的早产儿。

### 2.围生期高危因素

产前有宫内窘迫、宫内感染、胎盘及脐带异常、多胎等；生后发生脓毒症、反复呼吸暂停、低氧血症、高碳酸血症、机械通气、慢性肺疾病、坏死性小肠结肠炎等[16,17]均属于引起 PVL 的高危因素。

### 3.临床表现

早产儿脑白质损伤时缺乏特异性的神经系统症状体征，往往伴有多种严重的全身表现。早期可表现为易激惹、反复抽搐、反复呼吸暂停等或者反应淡漠、肌张力低下、心率缓慢、喂养困难等，难以与其他原发疾病鉴别。因此，在新生儿期，单纯依靠临床表现难以明确脑白质损伤的发生。

### 4.影像学诊断

影像学是白质病变的唯一确诊依据，而且在早产儿脑白质病变的早期诊断、治疗效果评价和后期随访中有着重要意义。影像学技术的进步，对早产儿脑白质损伤的研究有着重要的推动作用。

（1）头颅超声（head ultrasound，HUS）。在新生儿重症监护室，头颅超声是诊断 PVL 最主要的手段，它以其便捷、可床旁检查、动态检测、相对廉价和无创伤的优势，更适合于我国国情。因此，普及推广颅脑超声作为新生儿脑白质病变早期诊断的首选检查更具有实际意义。体重小于 1 500g 和/或胎龄小于 32 周的早产儿推荐尽早进行 HUS。生后 1 周内开始 HUS 检测，并建议每周复查一次，或至少 1

月内复查一次 HUS。有研究显示，当出生时病变脑白质区域回声的灰度值>130 时，3～4 周发展为 PVL 的可能性极大，后期出现神经系统异常概率增加[18]。在白质损伤的早期，超声主要表现为回声增强，包括一过性回声增强和持续性回声增强，伴有或不伴有囊性改变。de Vries[19]将其分为：①脑室旁白质回声增强伴局限性小囊腔形成；②脑室旁白质高密度伴广泛脑室旁囊腔形成；③高密度区延及深层白质伴广泛囊腔形成。通常在 3 个月内，随着囊腔吸收和肥大星形胶质细胞填充，超声图像上囊腔消失，只留下脑室扩大的表现。超声显示，在那些只有脑室周围白质回声增强，没有囊性改变的早产儿中，大部分都有认知功能障碍，不到 5% 的患儿发展为脑瘫。超声下伴有囊性损害的患儿，脑瘫的发生率非常高，有时并发复杂部分性癫痫。

（2）头颅磁共振成像（magnetic resonance imaging，MRI）。MRI 在形成囊腔的白质病变时表现为 T1 加权相低信号，强度近似于脑脊液，T2 加权相高信号，强度亦近似于脑脊液[20]。MRI 对晚期 PVL 诊断较有价值，可显示白质容量减少，脑室增大，脑室壁不规则，神经胶质增生和髓鞘形成延迟等。对超声显示 PVL 的患儿，MRI 可显示病变的严重程度[21]。在影像学中，主要是通过对白质走行的显示来评价脑功能。

近年发展起来的弥散张量成像技术使得对于白质的显像达到了一个新的水平。弥散张量成像（diffusion tensor imaging，DTI）是一种新的磁共振成像技术。由于在大脑白质中，受纤维排列方式、密集程度及髓鞘等因素影响，水分子在垂直于纤维走行方向上的弥散强度明显小于与纤维走行一致的方向，呈高度各向异性。DTI 技术正是利用白质纤维的这一特点进行研究的，它可以成功显示出神经纤维的传导通路或神经纤维束的走向、绕行、交叉及中断、破坏等，是一种研究和诊断脑白质疾病无创性的方法，对于白质损伤后脑功能的评价有重要意义。

（3）头颅 CT。头颅 CT 由于分辨率低，辐射性大，可能影响未成熟脑的发育，目前已不推荐用于早产儿脑病的筛查及诊断[22]。但是在早产儿脑病患儿有颅内出血时，CT 在出血急性期可较敏感地显示出血的量及部位，有一定的诊断价值，而在出血的亚急性和慢性期则 MRI 探测比 CT 敏感。

## 四、治疗和预防

### 1.早期治疗

损伤早期脑白质处于水肿阶段，因此去除病因、改善全身循环状态、维持内环境的稳定、保证脑血流灌注等至关重要。防止脑血流波动、维持血压和血气的稳定，防止全身性低血压。在积极防治早产儿并发症同时要严格掌握早产儿机械通气指征，加强呼吸支持的管理，防止低碳酸血症、高氧血症、低氧血症及明显的高碳酸血症，避免被动压力脑循环的发生。同时防治围生期感染，母产前感染应用适宜抗生素可降低早产儿 PVL 发生的危险性。

### 2.晚期治疗

大脑早期具备良好的可塑性和修复能力，虽然目前对 PVL 尚缺乏有力的治疗方案，但可以肯定，早期干预是今后防治早产儿白质损伤的最有效方法，当 PVL 形成时，对患儿进行长期随访，监测其生长发育，并开展早期干预，如物理康复及视听训练等，促进功能恢复，对其随后的神经行为发育至关重要。

### 3.其他

另外，应用自由基清除剂、避免脑白质前体细胞受损、使用维生素 E、别嘌呤醇等减少活性氧产生的毒性作用，对防治 PVL 可能有益。脑细胞保护剂神经节苷脂是一种脑细胞营养物质，是目前已知的唯一可以透过血-脑脊液屏障的一种神经苷脂，可进入中枢神经系统，并整合到神经细胞膜发挥作用。黎惟广等[23]的研究显示应用神经节苷脂可降低 PVL 的发生率，改善预后。另有研究表明 EPO 在新生儿缺氧缺血性脑病中具有神经保护作用，已在大量动物实验和临床试验中得到证实，但对早产儿脑损伤的研究国内外均较少。

近年来对脑白质损伤的深入研究使我们看到了预防早产儿脑损伤的希望，深入认识 PVL 的发病机制，并尽早采取相应的治疗措施减少神经系统发育的不良后果，从而提高早产儿生存质量。

（邵芳）

# 参考文献

[1] 魏克伦，杨于嘉，姚裕家，等.中国城市早产儿流行病学初步调查报告[J].中国当代儿科杂志，2005，7（1）：25-28.

[2] HOPE T A，GREGSON P H， LINNEY N C，et al.Selecting and assessing quantitative early ultrasound texture measures for their association with cerebral palsy [J].IEEE Trans Med Imaging，2008，27（2）：228-236.

[3] DROUGIA A，GIAPROS V，KRALLIS N，et al.Incidence and risk factors for cerebral palsy in infants with perinatal problems：a 15-year review[J].Early Hum Dev ,2007,83（8）：541-547.

[4] CHRISTOPHER，PIERSON R，REBECCA D，et al.Gray matter injury associated with periventricular leukomalacia in the premature infant [J].Acta Neuropathol，2007，114（6）：619-631.

[5] MENT L R， VOHR B R.Preterm birth and the developing brain[J].Lancet Neurol，2008，7（5）：378-379.

[6] KINNEY H C.The encephalopathy of prematurity:one pediatric neuropathologist's perspective [J].Semin Pediatr Neurol，2009，16（4）：179-190.

[7] VOLPE J J.The encephalopathy of prematurity-brain injury and impaired brain development inextricably intertwined[J].Semin Pediatr Neurol，2009，16（4）：167-178.

[8] VRIES D，GROENENDAAL F.Patterns of neonatal hypoxic-ischaemic brain injury[J].Neuroradiology，2010，52（6）：555-566.

[9] 章乐,曹敏恺,蒋犁.中国人群早产儿脑室周围白质软化危险因素的 meta 分析[J].临床儿科杂志,2011,29(1)：81-85.

[10] BACK S A.Perinatal white matter injury：The changing spectrum of pathology and emerging insights into pathogenetic mechanisms [J].Ment Retard DevDisabil Res Rev，2006，12（2）：129- 140.

[11] BORCH K，GREISEN G.Blood flow distribution in the normal human preterm brain [J].Pediatr Res，1998，43（1）：28-33.

[12] BACK S A，HAN B H，LUO N L ，et al.Selective vulnerability of late oligodendrocyte progenitors to hypoxia-ischemia[J].J Neurosci，2002，22（2）：455-463.

[13] GOLDENBERG R L，CULHANE J F，IAMS J D，et al.Epidemiology and causes of preterm birth[J].Lancet，2008， 371：75-84.

[14] BUHIMSCHI C S，DULAY A T，ABDEL-RAZEQ S，et al.Fetal inflammatory response in women with proteomic biomarkers characteristic of intra-amniotic inflammation and preterm birth[J].BJOG，2009，116（2）： 257-267.

[15] D'ALQUEN D，KRAMER B W，SEIDENSPINNER S，et al.Activation of umbilical cord endothelial cells and fetal inflammatory response in preterm infants with chodrioamnionitis and funisitis[J].Pediatr Res，2005，57（2）： 263-269.

[16] ANJARI M，COUNSELL S J，SRINIVASAN L，et al.The association of lung disease with cerebral white matter abnormalities in preterm infants [J].Pediatrics，2009，124（1）：268-276.

[17] MALIN G L，MORRIS R K，KHAN K S.Strength of association between umbilical cord pH and perinatal and long term outcomes：systematic review and meta-analysis [J].BMJ，2010，340：c1471.

[18] 樊曦涌，周丛乐，王红梅，等.新生儿脑白质损伤的定量评价[J].上海：临床儿科杂志，2008，26（3）：178-182.

[19] De VRIES LS，van der GROND J，van HAASTERT I C，et al.Prediction of outcome in newborn infants with arterial is chaemic stroke using diffusion-weighted magnet icresonance imaging [J].Neuropediat-rics，2005，36（1）：12-20.

[20] DEBILLON T，N'GUYEN S，MUET A，et al.Limitations of ultrasonography for diagnosing white matter damage in preterm infants [J].Arch Dis Child Fetal Neonatal Ed，2003，88（4）：F275-F279.

[21] GROENENDAAL F，van der GROND J，EKEN P， et al.Early cerebral protonMRS and neu rodevelopmental outcome ininfants with cysticleukomalacia [J].Dev Med Child Neuro，1997，39（6）：373-379.

[22] EL-DIB M，MASSARO A N，BULAS D，et al.Neuroimaging and neurodevelopmental outcome of premature infants [J].Am J Perinatol，2010，27（10）：803-818.

[23] 黎惟广，蒋红斌，甘恬.早产儿脑室周围白质软化综合干预的临床研究[J].华夏医学，2010，23（1）：85-87.

# 第六节　B族链球菌感染的研究进展

B族链球菌（Group B streptococcus，GBS）或称无乳链球菌，是革兰阳性球菌，可以引起婴儿、孕产妇和老年人严重的疾病。其中婴儿发病率最高。新生儿出生后一周内的感染定义为早发感染，一周以后的感染为晚发感染。大多数晚发感染发生在生后3个月内。近15年推广的预防措施使发病率由20世纪90年代的1.7/1 000个活产婴降至（0.34～0.37）/1 000个活产婴。据CDC细菌主动监测核心网络估计，每年约有1 200例GBS早发感染病例，足月儿（胎龄≥37周）约占70%[1]。

早发感染多于生后24～48h起病，表现为呼吸窘迫、呼吸暂停或其他症状。临床最常见的是败血症和肺炎，少数为脑膜炎。20世纪70年代早发感染的死亡率高达50%，近年因新生儿诊疗技术的提高，死亡率降至4%～6%。早产儿的死亡率（20%）比足月儿（2%～3%）高，胎龄≤33周者可高达30%[2]。

GBS早发感染源自垂直转播，患儿通过GBS定植的产道被感染。GBS也可直接侵袭完整的胎膜，但主要在宫缩出现后或破膜后经阴道逆行感染羊水。GBS可被胎儿吸入肺内，然后发生菌血症。新生儿也可在经过产道时被感染，此时患儿消化道和呼吸道黏膜可有GBS定植，但是这些婴儿通常不发病。

## 一、GBS早发感染的危险因素

母亲围生期有GBS定植是发生早发感染的主要危险因素。1980年的前瞻性队列研究显示：母亲有GBS定植比没有定植发生早发感染的危险高25倍以上。如不进行干预，母亲有GBS定植者有1%～2%发生早发感染。研究发现，有10%～30%的孕妇阴道或直肠有GBS定植。孕期GBS定植可为一过性的、间断的或持续存在。前次妊娠有GBS定植者再次怀孕可再次出现定植，但也可能不会。胃肠道是GBS最初的培养基，且很可能是阴道定植的源头。严重定植者发生早发感染的危险更高。孕期清洁尿中有GBS是严重定植的指征，发生早发感染的危险更高[3]。

早发感染的其他危险因素包括：胎龄<37周，破水时间延长，羊膜腔感染，年轻母亲，黑色人种和母亲GBS特异性抗荚膜抗体水平低。既往分娩过GBS感染婴儿的母亲再次分娩的婴儿发生感染的危险很高。1985年早发感染预测因子的研究表明[4]：胎龄<37周，破水时间≥12h，产时发热（>37.5℃）者发生GBS早发感染的危险是无上述情况者的6.5倍。若有上述一项异常、但产前筛查阴性者，早发感染的危险较低（0.9/1 000个活产婴）。对于产前筛查阳性，即使没有上述情况，早发感染的危险也很高（5.1/1 000个活产婴）。

有些研究发现GBS早发感染可能与某些产科操作有关，如：使用产道内胎儿检查和产程发动或破水后阴道指诊超过5次或6次。但这些研究缺少随机性，而且上述检查很可能在高危情况下才使用。现有数据也不足以判定其他产科操作（如：剥膜术、机械或药物促宫颈成熟）是否会增加GBS早发感染的危险[5]。

## 二、预防新生儿发生GBS早发感染

### （一）产时静脉使用抗生素预防GBS早发感染

产时静脉使用抗生素预防GBS早发感染的研究起自20世纪80年代。临床实验和设计良好的观察研究发现：产时静脉使用抗生素可减少GBS垂直传播、新生儿定植或避免早发感染。早期研究证实GBS定植者产时应用抗生素的预防效果可达100%。随后的研究发现，产时母亲使用抗生素的预防效果可达86%～89%。

其他减少母亲GBS定植和垂直传播的方法有：产时肌注抗生素，产前口服或肌肉注射抗生素[6]，使用洗必泰擦拭阴道或冲洗[7]，但都未能证实可有效预防早发感染。虽然一些非随机研究表明洗必泰可能是比较有效的方法，但是随机对照临床研究并没有发现能预防GBS早发感染或新生儿败血症[8]。

### 1.产时预防所用抗生素的种类

青霉素和氨苄西林作为产时预防 GBS 早发感染的静脉用药,其有效性过去已被临床试验证实。青霉素抗菌谱窄,因此较少用于耐药菌株的治疗,尽管有研究表明,产时静脉用青霉素和氨苄西林者,产后阴道-直肠培养发生氨苄西林耐药革兰阴性杆菌的情况相同。青霉素和氨苄西林的用量应以迅速达到足够胎儿循环浓度和羊水浓度,同时避免对母亲和胎儿的潜在神经毒性作用为目标。尽管抗生素预防 GBS 垂直传播起效所需的准确时间还有争议[9],研究发现分娩前≥4 h 用 β-内酰胺类抗生素可有效预防 GBS 垂直传播和早发感染。分娩前 4 h 内使用适当抗生素,可能有一定保护作用。有关定植情况的研究表明:分娩前 2 h 以上给药,有些保护作用。

目前尚缺少对照研究证实青霉素和氨苄西林以外的药物(包括头孢唑啉、克林霉素、红霉素和万古霉素)预防青霉素变态反应者所生婴儿 GBS 早发感染的效果。头孢唑啉抗菌谱窄,药代动力学与青霉素和氨苄西林相似,可以达到较高的羊水浓度[10]。但对青霉素有变态反应者估计有 10%对头孢菌素可能发生立刻的变态反应。有关克林霉素、红霉素和万古霉素是否在胎儿循环和羊水中能达到足够杀菌浓度的数据非常有限。现有数据表明,孕妇使用红霉素和克林霉素不能可靠地到达胎儿组织[11]。

### 2.安全性

母亲产时使用抗生素发生变态反应者十分罕见,降低母亲和新生儿 GBS 感染的发病率比任何变态反应相关的并发症都更有意义。与变态反应相关的死亡极为罕见,因为大部分孕妇在医院使用抗生素,若发生变态反应[12],可得到及时救治。使用青霉素时变态反应发生率为 0.7% ~ 4.0%,最常见的是斑丘疹。接受青霉素治疗者中有 4/100 000 ~ 4/10 000 发生变态反应。90 年代早期曾有接受 GBS 预防治疗者出现变态反应的报道,1996 版指南发布以后,发表过 4 篇与 GBS 预防有关的非致死性变态反应报道[13]。CDC 多个州的数据表明 1998 ~ 1999 年约有 5 000 名婴儿出生,分娩时使用抗生素者有 27%,仅有一例发生非致死性变态反应。该病例于早产剖宫产前 4h 接受一剂青霉素治疗,结扎脐带后,接受一剂头孢菌素治疗后很快发生了变态反应。2003 ~ 2004 年出生的 7 600 活产儿的母亲有 32%接受了产时抗生素预防 GBS,没有变态反应的病例[14]。

胎儿或新生儿既往没有抗生素暴露的情况,而且母亲的特异性 IgE 抗体不能通过胎盘,因此胎儿或新生儿不会因为母亲产时使用抗生素而发生变态反应。尽管母亲产时使用抗生素对新生儿胃肠道菌群的影响的数据极少,有研究表明母亲使用抗生素预防 GBS 感染者所生婴儿与未用用抗生素者所生婴儿大便中耐药菌株定植情况没有显著差别。

### 3.GBS 的耐药情况

产时普遍使用抗生素预防 GBS 早发感染,是否会导致 GBS 耐药菌株出现,目前 GBS 对青霉素、氨苄西林和第一代头孢菌素仍然敏感[2,15]。但有报道指出菌株对青霉素和氨苄西林的最小抑菌浓度(minimum inhibitory concentrations,MICs)正在升高,包括 1995 ~ 2005 年日本成人的 14 株非侵袭性菌株[16],和美国 1999 ~ 2005 年来自不同年龄人群的 11 株/5631 株(0.2%)侵袭性菌株[17]。日本的所有菌株和美国的 4 个菌株中都发现有青霉素结合蛋白(PBP 2X)的改变。美国 11 个侵袭性菌株的 MICs 都在敏感的临界值(青霉素≤0.12μg/mL;氨苄西林≤0.25μg/mL),但这些 MIC 值改变的临床意义尚不清楚[18]。

1999-2005 年 CDC 的主动监测网络发现有 3 株/5631 株(0.05%)侵袭性 GBS 菌株头孢唑林 MICs 有相对升高(1μg/mL);其中 2 株青霉素 MICs 也升高(0.12μg/mL)[17]。尽管临床和实验室标准研究指南未对头孢唑林制定特别的敏感折点,推荐所有对青霉素敏感的菌株可被认为对头孢唑林也敏感[18]。如同青霉素和氨苄西林 MICs 升高一样,头孢唑林 MICs 升高的临床意义也不清楚。

过去 20 年来,GBS 菌株在体外对克林霉素和红霉素的耐药比例不断增加。2006 ~ 2009 年美国侵袭性 GBS 菌株的红霉素耐药率由 25%增至 32%,克林霉素耐药率由 13%增至 20%[2,19]。红霉素耐药情况比克林霉素更普遍。一项纵深研究表明,虽然 GBS 早发感染总体有下降,红霉素耐药的 GBS 感染比例有增加；但耐药菌株的 *GBS* 早发感染率仍保持稳定。

### （二）疫苗预防 *GBS* 感染

使用 *GBS* 疫苗减少孕妇定植和预防母婴传播的研究仍在进行。目前尚无获得批准的正式疫苗。有报道表明，有足量 *GBS* 荚膜多糖特异性 IgG 的母亲所生婴儿不容易发生侵袭性 *GBS* 感染[20]。非妊娠健康成人的Ⅰ期和Ⅱ期临床研究证实，使用 *GBS* 感染相关血清型单价多糖蛋白结合疫苗具有安全性，并能够产生免疫力。最近有随机双盲对照研究证明，非妊娠育龄妇女使用 *GBS* 血清型Ⅲ的结合疫苗能显著减慢该血清型 *GBS* 定植。虽然 *GBS* 疫苗是针对 *GBS* 感染的有力武器，目前还没有获得正式批准的疫苗。

### （三）识别产时需要接受抗生素预防的人群

早期指南推荐用以培养为依据或以危险因素为依据进行筛查。危险因素有：孕周 < 37 周，产时发热（≥38℃），破膜时间≥18h。以培养为依据是指：所有妊娠 35 ~ 37 周的孕妇常规筛查阴道和直肠 *GBS* 定植情况，定植者在产程发动时或提前破膜者需要接受抗生素治疗。所有尿中有 *GBS* 的孕妇或曾经分娩过 *GBS* 感染婴儿的孕妇也都需要抗生素预防。

1998 ~ 1999 年基于人群的大样本研究显示以培养为依据进行筛查比以危险因素为依据能更好地预防 *GBS* 早发感染[21]。该研究发现以培养为依据的筛查能发现更多可能将 *GBS* 传播给婴儿的孕妇。而且，产前 *GBS* 培养为阳性者比仅有感染危险因素者更容易接受抗生素预防。因此 2002 版预防指南要求对所有孕妇进行筛查，以确定需要接受抗生素预防治疗者。CDC 同时推荐对所有不知道 *GBS* 定植情况者按照有危险因素处理。

#### 1.早产

因为早产（孕周 < 37 周）是 *GBS* 早发感染的重要因素，而且评估早产产程发动或破膜后是否会发生早产有困难，对有早产可能的高危孕妇进行抗生素预防具有挑战性。评估这些孕妇是否需要进行产时预防也同样困难，因为在 35 ~ 37 周前有宫缩或破膜时，她们的 *GBS* 定植情况不明。另外，恰当使用抗生素预防也很重要。使用某些抗生素后，可延长早产妇女的泌乳期。有些临床研究发现早产胎膜早破后，使用某些抗生素与早产儿 NEC 有关联，而且某些药物与自发早产的不良结局有关联，如增加氧气需求或脑瘫发生[22]。

2002 版预防指南推荐：如本次妊娠 *GBS* 定植情况不明，孕 37 周前出现产程发动或胎膜早破时，若同时有其他早产危险因素者，需进行 *GBS* 筛查，等待筛查结果时应进行产时抗生素预防。此建议的实施情况还有不足，表现为入院时进行 *GBS* 筛查和接受产时抗生素预防者数量有限[14]。CDC2009 年未发布的数据表明：产前（≥4h）给母亲青霉素、氨苄西林或头孢唑林，*GBS* 早发感染的预防效果可达 78%（95%CI：44% ~ 91%）。尚无数据说明有 *GBS* 定植发生早产胎膜早破者，产程发动前进行抗生素预防早发感染的效果。

#### 2.GBS 菌尿

妊娠妇女有 2%~7%尿中可发现 *GBS*。*GBS* 菌尿是孕妇生殖道严重定植的指标，孕妇有 *GBS* 菌尿(包括尿中菌落全部或大部分为 *GBS*)，与 *GBS* 定植和新生儿早发感染相关联[3]。尽管一些人怀孕前曾接受抗生素治疗，但抗生素不能将 *GBS* 从泌尿生殖道和消化道清除，一个疗程结束后，*GBS* 重新定植的情况很常见[6]。有些研究表明：孕初 3 个月有 *GBS* 菌尿者，在孕 35 ~ 37 周或分娩时阴道直肠可没有 *GBS* 定植。尽管如此，孕期有 *GBS* 菌尿仍然被认为是早发感染的危险因素，自 1996 年来一直是进行产时预防的指标。

1996 版指南没有定义 *GBS* 菌尿的菌落计数标准。2002 版指南推荐实验室报告每例 *GBS* 菌尿的浓度。母亲有 *GBS* 菌尿的婴儿发生早发感染的危险因素是有明显 *GBS* 菌尿（通常 > $10^5$ 菌落计数单位/mL）。尽管低浓度菌尿（< $10^4$ 菌落/mL）与阴道直肠定植有关联[23]，但尚无导致早发感染的数据。美

国犹他州的研究显示有低浓度菌尿者所生婴儿比无菌尿者所生婴儿发生早发感染的危险高[24]，但该研究的大部分孕妇都没有进行尿培养，研究结果可能有偏倚，因为该研究中低浓度菌尿者可能不能代表全体低浓度菌尿人群。报告每例尿培养中有 GBS 的菌落计数，将显著增加试验室的劳动强度，因为其他菌尿的细菌浓度 <$10^4$ 菌落/mL 时，通常不报告[25]，而且化验员不知道那个标本来自孕妇，因此有些化验室常规报告所有尿中有 GBS 的育龄妇女。有人推测筛查无症状孕妇的尿培养[26]，理论上可以发现高危孕妇。目前尚不清楚孕晚期的常规筛查联合尿培养，能预防多少 GBS 早发感染，以及是否符合经济效益比。

### 3.胎膜完整的孕妇产程发动前行剖宫产

剖宫产不能防止母亲将 GBS 传给婴儿，因为 GBS 可直接通过完整的胎膜感染胎儿。有 GBS 定植者接受剖宫产时有将 GBS 传播给胎儿的危险。文献中某些回顾性研究、瑞典基于国家人群的研究和来自 CDC 的以人群为基础的主动监测数据都表明[27]：胎膜完整的母亲产程发动前进行剖宫产，新生儿 GBS 早发感染的危险极低。有关胎膜完整的早产孕妇产程发动前进行剖宫产所生新生儿 GBS 感染的情况有限，但感染危险比阴道分娩或破水后剖宫产低很多。

### （四）标本的获取和筛查时机

因为 GBS 定植在孕期会发生变化，筛查时机至关重要。定植可以是一过性的，孕早期有定植不能预测 GBS 早发感染。孕晚期的定植情况被认为最能反映产时情况。分娩前 5 周内 GBS 培养结果的阴性预估值为 95%～98%，但 >5 周进行筛查的 NPP 较低。

### 1.标本的采集

同时采集阴道下段和直肠拭子比仅做宫颈或阴道拭子增加培养阳性的机会。虽然少数研究用肛周或阴道-肛周培养检测 GBS，现有数据难与阴道-直肠培养做比较。研究显示门诊孕妇按照正确方法自己采集阴道-直肠拭子标本，GBS 生长情况与医务人员采集的标本相同[28]。

合适的转运培养基能保证无法立即处理的标本保持活力。室温下 GBS 菌株在转运培养基中能存活数天，但菌株的恢复能力在 1～4d 会降低，特别在高温环境中。即使用合适的转运培养基，标本在接种和处理前于 4℃保存，采样后 24h 内培养的灵敏度最高[27]。

### 2.标本的处理

除实验方法外，使用增菌肉汤培养基能改善检测结果。与选择性增菌法相比，琼脂碟直接接种时 GBS 携带者有高达 50%的培养结果为假阴性。选择性增菌的方法有：Todd-Hewitt 肉汤培养基使用庆大霉素（8μg/mL）和萘啶酸（15μg/mL）（Transvag 肉汤培养基）或用黏菌素（10μg/mL）和萘啶酸（15μg/mL）（Lim 肉汤培养基）。这两种培养基通常能够得到，但不含血，额外添加 5%绵羊血可增加显色 GBS 的恢复。选择性增菌肉汤培养基也可含有显色物质，遇到 β-溶血 GBS 时可以改变颜色，因此这种培养基能协助识别 β-溶血 GBS，但不能识别非溶血 GBS 菌株[29]。2006～2008 年美国 10 个主动监测网点（ABCs）报道：265 例侵袭性 GBS 早发感染病例中，非溶血 GBS 感染占 4%。

增菌后使用常规方法接种、分离血培养的菌株，通过 CAMP 检验识别或用血清乳胶凝集法进行血清学鉴定。最近有报道显色琼脂协助识别 β-溶血 GBS 菌株。与有色增菌肉汤培养基一样，这种琼脂仅能识别 β-溶血 GBS 菌株，大部分不能识别非溶血性菌株。除增菌肉汤培养基外，还有 DNA 探针技术[30]和 PCR 法进行核酸扩增技术（nucleic acid amplification techniques，NAAT）[31]，都能快速识别 GBS。

与增值后再培养的金标法相比，现有商业化的 NAAT 检测非增菌标本的灵敏度（62.5%～98.5%）和特异性（64.5%～99.6%）不同[32]。有 3 个研究用产时 NAAT 检测非增菌标本和孕晚期检测增菌后的培养结果，与产时增菌后的培养结果相比较[32,34,35]。关于标本的采集时间，其中 2 个研究表明产时 NAAT（95.8%和 90.7%）比产前培养（83.3%和 84.3%）略微灵敏，虽然二者可信区间有重叠。有一个研究报道产时 NAAT 检测拭子标本的灵敏度（94%）比产前采集拭子标本增菌后培养（54.3%）显著增高[33]。检测前使用增菌技术可让 NAAT 检测 GBS 的灵敏度增至 92.5%～100%[31,36]。使用增菌步骤会延长检测时间，但对产前检查而言，准确的结果比时间更重要。

尽管已有 NAAT 法检测 *GBS*，产时应用仍受一定限制。虽然产时检测有较高灵敏度和特异性，而且结果回报比较迅速，可以减少产前筛查的需求，现有证据不能支持其替代产前培养或对产程发动时不知道 *GBS* 定植情况的孕妇进行危险因素为基础的筛查。增菌步骤需要额外的时间，非增菌 NAAT 相对不够灵敏，因此 NAAT 不适用于产时检测。另外，检测结果实际回报时间、试验的复杂程度、是否 24h 都能检测，对化验员的要求和价格都是需要考虑的。能够做 NAAT 检测的医院，收治孕足月但不知道 *GBS* 定植情况、且没有高危因素的孕妇时，使用此法可能有帮助。即使产时使用优化 NAAT 也仍有瑕疵，包括延迟抗生素治疗、对青霉素变态反应者没有其他药敏结果。目前，已开发出检测 *GBS* 且不需增菌的其他方法[37]，包括光学免疫法和酶免疫法，但没有一个方法有足够的灵敏度，能在产时直接检测标本、判定 *GBS* 定植情况。

### 3.抗生素敏感试验

抗生素敏感试验对青霉素有变态反应者选择抗生素非常重要，因为对克林霉素耐药的 *GBS* 菌株有增加趋势，而克林霉素是对青霉素有变态反应者最常使用的药物。正确的药敏方法也很重要，因为可能有克林霉素诱导的耐药，在肉汤培养基上鉴定却仍表现为敏感。D-区测试法使用双碟弥散进行测试，一直用于红霉素耐药和克林霉素敏感的判定，可导致克林霉素诱导的耐药。当菌株表现为 D-区阳性时，可认为有克林霉素诱导的耐药，虽然这种耐药对临床的意义尚不清楚。

目前的 *GBS* 预防措施不能防止所有的早发感染，快速发现新生儿感染和尽早使用正确的药物治疗，能使死亡率和并发症降至最低。判断是否有 *GBS* 感染必须考虑病人的临床情况、母亲的危险因素和是否进行过产时预防治疗。

## 三、新生儿感染的症状

随着产时预防性使用抗生素的增加，感染的症状可能被掩盖或延迟出现，因此影响临床医生对早发感染的判断。1996 年以来的几个研究显示：母亲产时接受抗生素治疗者与未接受者的新生儿早发感染的症状没有差别，约有90%于生后24h内发病。

虽然有 *GBS* 定植者的婴儿被认为发生早发感染的机会较大，但普查发现，*GBS* 感染者母亲>60%产前 *GBS* 培养为阴性[38]。出现假阴性病例在预料之中，因为 *GBS* 培养多在孕35~37周进行，不能发现那些产时有 *GBS* 定植者。随着有效预防措施的实施，相对低负担的疾病发病率增长反映这项政策的局限性。任何感染相关的症状都可能是 *GBS* 感染的表现，无论母亲是否有 *GBS* 定植。

血培养或脑脊液培养是诊断 *GBS* 早发感染的金标准。脑膜炎患儿有15%~33%血培养为阴性[39]，而临床有无脑膜炎者的治疗不同。

### 1.母亲患绒毛膜羊膜炎者的婴儿

绒毛膜羊膜炎是母亲有 *GBS* 定植者发生早发感染的重要危险因素，提示感染在子宫内已经发生。母亲产时发热是绒毛膜羊膜炎的症状之一，与产时抗生素预防 *GBS* 感染失败有相关性。产时治疗绒毛膜羊膜炎可防止新生儿发生感染。诊断绒毛膜羊膜炎通常依靠临床症状和体征，发热（可以是低热）、子宫有触痛、胎儿心率增快、母亲气促，羊水有异味或出现脓性羊水。为了避免新生儿感染，发动产程后母亲出现发热是绒毛膜羊膜炎的独立症状，是使用抗生素的指征，特别是那些有危险因素的母亲（如破膜时间延长或产程延长者）。

有研究发现，产时硬膜外镇痛和发热有相关性，绒毛膜羊膜炎可能被过度诊断，因而导致过度检查和使用抗生素。但来自美国2009年多个州的监测数据表明：虽然使用硬膜外镇痛较为普遍，但产时体温>38℃者（3.3%）相对罕见[14]。接诊新生儿时，询问产科医生母亲是否被怀疑有绒毛膜羊膜炎是非常重要的。

### 2.母亲产时未接受足够的抗生素治疗、一般情况较好的新生儿

如何处理那些母亲产时没有接受足够抗生素治疗（无论产前抗生素使用时间过短，还是抗生素效果

不确定）、但一般情况较好的婴儿也是个挑战。过去的 *GBS* 预防指南推荐：对母亲抗生素使用时间较短和孕周＜35 周且母亲产时接受过抗生素预防者进行血培养和全血细胞计数及分类检查，但这种方法也有一定缺陷，因为母亲产时用过抗生素的婴儿血培养的灵敏度较低。目前关于全血细胞计数作为新生儿感染指标的研究显示：虽然 NPV 较高，但 PPV 很低，尤其那些外表健康的足月儿。出生后立即查 CBC 敏感度最低，生后 6～12h 取血，诊断价值才能升高[40]。也有研究发现，临床症状比血液学检查更灵敏。

有些医院给生后 1h 内给无症状的新生儿肌注青霉素，因为一些观察研究显示普遍使用青霉素可以减少 *GBS* 早发感染。但这些研究都以历史数据作为对照，而且来自同一所医院，孕妇也未做产前 *GBS* 筛查，因此很难推广至其他医院。

## 四、*GBS* 预防指南的实施和结果

### （一）2002 版 *GBS* 预防指南的实施情况

2002 版指南推荐进行 *GBS* 的普遍筛查，发布后得到迅速推广实施。最有力的数据来自美国一项多个州基于人群的研究[14]，2003～2004 年 819 000 个活产记录，其设计与 1998～1999 年间的研究相同[21]。产前进行 *GBS* 定植情况筛查的孕妇由 1998～1999 年的 48.1%增至 2003～2004 年的 85%，2003～2004 年被筛查者在产程发动时有 98.4%有筛查结果。其中 24.2%证实为 *GBS* 阳性，在预期之内。母亲产时有抗生素应用指征者接受抗生素治疗的比例由 1998～1999 年的 73.8%增至 2003～2004 年的 85.1%。

尽管推广了普遍筛查，但在几个关键环节仍然存在不足。早产儿发生 *GBS* 早发感染的风险相对较高，产前筛查推荐的时间是孕 35～37 周，早产孕妇中只有 50.3%在入院时知道 *GBS* 定植情况。虽然推荐对不知道 *GBS* 定植情况的早产孕妇使用抗生素预防治疗，但实际接受抗生素预防者仅有 63.4%。另外，有 *GBS* 菌尿的早产孕妇和既往分娩过 *GBS* 感染的新生儿者接受抗生素预防的比例较少（73.5%）。*GBS* 筛查阳性的早产孕妇接受抗生素预防治疗的比例较高（84.5%）。入院时，有先兆早产和不知道 *GBS* 定植情况者的筛查做得不够好。尽管指南推荐这些孕妇入院时筛查 *GBS* 定植情况，入院后随即分娩和未分娩者实际仅有 18%和 31%接受筛查[14]。

与预计相同，普遍筛查后，发动产程的孕妇接受抗生素预防的比例仅轻微增加，由 26.8%增至 31.7%。青霉素和氨苄西林作为指南推荐的、无青霉素过敏史的孕妇使用的药物，仍是最常使用的药物（有 76.7%的孕妇使用）。但青霉素变态反应者通常用的药物并不是 2002 版指南推荐的头孢唑林。尽管指南推荐有效，仅有 13.8%的没有变态反应高危因素的青霉素变态反应者使用头孢唑林。克林霉素仍是青霉素过敏者使用最多的药物（低危者使用率为 69.9%，高危者 83.5%）。尽管指南推荐对所有青霉素有变态反应者和高危孕妇的阴道标本进行药敏测试，接受克林霉素预防治疗者都很少进行克林霉素和红霉素的药敏测试[14]。Rhode 岛的一家医院也报道了相同的发现[41]。

2003～2004 年美国基于多个州的人群研究也证实[14]：产前 *GBS* 筛查阴性者所生婴儿发生早发感染比预计数量多（足月儿预计数量为 23%～46%，实际观察为 61%）。因为 *GBS* 培养灵敏度不高，以及 *GBS* 可发生于筛查至分娩的时间窗内，有假阴性结果在预料之中。但过高的比例提示：*GBS* 定植情况的筛查步骤可能存在问题。收集标本的时间、方法、运送和/或实验室的操作都可能有瑕疵。做过筛查的孕妇中有 36%的分娩记录筛查的日期，因此不能评估是否在推荐的孕期窗口内完成了筛查。

### （二）新生儿 *GBS* 感染的趋势

自 20 世纪 90 年代初实施产时应用抗生素预防政策以来，早发 *GBS* 感染约降低了 80%。公立医院出院诊断编码数据也显示 1990～2002 年临床败血症的发生稳定下降，1996 年发布 *GBS* 防治指南后的 2 年内，足月儿临床败血症病例显著减少；这些数据表明，*GBS* 早发感染减少是有效预防的结果，而不是母亲使用抗生素影响了新生儿血培养结果。1999～2001 年 *GBS* 早发感染发病率稳定于 0.50/1 000 个活产儿。2002 版 *GBS* 预防指南颁布后，发病率进一步降至 0.3～0.4/1 000 个活产儿，与 2002 版指南的预期相符[21]。来自美国所有军队医院的出生数据也有相似的趋势[42]。但黑色人种和白色人种间早发 *GBS*

感染发病率的差别仍然持续存在，而且早产与足月儿也有差别[43]。2008 年初的监测数据表明，人种间的差别有一定程度的缩小[1]。所有黑人婴儿发病率降至 0.49/1 000 个活产儿，接近 2010 健康人群的数据（0.5/1 000 所有种族活产儿）。但 2008 年的最后数据强调，应该报道病例和出生活产儿总数的种族情况，而且还需几年的数据才能确定这种趋势是否持久。

### （三）非 GBS 病原体感染的趋势

早发 GBS 感染减少并没有导致其他病原体感染上升，包括耐药菌。多数研究，包括基于人群的研究，发现随着产时抗生素预防 GBS 的推广，非 GBS 病原体早发感染率保持稳定或下降[44,45]。早产儿、低出生体重儿或极低出生体重儿中侵袭性大肠杆菌感染的发生率有所增加[47,48]，有研究报道早产儿或极低出生体重儿（very low birth weight，VLBW）中氨苄西林耐药的大肠杆菌所占比例有增加[46]。但这种现象，在不同时期或不同研究的结果不同。有关早产儿败血症的多中心研究显示：大肠杆菌感染率自 1991～1993 年至 1998～2000 年有所增加[47]，1998～2000 年至 2002～2003 年保持稳定，氨苄青霉素耐药菌株所占比例没有显著改变[48]。目前还不清楚：出现氨苄青霉素耐药的大肠杆菌菌株是否都是产时使用抗生素预防 GBS 早发感染所造成的，因为，整个社区氨苄青霉素耐药的大肠杆菌菌株数量在增长[49]。现有证据也不能说明足月儿非 GBS 早发感染率有增加。

有些研究观察到所有新生儿[44]、早产儿或 VLBW 产时抗生素曝露与大肠杆菌或其他非 GBS 菌早发感染有联系[46,47]。但这些研究对照组都是非耐药病原体感染的婴儿，不能说明产时抗生素预防了氨苄西林敏感菌株的感染，因此可能过高估计抗生素暴露和耐药的关系[50]。包括相同产院出生的非感染者在内的、多中心的有关早发大肠杆菌感染的病例对照研究发现[51]：产时抗生素暴露与氨苄西林耐药的大肠杆菌感染无关。

早产儿大肠杆菌和抗生素耐药菌株引起的早发感染增加的危险，并不能与产时使用抗生素预防 GBS 早发感染的获益相比。2009 年 CDC 的数据显示：尽管 GBS 早发感染已显著减少，就新生儿整体而言，大肠杆菌早发感染率仍然稳定，且比 GBS 早发感染率低。确保尽早发现非 GBS 感染或因其造成的死亡率升高仍然是新生儿非 GBS 感染的监测目标。

### （四）预防 GBS 早发感染的努力对新生儿医疗工作的影响

20 世纪 90 年代早期和中期的调查研究显示：与母亲产时未用抗生素的婴儿相比，儿科医生和新生儿医生接诊母亲产时使用过抗生素的婴儿时，更愿意做与感染相关的检查和使用抗生素。1996～2002 年间的调查结果则不同，母亲产时用过抗生素的婴儿得到的医疗服务[包括诊断试验、抗生素治疗和（或）住院时间延长]有的增加、有的持平、有的减少。2002 版预防指南颁布以来尚无相关的报道。

2010 年美国疾病控制与预防中心，妇产科学会及儿科学会颁布了新的 GBS 预防指南，其效果还有待时间的检验。

（李耿）

# 参考文献

[1] CDC.Active Bacterial Core Surveillance Report，Emerging Infections Program Network，Group B Streptococcus， 2008[S]. Atlanta：US Department of Health and Human Services，CDC，2009.

[2] PHARES C R， LYNFIELD R，FARLEY M M，et al. Epidemiology of invasive group B streptococcal disease in the United States， 1999-2005[J]. JAMA ，2008，299：2056-2065.

[3] HEATH P T，BALFOUR G F，TIGHE H，et al.Group B streptococcal disease in infants： a case control study[J]. Arch Dis Child，2009，94：674-680.

[4] BOYER K M，GOTOFF S P. Strategies for chemoprophylaxis of GBS early-onset infections[J]. Antibiot Chemother，1985，35：267-280.

[5] HEINEMANN J, GILLEN G, SANCHEZ-RAMOS L, et al.Do mechanical methods of cervical ripening increase infectious morbidity? A systematic review[J]. Am J Obstet Gynecol, 2008, 199: 177-187.

[6] BAECHER L, GROBMAN W.Prenatal antibiotic treatment does not decrease group B Streptococcus colonization at delivery[J].Int J Gynaecol Obstet , 2008, 101: 125-128.

[7] CUTLAND C L, MADHI S A, ZELL E R, et al.Chlorhexidine maternal-vaginal and neonate body wipes in sepsis and vertical transmission of pathogenic bacteria in South Africa: a randomised, controlled trial[J]. Lancet , 2009, 374( 9705 ): 1909-1916.

[8] SALEEM S, ROUSE D, MCCLURE E, et al. Chlorhexidine vaginal and infant wipes to reduce perinatal mortality and morbidity: a randomized controlled trial[J].Obstet Gynecol, 2010, 115: 1225-1232.

[9] BARBER E L, ZHAO G, BUHIMSCHI I A, et al.Duration of intrapartum prophylaxis and concentration of penicillin G in fetal serum at delivery[J]. Obstet Gynecol, 2008, 112(2 Pt 1): 265-270.

[10] ALLEGAERT K, van MIEGHEM T, VERBESSELT R, et al.Cefazolin pharmacokinetics in maternal plasma and amniotic fluid during pregnancy[J].Am J Obstet Gynecol, 2009, 200: 170 -177.

[11] MULLER A, MOUTON J, OOSTVOGEL P, et al.Pharmacokinetics of clindamycin in pregnant women in the peripartum period[J].Antimicrob Agents Chemother, 2010, 54: 2175-2181.

[12] BRUNTON L, LAZO J, PARKER K, et al. Goodman & Gilman's The pharmacologicical basis of therapeutics[M]. 11th ed. New York: McGraw-Hill, 2006.

[13] CHAUDHURI K, GONZALES J, JESURUN C A, et al. Anaphylactic shock in pregnancy: a case study and review of the literature[J]. Int J Obstet Anesth , 2008, 17: 350-357.

[14] Van DYKE M K, PHARES C R, LYNFIELD R, et al. Evaluation of universal antenatal screening for group B Streptococcus[J]. N Engl J Med , 2009, 360: 2626-2636.

[15] PANDA B, IRURETAGOYENA I, STILLER R, et al. Antibiotic resistance and penicillin tolerance in ano-vaginal group B streptococci[J]. J Matern Fetal Neonatal Med , 2009, 22: 111-114.

[16] KIMURA K, SUZUKI S, WACHINO J, et al.First molecular characterization of group B streptococci with reduced penicillin susceptibility[J].Antimicrob Agents Chemoth, 2008, 52: 2890-2897.

[17] DAHESH S, HENSLERr M E, van SORGE N M, et al. Point mutation in the group B streptococcal pbp2x gene conferring decreased susceptibility to beta-lactam antibiotics[J]. Antimicrob Agents Chemother, 2008, 52: 2915-2918.

[18] National Committee of Clinical Laboratory Standards.Performance standards for antimicrobial susceptibility testing[M]. Wayne: NCCLS document M100-S 14[S], 2004.

[19] CASTOR M L, WHITNEY C G, COMO-SABETTI K.Antibiotic resistance patterns in invasive group B streptococcal isolates[J]. Infect Dis Obstet Gynecol , 2008, 727: 505.

[20] EDWARDS M S. Group B streptococcal conjugate vaccine: a timely concept for which the time has come[J]. Human Vaccines , 2008, 4: 444-448.

[21] SCHRAG S J, ZELL E R, LYNFIELD R, et al. A population-based comparison of strategies to prevent early-onset group B streptococcal disease in neonates[J]. N Engl J Med , 2002, 347: 233-239.

[22] KENYON S, PIKE K, JONES D R, et al.Childhood outcomes after prescription of antibiotics to pregnant women with spontaneous preterm labour: 7-year follow-up of the ORACLE II trial[J]. Lancet, 2008, 372(9646): 1319-1327.

[23] CENTELLES-SERRANO M J, PEREZ-MORENO M O, LLOVET-LOMBARTE M I, et al. Effectiveness of systematic investigation for group B Streptococcus in urine samples to identify colonized pregnant women[J]. Enferm Infecc Microbiol Clin, 2009, 27: 394-398.

[24] WENG C, KORGENSKI K, SHENG X, et al. Pregnancy outcomes in women with group B streptococcal bacteriuria[C]// Annual Meeting of the Pediatric Academic Societies.Vancouver: [s.n.], 2010.

[25] MCCARTER Y S, BURD E M, HALL G S, et al. Cumitech 2C: laboratory diagnosis of urinary tract infections[M]. Washington, DC: ASM Press, 2009.

[26] LINK K, FAJARDO K. Screening for asymptomatic bacteriuria in adults: evidence for the U.S. Preventive Services Task Force reaffirmation recommendation statement[J].Ann Inter Med, 2008, 149: W20-W24.

[27] HAKANSSON S, AXEMO P, BREMME K, et al.Group B streptococcal carriage in Sweden: a national study on risk factors for mother and infant colonization[J].Acta Obstet Gynecol Scand, 2008, 87: 50-58.

[28] ARYA A, CRYAN B, O'SULLIVAN K, et al.Self-collected versus health professional-collected genital swabs to identify the prevalence of group B Streptococcus: a comparison of patient preference and efficacy[J].Eur J Obstet, Gynecol Reprod Biol, 2008, 139: 43-45.

[29] CARVALHO M D, FACKLAM R, JACKSON D, et al. Evaluation of three commercial broth media for pigment detection and identification of group B streptococci (GBS), Streptococcus agalactiae[J]. J Clin Microbiol, 2009, 47: 4161-4163.

[30] FIANDACA M, LTTICKEN R, HAASE G, et al.Rapid detection of Streptococcus agalactiae from swabs by peptide nucleic acid fluorescence in situ hybridization[J].J Med Microbiol, 2010, 59: 179-184.

[31] BLOCK T, MUNSON E, CULVER A, et al. Comparison of carrot broth- and selective Todd-Hewitt broth-enhanced PCR protocols for real-time detection of Streptococcus agalactiae in prenatal vaginal/anorectal specimens[J]. J Clin Microbiol, 2008, 46: 3615-3620.

[32] ALFA M J, SEPEHRI S, de GAGNE P, et al. Real-time PCR assay provides reliable assessment of intrapartum carriage of group BStreptococcus[J]. J Clin Microbiol, 2010, 48(9): 3095-3099.

[33] DAVIES H D, MILLER M A, FARO S, et al. Multicenter study of a rapid molecular-based assay for the diagnosis of group BStreptococcus colonization in pregnant women[J].Clin Infect Dis, 2004, 39: 1129-1135.

[34] GAVINO M, WANG E.A comparison of a new rapid real-time polymerase chain reaction system to traditional culture in determining group BStreptococcus colonization[J].Am J Obstet Gynecol, 2007, 197: 388 -394.

[35] MONEY D, DOBSON S, COLE L, et al.An evaluation of a rapid real time polymerase chain reaction assay for detection of group B Streptococcus as part of a neonatal group B Streptococcus prevention strategy[J]. J Obstet Gynaecol Can,2008,30: 770-775.

[36] SCICCHITANO L, BOURBEAU P.Comparative evaluation of the AccuProbe group B Streptococcus culture test, the BD GeneOhm Strep B assay, and culture for detection of group B streptococci in pregnant women[J]. J Clin Microbiol, 2009, 47: 3021-3023.

[37] DANIELS J, GRAY J, PATTISON H, et al.Rapid testing for group B Streptococcus during labour: a test accuracy study with evaluation of acceptability and cost-effectiveness[J].Health Technol Assess, 2009, 13: 1-154.

[38] PULVER L S, HOPFENBECK M M, YOUNG P C, et al.Continued early onset group B streptococcal infections in the era of intrapartum prophylaxis[J]. J Perinatol, 2009, 29: 20-25.

[39] ANSONG A, SMITH P B, BENJAMIN D, et al. Group B streptococcal meningitis: cerebrospinal fluid parameters in the era of intrapartum antibiotic prophylaxis[J].Early Hum Dev, 2009, 85(10 S): S5-S7.

[40] NEWMAN T B, PUOPOLO K M, WI S, et al.Interpreting complete blood counts soon after birth in newborns at risk for sepsis[J]. Pediatrics, 2010, 126(5): 903-909.

[41] MATTESON K A, LIEVENSE S P, CATANZARO B, et al.Intrapartum group B streptococci prophylaxis in patients reporting a penicillin allergy[J]. Obstet Gynecol, 2008, 111(2 Pt 1): 356-364.

[42] EBERLY M D, RAJNIK M.The effect of universal maternal screening on the incidence of neonatal early-onset group B streptococcal disease[J]. Clin Pediatr (Phila), 2009, 48: 369-375.

[43] CDC.Trends in perinatal group B streptococcal disease-United States, 2000-2006[J].MMWR, 2009, 58: 109-112.

[44] PUOPOLO K, EICHENWALD E.No change in the incidence of ampicillin-resistant, neonatal, early-onset sepsis over 18 years[J].Pediatrics, 2010, 125: e1031-e1038.

[45] DALEY A J, ISAACS D.Ten-year study on the effect of intrapartum antibiotic prophylaxis on early onset group B streptococcal and Escherichia colineonatal sepsis in Australasia[J]. Pediatr Infect Dis J, 2004, 23: 630-634.

[46] BIZZARRO M J, DEMBRY L M, BALTIMORE R S, et al.Changing patterns in neonatal Escherichia coli sepsis and ampicillin resistance in the era of intrapartum antibiotic prophylaxis[J]. Pediatrics, 2008, 121: 689-696.

[47] STOLL B J, HANSEN N, FANAROFF A A, et al.Changes in pathogens causing early-onset sepsis in very-low-birth-weight infants[J]. N Engl J Med, 2002, 347: 240-247.

[48] STOLL B J, HANSEN N I, HIGGINS R D, et al.Very low birth weight preterm infants with early onset neonatal sepsis: the predominance of gram-negative infections continues in the National Institute of Child Health and Human Development Neonatal Research Network, 2002—2003[J]. Pediatr Infect Dis J, 2005, 24: 635-639.

[49] AL-HASAN M N, LAHR B D, ECKEL-PASSOW J E, et al.Antimicrobial resistance trends of Escherichia coli bloodstream isolates: a population-based study, 1998—2007[J].J Antimicrob Chemother, 2009, 64: 169-174.

[50] MOORE M R, SCHRAG S J, SCHUCHAT A.Effects of intrapartum antimicrobial prophylaxis for prevention of group-B-streptococcal disease on the incidence and ecology of early-onset neonatal sepsis[J]. Lancet Infect Dis, 2003, 3: 201-213.

[51] SCHRAG S J, HADLER J L, ARNOLD K E, et al.Risk factors for invasive, early-onset Escherichia coli infections in the era of widespread intrapartum antibiotic use[J]. Pediatrics, 2006, 118: 570-576.

# 第七节　新生儿巨细胞病毒感染

人巨细胞病毒感染已成为当前国内外医学界关注的重点，是新生儿感染的重要病原之一。巨细胞病毒（Cytomegalovirus，CMV）是疱疹病毒科 β 亚科中基因组最大的 DNA 病毒，又称人疱疹病毒 5 型，为双链 DNA 病毒，是一种机会致病病原体。因受染细胞的典型改变是细胞变大，核内和胞浆内出现包涵体，故本病又名巨细胞包涵体病（cytomegalic inclusion disease，CID）。CMV 感染在人群中常表现为临床潜伏感染或复发感染，根据 CMV 在宿主体内的复制情况，其感染可分为活动性感染和潜伏性感染。按照临床征象分为症状性感染和无症状性感染。按 CMV 感染时间可分为原发性感染、再发性感染和既往感染。胎儿和新生儿感染后，虽然多数无症状，但仍有不少患儿发生小头畸形、生长发育迟缓、智力障碍和感觉神经性耳聋等远期后遗症。特别是先天性感染危害更大，因而我们系统总结新生儿 CMV 感染的特点，积极采取防治措施，有着十分重要的意义。

## 一、流行病学

人是 CMV 的唯一传染源和宿主，本病属非流行性传染，无明显季节性，感染率与社会经济条件明显相关。CMV 通过密切接触感染者的体液（尤其是尿液、唾液、血液和生殖器分泌物）在人群中传播，人群对 CMV 普遍易感。新生儿 CMV 感染途径有垂直传播、水平传播、医源性传播。垂直传播包括出生前感染、出生时感染和出生后感染。研究表明，妊娠妇女妊娠期的 CMV 原发性感染是引起新生儿先天性感染并导致后遗症的主要原因。根据加拿大妇产科学会指南以及美国疾病预防控制中心的统计数据，1%～4%的妊娠妇女在妊娠期发生 CMV 原发性感染，其中 30%～40%发生宫内感染。欧美 20 世纪 80 年代孕妇的感染率为 40%～80%，日本为 95%，一些发展中国家及地区的感染率甚至可达 100%，中国上海的产妇感染率为 92%，武汉 96%，沈阳 99%，孕妇的原发或重复感染均可引起胎儿的宫内感染、围生期感染或产后水平感染，武汉观察组的总感染率达 85%。产妇与新生儿的抗人巨细胞病毒免疫球蛋白 M 的检出情况与感染密切相关，胎儿可从抗人巨细胞病毒免疫球蛋白 M 阳性的母亲获得感染。

各国采用不同检测方法进行新生儿监测的结果显示，发达国家中先天性 CMV 感染率普遍较低，例如意大利 0.18%，德国 0.21%，瑞士 0.2%，日本 0.17%，美国 0.7%～0.45%。而在发展中国家其感染率则普遍高于发达国家（如巴西 1.1%，阿根廷 4.66%），西非地区的一项研究结果显示先天性 CMV 感染率更是高达 5.4%。我国在新生儿先天性 CMV 感染状况方面也进行了一些研究，新生儿脐血 CMV 免疫球蛋白 M（immunoglobulin M，IgM）抗体检测的阳性率为 0.6%～8.5%，新生儿黄疸者的 CMV 感染率更高达 8.86%，这些结果都明显高于上述其他国家或地区报道的感染率[1]。

## 二、临床症状

### 1.先天感染

感染巨细胞病毒的新生儿中，大约有 25%的病儿是先天性感染，活产婴儿临床表现因宫内感染的时间以及母亲孕期原发性或继发性感染而各不相同。通常 CMV 对肝脏、眼睛及中枢神经系统有特别的亲和力，其中 50%的病儿在出生时就会出现典型症状，最常见的症状有肝脾肿大、黄疸、瘀点状皮疹、小头畸形，其次为脉络膜视网膜炎、男孩腹股沟疝、脑积水、溶血性贫血、肺炎等。黄疸、肝脾肿大和出血现象，可在之后不同的时间里自行消失，但神经系统后遗症稍后才明显，且不易消失。先天性 CMV

感染不仅对出生新生儿的神经系统造成损害，而且可以引起远期的神经系统后遗症，主要是精神发育迟缓和感音性神经性耳聋，而后者目前已经成为导致儿童非遗传性感音性听力损害的最主要原因。国外资料显示，有 22%～65%有症状先天性 CMV 感染的患儿以及 6%～23%无症状感染的患儿在出生时就已经出现单侧或双侧听力损害，但是部分患儿的听力损害在出生时及新生儿期没有表现出听力下降，而在儿童时期出现听力受损。在一项关于先天性 CMV 感染对听力损害的前瞻性队列研究中，收集了 60 例先天性 CMV 感染的新生儿，其中 5.4%为症状性感染，经检测 21%无症状性感染的患儿及 33%症状性感染的患儿出生时有听力损害；随访 5 年，5%的新生儿会出现迟发型神经感音性听力损害，11%的患儿听力损害进一步恶化，16%的患儿听力损害有波动。文献报道超过 90%有症状先天性 CMV 感染的患儿将出现神经系统后遗症，其中 25%～35%可能出现不同程度的伤残，而病死率可达 2%～30%。另外，先天性 CMV 感染的患儿中有 5%～30%出现脉络膜视网膜炎，这是除弓形虫感染以外导致先天性脉络膜视网膜炎的第二大主要原因，该并发症可以导致视神经萎缩和视力部分或全部丧失。

严重先天性 CMV 感染的病儿死亡率可达 30%，主要是由于多器官损伤、严重肝功能不良、出血、并发细菌感染而引起死亡，大多发生在新生儿时期。存活下来的病儿，90%会留有各种伤残，包括精神、运动落后，智力低下，听力障碍，视力异常，语言表达能力障碍，学习困难和瘫痪。也有一些病儿在出生时没有症状，这种预后比较好，但其中也有 10%～15%的病儿在出生后 2 年内才出现上述后遗症，但其程度较轻。

**2.后天感染**

新生儿在出生时吸入宫颈、阴道分泌物，或因产后哺乳、护理时发生的感染都属于后天感染。后天感染大多没有症状。但如果足月分娩的新生儿在出生后 9 个月内发生肺炎，就要考虑可能与巨细胞病毒感染有关，这种肺炎病死率高。早产儿出现后天感染时症状比较重，常出现肝脾肿大、血小板减少、溶血性贫血、呼吸功能不良等症状，虽然大多可以自行痊愈，但病死率还是高达到 20%以上。本病常为多系统多脏器受累，并发症较多，如神经系统损害至小头畸形、脑积水、脑组织钙化、惊厥和脉络膜视网膜炎等，或常发生间质性肺炎、血小板减少性紫癜。后遗症常见生长迟缓、智力障碍、运动障碍、癫痫、视力减退（视神经萎缩）、听力障碍（神经性耳聋）等[2]。

## 三、诊断及实验室检查

先天性巨细胞病毒感染可以根据临床表现如黄疸、肝脾肿大、全身出现瘀点，以及母亲在怀孕时感染了巨细胞病毒确诊。确诊有困难时，还可以通过一些化验帮助诊断，如培养尿液、唾液中的病毒、检验血清中巨细胞病毒的抗体等。其中检验血清中抗体的方法最常用，如果婴儿体内的 IgG 抗体持续 6 个月以上，提示为宫内或出生后不久感染的，而如果母亲并没有感染病毒，就可确定是出生后感染的。如果出生后两周内检测发现血清中 IgM 抗体为阳性，就可断定是先天性感染。

具体分述如下：

**1.临床诊断**

临床诊断依据能证实宿主体内有人巨细胞病毒（Human cytomegalovirus，HCMV）侵入，无论有无症状或病变均称为 CMV 感染。

（1）根据获得感染的方式分类：①先天性感染：由 HCMV 感染的母亲所生育的子女，于出生 14d 内（含 14d）证实有 HCMV 感染为宫内感染所致。②围生期感染：由 HCMV 感染的母亲所生育的子女于出生 14d 内没有 HCMV 感染，而于生后第 3～12 周证实有 HCMV 感染为婴儿于出生过程或吸吮母乳感染。③生后感染或获得性感染：由产后水平感染主要是经哺乳而感染和由患婴之间造成的水平传播感染。

在新生儿中以前 2 种方式为最重要。

（2）根据临床征象分类：①症状性感染：出现 HCMV 感染相关的症状、体征，损害宿主两个或两个以上器官或系统时称全身性感染，多见于先天性感染；主要集中于宿主的某一器官或系统，如肝脏或

肺部时则称为 *CMV* 肝炎或 *CMV* 肺炎。②亚临床型感染：无任何临床症状与体征在新生儿中为非主要类型。

**2.实验室检查**

依据中华医学会儿科学分会感染消化学组制定的《巨细胞病毒感染诊断方案》，必须有 5 项实验室检查之一阳性才可诊断。

（1）分离出 *HCMV*。从尿液、血液唾液乳汁等组织中分离出 *HCMV*。

（2）检出巨细胞病毒。除外其他病毒感染时，在受检组织细胞中见到典型的巨细胞病毒。

（3）血清特异抗体检测：①血清抗 *CMV* 免疫球蛋白 G（immunoglobulin G，IgG）从阴性转为阳性表明原发性感染。②血清抗 *CMV* IgM：阳性结果表明 *HCMV* 感染；如同时有抗体 *CMV* IgG 阴性表明原发性感染；但新生儿产生 IgM 能力差，因此即使感染了 *HCMV* 仍可出现假阴性。

（4）特异的单克隆抗体检测。用特异的单克隆抗体从受检组织或细胞中检测到 *CMV* 抗原（pp65 抗原），表示 *HCMV* 活动。从周围血细胞中查得 *CMV* 抗原又称为 *CMV* 抗原血症。

（5）分子杂交或聚合酶链反应法。用分子杂交或聚合酶链反应法（如巢式 PCR，荧光定量 PCR 检测，DNA 芯片技术）从受检材料中检出 *CMV* DNA 特异片段，表明 *CMV* 感染，可为潜伏感染或活动性感染。

其他辅助检查：

（1）X 线检查示肺部呈间质性肺炎表现。

（2）B 超有肝脾肿大等改变。

（3）脑电图：异常波形。

**3.关于筛查问题**

巨细胞病毒血清学筛查一直是一个有争论的问题。公共卫生权威机构不推荐对于孕妇进行常规的血清学筛查。如果要进行筛查，应该在妊娠早期或者在计划妊娠前进行。如果孕妇检测为血清反应阴性，妊娠期临床疑似巨细胞病毒感染时应该进行反复的检查，但目前尚没有针对巨细胞病毒的有效而安全的免疫措施。此外，由于我们还没有针对巨细胞病毒感染的有效的产前治疗措施，胎儿有巨细胞病毒感染或者患病的孕妇只能选择性终止妊娠或者期待观察直至分娩。产前检查，提供了一个宣教的机会，建议 IgG 抗体阴性妇女需采取预防措施。此外，孕前常规抗体检测有助于区分孕期是初次还是复发感染。Naessens 等评估了孕期第一次巨细胞病毒血清学筛查，他们发现，这种筛查只能检出所有先天性巨细胞病毒感染的 82%。目前尚不推荐对所有孕妇进行巨细胞病毒血清学常规检测。只有那些妊娠期出现流感样症状或者超声检查发现异常声像疑似巨细胞感染而不能通过其他原因解释（宫内生长迟缓病例中胎盘功能不全，腹水病例中羊水过少和胎儿贫血等）的孕妇才应该进行血清学检测[3-9]。

## 四、治疗

（1）抗病毒药物如阿糖胞苷以及阿昔洛韦（无环鸟苷）等对 *HCMV* 均能起到短暂的抑制作用使症状缓解，但不能消除感染。

（2）干扰素对 *HCMV* 的抑制作用效果欠佳并可能导致抗药性。

（3）阿昔洛韦衍生物更昔洛韦（ganciclovir，GCV）效果较好，重症感染者用 7.5～10mg/（kg·d），分 2 或 3 次静滴 7～10d 后，继以 5mg/（kg·d）维持治疗 1～2 个月，对先天性感染可用 12mg/（kg·d）连续治疗 6 周疗法。不良反应有白细胞及血小板下降、肝功能异常，但停药后可迅速恢复正常，偶可致不可逆性无精症。

更昔洛韦（GCV）是目前广泛用于治疗 *CMV* 感染的抗病毒药物，其作用机制是和三磷酸脱氧鸟苷竞争与 DNA 合成酶的结合，从而阻断 *CMV* 的 DNA 合成达到抗病毒作用。累积的研究和临床报道已证实，更昔洛韦用于治疗症状性先天性 *CMV* 感染可以有效改善听力损害，并有助于增加机体质量及头围、缓解肝脏损害、使病毒血症转阴、并且降低尿液中排出的病毒数量。虽然在中止抗病毒治疗后，血液及尿液中病毒的数量会逐渐恢复至治疗前的水平，但是并不影响 CMV 感染症状的改善。

目前治疗现状：

我国在治疗新生儿巨细胞病毒感染的适应证和治疗方法上缺乏规范的诊治指南，有的适应证过宽，例如有的医生只要 CMV IgM 抗体阳性或者尿中查到 CMV DNA 阳性就开始治疗，而且多采用两周疗程，但是复发率很高。因此建议对于无症状的确诊 CMV 感染的婴儿可以监测肝功能、神经发育情况和定期听力检查而不用马上用更昔洛韦（GCV）治疗，只有出现 CMV 感染的症状和体征时才考虑治疗。例如出现婴儿肝炎、听力受损、神经发育异常时才可以考虑治疗，并且要把药物的不良反应和可能的危害告诉家长，慎重地做出决定。一旦决定抗病毒治疗就要尽量坚持治疗 4~6 周，否则停药后可能复发。

缬更昔洛韦作为更昔洛韦的前体药物，口服生物利用度达 41.4%，口服缬更昔洛韦后血浆更昔洛韦药物浓度与静脉注射更昔洛韦相仿，也可用于治疗先天性 CMV 感染。另外，膦甲酸及西多福韦同样也具有抗 CMV 活性，但这两种药物均有显著的毒性，尤其是肾毒性，用于不能耐受更昔洛韦治疗的免疫抑制人群或对更昔洛韦耐药的 CMV 感染人群。而阿昔洛韦虽然在小鼠及体外存在抗 CMV 活性，但临床用于治疗先天性 CMV 感染患儿仅能暂时消除病毒血症，对症状及远期并发症没有任何改善。

2009 年《围产期医学杂志》发布的先天性 CMV 感染的诊治指南推荐：更昔洛韦静脉注射治疗先天性 CMV 感染的剂量为：6mg/（kg·次），每 12h 注射 1 次，持续 6 周。在临床治疗中应注意更昔洛韦的不良反应，包括骨髓抑制、性腺抑制导致不孕可能、肝功能异常及抽搐等，其中，中性粒细胞减少是最常见的不良反应。据一项纳入 46 例患儿的临床试验证实，使用更昔洛韦治疗组出现中重度中性粒细胞减少的比例（63%）明显高于对照组（21%），48% 的患儿需要调整剂量，14% 的患儿因此中止治疗。另外，由于更昔洛韦只有静脉制剂，治疗疗程长则突显出缬更昔洛韦的优势，目前建议使用缬更昔洛韦16mg/（kg·次），口服每日 2 次，可以达到有效更昔洛韦血药浓度，但其出现中重度中性粒细胞减少的比例亦高达 38%。现在国外正进行一项临床试验，通过比较使用缬更昔洛韦治疗 6 周及 6 个月，来评价长疗程能否有助于进一步改善听力及神经系统发育。

Kimberlin 等通过长期随访证实：有症状先天性 CMV 感染的患儿使用更昔洛韦抗病毒治疗 6 周后，6 个月及 1 年时随访听力损害均有明显改善。但是有观点认为，有严重听力损害的新生儿一旦听力脑干诱发电位提示听力阈值高于 100dB，则没有必要进行更昔洛韦治疗，因为即使达到部分听力功能的改善，最终仍然需要耳蜗移植。另外，更昔洛韦可能有助于促进患儿长期的精神运动发育，但这有待于长期随访进一步证实。Lackber 等发表的最新研究表明：将 23 例无症状先天性 CMV 感染患儿分为更昔洛韦治疗组和对照组，治疗组患儿出生后予以更昔洛韦 10mg/kg 治疗 21d，随访 4~11 年，其中 5 例失访，对照组中 2 例患儿分别在 8 岁时及 10 岁时出现神经感音性听力损伤，而治疗组至随访结束无 1 例出现听力损害。因此，更昔洛韦可以预防无症状先天性 CMV 感染患儿出现潜在的听力损害。但是，由于无症状先天性 CMV 感染的患儿中部分会在儿童时期出现听力损害，因此是否对无症状感染者常规进行治疗依然存在争议[10-16]。

## 五、随访及预后

本病病死率高，受感染的胎儿除流产、死产外，常引起先天性畸形，出生后严重者在生后数天或数周内死亡；幸存者 90% 留有后遗症，如生长迟缓、智力障碍、运动障碍、癫痫视力减退（视神经萎缩）听力障碍（神经性耳聋）等。

由于部分先天性 CMV 感染的患儿在出生时及新生儿期都没有出现听力损害，而在儿童时期出现症状，因此有必要对先天性 CMV 感染患儿全部进行听力筛查，并且建立起完善的听力检测随访机制。建议先天性感染 CMV 的婴儿在 1，3，6，12 月龄及之后每年 1 次进行随访直至学龄期。随访的内容包括：体格及智力发育评估、听力脑干诱发电位检测、眼底检测、血清学检测（全血细胞计数、血小板计数、转氨酶水平、胆红素水平）以及尿液标本的病毒学检测。神经系统的后遗症已经成为先天性 CMV 感染的主要危害。一般出生时感染症状越重，神经系统后遗症也越严重。胎儿出生时有胎儿宫内发育迟缓或小头畸形，则高度提示可能存在精神发育迟缓和运动障碍，并且小头畸形的程度与婴儿智力的发育水平呈负相关，但小头畸形与听力损害无明显关系。而皮肤瘀点瘀斑和宫内发育迟缓则是出现听力损害的独立危险因素，生后神经系统影像学检查异常提示并发听力损害的可能性更大。另外，脉络膜视网膜炎提示神经系统损害预后不佳[17,18]。

后天性 *CMV* 感染多为自限性，预后良好。

## 六、预防

治疗即使有效，也难免留下后遗症，所以预防特别重要，鉴于传染源广泛，而且多为隐性，传播途径复杂而不易控制，加之易感性，普遍存在预防措施的重点在于开发疫苗。

获得性 *CMV* 感染是通过直接密切接触排毒者，在接触有排病毒者后应注意洗手，尽量减少传播的危险。输血时应事先筛查血源，应用 *CMV* 阴性血，或用浓缩红细胞等成分性输血，减少获得性感染的机会。

对于 *CMV* 感染的母亲能否进行母乳喂养的问题，现在仍然存在争议。多数学者认为对于确诊或高度怀疑为 *CMV* 感染的婴儿，若检出母乳中有 *CMV* 排毒时，建议停止母乳喂养。也有学者建议，对于无症状足月儿，可以继续母乳喂养，但对于早产和低出生体重儿需要特别小心，当母亲存在明显 *CMV* 感染证据时，应将母乳进行特别处理，将母乳中的 *CMV* 病毒颗粒灭活后再给婴儿，以免造成婴儿的 *CMV* 感染[19,20]。

（姜敏）

# 参考文献

[1] BUONDENSO D，SERRANTI D，GARGIULLO L，et al .Congenital cytomegalovirus infection： current strategies and future perspectives[J].Eur Rev Med Pharmacol Sci，2012，16（7）：919-35.

[2] ALKHAWAJA S， ISMAEEL A， BOTTA G，et al. there prevalence of congenital and perinatal cytomegalovirus infections amongetnewborns of seropositive mothers[J]. J Infect Dev Ctries，2012，6（5）：410-415.

[3] 何小周，王晓芳，王世文.先天性巨细胞病毒感染状况及检测方法的研究进展[J].病毒学报，2012，28（1）：74-77.

[4] 方峰. 新生儿巨细胞病毒感染及疾病的诊治[J].中国实用儿科杂志，2011，26（1）：6-8.

[5] SHEN Z，SHANG S，ZOU C，et al.The detection and clinical features of human cytomegalovirus infection in infants[J].Fetal Pediatr Pathol，2010，29（6）：393-400.

[6] 张书红. 人巨细胞病毒感染检测方法的研究进展[J].医学综述，2009，15（22）：3495-3497.

[7] 金艳，邓松华，王明丽. 人巨细胞病毒先天性感染实验室诊断的研究进展[J].安徽医科大学学报，2011，46（3）：282-285.

[8] 白剑，肖漓，石炳毅. 器官移植术后人巨细胞病毒感染的实验室诊断研究进展[J]. 中国误诊学杂志，2008，8（12）：2791-2793.

[9] NOVAK Z，ROSS S A，PATRO R K，et a1. Enzyme-linked immunosorbent as-say method for detection of cytomegalovirus strain-specific antibody re-sponses[J]. Clin Vaccine Immunol，2009，16（2）：288-290.

[10] MCMULLAN B J，PALASANTHIRAN P，JONES C A，et al. Congenital cytomegalovirus-time to diagnosis， management and clinical sequelae in Australia： opportunities for earlier identification[J]. Med J Aust. 2011，194（12）：625-629.

[11] De VRIES J J，van der EIJK A A，WOLTHERS K C，et al.Real-time PCR versus viral culture on urine as a gold standard in the diagnosisof congenital cytomegalovirus infection[J].J Clin Virol，2012，53（2）：167-170.

[12] De VRIES J J，VOSSEN A C，KROES A C，et al.Implementing neonatal screening for congenital cytomegalovirus： addressing the deafness of policy makers[J]. Rev Med Virol，2011，21（1）：54-61.

[13] TOLAN R W，Jr，PALMER A，MICHAELS M G. Dried blood spot polymerase chain reaction screening for congenital cytomegalovirus infection[J]. J Pediatr，2010，157（6）：1045； author reply 1045-1046.

[14] NIGRO G，ADLER S P. Cytomegalovirus infections during pregnancy[J].Curr Opin Obstet Gynecol，2011，23（2）：123-128.

[15] WHITLEY R J. The use of antiviral drugs during the neonatal period. ClinPerinatol[J]，2012， 39（1）：69-81.

[16] COLL O，BENOIST G，VILLE Y，et al.Guidelines on CMV congenital infection[J].J Perinat Med，2009，37（5）：433-445，

[17] 刘利荣. 巨细胞病毒感染婴儿的随访观察[J].吉林医学，2012，33（1）：178-179.

[18] NYHOLM J L，SCHLEISS M R. Prevention of maternal cytomegalovirusinfection：current status and future prospects[J]. Int J WomensHealth，2010，2：23-35.

[19] YINON Y，FARINE D，YUDIN M H，et al. Cytomegalovirus infectionin pregnancy[J]. J Obstet Gynaecol Can，2010，32（4）：348-354.

[20] 邵肖梅，叶鸿瑁，丘小汕. 实用新生儿学[M]：4 版.北京：人民卫生出版社，2010：310-315.

# 第八节 围生期李斯特菌感染的防治研究

近年来，单核细胞增生李斯特菌（*Listeria monocytogenes*，*LM*）感染引起的胎儿及新生儿疾病的报道逐渐增多，它可致新生儿脑膜炎、新生儿败血症、新生儿肺炎等，并可引起孕妇流产，故其严重性越来越受到医学界重视，本文谨针对 *LM* 在孕产妇及新生儿感染的一些特点进行简述，并对围生期 LM 感染的防治提出一些建议[1,2]。

## 一、*LM* 的细菌学特点

*LM* 是一种食源性传播的病原菌，为人畜共患菌，简称单增李斯特菌，在李斯特菌属中对人和动物危害最大。该菌最早是 1891 年法国学者 Hayen 在人体组织中观察到的。1940 年 Pirie 将之命名为 *Listeria monocytogenes*。目前国际上公认的李斯特菌共有七种：单核细胞增生李斯特菌（*L.monocytogenes*）、绵羊李斯特菌（*L.iuanuii*）、英诺克李斯特菌（*L.innocua*）、威尔斯李斯特菌（*L.welshimeri*）、西尔李斯特菌（*L.seeligeri*）、格氏李斯特菌（*L.grayi*）、默氏李斯特菌（*L.murrayi*）[3,4]。

*LM* 具有顽强的生命力，可生长于高盐、低氧以及低温的环境下。随着人们对 *LM* 的认识，目前已确定的 *LM* 有以下 13 种血清型：1/2a，1/2b，1/2c，3a，3b，3c，4a，4ab，4b，4c，4d，4e，7。其中，血清型 1/2a，1/2b，1/2c，3a，3b，3c，4a，4b，5 为致病菌株，尤以 1/2a，1/2b，1/2c，4 四种血清型所致疾病的发病率最高，死亡率高达 30%左右[5-9]。

## 二、*LM* 的致病机制

*LM* 随食物进入人体肠道后，通过肠道上皮细胞的吞噬作用进入宿主细胞，再经胞饮作用进入细胞质中，然后利用李斯特溶血素 O（listeriolysin O，LLO）和磷脂酰肌醇特异性磷脂酶 C（Phosphatidylinositol-specific phospholipase C，PI-PLC）等相关的酶系将液泡膜打破，使 LM 得以成功释放到细胞质中进行复制。在复制同时，*LM* 菌体表面的肌动蛋白 A 诱导宿主细胞的球状肌动蛋白分子聚合，形成肌丝肌动蛋白，附在 *LM* 细胞的一端。复制完成后，*LM* 通过这些丝状肌动蛋白推进到细胞膜，使部分细胞膜向外突出形成伪足。这些突出的伪足会被相邻细胞所吞噬，*LM* 便顺利散布到其他宿主细胞。此类感染扩散方式可以躲避宿主免疫细胞和抗体的攻击。

## 三、*LM* 的发病机制

*LM* 是一种胞内寄生菌，多种因素可影响 *LM* 在细胞内的复制及致病性，如铁结合物、溶血素、过氧化物酶、过氧化物歧化酶及细胞表面成分等。

### 1.铁化合物的作用

铁化合物能使 *LM* 对小鼠的半数致死量减少，并可促进其体外生长，提示其感染过程与铁代谢有关。

### 2.溶血素

在免疫力低下的人体内，*LM* 最易从肠黏膜入侵，之后可在细胞内外大量繁殖。易感肠道细胞存在 D-半乳糖受体，*LM* 首先通过菌体表面的 D-半乳糖残基与之粘附，经内化蛋白诱导而被吞噬细胞吞噬，之后通过释放毒素产生 LLO 从而脱离吞噬体，之后 *LM* 在细胞质内大量繁殖，并侵入周围细胞逐渐蔓延。LLO 属于 α-溶血素，可介导细菌溶解，*LM* 致病的一项重要标志是溶血，临床分离到的 *LM* 全部溶血，不溶血的 *LM* 被判定为无毒性，故溶血可作为区分 *LM* 致病与非致病的一个重要标志。*LM* 可穿透胎盘内皮细胞层感染胎儿，还可通过刺激机体产生肿瘤坏死因子（tumor necrosis factor，TNF）、干扰素以及 T 细胞毒反应，诱导机体免疫反应[10,11]。

### 3.过氧化物酶、过氧化物歧化酶作用

*LM* 只能在未激活的吞噬系统细胞内存活，激活的吞噬细胞可将其杀死。在宿主细胞吞噬杀伤细菌的过程中，过氧阴离子起着重要作用，而 *LM* 产生的过氧化物歧化酶能抵抗过氧阴离子的毒性作用。

### 4.其他毒力因素

*LM* 还可产生 PI-PLC 和卵磷脂特异性磷脂酶 C 两种毒素，它们通过在宿主细胞上钻孔发挥作用，可破坏磷脂酰肌醇和卵磷脂脂质膜。

## 四、李斯特菌病的传播途径及感染方式

健康人群中有 5%～10% 携带李斯特菌，人能够自身传播李斯特菌病，尤其是在人口密集的地方，可通过人与人之间近距离接触进行相互传播和感染。牛羊畜最易成为 *LM* 携菌体，人可通过直接或间接接触动物感染李斯特菌。另外，由于 *LM* 广泛地存在于环境中，因此食品在环境中极易受到 *LM* 污染，所以在食品生产的后处理阶段，需高度注意防范工厂设施和机器不被污染[12,13]。

经口感染是 *LM* 最常见的传播途径，肠上皮细胞是 *LM* 入侵机体的重要门户。动物可通过食用被 *LM* 污染的饲料所感染，人则主要通过食用被污染的食物而感染，包括牛奶、乳酪、生家禽和家畜肉、发酵香肠、蔬菜及海产品等。常接触此类食品的专业工作人员可通过直接接触而致病，病菌可经眼及破损皮肤、黏膜入侵机体。该菌亦可经母婴垂直传播（有三种方式：经胎盘使胎儿感染，阴道分娩时定植在阴道的细菌直接感染新生儿，胎膜早破时逆行感染胎儿），也可水平传播，并可引起医院内的交叉感染。此外，吸入含有 *LM* 的灰尘和飞沫也可致病[14,15]。

## 五、*LM* 的致病性

李斯特菌病多发于夏秋两季，6～9 月为发病高峰，11 月至次年 2 月极少发病。该病可造成二至三成的感染者死亡，多发生在发达国家，主要以散发性为主。李斯特菌在环境中普遍存在，在农民和兽医中有很高的定植率，几乎所有的感染患者都是因食用污染食物引起。

*LM* 在李斯特菌属中致病力最强，它主要通过动物、食物经粪口传播，是最致命的食源性病原体之一。由 *LM* 所致的人和动物共患的感染性疾病称李斯特菌病（Listeriosis disease，LD），LD 的感染对象主要是孕妇、新生儿（经阴道获得）以及老年人等免疫功能低下人群，免疫功能正常的健康者极少感染。

*LM* 是导致新生儿败血症的主要病原菌，一旦感染，病情危急，病死率高。新生儿李斯特菌病患者的死亡率常与其胎龄相关，与年龄并不相关。孕妇免疫力偏低，大多因食用了被污染的水果或蔬菜，或未煮熟的海鲜、冷冻食品而感染。按感染时期不同可导致流产、早产，也可在足月分娩时传给胎儿，引起新生儿感染，严重者甚至导致围产儿死亡[16,17]。

## 六、*LD* 的临床表现

*LM* 感染大多为隐性感染，显性感染多见于婴幼儿及 5 岁以下儿童。*LM* 进入宿主机体后，可随血行播散至全身各器官而引起炎症性病变，如脑膜炎、脑干脑炎、败血症、肝炎及肝脓肿等。*LM* 所致脑膜炎在新生儿细菌性脑膜炎中占 6.8%，临床上可表现为发热、头痛、呕吐、颈强直、意识淡漠等，若侵犯脑实质，可出现弥漫性脑炎的表现，脑脊液以中性粒细胞为主，也可以单核细胞为主，脑脊液培养 *LM* 阳性。

*LM* 引起孕妇感染主要在孕早期（即怀孕的前 3 个月），直接危害胎儿。孕妇感染后最初可表现为感冒样症状，少数可伴腹痛等胃肠道症状，胃肠道症状可能先于全身中毒症状。轻的 *LM* 感染可自限，重者可造成胎儿死亡。但也有部分孕妇为隐性感染，即新生儿出生后证实为 *LM* 感染后，再检测母亲时才发现母亲存在 *LM* 感染。孕晚期感染可引起胎儿死亡或新生儿感染，约 70% 的感染孕妇在 35 周前分

娩，其特点是早产、羊水胎粪污染，可以以弥漫性感染早发于出生时，全身尤其是肝脾形成微脓肿，表现为巧克力糖浆样胎便，通常于生后数小时内死亡。

围产儿感染多因孕妇进食了被李斯特菌污染的食物，垂直传播所致，可发生在出生时或出生后不久，或在生后 2 周内导致早发李斯特菌败血症和肺炎，或晚发败血症并发脑膜炎，可有丘疹样皮疹、结膜炎和腹泻。水平传播常表现为晚发感染（＜5%），由食物污染或新生儿病房内感染所致，如强毒性菌株感染可致弥散性血管内凝血（disseminated intravascular coagulation，DIC）和多器官受累，病死率为 50%～100%，尤其以早产儿的早发败血症最为危重。新生儿期 LM 感染按临床症状可分为早发型和晚发型（如表 2-8-1）。

表 2-8-1　新生儿李斯特菌感染早发型及晚发型的特点

|  | 早发型 | 晚发型 |
| --- | --- | --- |
| 发病时间 | ＜5d | ＞5d |
| 母亲症状 | 发热、头痛、肌痛 | 无症状 |
| 分娩时间 | 早产多见 | 足月 |
| 平均发病时间 | 1～5d | 14d |
| 感染途径 | 宫内感染 | 宫内或生后感染 |
| 临床表现 | 败血症样表现 | 非特异性 |
| 其他表现 | 呼吸窘迫综合征、播散性脓肿和肉芽肿 | 脑膜炎 |

## 七、人类李斯特菌病（LD）的诊断标准

目前国际上尚无 LD 统一的诊断标准[14,18]，但各国普遍公认的实验室诊断依据是在无菌标本中分离培养出 LM。

**1.人类感染的 LM 诊断**

我国尚未制定 LM 感染的诊断标准。美国疾病防控中心制定了 LM 感染的诊断标准：

（1）确诊病例。无菌的组织器官（如血液、脑脊液）样本中分离出 LM。

（2）疑似病例。发热不适的流产妇女；患败血症、脑膜炎的新生儿、老年人或免疫缺陷患者。自患者的非无菌组织器官中分离到 LM，或者患者有确定的 LM 暴露史。

（3）可疑病例。任何感冒样症状（发热、头痛、肌肉痛）或败血症、脑膜炎的患者，产妇及流产的孕妇。

**2.人类感染的 LD 诊断**

美国疾病防控中心制定的 LD 定义是"由 LM 引起的可导致人类发生死胎、新生儿李斯特菌感染、脑膜炎、败血症及局灶感染的一类感染性疾病"。确诊 LD 除需要实验室取得的病原学依据外，还需要被诊断病例的临床特点与 LD 相符合，包括肺炎、脑膜炎（或脑膜脑炎）、脑炎、败血症、角膜溃疡和孕妇的宫内或宫颈感染。LD 发病与否与宿主自身免疫系统、胃酸浓度以及该致病菌毒力有关。

临床上判定新生儿感染最简便的指标为 C-反应蛋白、外周血细胞及血小板计数，确诊必须依赖细菌培养。因此一旦怀疑有感染者，应及时做血培养。此外，脑脊液、腹水、关节液等的培养阳性也可作为佐证，血清凝集试验亦具有一定的参考价值。留取标本的时机应选在病人体温最高且未进行抗生素治疗前。在抽取培养标本时需严格无菌操作，严防杂菌混入标本而影响结果的准确性，另外，尚需注意留取足够的标本量，避免血量不足而影响菌群生长。

LM 培养在新生儿及孕妇中并没有绝对的相关性。对高度怀疑有宫内感染的产妇，可通过胎盘特殊的免疫组化染色检测细胞内外有无李斯特菌抗原明确诊断。

早期诊断是 LD 治疗的关键和前提，临床医生应加强对 LD 的认识，对患感染疾病的免疫功能低下患者，孕晚期及产时有发热、羊水有臭味和分娩时有流感样症状的孕妇及其新生婴儿，应及时作相关细菌学检测，以便早期诊断，合理用药和治疗，降低病死率。

### 八、李斯特菌病的治疗

*LD* 临床治疗很不理想，治疗延误、严重新生儿败血症或脑膜炎病人常导致治疗失败。在 *LM* 的抗生素选择上，氨苄青霉素仍为首选药物，可以单用或同时配伍氨基糖苷类药物。对于青霉素过敏的患者首选复方新诺明。由于 *LM* 对头孢类抗生素有遗传耐药性，因此头孢类抗生素不作为首选。对 *LM* 严重感染病例，青霉素 G 或氨苄西林单用或与氨基糖苷类合用有效。氨苄西林 150～200mg/（kg·d）或青霉素 G20 万～30 万 IU/kg 静脉滴注或肌肉推注，同时加用庆大霉素 5～6mg/kg 肌注，疗程 2～3 周，免疫功能缺陷者应延长疗程至 6 周，避免复发。当然，在我国应用氨基糖苷类药物应进行知情告知、权衡利弊[19]。

当发现新生儿感染 *LM* 时，应当母婴同治。败血症应首选氨苄青霉素及氨基糖苷类连用，足量使用氨苄青霉素及庆大霉素治疗疗程 2 周以上。脑膜炎首选青霉素 G 及氨苄青霉素，使用 3 周，脑膜炎治疗应持续到脑脊液中 *LM* 被消灭、脑脊液正常则可停药。对青霉素变态反应者，予复方新诺明及利福平。

值得注意的是，早产儿大便中 *LM* 可持续存在，故在正规系统治疗的同时，必须采取适当措施控制病原菌在医院内扩散，避免引起 *LM* 院内感染暴发流行。

### 九、新生儿李斯特菌病的护理

#### 1.做好日常护理

严密观察病情变化，对呼吸困难、反应差的患儿，应在入院后即气管插管，并正确有效地进行气管内吸痰，保持呼吸道通畅。密切观察及记录呼吸机各项参数，做好血气分析。密切观察病情变化及做好护理记录，发现异常及时报告医生。

#### 2.药物治疗的护理

应用抗生素治疗，应根据抗生素的半衰期合理安排用药时间，注意药物配伍禁忌。密切观察可能出现的药物不良反应。

#### 3.加强基础护理

发热常致唾液分泌减少，加之使用大量抗生素，易引起真菌性口腔炎。每日用生理盐水进行口腔护理 2 次，操作时要动作轻柔，防止黏膜损伤。

#### 4.预防感染

严格无菌原则，各项操作及接触患儿前后应洗手，病室做好消毒隔离工作，保持空气新鲜。

### 十、*LD* 的预防

*LD* 的预防在于杜绝摄入被污染的食物，如将鱼、肉类食物需烹调熟后再食用，新鲜牛奶需消毒后饮用，生菜食用前要彻底洗净，生熟食物分开，处理生冷食物后要认真清洗手和厨房用具，避免食用软奶酪，尤其是孕妇。

#### 1.保护高危人群

（1）孕妇预防。宣传教育孕妇避免食用生冷、久存冰箱的食物。如孕妇孕期有相关饮食史，一旦孕妇出现发热等表现应及时就医，注意病情变化，必要时可给予宫内抗感染治疗，密切监测胎儿及宫内情况，如出现异常需及时抗感染治疗，可根据具体情况及早结束妊娠。对母孕期有相关接触史及临床表现的新生儿需要预防性或及时应用抗生素，建议首选青霉素类或联合其他类抗生素，之后根据细菌培养和药敏结果酌情调整抗生素使用。

（2）新生儿预防。如果临床考虑产妇有明确生食史及发热等明确感染表现，胎儿有胎膜早破、羊水异味、Ⅲ度污染等围产期病史，新生儿生后有 C-反应蛋白增高等感染征象，应在其生后立即给予足疗程抗感染及支持治疗，并尽快完善细菌学及胎盘病理等相关检查。在新生儿病室发现该病时，应立即对患儿进行隔离，防止感染播散。

**2.切断污染途径**

由于 *LM* 的嗜冷特性，使其可在冰箱贮藏的许多生熟食品中繁殖，故食品在家用冰箱的存放时间不宜超过 1 周，并且食用冰箱存放的食品存放前必须进行加热和消毒，以避免和消除 *LM* 的污染。

本菌对热耐受力较强，一般巴氏消毒法（71.7℃，15s）不易将其杀灭，故牛奶应煮沸后饮用。*LM* 对酸较敏感，pH 值 6.0 以下即不能生长，在预防中可对这一特性加以运用。*LM* 对氯化钠耐受力很强，对盐腌食品应加以注意。

乳酸菌在 5℃可抑制 *LM* 生长而不影响食品的感官性状，尤以乳酸片球菌、干酪乳杆菌和副干酪乳杆菌作用最为显著。有试验表明，干酪乳杆菌、促肠活动素（enterocin）CRL35 和乳链菌肽对 *LM* 的生长均有抑制作用，且配合使用效果更好，三者联用可完全抑制 *LM* 生长。

*LM* 菌污染食品的途径较为复杂，病原菌主要来自患病的人、兽，故需对提供食物源的动物和食品制作过程中的工作人员进行规范管理，加强动物屠宰、加工、包装、运输过程中的污染和冷藏期污染的控制，避免该菌污染食品。

**3.组织卫生防疫人员学习**

组织卫生防疫人员学习本病的基本知识，开展食品污染源调查，加强食品的卫生监督管理，提高公众在食品贮藏和加工方面的卫生知识水平和对该病的认识。对孕妇进行食品安全性的宣传教育，强调孕期勤洗手、保持餐具清洁、不吃生冷、久存冰箱食物、饮用煮沸牛奶等，避免孕期感染。

## 十一、结语

*LD* 在许多国家是法定报告疾病，我国目前尚未将其列入法定报告疾病名录，也未见对人感染情况的流行病学研究报告，感染的传播途径和危险因素不明。然而，国内有报道表明，我国半数省份已有李斯特菌病例报告，平均病死率为 21%，其中新生儿病死率高达 56%。因此，加强对 *LM* 在孕产妇感染中的认识，加强对孕产妇、胎儿及新生儿的预防保护，对已感染 *LM* 的孕产妇、胎儿及新生儿进行积极治疗，对有效降低新生儿的死亡率，具有非常重要的意义。

（王亚娟）

# 参考文献

[1] MAILLES A，LECUIT M，GOULRT V，et al.National Study on Listeriosis Encephalitis Steering Committee.Listeria monocytogenes encephalitis in France[J].Med Mal Infect，2011，41(11)：594-601.

[2] Centers for Disease Control and Prevention (CDC).Vital signs：Listeria illnesses，deaths，and outbreaks-United States，2009-2011[J].MMWR Morb Mortal Wkly Rep，2013，62(22)：448-452.

[3] SHETTY A，MCLAUCHLIN J，GRANT K，et al. Outbreak of Listeria monocytogenes in an oncology unit associated with sandwiches consumed in hospital[J]. J Hosp Infect，2009，72 (4)：332-336.

[4] RAMASWAMY V，CRESENCE V M，REJITHA J S，et al. Listeria-review of epidemiology and pathogenesis[J].J Microbiol Immunol Infect，2007，40(1)：4-13.

[5] VANGHELE M，GANEA E.The role of bacterial molecular chaperones in pathogen survival within the host[J].Rom J Biochem，2010，47(1)：87-100.

[6] LIU D，LAWRENCE M L，GORSKI L，et al. Listeria monocytogenes serotype 4b strains belonging to lineages Ⅰ and Ⅲ possess distinct molecular features[J].J Clin Microbiol，2006，44(1): 214-217.

[7] DRETERICH G，kARST U，FISCHER E，et al. LEGER：knowledge database and visualization tool for comparative genomics of pathogenic and non-pathogenic Listeria species[J].Nucleci Acids Res，2006，34(1)：D402-406.

[8] BOSCHER E1，HOUARD E，DENIS M.Prevalence and distribution of Listeria monocytogenes serotypes and pulsotypes in sows and fattening pigs in farrow-to-finish farms[J].J Food Prot，2012，75(5)：889-895.

[9] ORIS R H，den BAKKER H C，WIEDMANN M.Listeria monocytogenes lineages：Genomics，evolution，ecology，and phenotypic characteristics[J]. Int J Med Microbiol，2011，301(2)：79-96.

[10] BONAZZI M，LECUIT M，COSSART P.Listeria monocytogenes internalin and E-cadherin：from structure to pathogenesis[J]. Cell Microbiol，2009，11(5)：693-702.

[11] 张欣，王颖，郭在晨.新生儿李斯特菌败血症三例[J].中国新生儿科杂志，2006，21(5)：303-304.

[12] 潘军航，梅玲玲，张严峻，等.食品中单核李斯特菌血清型及耐药性监测[J].中国公共卫生，2008，24 (1)：107-108.

[13] ALLERBERGER F, WAGNER M.Listeriosis:a resurgent foodborne infection[J].Clin Microbiol Infect, 2010, 16(1): 16-23.

[14] JACKSON K A，IWAMOTO M，SWERDLOW D.Pregnancy-associated listeriosis[J].Epidemiol Infect，2010，138(10)：1503-1509.

[15] JEMMI T，STEPHAN R.Listeria monocytogenes：Food- borne pathogen and hygiene indicator[J]. Rev Sci Tech，2006，25 (2)：571-580.

[16] 焦颖，张巍，翟桂荣，等.新生儿李斯特菌败血症临床分析[J].北京医学，2010，32(9)：738-741.

[17] 沈菁，王丹华.新生儿李斯特菌病例分析[J].医学研究杂志，2006，35（3）：85-87.

[18] CHIESA C，PANER A，OSBORN J F，et al.Diagnosis lf neonatal sepsis：Aclinical and laboratory challenge[J].Clin Chem，2004，50（2）：279-287.

[19] LAURA R，MARIA G，IVAN G，et al.A rare case of brainstem encephalitis by Listeria monocytogenes with isolated mesencephalic localization.Case report and review [J].Diagnostic Microbiology and Infectious Disease，2007，58(1)：121-123.

# 第三章　儿童呼吸道疾病的诊治进展

## 第一节　儿童支气管哮喘的诊治进展

### 一、解读 2009 年 GINA——5 岁及 5 岁以下儿童哮喘诊断与管理

全球哮喘防治创议组织（Global Initiative for Asthma，GINA）每年对哮喘防治的全球策略进行更新，2009 年 5 月，GINA 执行委员会所组织的儿科专家组发布了 "5 岁及 5 岁以下儿童哮喘诊断和管理的全球策略[1]"。这是 GINA 首次针对 5 岁以下儿童而专有的哮喘管理指南。体现了该年龄段特有的哮喘自然病程、哮喘诊断和治疗管理方面的特殊性，本文将就其中有关诊断和治疗的关键点进行以下解读。

#### （一）哮喘定义的应用

在年长儿童和成人，哮喘被定义为一种慢性呼吸道炎症性疾病，与呼吸道高反应性有关，导致反复发作的喘息、气促、胸闷和咳嗽。但是，在 5 岁及 5 岁以下儿童，除了哮喘的症状为非特异性这个普遍的特点外，哮喘症状的多变性在这一年龄段更为突出。另外，在这一年龄段也难以客观评价气流受限和呼吸道炎症。正因为此，为了有助于在年幼儿童早期诊断哮喘，建议在应用哮喘的定义时，以症状描述为主，并应强调喘息的表型具有多变的特征[2]。

#### （二）与哮喘进展有关的危险因素和保护因素

在这一部分中，对当前有关儿童早期哮喘危险因素和保护因素的研究现况及进展进行了概述，其中主要为环境相关因素的研究结论。有关喘息和哮喘进展相关的危险因素中，感染因素方面强调了早期儿童喘息首要与病毒感染相关[3]，特别是鼻病毒、呼吸道合胞病毒（*Respiratory syncytial virus*，*RSV*）、博卡病毒和偏肺病毒。在有关哮喘进展的危险因素的研究结论较为明确，其一是对常年吸入性变应原致敏为哮喘进展的重要危险因子[4]，包括尘螨、蟑螂、霉菌（尤其是交链孢霉）；其二是母亲在孕期吸烟和婴幼儿在生后早期暴露环境中的香烟，与儿童期喘息性疾病发展风险增高相关，并且与后期肺功能减低相关；其三是在家中使用生物类燃料与哮喘发生的风险增加有关；其四是与交通有关的室外空气污染是生后头 3 年的喘息触发因素；另外，剖腹产出生的儿童患哮喘的风险高于自然分娩的儿童。虽然生后早期应用抗生素对于后期哮喘发展危险性的影响还存在争议，但是广谱抗生素的应用需要谨慎。

在有关保护因素的研究中，尚缺乏明确的结论，以下诸方面是现有的研究结果，其一暴露于农场环境中广泛存在的微生物可能是免于发生哮喘的潜在保护因子；其二虽然益生菌对特应性皮炎具有预防效应，但是尚未显示对哮喘的发展具有影响[5]；其三在孕期或哺乳期的母亲进行饮食干预是否对预防儿童哮喘具有保护效应，仍然没有足够的证据。

总之，对于环境因素的可行性建议主要为：避免暴露空气污染，尤其应注意避免香烟吸入，避免滥用抗生素等。

#### （三）哮喘的诊断

在年幼儿童中诊断哮喘，强调了主要依据症状类型、仔细评估查体发现和家族史、注重喘息的鉴别诊断这样的临床思路。在小年龄儿童，最常见的急性喘息发作危险因素是病毒性呼吸道感染，并且有些病毒感染（*RSV* 和鼻病毒）与整个儿童期反复喘息有关。支持哮喘诊断的喘息和咳嗽的特征包括：喘息

反复发生，在睡眠中或者有某种诱发因素时例如活动、大笑或哭时发作喘息，夜间咳嗽（尤其是发生在儿童睡眠时）或运动时咳嗽、哭笑时咳嗽，在不伴有明显的呼吸道感染时发生的咳嗽喘息。一级亲属有哮喘史（特别是母亲）和/或特应性表现（例如特应性皮炎、对食物有变态反应、变应性鼻炎）同样提示哮喘诊断。试验性治疗是该年龄组儿童诊断哮喘的重要辅助方法。应用短效支气管舒张剂和吸入性糖皮质激素至少 8~12 周的试验性治疗可以为哮喘诊断提供指导。在治疗期间临床症状显著改善，停药后症状恶化，则支持哮喘的诊断。由于小年龄的儿童哮喘具有可变性的特征，试验性治疗可能需要重复 1 次以上来确诊哮喘。

特应性检测可以应用皮肤试验或体外测定特异性 IgE，但是皮肤点刺试验对于判定婴幼儿的特应性时其可靠性较差。胸部影像学检查有助于除外呼吸道的结构异常、慢性感染、或异物等。在做出哮喘诊断之前要排除其他原因导致的喘息、咳嗽和气促这些呼吸道症状，包括反复呼吸道感染、慢性鼻-鼻窦炎、结核，先天性疾病如气管软化、支气管肺发育不良、原发纤毛活动不良综合征、免疫缺陷、先天性心脏病等，以及吸入异物、胃食管反流等。

建议用哮喘预测指数（asthma predictive index，API）评价在 1 年中有 4 次或 4 次以上喘息发作的儿童哮喘发展的危险性[6]。一项研究显示 API 阳性的儿童到 6 岁和 13 岁时发展成哮喘的风险增高了 4~6 倍，而 95% 的 API 阴性的儿童不发展成为哮喘。

有关幼儿喘息的类型，欧洲呼吸学会关于早期儿童喘息的分类，分别是间断发作性喘息或多种诱因的喘息，而在美国的队列研究中描述了三种喘息的表型：一过性喘息、持续性喘息、晚发喘息。这些分型通常在流行病学的队列研究中应用，是否适用于临床仍然需要动态观察。

### （四）哮喘的管理和药物控制

哮喘的治疗目标是达到临床控制，并且维持长时间的临床控制。在绝大多数 5 岁及 5 岁以下哮喘儿童，经过药物干预的策略可以达到哮喘控制，而这种药物干预策略是建立在家庭/照护者和医护人员伙伴式的医患关系基础之上的。在针对这一年龄段的哮喘教育问题中，首先提到哮喘教育的对象主要是患儿的家庭成员和照护者。教育的内容应该包含对哮喘的基础性知识、影响因素，指导正确的吸入技术和遵循医嘱坚持治疗方案的重要性，并且解释如何认识哮喘处于恶化状态，何时应该就医。

#### 1. 哮喘控制水平的定义

尚无客观的测试方法来评价 4 岁以下儿童的哮喘控制情况[7]，表 3-1-1 是根据专家意见形成的工作方案所提出的 5 岁以下儿童控制、部分控制和未控制哮喘的特征。

表 3-1-1　5 岁以下儿童哮喘控制水平

| 特征 | 控制（以下所有项符合） | 部分控制（任何 1 周有以下任何 1 项） | 未控制（任何 1 周有 3 项或 3 项以上部分控制的表现） |
|---|---|---|---|
| 日间症状：喘息、咳嗽、呼吸困难 | 无（少于 2 次/周，短暂数分钟并且应用 1 次速效支气管舒张剂后迅速缓解） | 多于 2 次/周（短暂数分钟并且应用 1 次速效支气管舒张剂后迅速缓解） | 多于 2 次/周（持续数分钟或数小时并复发，但是应用速效支气管舒张剂部分或完全缓解） |
| 活动受限 | 无（儿童活动积极，在玩耍和奔跑时无受限或无症状） | 任何（可能是在运动、剧烈玩耍或笑的时候咳嗽、喘息或呼吸困难） | 任何（可能是在运动、剧烈玩耍或笑的时候咳嗽、喘息或呼吸困难） |
| 特征 | 控制（以下所有项符合） | 部分控制（任何 1 周有以下任何 1 项） | 未控制（任何 1 周有 3 项或 3 项以上部分控制的表现） |
| 夜间症状/醒来 | 无（包括无睡眠中咳嗽） | 任何（睡眠中咳嗽或因咳嗽、喘息和/或呼吸困难而醒来） | 任何（睡眠中咳嗽或因咳嗽、喘息和/或呼吸困难而醒来） |
| 需要缓解/急救药物 | 2 次/周 | 多于 2 次/周 | 多于 2 次/周 |

\*任何急性加重应该迅速回顾维持治疗方案以确保治疗方案合适。虽然处于当前临床控制的患儿似乎很少经历急性加重，但是他们仍然具有每年在病毒性上呼吸道感染期间经历 1 次或更多的急性加重

## 2. 药物治疗

吸入性治疗是 5 岁及 5 岁以下儿童哮喘治疗的重要方法。首选的药物吸入装置是压力定量吸入剂和带阀门的储雾罐[8]（表 3-1-2）。

表 3-1-2　选择哮喘儿童吸入装置

| 年龄组 | 首选装置 | 可选装置 |
|---|---|---|
| 4 岁以下 | 压力定量型吸入剂加面罩型储雾罐 | 面罩型雾化器 |
| 4-5 岁 | MDI 加口器型储雾罐 | MDI 加面罩型储雾罐或口器型/面罩型雾化器 |

（1）控制类药物。吸入性糖皮质激素（inhaled corticosteroid，ICS）是首选的控制类治疗药物[9]。如果能正确使用储雾罐装置，按照推荐起始最低 ICS 剂量的两倍，将产生接近于最大的临床效应。低剂量 ICS 是安全的，更高的剂量的 ICS 与生长和下丘脑-垂体-肾上腺轴方面的全身效应有关。局部的不良反应，例如声嘶和念珠菌感染，很少发生于 5 岁以下儿童。白三烯调节剂能减少 2～5 岁有间歇哮喘病史的患儿病毒导致的哮喘症状和哮喘加重的次数[10]。但是，对于使用 ICS 治疗哮喘尚未控制的 5 岁以下儿童，增加白三烯调节剂的治疗方案，仍然未得到特异性的评估结论。茶碱的效应弱于低剂量 ICS，并且不良反应更加多见。长效吸入性 $\beta_2$ 受体激动剂或联合剂型（$\beta_2$ 受体激动剂/糖皮质激素）在 5 岁以下儿童尚无合适的研究。福莫特罗和沙美特罗在这一年龄组的儿童中显示有长效的支气管舒张和支气管保护效应。色甘酸类不推荐用于这一年龄组儿童治疗。口服和全身糖皮质激素仅限于在急性严重哮喘发作时治疗。

（2）缓解类药物。首选速效吸入性 $\beta_2$ 受体激动剂[8]，大多数病例首选压力定量型吸入剂（metered dose inhaler，MDI）经储雾罐吸入。

## 3. 初始治疗的选择

在未治疗的情况下，哮喘症状的频率和严重度均提示哮喘未控制时，应推荐使用规律的控制类药物治疗。首选低剂量 ICS[11] 至少 3 个月。常用 ICS 每日低剂量水平分别是二丙酸倍氯米松 100μg，布地奈德 MDI 经储雾罐吸入 200μg，布地奈德雾化吸入 500μg，丙酸氟替卡松 100μg。

## 4. 治疗的调整

如果低剂量 ICS 初始治疗没有控制症状，而且患儿使用吸入技术和对治疗的依从性很好时，最好选择初始低剂量 ICS 加倍。也可选低剂量 ICS 加白三烯调节剂、茶碱、或低剂量口服糖皮质激素数周直至哮喘改善。在每次随诊时都应重新评价，并且将这些增加的治疗维持尽可能短的疗程。如果剂量加倍后没有达到和维持哮喘控制，就要仔细评估和监测儿童的吸入技术和对治疗方案的依从性，评价环境因素的控制以及重新考虑哮喘的诊断。

对于季节性症状的儿童，如果在季节后不再给予长期的每日控制治疗，那么应该指导患儿的照护者熟知和认识有关哮喘加重的特殊表现和采取相应的行动计划。

对于需要持续进行哮喘治疗患儿，应该进行规律评价（例如每隔 3 个月或 6 个月）。在停止治疗后，应该设置每 3～6 周后的随访，用以确定症状是否持续缓解和无需再次启动治疗。

## 5. 急性哮喘加重管理和治疗

急性加重的早期症状可能包括以下任何之一：喘息和呼吸急促增加、咳嗽增加尤其是夜间咳嗽、疲劳或运动耐受力降低、日间活动包括喂养受到影响、对缓解类药物的反应差。以上呼吸道症状通常是哮喘急性加重发作的先兆。

（1）家庭成员/照护者的家庭行动计划。经面罩或储雾罐装置吸入速效 $\beta_2$ 受体激动剂（200μg 沙丁胺醇或等效的其他剂型）并观察 1h 或更长时间。如果需要支气管舒张剂超过每 3h 喷 1 次或者症状已经持续 24h 以上应该就诊。以下情形需要紧急医疗：年龄小于 1 岁，重复的速效吸入性 $\beta_2$ 受体激动剂超过了治疗的时程、急性的呼吸窘迫、吸入支气管舒张剂后症状未能迅速缓解。

（2）严重度评估（表 3-1-3）。

（3）住院指征（表 3-1-4）。其他指征包括呼吸暂停或接近暂停、家中缺乏监护条件、在初始急性加重的 48h 之内复发并出现严重的征象（特别是如果已经给予全身性糖皮质激素）。另外，2 岁以下的儿童由于脱水和呼吸衰竭的危险性增加，应该早期关注。

（4）急诊管理和药物治疗（表 3-1-5）。

**表 3-1-3　5 岁以下儿童急性哮喘初始评估**

| 症状 | 轻度 | 重度 |
|---|---|---|
| 意识改变 | 无 | 激惹、嗜睡或意识模糊 |
| 氧饱和度[$S_a(O_2)$] | ≥94% | <90% |
| 谈话 | 成句 | 单字 |
| 脉搏 | <100 次/min | >200 次/min（0~3 岁）<br>180 次/min（4~5 岁） |
| 中心性发绀 | 无 | 可有 |
| 喘鸣强度 | 变异大 | 可能沉默肺 |

**表 3-1-4　提示立即收住院的指征**

以下任何一项

1. 在 1~2h 吸入速效 $β_2$ 受体激动剂 3 次无反应
2. 虽然给予了 3 次吸入速效 $β_2$ 受体激动剂仍然呼吸急促（正常呼吸频率 0~2 月 <60 次/min；2~12 月 <50 次/min；1~5 岁 <40 次/min
3. 不能说话或饮水或气促
4. 发绀
5. 肋间隙凹陷
6. 吸入空气氧饱和度低于 92%

**表 3-1-5　5 岁以下儿童急性严重哮喘的初始管理**

| 治疗 | 剂量和给药方法 |
|---|---|
| 辅助给氧 | 经 24%面罩吸氧（流量通常 4L/min）维持氧饱和度在 94%以上 |
| 速效 $β_2$ 受体激动剂 | 在第 1h 每隔 20min 经储雾罐 2 喷沙丁胺醇或经雾化器 2.5mg 沙丁胺醇 [a] |
| 异丙托溴胺 | 仅在第 1h 每 20min 2 喷 |
| 全身糖皮质激素 | 口服泼尼松龙（1~2mg/kg 至 5d，2 岁以下儿童最大量 20mg，2~5 岁儿童最大量 30mg）<br>或静脉甲泼尼龙（1mg/kg 第 1d 每 6h；第 2d 每 12h；此后每日 1 次） |
| 氨茶碱 [b] | 考虑在 ICU 应用：<br>负荷剂量 6~10mg/kg；起始维持剂量 0.9mg/（kg·h）根据血药浓度调整 |

a. 如果不能吸入，则在 5min 之内给予静脉 5μg/kg，随后持续静脉输注 5μg/（kg·h）。应该根据临床效应和不良反应调整剂量。

b. 已经接受茶碱治疗的患者，不应给负荷剂量。

## 二、儿童呼出气一氧化氮的测定作为评判呼吸道炎症的指标

支气管哮喘是一种慢性呼吸道炎症，由多种炎性细胞（包括嗜酸性粒细胞、肥大细胞、T 淋巴细胞、中性粒细胞及呼吸道上皮细胞等）和细胞组分参与哮喘发病。长久以来反映哮喘呼吸道炎症的标准是通过支气管镜获取支气管组织活检病理诊断，或支气管肺泡灌洗液炎性细胞及细胞组分分析，但侵入性方法不能作为哮喘呼吸道炎症的日常监测手段。儿童是支气管哮喘的高发人群，因其年龄特点就更需要一种简便无创的检测手段，以方便观察呼吸道炎症的情况，对患儿的临床诊断、治疗乃至高危群体的预防筛查都有所帮助。呼出气一氧化氮（exhaled nitric oxide，eNO）被证实是一种反映呼吸道炎症的标志物，其测定具有及时、非侵入性、重复性好、安全的优点，从而更适合于儿童，尤其是那些不能接受或配合肺功能、诱导痰等无创检查的幼儿[12]。

### （一）eNO 的生成

NO 是机体内重要的内源性调控分子，通过激活鸟苷酸环化酶引起一系列生理反应，它作为一个信号分子的发现使 Dr Furchgott 等被授予 1998 年诺贝尔生理学奖。内生的 NO 由一氧化氮合酶（nitric oxide synthase，NOS）作用于左旋精氨酸后生成。NOS 至少有三种截然不同的异构体，分别为神经元型 NOS（neuronal nitric oxide synthase，nNOS）、内皮型 NOS（endothelial nitric oxide synthase，eNOS）和诱导型 NOS（inducible nitric oxide synthase，iNOS）。前两种结构明确，又称结构型 NOS（constructive nitric oxide synthase，cNOS），它们的活性增加与细胞内钙浓度成正相关。iNOS 有很高的活性，能产生更多的一氧化氮，但这与钙浓度无关，是由炎性介质所诱导[13]。呼吸道的上皮细胞可以产生这三种异构酶，而且以下呼吸道生成为主。当炎性介质增加时会使 iNOS 在呼吸道上皮细胞内特异性表达而生成大量的NO。通过纤维支气管镜直接取样发现气管、主支气管的 NO 质量浓度与口腔处基本一致，故哮喘发作时增加呼出的 NO 主要源自下呼吸道[14]。

### （二）eNO 质量浓度的测定方法

气态 NO 在低浓度时相当稳定，并有规律地扩散至临近细胞，当产生 NO 的组织或器官与空腔相连时，通过测定空腔内气体中的 NO 含量可以反映其在该组织或器官的含量。呼出气 NO 及鼻腔 NO 的质量浓度测定就是应用以上原理。目前 eNO 质量浓度的测定多采用 2005 年美国胸科协会和欧洲呼吸协会推荐的实时和非实时测量下呼吸道一氧化氮标准程序，采用标准化仪器，呼气时保持呼气流速在50mL/s，在呼出气流平稳时记录测量结果。要求检查重复 2～3 次，每次间隔至少 30s，取平均值为最终结果。根据儿童的年龄范围及依从性，现常用的 eNO 质量浓度测定方法大致有以下几种：

（1）对于 4～5 岁以上的儿童可选用单次呼吸的实时测定和持续流量的非实时测定。前者适用于具有良好配合性的患儿，学龄前儿童因难以控制测定时所需的持续稳定的流量和压力，因而需同时配备动力流动限制装置。此外对于实时测量之前是否做过肺活量测量、过程中是否使用鼻夹，以及未达最大吸气量这三者都是对结果没有明显影响的[15]。后者的优点是收集的呼出气体可以保存在采样袋中数小时，因而可在学校或家中完成收集后再送至实验室进行一氧化氮测定。本方法的一大进步是加装了动力流动限制装置，因此非实时测定和实时测定都可统一呼出流量为 50mL/s，流量的标准化也增加了非实时测定的重复性。Pijnenburg[16]等的研究证明配备动力流动限制装置的非实时测定与实时测定的 eNO 质量浓度基本相同，前者更适合于 4～8 岁儿童，并用此法分别测量出男性和女性健康儿童的平均 eNO 质量浓度。也同时发现尽管测定时吸入的是不含 NO 的空气，并且也消除了死腔，但只要周围环境的 NO 的质量浓度 >7μg/L 还是会影响 eNO 的质量浓度。

（2）对于学龄前儿童和婴幼儿采用的测定方法为自然呼吸的实时测定法（适用于 2～5 岁儿童），本法要求被测定者尽量缓慢、规律的呼吸，通过手动或自动设备将呼出气流量限定为 50mL/s 而进行测定。由于年幼儿配合能力差，故找准呼出气流较为恒定的时机进行测定是本法的关键。为了配合自然呼吸时 eNO 质量浓度的变化因而要求使用反应速度较快的仪器进行取样。本法虽降低了对受测试儿童配合能力的要求，但因不能控制测定前的肺容量、呼出恒定气流时间过短等因素而导致测定结果可能出现偏差。

（3）还有适用于婴幼儿的潮氏呼吸测定法，由于无法控制呼出气流量，故应在平静、规律的潮氏呼吸时进行测定。混合性的呼出气体中存在周围环境中的 NO 和来自上呼吸道的 NO 的污染，对于前者可通过测定前先吸入不含 NO 的气体以排除呼吸道死腔中 NO 的干扰或保持环境中 NO 的质量浓度 <10μg/L 来解决；而后者可将采样的面罩仅扣住嘴部及使用鼻塞以避免鼻腔 NO 的干扰。

总之，eNO 质量浓度的测定方法很多。Deykin[17]等使用实时（流量 47～250mL/s）和非实时（流量50～500mL/s）方法分别对两组儿童进行 eNO 质量浓度测定，结果是 eNO 质量浓度随着流量增加而减低，但哮喘组患儿的 eNO 质量浓度无论用哪种方法或在不同流速测定时都明显高于非哮喘组患儿。故在哮喘与非哮喘患儿的区分上，不同的呼气流速和测量方法都不会有明显的影响，还是应该根据实际情况和患儿的配合程度来选择合适的流速和测量方法。

虽然根据测定方法的不同，测量仪器也不相同，但 2005 年美国胸科协会和欧洲呼吸协会对仪器的规格主要有以下几点要求：敏感度 1μg/L（干扰 <0.5μg/L）、精确度最好超过 1μg/L、测量范围 1~500μg/L

反应时间＜500ms、可复性超过1μg/L，气体泄漏每24h少于总容积的1%。

### （三）eNO 质量浓度测定用于哮喘的诊断

在成人哮喘方面，Dupont[18]等调查了240名有呼吸道阻塞性疾病症状的患者，其中160名确诊为哮喘的患者为A组，其余80人为B组（两组人的年龄、性别比例、FEV1、FVC或FEV1/FVC没有明显差别），并对他们进行了eNO质量浓度测定。结果是哮喘组的平均eNO质量浓度（流量为200mL/s）为25μg/L明显高于非哮喘组的11μg/L。在儿童哮喘方面，国内外的研究结果均表明哮喘患儿的eNO质量浓度也明显高于非哮喘儿童[19-21]。以上结果说明eNO质量浓度的测定是可以用来诊断哮喘的。

肺功能检测目前仍是评估哮喘的标准方法，eNO质量浓度测定作为一种新的检测方法需与之相比较。研究提示哮喘患儿eNO质量浓度与1秒用力呼气容积比之间无明显相关性[19,20]，前者反映呼吸道炎症情况，后者反映气流受限程度，故临床上评估哮喘程度时二者并不是平行的。尤其对于轻度哮喘患者，在临床症状不明显、1秒用力呼气容积比变化不大的情况下，eNO质量浓度已有所升高，故其较肺功能更为敏感。Smith[22]等所做的研究是将eNO质量浓度测定、痰嗜酸性细胞计数与传统的测试方法（包括呼气流速峰值、肺活量测定、吸入支气管扩张剂或口服类固醇后的呼吸道反应）相比较。首先，他们得到哮喘患者与无哮喘患者的平均eNO质量浓度（流量为50mL/s）分别为52μg/L和16μg/L，也证实了用eNO质量浓度来诊断哮喘的可行性。进而统计得出传统测试方法的敏感性在47%以下，而eNO质量浓度测定、痰嗜酸性细胞计数分别高达88%和86%，二者优势显而易见。此外，eNO质量浓度测定与痰嗜酸细胞计数在敏感性、特异性、阳性预测值、阴性预测值方面均十分接近，但前者具有无创、简捷的优势，更适合于临床对哮喘患者的评估和治疗的监测使用。

eNO测定虽具有以上的优点，但需要注意有些呼吸道疾病如支气管扩张、纤维化肺泡炎、纤毛运动不良征、肺移植的排斥反应、肺结核、慢性阻塞性肺病等也可导致eNO质量浓度的改变，因而限制了其诊断的特异性。此外，测定结果还受很多因素影响，例如周围环境的NO质量浓度、吸烟、咖啡因、富含硝酸盐类食物、使用激素治疗等。Timothy[23]等就发现有遗传过敏症的哮喘患儿会较无遗传变态反应症的哮喘患儿产生更多的NO，而对于非哮喘患儿，无论他们是否存在遗传变态反应症，他们的eNO质量浓度则相差不大。故在应用eNO质量浓度评定哮喘时要综合考虑，不应只是通过数值高低的简单划分。

关于eNO的标准值，以前因为测量方法的不同，以及缺乏统一的标准，许多实验室报道的结果也不尽相同。例如Dupont等的研究表明以eNO质量浓度＞13μg/L（流量为200mL/s）为cut-off诊断哮喘时的特异性、敏感率、准确性三者结合最佳，但此值接近于非哮喘组的平均水平（11μg/L），非常容易受到干扰因素的影响。而eNO质量浓度＞16μg/L时，哮喘诊断的特异性为90%，阳性预测值＞90%，相比之下比较适合作为诊断标准。Malmberg[22]等人对学龄前哮喘患儿的研究中将10μg/L（流量为50mL/s）作为cut-off，此时诊断儿童哮喘的敏感性为86%，特异性为92%。目前大多数实验室依照ATS指导原则[14]进行测定，结果表明正常健康个体eNO质量浓度应在10~20μg/L，而哮喘患者的eNO质量浓度在25~80μg/L。

### （四）eNO 测定用于哮喘的治疗监测

目前哮喘的主要治疗方法是使用支气管扩张剂和吸入激素。短期或长期使用β2-受体激动剂并不能影响eNO水平，而糖皮质激素则能抑制iNOS的作用，减少NO的生成。因此eNO水平作为反映呼吸道炎症的指标在哮喘患者中普遍增高，经使用激素抗炎治疗后明显降低。为证实eNO水平可以作为监测激素治疗哮喘的手段，Beck-Ripp[24]等的研究是先给予哮喘患儿吸入激素治疗4周，他们的eNO水平降低，用力呼气量，平均最大呼气流量，用力换气量增高。此后停用激素治疗4周，呼出气一氧化氮量、用力呼气量、平均最大呼气流量、用力换气量恢复至原先水平。再将患儿随机分为两组，一组再予激素吸入治疗8周，另一组则无激素治疗。结果是8周后激素治疗组的eNO水平较无激素治疗组的明显减低，而用力呼气量、平均最大呼气流量、用力换气量则无差异性。由此可见对于短期的激素治疗，eNO水平有明显改变，而肺功能则没有。Smith[25]等人的研究则表明eNO水平测定可以有效监测慢性哮喘的激素治疗，并减少潜在的因长期和大量使用激素治疗所带来的不良反应。另外有证据表明吸入激素的治疗剂量与eNO浓度之间呈负相关。Jones[26]等人的研究是在停止吸入激素治疗后，对65名哮喘患者进行为期8周，每天分别给予二丙酸倍氯米松剂量为50，100，200或500μg的双盲平行安慰剂对照实验。发现在第一周与实验最后阶段，吸入激素剂量与eNO水平、用力呼气量呈线性关系。同样呈线性关系的还有嗜酸细胞计数，且eNO的变化与嗜酸细胞计数的变化同样显著。故eNO水平可以用于评定不同吸入激素剂量下的抗炎治疗效果，以调整治疗方案。

综上所述，eNO水平测定反映了哮喘患者的呼吸道炎症程度，并且在一定条件下优于传统的呼吸道炎症监测方法。但其测定也受到例如某些疾病状态、测量方法、仪器的标准化、操作者的操作技能等多方面因素的影响。因此其是否能单独成为哮喘的诊断和监测手段还需进一步探讨。

## 三、变应原特异性免疫治疗在儿童变应性疾病中的研究进展

变应原特异性免疫治疗（specific allergen immunetherapy，SIT）开始于19世纪末期，由Noon和Freeman用SIT治疗枯草热和变应性鼻炎获得成功。SIT，主要是通过对变应性鼻炎和支气管哮喘（简称哮喘）的患者长期使用变应原提取液，使机体产生免疫耐受，从而缓解临床症状。SIT通过对体内免疫系统的调整，使机体出现免疫耐受，被证明是唯一一种可以改变变态反应自然进程的治疗方法[27]。1998年世界卫生组织公布了SIT的指导性文件，文件指出：SIT是唯一可以影响变应性疾病的机制从而改变其自然进程的治疗方法，同时它还可以延缓变应性鼻炎发展为哮喘的进程[28]。然而，目前对于SIT确切的作用机制以及最佳的给药途径尚无定论，因此本文对SIT的作用机制，给药途径以及研究进展作论述。

### （一）SIT的作用机制

儿童变应性疾病是在环境和遗传因素共同作用于免疫系统的过程中出现的[29]。在SIT的过程中，机体的免疫系统发生了许多的变化，SIT的主要作用机制如下：

#### 1.纠正Th1/Th2平衡失调

一直以来，Th1细胞与Th2细胞在SIT进程中所发生的变化都被人们所关注，Th1/Th2的失衡被认为是变应性疾病重要的发病基础。此外，两种细胞均分泌细胞因子。Th1型细胞分泌白介素-2（IL-2），IL-3，干扰素-γ（interferon-γ，IFN-γ）、α肿瘤坏死因子（tumor necrosis factor-α，TNF-α）等；Th2型细胞分泌IL-4，IL-5，IL-6，IL-10，IL-13等。Th2型细胞在导致变应性疾病的发生中发挥着重要的作用[27]。因此，在SIT的过程中，关键目标是通过不同的作用机制下调Th2型细胞的反应，首先是抑制Th2型细胞的细胞因子，如IL-4，IL-5，IL-9，IL-13等的合成和分泌，因为这些细胞因子在变应性疾病的发生中具有关键作用。其次，抑制Th2细胞介导的速发型免疫反应中的重要的细胞，主要是一些炎症细胞，如肥大细胞、嗜碱粒细胞等。通过上述这些机制，可以促使Th1/Th2比值趋于正常，即可以选择性下调Th2细胞的功能导致Th2细胞分泌的细胞因子IL-4，IL-5和IL-13减少或上调Th1细胞的功能，使Th1细胞分泌的细胞因子IFN-γ和TNF-α增加[29]。

#### 2.调节性T细胞（regulatory T cell，Treg）的产生以及免疫耐受

Treg，最初被称为抑制性细胞，在慢性感染、器官移植和自身免疫性疾病中均可以下调效应细胞的作用和炎症反应，在免疫耐受中发挥重要作用。Treg的作用机制主要表现为：①对Th1和Th2细胞介导的变应性炎症产生抑制作用；②分泌的IL-10和转化生长因子-β（transforming growth factor-β，TGF-β）调节效应性Th2细胞的炎症活动，抑制由效应细胞如肥大细胞，嗜碱粒细胞和嗜酸粒细胞介导的变应性炎症反应；③分泌的IL-10和TGF-β可以抑制IgE的产生，诱导非炎症性的IgG4和IgA的分泌，而Treg发挥其免疫抑制作用的关键是抑制性细胞因子IL-10和TGF-β的产生[30]。此外，由于Th2细胞被

Treg 抑制，因而可以抑制 IL-3，IL-4，IL-5，IL-9 和 IL-13 的产生，而肥大细胞、嗜碱粒细胞、嗜酸粒细胞和黏液分泌细胞的激活、分化、增殖，以及 Th2 细胞的组织迁移等均需要上述细胞因子的参与。外周 T 细胞耐受状态的诱导是 SIT 成功的关键步骤。免疫耐受是指免疫系统在受到抗原刺激后出现特异性免疫无应答或低应答，即对某种抗原产生免疫耐受的个体，当再次接受相同抗原刺激后，不能出现体液或细胞免疫应答，而对其他抗原的刺激仍然具有正常的免疫应答能力。所谓 SIT 诱导外周 T 细胞产生耐受，主要表现为：①抑制参与变应的细胞因子的分泌和反应；②诱导 Treg 的产生；③抑制辅助性 T 细胞的产生等。其中，Treg 的产生在诱导 T 细胞发生免疫耐受中发挥着重要的作用[27]。

IL-10 最早被认为是仅由 Th2 细胞产生，实际上，它主要由 Treg 产生。IL-10 尤其对 Treg 的分化和功能具有重要作用，在体内的免疫反应和免疫耐受中扮演重要的角色。IL-10 在 SIT 中主要的作用机制表现为可以抑制变应原特异性 IgE 抗体的产生，诱导变应原特异性 IgG4 抗体的产生，还可以抑制肥大细胞释放炎症介质等[31]。IL-10 抑制 T 细胞增殖和细胞因子产生，并且在变应原、超抗原、移植抗原和肿瘤抗原的外周耐受中均发挥着重要作用[31]。

TGF-β 与 IL-10 相似，主要由 Treg 产生，其在 SIT 中发挥的免疫抑制机制主要是抑制变应原特异性 IgE 抗体的产生，诱导变应原特异性 IgA 抗体的产生，抑制 Th1 和 Th2 细胞的效应等。Ajduk 等评估了 SIT 对于屋尘螨变态反应儿童 Treg 诱导中的影响。研究表明，同对照组相比，经过 1 年 SIT 的儿童，其 TGF-β 有不同程度的提高，并与其临床症状的缓解成正相关。从而证明 TGF-β 在 SIT 中的重要作用[32]。

### 3. SIT 过程中抗体的变化

（1）IgE。变态反应患者体内 IgE 水平的改变是特应性疾病的一种标志。然而，在 SIT 的不同阶段 IgE 的变化不尽相同，IgE 水平的改变并不能说明机体对于变应原的反应降低，因为血清中 IgE 水平的降低发生相对比较晚，而且与 SIT 后的临床改善情况并不相关。特异性 IgE 水平在 SIT 早期会有轻度升高，随着 SIT 的进程，IgE 水平会降低。虽然 IgE 水平和 IgE 介导的皮肤变态反应的降低需要经过几年的 SIT，但是有研究表明，大部分进行蜂毒免疫治疗和多种草花粉免疫治疗的患者在治疗的早期阶段就可以受到保护[29]。Akdis[32]等在蜂毒免疫治疗的研究中表明，蜂毒特异性免疫治疗并不降低 B 细胞在体外产生特异性 IgE 的能力。值得注意的是，虽然在治疗过程中 IgE 有所升高，但是特异性 IgE/IgG4 的比值却降低。Lou[33]等对于变应性鼻炎儿童使用 SIT 的有效性的研究表明，经过 1 年的 SIT 后，再次测定血清中的变应原特异性 IgE 的浓度，发现其同治疗前的测定相比，没有重要的改变。对花粉有变态反应的患者，通过对其进行花粉 SIT，可以降低其在花粉季节对花粉的敏感性。

（2）IgG4。早在 20 世纪 30 年代 Cooke 等就提出了在 SIT 进程中称为封闭抗体。后来，Lichtenstein 等又将这类封闭抗体划分为 IgG4[34]。IgG4 在 SIT 中的主要作用表现为在 IgE 与肥大细胞和嗜碱粒细胞表面的 IgE 受体结合之前，IgG4 便已将抗原捕捉，进而可以防止这些细胞的激活，上述机制与 IgG4 的结构特点相关。首先，IgG4 的结合域具有独特的结构特征，导致 Fcγ 受体的低亲和力。此外，IgG4 并不结合补体，还可以抑制免疫复合物的形成，使其具有抗炎特性[29]。成功的 SIT 与 IgG 的活性的提高相关，但是并不仅仅是依赖于 IgG 抗体总量。实际上，IgG 不仅可以抑制变应原诱导的嗜碱粒细胞和肥大细胞的炎症介质的释放，同样可以抑制 IgE 介导的变应原递呈给 T 细胞以及在花粉季节的高变应原暴露时预防变应原诱导的记忆性 IgE 的产生。James 等[35]进行的一项草花粉的 SIT 研究中，所有的治疗对象在第 12 周时均出现了 IgG 抗体较高水平的增高。Wang 等[36]在屋尘螨 SIT 对哮喘儿童的影响的研究中，表明 SIT 组同哮喘组相比，其平均的 IgG4 的水平高 30 多倍。

### （二）SIT 主要的给药方式

SIT 有多种给药方式，对于儿童而言，良好的依从性和减少不必要的痛苦是我们最应该考虑的方面。而目前最为常用的给药方法有皮下特异性免疫治疗（subcutaneous immunotherapy，SCIT）和舌下特异性免疫治疗（sublingual immunotherapy，SLIT），随着研究的深入，逐渐出现了一些新的给药方法。

### 1.SCIT

通过向皮下注射逐渐增多的变应原，以达到减轻患者对过敏原产生反应的目的。经过长时间的临床应用和研究，SCIT 的临床疗效已经得到肯定。Maestrelli 等[37]对屋尘螨过敏哮喘患者进行的一项研究表明，经过 SIT 的治疗，患者的临床用药明显减少、症状明显减轻。Bødtger 等[38]对 SCIT 的有效性和安全性进行了研究，通过对鼻结膜炎患者进行皮下注射桦树花粉，结果显示 SCIT 缓解患者症状缓解。而 Mirone 等[39]在一项双盲对照试验中，对 35 例患有严重的鼻结膜炎的患者使用桦树花粉的标准提取液进行 SCIT，其有效性可以达到 90%或更高水平。以上的研究只是说明了 SIT 短期的疗效，其实经过几年的 SIT 后，在长时间的非治疗期里，其临床有效性仍然可以持续存在。Durham 等[40]均对于梯牧草花粉免疫治疗的长期疗效进行了随机对照安慰剂试验，结果表明经过 3~4 年的草花粉免疫治疗，可以通过免疫反应的持续调节使机体达到长期的缓解。Jacobsen 等[41]对 205 例 6~14 岁对草或树花粉过敏的患者进行了 3 年足疗程的花粉变应原标准品的 SCIT 治疗，其中有 147 例完成了长达 10 年的随访研究。结果表明，3 年的 SIT 治疗产生了长期的临床效应，并且具有潜在的抑制患有变应性鼻结膜炎的儿童发展为哮喘患儿的能力。但是 SCIT 有很多缺点：患者需要定期到医院注射药物，患者需要忍受注射的疼痛，医生需要具备处理不良反应如变态反应性休克的能力，SCIT 还具有引发较为严重的局部和全身变态反应的风险。朱亮等[42]将 160 例患有中重度持续性鼻炎的患者分为两组，分别采用 SCIT 和 SLIT 治疗，在随访 6~48 个月期间，所有 SCIT 组患者均出现过局部不良反应，SLIT 组仅有 4 例出现局部不良反应。郝创利等[43]对 110 例哮喘患儿进行 SCIT，110 例患儿共进行 2 332 人次的免疫注射，291 人次出现过局部不良反应，发生率达到 12.48%，79 人次出现过全身不良反应，发生率为 3.39%。向莉等[44]对 24 例患儿在递增剂量的 340 人次注射时出现的不良反应的研究表明，轻度速发和迟发不良反应分别有 27 次和 38 次。在儿童过敏性疾病的 SIT 中，一方面，家长考虑到患儿需要长期进行皮下注射带来的痛苦，另一方面，相对于 SLIT，SCIT 会产生较多的局部不良反应，而使家长在选择脱敏治疗的给药方式上有所顾虑。

### 2. SLIT

SLIT 是除 SCIT 之外使用相对较多的给药途径，在欧洲的使用频率不断增高。并且引起了美国变态反应专科医师的关注。SLIT 已经被 WHO 认可，是那些想进行脱敏治疗但又不想进行长期皮下注射的患者的一种备选的脱敏方法。SLIT 除了具有与 SCIT 相似的作用机制，还有其特有的作用机制。在 SLIT 中，所谓黏膜表面的免疫化是指变应原被口腔黏膜局部的朗格汉斯样树突状细胞（dendritic cells，DC）通过受体介导的内吞作用或吞噬作用捕获，随后发生 DC 的成熟以及迁移到附近的淋巴结（如颈淋巴结、颌下淋巴结等），这些淋巴结通过产生 IgG 和具有抑制作用的效应性 T 细胞来作为诱导免疫耐受的特殊的微环境。因此，变应原特异性激活的效应性 T 细胞在全身的循环作用和记忆性细胞的持续作用使得在脱敏治疗中通过变应原的局部给药可以在全身和黏膜局部产生保护性的免疫反应[45]。上述机制的存在表明，SLIT 是一种合理的给药途径，尤其对于依从性相对较差的儿童而言，与皮下注射相比，这是一种相对容易的给药途径。与 SCIT 相比，SLIT 引起全身和局部不良反应的风险较小，而且其临床疗效已通过多项研究得到了肯定，是更为方便和安全的给药方式。1996 年，Quirino 等[46]对花粉有变态反应的患者进行了双盲试验，结果显示，使用 SLIT 和 SCIT 的两组患者，其临床症状评分和缓解症状的药物使用剂量的减低是相近的，即两种方法同样有效。Pajno 等[47]选取 8~15 岁中重度对尘螨变态反应原敏感的哮喘的患儿进行双盲安慰剂对照试验，结果显示 SLIT 可以有效的减轻哮喘症状，其安全性也得到了肯定。在 Penaqos 等[48]对 9 项关于 3~18 岁的少年儿童变应性哮喘的研究进行的 Meta 分析中表明进行 SLIT 的哮喘患儿，其临床症状评分和药物的使用量同安慰剂相比，都有明显的减低，差异有统计学意义。由于除了 SLIT 的有效性外，其安全性在诸多研究中得到了检验。总的来说，SLIT 相对安全，在一项对 3 984 例哮喘患者使用 SLIT 治疗分析中，只有 14 例出现了与 SLIT 相关的不良反应（主要是哮喘恶化等）。与 SLIT 相关的不良反应主要是口腔黏膜的局部反应，包括口腔瘙痒、喉刺激、嘴部水肿、耳朵瘙痒、舌肿胀、胃肠道不适以及咳嗽等。以上研究均肯定了 SLIT 的有效性和安全性。相比 SCIT，SLIT 因其不良反应较少，给药方式较为简便，患儿可以避免长期皮下注射带来的痛苦，患儿依从性较好，而得到患儿家长的选择。

除了以上两种主要的给药方式外，还有如支气管给药和鼻腔给药等方法。

### 3.支气管给药

曾经在使用螨变应原的两项研究中调查了支气管免疫治疗的有效性，但是仅在其中一项对 24 例患者吸入剂量逐级增加的屋尘螨冻干粉变应原标准品进行为期 1 年治疗的研究中证明，此种治疗方法具有减轻症状、减少用药的有效性。另外，此种方法可导致患者产生支气管痉挛，具有较为严重的速发和迟发型变态反应[49]，由于其在临床上应用的局限性和严重的不良反应，对于儿童而言，不是推荐的给药方法。

### 4.鼻腔给药

鼻部免疫治疗在一年四季均可进行，可以使用粉制剂或者是等量的变应原提取液进行治疗。在使用变应原进行治疗时，为了避免变应原在支气管沉积，患者需要进行呼气或发声。提取液在诱导阶段可以每日使用或交替使用，维持阶段每周使用。鼻部免疫治疗的临床有效性在 17 项研究中进行了评估，有 16 项研究的临床有效性差异有统计学意义。研究中，未出现严重的全身不良反应，主要的局部不良反应是瘙痒、流鼻涕和打喷嚏等。然而，并没有证据表明结束鼻腔给药治疗后可以产生长期的临床效应，所以鼻腔给药仅仅应用于对花粉有变态反应的鼻炎患者的季节前预防性治疗[50]。由于鼻腔给药会产生较多的鼻部不良反应，因此对于儿童而言，仍然不是优选的给药方法。

### （三）SIT 应用的新进展

#### 1.肽类免疫治疗（peptide immunotherapy，PIT）

PIT 是可以诱导外周 T 细胞耐受的方法。一些短的过敏原肽所含的氨基酸序列并不包含可以引起 IgE 交叉连接从而引起变态反应的肽类。目前已经有许多靶向 T 细胞的基于这些 T 细胞肽的合成肽类物质。对于此类方法的研究机制是通过 Th2 细胞到 Th1 细胞的免疫偏移还是由于 Treg 的诱导尚不清楚。到目前为止，关于 PIT 的研究主要在两种变应原中进行。一项是治疗对猫毛有变态反应的，含有主要的猫变应原 Fel d1 的 27-35 个氨基酸的相对较长的肽，在整个蛋白序列中有 T 细胞肽或者是混合肽，最终可以诱导分泌 IL-4 的细胞的耐受。另一项研究是对蜂毒变态反应的 PIT，使用具有蜂毒主要变应原磷脂酶 A2 的短的混合肽。这项研究表明对整个变应原的免疫反应的调节，可以诱导外周 T 细胞耐受以及 IgE/IgG4 比值的减低[51]。T 细胞肽中单个氨基酸改变可以修饰特异性 T 细胞的激活和细胞因子的产生。虽然 PIT 在理论上可以避免 IgE 介导的早期反应阶段，但值得注意的是易发生变态反应个体的血清 IgE 可以与蛋白变应原中相对短的线性肽相结合，从而导致变态反应。因此，PIT 在临床应用上安全性也需要进一步的验证。

#### 2.佐剂

一种称为免疫反应调节剂的佐剂，通过 Toll 样受体（toll-like receptors，TLRs）作用于抗原递呈细胞，TLRs 可以识别微生物上的病原相关分子模式。依赖于这一类型的 TLRs，不同类型的抗原递呈细胞可以被识别。在变态反应的小鼠模型中，TLR 激发的复合物可以抑制 Th2 型细胞的过表达，或者是诱导 Th2 向 Th1 和 Treg 的免疫偏移[52]。Th1 佐剂，如脂质体，单磷酰脂 A，或者是免疫刺激 DNA 序列 CpG 序列，可以增强 SIT 的作用。Basomba 等[53]使用脂质体螨过敏原对中重度哮喘的患者进行了一项 SIT 的双盲对照试验，接近一半的 SIT 组的患者症状药物评分降低高达 60%，而在安慰剂组却有很少的患者表现出症状的改善。虽然佐剂被证明有效并且安全，但是，目前对于佐剂的使用还存在顾虑，新的佐剂需要克服传统免疫治疗的常见问题。

#### 3.重组变应原分子

在使用 PIT 治疗变态反应的过程中，主要的问题涉及在人体中肽的使用和其稳定性，以及与变态反应相关的 T 细胞反应的复杂性。得益于重组 DNA 技术，目前在获得变应原相关特征的研究领域可以获得最常见的过敏原的序列和结构，还可以克隆很多变应原，这些重组变应原分子因其可以保持极高的纯度，同时可以减少 IgE 结合的抗原表位，在用于诊断和治疗变应性疾病具有很大的优势，因此可以提高免疫治疗的有效性和安全性[54]。Jutel 等[55]对有变应性鼻结膜炎伴或不伴哮喘的患者进行了一项双盲安慰剂试验，使用 5 个重组草花粉变应原的混合物进行皮下注射，评估其在减轻症状和减少用药上的有效性，结果表明同安慰剂组相比，治疗组的症状和用药明显减低，差异有统计学意义，治疗组的 IgG1 和 IgG4 抗体反应均明显增强，而且一些对 Phl p5 有变态反应的患者对此种变应原同样出现了较强的 IgG 抗体反应。按照过敏原编码的 DNA 序列，重组变应原可以生产出高度纯化的蛋白质用于诊断和治疗的目的。

### 4.DNA 疫苗

DNA 疫苗含有编码变应原的质粒 DNA，被认为是对于变应性疾病有效的预防和治疗措施。基因免疫在小鼠模型中是诱导抗变态反应的免疫反应的方法。目前，一种基于 4 种常见草花粉的非变应肽草花粉疫苗的临床前评估已经应用，并且已在 2011 年对易有变态反应患者安全的进行了皮肤试验和首次剂量反应的免疫治疗试验。根据这一临床前试验，基于融合蛋白的新一代非变态反应性疫苗由病毒载体蛋白和来源于变应原的肽类组成，与重组的低致变态反应的变应原具有相似的特征，但是不会诱导 IgE 或 T 细胞介导的不良反应。因此，新一代的疫苗可以应用于 SIT 而不产生副反应，并且可以作为预防变态反应的疫苗[56]。

综上所述，SIT 在预防和治疗变应性疾病中发挥着重要的作用，虽然目前 SIT 确切的作用机制尚在研究中，但 Th2 细胞向 Th1 细胞的免疫偏移，Treg 的产生，免疫耐受的诱导以及 IgE 和 IgG 等抗体均参与 SIT 的过程。

在 SIT 的给药方法中，SCIT 和 SLIT 是最为常用的两种途径，两者的有效性均被证实，但是由于 SCIT 尚有导致变应性休克、皮疹等较为严重的全身和局部不良反应，而使得在临床应用中具有不少的限制。SLIT 虽然也会发生不良反应，但是主要是口腔黏膜的局部不良反应，其安全性相对比较高。除了这两种方法，尚有支气管给药以及鼻腔给药等途径。

目前，对于 SIT 的研究进展主要涉及肽类免疫治疗，使用佐剂进行治疗，利用重组的变应原进行免疫治疗以及使用 DNA 疫苗等方面。

（向莉　王静）

# 参考文献

[1] Global Initiative for Asthma. Global strategy for the diagnosis and management of asthma in children 5 years and younger[OL]. http:// www.ginasthma. Org.

[2] BRAND P L，BARALDI E，BISGAARD H，et al. Definition，assesment and treatment of wheezing disorders in preschool children: an evidence-based approach[J]. Eur Respir J，2008，32:1096-1110.

[3] JACKSON D J, GANGNON R E, EVANS M D, et al. Wheezing rhinovirus illnesses in early life predict asthma development in high-risk children[J]. Am J Respir Crit Care Med，2008，178:667-672.

[4] SLY P D, BONER A, BJORKSTEN B，et al. Early identification of atopy in the prediction of persistent asthma in children[J]. Lancet，2008，372:1100-1106.

[5] BJORKSTEN B. Evidence of probiotics in prevention of allergy and asthma. Curr Drug Targets Inflamm[J]. Allergy，2005，4:599-604.

[6] CASTRO-RODRIGUEZ J A, HOLBERG C J, WRIGHT A L, et al. A clinical index to define risk of asthma in young children with recuurent wheezing[J]. Am J Respir Crit Care Med，2000，162:1403-1406.

[7] LIU A，ZEIGER R，SORKNESS C，et al. Development and cross-sectional validation of the Childhood Asthma Control

Test[J]. J Allergy Clin Immunol，2007，119:817-825.

[8] CASTRO-RODRIGUEZ J A，RODRIGO G J. Beta-agonists through meter-dose inhaler with valved holding chamber versus nebulizer for acute exacerbation of wheezing or asthma in children under 5 years of age: A systematic review with meta-analysis[J]. J Pediatr，2004，145:172-177.

[9] CHAVASSE R J，BASTIAN-LEE Y，RICHTER H，et al. Persistent wheezing in infants with an atopic tendency responds to inhaled fluticasone[J]. Arch Dis Child，2001，85:143-148.

[10] HAKIM F，VILOZNI D，ADLER A，et al. The effect of montelukast on bronchial hyperreactivity in preschool children[J]. Chest，2007，131:180-186.

[11] SZEFLER S J，BACKER J W，URYNIAK T，et al. Comparative study of budesonide inhalation suspension and motelukast in young children with mild persistent asthma[J]. J Allergy Clin Immunol，2007，120：1043-1050.

[12] BARALDI E，de JONGSTE J C. Measurement of exhaled nitric oxide in children[J]. Eur Respir J，2002；20: 223-237.

[13] SERGEI A. Kharitonov，Peter J. Barnes. Exhaled makers of pulmonary disease[J]. Am J Respir Crit Care Med，2001，163: 1693-1722.

[14] KHARITONOV S A，CHUNG K F. Increased exhaled nitric oxide in asthma is mainly derived from the lower respiratory tract[J]. Am J Respir Crit Care Med，1996，153: 1773-1780.

[15] AUGUSTINE K H T，KOK P H. Effect of spirometric maneuver，nasal clip，and submaximal inspiratory effort on measurement of exhaled nitric oxide levels in asthmatic patients[J]. Chest，2005，127：131-134.

[16] PIJNENBURG M W H，LISSENBERG E T. Exhaled nitric oxide measurements with dynamic flow restriction in children aged 4~8 yrs[J]. Eur Respir J，2002，20：919-924.

[17] DEYKIN A，MASSARO A F. Exhaled nitric oxide as a diagnostic test for asthma online versus offline techniques and effect of flow rate[J]. Am J Respir Crit Med，2002，165:1598-1601.

[18] DUPONT L J，DEMEDTS M G. Prospective evaluation of validity of exhaled nitric oxide for the diagnosis of asthma[J]. Chest，2003，123：751-756.

[19] 向莉，刘世英，江载芳. 哮喘患儿呼出气一氧化氮的变化[J]. 中华儿科杂志，1998，36（12）：356-358.

[20] 胡肖伟，王立波. 哮喘儿童呼出气一氧化氮水平的测定[J]. 中国当代儿科杂志，2002，4：8-10.

[21] MALMBERG L P，PELKONEN A S，HAAHTELA T，et al. Exhaled nitric oxide rather than lung function distinguishes preschool children with probable asthma[J]. Thorax，2003，58: 494-499.

[22] FRANK T L，ADISESH A. Relationship between exhaled nitric oxide and childhood asthma[J]. Am J Respir Crit Med，1998，158：1032-1036.

[23] SMITH A D，COWAN J O. Diagnosing asthma compairisons between exhaled nitric oxide measurements and conventional tests[J]. Am J Respir Crit Care Med，2004，169: 473-478.

[24] BECK-RIPP J，GRIESE M. Changes of exhaled nitric oxide during steroid treatment of childhood asthma[J]. Eur Respir J，2002，19：1015-1019.

[25] SMITH A D，COWAN J O. Use of exhaled nitric oxide measurements to guide treatment in chronic asthma[J]. NEJM，2005，352: 2163-2173.

[26] JONES S L，HERBISON P. Exhaled NO and assessment of anti-inflammatory effects of inhaled steroid：dose-response relationship[J]. Eur Respir J，2002，20:601-608.

[27] JUTEL M，AKDIS M，BLASER K，et al. Mechanisms of allergen specific immunotherapy--T-cell tolerance and more[J]. Allergy，2006，61: 796-807.

[28] BOUSQUET J，LOCKEY R，MALLING H J，et al. Allergen immunotherapy: therapeutic vaccines for allergic diseases. World Health Organization. American academy of Allergy，Asthma and Immunology[J].Ann Allergy Asthma Immunol，1998，81:401-405.

[29] MOOTE W，KIM H.Allergen-specific immunotherapy[J].Allergy Asthma Clin Immunol，2011，10（7 S1）:S5.

[30] AKDIS M，BLASER K，AKDIS C A. T regulatory cells in allergy[J]. Chem Immunol Allergy，2006，91: 159-173.

[31] AJDUK J，MARINIC I，ABERLE N，et al. Effect of house dust mite immunotherapy on transforming growth factor beta1-producing T cells in asthmatic children[J]. Ann Allergy Asthma Immunol，2008，100: 314-322.

[32] AKDIS C A，AKDIS M，BLESKEN T，et al. Epitope-specific T cell tolerance to phospholipase A2 in bee venom immunotherapy and recovery by IL-2 and IL-15 in vitro[J]. J Clin Invest，1996，98: 1676-1683.

[33] LOU W，WANG C，WANG Y，et al.Responses of CD4（＋）CD25（＋）Foxp3（＋）and IL-10-secreting type I T regulatory cells to cluster-specific immunotherapy for allergic rhinitis in children[J].Pediatr Allergy Immunol，2012，23:140-149.

[34] LICHTENSTEIN L M，NORMAN P S，WINKENWERDER W L，et al. In vitro studies of human ragweed allergy: changes in cellular and humoral activity associated with specific desensitization[J]. J Clin Invest，1966，45: 1126-1136.

[35] FRANCIS J N，JAMES L K，PARASKEVOPOULOS G，et al. Grass pollen immunotherapy: IL-10 induction and suppression of late responses precedes IgG4 inhibitory antibody activity[J]. J Allergy Clin Immunol，2008，121: 1120-1125.

[36] WANG W，XIANG L，LIU Y，et al. Effect of house dust mite immunotherapy on interleukin-10-secreting regulatory T cells in asthmatic children[J]. Chin Med J （Engl），2010，123: 2099-2104.

[37] MAESTRELLI P，ZANOLLA L，POZZAN M，et al. Effect of specific immunotherapy added to pharmacologic treatment and allergen avoidance in asthmatic patients allergic to house dust mite[J]. J Allergy Clin Immunol，2004，113: 643-649.

[38] BODTGER U，POULSEN L K，JACOBI H H，et al. The safety and efficacy of subcutaneous birch pollen immunotherapy-a one-year，randomized，double-blind，placebo-controlled study[J]. Allergy，2002，57:297-305.

[39] MIRONE C，ALBERT F，TOSI A，et al. Efficacy and safety of subcutaneous immunotherapy with a biologically standardized extract of Ambrosia artemisiifolia pollen:a double-blind，placebo-controlled study[J]. Clin Exp Allergy，2004，34: 1408-1414.

[40] DURHAM S R，EMMINGER W，KAPP A，et al. Long-term clinical efficacy in grass pollen-induced rhinoconjunctivitis after treatment with SQ-standardized grass allergy immunotherapy tablet[J]. J Allergy Clin Immunol，2010，125: 131-138.

[41] JACOBSEN L，NIGGEMANN B，DREBORG S，et al. Specific immunotherapy has long-term preventive effect of seasonal and perennial asthma: 10-year follow-up on the PAT study[J]. Allergy，2007，62: 943-948.

[42] 郝创利，陶慧，沈美菊，等. 标准化屋尘螨提取液治疗儿童支气管哮喘的安全性研究[J]. 国际呼吸杂志，2008，28：1413-1416.

[43] 朱亮，陆纪红，谢青，等. 皮下免疫和舌下免疫治疗尘螨变应性鼻炎的安全性及依从性分析[J]. 中华耳鼻咽喉头颈外科杂志，2010，45：444-449.

[44] 向莉，申昆玲，张鸿燕，等. 哮喘患儿对标准化尘螨特异性免疫治疗剂量递增阶段的耐受性[J]. 中国实用儿科杂志，2006，21：924-926.

[45] Van HELVOORT J M，SAMSOM J N，CHANTRY D，et al. Preferential expression of IgG2b in nose draining cervical lymph nodes and its putative role in mucosal tolerance induction[J]. Allergy，2004，59: 1211-1218.

[46] QUIRINO T，IEMOLI E，SICILIANI E，et al. Sublingual versus injective immunotherapy in grass pollen allergic patients: a double blind （double dummy） study[J].Clin Exp Allergy，1996，26:1253-1261.

[47] PAJNO G B，MORABITO L，BARBERIO G，et al. Clinical and immunologic effects of long-term sublingual immunotherapy in asthmatic children sensitized to mites: a double-blind，placebo-controlled study[J]. Allergy，2000，55: 842-849.

[48] PENAGOS M，PASSALACQUA G，COMPALATI E，et al. Metaanalysis of the efficacy of sublingual immunotherapy in the treatment of allergic asthma in pediatric patients，3 to 18 years of age[J]. Chest，2008，133: 599-609.

[49] MARCOTTE G V，BRAUN C M，NORMAN P S，et al.Effects of peptide therapy on ex vivo T-cell responses[J].J Allergy Clin Immunol，1998，101:506-513.

[50] Kägi M K，Wüthrich B. Different methods of local allergen-specific immunotherapy[J]. Allergy，2002，57: 379-388.

[51] OLDFIELD W L，Larché M，KAY A B. Effect of T-cell peptides derived from Fel d 1 on allergic reactions and cytokine production in patients sensitive to Cats: a randomised controlled trial[J]. Lancet，2002，360: 47-53.

[52] CRAMERI R，RHYNER C. Novel vaccines and adjuvants for allergen-specific immunotherapy[J]. Curr Opin Immunol，2006，18: 761-768.

[53] NAGATA M，NAKAGOME K. Allergen immunotherapy in asthma: current status and future perspectives[J]. Allergol Int，2010，59: 15-19.

[54] AKDIS M，AKDIS C A. Therapeutic manipulation of immune tolerance in allergic disease[J]. Nat Rev Drug Discov，2009，8: 645-660.

[55] MAREK J，JAEGER L，SUCK R，et al. Allergen-specific immunotherapy with recombinant grass pollen allergens[J]. J Allergy Clin Immunol，2005，116: 608-613.

[56] EDLMAYR J, NIESPODZIANA K, FOCKE-TEJKL M, et al. Allergen-specific immunotherapy: towards combination vaccines for allergic and infectious diseases[J].Curr Top Microbiol Immunol，2011，352:121-140.

# 第二节 变应性支气管肺曲霉菌病的诊治

变应性支气管肺曲霉菌病（allergic bronchopulmonary aspergillosis，ABPA）是一种慢性、反复发作的免疫介导性肺部疾病，因对寄殖的真菌过度敏感引起，主要发生在哮喘病人和囊性纤维化病人。ABPA是一种进展性疾病，目前国内针对儿童 ABPA 的研究报道相对较少，儿科临床医生对本病不熟悉，因此有许多病例误诊、漏诊。希望通过本文能够对于儿童在 ABPA 的临床诊治以及临床研究提供一定的帮助。

## 一、流行病学

ABPA 是哮喘和囊性纤维化（cystic fibrosis，CF）的一个公认并发症。ABPA 发病率随着年龄的增长而增长，对曲霉菌发生变态反应（aspergillus hypersensitivity，AH）被定义为对烟曲霉菌皮试阳性，是进展至ABPA的第一步。AH 和 ABPA 在支气管哮喘病人的流行病学的许多实验中得到了不同的结果。对于支气管哮喘病人，AH 比 ABPA 的流行病学发病率更高，因此对于所有的支气管哮喘病人应该进行更加仔细的检查。对于诊断 AH 来说，皮内变应原检查比点刺检查更为敏感。

哮喘患者中 ABPA 的发病率在 1%~2%，同时该病也见于囊性纤维化的青少年和成年患者，发病率在 2%~15%。欧洲整体发病率为 7.8%，美国略低，为 2%。在北美和欧洲关于 CF 的流行病学研究中，ABPA 在 6 岁以上儿童，青少年的患病率有所增加，患者也多伴有肺功能低下，喘息。绿脓杆菌、嗜麦芽黄单胞菌、白假丝酵母菌、洋葱伯克霍尔德氏菌等所致的慢性感染较常见。ABPA 发病率的差异主要与该病的不同诊断标准、不同类型的抗生素使用和患者暴露于孢子的程度有关。居住在通风状况不太好或有霉菌的房间的患者更易出现呼吸道曲霉菌群集落生长[1-5]。

## 二、发病机制及病理改变

ABPA 是机体对曲霉抗原的变态反应，特别是对烟曲霉菌发生变态反应。黑曲霉和其他真菌则相对较少提及，不是病原体直接引起组织损伤。烟曲霉菌引起变态反应时烟曲霉菌介导的变态反应表现为血清 IgE 抗体水平增高，外周血和肺嗜酸细胞增多、TH2 样细胞因子升高和呼吸道高反应性。

对 ABPA 发病机制的研究认为，烟曲霉菌蛋白酶直接影响支气管上皮细胞，导致上皮细胞损伤刺激产生细胞因子和趋化因子，曲霉蛋白是通过 HLA-DR2/DR5 负载的树突状细胞产生的，促使 Th0 向 Th2 转化，Th2 细胞因子刺激 IgE 合成和激活嗜酸性粒细胞，导致呼吸道的嗜酸细胞炎症反应。ABPA 的病理改变包括渗出性细支气管炎、黏液嵌塞、支气管中心性肉芽肿、近端支气管的囊性支气管扩张、肺不张和嗜酸性粒细胞肺炎。支气管黏膜常见嗜酸性粒细胞、淋巴细胞和浆细胞浸润。引起黏液嵌塞的栓子由浓缩的退化嗜酸性粒细胞板层（lamellae）及曲霉菌丝所组成。嵌塞的近端支气管扩张，而远端保持正常，有别于通常的细菌性感染。除嗜酸性粒细胞浸润外，偶见肺实质坏死性肉芽肿和闭塞性细支气管炎。尽管病理标本上存在明显的嗜酸性粒细胞浸润，但支气管肺泡灌洗液中很少见到，与慢性嗜酸性粒细胞肺炎和变应性肺血管炎（churg-straus 综合征）明显不同[6]。

## 三、临床特征

### （一）ABPA 在临床和实验室的典型特征

主要包括喘息发作、短暂性肺浸润、快速烟曲霉皮试呈阳性，总血清 IgE 水平和曲霉菌特异的 IgE 和 IgG 水平上升，嗜酸性粒细胞增加，沉淀素阳性以及中心支气管扩张等。Patterson 等将 ABPA 症状分成 5 个阶段作为疾病控制管理的指导，但是该分类主要用于哮喘患者并不适用于囊性纤维化（cystic filtrate，CF）患者：第一期（急症期）患者具有急性喘息和可逆性的呼吸道阻塞。主要是由于烟曲霉和肺浸润导致的 IgE 和 IgG 水平增高和嗜酸性粒细胞增多。第二期（缓解期）患者主要 IgE 水平下降但未到正常值，胸片可见外周嗜酸性粒细胞减少及渗出吸收，IgG 抗体水平可能升高。第三期（加重期）见于 ABPA 确诊患者和具有同一期相似特征的患者。第四期（糖皮质激素依赖期）CT 扫描发现中心支气管扩张且患者依赖糖皮质激素。第五期（肺间质纤维化期）具有不可逆性的肺损害和末期呼吸衰竭，血清 IgE 和嗜酸性粒细胞可高可低[7-9]。

### （二）影像学特征

#### 1.胸片

ABPA 的患者可见短暂或持久性的肺部浸润性阴影，多分布于中、上肺野，有时呈对称分布。尽管这些病理性改变可同时见于没有 ABPA 的 CF 患者，然而对于一个临床阳性背景的 CF 儿童患者，胸片中有肺部浸润依然还是有提示性的。由于糖皮质激素治疗导致的部分或全部肺部浸润影吸收可能会是一个识别 ABPA 所致肺部浸润的有效手段。另外，治疗后的胸片改变可能在不同 CF 患者中表现不同，并且也不完全与临床症状改善相一致[10,11]。

#### 2.CT 检查

ABPA 的患者主要的 CT 表现有：① 外周支气管正常的中心型支气管扩张：当出现肺部内半侧（肺门与胸壁中间）时支气管扩张定义为中心型，外周支气管正常的中心型支气管扩张被认为是 ABPA 诊断的必要条件。②扩张的支气管中含有高密度黏液栓：为了描述 ABPA 患者这一常见特点，当栓子的密度高于骨骼肌时被称为高密度黏液栓，CT 上显示的高密度黏液栓可能是其内出现的钙盐、金属（如铁、锰）及黏液变干所致。③渗出性病变：包括磨玻璃密度影，其分布为单侧或双侧肺野内；实变影，也为单侧或双侧，沿支气管分布，在实变病灶内可见"支气管空气征"。另外，含黏液栓的扩张支气管远端肺野内见"树芽征"，为黏液填塞的小呼吸道。④永久性的阴影：囊状低密度影，反映不可逆的支气管壁和薄壁的纤维化，与暂时性改变不同，即使患者处于缓解期，这种改变不可逆[12]。

#### 3.其他实验室检查

（1）微生物检查。患者痰液中烟曲霉的发生率在 10%~60%，这与之前流行病学提到的患者暴露于霉菌的程度有关。从欧洲关于囊性纤维化的流行病研究中看，烟曲霉菌群集落生长发生于 45% 的 ABPA 患者，16% 的非 ABPA 患者。有研究显示绿脓杆菌和嗜麦芽窄食单胞菌的正相关性并且可增加 ABPA 的风险，但是这可能是由于为控制病情加重而使用更多抗生素却促使了菌群感染的激增[13]。

（2）皮试。对曲霉易感性的皮试价格便宜，可针对疑似 ABPA 的患者，操作起来容易且快速。大多数情况下，对曲霉易感性的皮试呈阴性能明显减低对 ABPA 的诊断可能。然而，该皮试的专一性较低：测试阳性不足以指出 ABPA。该皮试阳性的发生率在哮喘患者中占 23%~28%，而在 CF 没有 ABPA 的患者中占 29%。所以，皮试阳性应继续进行血清学和影像学检查以确诊 ABPA[1,14]。

（3）血清学。血清总 IgE 水平升高可能有时是因机体对抗原的易敏感性导致而非 ABPA 个体对 IgE 水平有所不同，在北美和欧洲的 ABPA 诊断标准中总 IgE 水平的阈值也不同。尽管如此，它还是一个在诊断 ABPA 很有用的指标。IgE 的水平浮动和临床症状同样可以作为疾病加重或者反映疗效的指标。相比较于血清总 IgE 水平，烟曲霉特异性 IgE 抗体水平是对 CF 和哮喘患者中是否有 ABPA 的敏感指标，同时也可作为判断疾病加重或缓解的指标。虽然总 IgE 和烟曲霉特异性 IgE 水平对于发现和监控 ABPA 有作用，问题依然存在于那些指标居高不下的患者。

如果真的是这样，判断新症状是否有急性 ABPA 加重而引起就成了新的问题。嗜酸性粒细胞在诊断 CF 患者中的 ABPA 时作用相对有限，因为有可能由于绿脓杆菌感染引起而非 ABPA 引起。研究证实烟曲霉使 IgG 抗体沉淀广泛应用于 ABPA 的血清学诊断。随着 CF 患者年龄的增加，可探测出对烟曲霉的 IgG 抗体的概率也会增加。探测烟曲霉沉淀素可能代表之前的暴露却并不能代表现在的发病。但是如果 IgG 抗体沉淀素的水平很高，患 ABPA 的概率也会增加。

现在有很多新型血清学检查[包括对抗重组烟曲霉抗原的特异性 IgE 抗体,对烟曲霉菌的特异性 IgG 抗体,胸腺活化-调节趋化因子（thymus and activation-regulated chemokine，TARC），嗜碱性粒细胞活化试验等]被证实有效。但是这些检查大多数并不广泛用与 CF 中，而是作为研究工具。因此，对于临床应用的成本还不太清楚[15,16]。

## 四、诊断标准

### （一）哮喘合并 ABPA 几十年来大家一直采用 Rosenberg 标准

（1）主要标准。①支气管哮喘；②周围血嗜酸细胞增多；③烟曲霉变应原皮肤皮试速发反应阳性；④血清总 IgE 抗体水平 > 1 000 μg/L；⑤烟曲霉抗原沉淀抗体阳性；⑥血清烟曲霉特异性 IgE 和（或）IgG 抗体增高；⑦肺浸润史⑧中心性支气管扩张。

（2）次要标准。①痰涂片或培养发现烟曲霉；②咳棕色痰栓的病史；③烟曲霉变应原皮试迟发性反应（III型）阳性。

符合上述主要标准 8 条中的 6 条即可诊断。并可以进一步分两型，根据是否存在中心型支气管扩张分为支气管扩张型，血清型。

### （二）CF 合并 ABPA 的诊断标准

（1）经典诊断标准：①急性或亚急性临床恶化（咳嗽、气喘和其他肺部症状）不能用其他原因解释；②血清总 IgE 水平 > 1 000 IU/mL；③曲霉菌皮试阳性或血清烟曲霉菌特异 IgE 阳性；④烟曲霉菌沉淀抗体或血清烟曲霉菌 IgG 抗体阳性；⑤新的或最近出现的胸片或胸部 CT 的异常阴影不能通过抗生素和标准理疗方法清除。

（2）最低诊断标准：①急性或亚急性临床恶化（咳嗽、气喘和其他肺部症状）不能用其他原因解释；②血清总 IgE 水平 > 500 IU/mL，如果总 IgE 水平是 200~500 IU/mL，推荐 1~3 月复查；③曲霉菌皮试阳性或血清烟曲霉菌特异 IgE 阳性；④具备下列两点：第一，烟曲霉菌沉淀抗体或血清烟曲霉菌 IgG 抗体阳性；第二，新的或最近出现的胸片或胸部 CT 的异常阴影不能通过抗生素和标准理疗方法清除。

在 CF 中筛查 ABPA：①对 CF 病人是否合并 ABPA 应保持高度警惕；②每年测定总血清 IgE 水平。如果总血清 IgE 达到 500 IU/mL，行烟曲霉菌皮肤试验或者血清烟曲霉菌特异 IgE 检测，如果结果是阳性，考虑最低标准基础上的诊断；③如果血清总 IgE 水平是 200~500 IU/mL，重复测量如果有增加则怀疑 ABPA 并行进一步的诊断测试（烟曲霉菌皮试、烟曲霉菌沉淀抗体或血清烟曲霉菌 IgG 抗体，和胸片检查）。

ABPA 的诊断颇为复杂而且要求同时评估临床体征和实验室的数据。ABPA 在缓解和加重时的临床表现很容易引起诊断上的混淆。儿科 CF 的患者可能表现出多种症状却不对治疗有所反应[17]。如果 ABPA 能在早期迅速被诊断和治疗，呼吸症状将能够减轻，肺功能得以改善，也能减少不必要的治疗（比如静脉输入抗生素等）。同时这也能预防像支气管扩张和纤维化等的肺长期损害。

然而，由于 ABPA 和 CF 感染的恶化有很多重叠的临床和放射学特征，因而 ABPA 的诊断就更困难了。保持临床怀疑态度然后调查 ABPA 是很重要的。对静脉使用抗生素无效，显著性增加的喘息发作，或者肋膜炎性胸痛等这些都应该引起对 ABPA 的怀疑。确诊应加有放射学和血清学的检查结果[6,14,15,18]。

## 五、鉴别诊断和并发症

普通支气管扩张多见于下叶，且以外支气管扩张较多，而 ABPA 多累及上叶，且以中央性支气管扩张为著。普通支扩的黏液嵌塞多低密度，而 ABPA 多为稍高密度甚至可以见到钙化。发生于上肺的斑片状浸润影，可能在早期难与结核鉴别；另外 ABPA 纤维化期出现空洞形成可能难以与纤维空洞型肺结核鉴别。在哮喘病人早期肺内游走性及抗结核治疗后无效的肺内浸润影应考虑本病[17]。

## 六、管理/控制/治疗

治疗的目的首先是控制急性发作，之后是延缓慢性肺疾病的发展。大多数 ABPA 的病人需要全身应用糖皮质激素，它可以迅速清除嗜酸细胞浸润，降低由真菌引起的炎症反应，从而改善相关症状。哮喘合并 ABPA 一般起始剂量为 0.5mg/（kg·d），晨起顿服，2~4 周至临床症状改善及肺部急性渗出影吸收后改为 0.5mg/kg 隔日，如果黏液栓及所致肺不张持续存在，则需要支气管镜检查核实诊断和清除黏液栓，急性期后强的松每 1~3 月逐渐减量。慢性期的糖皮质激素治疗是有争议的，特别是对于成人患者。CF 合并 ABPA 的病人需要更大剂量和长期疗程。CF 基金会的共识报告建议起始剂量为 2mg/（kg·d），一周后减量为 1mg/kg·d 一周后改为隔日逐渐减量至 0.5mg/kg 隔日，维持 3 月。在逐渐减量的过程中复查胸片，IgE。一旦发现 IgE 水平呈 2 倍以上升高，则需要增加强的松的用量。抗真菌治疗可以减少糖皮质激素的应用，多项研究证实伊曲康唑辅助糖皮质激素应用的有效性，儿童伊曲康唑应用剂量为 10mg/（kg·d），奥马佐单抗，抗 IgE 单克隆抗体被证实有效。免疫治疗无效甚至可能有害[19-26]。

（胡英惠）

# 参考文献

[1] MAURYA V，GUGNANI H C，SARMA P U，et al. Sensitization to Aspergillus antigens and occurrence of allergic bronchopulmonary aspergillosis in patients with asthma[J]. Chest，2005，127（4）:1252-1259.

[2] De ALMEIDA M B，BUSSAMRA M H，RODRIGUES J C. Allergic bronchopulmonary aspergillosis in paediatric cystic fibrosis patients[J]. Paediatr Respir Rev，2006，7（1）：67-72.

[3] GELLER D E，KAPLOWITZ H，LIGHT M J，et al. Allergic bronchopulmonary aspergillosis in cystic fibrosis: reported prevalence，regional distribution，and patient characteristics. Scientific Advisory Group，Investigators，and Coordinators of the Epidemiologic Study of Cystic Fibrosis[J]. Chest，1999，116（3）：639-646.

[4] NELSON L A，CALLERAME M L，SCHWARTZ R H. Aspergillosis and atopy in cystic fibrosis[J]. Am Rev Respir Dis，1979，120（4）：863-873.

[5] MILLA C E. Allergic bronchopulmonary aspergillosis and cystic fibrosis[J]. Pediatr Pulmonol，1999，27（2）：71-73.

[6] ROSENBERG M，PATTERSON R，MINTZER R，et al. Clinical and immunologic criteria for the diagnosis of allergic bronchopulmonary aspergillosis[J]. Ann Intern Med，1977，86（4）：405-414.

[7] PATTERSON R，GREENBERGER P A，RADIN R C，et al. Allergic bronchopulmonary aspergillosis: staging as an aid to management[J]. Ann Intern Med，1982，96（3）：286-291.

[8] STEVENS D A，MOSS R B，KURUP V P，et al. Allergic bronchopulmonary aspergillosis in cystic fibrosis--state of the art: Cystic Fibrosis Foundation Consensus Conference[J]. Clin Infect Dis，2003，37 S3：S225-S264.

[9] ROSENBERG I L，GREENBERGER P A. Allergic bronchopulmonary aspergillosis and aspergilloma. Long-term follow-up without enlargement of a large multiloculated cavity[J]. Chest，1984，85（1）：123-125.

[10] MENDELSON E B，FISHER M R，MINTZER R A，et al. Roentgenographic and clinical staging of allergic bronchopulmonary aspergillosis[J]. Chest，1985，87（3）：334-339.

[11] AGARWAL R，GUPTA D，AGGARWAL A N，et al. Clinical significance of hyperattenuating mucoid impaction in allergic bronchopulmonary aspergillosis: an analysis of 155 patients[J]. Chest，2007，132（4）：1183-1190.

[12] MILLA C E，WIELINSKI C L，REGELMANN W E. Clinical significance of the recovery of Aspergillus species from the respiratory secretions of cystic fibrosis patients[J]. Pediatr Pulmonol，1996，21（1）：6-10.

[13] BECKER J W，BURKE W，MCDONALD G，et al. Prevalence of allergic bronchopulmonary aspergillosis and atopy in adult patients with cystic fibrosis[J]. Chest，1996，109（6）：1536-1540.

[14] SHARMA O P，CHWOGULE R. Many faces of pulmonary aspergillosis[J]. Eur Respir J，1998，12（3）：705-715.

[15] SKOV M，PRESSLER T，JENSEN H E，et al. Specific IgG subclass antibody pattern to Aspergillus fumigatus in patients with cystic fibrosis with allergic bronchopulmonary aspergillosis （ABPA）[J]. Thorax，1999，54（1）：44-50.

[16] AGARWAL R. Allergic bronchopulmonary aspergillosis[J] .Chest，2009，135：805-826.

[17] MAIZ L，CUEVAS M，QUIRCE S，et al. Allergic bronchopulmonary aspergillosis with low serum IgE levels in a child with cystic fibrosis[J]. J Allergy Clin Immunol，1997，100（3）：431-432.

[18] WARK P A，GIBSON P G，WILSON A J. Azoles for allergic bronchopulmonary aspergillosis associated with asthma[J]. Cochrane Database Syst Rev，2003（3）：CD001108.

[19] WARK P A，GIBSON P G. Allergic bronchopulmonary aspergillosis: new concepts of pathogenesis and treatment[J]. Respirology，2001，6（1）：1-7.

[20] VLAHAKIS N E，AKSAMIT T R. Diagnosis and treatment of allergic bronchopulmonary aspergillosis[J]. Mayo Clin Proc，2001，76（9）：930-938.

[21] DENNING D W，van WYE J E，LEWISTON N J，et al. Adjunctive therapy of allergic bronchopulmonary aspergillosis with itraconazole[J]. Chest，1991，100（3）：813-819.

[22] RITZ N，AMMANN R A，CASAULTA A C，et al. Risk factors for allergic bronchopulmonary aspergillosis and sensitisation to Aspergillus fumigatus in patients with cystic fibrosis[J]. Eur J Pediatr，2005，164（9）：577-582.

[23] MANNES G P，van der HEIDE S，van AALDEREN W M，et al. Itraconazole and allergic bronchopulmonary aspergillosis in twin brothers with cystic fibrosis[J]. Lancet，1993，341（8843）：492.

[24] STEVENS D A，SCHWARTZ H J，LEE J Y，et al. A randomized trial of itraconazole in allergic bronchopulmonary aspergillosis[J]. N Engl J Med，2000，342（11）：756-762.

[25] BREMONT F，RITTIE J L，RANCE F，et al. Allergic bronchopulmonary aspergillosis in children[J]. Arch Pediatr ，1999，6S1：87S-93S.

[26] SUNIL K，CHHABRA S S，KARTHIKEYAN R. Allergic Bronchopulmonary Aspergillosis Complicating[J].Childhood Asthma Indian Journal of Pediatrics，2009，3（76）：331-332

# 第三节　细支气管炎以及毛细支气管炎病毒学新进展

细支气管炎，即 "Bronchiolitis"，是儿童时期常见的疾病。狭义的细支气管炎指病毒感染性细支气管炎，也称作 "毛细支气管炎"；广义的细支气管炎包括细支气管本身病变及其他疾病伴发的细支气管病变，前者包括闭塞性细支气管炎（bronchiolitis obliterans，BO）、弥漫性泛细支气管炎（diffused panbronchiolitis，DPB）、感染性细支气管炎等；后者则包括呼吸道内播散的肺内感染如肺结核、变应性肺泡炎、BO 伴机化性肺炎、呼吸性细支气管炎伴间质性肺炎等[1]。

在儿童，病毒感染性细支气管炎（即毛细支气管炎）最为常见，通常由那些易感染支气管上皮细胞的病毒引起，最常见的是呼吸道合胞病毒（*Respiratory syncitial virus*，RSV），它可引起 50%~90%的毛细支气管炎，此外，流感病毒 A 和流感病毒 B，副流感病毒（*Parainfluenza viruses*，PIVs），腺病毒，鼻病毒等均可以起毛细支气管炎等下呼吸道感染。但是，对于病毒性的呼吸道感染，只有 40%能明确病原。随着近 10 年以来分子技术的发展，一些新的病毒得到认识，包括人偏肺病毒[3,5]（*Human metapneumo virus*，HMPV），人冠状病毒[6]（*Human coronavirus*，HCV）NL63 和 HKUI，人博卡病毒[7,8]（*Human Boca virus*，HBoV），新型肠道病毒，双埃可病毒（*Human Parecho virus*，HpeV），多瘤病毒[4,9]（*Polyoma virus*，PyV）等，受到医学界的广泛关注，其流行病学与临床特征也得到较为深入的研究[2-4]。

## 一、人偏肺病毒

### 1.病毒学特点

2001 年荷兰 van den Hoogen 等[3]对 20 年呼吸道感染病人鼻咽分泌物的研究中发现 *HMPV*，其感染症状及体征与 *RSV* 感染类似。*HMPV* 为副黏液科 *RNA* 病毒，其基因与禽类的肺炎病毒（*Avian pneumovirus*，APV）同源性较高，后者属于偏肺病毒属。病毒颗粒呈多形性、球形或丝状，直径在 150~600nm，包膜突起 13~17nm，其中球形颗粒平均直径为 209nm，丝状颗粒大小为 283nm×62nm。

核壳体平均直径为 17 nm，呈螺旋对称。*HMPV* 存在 13 kb 的单股负链 *RNA*，包含编码核蛋白（N）、磷蛋白（P）、基质蛋白（M）、融合基因（F）、转录延长因子 / *RNA* 合成调节因子（M2）、小疏水（sn）表面蛋白、主要侵袭（G）糖蛋白、多聚合酶（L）亚单位等的基因，顺序为 3'-N-P-M-F-M2- SH-G-L-5'。其中 F 蛋白具有抗原决定簇，是疫苗研制的着眼点，*HMPV* 感染进入细胞也是通过 F 蛋白调节的膜融合方式。*HMPV* 不凝集红细胞，与呼吸道合胞病毒（*RSV*）和麻疹病毒等的基因同源性很低，而与禽肺病毒 C 型有较高的同源性。对 *HMPV* 的 P 蛋白、F 蛋白、G 蛋白分析均发现：*HMPV* 有 A，B 两个基因型和 A1，A2，B1，B2 四个亚型。人群对两种基因型无交叉免疫力。据各国的菌株分离情况统计，A 型感染占优势（约为 69%）。在中国天津 A2b 是最常见的 *HMPV* 亚型，2006 年占 44.4%，2008 年占 87.5%，2009 年占 66.7%，平均 70%。

### 2.流行病学

自 2001 年发现至今，*HMPV* 已在欧洲（瑞典、保加利亚）、美洲、亚洲（中国、日本）等地陆续报道，表明 *HMPV* 呈全球流行。*HMPV* 感染引起的疾病具有明显季节性，好发于晚冬、春季和夏季早期，流行高峰常与 *RSV* 活动高峰相同或稍后。美国研究发现 78%*HMPV* 感染在 12 月到来年 5 月，38% 在 3 月、4 月。中国 2007~2008 年研究报道 *HMPV* 感染主要发生在 12 月和来年 1 月，约占 84.4%。

*HMPV* 可感染各年龄组人群，但儿童（尤其是婴儿）、老年人和免疫功能不全者是重要的易患人群，甚至可导致免疫功能不全者死亡。各国研究发现 5 岁以下儿童是 *HMPV* 感染的最常见人群，且男女感染率无明显差别。中国文献报道 *HMPV* 感染年龄在 29d ~ 9 岁，其中 5 岁以下占 *HMPV* 感染患儿的 89.7%，25 ~ 60 个月占 *HMPV* 感染患儿的 51.7%。12 个月占 *HMPV* 感染患儿的 56.3%，*HMPV* 感染患儿的男女比例为 1.65：1。瑞典斯德哥尔摩报道 *HMPV* 感染患者中 50.3% 小于 3 岁，其中 38.5% 小于 1 岁，3 岁以下 A 型感染率是 B 型的 3 倍。美国 1982 ~ 2001 年研究发现 *HMPV* 感染的平均年龄为 20 个月，男女比例 1.3：1。芬兰报道儿童感染 *HMPV* 平均年龄 3 岁，81% 小于 5 岁，2 岁以下儿童感染率最高。日本研究发现 90% 感染 *HMPV* 患儿在 5 岁以下，其中感染 *HMPV*A2 亚型的患儿比 B1 亚型患儿年龄大，*HMPV*B1 亚型感染患儿有 70% 小于 3 岁，而 A₂ 亚型感染者 30% 在 5 岁以上，且 A2 型再感染率比 B1 高。

### 3.临床表现

*HMPV* 感染的潜伏期 3 ~ 5d。患儿可出现流感样症候群，主要表现为咳嗽、咳痰、喘息、气促、流涕以及发热、肌痛、头痛、乏力等全身症状，部分可出现低氧血症。症状严重程度不一，可从轻微的上呼吸道感染到严重的细支气管炎和肺炎，后者的发生率为 14% ~ 48%。*HMPV* 感染其他临床特征有鼻炎、咽炎、中耳炎、口腔炎、结膜炎，其中中耳炎最常见，占 50% 左右。2/3 下呼吸道感染患者也有上呼吸道感染症状，仅极少数患儿需持续呼吸道正压或机械通气。例如中国重庆儿童感染 *HMPV* 临床特征为咳嗽 100%，发绀 83.3%，气促 66.7%，喘鸣 66.7%，啰音 66.7%，发热 50%，细支气管炎 33.3%，支气管肺炎 33.3%，间质性肺炎 16.7%。儿童感染 *HMPV* 的临床表现与感染 *RSV* 在临床特征上无太大差异。*RSV* 感染后疾病加重的危险因素如早产、潜在的心肺功能不全和免疫功能不全，也同样是 *HMPV* 感染后疾病加重的危险因素。在某些方面，二者存在差异，例如 *HMPV* 感染所致疾病的严重程度低于 *RSV*，患病人群的平均年龄高于 *RSV* 感染。部分 *HMPV* 感染患儿亦可出现喘息急性发作，并与哮喘关系密切。韩国在 2003~2008 年研究发现 *HMPV* 感染喘息发生率 48.2%，30.8% 引起细支气管炎，而 *RSV* 感染喘息发生率 82.2%，79.5% 引起细支气管炎。

一些研究显示，*HMPV* 与 *RSV* 混合感染率可达 5%~14%。而荷兰一项对住院病人的研究却未发现 *RSV* 与 *HMPV* 混合感染。英国 Greensill 等报道可住 ICU 的严重 *RSV* 毛细支气管炎病人，70% 有 *HMPV* 感染，提示二者混合感染可能预示着疾病较为严重。英国的另一项研究显示，*RSV* 与 *HMPV* 混合感染与疾病严重程度及住 ICU 的有关。其他的研究也显示 *RSV* 与 *HMPV* 混合感染比单独 *RSV* 或单独 *HMPV* 感染更为严重，需要更长的住院时间和吸氧时间。但是另外两项对 *RSV* 下呼吸道感染病人中 *HMPV* 的流行病学的研究显示，机械通气的 *RSV* 下呼吸道感染患儿中，并未发现 *HMPV* 混合感染，提示 *RSV* 与 *HMPV* 混合感染并没有加重 *RSV* 下呼吸道感染的程度。*HMPV* 与 *RSV* 以外的其他病原的协同作用，见于 2003 年，*SARS* 在香港和加拿大爆发时，1 例 *SARS-CoV* 感染的婴儿，由于尸检在大脑和肺脏检出 *HMPV* DNA，因此认为其致死性脑炎与 *HMPV* 相关。总之，在病毒性呼吸道疾病中，混合感染是常见因素，*HMPV* 与 *RSV* 混合感染也是其中之一。

## 二、人冠状病毒

### 1.病毒学特点

2003 至 2004 年 *SARS-CoV* 作为一种全新的病毒，引起以肺炎为主要表现的急性呼吸窘迫综合征。人类普遍易感 *SARS-CoV*，传播速度快，发病率和病死率高。但在此之前所发现的 2 种 *HCV* 亚型 229E 和 OC43 相对无害，仅可引起普通感冒。

在发现 *SARS-CoV* 之后，2004 和 2005 年分别发现的 *CoV-NL63*（与 229E 属第 1 群）和 *HCV-HKU*l（与 OC43 属第 2 群）。*HCV-NL63* 冬季流行，但在香港春夏季高发。儿科的报道显示，此两种病毒可见于 7~12 个月的上呼吸道感染或下呼吸道感染患儿。一项国内的研究显示，因呼吸道感染住院的儿童，2.6%~3.8% *CoV-NL63* 检测阳性，它除了可引起上呼吸道感染外，还可引起喉炎、哮喘恶化、热性惊厥、喘息和高热。

*CoV-NL63* 与其他病毒的混合感染，包括与其他人类冠状病毒，*RSV*，*PIV*，流感 A 和流感 B 以及人偏肺病毒等感染，均有报道。德国一项对 3 岁以下下呼吸道感染儿童的研究显示，最常见的是与 *RSV-A* 混合感染，可能是因为二者的流行季节有交叉。*CoV-NL63* 可与 *RSV-A* 或 *PIV*3 混合感染，但是病例数较少，前者主要见于住院病人，而后者则见于门诊病人。

*HCV-HKU*l 主要感染有基础疾病的成年人和儿童。最常见的症状是腹泻、发热，也可有肺炎、毛细支气管炎以及急性哮喘恶化等。除呼吸道外，*HCV-HKU*1 也可从胃肠道中检出。

2006~2009 年进行的一项国内研究对下呼吸道感染儿童检测 10 个常见的呼吸道病毒，结果显示，73.4%的 *HCV-HKU*l 和 *CoV-NL63* 阳性的标本至少还有一种病毒检测阳性，最常见的是人类鼻病毒和 *RSV*。英国的一项研究显示，无论 *RSV* 感染是否合并冠状病毒 *CoV-NL63*，*HCV-HKU*l 或 OC43 混合感染，在临床表现方面并没有差异，这提示 *RSV* 可能促进冠状病毒的感染，但并没有增加疾病的严重程度。实际上，冠状病毒单独感染以及冠状病毒与 *RSV* 混合感染时，*HCV* 的病毒负荷没有差异，这提示，并发其他呼吸道病毒感染时，并不影响 *HCV-NL63*，*HCV-HKU*l 等建立感染和病毒复制的能力，因此，混合感染中，*HCV* 并不能被认为是继发感染而不参与发病机制。

## 三、人博卡病毒

### 1.病毒学特点

2005 年瑞典 Allander 等从儿童呼吸道标本中首次发现 *HBoV*。该病毒为单链 DNA 病毒，属细小病毒科，是继细小病毒 B19 后已知的第 2 种感染人类的细小病毒。依据这一病毒与牛细小病毒（*Bovine parvovirus*）和犬类微小病毒（*Eafline minute virus*）在基因组结构和核酸序列的同源性，将其命名为博卡病毒（*Bbocavirus*）。病毒颗粒的直径为 18~26nm，核衣壳呈二十面体对称，其中包含有一条线性的、正义或负义的单链 DNA。全基因组有 4 000~6 000 个核苷酸。Allander 等人发现的两株 *HBoV*1（*ST*1 和 *ST*2）基因组长度分别为 5 217bp 和 5 299bp。从其他细小病毒的基因组结构可以推测 *HBoV* 的基因组 DNA 两侧有发卡结构。这些结构不能单独通过测序的方法破译，因此，在侧翼结构得到阐明之前，得不到整个基因组的完整序列。*HBoV* 的基因组包括三个开放读码框，其中两个公认的开放读码框分别编码非结构蛋白 NSl 和 NP-1，另一个编码病毒的壳体蛋白 VPl 和 VP2；VP2 的序列嵌套在 VPl 的序列之内。*HBoV* 的 NSl 蛋白功能不明，推测可能同细小病毒 B19 的 NSl 蛋白有相似的功能，例如，可能在病毒复制中起作用。NP-1 是其他细小病毒属不具有的蛋白，功能不明。与 VP2 蛋白相比，VPl 蛋白的氨基端有额外的 129 个氨基酸，被称为 VP1 特定蛋白，具有磷酸酶 A2 样作用，调节病毒基因从内颗粒转移到宿主细胞核内开始病毒复制。

2.流行病学

*HBoV* 呈全球分布，冬春季流行，患病率为 2%~21.5%，主要见于 3 岁以下儿童，表现为上呼吸道或下呼吸道感染。挪威的研究显示，在儿童呼吸道感染中，12% 可检测到 *HBoV*，是继 *RSV*，*HRV* 以及 *HMPV* 之后第 4 位常见的呼吸道病毒。另一项研究则认为，至少 5% 的儿童下呼吸道感染由 *HBoV* 感染引起，*HBoV* 是排在 *RSV* 之后第 2 位高检出率的病毒。最近的一项关于社区获得性肺炎的研究显示，在检测的 17 种呼吸道病毒中，*HBoV* 是在 *RSV* 和 *HRV* 之后，最多被检出的。*HBoV* 可以在呼吸道持续存在数月。此外，在 *HBoV* 检出阳性的重症患者中，90% 以上是混合感染，因此 *HBoV* 在儿童呼吸道检测阳性究竟是"过客"还是真正的致病原尚有争论。*HBoV* 除了在呼吸道常见，在血清、粪便中也可检出。有学者发现在持续喘息患儿呼吸道分泌物中 *HBoV* 的阳性率高达 31%。国外的研究显示，在毛细支气管炎患儿中，急性 *HBoV* 感染率大于 25%。

我国自 2006 年在因呼吸道感染住院儿童的鼻咽抽吸物标本中扩增出 *HBoV* NS1 基因以来，各地也陆续报道了 *HBoV* 的流行情况。在有呼吸道症状住院儿童的呼吸道样本中检测到 *HBoV* 基因的比例范围为 1.5%~19%。在急性胃肠炎患者粪便标本中也已经检测到 4 种 *HBoV*（*HBoV*-4），虽然 *HBoV*2-4 主要在人的粪便标本中检出，但也有在呼吸道标本中检出的报道。据目前所知，国内的研究中还没有关于检出 *HBoV*4 的报道。大多感染 *HBoV* 的儿童年龄小于 2 岁，但大一些的儿童和成人也可以感染。

*HBoV* 感染一年四季均可发生，以冬春季节为主，但不同国家报道的季节特征有所不同。意大利的一项研究表明 *HBoV* 的检出没有固定的季节性。我国的一项连续 3 年对下呼吸道感染患儿 *HBoV* 检测的研究表明，其季节分布为冬秋高于春夏，秋季最高。冬季是大多呼吸道病毒感染的流行季节，而大多数回顾性研究中相当比例的检测样本也是在冬季收集的，这就可能由于同其他病毒共同感染或者其他不可知的原因导致错误的结果。另外，特别值得注意的是，大多研究中的 *HBoV* 阳性数据中包括了发病和病毒携带者。因此，原发性人博卡病毒感染的真实发生率和季节分布情况仍不明确。*HBoV* 主要在呼吸道抽吸物中被检测到，可以推测其可能同其他呼吸道病毒一样通过气溶胶或接触传播。在粪便样本中检测到 *HBoV*，表明粪口传播也是一种可能的传播方式，但仍需要进一步研究证实。

3.临床表现

*HBoV* 感染最易发生在急性呼吸道感染尤其是下呼吸道感染的患儿中，如气管炎、支气管炎、肺炎和哮喘急性加重，其症状包括咳嗽、发热、鼻炎及在成人患者中少见的结膜炎和出疹。在胸片上，*HBoV* 感染较其他病毒所致肺炎无特异性。这些临床表现符合病毒感染引起的急性呼吸道感染，与呼吸道合胞病毒感染和人偏肺病毒感染相似，且没有特异性的临床表现可以区分 *HBoV* 感染和其他病毒引起的感染。*HBoV* 同其他呼吸道病毒的并发感染经常被检测到，表明 *HBoV* 或者确实能引起这些症状，或者由于非标准化、不同灵敏度的检测方法掩盖了真正致病的其他病毒。不同症状患者中 *HBoV* DNA 检出率和病毒载量也不同。有研究认为，*HBoV* 感染者鼻咽抽提物中的病毒载量高于（*HBoV* 拷贝）$10^4$/mL 可能与严重的呼吸道系统病症相关，低于 $10^4$/mL 可能处于病毒持续感染状态。*HBoV* 感染的患儿可同时表现为腹泻和支气管肺炎。虽然在急性胃肠炎患者的粪便标本中检测到了 4 种 *HBoV*，但 *HBoV* 与急性胃肠炎无关，其在粪便中出现可能为吞咽呼吸道分泌物所致，*HBoV*2 在粪便中的检出率最高且可能与急性胃肠炎相关，由于 *HBoV*3-4 检出率较低，其在人类疾病中的作用尚不明确。

近年来，*HBoV* 感染被认为与急性喘息及儿童哮喘的发生及发展密切相关。国外研究发现，在发生急性喘息的儿童鼻咽分泌物中 *HBoV* 的检出率高达 19%（49/259 例）。另一项研究发现在 444 例急性喘息住院患儿的鼻咽分泌物中 *HBoV* 的检出率也高达 16%（100/626 例）。国内的一项研究在 22 例哮喘持续状态患儿的呼吸道分泌物中检出 *HBoV* 2 例。国内的另一项研究在细支气管炎患儿中，发现由 *HBoV* 感染的患者占相当比例，为 12.9%，可见 *HBoV* 感染是诱发儿童喘息性疾病的重要原因之一。多数学者认为，婴幼儿时期的喘息性疾病与病毒感染及特异体质有关。但 *HBoV* 与喘息和特应质之间的关系以及诱发喘息的机制仍知之甚少，尚有待进一步研究。在喘息性疾病中，*HBoV* 常与其他病毒被共同检出，因此，*HBoV* 究竟是由于原发性感染还是继发性感染而引起喘息性疾病，仍需进一步探讨。

## 四、人多瘤病毒

### 1.病毒学特点

2007 年从急性下呼吸道感染患儿的呼吸道标本中发现了新的人多瘤病毒，根据发现病毒的研究机构的名称将 *PyV* 命名为 *KI*（*Karolinska institute*，*KI*）*PyV* 和 *WU*（*Washington university*，*WU*）*PyV*。该病毒属于多瘤病毒科的小 DNA 病毒，具有二十面体衣壳的无包膜结构，可以广泛感染禽类和哺乳类动物，大部分被这两种病毒感染的患者临床上没有明显的发病症状，但对免疫抑制者却有致癌作用。*WUPyV* 全基因长度为 5 229 bp，编码大 T 抗原、小 T 抗原和 3 种核衣壳蛋白 VP1，VP2 和 VP3。*WUPyV* 剪接模序不编码中 T 抗原，而不编码中 T 抗原被认为是该病毒属的主要癌基因。*KIPyV* 与 *WUPyV* 基因组结构非常相似，只是其早期编码区和晚期编码区被非编码调控区分开。复制起始点核心区含有 3 个编码大 T 抗原结合位点，而大多数多瘤病毒有 4 个结合位点。将以上两种病毒株之间以及它们分别于 GenBank 中的序列进行比对，发现它们的变异率很小，揭示多瘤病毒是一种保守的病毒。

### 2.流行病学

而且，*KIPyV* 和 *WUPyV* 在没有呼吸道感染的对照组病人中也可以发现，且与患病组的阳性率相似，因此，*PyV* 与急性呼吸道感染之间的关联有待于进一步研究。

自 *WUPyV* 和 *KIPyV* 首次被检出后，世界各地相继有报道。Gaynor 等[11]报道 *WUPyV* 在澳大利亚的检出率为 3%，美国为 0.7%，而两地的混合感染率高达 68% 和 100%，其中最常见的是鼻病毒。北美和德国的献血者，*WUPyV* 的血清阳性率为 66.4% ~ 89%，*KIPyV* 的阳性率为 54.1% ~ 67%。国外研究报道 *KIPyV* 在鼻咽抽吸物中的检出率为 1%，在粪便中的检出率为 0.5%。小于 5 岁儿童 *WUPyV* 检出率在 0.7% ~ 7.0%；*KIPyV* 报道的阳性率 0.5% ~ 2.5%。中国 *WUPyV* 的检出率相比国外偏低，为 0.4%。韩国进行的一项病例对照研究发现 *WUPyV* 和 *KIPyV* 在有呼吸道症状的实验组中的检出率分别为 7% 和 1%，而在无明显临床症状的对照组中，前者检出率为 4.2%，检出高峰为 5 月和 6 月，混合感染率达 67.6%，最多见的是 *RSV*，其中 23.5% 的阳性病例有胃肠道表现，没有检测出 *KIPyV*。一项与其他已知呼吸道病毒混合感染的研究显示，*KIPyV* 的检出率为 74%，*WUPyV* 的检出率为 68% ~ 79%。

### 3.临床表现

最近的一项国内的研究显示，*WUPyV* 感染后的主要表现为咳嗽，中度发热和喘息，也可见于肺炎、毛细支气管炎、上呼吸道感染以及支气管炎。*PyV* 主要感染儿童，也见于免疫损伤或有基础疾病的成人。

## 五、人类鼻病毒

### 1.病毒学特点

人鼻病毒[9,10]（*Human rhino virus*，*HRV*）属于小 RNA 病毒科（*Picornaviridae*）肠道病毒（*Entero virus*，EV）属。是直径约为 25nm 的无包膜的二十面体 RNA 病毒，核心为无折叠的单股正链 RNA，RNA 全长约 7 200 bp。基因组结构包括 5' 端非编码区、开放阅读框和 3 端非编码区。开放阅读框（长约 6 500 bp）转录后的产物被 HRV 驱动蛋白酶剪切成 11 个蛋白，其中 4 个蛋白（VP4，VP2，VP3 和 VP1）形成衣壳，呈二十面体围绕核心 RNA；余下 7 个蛋白（2A，2B，2C，3A，3B，3c 和 3D）参与结合宿主细胞、转录、复制等过程。衣壳蛋白中，VP4 位于病毒颗粒的内表面，VP1，VP2，VP3 具有相同的二级 β-筒状结构，形成一个深的峡谷状凹陷，该峡谷是 *HRV* 与宿主细胞表面受体结合的位点，其中的 VP1 是产生保护性抗体的主要抗原。

人鼻病毒（*HRV*）是引起人类呼吸道感染最常见的病毒病原之一。传统的人鼻病毒有 *HRV-A* 及 *HRV-B* 两型，包括 100 多个血清型。自 2006 年起，在急性呼吸道疾病的全球性分子病原学研究中，美国、澳大利亚、中国香港等地相继发现了新的 *HRV* 基因型，将其归为 *HRV-C*。目前发现的不同特征的 *HRV-C* 有 33 个亚型。*HRV-C* 在氨基酸水平上与 *HRV-B* 有 56% ~ 62%的同源性，与 *HRV-A* 有 80% ~ 99% 的同源性。

*HRV-C* 具有较高的遗传变异性。*HRV* 基因的重组可以随机地发生在整个编码区。我国学者报道了 *HRV-C* 发生重组的两个精确位点在 57UTR 的第 5 个茎杆区和多嘧啶区和编码 2A 的基因内。而 Linsuwanon 等的研究也证实这点，且报道 3D 也是一个热点区域。对 *HRV* 进行比较分析时发现 *HRV-C* 可以分为 2 个亚型：*HRV-Ca* 和 *HRV-Cc*。前者的 5' UTR 含有属于 **HRV-A**57UTR 序列，可能由 *HRV-A* 的同一区域重组而来。而后者与 *HRV-A* 和 *HRV-B* 的 57UTR 完全不同。*HRV-Ca* 和 *HRV-Cc* 亚种的临床特点和流行病学特点无明显的差异。

### 2.流行病学

*HRV-C* 感染与 *HRV-A*，*HRV-B* 在季节分布、易感人群年龄的分布上均无显著性差异。一项研究对社区获得性肺炎的 554 例儿童鼻腔分泌物进行检测，在其中的 99 例（17.87%）中检测到 *HRV*，序列分析表明 51.52%为 *HRV-A*，38.38%为 *HRV-C*，10.10%为 *HRV-B*。另一项急性下呼吸道感染（ lower respiratory tract infections，LRTIs）儿童的 *HRV* 分子流行病学调查研究显示，54 例 *HRV* 阳性标本中 33 例为 *HRV-A*（61.1%），4 例为 *HRV-B*（7.4%），17 例为 *HRV-C*（31.5%）。由此可见，*HRV-C* 虽然是新发现的基因簇，但其阳性检出率并不低。

### 3.临床表现

*HRV* 不仅能引起上呼吸道感染，也和支气管炎、毛细支气管炎、肺炎、急性中耳炎、哮喘急性发作等有关。*HRV* 感染引起哮喘的急性发作，比其感染所引起的其他疾病都多（除了普通感冒）。感染 *HRV-C* 后发病的既包括健康儿童、成年人，也包括那些有哮喘病、免疫缺陷、囊性纤维性变和多发性硬化症的患者。*HRV-C* 感染后发病的患者有着不明确的、广泛的临床症状，和 *HRV-A*，*HRV-B* 感染的临床症状相似。临床症状可有流感样症状、咽炎、哮喘样咳嗽、喘息、急性中耳炎、发热性抽搐、毛细支气管炎和肺炎等。儿童感染 *HRV-C* 后最普遍的诊断为急性上呼吸道感染。婴幼儿感染 *HRV-C* 后，更有可能发展为哮喘。*HRV-C* 感染在引起婴幼儿和儿童中的伴有发热的喘息、较大儿童的哮喘、有哮喘病史的儿童的哮喘急性发作中都有重要的影响。与 *HRV-A*，*HRV-B* 感染儿童相比，更多感染 *HRV-C* 儿童有咳嗽，而且和喘息、需供氧关系更密切。感染 *HRV-C* 患者的第 1 次和以后的反复喘息都对支气管扩张剂有反应，而不管有没有用激素。一般而言，感染病毒的量和疾病的严重程度成正比，但 *HRV-C* 感染所引起的哮喘的严重程度和病毒的量和感染的持续时间没有明显的关系。

## 六、其他病毒

近年来，有报道新发现的新型肠道病毒、双埃可病毒以及孤儿病毒扭矩特诺病毒也可引起下呼吸道感染[4,9]。2010 年在 8 个有呼吸道症状体征及中耳炎的儿童呼吸道标本中发现并确定了新型肠道病毒的基因型。文献报道其患病年龄为 2 ~ 62 岁，且大多数病人有基础疾病。在免疫功能正常的病人中，新型肠道病毒与慢性鼻咽炎有关，而在免疫损伤的病人中，则有急性呼吸道感染的表现，包括喘息、发热和流涕。最近的研究显示，大多数人类双埃可病毒感染见于 5 岁以下的儿童，最常见的是 *HpeV*1 和 *HpeV*3。*HpeV* 感染的患病率较低，且 *HpeV* 阳性标本中其他呼吸道病毒检出率很高，因此，很难确定其这些新基因型的 *HpeV* 在儿童呼吸道感染中的致病作用。此外，孤儿病毒——扭矩特诺病毒（ *Torque teno virus*，*TTV*），属于指环病毒属，*TTV* 可在 80%的健康个体中产生长期的病毒血症，虽然没有证据证实 *TTV* 是急性呼吸道感染的直接原因，但是在儿童支气管肺炎中，其平均病毒载量显著增高。而与常见的呼吸道病毒存在无关。研究显示，*TTV* 与哮喘有关，提示 *TTV* 可能参与哮喘的呼吸道炎症。此外，*TTV* 能够感染呼吸道纤毛上皮细胞，从而促进病毒的复制。尽管 *TTV* 致病作用不十分清楚，但是它却影响着疾病的临床表现。

综上所述，在过去的十年中，随着研究手段的更新，不断有新的呼吸道病毒被检出。这些呼吸道病毒是否为儿童呼吸道感染真正病因、其临床特征如何、相互有无关联等均需要更大范围的流行病学调查与临床研究，并通过进行动物实验研究来综合评价其与疾病的相关性。这些研究有助于进一步促进儿童下呼吸道感染的病因诊断、临床治疗与预防。

（殷菊）

# 参考文献

[1] 《中华儿科杂志》编辑委员会. 小儿细支气管炎防治学术研讨会会议纪要[J]. 中华儿科杂志，2011，49（12）：959-961.

[2] GARIBALDI B T，ILLEI P，DANOFF S K. Bronchiolitis[J]. Immunol Allergy Clin North Am，2012，32（4）:601-619.

[3] DEBIAGGI M，CANDUCCI F，CERESOLA E，et al. The role of infections and coinfections with newly identified and emerging respiratory viruses in children[J]. Virol J，2012，9: 247.

[4] 刘恩梅，彭才静. 新近发现的呼吸道病毒感染流行病学与临床研究进展[J].中国小儿急救医学. 2010，17（5）：390-391.

[5] 吴栩，陈志敏.儿童人类偏肺病毒感染流行病学特征与诊治进展[J]. 国际儿科学杂志，2010，37（5）：542-545.

[6] 陈云欢,伍严安. 两种新型人冠状病毒 HCV-NL63 和 HCV-HKU1 的研究进展[J]. 医学综述，2010,16（17）:2596-2598.

[7] 梁丹丹，林广裕. 人博卡病毒感染的致病机制研究进展[J]. 实用儿科临床杂志，2011，26（10）:801-803.

[8] 赵慧，钱渊. 人博卡病毒研究进展[J].国际病毒学杂志，2012，19（4）：178-180.

[9] 刘爱玲，陆学东.呼吸道新发现病毒的研究进展[J]. 现代检验医学杂志，2010，25（2）：47-51.

[10] 封金花，林广裕. 人类 C 型鼻病毒的研究进展[J]. 国际呼吸杂志，2012，32（2）：139-141.

# 第四节　儿童闭塞性细支气管炎的新诊断和诊疗建议

闭塞性细支气管炎（bronchiolitis obliterans，BO）是 1901 年德国病理学家 Lange 首次报道并命名的。从病理角度，BO 被定义为两种类型的支气管损伤:狭窄性细支气管炎和增殖性细支气管炎。从临床意义上讲，BO 是由多种原因引起的细支气管炎症损伤相关的慢性气流受阻综合征。细支气管上皮细胞和上皮下结构的损伤和炎症，及机体对以上损伤和炎症的不正当修复是 BO 的发病原因。致病原因包括感染、器官或骨髓移植、Stevens-Johnson 综合征、结缔组织病、吸入有毒物质、胃食管返流、药物不良反应等，在儿童多为感染所致。临床表现为持续的咳嗽喘息，肺高分辨 CT 可见到马赛克灌注征、支气管壁增厚、支气管扩张等特征性改变，肺功能表现为阻塞性通气功能障碍。BO 目前尚无有效的治疗方法，预后不良。

## 一、BO 的病因

### （一）急性下呼吸道感染

在儿童，BO 最常见的原因为感染。从理论上讲，任何类型的下呼吸道感染均可导致 BO 的发生，但最常见的引起 BO 的疾病还是急性病毒性细支气管炎。

#### 1.腺病毒感染

腺病毒是引起儿童感染后 BO 的主要病原[1]。感染腺病毒的型别、数量和宿主的体质、免疫反应及环境因素与疾病急性期的严重程度和远期并发症的发生有密切关系[2]。一组 9 例儿童重症腺病毒肺炎的临床分析资料显示：9 例患儿急性期死亡 1 例，存活 8 例中有 5 例后期发展成 BO，占 62.5%[3]。另有研究对因腺病毒感染住院的 45 例患儿进行长达 5 年的随访，存活的 38 例中大约 47.4%发展成了 BO，并且发现发展成 BO 的患儿较未发展成 BO 的患儿在住院期间有更明显的呼吸道问题，如在重症监护病房住院，需要机械通气和氧疗，全身应用糖皮质激素和使用 β2 肾上腺素受体激动剂等[4]。在北京儿童医院 42 例 BO 患儿的临床研究中，有 76.2%为感染后 BO,其中腺病毒感染最为多见,占感染后 BO 的 25%。

**2.其他病原感染**

如麻疹病毒、呼吸道合胞病毒、单纯疱疹病毒、流感病毒、副流感病毒 3 型、人类免疫缺陷病毒 1 型和许多非病毒病原的感染包括支原体感染、百日咳均有报道与 BO 的发生相关。其中麻疹病毒、支原体感染引起感染后 BO 在临床相对多见。

### （二）Stevens-Johnson 综合征

Stevens-Johnson 综合征又称重症渗出性多形红斑，是一种与免疫有关的急性非化脓性炎症，与支原体感染、病毒感染及使用某些药物有关。有报道称有 1/3 的 Stevens-Johnson 综合征患儿有呼吸道上皮受损，可发生 BO。北京儿童医院 BO 临床研究中 9.5%患儿病因为本病，居非感染因素的首位。

### （三）器官或骨髓移植

骨髓移植、心肺移植和肺移植是成人 BO 发生的主要原因。急性移植物抗宿主反应（graft-vs-host disease，GVHD）是异体骨髓移植后发生 BO 的高危因素，其他非免疫因素如骨髓移植前的状态、骨髓移植过程中的疾病尤其是骨髓移植后的病毒性肺炎、免疫抑制剂的应用等可能也参与 BO 的形成。肺脏暴露于环境，同种（异体）免疫排异损伤与感染因素共同参与 BO 的形成，使肺移植存活率落后于其他实体移植[5]。

### （四）吸入有毒物质

吸入或摄入有毒物质与 BO 的发生相关。北京儿童医院曾收治一例溺入粪池后出现 BO 的患儿，有害物质刺激及炎症损伤呼吸道黏膜导致 BO 的发生。

## 二、BO 的临床表现

### （一）症状

BO 主要表现为急性下呼吸道感染或急性呼吸道损伤后出现持续的慢性咳嗽、喘息，运动耐受性差，表现为活动后气促、喘息加重。易患呼吸道感染，伴或不伴发热，可因此而使症状加重。咳喘症状多持续存在，对支气管舒张剂无反应。

### （二）体征

喘鸣音和湿啰音是最常见的体征，有呼吸增快，重者可有三凹征，杵状指、趾不多见。

### （三）有利于 BO 诊断的辅助检查

**1.实验室检查**

BO 患儿不合并呼吸道感染时炎症指标无升高。动脉血气分析可显示低氧血症，二氧化碳潴留，动脉血氧饱和度降低，可用来评估病情的严重程度。

**2.影像学改变**

BO 患儿的影像学有其特征性改变，是临床诊断 BO 的重要依据。

（1）胸部平片。BO 患儿的胸部平片可表现为两肺过度充气，合并感染时可出现浸润影，呈毛玻璃样，可看到单侧透明肺的特征性改变。

（2）肺 CT，特别是高分辨 CT（high-resolution CT，HRCT）在儿童呼吸道疾病中的应用提高了临床诊断 BO 的能力。BO 患儿的 HRCT 显示马赛克灌注征、支气管扩张、支气管壁增厚和气体滞留等特征性改变。Siegel 等提示呼气相 CT 较吸气相 CT 更加敏感，对诊断小呼吸道阻塞的作用更大[6]。因而对于年龄较大能够配合呼气、吸气的患儿可行呼气相 CT 检查提高 BO 检出率。①马赛克灌注征。马赛克灌注征是 BO 在 HRCT 上最具特征性的表现，是指肺野内呈斑片样分布的含气不均匀征象。其形成的原因是由于 BO 呈斑片样分布的狭窄性细支气管炎和增殖性细支气管炎的病理改变，造成肺局部缺氧，同时伴有血流灌注减少，二者共同形成气体滞留、含气不均的表现。应该明确的是：从 HRCT 上看，BO 的病变区域是气体潴留的区域，即透亮度增高的区域，其内血管纹理减少，而不是透亮度减低的区域。②单侧透明肺。单侧透明肺又称 Swyer-James 综合征，是由 Swyer 和 James 于 1953 年，Macleod 于 1954 年描述的，故而得名。单侧透明肺的形成是由于幼年时患腺病毒肺炎、麻疹病毒肺炎或百日咳等致细支气管损害，并伴有血管炎的改变，从而阻止了肺泡囊的进一步正常发育所致。影像学表现为单侧肺部分或全部过度通气、肺体积缩小、肺纹理稀少[7]，是 BO 的特征性改变。

### 3.肺功能改变

肺功能检查一直被认为是诊断 BO 和评估 BO 病情及治疗效果的常用而重要的方法。无论是小婴儿还是大年龄儿童都特征性地表现为不可逆的阻塞性通气功能障碍，即呼气流速的明显降低。第一秒用力呼气容积（forcd espiratory volume in 1 secnod）及呼气中期的用力呼气流速（mid-espiratory flow rate）是诊断小呼吸道阻塞性疾病重要而敏感的指标，在 BO 患儿显示明显降低，可小于 30%预计值。随病情进展，肺功能可由阻塞性通气功能障碍变为限制性或混合性通气功能障碍。因为儿童正处于成长发育过程中，肺功能指标建议用所测值占预计值的百分数来表示，而不提倡使用绝对值[3,8]。BO 患儿肺功能支气管舒张试验结果多为阴性，与临床观察喘息症状对支扩药无反应相吻合。

### 4.电子支气管镜检查

电子支气管镜可用于除外呼吸道发育畸形和采取支气管黏膜活检，还可留取肺泡灌洗液做细胞学分析及炎症因子分析。许多研究提示 BO 患者肺泡灌洗液的中性粒细胞升高，但该指标还没有特异或敏感到足以用来诊断 BO[8,9]。炎症因子分析的研究尚在进行中，有望进一步揭示 BO 的发病机制。

### 5.病理学改变

BO 的特征性病理改变包括大呼吸道的支气管扩张，小呼吸道炎性细胞、肉芽组织和/或纤维组织阻塞和闭塞，细支气管旁的炎症和/或纤维化，肺不张，和血管容积和/或数量的减少。具体表现为两种类型的支气管损伤:狭窄性细支气管炎和增殖性细支气管炎[8,10]。BO 本是一个病理学的诊断，确诊依靠病理改变，但由于 BO 病变呈斑片样分布，肺活检不但有创伤且不一定取到病变部位。临床应用特别在儿科受到限制。

## 三、BO 的诊断

### （一）BO 的诊断标准

#### 1.临床诊断标准

（1）前驱史。发病之前往往有感染或其他原因所致的细支气管损伤史。

（2）临床表现。持续或反复喘息或咳嗽、呼吸急促、呼吸困难，运动不耐受。双肺可闻及广泛喘鸣音、湿啰音，并持续存在，达 6 周以上，对支气管舒张剂反应差。

（3）辅助检查。胸部 HRCT 显示马赛克灌注征、支气管扩张、支气管壁增厚。肺功能显示小呼吸道阻塞性通气功能障碍或混合性通气功能障碍，支气管舒张试验多为阴性。

（4）排除其他引起咳喘的疾病。如呼吸道感染、支气管哮喘、各种先天支气管肺发育畸形、肺结核、弥漫性泛细支气管炎等。

#### 2.确定诊断标准

BO 确诊需病理证实。符合 BO 的临床诊断标准，又有 BO 典型的病理改变者可确诊。

### （二）BO 的鉴别诊断

#### 1.急性下呼吸道感染

与急性感染性疾病不同，BO 的咳喘症状不会在 1~2 周好转，特征性的临床和影像学表现将持续存在，伴反复发作的肺不张、肺炎和喘息。

#### 2.支气管哮喘

支气管哮喘的喘息症状呈发作性，突发突止，支气管舒张剂治疗有效，通常有过敏体质和哮喘家族史。而 BO 咳喘症状持续，支气管舒张剂吸入不能缓解，肺 HRCT 的特异性改变与支气管哮喘慢性呼吸道非特异性炎症不符。

### 3.先天性气管、支气管、肺、心血管发育畸形

如气管、支气管狭窄、软化、分支异常等呼吸道发育畸形，支气管肺囊肿、先天性囊性腺瘤样畸形等肺发育畸形， 异常血管环、先天性心脏病等先天性心血管发育畸形等，均可引起儿童持续咳喘，在小年龄儿童尤其多见，可行心脏彩超、肺增强 CT 加气管、血管重建及电子支气管镜检查协助鉴别。

### 4.肺结核

特别是支气管淋巴结结核、支气管结核可出现持续咳喘，需与 BO 鉴别。结核接触史、结核中毒症状、影像学见典型结核病灶、PPD 试验阳性，结核菌涂片培养、支气管镜检等有助于鉴别。

### 5.弥漫性泛细支气管炎

多有鼻窦炎，胸部 HRCT 显示双肺弥漫分布小叶中心结节和支气管扩张。小剂量红霉素治疗有效。

## 四、BO 的治疗

BO 目前尚无治疗准则，动物实验显示早期诊断、早期治疗能够阻断 BO 进程，而不可逆的呼吸道阻塞一旦形成，则无特效治疗。依据临床经验，建议对 BO 患儿定期随访观察，择期复查肺 HRCT、肺功能，每 3 ~ 6 个月进行 1 次评估；依病情变化及治疗效果调整治疗方案。

### （一）抗炎治疗

#### 1.糖皮质激素

糖皮质激素能抑制炎症反应和纤维化形成，并能减少继发于病毒感染和过敏原触发的呼吸道高反应性和支气管狭窄。具体疗程及给药方式需依据病情变化、定期评估而定。

（1）吸入治疗。临床症状轻微、病情平稳的可直接吸入糖皮质激素，或作为全身应用激素的维持治疗，参考剂量如下：①使用射流雾化（适用于各年龄儿童）：布地奈德雾化液（1 mg/2 mL），(0.5 ~ 1) mg/次，每日 2 次。②其他吸入装置：根据年龄选择合适的吸入装置。丙酸氟替卡松气雾剂（125μg/揿）+储雾罐 1 揿，每日 2 次；布地奈德/福莫特罗（80μg/4.5μg）吸入剂、沙美特罗替卡松吸入剂（50μg/100μg）1 揿，每日 2 次。

（2）全身应用：病情较重者或在病程早期应用。治疗无反应或出现明显不良反应（如免疫抑制、骨质疏松、生长迟缓等）时，需及时停用。可与吸入激素联合使用，可通过以下给药途径：①口服。泼尼松片或甲泼尼龙片 1 ~ 2 mg/（kg·d），1 月后逐渐减量，总疗程不超过 3 个月。②静脉滴注。对感染后有 BO 迹象或症状急重者，Stevens-Johnson 综合征有 BO 迹象，移植后 BO 患儿使用。甲泼尼龙 1 ~ 2 mg/（kg·次），1~4 次/d，病情平稳后改口服。

#### 2.大环内酯类抗生素

阿奇霉素、红霉素有抗炎特性，作用机制不完全清楚，比较公认的机制为抑制中性粒细胞的活性及减少细胞因子（白介素 6，白介素 8，肿瘤坏死因子等）的分泌，可使移植后 BO 患者的肺功能明显改善。推荐剂量来自成人：阿奇霉素 250 mg/d，每周连服 3 d 或隔日口服。建议儿童口服阿奇霉素 5 mg/（kg·d），每周连服 3 d；或红霉素 3 ~ 5 mg/（kg·d），每日口服。需定期监测肝肾功能。

#### 3.白三烯受体拮抗剂

孟鲁司特有抑制呼吸道炎症的作用。研究显示成人肺移植后 BO 患者口服孟鲁司特 10 mg/d 较对照组肺功能指标明显改善。儿童可按常规剂量使用。

### （二）对症治疗

#### 1.氧疗及呼吸支持

对持续存在低氧血症的患儿应提供氧疗，使血氧饱和度达到 94%以上。家庭可通过氧气泵提供氧疗。病情危重者可予持续呼气末正压通气或使用呼吸机进行呼吸支持。

### 2.肺部理疗

肺部理疗可有效改善呼吸道分泌物潴留，使痰量减少，痰性质好转及辅助肺不张复张、帮助呼吸肌康复等。

### 3.支气管舒张剂

短效 β$_2$ 肾上腺素能受体激动剂短期吸入可能部分改善喘息症状。长效 β$_2$ 肾上腺素能受体激动剂不单独使用，与吸入或全身激素联合使用可减少激素用量。

### 4.抗生素

BO 患儿易反复呼吸道感染，当患儿有感染征象如出现发热、喘息症状加重、痰量增多时建议使用抗生素。最常见的病原是肺炎链球菌、流感嗜血杆菌等或混合感染。抗生素的选择应针对这些病原，也可根据痰培养结果选用适当的抗生素治疗。一般疗程 2～3 周。

### 5.支气管肺泡灌洗

文献报道灌洗对 BO 治疗无益，但理论上讲早期灌洗可减少呼吸道炎性因子、炎性细胞及清除脱落坏死的细胞。一般不推荐作为 BO 治疗手段。

### 6.营养支持

BO 患儿的能量消耗增加，需要给予足够能量支持，以保证机体正常的生长发育及免疫功能，减少反复感染。

### （三）其他治疗

（1）肺移植。肺移植为那些药物治疗无效，持续存在严重气流受限、伴有肺功能进行性降低和越来越依赖氧气支持的 BO 患儿提供了长期存活的机会。多用于移植后 BO 和 Stevens-Johnson 综合征后 BO。感染后 BO 后期病情多不再进展，行肺移植者少。

（2）中药。可试用清肺化痰平喘的中药制剂[11]。

## 五、BO 的预后

据文献报道，BO 的预后不确定，具体到每个个体可能与一些因素如 BO 的潜在病因和 BO 发展的速度相关[12]。北京儿童医院 42 例 BO 患儿随访结果显示 BO 治疗效果差，死亡 1 例，存活的 41 例患儿症状短期内无改善，5 年随访无一例痊愈，大多数症状体征持续，肺功能、影像学复查 77.8%进行性加重，提示预后不良[13]。其中腺病毒、麻疹病毒感染及 Stevens-Johnson 综合征所致 BO 预后差更为突出。文献也认为 BO 病程中出现的临床好转应归功于患儿肺和呼吸道的生长发育，并不是小呼吸道病变消退的表现。建议对 BO 患儿进行严密随诊观察，监测临床症状、体征、肺部影像学改变及氧饱和度，并接受认真的肺部护理以改善预后[14]。

（王维）

## 参考文献

[1] COLOM A J, TEPER A M , VOLLMER W M, et al. Risk factors for the development of bronchiolitis obliterans in children with bronchiolitis[J]. Thorax , 2006, 61（6）: 503-506.

[2] CHUANG Y Y, CHIU C H, WONG K S, et al. Severe adenovirus infection in children[J]. J Microbiol Immunol Infect, 2003, 36（1）: 37-40.

[3] TEPER A, FISCHER G B, JONES M H. Respiratory sequelae of viral diseases: from diagnosis to treatment[J]. J Pediatr （Rio J）, 2002, 78（2）: 187-194.

[4] CASTRO-RODRIGUEZ J A, DASZENIES C, GARCIA M, et al. Adenovirus pneumonia in infants and factors for developing bronchiolitis obliterans: a 5-year follow-up[J]. Pediatr pulmonol, 2006 , 41（10）: 947-953.

[5] KONEN E, GUTIERREZ C, CHAPARRO C, et al. Bronchiolitis obliterans syndrome in lung transplant recipients: can

thin-section CT findings predict disease before its clinical appearance[J]. Radiology，2004，231（2）：467-473.

[6] SIEGEL M J，BHALLA S，GUTIERREZ F R，et al. Post-lung transplantation bronchiolitis obliterans syndrome: usefulness of expiratory thin-section CT for diagnosis. Radiology，2001，220（2）：455-462.

[7] JOHN B M.Swyer-James Macleod Syndrome[J].Indian Pediatr，2006，43（8）：746-747.

[8] KIM C K，KIM S W，KIM J S，et al. Bronchiolitis obliterans in the 1990s in Korea and the United States[J]. Chest，2001，120（4）：1101-1106.

[9] ESTENNE M，MAURER J R，BOEHLER A，et al. Bronchiolitis obliterans syndrome 2001: an update of the diagnostic criteria[J]. J Heart Lung Transplant，2002，21（3）：297-310.

[10] ZHANG L，SILVA F A. Bronchiolitis obliterans in children[J]. J Pediatr （Rio J），2000，76（3）：185-192.

[11] 申昆玲，王维，中华医学会儿科学分会呼吸学组，等. 儿童闭塞性细支气管炎的诊断与治疗建议[J]. 中华儿科杂志，2012，50：1-3.

[12] KIM C K，KURLAND G，MICHELSON P. Bronchiolitis Obliterans in Children[J]. Pediatr Pulmonol，2005，39(3)：193-208.

[13] 王维，申昆玲. 儿童闭塞性毛细支气管炎的研究进展[J]. 中华儿科杂志，2006，44：274-277.

[14] YALCIN E，DOGRU D，HALILOGLU M，et al. Postinfectious bronchiolitis obliterans in children: clinical and radiological profile and prognostic factors[J]. Respiration，2003，70（4）：371-375.

# 第五节　儿童坏死性肺炎的临床

坏死性肺炎（necrotizing pneumonia，NP）是病理上的概念，与脓肿相同，以肺液化坏死和肺组织内空洞形成为特征，但目前本病并没有明确和统一的定义。Hacimustafaoglu 等[1]认为 NP 是侵袭性肺炎（invasive pneumococcal，IP）的并发症，以肺实变区出现坏死病灶为特点，出现单独的、多分隔的放射透亮区，临近胸膜的感染部位可出现支气管肺胸膜瘘和大小不等的脓肿。McCarthy 等[2]认为 NP 与肺脓肿、脓胸及肺坏疽一样，单一空洞为肺脓肿，多发空洞为 NP。Taussig 等[3]认为，大的空洞命名为肺脓肿，小的多发空洞则称为 NP。坏死性肺炎常伴有脓胸或胸腔积液。

目前，NP 有增多趋势，可见于肺炎链球菌（Streptococcus pneumoniae，SP）、金黄色葡萄球菌、肺炎支原体及化脓性链球菌等感染，偶有报道可见于 H1N1[4,5]流感病毒及产气荚膜梭状芽胞杆菌、绿脓杆菌感染[6]。但儿童仍以肺炎链球菌坏死性肺炎（SPNP/PNP）为主。

## 一、发病机制

NP 的发病机制是通过微生物释放的蛋白水解酶损伤肺组织，以及通过细胞因子介导使宿主产生加剧恶化的炎症应答导致组织损伤[1]。而宿主对肺炎链球菌的免疫反应是引起组织损伤的重要原因，这也可以解释为什么没有基础疾病的免疫力正常的儿童会导致肺组织坏死增加的风险[7]。C-反应蛋白（C-reactive protein，CRP），为急性期蛋白质，在先天性免疫功能中扮演一个重要的角色，在患肺炎链球菌肺炎时，它通过结合肺炎链球菌的 C-型多肽增加肺炎链球菌被清除的概率，因此在 SPNP 时明显升高[8]。国内外文献报道 NP 患者 D-二聚体明显高于正常，提示病变内可能存在微血栓，另外，炎症导致肺组织肿胀明显，压迫小血管，均可导致局部供血不足，加重坏死进程。有文献报道及我们的临床经验提示 D-二聚体水平和社区获得性肺炎的严重程度及肺部病变范围正相关[9]。另外，肺梗死也是其中的发病机制，2011 年中国台湾地区 Hsieh 发现，在合并支气管胸膜瘘的 12 例坏死性肺炎链球菌肺炎患儿中，11 例患儿肺组织学病理提示肺梗塞[10]。

NP 常伴有脓胸或胸腔积液。胸腔积液中的 LDH 升高是反应细胞坏死损伤程度的很好的指标，它表明经历初次及再次坏死，从而从损伤的细胞中释放 LDH。研究证实老鼠实验中，患严重的细菌性肺炎时，凋亡的中性粒细胞遭受继发性坏死，是支气管肺泡灌洗液中 LDH 的原始来源，此发现与儿童的肺炎并发症是否有关尚不清楚，可能这些改变也发生在 NP 患儿中。胸水中 LDH 升高，应引起临床医生的警惕，这可能预示将要发生肺组织的坏死和液化[11,12]。

NP 患儿肺部影像学早期均为单侧或双侧肺部大叶性肺实变，1~2 周（甚至 3 周，临床观察肺炎支原体肺炎发生坏死的时间要长于细菌性肺炎）后实变内出现单一或多发低密度病灶，随后出现多发大小不等空洞，常合并中~大量胸腔积液，3 周左右部分患儿出现肺大疱、支气管肺胸膜瘘或液气胸，可合并革兰阴性杆菌及真菌等感染，但经积极治疗后，4~6 月肺部影像学可恢复至正常。

## 二、几种常见坏死性肺炎临床特点

### 1.肺炎链球菌坏死性肺炎（streptococcus pneumoniae necrotizing pneumonia，SPNP）

肺炎链球菌是儿童呼吸道感染的常见病原菌，它常生活在正常人的鼻腔中，可导致鼻窦炎、中耳炎、气管炎和肺炎等非侵袭性感染，也可导致脓毒症和脑膜炎等侵袭性感染，称为侵袭性肺炎链球菌疾病（invasive pneumococcal disease，IPD）。肺炎链球菌所致的肺炎类型以大叶性肺炎最为典型，严重者可引起坏死性肺炎。

SPNP 多发生于 3 岁以下婴幼儿，持续高热通常达 2~3 周，甚至长达 1 月余，外周血白细胞和中性粒细胞分类明显升高，白细胞常大于 $16 \times 10^9$/L，CRP 常超过 100 mg/L，胸腔积液检查为脓胸表现，常合并败血症[1,13]。中国台湾 Hsieh 等[14]报道患儿外周血出现不成熟的多形核白细胞、高 CRP 水平（>120 mg/L）及无基础疾病是肺坏死和（或）脓肿的独立预测因子。

SPNP 的抗生素治疗：在于合理选择抗生素，常首选抗革兰阳性球菌糖肽类抗生素（万古霉素或替考拉宁），而不是碳青霉烯类抗生素如美洛培南或亚胺培南；另外，我们曾总结 20 例 SPNP，青霉素、阿莫西林的敏感率仅分别为 14.1% 和 20%，而 SPNP 患儿肺部病变重且进展快，故此类药物也不适合为首选抗生素，以免延误病情[13]。另外，利奈唑胺为一种人工新合成的唑烷酮类抗生素，具有广谱抗菌作用，与其他抗菌药物基本无交叉耐药，因 SPNP 患儿肺部实变范围大，感染难控制，而本药组织渗透性高，故我们常在糖肽类抗生素疗效不佳时将其作为选用的二线药物。

SPNP 的抗炎和抗凝治疗：由于过度炎症反应，是否在抗感染的基础上给予适当的激素治疗，会减缓患儿的肺部病变、坏死进程或缩短病程，尚需进一步验证；急性期 FIB 明显高于正常，均为高凝状态，当 D-二聚体明显高于正常时，可给予低分子肝素钙抗凝治疗。

SPNP 的外科治疗：因常与脓胸同时存在，且胸腔积液常为中量或大量，因此常需要胸腔闭式引流等侵入性治疗；但因胸腔内脓液较黏稠，易包裹黏连分隔，无法引流，故有时需行外科胸腔镜冲洗清脓术[15]。在出现肺大疱、液气胸时，如果无呼吸困难等张力性气胸加重表现，不宜盲目行胸腔闭式引流术及手术治疗。

### 2. A 族溶血性链球菌坏死性肺炎（Group A streptococcus necrotizing pneumonia，GASNP）

A 族 β 溶血性链球菌（Group A streptococcus，GAS）是引起儿科感染性疾病的重要致病菌，GAS 感染性疾病包括非侵袭性和侵袭性两类，前者包括咽扁桃体炎、猩红热及脓疱病，后者包括急性坏死性筋膜炎和坏死性肺炎等。A 族溶血性链球菌引起坏死性肺炎，主要发生于水痘或麻疹等病毒感染后，关于既往健康儿童由于 GAS 感染引起的坏死性肺炎的报道不多[16]。曾总结 6 例 GASNP，年龄 2 岁 9 月~12 岁[17]，与 SPNP 的发病年龄略有不同。

尽管病原学检查是诊断的金标准，但由于 GAS 感染的表现特点，临床出现指趾端脱皮时或猩红样皮疹时应考虑本病。由于上述表现，加之本病血常规提示白细胞、中性粒细胞分类、CRP 明显升高，易误诊为川崎病。另外，由于指趾端脱皮在查体时易被忽视，或误诊其他原因肺炎。病原诊断上，除进行胸腔积液、痰液和血液细菌培养外，抗链 O 升高有利于本病诊断，但并非所有的患儿抗链 O 均升高，且抗链 O 早期可为阴性，需动态监测。

GASNP 的抗生素治疗。目前认为 GAS 对红霉素及大环内酯类抗菌药物的耐药性明显增加，但对青霉素、头孢类抗菌药物仍很敏感[18]。但因病情重，且合并其他感染，有时也选用万古霉素。

GASNP 的抗炎治疗。因 GAS 分泌多种毒素，这些毒素在发病中起重要作用，故其表现和炎性指标升高与毒素介导的免疫反应有关，因此对于病情重，合并呼吸衰竭、感染性休克或肺实质破坏严重的病人或应用抗生素治疗后体温控制不佳者，可应用激素。

GASNP 的抗凝及外科治疗同 SPNP。

### 3.肺炎支原体坏死性肺炎

肺炎支原体（pneumonia mycoplasma，PM）为 5 岁以上儿童常年社区获得性肺炎的重要病原之一，近几年临床发现一些肺炎支原体肺炎患儿，即使及时使用大环内酯类抗生素治疗，病情仍进展，表现为高热持续不退、肺内病变加重，出现肺外并发症，若治疗不及时，易出现闭塞性支气管炎、坏死性肺炎等。因此类肺炎支原体肺炎单用大环内酯类抗生素治疗不能阻止病情的进展，故又称难治性肺炎支原体肺炎[19]，包括国内外一些文献称谓的重症肺炎支原体肺炎[20]。

肺炎支原体坏死性肺炎（pneumonia mycoplasma necrotizing pneumonia，PMNP）的发病机制可能涉及多方面，如过度免疫炎症反应以及混合感染、高凝状态等，对其治疗时，应综合考虑以上因素，给予抗凝治疗、激素、抗炎治疗等以减少肺部后遗症，但激素的用量、疗程，仍需探讨。

PMNP 与上述细菌性肺炎不同的是，常合并少量或中等量胸腔积液，合并大量胸腔积液较少，发生肺大泡、液气胸的情况也相对较少，外科治疗仍同 SPNP。

### 三、儿童坏死性肺炎的预后

美国哈佛大学医学院的 Sawicki 等[21]报道 SPNP 在短期内表现严重，肺实质破坏严重，且出现空洞，临床过程可能延长，但只要通过及时、适宜的治疗甚至没有外科干预，仍可以完全恢复，长期随访发现大多预后良好，可能与儿童的再生修复有关，影像学检查大多在半年内恢复正常。与临床上我们对不同病原所致的坏死性肺炎的随访一致。

综上所述，儿童 NP 病例有增多趋势，儿科医生在考虑社区获得性婴幼儿 NP 或空洞性肺疾病的致病病原菌时，应想到肺炎链球菌，选择抗生素时应选择抗球菌为主的药物，而不是碳青霉烯类抗生素；对于社区获得性坏死性肺炎，还应考虑 A 族溶血性链球菌感染，应注意观察有无皮疹和指趾脱皮以了解是否 A 族 β 溶血性链球菌坏死性肺炎，目前认为 GAS 对青霉素和头孢类抗生素尚无耐药性，一旦诊断，应选择这些药物使用，对于病情重或体温控制不佳者，可加用激素治疗；对于年长儿重症肺炎支原体肺炎时需注意发展为坏死性肺炎的可能，需适时给予激素、抗炎等综合治疗。

儿童坏死性肺炎临床过程虽长，但通过积极治疗，预后较良好，故肺切除应慎重，但其发病机制还需要广泛、深入研究。

（刘金荣）

# 参考文献

[1] HACIMUSTAFAOGLU M，CELEBI S，SARIMEHMET H，et al.Necrotizing pneumonia in children[J].Acta Paediatr，2004，931172-1177.

[2] MCCARTHY V P，PATAMASUCON P，GAINES T，et al.Necrotizing pneumococcal pneumonia in children[J].Pediatr Pulmonol，1999，28：217-22l.

[3] Taussig L M，Landau L I.Pediatric respiratory medicine[M].St.Louis ：Mosby Inc.1999:644-647.

[4] JI S，LEE O J，YANG J，et al.2009 H1N1 influenza virus infection and necrotizing pneumonia treated with extracorporeal membrane oxygenation[J].Korean J Pediatr，2011，54：345-349.

[5] YAZER J，GIACOMANTONIO M，MACDONALD N，et al. Severe necrotizing pneumonia in a child with pandemic（H1N1）influenza[J]. CMAJ，2011，183：215-219.

[6] PALMACCI C，ANTOCICCO M，BONOMO L，et al.Necrotizing pneumonia and sepsis due to Clostridium perfringens: a case report[J] .Cases J，2009，2：50.

[7] CALBO E，DIAZ A，CANADELL E，et al. Invasive pneumococcal disease among children in a health district of Barcelona: early impact of pneumococcal conjugate vaccine[J]. Clin Microbiol Infect，2006，12：867-872.

[8] HOROWIZ J，VOLANAKIS J E，BRILES D E. Blood clearance of Streptococcus pneumoniae by C-reactive protein[J]. J Immunol，1987，138：2598.

[9] ARSLAN S，UGURLU S，BULUT G，et al.The Association between Plasma D-dimer Levels and Community-Acquired Pneumonia[J].Clinics（Sao Paulo），2010，65：593-597.

[10] HSIEH Y C，WANG C，LAI S，et al.Necrotizing pneumococcal pneumonia with bronchopleural fistula among children in Taiwan[J].Pediatr Infect Dis J，2011，30：740-744.

[11] BENDER J M，AMPOFO K，KORGENSKI K，et al.Pneumococcal necrotizing pneumonia in Utah: does serotype matter[J]. Clin Infect Dis，2008，46：1346-1352.

[12] Rydell-To¨rma¨nen K，Uller L，Erjefa¨lt J S.Direct evidence of secondary necrosis of neutrophils during intense lung inflammation[J]. Eur Respir J，2006，28：268-274.

[13] 刘金荣，徐保平，李惠民，等. 肺炎链球菌坏死性肺炎 20 例诊治分析[J].中华儿科杂志，2012，50：431-434.

[14] YU-CHIA H，PO-REN H，CHUN-YI L，et al.Clinical Manifestations and Molecular Epidemiology Of Necrotizing Pneumonia and Empyema Caused by Streptococcus pneumoniae in Children in Taiwan[J] . Clin Infect Dis，2004，38：830-835.

[15] MACEDO M，MEYER K F，OLIVEIRA T C M，et al.Necrotizing pneumonia in children submitted to thoracoscopy due to pleural empyema: incidence，treatment and clinical evolution[J].J Bras Pneumol，2010，36：301-305 .

[16] CENGIZ A B，KANRA G，Cagˆlar M，et al. Fatal necrotizing pneumonia caused by group A streptococcus. J. Paediatr[J]. Child Health，2004，40：69-71.

[17] 赵成松，刘金荣，赵顺英，等 A 族溶血性链球菌坏死性肺炎 6 例诊治分析[J].中国实用儿科杂志，2012，27：785-786

[18] HACIMUSTAFAOGLU M，CELEBI S，SARIMEHMET H，et al.Necrotizing pneumonia in children[J].Acta Paediatr，2004，93：1172-1177.

[19] TAMURA A，MATSUBARA K，TANAKA T，et al.Methylprednisolone pulse therapy for refractory Mycoplasma pneumoniae pneumonia in children[J].J Infect，2008，57：223-228.

[20] LEE K Y，LEE H S，HONG J H，et al. Role of prednisolone treatment in severe Mycoplasma pneumoniae pneumonia in children[J]. Pediatr Pulmonol，2006，41：263-268.

[21] SAWICKI G S，LU F L，VALIM C，et al.Necrotising pneumonia is an increasingly detected complication of pneumonia in children[J]. Eur Respir J，2008，31：1285-1291.

# 第六节　小儿间质性肺疾病的分类和特发性间质性肺炎

间质性肺疾病（interstitial lung disease，ILD）是以影像学弥漫性渗出和气体交换障碍为特点的慢性肺疾病，也称为弥漫性肺实质性疾病（diffuse parenchymal lung diseases，DPLD）。病变主要发生在肺泡壁，随着病变发展，发生间质纤维化，乃至蜂窝肺。其病变不仅发生于肺泡间隔、支气管、血管及末梢气腔隙周围的肺间质，也可涉及肺泡腔和细支气管腔内。此组疾病的病因复杂，病种庞大，已有 200 多种。小儿并非成人的缩影，其间质性肺疾病与成人的不尽相同。德国的研究调查：每年每百万儿童中有 1.32 例新的弥漫性肺实质性疾病的病例。大多数在生后第一年内诊断，当时有 87%的病例存活[1]。来自英国和爱尔兰的数据估计，儿童间质性肺疾病的发生率为每百万 0~16 岁儿童中有 3.6 例[2]。

## 一、小儿间质性肺疾病分类

2002 年美国胸科学会（american thoracic society，ATS）和欧洲呼吸学会（european respiratory society，ERS）由临床专家、病理专家和放射学专家共同制定了成人的 DPLD 的新分类，包括：①已知病因的 DPLD，如药物诱发性、职业或环境有害物质诱发性（铍、石棉）DPLD 或胶原血管病的肺表现等；②特发性间质性肺炎；③肉芽肿性 DPLD，如结节病、韦格氏肉芽肿等；④其他少见的 DPLD，如淋巴管肌瘤病、郎格罕细胞组织细胞增多症、嗜酸细胞性肺炎等。并且将特发性间质性肺炎分为七型，包括了淋巴细胞间质性肺炎（lymphocytic interstitial pneumonia，LIP）和闭塞性细支气管炎伴机化性肺炎

（bronchiolitis obliterans organizing pneumonia，BOOP），并且提出了所有的病例由有经验的临床呼吸科医师、放射科医师和病理科医师共同讨论完成最后诊断，即临床 – 影像 – 病理诊断（CRP 诊断）[3]。

小儿间质性肺疾病的病因与成人不同，小儿间质性疾病中包含一些先天性、代谢性和吸入性的因素。至今没有令人满意的小儿间质性肺疾病的分类，以往分为未知原因和已知原因的两类。欧洲呼吸学会特别课题组基于 185 例的病例研究，建议分类为：①已知原因的 DPLP 如吸入因素、外源性变应性肺泡炎。②特发性间质性肺炎如非特异性间质性肺炎（non-specific interstitial pneumonia，NSIP）、脱屑性间质性肺炎（desquamative interstitial pneumonia，DIP）、普通间质性肺炎（usual interstitial pneuminia，UIP）、弥漫性肺泡损伤（diffuse alveolar damage，DAD）、婴儿慢性肺泡炎。③其他形式的间质性肺疾病，如淋巴管瘤病、郎格罕细胞组织细胞增多症、肺泡蛋白沉着症、结节病、肺含铁血黄素沉着症等。④先天性的肺疾病如 DIP，LIP，NSIP 和表面活性物质缺乏的疾病[4]。上述研究分类的特点不是所有的病例均有肺活检，并且特发性肺纤维化的命名仍然存在。2004 年 Fan LL 等根据成人 2002 年 ATS/ERS 提出的新的分类方法，结合儿科的一些特点和发现，将小儿间质性肺疾病分为以下四类：①特发性间质性肺炎。②其他间质性肺疾病如肺泡出血综合征，特发性肺含铁血黄素沉着症，外源性过敏性肺炎，肺泡蛋白沉着症，肺嗜酸细胞浸润，肺淋巴组织的疾病，肺泡微石症，肺血管疾病等。③伴肺浸润的系统疾病如结缔组织疾病、肿瘤、组织细胞增生症、结节病、神经皮肤综合征、其他先天的代谢紊乱。④以及婴儿特有的间质性肺疾病见表 3-6-1，包括表面活性物质功能遗传性缺陷、肺的生长和发育障碍、婴儿持续性的呼吸增快、肺间质糖原累积等[5]。

Deutsch GH 等[6]报道了 1999～2004 年北美的 11 个儿科研究中心的具有肺活检的 185 例小于 2 岁的儿童的弥漫性肺疾病分类为：①既往体健患儿发生的疾病：包括感染/感染后、环境因素有关的如过敏性肺泡炎、吸入综合征以及嗜酸细胞性的肺炎。②免疫缺陷病患儿发生的疾病如机会感染、与介入治疗相关的以及原因不明的弥漫性肺泡损伤。③与全身性疾病相关的疾病包括自身免疫性疾病，蓄积性疾病、结节病、郎汉氏组织细胞增生症、恶性肿瘤。④还有一些类似 ILD 的疾病，如肺血管异常、先天性心脏病、静脉畸形等。⑤婴儿特有的肺疾病。分类中占最大比例的是婴儿特有的肺疾病。还有 22 例不能分型，可能肺组织的标本不足，临床的信息不够和肺的终末病变有关[6]。也有文献依据儿童间质性肺疾病病因不同分为：①婴儿特有的间质性肺疾病。②原发于肺部的间质性肺疾病包括特发性间质性肺炎、特发性肺含铁血黄素沉着症、肺泡蛋白沉着症、肺泡微石症等。③伴肺浸润得系统疾病。④已知原因的 ILD 如蓄积疾病、吸入综合征、感染后 BO，药物诱发的肺疾病、外源性过敏性肺泡炎等[7]。其中，以北美的分类引用最多，2013 年美国胸科学会制定了婴幼儿的儿童间质性肺疾病的分类、评估和治疗的指南[8]，该指南依据了上述的美国儿童间质性肺疾病的研究协作组的分类，该指南的分类如下：

（1）发生于婴儿的肺疾病，分为以下四种亚类①弥漫性的肺发育障碍，如肺泡管不发育，先天性肺泡发育不良、肺泡毛细血管发育不良伴肺静脉错位；②表面活性物质功能障碍，如表面活性蛋白 B 基因、表面活性蛋白 C 基因和 ATP 结合盒转运子 A3（ATP binding cassette transporter A3，*ABCA*3）基因的突变，组织学特点可为先天性肺泡蛋白沉着症、婴儿的慢性肺泡炎、DIP 和 NSIP；③生长异常的如肺发育不良、慢性新生儿的肺疾病、染色体相关的疾病和先天性心脏病；④未知原因的特殊类型的疾病如婴儿神经内分泌细胞增生症和肺间质糖原累积。

（2）非婴儿特有的疾病，包括：①既往体健患儿发生的疾病：包括感染/感染后、环境因素有关的如过敏性肺炎、吸入综合征以及嗜酸细胞性的肺炎；②免疫缺陷病患儿发生的疾病如机会感染、与介入治疗相关的以及原因不明的弥漫性肺泡损伤；③与全身性疾病相关的疾病包括自身免疫性疾病，蓄积性疾病、结节病、朗汉斯细胞的组织细胞增多症、恶性肿瘤；④还有一些类似 ILD 的疾病，如肺血管异常、先心病、静脉畸形等。

（3）不能分类的间质性肺疾病，如肺疾病的终末阶段，非诊断的不合适的活检标本。

小儿特发性间质性肺炎中，以非特异性间质性肺炎为多见[9]，而成人最多见的特发性肺纤维化在小儿很少见。按当今的标准，以往诊断的致纤维化性肺泡炎多为非特异性间质性肺炎，儿童报道的 100 多例的 IPF 中，并无成纤维细胞灶的存在，而且多数预后较好，也与成人的 UIP/IPF 不符合。小儿的 DIP 与吸烟无关，与 *ABCA*3 的突变所致的表面活性物质的代谢异常有关，预后比成人的 DIP 差。近年研究证实表面活性物质蛋白 B，C 和 *ABCA*3 的基因突变是儿童特发性的 ILD 的主要病因。年幼儿的肺活检组织病理证实先天性肺泡蛋白沉着症，婴儿慢性肺泡炎，DIP 和 NSIP 与这些基因的异常有关。北美的 11 家医院的 185 例病人中，有 7 例与表面活性物质蛋白 C 的基因突变有关。6 例与 ABCA3 的基因突变有关。并且发现婴儿慢性肺泡炎为表面活性物质蛋白 C 的基因突变的主要病理类型，先天性肺泡蛋白沉着症是 *ABCA*3 的基因突变的主要病理类型。

## 二、特发性间质性肺炎

特发性间质性肺炎是一组原因不明的间质性疾病，主要病变为弥漫的肺泡炎，最终可导致肺的纤维化、临床主要表现为进行性的呼吸困难、干咳、肺内可闻及 Velcro 啰音，常有杵状指、趾，胸部 X 线示双肺弥漫性的网点状阴影，肺功能为限制性的通气功能障碍。曾称为弥漫性间质性肺炎，弥漫性肺间质纤维化，特发性肺纤维化和隐原性致纤维化性肺泡炎（crptogenic fibrosing alveolitis，CFA）。在欧洲，称为隐原性致纤维化性肺泡炎，但通常还包括结缔组织疾病导致的肺纤维化，不含结缔组织疾病导致的肺纤维化则称为孤立性 CFA（lone CFA）。特发性间质性肺炎过去均称为特发性肺纤维化（idiopathic pulmonary fibrosis，IPF），但随着人们的认识提高，发现特发性肺纤维化仅指普通间质性肺炎，不包括其他分型，因此，病理学家建议用特发性间质性肺炎更为贴切。

### （一）病因

病因不明，可能与病毒和细菌感染、吸入的粉尘或气体、药物变态反应、自身免疫性疾病有关。但均未得到证实。近年认为系自身免疫性疾病，可能与遗传因素有关，因有些病例有明显的家族史。一些过去诊断的特发性间质性肺炎实际上为表面活性物质基因突变所致。表面活性物质蛋白 B，表面活性物质蛋白 C 和 ABCA3 的基因突变是原来的儿童特发性的间质性肺疾病的病因，在成人也有一些特发性间质性肺炎病例与表面活性物质蛋白 C 的突变有关。

### （二）发病机理

特发性间质性肺炎的病理基础为肺泡壁的慢性炎症。肺损伤起因于肺组织对未知的创伤和刺激因素的一种炎症反应。首先肺泡上皮的损伤，随后大量的血浆蛋白成分的渗出，通过纤维化的方式愈合。最后导致了肺组织的重建，即完全被纤维组织取代。

在肺纤维化的发病过程中，肺泡上皮的损伤为启动因素。损伤发生后，肺脏可出现炎症、组织成型和组织重塑，为正常的修复过程。如果损伤严重且慢性化，组织炎症和成型的时间延长，导致肺纤维化和肺功能的丧失。单核巨噬细胞在疾病的发生中起重要作用，可分泌中性粒细胞趋化因子，趋化中性粒细胞至肺泡壁，并释放细胞因子破坏细胞壁，引起肺泡炎的形成起重要的作用。目前研究认为肿瘤坏死因子、白细胞介素-1 在启动炎症的反应过程中起重要作用。单核巨噬细胞还能分泌血小板源性生长因子、转化生长因子-β（TGF-β）、胰岛素样生长因子和纤维蛋白，而这些细胞因子可刺激成纤维细胞增生和胶原产生。有学者用特异性的 TGF-β 受体阻滞剂 SB-431542 治疗诱导产生急性 ILD 的 C57BL6 小鼠，表明抑制 TGF-β 信号系统可以减少自然杀伤细胞的数量以及某些炎症趋化因子的表达，从而提示 TGF-β 在 ILD 的发病机制中有重要作用。另外中性粒细胞和肺泡巨噬细胞都可以产生超氧化物自由基，造成肺泡和肺实质的损伤。

### （三）病理及分型

1972 年 Liebow 基于特定的组织病理所见，将间质性肺炎分为 5 种不同的类型：

普通性间质性肺炎（UIP）、脱屑性间质性肺炎（DIP）、闭塞性细支气管炎伴间质性肺炎、淋巴细胞样间质性肺炎（lymphoid interstitial pneumonia，LIP）、和巨细胞间质性肺炎（giant cell interstitial pneumonia，GIP）。

随着开胸肺活检和电视胸腔镜手术肺活检的开展，1998 年 Katzenstein 提出病理学的新分类。新的分类方法将间质性肺炎分为 4 类：普通性间质性肺炎（UIP）、脱屑性间质性肺炎（DIP）、急性间质性肺炎（acute interstitial pneumonia，AIP）、非特异性间质性肺炎（NSIP）。

因为淋巴细胞间质性肺炎多与反应性或肿瘤性的淋巴细胞增殖性疾病有关。因此将其剔除。闭塞性细支气管炎伴间质性肺炎或 BOOP 因为原因不明，一部分与感染、结缔组织疾病、移植相关，并且对激素治疗反应好、预后好。因此也不包括在内。

2002 年 ATS/ERS 新的病理分型要求所有的最后诊断由病理医师和呼吸医师、放射科医师共同完成，即临床 – 影像 – 病理诊断（CRP 诊断），见表 3-6-1[3]。

表 3-6-1　2002 年 ATS/ERS 的特发性间质性肺炎的分型

| 过去 | 现在 | CRP 诊断 |
|---|---|---|
| 组织学 | 组织学 | 临床-放射-病理的特点 |
| 普通间质性肺炎（UIP） | 普通间质性肺炎（UIP） | 特发性肺纤维化，也称为致纤维化性肺泡炎 |
| 非特异性间质性肺炎（NISP） | 非特异性间质性肺炎（NISP） | 非特异性间质性肺炎（NISP） |
| 闭塞性细支气管炎伴机化性肺炎 | 机化性肺炎 | 隐原性机化性肺炎 |
| 急性间质性肺炎 | 弥漫性肺损害 | 急性间质性肺炎 |
| 呼吸性细支气管炎伴间质性肺炎 | 呼吸性细支气管炎 | 呼吸性细支气管炎伴间质性肺炎 |
| 脱屑性间质性肺炎 | 脱屑性间质性肺炎 | 脱屑性间质性肺炎 |
| 淋巴细胞间质性肺炎 | 淋巴细胞间质性肺炎 | 淋巴细胞间质性肺炎 |

2012 年欧洲呼吸学会（ERS）又对间质性肺疾病进行了进一步的分类。主要的分类框架仍保留，进一步将特发性间质性肺炎分为家族性和非家族性，不论家族性和非家族性均分为慢性纤维化如特发性肺纤维化和特发性非特异性间质性肺炎，急性和亚急性的肺纤维化如急性间质性肺炎和隐源性机化性肺炎，以及吸烟相关的间质性肺炎如呼吸性细支气管炎伴间质性肺炎和脱屑性间质性肺炎。还可分为常见的、少见的和不可分型的特发性间质性肺炎。常见的为特发性肺纤维化，特发性非特异性间质性肺炎，呼吸性细支气管炎伴间质性肺炎，脱屑性间质性肺炎，隐原性机化性肺炎，急性间质性肺炎。少见的为特发性淋巴间质性肺炎和特发性胸膜肺的弹力纤维增生症。

### （四）不同类型的特发性间质性肺炎的特点

#### 1.急性间质性肺炎（AIP）

急性间质性肺炎是一种不明原因的爆发性的疾病，常发生于既往健康的人，组织学为弥漫性的肺泡损害。AIP 病理改变为急性期（亦称渗出期）和机化期（亦称增殖期）。急性期的病理特点为肺泡上皮乃至上皮基底膜的损伤，炎性细胞进入肺泡腔内，在受损的肺泡壁上可见Ⅱ型上皮细胞再生并替代Ⅰ型上皮细胞，可见灶状分布的由脱落的上皮细胞和纤维蛋白所构成的透明膜充填在肺泡腔内。另可见肺泡隔的水肿和肺泡腔内出血。此期在肺泡腔内逐渐可见纤维母细胞成分，进而导致肺泡腔内纤维化。机化期的病理特点是肺泡腔内及肺泡隔内呈现纤维化并有显著的肺泡壁增厚。其特点为纤维化为活动的，及主要由增生的纤维母细胞和肌纤维母细胞组成，伴有轻度胶原沉积。此外还有细支气管鳞状上皮化生。

AIP 发病无明显性别差异，平均发病年龄 49 岁，年龄从 7~77 岁病例均有报告。无明显性别差异。起病急剧，表现为咳嗽，呼吸困难，即之很快进入呼吸衰竭，类似 ARDS。多数病例 AIP 发病前有"感冒"样表现，半数病人有发烧。常规实验室检查无特异性。AIP 病死率极高（＞60%），多数在 1~2 个月死亡。

急性间质性肺炎的 CT 的表现主要为弥漫的磨玻璃影和含气腔的实变影[3,10]。Johkoh T 等的报道中，36 例病人中均有区域性的磨玻璃改变，见牵拉性的支气管扩张。33（92%）例有含气腔的实变。并且区域性的磨玻璃改变和牵拉性的支气管扩张与疾病的病程有关[11]。其他的表现包括支气管血管束的增厚和小叶间隔的增厚，分别占 86% 和 89%。

有文献[12]比较死亡的和存活的 AIP 的高分辨的 CT，将肺 CT 分为 6 个等级：①正常。②磨玻璃影、③实变。④磨玻璃影合并牵拉性支气管扩张或支气管扩张。⑤实变合并牵拉性支气管扩张或支气管扩张。⑥蜂窝肺。发现存活者的肺 CT 等级分明显较未存活者为低。并且存活者的肺磨玻璃影或肺实变合并牵拉性支气管扩张或支气管扩张的范围明显较未存活者为低。文献研究还发现肺磨玻璃影或肺实变合并牵拉性支气管扩张组织病理为弥漫性肺泡损伤的纤维化期或机化的晚期，因此预后差。而肺磨玻璃影或肺实变未合并牵拉性支气管扩张者，为弥漫性肺泡损伤的渗出期或早期纤维化期。激素可加速弥漫性肺泡损伤的机化期的修复，因此在早期机化期有效。

AIP 治疗上无特殊方法，可采用 ARDS 治疗方法。AIP 死亡率极高[13]，如果除外尸检诊断的 AIP 病例，死亡率可达 50%~88%（平均 62%），平均生存期限短，多在 1~2 个月间死亡。近年应用大剂量的糖皮质激素冲击治疗有成功的报道。我们也有 3 例诊断为急性间质性肺炎应用激素得到成功的治疗，尚在长期的追踪之中[14]。

**2.特发性肺纤维化**

特发性肺纤维化（idiopathic pulmonary fibrosis，IPF）即普通间质性肺炎（UIP）。其病理特点为出现片状、不均一、分布多变的间质改变。每个低倍镜下都不一致，包括间质纤维化、间质炎症及蜂窝变与正常肺组织间呈灶状分布、交替出现。可见纤维母细胞灶分布于炎症区、纤维变区和蜂窝变区，为 UIP 诊断所必需的条件，但并不具有特异病理意义。纤维母细胞灶代表纤维化正在进行，并非既望已发生损害的结局。由此可见成纤维细胞灶、伴胶原沉积的瘢痕化和蜂窝变组成的不同时相病变共存构成诊断 UIP 的重要特征。

主要发生在成年人，男女比例约为 2∶1。儿童病理证实得 UIP 很少[9,15]，儿童仅有一例 15 岁患儿证实为 UIP，并且与 ABCA3 基因的突变有关[16]。以往儿童报道的 100 多例的 IPF 中，无成纤维细胞灶的存在，并且多数预后较好，不符合 UIP/IPF 的病理和临床特点。

UIP 起病过程隐袭，主要表现为干咳气短，活动时更明显。全身症状有发热、倦怠、关节痛及体重下降。50%病人体检发现杵状指趾，大多数可闻及细小爆裂音（velcro 啰音）。

实验室检查常出现异常，如血沉的增快，抗核抗体阳性，冷球蛋白阳性，类风湿因子阳性等。

UIP 的胸片和 CT 可发现肺容积缩小，呈线状、网状阴影、磨玻璃样改变及不同程度蜂窝状变。上述病变在肺底明显。在 1999 年 Johkoh T 的报道中，UIP 的病人中，46%有磨玻璃样的改变，33%有网点状的影，20%有蜂窝状的改变，1%有片状实变。并且病变主要累及外周肺野和下肺区域。

肺功能呈中至重度的限制性通气障碍及弥散障碍。支气管肺泡灌洗液见中性粒细胞比例升高，轻度嗜酸粒细胞增多。

治疗：尽管只有 10%~20%病人可见到临床效果，应用糖皮质激素仍是主要手段；有证据表明环磷酰胺/硫唑嘌呤也有一定效果，最近有报告秋水仙碱效果与激素相近。对治疗无反应的终末期病人可以考虑肺移植。

UIP 预后不良，死亡率为 59%~70%，平均生存期为 2.8~6 年。极少数病人自然缓解或稳定，多数需要治疗。

**3.脱屑性间质性肺炎**

脱屑性间质性肺炎（DIP）组织学特点为肺泡腔内肺泡巨噬细胞均匀分布，见散在的多核巨细胞。同时有轻中度肺泡间隔增厚，主要为胶原沉积而少有细胞浸润。在低倍镜下各视野外观呈单一均匀性分布，而与 UIP 分布的多样性形成鲜明对比。在成人多见于吸烟的人群。在小儿诊断的 DIP，与成人不同，与吸烟无关，多为表面活性物质（SP-C）和 ABCA3 基因突变所致[17]。并且比成人的 DIP 预后差。

DIP 男性发病是女性的 2 倍。主要症状为干咳和呼吸困难，通常隐袭起病。半数病人出现杵状指、趾。实验室通常无特殊发现。肺生理也表现为限制性通气功能障碍，弥散功能障碍，但不如 UIP 明显。

DIP 的主要影像学的改变在中、下肺区域，有时呈外周分布。主要为磨玻璃样改变，有时可见不规则的线状影和网状结节影。以广泛性磨玻璃状改变和轻度纤维化的改变多提示脱性间质性肺炎。与UIP 不同，DIP 通常不出现蜂窝变，即使高分辨 CT（high resolution CT，HRCT）上也不出现。

治疗儿童主要采用糖皮质激素治疗，成人为戒烟和激素治疗。成人患者对糖皮质激素治疗反应较好。10 年生存在 70%以上。在 Carrington 较大的研究中，27.5%在平均生存 12 年后死亡，更有趣的是 22%病人未经治疗而改善；在接受治疗的病人中 60%病人对糖皮质激素治疗有良好反应。在小儿 DIP 对激素治疗反应差，较成人预后差。

#### 4.呼吸性细支气管相关的间质性肺炎

呼吸性细支气管相关的间质性肺炎（respiratory bronchiololitis-associated interstitial lung disease，RB-ILD）与 DIP 极为相似。病理为呼吸性细支气管炎伴发周围的气腔内大量含色素的巨噬细胞聚积，与 DIP 的病理不同之处，是肺泡巨噬细胞聚集只局限于这些区域而远端气腔不受累，而有明显的呼吸性细支气管炎。间质肥厚与DIP相似,所伴气腔改变只限于细支气管周围肺实质。近年来认为DIP/RBILD可能为同一疾病的不同结果，因为这两种改变并没有明确的组织学上的区别，而且表现和病程相似。

RBILD 发病平均年龄 36 岁，男性略多于女性，所有病人均是吸烟者，主要症状是咳嗽气短。杵状指（趾）相对少见。影像学上 2/3 出现网状，网状-结节影，未见磨玻璃影；胸部影像学也可以正常。支气管肺泡灌洗液（bronchoalveolar lavage fluid，BALF）见含色素沉着的肺泡巨噬细胞。成人病例戒烟后病情通常可以改变或稳定；经糖皮质激素治疗的少数病例收到明显效果。可以长期稳定生存。

#### 5.非特异性的间质性肺炎

非特异性的间质性肺炎（nonspecific interstitial pneumonia，NSIP）是近年提出的新概念，起初包括那些难以分类的间质性的肺炎，随后不断加以摒除，逐渐演变为独立的临床病理概念。虽然 NSIP 的病因不清，但可能与下列情况相关：某些潜在的结缔组织疾病、某些药物反应、有机粉尘的吸入、急性肺损伤的缓解期等，也可见于 BOOP 的不典型的活检区域。这种情形类似于 BOOP，既可是很多病因的继发表现，又可以是特发性的。所以十分强调结合临床影像和病理资料来诊断 NSIP。NSIP 特点是肺泡壁内出现不同程度的炎症及纤维化，但缺乏诊断 UIP，DIP 或 AIP 的特异表现，或表现炎症伴轻度纤维化，或表现为炎症及纤维化的混合。病变可以是灶状，间以未受波及的肺组织，但病变在时相上是均一的，这一点与 UIP 形成强烈的对比。肺泡间隔内由淋巴细胞和浆细胞混合构成的慢性炎性细胞浸润是 NSIP 的特点。浆细胞通常很多，这种病变在细支气管周围的间质更明显。

NSIP 近 50%病例可见腔内机化病灶，即 BOOP 的特征表现，但通常病灶小而显著，仅占整个病变的 10%以下；30%病例有片状分布的肺泡腔内炎性细胞聚积，这一点容易与 DIP 相区别，因为 NSIP 有其灶性分布和明显的间质纤维化；1/4 的 NSIP 可出现淋巴样聚合体伴发中心（所谓淋巴样增生），这些病变散在分布，为数不多；罕见的还有形成不良成灶性分布的非坏死性肉芽肿。

NSIP 主要发生于中年人，多为非吸烟者。平均年龄 49 岁，男女比例为 1：1.4，也有多见于女性患者的报道。NSIP 也可发生于儿童[18]。起病隐匿或呈亚急性经过。主要临床表现为咳嗽气短，渐进性呼吸困难，乏力。约有一半有体重减轻。10%有发热。查体可有呼吸增快，双下肺可闻及爆裂啰音，杵状指、趾少见，约占 10%。超过 2/3 的患者运动时可有低氧血症。肺功能为限制性通气功能障碍。约有50%的 NSIP 患者其 BALF 淋巴细胞增多，另有相同比例的 NSIP 患者其 BALF 的中性粒细胞和/或嗜酸粒细胞增加。

NISP 的影像学的改变主要为广泛的磨玻璃改变和网点影[19]，可见牵拉性支气管扩张，少数可见实变影。NISP 的磨玻璃阴影主要分布于中下肺野，多对称分布。实变影常为小片实变，可对称分布。磨玻璃改变为主要的 CT 改变。其网点改变较 UIP 为细小。NISP 和 UIP 之间的影像学有相当的重叠。有研究报道薄层 CT 诊断 NISP 的敏感性为 70%，特异性为 63%，准确性为 66%。并且 NISP 以广泛的磨玻璃影为特点。支气管肺泡灌洗液（BALF）多见淋巴细胞增多。

NSIP 治疗上激素效果好，复发仍可以继续使用。与 UIP 相比，大部分 NSIP 患者对糖皮质激素有较好的反应和相对较好的预后，5 年内病死率为 15% ~ 20%。Katzenstein 和 Fiorelli 研究中，11% 死于本病，然而有 45% 完全恢复，42% 保持稳定或改善。预后取决于病变范围。

### 6.隐原性机化性肺炎

隐原性机化性肺炎（cryptogenic organizing pneumonia，COP）病理为闭塞性细支气管炎和机化性肺炎为主要特点的病理改变，两者在肺内均呈弥漫性分布。主要表现为终末细支气管、呼吸性细支气管、肺泡管及肺泡内均可见到疏松的结缔组织渗出物，其中可见到单核细胞、巨噬细胞、淋巴细胞及少量的嗜酸细胞、中性粒细胞、肥大细胞分布，此外尚可见到纤维母细胞浸润。在细支气管、肺泡管及肺泡内可形成肉芽组织，导致管腔阻塞，可见肺泡间隔的增厚，组织纤维化机化后，并不破坏原来的肺组织结构，因而无肺泡壁的塌陷及蜂窝状的改变。

COP 多见于 50 岁以上的成年人，男女均可发病，儿童也有 COP 的报道，但较少见，多为感染后的 BOOP。大多病史在 3 月内，近期多有上感的病史。病初有流感样的症状如发热、咳嗽、乏力、周身不适和体重降低等，常可闻及吸气末的爆裂音。肺功能为限制性通气功能障碍。

COP 患者胸片最常见、最特征性的表现为游走性、斑片状肺泡浸润影，呈磨玻璃样，边缘不清。典型患者在斑片状阴影的部位可见支气管充气征，阴影在早期多为孤立性，随着病程而呈多发性，在两肺上、中、下肺野均可见到，但以中、下肺野多见。

CT 扫描显示阴影大部分分布在胸膜下或支气管周围，斑片状阴影的大小一般不超过小叶范围。COP 患者的 CT 可见结节影。同时有含气腔的实变、结节影和外周的分布为 COP 患者的 CT 特点。BALF 见淋巴细胞的比例升高[20]。COP 对激素治疗反应好，预后较好。

### 7.淋巴间质性肺炎

淋巴间质性肺炎（LIP）也称为淋巴细胞间质性肺炎。特发性淋巴间质性肺炎为少见的特发性间质性肺炎。病理为：肉眼上间质内肺静脉和细支气管周围有大小不等黄棕色的结节，坚实如橡皮。结节有融合趋势。镜下：肺叶间隔、肺泡壁、支气管、细支气管和血管周围可见块状混合性细胞浸润，以成熟淋巴细胞为主，有时可见生发中心，未见核分裂，此外还有浆细胞、组织细胞和大单核细胞等。浆细胞为多克隆，可有 B 细胞和 T 细胞，但是以一种为优势。

诊断的平均年龄为 50~60 岁，在婴儿和老人患者中也可见到。在儿童患者中，多与 HIV，非洲淋巴细胞瘤病毒（Epstein-Barr cirus，EBV）感染有关。LIP 的临床表现为非特异性，包括咳嗽和进行性的呼吸困难。肺外表现为体重减轻、乏力。发热、胸痛和咯血少见。从就诊到确诊往往需要 1 年左右的时间。一些症状如咳嗽可在 X 线异常出现发生前出现。肺部听诊可闻及肺底湿啰音，杵状指、趾，肺外淋巴结肿大、脾大少见。

最常见的实验室异常为异常丙种球蛋白血症，其发生率可达 80%。通常包括多克隆的高丙种球蛋白病。单克隆的高丙种球蛋白病和低丙球血症少见但也有描述。肺功能示限制性的肺功能障碍。一氧化碳弥散能力下降，氧分压下降。

淋巴间质性肺炎的影像学为，网状结节状的渗出，边缘不清的小结。有时可见片状实变，大的多发结节。在小儿，可见双侧间质或网点状的渗出，通常有纵隔增宽，和肺门增大显示淋巴组织的过度发育。蜂窝肺在 1/3 成人病例中出现。胸腔渗出不常见。肺 CT 多示 2~4mm 结节或磨玻璃样阴影。CT 可用于疾病的随访，长期的随访可显示纤维化的发展、支气管扩张的出现，微小结节，囊泡影[3]。

治疗：目前尚无特效的疗法，主要为糖皮质激素治疗，有时可用细胞毒性药物。激素治疗有的病例症状改善，有的病例肺部浸润进步，不久后又恶化。用环磷酰胺和长春新碱等抗肿瘤治疗，效果不确实。

预后：33%~50% 的在诊断的 5 年内死亡，大约 5%LIP 转化为淋巴瘤。

### （五）实验室检查

#### 1.肺功能

肺功能为诊断和治疗监测的有用工具，肺功能呈限制性通气功能障碍，表现为肺的顺应性降低，肺活量（vital capacity，VC）的降低和肺总容量（total lung capacity，TLC）的降低。功能残气量（FRC）也降低，但低于 VC 和 TLC 的减低量，残气容积（residual volume，RV）通常不变，因此 FRC/TLC 和 RV/TLC 通常增加。肺一氧化碳的弥散功能（diffusing lung capacity for carbon monoxide，DLCO）降低。部分病人有呼吸道的受累表现为混合性通气功能障碍。

**2. KL-6**

KL-6 是肺泡 II 型上皮细胞和支气管上皮细胞再生时产生的高分子的蛋白。KL-6 的功能为成纤维细胞的趋化因子，KL-6 的增高反映间质纤维化的存在[21]。血清 KL-6 的增高在不同类型的间质性肺疾病和严重的麻疹肺炎、支气管肺发育不良中发现。KL-6 是具有较高敏感性和特异性的反映成人间质性肺疾病的指标，并能反映疾病的严重性。

**3.支气管肺泡灌洗液**

支气管肺泡灌洗液（BALF）是液体肺活检， BALF 找到大量的含铁血黄素细胞可确立肺泡出血的诊断。BALF 乳白色，PAS 染色阳性，可有助于肺泡蛋白沉着症的诊断，BALF 找到 CD1α，并且＞5%可协助郎格罕氏组织细胞增生症的诊断[22]。肺泡灌洗液细胞的分析对诊断有帮助，BALF 大量的淋巴细胞可有助于变应性肺泡炎和结节病的诊断，变应性肺泡炎 BALF 主要为 CD8 的增加，结节病主要为 CD4 的增加[23,24]。BALF 细胞分类可有助于判断预后，文献报道肺泡灌洗液的肺泡巨噬细胞数目＞63%，提示预后较好，小于 63%的病人预示高死亡率[11]。另外 BALF 中细菌、真菌、病毒病原的检测可协助病原的诊断。

**4.肺活检**

肺活检为确诊的依据，开胸或经胸腔镜肺活检有足够的标本有利于诊断，可清晰观察肺泡结构中的炎性和免疫效应细胞的分类及变化。但创面大，国内很少采用。经皮肺穿刺或经纤维支气管镜肺活检，取材均不理想，标本过少。但近年在成人这两种方法也能为靠近胸膜或支气管的病变提供病理诊断。胸腔镜的肺活检不仅创面小、无并发症，且能取到理想的肺组织[25]，因此在儿科应用较多。有学者将经支气管壁的肺活检、开胸肺活检和胸腔镜引导的肺活检进行比较，发现胸腔镜引导的肺活检的诊断率与开胸肺活检比较更好[26]。

### （六）影像学检查

（1）胸片。为最常用的影像学检查之一，主要为弥漫性网点状的阴影，或磨玻璃样影。

（2）肺高分辨 CT（HRCT）或薄层 CT。HRCT 可发现诊断间质性肺疾病的一些特征性的表现，如磨玻璃样影、网状影、实变影，可显示肺间隔的增厚。HRCT 还可确定病变的范围，指导肺活检部位和方法的选择。婴幼儿由于配合差可行薄层 CT，也可明显地显示肺结构的异常。不同类型的间质性肺炎其影像学的表现不同。

### （七）特发性间质性肺炎的诊断和鉴别诊断

**1.诊断**

间质性肺炎的临床无特异的表现，主要靠呼吸困难、呼吸快、运动不耐受引起注视，影像学的检查提供诊断线索。可结合病原学检查排除感染因素，如 *HIV*，*CMV*，*EBV* 的感染。可结合血清学的检查排除结缔组织病、血管炎、免疫缺陷病。确诊主要靠肺活检。

辅助检查（非侵入性）血沉、细菌培养、病毒抗体检查等病原检查、自身抗体、24h 食道 pH 值监测，以排除其他原因引起的弥漫性肺疾病。

侵入性的检查如纤维支气管镜的肺泡灌洗液的获取、肺组织病理检查。侵入性检查可分为非外科性如 BALF，TBLB，经皮肺活检和外科性的肺活检如 VATS 和开胸肺活检。

肺活检为确诊的依据，肺活检可提供病理分型。根据病变的部位、分布范围，选取活检的方法。最后得到病理诊断。特别注意：2002 年的 ATS/ERS 要求所有的最后诊断由病理医师和呼吸医师、放射科医师共同完成，即临床 – 影像 – 病理诊断（CRP 诊断）。

**2.鉴别诊断**

（1）结缔组织疾病。诊断特发性间质性肺炎时，一定要排除结缔组织疾病如系统性红斑狼疮、类风湿关节炎、多发性肌炎、皮肌炎、干燥综合征等。结缔组织疾病可表现为非特异性间质性肺炎、弥漫性肺泡损伤、闭塞性细支气管炎伴机化性肺炎。系统性红斑狼疮累及肺脏可引起 NISP，BOOP 和血管炎等病理改变。非特异性间质性肺炎可能为结缔组织病的最早的表现。

（2）变应性肺泡炎。特发性间质性肺炎 NSIP 可能为变应性肺泡炎的亚急性或慢性期的表现。在诊断特发性特发性间质性肺炎前，还要询问有无引起变应性肺泡炎的环境因素存在，如鸟类或其他有机粉尘的暴露史，病理上要注意寻找有无组织巨细胞，形成很差的肉芽肿或 Schaumann 小体可帮助病理正确诊断。

（3）感染因素。病毒如 *HIV*，*EBV*，*CMV* 病毒感染，可引起肺部间质性炎症，病毒感染多有全身感染的其他表现，如发热、肝脾肿大、淋巴结肿大，进一步诊断需要血清病毒抗体和病毒的 DNA 检测来鉴别。

（4）表面活性物质的基因突变，表面活性物质基因如 SP-C 和 *ABCA*3 的基因均可表现为非特异性的间质性肺炎、脱屑性间质性肺炎、婴儿慢性肺炎。因此，在儿童特发性间质性肺炎诊断的时候，一定要注意筛查基因突变所致的间质性肺疾病。

### （八）特发性间质性肺炎的治疗

**1.无特异治疗**

常用肾上腺糖皮质激素，在早期病例疗效较好，晚期病例则疗效较差。如成人的特发性肺纤维化和儿童基因突变所致的间质性肺炎预后较差，细胞型的特发性非特异性间质性肺炎和隐原性机化性肺炎对激素治疗有较好的反应，预后较好。

一般泼尼松开始每日用 1 ~ 2mg/kg，症状缓解后可逐渐减量，小量维持，可治疗 1 ~ 2 年。如疗效不佳，可加用免疫抑制剂。

也有应用甲基强的松龙 10~20mg/kg，连用 3d，每月 1 次。

**2.其他免疫抑制剂**

在激素治疗效果不好的病例，可考虑选用免疫抑制剂如羟氯喹\硫唑嘌呤、环孢 A、环磷酰胺等。

羟氯喹（hydroxychloroquine） 10 mg/(kg·d)口服；不要超过 400 mg/d 的硫酸盐羟氯喹。

硫唑嘌呤 按 2~3mg/(kg·d)给药，起始量 1mg/(kg·d)，每周增加 0.5mg，直至 2.5mg/（kg·d）或由治疗反映，成人最大量 150mg。

环磷酰胺 5~10 mg/kg 静脉注射，每 2~3 周 1 次；不超过成人用量范围 500~1800 mg/次。

**3.N-乙酰半胱氨酸（N-acetylcysteine，NAC）**

IPF 的上皮损伤可能是氧自由基介导，因此推测抗氧化剂可能有效。欧洲多中心、大样本、随机的研究发现大剂量的乙酰半胱氨酸可延缓肺纤维化的进程。

**4.其他治疗**

也有 γ 干扰素治疗特发性肺纤维化取得满意的报道。其他对症及支持疗法，可适当给氧治疗。有呼吸道感染时，可给抗生素。

（刘秀云）

# 参考文献

[1] GRIESE M，HAUG M，BRASCH F，et al.Incidence and classification of pediatric diffuse parenchymal lung diseases in

Germany[J]. Orphanet J Rare Dis, 2009，12(4)：26.

[2] DINWIDDIE R，SHARIEF N，CRAWFORD O. Idiopathic interstitial pneumonitis in children: A national survey in the United kingdom and Ireland[J]. Pediatr pulmonal，2002，34(1)：23-29.

[3] American Thoracic Society，European Respiratory societ. American Thoracic Society/ European Respiratory society International multidisciplinary consensus classification of the idiopathic interstitial pneumonias[J]. Am J Respir Crit Care Med，2002，165：277-304.

[4] CLEMENT A，ALLEN J，CORRIN B，et al. Task force on chronic interstitial lung disease in immunocompetent children[J]. Eur Respir J，2004，24：686-697.

[5] DEUTSCH G H，YOUNG L R，DETERDING R R，et al.Diffuse lung disease in young children :application of a novel classification scheme[J]. Am J Respir Crit Care Med，2007，176：1120-1128.

[6] CLEMENT A，EBER E. Interstitial lung diseases in infants and children[J].Eur Respir J，2008，31：658-666.

[7] DAS S, LANGSTON C, FAN L L. Interstitial lung disease in children[J]. Current Opinion in Pediatrics, 2011, 23(3): 325-31.

[8] KURLAND G，DETERDING R R，HAGOOD J S，et al. Official American Thoracic Society Clinical Practice Guideline: Classification， Evaluation，and Management of Childhood Interstitial Lung Disease in Infancy[J].Am J respire crit care med，2013，188(3)：376-94.

[9] 刘秀云，周春菊，彭芸，等.小儿间质性肺疾病29例的临床、放射、病理特点的分析[J].临床儿科杂志，2012，30（2）：107-111.

[10] BONACCPRSI A，CANCELLIERI A. CHILOSI M R. et al.Acute interstitial pneumonia: report of a series[J]. Eur Respir J，2003，21(1)：187-191.

[11] Johkoh T, Muller NL, Taniguchi H, et al.Acute interstitial pneumonia：Thin-section CT findings in 36 patients[J]. European Journal of Radiology，1999，211：859-863.

[12] ICHIKADO K，SUGA M，MULLER S N，et al. Acute interstitial pneumonia :comparison of high resolution computed tomography findings between survivors and nonsurvicors[J]. Am J Respire crit care Med，2002，165：1551-1556.

[13] AVNON L S，PIKOVSKY O，SION-VARDY N，et al. Acute interstitial pneumonia-Hamman-Rich syndrome：clinical characteristics and diagnostic and therapeutic considerations[J]. Anesth Analg, 2009，108(1)：232-237.

[14] 刘秀云，江载芳，周春菊，等.小儿急性间质性肺炎三例及文献回顾[J].中华儿科杂志，2011，49（2）：98-102.

[15] 刘秀云.小儿间质性肺疾病14例的临床、影像和病理特征及诊断分析[J].中华儿科杂志，2011，49（2）：92-97.

[16] YOUNG L R，NOGEE L M，BARNETT B，et al. Usual Interstitial Pneumonia in an Adolescent With ABCA3 Mutations[J].Chest, 2008，134：192-195.

[17] DOAN M L，GUILLERMAN R P，DISSHOP M K，et al. Clinical, radiological and pathological features of ABCA3 mutation in children [J]. Thorax，2008，63（4）：366-373.

[18] 刘秀云，彭芸，周春菊，等.非特异性间质性肺炎8例的临床、放射、病理特点分析[J].北京医学，2013，35（3）：185-188.

[19] ELLIOT T L，LYNCH D A，NEWELL J D，et al.High-resolution computed tomography features of nonspectific interstitial pneumonia and usual interstitial pneumonia[J].J comput Assist Tomogr，2005，29（3）：339-345.

[20] MUELLER-MANG C，GROSSE C，SCHMID K，et al.What every radiologist should know about idiopathic interstitial pneumonias[J]. Radiographics，2007，27(3)：595-615.

[21] LSHIKAWA N，HATTOR N，YOKOYAMA A，et al.Utility of kl-6/muc1 in the clinical management of interstitial lung disease[J].Respir Ivest，2012，50(1)：3-13.

[22] HARARI S，TORRE O，CASSABDRO R，et al.Bronchoscopic diagnosis of Langerhans cell histiocytosis and lymphangioleimyomatosis[J]. Respir Med，2012，106：1286-1292.

[23] BARRERA L，MENDOZA F，ESTRADA A，et al. Functional diversity of T-cell subpopulations in subacute and chronic hypersensitivity pneumonitis[J]. Am J Respir Crit Care Med，2008，177(1)：44-55.

[24] WINRERBAUER R H，LAMMERT J，SELLAND M，et al. Bronchoalveolar lavage cell populations in the diagnosis of sarcoidosis[J]. Chest, 1993，104（352）：e61.

[25] GLUER S，SCHWERK N，RELAMANN M，et al.Thoracoscopic biopsy in children with diffuse parenchymal lung disease[J]. Pediatr Pulmonol，2008，43：992-996.

[26] FAN L L, KOZINETZ C A, WOJTCZAK H A, et al.Diagnostic value of transbronchial, thoracoscopic, and open lung biopsy in immunocompetent children with chronic interstitial lung disease[J]. J Pediatr, 1997, 131: 565-569.

# 第七节　儿童阻塞性睡眠呼吸暂停综合征的诊断和治疗

## 一、概述

睡眠在人类生活中占非常重要的地位。人一生中的睡眠时间占整个生命的1/3，睡眠的质和量对健康的影响可想而知。实际上，睡眠障碍不仅仅影响夜间的生活质量，还可能是白天某些疾病的真正病因。正因为如此，2005年，美国胸科协会对过去100年以来呼吸医学的进展进行了回顾，其中，人类对睡眠呼吸疾病的认识排在疾病研究进展的第7位，可见，睡眠医学的研究正日益受到学术界的重视。

在儿童，睡眠障碍非常常见。北京儿童医院睡眠中心曾牵头在全国8个城市进行了3万名儿童睡眠状况的问卷调查[1]，结果发现，有27.1%存在各种睡眠障碍。由于睡眠呼吸疾病影响儿童体格和神经认知发育，影响生活质量，可能导致心血管并发症，并造成社会医疗资源和费用的成倍增加，因而引起社会和医学界越来越多的关注。以下将着重介绍睡眠障碍的危害、儿童阻塞性睡眠呼吸暂停综合征的特点、诊断及治疗。

## 二、睡眠障碍的危害

睡眠是人在进化过程中形成的生物特性。人要有足够的正常睡觉，这是不可抗拒的规律，违背这一规律就会对机体造成危害。

### 1.影响青少年的生长发育

青少年的生长发育除了遗传、营养、锻炼等因素外，还与生长激素的分泌有一定关系。生长激素是下丘脑分泌和一种激素，它能促进骨骼、肌肉、脏器的发育。生长激素的分泌与睡眠密切相关，即在人进入睡眠期，特别是深睡眠期后有一个大的分泌高峰，随后又有几个小的分泌高峰。所以，青少年要发育好，长得高，睡眠结构必须正常、睡眠时间必须充足。

### 2.影响大脑的思维

人的大脑要思维清晰、反应灵敏，必须要有充足的睡眠，如果长期睡眠障碍，大脑得不到充分的休息，就会影响大脑的创造性思维和处理事物的能力。

### 3.导致疾病发生

睡眠障碍，会使人心情忧虑焦急，免疫力降低，由此会导致种种疾病发生，如神经衰弱、各种感染性疾病、胃肠疾病等。

### 4.影响社会适应能力

长期的睡眠障碍，可以导致儿童烦躁、情绪不稳，容易冲动。从而影响儿童的社会适应能力。这种社会环境适应能力包括学习、包括在儿童阶段处理学习中的问题、人际交往及适应周围社会环境的能力，等等。

## 三、儿童阻塞性睡眠呼吸暂停综合征的定义

阻塞性睡眠呼吸暂停/低通气综合征（obstructive sleep apnea/hypopnea syndrome，OSAHS）是一种睡眠呼吸障碍性疾病，主要特点是患者在睡眠过程中反复出现上呼吸道全部或部分萎陷，从而临床表现为睡眠时打鼾并伴有呼吸暂停，夜间反复发生低氧血症、高碳酸血症和睡眠结构紊乱，在儿童，OSAHS可以导致学习能力下降、神经认知功能受损、生长发育迟缓、右心功能不全等[2]。

## 四、病理生理学及病因

正常人睡眠分非快速眼动睡眠期（non-rapid eye movement，NREM），包括Ⅰ，Ⅱ，Ⅲ，Ⅳ期及快

速眼动睡眠期（rapid eye movement，REM）。正常人睡眠开始后肌肉张力降低，且随睡眠加深而加重，Ⅳ期睡眠时其肌肉张力只有清醒状态下的 20%~30%，REM 期最为严重。REM 期的显著特征是呼吸不规律，肋间肌活动度降低，导致低通气。REM 期与清醒状态下相比每分通气量、潮气量均明显降低。

OSA 的发病机制主要是由于上呼吸道解剖上的狭窄和呼吸控制功能失调。使上呼吸道开放的力量主要是咽扩张肌的张力，包括颏舌肌及腭帆张肌。睡眠时，尤其在 REM 期，咽扩张肌张力均明显降低，加上咽腔本身的狭窄，使其容易闭合，发生 OSA。

反复发作的低氧血症和高碳酸血症可导致神经调节功能失衡，儿茶酚胺、肾素-血管紧张素、内皮素分泌增加，内分泌功能紊乱，血液动力学改变，微循环异常等，引起组织器官缺血缺氧，导致多器官功能损害，特别是对心、肺、脑血管损害；可以引起高血压、肺动脉高压、夜间心律失常、心功能衰竭等。脑功能损害可以表现为白天乏力、困倦、记忆力下降，甚至智力低下等。值得注意的是，我们在 OSAS 儿童中动态血压的研究显示，在常规门诊血压测量正常的 OSAS 儿童，动态血压检测却可能已经出现了夜间血压的升高、血压负荷的增高以及隐匿性高血压，如果不及时治疗，将发展成真正的高血压，并造成心脑血管以及肾脏等靶器官的损害。由此可见，OSAS 导致并发症和器官损害是一个逐步发生、发展的过程，早期的干预和治疗，将有助于疾病及其并发症的控制。

儿童阻塞性睡眠呼吸暂停综合征的病因包括解剖因素，先天性疾病及其他因素。腺样体和扁桃体肥大是引起儿童 OSA 的最常见病因。值得引起注意的是，近 20 年来，随着儿童肥胖的发病率逐年增高，到睡眠门诊就诊的打鼾儿童的病因构成出现了变化。在 1990 年，打鼾儿童中仅 15% 是肥胖儿童，而在最近 2 年，有报道肥胖在鼾症儿童中的比例高达 50%。北京儿童医院关于儿童肥胖和 OSAHS 关系的研究也显示，肥胖儿童 OSAHS 的发病率明显增高，肥胖是儿童 OSAHS 的重要危险因子[3]。

除了鼻咽、口咽呼吸道狭窄以外，各种引起鼻道狭窄的疾病也可引起 OSAHS，常见的包括变应性鼻炎、鼻窦炎、鼻阻塞、鼻中隔偏曲等。各种颅面畸形也是儿童 OSAHS 的常见病因。颅面畸形类型不同，阻塞平面和原因也不同。如唐氏综合征患儿有中面部发育不全，还有舌体肥大和肌张力低下；有小下颌畸形的综合征都有舌咽水平的阻塞；软骨发育不全则以中面部发育不良有关[4]。

研究证实，在部分儿童 OSAHS 中存在神经肌肉调控的异常。当上呼吸道神经肌肉的功能减低或消失时，上呼吸道在睡眠时即可能出现塌陷。

## 五、儿童阻塞性睡眠呼吸暂停综合征的临床表现

儿童睡眠呼吸暂停主要临床表现（见表 3-7-1）。成人 OSA 常表现为白天嗜睡、疲乏，但儿童却往往以活动增多为主要表现，同时伴有语言缺陷、食欲降低和吞咽困难、经常出现非特异性行为困难，如不正常的害羞、发育延迟、反叛和攻击行为等。其他白天症状有：张口呼吸，晨起头痛，口干，思维混乱或易激惹；学龄儿童则表现为上课注意力不集中，白日梦，乏力，打瞌睡，学习成绩下降。夜间最显著的症状是打鼾。长期不予治疗的 OSAHS 可以导致一系列并发症，如高血压、肺水肿、肺心病、心律失常、充血性心功能衰竭、呼吸衰竭，甚至婴儿猝死综合征。

表 3-7-1 儿童阻塞性睡眠呼吸暂停综合征的临床症状

| 白天症状 | 夜间症状 | 白天症状 | 夜间症状 |
|---|---|---|---|
| 行为困难 | 张口呼吸 | 语言缺陷 | 继发夜间遗尿 |
| 活动增多 | 打鼾 | 吞咽困难 | 噩梦 |
| 不正常的害羞 | 出汗 | 食欲下降 | 夜晚恐惧 |
| 上课注意力不集中 | 睡眠不安 | 生长困难 | |
| 学习成绩下降 | 流涎 | 白天睡眠或瞌睡 | |
| 反叛或攻击行为 | 磨牙 | 晨起头痛 | |
| 发育延迟 | 梦游 | 张口呼吸 | |

体征包括：呼吸困难，鼻扇、肋间和锁骨上凹陷，吸气时胸腹矛盾运动；夜间出汗（局限于颈背部，特别是婴幼儿）。家长可能注意到患儿夜间不愿盖被、出现呼吸暂停，典型睡眠姿势为俯卧位，头转向

一侧，颈部过度伸展伴张口，膝屈曲至胸。

有些颅面特征往往提示睡眠呼吸障碍的存在，如小下颌、下颌平面过陡、下颌骨后移、长脸、高硬腭或/和长软腭。

## 六、儿童阻塞性睡眠呼吸暂停综合征的诊断

多导睡眠图（polysomnography，PSG）被认为是诊断睡眠呼吸障碍的金标准。Marcus 等指出，潮气末二氧化碳分压$[p_{ET}(CO_2)]$在睡眠呼吸障碍的诊断中至关重要，儿童病人 $p_{ET}(CO_2) > 7.1kPa$，或 60% 以上的睡眠时间中 $p_{ET}(CO_2) > 6.0kPa$ 为异常。

全夜多导睡眠图应夜间连续监测 6~7h 以上，包括脑电图、眼动电图、下颌肌电图、腿动图和心电图，同时应监测血氧饱和度、潮气末二氧化碳分压、胸腹壁运动、口鼻气流、鼾声等，血压、食管 pH 值或压力等为可选择监测项目[5,6]。

美国胸科协会推荐多导睡眠图用于以下情况下：①鉴别良性或原发性打鼾（不伴有呼吸暂停、低通气或心血管、中枢神经系统表现，很少需要治疗的打鼾）。②评价儿童（特别是打鼾儿童）睡眠结构紊乱，白天睡眠过多，肺心病，生长困难，不能解释的红细胞增多。③睡眠期间显著的气流阻塞。④确定阻塞性呼吸是否需要外科治疗或是否需要监测。⑤喉软骨软化病人睡眠时症状恶化或生长困难或伴有肺心病。⑥肥胖病人出现不能解释的高碳酸血症、长期打鼾、白天高度嗜睡等。⑦镰形细胞贫血病人出现 OSA 表现。⑧既往被诊断为 OSA，而有持续打鼾或其他相关症状。⑨持续正压通气时参数的设定。⑩监测肥胖 OSA 病人治疗后体重下降是否引起 OSA 严重程度的改善。⑪重症 OSA 病人治疗后随诊。⑫多次小睡潜伏时间试验（multiple sleep latency test，MSLT）前。

国际上儿童阻塞性睡眠呼吸暂停综合征的 PSG 标准尚未完全统一。目前较为公认的标准是每夜睡眠过程中呼吸暂停/低通气指数（apnea/hypopnea index，AHI）大于 5 或阻塞性呼吸暂停指数（obstructive apnea index，OAI）大于 1。但美国睡眠研究会在 2005 年发表的第二版《国际睡眠疾病分类》中提出，儿童 OSAS 的 PSG 标准应是 AHI 大于 1。不过，书中同时指出，由于各个研究中低通气的定义不同、且缺乏正常儿童低通气的范围，此标准还有待进一步研究确定。在成人，每次呼吸暂停或低通气持续的时间需大于 10s 方能认为是一次呼吸事件，但儿童呼吸频率较成人快，且不同年龄呼吸频率不同，因而在儿童，较为通用的标准是持续大于或等于两个呼吸周期的呼吸暂停和低通气即为一次呼吸事件。

OSA 的诊断应结合临床表现、体检及实验室检查结果。病史应特别注意睡眠方面的情况，如睡眠的环境、时间、姿势、深睡状态、憋醒、打鼾、喘息等，体检时应注意颅面部结构、舌、软硬腭的位置、悬雍垂的大小、长度，颈部有无肿大淋巴结、肿瘤及全面的神经系统检查。

## 七、儿童阻塞性睡眠呼吸暂停综合征的治疗

儿童 OSAHS 的治疗原则是：早诊断、早治疗，解除上呼吸道梗阻因素，预防和治疗并发症。

腺样体切除术和扁桃体切除术：由于儿童 OSAHS 多伴有腺样体、扁桃体肥大，因此扁桃体及腺样体切除术是治疗儿童 OSAHS 的一线治疗方法。但有些 OSAHS 患儿存在术后症状残存或复发的问题，特别是在肥胖、颅面畸形、过敏疾病、有家族史等的患儿中容易出现[7]。所有患儿手术后应随访和复查。如何治疗术后残存和复发的 OSAHS 仍是一个难题。

其他外科治疗包括：颅面正颌手术、悬雍垂腭咽成形术、下鼻甲减容术，严重的病例可行气管切开术，但此类治疗可能影响儿童的生长发育及生活质量，应非常慎重。

在外科手术之外，持续呼吸道正压通气（continuous positive airway pressure，CPAP）治疗是治疗 OSAHS 的另一种有效方法。对于有外科手术禁忌证、腺样体扁桃体不大、腺样体扁桃体切除后仍然存在 OSAHS 以及选择非手术治疗的患儿，可以选择 CPAP 治疗。不能耐受 CPAP 压力者，可试用双水平正压通气治疗（bi-level positive airway pressure，BiPAP）。CPAP/BiPAP 的压力滴定必须在睡眠实验室完成，并且需要定期调整。

其他治疗包括体位治疗、肥胖病人减肥、吸氧、药物治疗等。口腔矫治器治疗适用于不能手术或不能耐受 CPAP 治疗且有适应证的患儿。对变应性鼻炎、鼻窦炎等鼻部疾病导致上呼吸道阻塞者，应规范地对症治疗。

近年有研究提出 OSAHS 存在慢性炎症。研究报道 OSHAS 患者体内前炎性因子，如白细胞介素 6（IL-6）和肿瘤坏死因子 α（TNF-α）的水平增高，还有研究证实，中重度 OSAS 患者的 TNF-a 的自发产物浓度升高，经 nCPAP 治疗后浓度下降。类似的研究还证实，治疗能够显著降低 OSAS 患者循环黏附因子（ICAM-1）和 IL-8 的水平。还有诸多实验从不同角度证实了 OSAS 患者存在增高的炎性因子水平，这些前炎性因子包括瘦素、TNF-α、IL-6、IL-8，髓样相关蛋白 8/14 及黏附分子等，这些增高的炎性因子水平提示 OSAS 患者存在系统性炎症。关于 OSAS 患者出现系统性炎症的原因，目前尚不十分明确。有学者认为，反复呼吸暂停所导致的间断低氧会使中性粒细胞及单核细胞暴发性增多，进而引起系统性炎症。而这种系统性炎症，在 OSAS 疾病的进展和心脑血管并发症的发生中起作用。如，有研究证实，OSAS 患者体内 CRP 水平显著增高，而流行病学研究表明 CRP 是动脉粥样硬化和冠心病的一个重要危险因素。研究还发现，IL-6 和 TNF-a 也参与动脉粥样硬化的发生。考虑到白三烯（leukotriene，LT）是人类上呼吸道的一种重要的炎症介质，Goldbart 等推测由打鼾引起的炎症过程可能累及半胱酰胺 LT 受体，即 LTl-R 和 LT2-R。免疫印迹法检测儿童扁桃体中 LTl-R 和 LT2-R 的表达发现，在 OSAS 儿童患者的扁桃体中，LTl-R 和 LT2-R 高表达，表明在儿童 OSAS 患者体内存在着包括 LT 表达和调节的炎症过程。北京儿童医院在儿童 OSAHS 中的研究发现，OSAS 儿童血清、尿液及腺样体、扁桃体组织中白三烯水平升高、受体上调、蛋白表达增强，进一步证实了炎症因子在睡眠呼吸障碍儿童中的重要地位[8,9]。国外有研究采用白三烯受体拮抗剂、鼻用激素等抗炎药物治疗轻中度 OSAHS 以及术后残存或复发的患儿[10]，北京儿童医院临床工作中也开展了该项治疗，均取得了较好的效果，从而为治疗提供了新的思路。

文献报道，儿童打鼾的发病率在 7%~20%，OSAHS 的发病率在 1%~3%[11,12]。过去认为，对于 OSAHS 应积极治疗，如果患者仅有习惯性的打鼾但没有低氧血症或呼吸暂停时，是"良性的"，无需干预。但近来有研究发现，所谓习惯性打鼾，是呼吸道部分受阻的表现，虽然没有血氧和睡眠结构的改变，同样可能对机体造成损害[13-15]。

总之，儿科医生应在有腺样体、扁桃体肥大、肥胖、生长发育落后等的儿童中注意询问有无打鼾、呼吸暂停，应纠正家长认为打鼾是睡得香的错误认识，对于怀疑有睡眠呼吸障碍的儿童，应早期予以检查和治疗。

（许志飞　申昆玲）

# 参考文献

[1] 刘玺诚，马渝燕，王一卓，等，全国 8 城市 2~12 岁儿童睡眠状况流行病学调查[J].睡眠医学，2004，1（1）：4-7.

[2] American Academy of Pediatrics，Section on Pediatric Pulmonology，Subcommittee on Obstructive Sleep Apnea Syndrome. Clinical practiceguideline: diagnosis and management of childhood obstructive sleep apnea syndrome[J]. Pediatrics，2002，109：704-712.

[3] XU Z F，AN J Q，SHEN K L，et al. Case-control study of obstructive sleep apnea/hypopnea syndrome in obese and non-obese Chinese children[J]. CHEST，2008，133（3）：684-689.

[4] GUILLEMINAULT C，LEE J H，CHAN A. Pediatric obstructive sleep apnea syndrome[J]. Arch Pediatr Adolesc Med，2005，159：775-785.

[5] 许志飞，张亚梅，赵靖，等. 儿童睡眠呼吸障碍严重程度的判断[J].中国耳鼻咽喉头颈外科，2007，14：547-550.

[6] 中华医学会耳鼻咽喉科学分会,中华耳鼻咽喉科杂志编委会. 儿童阻塞性睡眠呼吸暂停低通气综合征诊疗指南草案[J].中华耳鼻咽喉科杂志，2007，42：83-84.

[7] BHATTACHARJEE R，KHEIRANDISH-GOZAL L，SPRUYT K，et al. Adenotonsillectomy outcomes in treatment of obstructive sleep apnea in children: a multicenter retrospective study[J]. Am J Respir Crit Care Med，2010，182：676-683.

[8] SHEN Y，XU Z，SHEN K. Urinary leukotriene E4，obesity，and adenotonsillar hypertrophy in Chinese children with sleep disordered breathing[J]. Sleep，2011，34（8）：1135-1141.

[9] ATHANASIOS G，KADITIS M D. Urine Concentrations of Cysteinyl Leukotrienes in Children With Obstructive Sleep-Disordered Breathing[J]. CHEST，2009，135：1496-1501.

[10] ALKHALIL M，LOCKEY R. Pediatric obstructive sleep apnea syndrome （OSAS）for the allergist：update on the assessment and management[J]. Ann Allergy Asthma Immunol，2011，107（2）：104-109.

[11] ZHI-FEI X，KUN-lING S. The epidemiology of snoring and obstructive sleep apnea/hypopnea in Mainland China[J]. Biological Rhythm Research，2010，41（3）：225-233.

[12] 申昆玲，许志飞. 要重视儿童阻塞性睡眠呼吸暂停低通气综合征的研究[J]. 国际儿科学杂志，2009，36：217-219.

[13] American academy of sleep medicine. International classification of sleep disorders，2nd ed.: Diagnostic and coding manual[M]. Westchester，Illinois: American Academy of sleep medicine，2005.

[14] XU Z F，LI B，SHEN K L. Ambulatory Blood Pressure Monitoring in Chinese Children With Obstructive Sleep Apnea/Hypopnea Syndrome[J]. Pediatr Pulmonol，2013，48（2）：274-279.

[15] KIM J K，LEE S K，BHATTACHARJEE R, et al. Leukocyte Telomere Length and Plasma Catestatin and Myeloid-Related Protein 8/14 Concentrations in Children With Obstructive Sleep Apnea[J]. CHEST，2010，138（1）：91-99.

# 第八节　原发性免疫缺陷病致呼吸系统疾病的诊治进展

原发性免疫缺陷病（primary immunodeficiency disease，PID）是指原发的免疫系统的免疫器官，免疫活性细胞（如淋巴细胞，吞噬细胞）及免疫活性分子（如免疫球蛋白，淋巴因子，补体和细胞膜表面分子）发生缺陷引起的某种免疫反应缺失或降低，导致机体防御能力普遍或部分下降的一组临床综合征。呼吸系统处于开放性微环境，是病原最易侵犯的器官之一。按照 2009 年美国和欧洲的标准，PID 目前分为 8 类，不同类别的 PID 所致呼吸系统疾病的特点不同。在原发性体液免疫缺陷病中，先天性无丙种球蛋白血症致呼吸系统疾病主要表现为荚膜菌引起的呼吸系统感染，普通变异性免疫缺陷病除表现为荚膜菌引起的呼吸系统感染外，还包括其他病原感染如病毒、真菌等，更有临床意义的是慢性肺病乃至支气管扩张及肺内淋巴增殖、肉芽肿病变、特异抗体缺陷表现为呼吸系统感染和支气管扩张。X 连锁高 IgM 综合征除表现为荚膜菌所致的呼吸系统感染外，机会性病原感染是其特征，尤其卡氏肺孢子虫肺炎。在联合免疫缺陷病中，严重联合免疫缺陷病、完全性胸腺发育不全及湿疹血小板减少伴免疫缺陷病综合征表现为针对所有病原的敏感性增强，尤其机会性病原，可累及各个器官，易于出现播散性感染，肺部是最易累及器官之一。在吞噬细胞缺陷病中，反复肺部感染是慢性肉芽肿病患儿的特征之一，尤其曲霉菌及洋葱伯克霍德菌是常见病原。常染色体显性高 IgE 综合征表现为金黄色葡萄球菌引起的肺脓肿及继发肺大泡。白细胞黏附分子缺陷和严重先天中性粒细胞缺乏可表现肺部细菌和真菌感染。呈孟德尔遗传的分支杆菌病可表现为卡介苗及结核分支杆菌引起的肺部感染，甚至播散性感染。

## 一、原发性体液免疫缺陷病

### （一）先天性无丙种球蛋白血症

先天性无丙种球蛋白血症是由于早期 B 细胞发育缺陷所致的所有免疫球蛋白均明显降低的原发性免疫缺陷病。标志性的特征是骨髓 B 细胞发育停滞于原 B 细胞阶段。X 连锁遗传方式最常见（X-linked agammaglobulinemia，XLA），占所有病人的 85%~90%，完全传递，具有突变 BTK 基因的男性均发病。有极个别女性携带者发病的报道。美国报道的最低发病率为 1/37.9 万。

XLA 病人临床过程变异大，大部分诊断年龄小于 5 岁，20%散发病例诊断于 1 岁内，50%诊断于 1~3 岁。亦有成年起病的报道。

**1.临床表现**

荚膜菌感染所致的反复鼻窦炎、中耳炎、肺炎、皮肤感染、骨髓炎、关节炎、败血症、脑膜炎等。易于发生脊髓灰质炎疫苗相关的麻痹。播散性肠道病毒感染及脑膜脑炎可以是致死性的。绿脓杆菌败血症及皮肤坏疽高发于此组患儿。近1/3患儿有关节炎的表现。

**2.辅助检查**

缺乏同族血凝素，针对所有抗原的抗体反应缺失。淋巴组织如扁桃体，淋巴结明显小或欠缺。与既往相比较，已不再强调所有免疫球蛋白均明显降低，相反，B细胞明显降低是最一致的表现，B细胞比例接近0%，至目前无B细胞比例大于2%的病例。近20%病例IgG大于2g/L，相比较而言，IgA，IgM均明显降低较一致。需排除使B细胞减少的其他情况。检测单核细胞Btk蛋白表达可作出快速诊断，大部分患者完全缺失，20%部分缺失，3%表达正常。*BTK*基因突变分析可明确诊断。临床上X-连锁无丙种球蛋白血症与常染色体隐性无丙种球蛋白血症（autosomal recessive agammaglobulinemia，ARA）无法鉴别，ARA起病年龄更早，Ig水平更低，B细胞数量更少，二者共同点是骨髓早期B细胞发育停滞，常用流式细胞分析方法来评价。

**3.鉴别诊断**

（1）儿童暂时性低丙种球蛋白血症。Ig减低不严重，临床反复细菌感染病情易于恢复，预后良性。B细胞正常。抗体反应正常。

（2）普通变异性免疫缺陷病。机制为抗体反应缺陷，为B细胞的晚期发育缺陷。起病年龄2岁后，易于出现自身免疫性疾病、肉芽肿、淋巴增殖性疾病及肿瘤。伴有B细胞明显减低者必须首先排除XLA。

（3）高IgM综合征。B细胞是正常的，这是最主要的鉴别点。X-连锁高IgM综合征易于并发机会性病原感染，尤其卡氏肺孢子虫、隐孢子虫感染。中性粒细胞减少伴发的口腔溃疡多发。易于出现自身免疫性疾病。

**4.治疗**

需终身规律丙种球蛋白替代治疗。定期随访，及早发现可能的慢性肺病。治疗应个体化，原则是使感染出现最少，剂量最小（高剂量时代谢率会相应增加）。禁忌口服活的脊髓灰质炎疫苗，与口服该疫苗患儿隔离[1-4]。

## （二）普通变异性免疫缺陷病

普通变异性免疫缺陷病（common variable immunodeficiency，CVID）的特征为低丙种球蛋白血症，抗体反应缺陷和反复感染。由于其出现率高，并发症多，需要经常住院和丙种球蛋白替代治疗，使其成为临床最重要的原发性免疫缺陷病之一。

**1.临床表现**

急性、慢性，或反复感染见于大部分病人，尤其肺炎、鼻窦炎、中耳炎。尽管足够的丙球替代治疗使肺炎明显减少，但一些病例（27%）出现持续的呼吸系统疾病，导致阻塞性，限制性肺功能改变和支气管扩张改变。除了常见病原，对抗体清除不敏感的病原如未分型的流感嗜血杆菌和病毒可能参与发病。不常见的或机会病原亦可见如卡氏肺孢子虫等。

25%出现自身免疫性疾病，主要为自身免疫性溶血性贫血和免疫性血小板减少性紫癜。其他还包括恶性贫血、类风湿关节炎、干燥综合征、血管炎、甲状腺炎、秃头、白癜风、肝炎、原发胆汁性肝硬化、系统性红斑狼疮。

8%~22%的CVID患者结节性病变可早于低丙种球蛋白血症数年，通常被诊断为结节病。主要累及肺、淋巴结和脾，皮肤、肝脏、骨髓、肾脏、胃肠道和脑亦受累。为大小可变的分界清楚的非干酪肉芽肿，可包含非坏死性上皮样细胞和巨核细胞。一部分病人的肺内淋巴浸润伴随肉芽肿，被称为肉芽肿淋巴间质肺病，预后不良。肺内淋巴浸润导致不伴肉芽肿的淋巴间质肺炎或滤泡支气管炎/细支气管炎，可导致咳嗽、气短、肺泡损伤，最终需要氧疗。

CVID 患者非霍奇金淋巴瘤出现率为 6.7%，较正常人群出现率高 30 倍，大部分为 B 细胞型，通常 *EB* 病毒阴性。几乎均为结外的，易出现于黏膜相关区域。60~70 岁 CVID 女性高发淋巴瘤。发病与淋巴过度增殖，肉芽肿病变和 IgM 残留有关。霍奇金淋巴瘤散见报道。20%患者出现颈部、纵隔、腹部淋巴结增殖。淋巴结病理通常表现为不典型淋巴增殖，反应性淋巴增殖或肉芽肿炎症。淋巴结或其他淋巴组织典型缺乏浆细胞。克隆性淋巴细胞的存在是非诊断性的，因为可出现于反应性增殖但无淋巴瘤证据的组织切片。一部分黏膜相关的淋巴组织淋巴瘤被报道，一些病例与幽门螺杆菌相关。

21%~57%出现暂时的或持续腹泻。蓝氏贾第鞭毛虫是最常见病原。其他病原包括隐孢子虫、腺病毒、沙门菌、艰难梭菌、空肠弯曲菌。幽门螺杆菌感染与胃炎有关。炎症肠病出现于 19%~32%患者。原发性胆汁性肝硬化，自身免疫性肝炎可出现于 CVID 患者。

**2.诊断**

针对反复感染伴低丙种球蛋白血症的患者，抗体反应性评价是诊断 CVID 的关键。抗体产生能力正常的最低标准为针对 2 个或以上蛋白疫苗的保护性 IgG 抗体存在。一般针对蛋白抗原会有 4 倍的 IgG 抗体滴度增加。针对多糖的抗体反应性评估较复杂。大部分 CVID 患儿缺乏同族血凝素，但阳性不能除 CVID，因为可能存在多糖抗体缺陷。同族血凝素不能用于诊断多糖不反应性，因为最常用的方法不能区分 IgM 和 IgG 抗体。

**3.治疗**

规律丙种球蛋白替代治疗是根本。但一部分患者不能阻止慢性肺病的发生。同时强调治疗的个体化，原则是使感染出现最少，剂量最小。不同免疫表型和临床表型预后不同。定期随访，及早发现并发症。并发症的治疗基于临床表现[5-7]。

## （三）特异抗体缺陷

人们很久就知道抗多糖抗体可对抗侵袭性感染。5%~10%大于 2 岁反复感染伴正常免疫球蛋白儿童，8%反复社区获得性肺炎（≥3 次）成人，20%反复重症感染成人，具有特异抗体缺陷（specific antibody deficiency，SAD）。

**1.临床表现**

表现为中耳炎、支气管炎、急慢性鼻窦炎/鼻炎、肺炎。见于一部分不明原因的支气管扩张病人。可伴有慢性鼻炎、变应性皮炎、哮喘。

**2.诊断**

小于 2 岁幼儿不能诊断为 SAD，因为此年龄段幼儿对非佐剂的多糖抗原生理性反应差。肺炎链球菌多糖疫苗包括 23 个血清型，目前的主要问题是如何定义不同血清型的抗体反应性，因为没有可靠的拐点。尽管免疫原性不同，大部分研究用相同的拐点。解释抗体反应的指南亦未获证实。一旦患者被注射佐剂疫苗，血清型 4，6B，9V，14，18C，19F，23F 不能再被用做抗体检测，因为评价的是蛋白抗原而不是多糖抗原。同族血凝素是正常肠道菌多糖的 IgM，IgG 抗体，与 A 血型抗原，B 血型抗原有交叉反应。6 月龄时出现，缺失提示抗体产生明显异常。

**3.鉴别诊断**

需除外继发因素如胸腺瘤，慢性淋巴细胞白血病、淋巴瘤、先天性无脾、病毒感染、药物等。多糖不反应性可能早于 CVID 中的低丙种球蛋白血症的出现，应随访此类患儿是否进展为 CVID。过去 8 个月内 IVIG 替代治疗或 3~5 月用过一剂免疫球蛋白会影响结果的判断。年龄小于 6 月，抗 A≥1：16，抗 B≥1：8 是正常的。大于 6 月龄无同族血凝素提示明显免疫缺陷，但正常不除外严重度轻的异常。

**4.治疗**

佐剂疫苗主动免疫。积极处理导致反复呼吸系统感染的疾病如哮喘、变应性鼻炎。高度警惕和积极抗感染。预防性抗生素。必要时 IVIG[8-10]。

### （四）X-连锁高 IgM 综合征

高 IgM 综合征是一组异质性遗传异常，机制为免疫球蛋白类别转换重组缺陷，伴或不伴体细胞高频突变，导致 IgG，IgA，IgE 明显降低伴正常或升高的 IgM。高 IgM 综合征根据基因缺陷不同分为七个亚型，1 型最常见，为 X 连锁隐性遗传。X-连锁高 IgM 综合征（X-linked hyper-IgM syndrome，XHIGM）由 CD154 突变引起，CD154 为活化的 T 细胞表面瞬时表达的 CD40 配体（CD40L）。CD40L 和 CD40 的相互作用诱导 B 细胞增殖，生发中心形成，免疫球蛋白类别转换重组和体细胞高频突变，长寿命的浆细胞形成。

#### 1.临床表现

1 岁时 50%患儿出现症状，4 岁时几乎所有患儿均出现症状。大部分患儿 4 岁前获得诊断。

肺炎是最常见的感染，见于 80%的患者。上呼吸道感染也常见，出现于 50%的患者，表现为鼻窦炎、反复中耳炎。一部分患者出现反复或迁延腹泻、中枢神经系统感染、败血症、肝炎、硬化性胆管炎、蜂窝织炎、皮下脓肿。需注意的是，由荚膜菌感染引起的肺炎并不常见。

机会性感染是 XHIGM 的明显特征，如卡氏肺孢子虫肺炎、分支杆菌肺炎、隐孢子虫胃肠感染、播散性巨细胞病毒感染。机会性感染是重要的死亡原因。弓形虫、隐球菌、组织胞浆菌感染亦见报道。卡氏肺孢子虫肺炎占所有肺炎的 59%，是最显著的特征，而且可以是 40%患者的首发表现。有部分患者在诊断后出现 PCP 甚至反复 PCP，提示预防用药的重要性。隐孢子虫是慢性腹泻和硬化性胆管炎的首要原因。是移植后预后差的重要原因。单纯微小病毒引起的纯红细胞再生障碍性贫血见于不典型病人。

50%病人有中性粒细胞缺乏、可表现短时的，长期的或持续的缺乏。具体机制尚不清楚，50%患者对大剂量丙种球蛋白有效，所有患者均对粒细胞集落刺激因子（granulocyte colony-stimulating facbov，G-CSF）有效，经常出现与中性粒细胞缺乏相关的口腔溃疡。胃肠系统肿瘤如肝细胞癌、胆管癌、胰腺和十二指肠类癌瘤，甚至胃肠道系统的神经内分泌肿瘤的一部分患者出现口腔溃疡。

#### 2.诊断

除了伴有一些蛋白表达的少数病例，IgG 和 IgA 的产生严重受损。IgG 明显降低是世界范围内所有患者的一致表现，少部分患者 IgA 可正常。相反，IgM 并非呈一致性升高。将近一半的患者就诊时 IgM 是正常的，尤其是年幼儿。因此有作者对高 IgM 综合征的名称提出质疑，认为会误导读者。活化的 T 细胞的 CD40L 表达缺失可用于诊断大部分患者。一小部分拼接区或胞浆内尾部突变可导致一定量的蛋白表达，使诊断困难。新生儿 T 细胞免疫不成熟，用常规的 T 细胞活化方法不能诱导蛋白表达。尽管可产生一些抗多糖的 IgM 抗体，包括同族血凝素，但对蛋白抗原无反应。记忆 B 细胞明显减少。部分患者可有颈淋巴结和扁桃体阙如。淋巴结病理检查示滤泡和生发中心少见，浆细胞也少见。

#### 3.鉴别诊断

继发性的高 IgM 可见于先天性风疹病毒感染、肿瘤或抗癫痫治疗。DNA 修复机制的其他更复杂缺陷也可导致高 IgM 样的表型，如一部分共济失调毛细血管扩张症（ataxia-telangiectasia，AT）患者有升高的 IgM，由于 AT 的发病率明显高于高 IgM 综合征，因此有作者建议应首先常规排除 AT。大约 20%低丙中球蛋白和 MHC II 缺陷的病人有升高的 IgM。目前由 NEMO 和 IRKA 突变引起的高 IgM 归为 6 型和 7 型，而且患儿可无外胚层发育不良的表现，因此应仔细甄别。其他抗体缺陷如常见变异性免疫缺陷病或偶尔 X 连锁无丙种球蛋白血症，也可表现为低 IgG 和 IgA，IgM 正常。不典型 X 连锁淋巴组织增生性疾病（X-linked lymphoproliferative，XLP）也可与 HIGM 表型有重叠。

#### 4.治疗

规律 IVIG 替代治疗，口服复方新诺明预防卡氏肺孢子虫感染，不喝生水，不"游野泳"，以预防隐孢子虫感染。干细胞移植成功应用于 CD154 患儿，成功率 72%，与 T 细胞免疫缺陷相近。美国和欧洲的死亡率分别为 10.1%和 23.2%，大部分死亡出现于 15 岁前[11-15]。

### （五）X-连锁严重联合免疫缺陷病

严重联合免疫缺陷病（severe combined immunodeficiency，SCID）包括一组遗传决定的 T 细胞分化障碍性疾病，同时伴有其他造血细胞系的分化异常。机体对多种病原广泛敏感，其中机会性病原微生物占主导地位。不经移植治疗者几乎均于 2 岁内死于重症感染。X 连锁隐性遗传最常见，由 *IL2RG* 突变引起。

#### 1.临床表现

男性发病，起病早，3~6 月龄起病。反复、持续及严重感染，常规治疗无效，或并发机会菌感染，或导致生长发育迟缓。以及慢性腹泻，口腔黏膜及尿布区皮肤白色念珠菌病。若患儿外周血中有母体来源的 T 细胞，可有移植物-抗-宿主病（graft-vs-host disease，GVHD）表现，如皮疹、肝脾肿大，有时淋巴结肿大，IgE 和嗜酸性粒细胞可增高。不典型病人可有免疫失调节和自身免疫性疾病如皮疹，脾大，胃肠道吸收不良，其他自身免疫性情况，身材矮小等。

#### 2.诊断

外周血淋巴细胞比例和绝对计数明显减低。新生儿正常低限为 < 2 000/mm³，6~9 月龄正常低限为 < 4 000/mm³。生后数月龄若 < 2 500/mm³ 认为是致病性的，可提示 SCID。血 CD3⁺T 细胞比例明显减低（< 10%），NK 细胞比例 < 2%，B 细胞比例 > 75%（无功能）。淋巴细胞增殖功能明显降低，迟发型超敏反应皮肤试验阴性。对疫苗和病原的抗体反应缺失。IgM，IgA 水平降低，IgG 水平出生时可正常，3 月龄时由于母体来源的 IgG 消失抗体开始逐渐下降。胸部 X 线片示胸腺阙如。胸腺输出功能减低如 T 细胞受体剪切环生成减少，新生成的原始 T 细胞比例降低（CD3⁺，CD45RA⁺T 细胞）。40%患儿有经胎盘输注的母体来源的 T 细胞。GVHD 或 Omenn 综合征患儿 T 细胞受体 beta 链可变区呈寡克隆或单克隆分布，TCR γδ 可能为主，Th2 细胞常增多，CD45RO⁺T 细胞为主。胸腺活检示胸腺发育不良。淋巴结及扁桃体缺如。γc mRNA 或蛋白表达缺失。*IL2RG* 基因突变分析可明确诊断99%患者。

#### 3.鉴别诊断

JAK3 免疫表型同 X-SCID，但为常染色体隐性遗传。需与表型为 T⁻，B⁻，NK⁻（ADA），T⁻，B⁻，NK⁺（RAG1，RAG2），T⁻，B⁺，NK⁺（IL7RA，CD45，CD3D/CD3E/CD3Z）的 SCID 鉴别。一部分患者为轻的表型，表现为低或正常的 T 和 NK 细胞数目。应注意两种特殊临床表现。

（1）母体 T 细胞经胎盘输注。由于 SCID 患儿 T 细胞功能缺陷，不能及时剔除经胎盘输注的母体 T 淋巴细胞，大部分患儿持续时间在 1 岁内，个别患儿可持续至儿童期。出现率占所有 SCID 患儿的40%，分别为网状发育不全占 100%，B⁻SCID 占 62%，B⁺SCID 占 50%，ADA/PNP 占 0%，MHCII 占 0%，Omenn syndrome 占 0%，CD8⁻SCID 占 0%，其他 T⁺SCID 占 0%。特征性表现为皮肤和肝的 GVHD，自身免疫性血小板少或全血细胞减少，干细胞移植排斥（母亲为供者除外），单克隆 γ 球蛋白血症，若胎儿与母亲相合则临床表现轻。

（2）Omenn 综合征。Omenn 综合征由减效突变引起（无效突变引起经典 SCID）。但临床上不属于不典型 SCID，预后非常差。由于缺乏中枢或外周免疫耐受，患儿自身高反应性的 CD4⁺Th2 淋巴细胞单克隆扩增，表型为 T⁺或 T⁺⁺。除了出现于经典 SCID 的爆发的危及生命的感染，表现为进行性组织炎症：非常重的红皮病（出生时不存在），经皮肤和肠道的蛋白丢失，难治腹泻，全身水肿，代谢改变，IgE升高，嗜酸性粒细胞升高，秃头、无眉毛和眼睫毛，淋巴结肿大，肝脾肿大。通常不同时出现，随时间演变。

#### 4.治疗

骨髓移植（bone marrow transplantation，BMT）是 SCID 唯一根治方法。生后立即移植效果最好。配型完全相合的同胞或家族成员不经预处理植入成功率 > 95%，但供者 B 细胞植入经常失败，导致临床表型为 XLA。其他并发症包括 T 细胞晚期丢失，淋巴细胞失调节。移植后晚期并发症可有严重皮肤乳头瘤病毒感染。基因治疗目前仅用于不适合 BMT 者或 BMT 失败者。临床常用复方磺胺甲噁唑预防细菌感染，预防真菌感染，丙种球蛋白替代治疗。积极治疗现症感染。若输注红细胞和血小板应 *CMV* 血清阴性，剔除白细胞和辐照。如果无 *CMV* 血清阴性血源，必须剔除白细胞。新鲜冰冻血浆可不予辐照。免疫功能恢复前避免预防接种[14-17]。

## 二、吞噬细胞缺陷病

### （一）X-连锁慢性肉芽病

慢性肉芽肿病（chronic granulomatous disease，CGD）是原发性吞噬细胞免疫缺陷病。患者的多形核吞噬细胞不能通过烟酰胺腺嘌呤二核苷磷酸（nicotinamide adenine dinucleotide phosphate，NADP）氧化酶产生超氧阴离子（$O^{2-}$）来杀灭入侵的微生物。患者于儿童早期出现反复致命的细菌和真菌感染，并在炎症部位出现肉芽肿。X 连锁隐性（X-linked recessive，XLR）遗传方式最常见，占所有病人的 65%，由编码 gp91 phox 蛋白的 *CYBB* 基因突变引起。

#### 1.临床表现

男孩发病，部分携带者可发病。反复感染，尤其在生后第 1 年内明显，累及部位最常见为肺脏、皮肤/皮下、淋巴结、胃肠道、肝脏。最常见病原为金黄色葡萄球菌、洋葱伯克氏菌、黏质沙雷菌、诺卡菌和曲霉菌。最常见疾病为肺炎、皮肤和肝脓肿、骨髓炎和败血症。主要病原分别为曲霉菌、金黄色葡萄球菌、黏质沙雷菌、沙门菌。

由于我国新生儿常规接种卡介苗（Bacille Calmette-Guérin，BCG），BCG 相关的不良事件在本组患儿中出现率明显升高，可高达 50%以上。近期表现为局部反应过重，远期表现为同侧腋下淋巴结钙化。虽然 CGD 患者更易于出现重症局部 BCG 感染，也有相当数量患者出现播散性感染。

卡介苗疤痕或外科手术疤痕过度明显。炎症并发症表现如皮肤溃疡、外科伤口开裂、空腔脏器梗阻。自身免疫性疾病，主要为盘状红斑、肺部炎症、炎性肠病，其他包括类风湿关节炎、系统性红斑狼疮、皮肌炎、骶髂关节炎、特发性血小板减少、自身免疫性肝炎。携带者最常表现为类似于盘状红斑的皮疹和溃疡性口炎。

#### 2.诊断

二氢罗丹明（dihydrorhodamine，DHR）123 是一种具有细胞渗透性的荧光探针，用于检测活性氧簇（reactive oxygen species，ROS），ROS 将它氧化成高荧光产物发出荧光。正常人有明显移位，大部分 XLR-CGD 无移位。变异型 XLR-CGD 或常染色体隐性（autosomal recessive，AR）-CGD 可有轻度移位，基底部较宽。大部分 XLR-CGD 患者吞噬细胞 gp91phox 蛋白完全缺失（X910）。存在一种 XLR-CGD 变异型，细胞色素含量为正常的 1%~25%（X91-）。少部分 X91+-CGD 被报道，中性粒细胞膜细胞色素含量正常，但无功能。50% X91--CGD 或 X91+-CGD 中性粒细胞膜细胞色素水平与 NADPH 氧化酶活性相关。可见各种形式 *CYBB* 突变，主要分布于外显子及外显子和内含子交界区，有相对热点区域。

全血细胞分析可有急性感染血象。由于反复感染的存在，即使在幼儿，易于有高丙种球蛋白血症。胸部影像可提示肺部感染或炎症，由于过度炎症反应，影像随病原菌不同表现不同于常见病原感染表现。腹部超声可提示有血源性感染，典型脓肿少见，多发局部回声减低多见。胃肠及泌尿生殖道造影可示梗阻改变。

#### 3.鉴别诊断

（1）通过蛋白表达和基因突变分析，与其他类似症状疾病相鉴别。

（2）结节病：无反复感染表现。

（3）白细胞黏附分子缺陷：多无肉芽肿样过度炎症反应，感染部位无脓，病理无中性粒细胞浸润。

#### 4.治疗

针对易感病原进行相应治疗。空腔脏器梗阻对全身激素治疗敏感。①复方磺胺甲恶唑[30mg/(kg·d)，每日一次或一日两次]口服预防革兰阴性菌感染。若有过敏反应，可考虑单独应用甲氧苄啶或双氯青霉素；②伊曲康唑（≥13 岁，>50kg，200mg/d；<13 岁，<50kg，100mg/d，一日一次）口服预防曲霉

菌感染。③γ 干扰素[50μg/（m²·次），3 次/周]皮下注射。④粒细胞输注可应用于有危及生命感染，抗微生物治疗和外科治疗无效患者，不良反应可有发热，由于白细胞凝集素出现导致丢失过快，少见肺白细胞淤滞。应与两性霉素 B 间隔数小时。若考虑移植，需考虑同种免疫可能。鉴于移植相关的患病率和死亡率，若患者预防无效有反复严重感染及有 HLA 配型相合的正常同胞，可考虑移植。移植前感染应获得良好控制[18-21]。

### （二）白细胞黏附分子缺陷I型（leukocyte adhesion deficiency typeI，LAD I）

LAD I是常染色体隐性遗传异常，由编码 $\beta_2$ 整合素家族的 *ITGB*2（*CD*18）基因突变引起。为少见疾病，发病率 1/100 万，世界范围内有近百例患者。

#### 1.临床表现

为慢性反复软组织感染，如皮肤、口腔黏膜、胃肠道。严重表型者最常见始发症状为脐炎伴脐带脱落延迟，可导致败血症。反复危及生命的细菌（主要金黄色葡萄球菌和 G-肠道病菌）和真菌感染，如腹膜炎、骨髓炎。中度表型者有非严重感染如牙龈炎、口腔炎、扁桃体炎、牙周炎、中耳炎、肺炎和鼻窦炎。无脓形成。慢性坏死性皮肤溃疡伴伤口愈合差。可于生后第 1 年出现，或儿童晚期出现。慢性，反复，多发。最开始为脓疱，迅速进展为刺痛性溃疡，有红色或紫色边界。愈合慢，有纸样疤痕，色素增多或色素缺失。

#### 2.诊断

无感染时中性粒细胞增多，感染明显时外周血呈粒细胞血症。典型患者皮肤溃疡病理检查示中性粒细胞阙如。白细胞表面 *CD*18 表达缺失有助于诊断。蛋白表达缺失程度与临床严重度明显相关。＜2%正常表达者通常于儿童期死亡。2%~10%正常表达者可存活至成人期。细胞毒T细胞的体细胞突变逆转可使 *CD*18 表达正常，患者均表现炎症肠病。基因突变分析可明确诊断。

#### 3.治疗

积极治疗感染。加强皮肤和口腔卫生。口服复方磺胺甲噁唑预防细菌感染。严重表型者骨髓移植是唯一治愈方法[22]。

### （三）严重先天性中性粒细胞缺乏

严重先天性中性粒细胞缺乏（severe congenital neutropenia，SCN）是异质性骨髓衰竭综合征，髓系成熟障碍，停滞于早幼髓细胞阶段。由数个基因突变引起。目前认为属于前白血病综合征。常染色体显性 *ELA*2 突变最常见，其次为常染色体隐性 *HAX*1 突变。其他突变包括 *G6PC*3，*G6PT*，*GFI*1，*WASP*。

#### 1.临床表现

男女均可患病，通常于婴儿期获得诊断。常有侵袭性细菌感染如脐炎、皮肤脓肿、肺炎或败血症最常见。感染部位脓形成相对少。长期中性粒细胞缺乏可致侵袭性真菌感染。即使经 G-CSF 治疗，中性粒细胞可达 1 000/μL，很多病人仍出现慢性牙龈炎和龋齿。骨密度降低致骨质减少、骨质疏松和骨折。不同突变伴发的其他异常：*HAX*1 突变者可有神经精神异常；*G6PC*3 突变者可有心脏结构异常、泌尿生殖道发育异常、躯干四肢静脉曲张及有代谢异常。

#### 2.诊断

生后即出现的持续存在的循环中性粒细胞缺乏，绝对计数＜500/mm³。*WAS* 突变者可有单核细胞减少。*GFI*1 突变者可有单核细胞增多。骨髓细胞学分析示缺乏成熟中性粒细胞。中性粒细胞发育停滞于早幼髓细胞阶段，早幼髓细胞可有胞浆空泡化和嗜天青颗粒异常。中性粒细胞移动和杀菌功能缺陷，凋亡增加。基因突变分析：*ELA*2，*HAX*1，若未发现异常，根据家族史及临床特征，考虑其他突变可能。其他突变分析：*G-CSFR*。细胞遗传学：7 号染色体单体型。

#### 3.治疗

90%患者对 *G-CSF* 有反应，中性粒细胞绝对计数可达 1 000/mm³。大部分对低于 25μg/（kg·d）

剂量有反应。应用 *G-CSF* 前常规查 *CSF*3R 体细胞突变。每年行骨髓形态学、细胞遗传学和 *CSF*3R 检测，对有恶性转变的高危患者加强监测。需要高于平均剂量的 *G-CSF* 但中性粒细胞反应低下是恶性转变的高危因素。急性髓系白血病最常见，但急性淋巴系白血病，慢性单核细胞白血病，双表型白血病亦有报道。难治患者，或出现血液恶性病，经干细胞移植可治愈[23-25]。

### （四）常染色体显性的高 IgE 综合征

常染色体显性的高 IgE 综合征（autosomal dominant hyper-IgE syndrome，AD-HIGE）是多系统受累的原发性免疫缺陷病。常染色体显性遗传是由杂合的负调节的 *STAT*3 突变引起，很多为散发病例，家族性则携带突变基因者均有临床特征。

所有患者均有新生儿皮疹，面部和前额明显，特征近似新生儿痤疮或嗜酸粒细胞性皮炎。皮疹刮片示嗜酸性粒细胞增多。常进展为湿疹样皮疹，或伴金黄色葡萄球菌感染加重病情。儿童早期经常出现反复金黄色葡萄球菌皮肤脓肿。尽管有脓形成，但经常缺乏炎症典型特征，如红、肿、热、痛。

#### 1.临床表现

儿童早期开始出现反复化脓性肺炎，金黄色葡萄球菌最常见，肺炎链球菌和流感嗜血杆菌亦常见。有脓痰，但经常缺乏炎症的系统体征。肺炎恢复期易于出现肺大疱和支气管扩张。肺部受损伤后的异常结构经常是真菌（主要为曲霉菌）和 G-菌（主要为铜绿假单胞菌）侵袭的感染病灶，是致病和病死的主要原因。也可见机会性感染，如卡氏肺孢子虫肺炎、播散性组织胞浆菌和隐球菌病、皮肤黏膜念珠菌病。

身体特征：特殊面容有面部不对称，扁的丰满的鼻子，皮肤毛孔明显。小脑扁桃体突入枕骨大孔，颅缝早闭。乳牙保留。口腔黏膜特征有高腭弓和腭裂，舌中央凹陷，颊部黏膜异常。骨骼特征有微创伤后骨折、骨质疏松、关节过伸、脊柱侧弯、退行性关节病。

其他表现有血管异常如冠脉扩张成瘤样或扭曲，冠脉外血管瘤，小血管病变所致的脑梗死。食管失功能。霍奇金和非霍奇金淋巴瘤出现率增加，其他还包括白血病，还有发生于外阴、肝和肺的癌症。

#### 2.诊断

外周血嗜酸性粒细胞增多。血清 IgE 增高，经常 > 2 000 IU/mm³，随时间可降低，甚至成人期可降至正常，但临床特征持续存在。特异抗原 IgE 可阳性，但临床过敏症状不增加。记忆 T 细胞减少，抗体反应变化大。胸部影像示肺脓肿及肺大疱。皮肤、面部、牙齿、脊柱、关节、血管等特征性改变。TH17 细胞接近缺失。*STAT*3 基因突变分析示杂合的负调节突变。

#### 3.治疗

文献报道有复方磺胺甲噁唑口服预防细菌感染，伊曲康唑口服预防曲霉菌感染及每周三次洗浴或在含氯泳池游泳治疗湿疹和预防金黄色葡萄球菌感染。积极治疗肺炎，尽可能避免肺间质遭破坏。如果出现肺大疱和支气管扩张，抗生素预防应涵盖革兰阴性菌和真菌。肺大疱的治疗较复杂，外科手术不是没有危险性，因为患者复张肺脏有困难，可出现胸腔污染。丙种球蛋白替代最常用。γ 干扰素临床效果不一致[26-29]。

### （五）呈孟德尔遗传的分支杆菌病

*BCG* 和环境分支杆菌（*Enviromental mycobacteria*，*EM*）在没有经典原发性免疫缺陷病的相对健康人可引起播散性疾病，这个综合征被命名为呈孟德尔遗传的分支杆菌病（Mendelian susceptibility of mycobacteria disease，MSMD）。至目前已鉴定出 5 个与此相关的 *IL-12/IFN-γ* 通路基因（*IFNGR*1，*IFNGR*2，*STAT*1，*IL12B*，*IL12RB*1）。最近证明 *NEMO*，*CYBB* 基因亦参与发病。

#### 1.临床表现

（1）常染色体隐性完全 *IFNGR*1 缺陷。所有接种 *BCG* 者均有 *BCG* 疾病，77% 有 *EM* 感染。平均出现年龄 3.1 岁。分支杆菌感染易反复。病情严重，无病间隔期短，存活率低。此外单核细胞增多性李斯特菌，巨细胞病毒、水痘-带状疱疹病毒、副流感病毒、呼吸道合胞病毒及弓形虫感染均有报道。

（2）常染色体显性部分 IFNGR1 缺陷。73%接种 BCG 者有 BCG 疾病，79%有 EM 感染。平均出现年龄 13.4 岁。鸟分支杆菌所致骨髓炎最常见（79%），单独出现见于 32%患者。荚膜组织胞浆菌感染病例亦有报道。

（3）IL-12RB1 缺陷。最常见，儿童早期起病，大部分由活的 BCG 疫苗引起，90%患儿在 BCG 接种 1 年内出现症状（1 周~3.2 岁）。沙门菌和 EM 与 BCG 感染出现时间相似。结核杆菌感染出现时间晚为 2.5~31 岁。90%为单一病原感染。多发感染主要为分支杆菌和沙门菌感染。分支杆菌感染很少复发，沙门菌感染常复发。临床传递率较高。感染的敏感谱较广，包括皮肤黏膜念珠菌病、播散性巴西芽生菌和组织胞浆菌感染、肺炎克雷伯菌，新型诺卡菌。病死率 30%。

（4）常染色体隐性部分 IFNGR1 缺陷。首次 EM 感染出现时间为 $11.25 \pm 9.13$ 岁，1 例长期鸟分支杆菌感染者在获得诊断及开始治疗后初期死亡。大部分可无症状，不需预防用药。可见两个常见突变 I87T 和 V63G，有始祖效应（高加索人种）。

（5）IFNGR2 患者临床表现与 IFNGR1 缺陷患者相似，病例数极少。IL-12B 缺陷患者病情较完全 IFNGR1 缺陷患者轻，感染沙门菌的机会较多，患者病死率较高。部分常染色体显性 STAT-1 患者病情较完全 IFNGR1 缺陷患者轻。完全常染色体隐性 STAT-1 患者病情较重，易于发生播散性卡介苗病（BCG-osis），播散性病毒感染常致死亡。

BCG 接种局部异常明显尤其 BCG-osis 更具提示诊断意义。用生化方法或分子生物学方法鉴定分支杆菌亚型如卡介苗、鸟分支杆菌、结核分支杆菌等。淋巴结病理示结核样肉芽肿或狼疮样肉芽肿，分别与预后良好和预后差有关。体外全血细胞培养评价 IL-12/IFN-γ 轴功能：IFN-γ 分泌受损见于 IL-12B 和 IL-12RB1 缺陷病人；IFN-γ 反应受损见于部分或完全 IFNGR1，IFNGR2 和 STAT-1 缺陷病人。流式细胞分析检测相关蛋白表达：首先评估 IFNγR1 表达，大部分隐性缺陷导致 IFNγR1 表达完全缺失，显性缺陷导致无功能 IFNγR1 在细胞表面积聚。对正常表达但功能受损的 IFNγR1，需检测 IFN-γ 诱导的 STAT-1 磷酸化状态及 IFNGR1 基因的直接测序，同时应该在测序水平检查 IFNGR2。IL-12Rβ1 只能在受刺激的增殖的淋巴细胞表面检测到。基因突变分析仍是诊断的金标准（IFNGR1，IFNGR2，STAT1，IL12B，IL12RB1）。

### 2.治疗

积极抗分支杆菌治疗，病情严重者疗程长甚至终身用药。治疗并发的感染。依据临床表型严重程度判断是否行抗分支杆菌预防治疗。IFN-γ 分泌受损患者应用 IFN-γ 可有疗效，IFN-γ 反应受损患者部分有效。常染色体隐性完全性 IFNγR1 患者在感染控制前提下了可考虑干细胞移植治疗[30-32]。

## 三、定义明确的免疫缺陷综合征

### （一）湿疹血小板减少伴免疫缺陷综合征（wiskott-aldrich syndrome，WAS）

湿疹血小板减少伴免疫缺陷综合征（wiskott-aldrich syndrome，WAS）是 X 连锁隐性遗传性疾病，由 WASP 基因突变引起，以免疫缺陷，湿疹和血小板减少为临床特征。预后严重，大部分不能活过青少年期。

### 1.临床表现

男性发病，婴儿期起病。主要表现为出血点、瘀斑、血性大便。婴儿期出现湿疹，通常为全身性而非屈侧，但经常很轻。即使湿疹很轻，湿疹内出血点的存在是特征性的。免疫缺陷呈进展性，前 1~2 年内感染可能不是太严重。随时间推移，细菌感染渐明显。人类疱疹病毒感染是突出问题，冷疱疹常见且范围广。水痘可是致命性的。继发链球菌和葡萄球菌败血症危险性亦升高。Epstein-Barr 病毒（EBV）感染可致长期发热伴明显肝脾淋巴结肿大。巨细胞病毒（CMV）和人类疱疹病毒 6 型感染常隐匿迁延，可与血管炎相关。痘病毒敏感性增强导致严重和广泛的传染性软疣。自身免疫性疾病常见为溶血性贫血、血管炎、肾脏疾病、变应性紫癜、炎症性肠病。少见为中性粒细胞减少，皮肌炎、复发性血管神经性水肿，虹膜炎和脑血管炎。*EBV* 相关的非霍奇金淋巴瘤可出现于儿童期，但青少年期更常见。一些年轻患者可有骨髓发育不良。

### 2.诊断

婴儿期淋巴细胞计数可正常，但6岁时低T淋巴细胞常见。B细胞计数随时间下降。IgG水平通常正常，IgA可正常或升高，但IgM水平低。对抗原反应部分正常，部分减弱。对多糖抗原的抗体反应减弱，缺乏同族血凝素。T细胞增殖反应功能低下，尤其通过T细胞受体（T cell receptor，TCR）活化。也有细胞毒，吞噬和抗原呈递功能缺陷。血小板减少变异大，通常严重减少。间断的血小板减少见于两例病情非常轻的家系。血小板体积减小，为正常血小板体积的一半。淋巴结和脾活检示T细胞区淋巴细胞相对耗竭。脾边缘区B细胞耗竭是典型WAS特征。

流式细胞分析 *WASP* 表达阴性提示为蛋白表达缺失或截断的蛋白，与WAS表型相关。*WASP*基因突变分析可明确诊断。自然逆转所致体细胞镶嵌散见报道，逆转可发生于T，B，NK细胞，尽管外周血中仅可检测到T细胞逆转。

### 3.治疗

（1）加强护理，防止头部受伤致颅内出血，建议1岁内戴头盔。

（2）预防感染，复方磺胺甲恶唑长期口服预防细菌感染。

（3）丙种球蛋白替代治疗。

（4）阿昔洛韦可预防单纯疱疹病毒（*herpes simplex virus*，*HSV*）和水痘带状疱疹病毒（*varicella-zoster virus*，*VZV*）感染。

（5）自身免疫病可能需要免疫抑制剂，但需考虑致命感染的危险性。

（6）出血严重必须输注血小板时，必须筛查 *CMV* 和辐照以防 GVHD。

（7）脾切除可使血小板数目和体积明显恢复，但不会完全恢复正常，可减少出血发作频率和减轻出血严重度，需考虑致命细菌败血症危险的增加。

（8）干细胞移植是目前根治的最有效方法。但对预防恶性肿瘤的发生效果并不满意。若受者自身髓细胞过多，仍有血小板减少和自身免疫病的危险性[33-35]。

## （二）迪乔治畸形

迪乔治畸形（DiGeorge anomaly，DGA）是指22号染色体长臂1区1带2亚带缺失，是最常见的染色体缺失综合征，发病率为1/4000。大部分表现为 DiGeorge 综合征和腭-心-面综合征。偶尔其他综合征与此缺失有关，如动脉圆锥面综合征，Opita/GBB 和 CHARGE。90%患者有经典缺失，为22q11.2的杂合的3Mb的缺失，累及30~50个基因。另外8%为1.5Mb的缺失。

DiGeorge 综合征最初的三联征包括先天性胸腺和甲状旁腺缺失和心脏异常。免疫缺陷是此综合征的主要特征之一，继发于胸腺不发育或发育不良，导致胸腺细胞发育受损。免疫缺陷严重度变异大，与其他表型不相关。

### 1.完全性DGA

完全性DGA是指无胸腺的DGA，典型者表现为严重或完全T淋巴细胞减少，特征为SCID表型，是广泛认知的与DGA相关的免疫缺陷。但极其少见，占DGA病人的1.5%。出生后严重T淋巴细胞减少（$CD3^+$T细胞密度 < 50/$mm^3$），B细胞和NK细胞正常。针对丝裂原的增殖反应缺失或极度减低。IgG，IgA和IgM减低（尽管生后数周内母体残留影响IgG）。经典缺失目前有商业化的FISH方法来检测。非经典缺失还可用多重连接探针扩增（multiplex ligation-dependent probe amplification，MLPA）方法检测。另外无胸腺的判断不能仅仅依赖于放射线或外科手术所见，因为胸腺可移位或很小不被发现，必须有分子生物学依据支持无胸腺。

在生后某段时间，完全性DGA婴儿会出现寡克隆T细胞群，与皮疹和淋巴结肿大相关，被称为不典型完全性DGA。T细胞数可以是低、正常和高。针对丝裂原的淋巴细胞增殖反应可以是低和正常。

若婴儿有 DGA，原始 T 淋巴细胞缺乏，无母体 T 淋巴细胞，提示为不典型完全性 DGA。典型与不典型的鉴别关乎胸腺移植，不典型者易于排斥移植的胸腺。

患儿需立即转移至专业免疫中心行进一步评估和治疗。若必须输红细胞，需辐照及 CMV 血清阴性。启动抗卡氏肺孢子虫，抗病毒、抗真菌的预防治疗和丙种球蛋白替代治疗。

干细胞移植后可获得供者 T 淋巴细胞胸腺后的外周植入，但不能证明持续的 T 淋巴细胞生成。仅有数例长期存活报道，总存活率低（41%~48%），远低于其他 SCID（80%）。原因主要为心脏外科情况和 GVHD。目前仅有两家实验室能够进行同种异体胸腺移植，存活率72%，致死的主要原因为感染。主要的远期不良反应是自身免疫病如自身免疫性甲状腺疾病，1 系，2 系或 3 系血细胞减少，还包括肾病综合征和自身免疫性小肠炎。

### 2.部分性 DGA

部分性 DGA 更常见，免疫特征为部分联合免疫缺陷，临床表现为反复上呼吸道感染，下呼吸道感染少见。6 月龄后出现荚膜菌引起的反复呼吸系统感染。伴 T 淋巴细胞减少者易于出现病毒，念珠菌感染或早期感染死亡，尤其伴有 CD4 和 CD8 同时减少，胸腺输出减少或甲状旁腺功能减低者。

经常有轻到中度抗体受损伴 T 淋巴细胞减少，婴儿期明显。由胸腺输出的原始 T 淋巴细胞减少。T 细胞受体 beta 链可变区异常，表现为增加，减少或寡克隆性。抗体缺陷谱广泛，孤立的低 IgM 可能与反复感染有关，可有特异的 IgM 反应缺乏伴低同族血凝素。低 IgG 伴亚类缺陷亦有报道。针对多糖抗体反应缺陷较常见，同时 IgG 水平正常。缺乏、较低或升高的 IgA 可能与反复感染和自身免疫有关。很多患者最初低的免疫球蛋白会随年龄增长变为正常。某些患者 B 淋巴细胞减少是一特征，尤其在婴儿期，随时间增加而恢复正常。

主要是对症治疗，随着年龄增长病情会减轻。细菌性呼吸系统感染需及时治疗。可能需要预防性抗生素，尤其在冬季，有的患者可能需常年预防。伴有症状性低丙种球蛋白血症患者或预防效果不好的患者，可能需要丙种球蛋白替代治疗。活疫苗通常是安全的，建议 CD4$^+$T 细胞密度 < 400/mm³ 时避免接种活疫苗，由于保护性抗体水平维持时间短，应定期监测抗体水平，必要时重复接种疫苗[36-38]。

（贺建新）

# 参考文献

[1] CONLEY M E，BROIDES A，HEMANDEZ-TRUJILLO V，et al. Genetic analysis of patients with defects in early B-cell development[J]. Immunological Reviews，2005，203: 216-234.

[2]WINKELSTEIN J A，MARINO M C，LEDERMAN H M，et al. X-linked agammaglobulinemia-report on a United States Registry of 201 patiens[J]. Medicine，2006，85（4）：193-120

[3] LEE P P，CHEN T X，JIANG L P，et al. Clinical characteristcs and genotype-phenotype correlation in 62 patients with X-linked agammaglobulinemia[J]. J Clin Immunol，2010，30（1）：121-131.

[4] 贺建新，赵顺英，江载芳. 17 例 X 连锁无丙种球蛋白血症临床表型分析[J]. 中国当代儿科杂志,2008,10(2):139-142.

[5] CHAPEL H，CUNNINGHAM-RUNDLES C. Update in understanding common variable immunodeficiency disorders （CVIDs）and the management of patients with these conditions[J]. British J Haematology，2009，145：709-727.

[6] CUNNINGHAM-RUNDLES C. How I treat common variable immunodeficiency[J]. Blood，2010，116（1）：7-15.

[7] SALZAR U，UNGER S，WARNATZ K. Common variable immunodeficiency （CVID）: exploring the multiple dimensions of a heterogeneous disease[J]. Ann NY Acad Sci，2012，1250：41-49.

[8] CHENG Y K，DECKER P A，O'BYRNE M M，et al .Clinical and laboratory characteristics of 75 patients with specific polysacchoride antibody deficiency syndrome[J]. Ann Allergy Asthma Immunol，2006，97：306-311.

[9] TUERLINCKX D，VERMEULEN F，PEKUS V，et al. Optimal assessment of the ability of children with recurrent respiratory tract infections to produce anti-polysaccharide antibodies[J]. Clinical and Experimental Immunology，2007，149：295-302.

[10] BORGERS H，MOENS L，PICARD C，et al. Laboratory diagnosis of specific antibody deficiency to pneumococcal capsular polysaccharide antigens by multiplexed bead assay[J]. Clinical Immunology，2010，134：198-205.

[11] WINKELSTEIN J A，MARINO MC，OCHS H，et al. The X-linked hyper-IgM syndrome: clinical and immunologic features of 79 patients[J]. Medicine，2003，82：373-384.

[12] DAVIES E G，THRASHER A J. Update on the hyper immunoglobulin M syndromes[J]. British Journal of Haematology，2010，149：167-180.

[13] AN Y，XIAO J，JIANG L，et al. Clinical and molecular characterization of X-linked hyper-IgM syndrome patients in China[J]. Scand J Immunol，2010，72（1）：50-56.

[14] FAUSTO C. Genetics of SCID[J]. Italian J Pediatrics，2010，36：1-17.

[15] MULLER S M，EGE M，POTTHARST A，et al. Transplacentally acquired maternal T lymphocytes in severe combined immunodeficiency: a study of 121 patients[J]. Blood，2001，98：1847-1851.

[16] VILLA A，NOTARANGELO L D ，ROIFMAN C M. Omenn syndrome: inflammation in leaky severe combined immunodeficiency[J]. J Allergy Clin Immunol，2008，122：1082-1086.

[17] 贺建新，赵顺英，江载芳. 重症联合免疫缺陷病 15 例[J]. 实用儿科临床杂志，2008，23（21）：1666-1668.

[18] WINKELSTEIN J A，MARINO M C，JOHNSTON R B，et al. Chronic granulomatous disease：report on a national registry of 368 patients[J]. Medicine，2000，79（3）：155-169.

[19] Van den BERG J M，van KOPPEN E，AHLIN A，et al. Chronic granulomatous disease: the European experience[J]. PloS ONE，2009，4（4）：e5234.

[20] LEE P P， CHAN K W，JIANG L，et al. Susceptibility to mycobacterial infections in children with X-linked chronic granulomatous disease: a review of 17 patients living in a region endemic for tuberculosis[J]. Pediatr Infect Dis，2008，27（3）：224-230.

[21] 贺建新，赵顺英，江载芳. 儿童 X 连锁慢性肉芽肿病临床特点和 CYBB 基因突变分析[J]. 临床儿科杂志，2011，29（1）：41-45.

[22] SHAW J M，AL-SHAMKHANI A，BOXER L A，et al. Characterization of four CD18 mutants in leukocyte adhesion deficiency（LAD）patients with differential capacities to support expression and function of the CD11/CD18 integrins LFA-1，Mac-1 and p150，95[J]. Clin Exp Immunol，2001，126：311-318.

[23] SCHAFFER A A，KLEIN C. Genetic heterogeneity in severe congenital neutropenia: How many aberrant pathways can kill a neutrophil[J]. Curr Opin Allergy Clin Immunol，2007，7（6）：481-494.

[24] KLEIN C. Genetic defects in severe congenital neutropenia: emerging insights into life and death of human neutrophil granulocytes[J]. Annu Rev Immunol，2011，29：399-413.

[25] BOUMA G， ANCLIFF P，THRASHER A J，et al. Recent advances in the understanding of genetic defects of neutrophil nember and function[J]. British Journal of Haematology，2010，151：312-326.

[26] FREEMAN A F，HOLLAND S M. Clinical manifestations，etiology，and pathogenesis of the hyper IgE syndromes[J]. Pediatric Res，2009，65（5pt2）：32R-37R.

[27] HOLLAND S M，DELEO F R，ELLOUMI H Z，et al. STAT3 mutations in the hyper-IgE syndrome[J]. The New England Journal of Medicine，2007，357：1608-1619.

[28] WOELLNER C，GERTZ E M，SCHAFFER A A，et al. Mutations in STAT3 and diagnostic guidelines for hyper-IgE syndrome[J]. J Allergy Clin Immunol，2010，125：424-432.

[29] HEIMALL J，DAVID J，SHAW P A，et al. Paucity of genotype-phenotype correlations in STAT3 mutations positive hyper IgE syndrome（HIES）[J].Clinical Immunology，2011，139：75-84.

[30] FORTIN A， ABEL L，CASANOVA J L，et al. Host Genetics of mycobacterial diseases in mice and men: forward genetic studies of BCG-osis and tuberculosis[J]. Annu Rev Genomics Hum Genet，2007，8：163-192.

[31] DORMAN S E，PICARD C，LAMMAS D，et al. Clinical features of dominant and recessive interferon γreceptor 1 deficiency[J]. Lancet，2004，364：2113-2121.

[32] De BEAUCOUDREY L，SAMARINA A，BUSTAMANTE J，et al. Revisiting human IL-12Rβ1 deficiency- a survey of 141 patients from 30 countries[J]. Medicine，2010，89（6）：381-402.

[33] NOTARANGELO L D， MIAO C H，OCHS H D. Wiskott-Aldrich syndrome[J]. Curr Opin Hematol，2008，15：30-36.

[34] LUTSKIY M I, ROSEN F S, REMOLD-O'DONNELL E. Genotype-proteotype linkage in the Wiskott-Aldrich syndrome[J]. J Immunol, 2005, 175: 1329-1336.

[35] OZSAHIN H, CAVAZZANA-CALVO M, NOTARANGELO L D, et al.Long-tern outcome following hematopoietic stem-cell transplantation in Wiskott-Aldrich syndrome: collaborative study of the European Society from immunodeficiencies and European Group for blood and marrow transplantation[J]. Blood, 2008, 111: 439-445.

[36] GENNERY A R. Immunological aspects of 22q11.2 deletion syndrome[J]. Cell Mol Life Sci, 2012, 69: 17-27.

[37] IMANUEL B S. Molecular mechanisms and diagnosis of chromosome 22Q11.2 rearrangements[J]. Dev Disabil Res Rev, 2008, 14 (1): 11-18.

[38] MARKET M L, DEVLIN B H, ALEXIEFF M J, et al. Review of 54 patients with complete Digeorge anomaly enrolled in protocols for thymus transplantation: outcome of 44 consecutive transplants[J]. Blood, 2007, 109: 4539-4547.

# 第九节　原发性纤毛运动障碍及其研究进展

原发性纤毛运动障碍（primary ciliary dyskinesia，PCD），是一组基因遗传性疾病，包括 Kartagener 综合征、不动纤毛综合征、纤毛运动方向缺陷。由于纤毛功能异常引起一系列临床表现，包括慢性支气管炎、慢性鼻窦炎、慢性中耳炎、支气管扩张和不孕。约 50%病人出现内脏转位，即 Kartagener 综合征。目前一般认为PCD是常染色体遗传性疾病,虽然有些研究发现一些基因突变可以引起PCD,但由于 PCD 病人中存在多种结构异常，多部位变异，引起这一疾病的遗传及分子学机制至今未能明确阐述[1,2,3]。

最初使用"不动纤毛综合征"描述这一疾病，但以后的研究证实有时纤毛存在运动，但运动频率不一致或存在无效运动，因此这一疾病被重新分类命名为原发性纤毛运动障碍，这可以更清楚地阐明纤毛的功能异常是由于纤毛的基因缺陷所致，同时有别于继发于呼吸道感染、污染等因素造成的获得性纤毛功能缺陷[1]。

PCD 的患病率为 1∶（15 000~35 000）。约50%病人合并内脏转位，即 Kartagener综合征，故 Kartagener 综合征的发生率为 1∶（30 000~60 000）。

## 一、正常纤毛的结构

纤毛广泛存在于人体的呼吸道、生殖道和消化道等，是细胞重要的附属结构。上呼吸道黏膜为假复层纤毛柱状上皮，主要由纤毛上皮细胞组成，也包括少量杯状细胞和无纤毛柱状细胞。每个纤毛细胞表面有 100~200 根纤毛，细胞间相互紧密连接，构成完整的机械性防御屏障。纤毛的平均长度为 6μm，直径为 0.1~0.2μm。主要分为两种：上皮纤毛和初级纤毛。上皮纤毛有像头发一样的附属丝，呈线状排列于人呼吸道、女性子宫、男性输精管和脑室管膜。这些纤毛是可以运动的，存在各自不同的纤毛摆动模式和摆动频率，使微粒沿上皮细胞运动。上皮纤毛在呼吸道黏液纤毛的防御机制中有重要作用[4,5,6]。

纤毛外被细胞膜，包裹纤毛的核心结构——轴丝。纤毛轴丝由 9 个二联外周微管和 2 个独立的中心微管组成。横断面电镜观察纤毛轴丝的超微结构，呈典型的"9+2"结构[5]。从纤毛根部仰视轴丝，9 个二联外周微管呈顺时针排列，外动力臂和内动力臂与之相连，放射辐连接外周二联微管和中央微管，中央微管在功能上和生化距离上不同于外周微管。细胞膜与外周二联微管间有间桥相连（图 3-9-1）。

纤毛轴丝结构中至少包括 250 种蛋白质，不同的蛋白质在维持纤毛的结构和功能上起不同的作用。其中主要的蛋白有两种：动力蛋白（dynein）和微管蛋白。微管蛋白是构成周围微管的蛋白质，在微管间连接、保持正常纤毛的"9+2"结构中起重要作用。动力蛋白是一组具有动力的蛋白质复合体，具有三磷酸腺苷酶活性，是构成短臂（内、外动力臂）的蛋白质，它的作用是将化学能转变为机械能。人类正常纤毛的摆动频率每秒 5~20 次。相邻纤毛中央微管的运动是平行的，从而使纤毛延呼吸道方向在同一平面上运动。相邻纤毛的一致摆动使黏液和吸入颗粒的转运具有方向性。在正常呼吸道，黏液纤毛的转运速度可达到 20~30mm/min[4,7]。

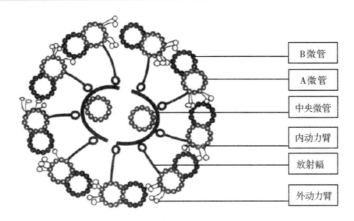

图 3-9-1　纤毛横断面的超微结构模式图

## 二、纤毛的功能

呼吸系统是开放器官，需要一套完整的清除防御机制来保持该系统的清洁稳定，气管支气管上皮的纤毛上有一层黏液称为纤毛黏液毯，其黏液纤毛的清洁作用（mucociliary clearance，MCC）就是重要的呼吸道清除防御机制之一，同时具有机械、化学和生物屏障作用。MCC 功能通过纤毛摆动而得到发挥。纤毛的有效摆动是二联管间有效滑动的结果，可以二维或三维，甚至螺旋运动。

纤毛摆动清除黏液是一个循环往复的过程，包括三种状态：静息状态、复原摆动和有效摆动。正常人呼吸道的纤毛根部都成行排列，所有纤毛的有效摆动方向都基本相同，形成合力推动表面黏液向头端移动。正常的纤毛运动有以下特点：周期性、节律性、方向性、同步性、协调性和异相性。超微结构异常影响纤毛的功能。纤毛的摆动频率和波形决定了它的黏液清除作用。

正常纤毛的摆动频率是 12.5 ± 1.8Hz。患呼吸系统疾病病人的纤毛摆动频率轻度增加，波形正常，而 PCD 病人纤毛的摆动频率降低，波形异常[6,7]。感觉毛纤维，如内耳、嗅神经，是变异纤毛，然而尚无证据表明 PCD 与感觉缺失相关。室管膜的纤毛在脑脊液的运动中作用很小。精子尾部的活动能力依赖于纤毛的微管，因此 PCD 男性经常存在不孕。

## 三、与 PCD 相关的基因

目前在人类已证实与 PCD 相关的基因有 8 个：*DNAI*1，*DNAI*2，*DNAH*11，*DNAH*5，*TXNDC*3，*RSPH*9，*RSPH*4*A*，*KTU*。

Pennarun 等发现了第一个人类 PCD 相关基因，即 *DNAI*1。*DNAI*1 定位于染色体 9p21-p13，由 20 个外显子，19 个内含子构成，编码 699 个氨基酸组成的蛋白质，仅在睾丸和气管表达，其突变造成外动力臂功能障碍[8]。

Omran 等对一个外动力臂缺失的大 PCD 家族进行研究，发现了 *DNAH*5，定位于 5p15-p14，全长 250kb，包括 79 个外显子，编码 4 624 个氨基酸的蛋白[9]。

另一个与 PCD 相关的基因是 *DNAH*11，定位于染色体 7p15.3-21，由 82 个外显子构成，编码 13 670 个核苷酸。*TXNDC*3 基因位于染色体 7p14.1，编码硫氧还蛋白。

*DNAI*2 位于染色体 17q25.1，由 14 个外显子组成，编码 605 个氨基酸蛋白。*RSPH*9，*RSPH*4*A* 分别定位于染色体 6p21.1 和 6q22.1，编码放射幅头部的蛋白部分。*KTU* 位于染色体 14q21.3，由 3 个外显子构成，其突变可以造成内外动力臂的同时缺失。

然而上述 8 个基因只能解释 17%~38% 的 PCD 病人的病理。除了上述基因，还发现一些可能的 *PCD* 基因位点，包括 3p，4q，8q，10p，11q，13q，15q，16p12，17q，19q 和 X 染色体，16，19 位点与外动力臂缺失有关，3，15 和 X 与内动力臂缺失有关。

## 四、PCD 的诊断

### （一）临床表现

发病年龄可自新生儿至成年，但以学龄儿童及青年为多。诊断时平均年龄 4.4 岁。PCD 病人的临床表现多样，许多表现与囊性纤维化相似。症状有随年龄而加重的反复上下呼吸道感染，包括复发性中耳炎、鼻炎、鼻窦炎、支气管炎和肺炎，以致支气管扩张症状[10]。常见耳道流脓、鼻腔脓性分泌物、咳嗽、咳痰和咯血，严重时喘憋。常易误诊为一般慢性支气管炎、慢性肺炎、哮喘和肺结核。有时可伴男性不育症等。部分病人可在新生儿期可出现症状，包括呼吸急促、咳嗽、咳痰等，甚至可以出现呼吸窘迫综合征[11]。多数病人运动耐受正常，但在年长儿或成人，由于呼吸道阻塞可出现运动不耐受。50%的患者并发右位心，甚至全内脏转位。支气管镜检查可发现左右支气管转位。Noone 等对 78 例 PCD 病人进行研究，发现 100%病人有慢性鼻炎/鼻窦炎，95%有复发性中耳炎，73%新生儿期起病，55%病人有内脏转位，提出本病特征性的临床表现为慢性鼻炎/鼻窦炎、复发性中耳炎、新生儿期起病、内脏转位[12]。中耳的表现有助于鉴别 PCD 和囊性纤维化，或一些其他慢性肺病。一些病人可出现听力损害。Majithia 等对一组 PCD 病人的鼓室导抗图、听力曲线进行研究，发现此组病人的听力受损随年龄增长而改善。如果能避免持续性耳漏和鼓膜穿孔引起的后遗症，PCD 病人的听力可以随年龄增长而自行恢复，大多数病人 12 岁以后可以恢复正常[13]。

Kartagener 综合征由下列三联症组成：①支气管扩张。②鼻窦炎或鼻息肉。③内脏转位（主要为右位心）。人类内脏转位的发生率为（1:5 000）～（1:10 000），支气管扩张的普通发病率为 0.3‰～0.5‰，而在内脏转位的病人支气管扩张的发病率可增到 12%～25%，为一般人的 40～50 倍。因此，右位心儿童如伴频发上感和肺炎，应考虑到有合并支气管扩张和鼻窦炎的存在，即 Kartagener 综合征的可能。如只具备内脏转位及支气管扩张两项则为不全性 Kartagener 综合征。Kartagener 综合征还常和其他先天性畸形同时存在，最多见的是先天性心脏病、脑积水、腭裂、双侧颈肋、肛门闭锁、尿道下裂和复肾，其他尚有膜状瞳孔、智力障碍、听力减退、嗅觉缺损等。一般情况下如病人出现慢性咳嗽、咳痰、慢性或反复呼吸道感染就应该考虑到 PCD，如有内脏转位应考虑到 Kartagener 综合征。

PCD 的其他表现包括胃食管反流、食管或肝外胆管闭锁、肠旋转不良、脾发育异常（无脾、脾发育不全、多脾）、肾发育不全。一些病人并发脑积水或脑室扩张[14,15]。

体征变化很大，一些病人可出现肺底湿啰音，用力咳嗽后部分病人肺底湿啰音可消失。伴支气管扩张症的年长儿可出现杵状指，喘鸣音相对少见。有时可伴肺不张和肺气肿的体征。约半数病人可有右位心或全内脏转位。慢性鼻充血较为常见，通常从婴幼儿开始，没有季节性，1/3 病人有鼻息肉，存在鼻窦炎时可出现副鼻窦区压痛[16,17]。

### （二）实验室检查

#### 1.电镜检查

可取鼻腔黏膜或经支气管镜取支气管黏膜上皮在电镜下观察纤毛数目及结构异常，从而确诊。到目前为止已发现的纤毛结构异常至少有 20 种，包括动力臂缺失、变短或数目减少、放射辐缺失或变短、微管转位（中央微管缺失，外周微管向中央微管转位）、中央鞘缺失、纤毛方向障碍、纤毛发育不全、基底异常等。其中最常见的结构异常是外动力臂缺失。纤毛超微结构的异常可造成单个纤毛的运动模式异常，如：动力臂缺失可造成纤毛旋转和颤动、放射辐缺失时出现纤毛垂直方向的双相旋转、而二联微管异位可造成纤毛呈"抓持"样运动等，从而导致纤毛无法协同运动[18,19]。

最有诊断意义的纤毛结构异常是动力臂变短或缺失。正常人每 1 纤毛平均有 7.5～9.0 个动力臂，其中外动力臂 3.0 个，内动力臂 5.0 个。大部分病人内、外动力臂同时缺失。另有文献报道 PCD 病人，继发性纤毛运动障碍（secondary ciliary dyskinesia，SCD）病人，正常人内、外动力臂数目分别是 1.4 和 1.5，5.9 和 8.1，5.2 和 7.9。PCD 病人内外动力臂数目比 SCD 和正常人显著减少。但有时并不能区分原发性纤毛运动障碍和继发性纤毛运动障碍。至今为止未能证实特定的纤毛结构异常与特定临床表现的关系。纤毛方向（ciliary orientation，COR）可辅助诊断 PCD。COR 是在纤毛的横断面上测量两个中心微管连线与显微照片垂直轴的夹角，在-90°~+90°之间。一般认为 COR 的正常值是 < 20°，20°~35°提示纤毛方向紊乱，> 35°提示纤毛方向随机化[20]。有研究显示 PCD 病人中 COR 为 43.61°±12.85°，而 SCD 病人为 21.79°±11.34°，两者之间有显著的差异，提示 PCD 病人比正常人和 SCD 病人的纤毛方向紊乱更明显[21]。

### 2.纤毛摆动频率和摆动方式检查

使用相差显微镜测定纤毛摆动频率，使用数字高速视频影像系统分析纤毛的摆动方式。Chilvers 等研究表明外动力臂、内外动力臂同时缺失、内动力臂缺失、放射幅缺失时纤毛的摆动频率分别是 2.3±1.2 Hz，0.8±0.8 Hz，9.3±2.6 Hz 和 6.0±3.1Hz，较正常对照降低。放射幅和内动力臂缺失时纤毛有相同的摆动模式——纤毛僵直，摆动幅度降低，不能沿长轴弯曲。微管转位时出现环形摆动，摆动频率10.7±1.1 Hz[22]。检查精子泳动能力有缺陷可辅助诊断。

### 3.黏液纤毛清除功能的检查方法

包括糖精筛查试验、放射性气溶胶吸入肺扫描、纤支镜结合 γ 照相技术测支气管黏液转运速度[23]。糖精试验是 PCD 的筛查试验，适用于 10 岁以上儿童及成人。把一直径 1~2mm 的糖精颗粒放在病人下鼻甲处，距鼻头 1cm，病人安静坐位，头向前低，记录病人感觉到甜味的时间。此期间病人不能用鼻吸气，不能打喷嚏、咳嗽、进食或饮水。如 >60min 仍不能感觉到甜味，则临床高度怀疑 PCD。此方法虽然简单，但在儿童中的应用受到很大限制。有研究使用 99 锝标记的胶体白蛋白测定鼻黏膜纤毛转运，诊断 PCD 的敏感性为 100%，特异性为 55%，阴性预测值 100%，阳性预测值 28%，表明鼻黏膜纤毛转运正常可排除 PCD 的诊断[24]。

### 4.肺功能检查

早期正常，年长儿或成人可出现轻–中度阻塞性通气功能障碍，典型改变是呼气中期的用力呼气流速、第一秒用力呼气容积降低，残气量、残气量/肺总量增加。$\beta_2$ 受体激动剂对 PCD 患儿肺功能的改善与正常对照无显著差异，但运动可使 PCD 儿童肺功能改善。Ellerman 等对 24 个 PCD 病人的纵列研究发现，12 个病人成年后的肺功能比儿童时期显著下降，FVC 由 85%下降为 70%，第一秒用力呼气容积率由 72%下降为 59%。肺功能损害的严重程度与纤毛结构异常的类型无关。连续监测 7 年和 14 年，大多数病人的肺功能保持相对稳定。提示如 PCD 病人得不到适当的治疗，肺功能进行性下降，如治疗得当可以保持相对稳定。提示早期诊断对于改善 PCD 的预后有重要意义[25]。

### 5.其他检查

包括呼出气 NO 测定，有学者认为其可作为 PCD 的筛选试验，PCD 病人鼻呼出气 NO 降低[26]。目前尚不清楚 PCD 患儿鼻 NO 降低的确切机制。巴塞罗那的一项研究表明，以 < 112 μg/L 作为鼻 NO 检测的截点，其对 PCD 诊断的敏感度为 88.9%，特异度为 99.1%。CF 患儿鼻 NO 水平也是降低的，通过鼻 NO 检测并不能区分 PCD 和 CF[27]。一些 PCD 病人可见中性粒细胞趋化性受损和中性粒细胞极性改变[28]。痰液或支气管肺泡灌洗液培养可有不同细菌生长，如流感嗜血杆菌、金黄色葡萄球菌、肺炎链球菌。在年长儿或成人铜绿假单胞菌定植并不少见。

### 6.基因检查

目前在人类已证实与 PCD 相关的基因有 8 个：*DNAI*1，*DNAI*2，*DNAH*11，*DNAH*5，*TXNDC*3，*RSPH*9，*RSPH*4*A*，*KTU*。然而这 8 个基因只能解释 17%~38%病人，目前基因检查尚不能用于 PCD 的临床诊断。

### （三）影像学检查

胸部 X 线检查和 CT 扫描可见肺气肿、支气管壁增厚、节段性肺不张或实变、支气管扩张和内脏转位。通常情况下病变多位于中叶或舌叶。这些 X 线表现并不特异，可出现在囊性纤维化、免疫缺陷病、慢性吸入的病人。副鼻窦片或 CT 可见黏膜增厚或鼻窦炎。

### （四）诊断

（1）典型的临床表现：慢性、反复的呼吸道感染，可伴有支气管扩张的表现，同时可有鼻窦炎、中耳炎、男性不育等。

（2）纤毛摆动频率和摆动方式。

（3）黏液纤毛清除功能异常。

（4）电镜检查（诊断 PCD 的金标准）证实纤毛数目及结构异常。

（5）伴内脏转位时，应考虑 Kartagener 综合征。临床检查联合纤毛功能和结构检查对诊断 PCD 有高度精确性[23,29]。PCD 的诊断流程见图 3-9-3。

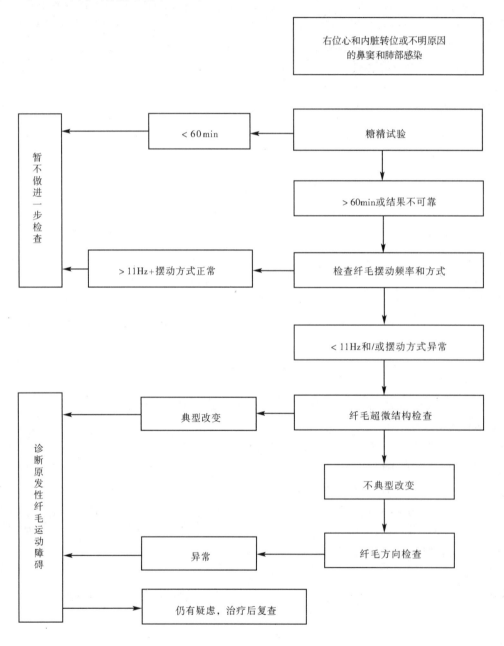

**图 3-9-3　PCD 的诊断流程**

### 五、PCD 的治疗

到目前为止尚无特效治疗方法。

　　主要治疗方法包括增加黏液清除、预防呼吸道感染、治疗细菌性呼吸道感染、鼻窦炎、中耳炎。体位引流和咳嗽训练可辅助痰液排出，用支气管扩张剂缓解喘息及呼吸道梗阻，避免使用镇咳药物。PCD病人应接受全程预防接种，包括百日咳、麻疹、B型流感嗜血杆菌、肺炎链球菌、流感病毒疫苗等。避免空气污染及吸烟。出现细菌感染（支气管炎、鼻窦炎、中耳炎）可根据细菌培养结果使用敏感抗生素。经验性使用的抗生素包括阿莫西林、磺胺类抗生素。一些情况下可进行手术干预，如骨膜造孔术、鼻息肉切除术、鼻窦引流术，局限性支气管扩张症或肺不张病人可进行肺叶切除术。然而上述治疗均应慎重进行。在终末肺病病人有成功进行肺移植的报道[23,30]。

　　随着分子生物学的研究进展，基因治疗可能成为现实。最近有研究使用一种慢病毒载体转载*DNAI*1缺陷患者培养的呼吸道上皮，使不动的纤毛恢复正常的摆动，使缺失的外动力臂再现。这是PCD患儿基因治疗的第一步，其临床效果尚待进一步观察。

（徐保平）

# 参考文献

[1] CARSON J L，COLLIER A M，FERNALD G W，et al. Microtubular discontinuities as acquired ciliary defects in airway epithelium of patients with chronic respiratory diseases[J]. Ultrastruct Pathol，1994，18：327-332.

[2] AFZELIUS B A. Genetical and ultrastructural aspects of the immotile-cilia syndrome[J]. Am J Hum Genet，1981，33:852-864.

[3] ROTT H D. Genetics of Kartagener's syndrome[J]. Eur J Respir Dis Suppl，1983，127：1-4.

[4] CHILVERS M A，O'CALLAGHANA C. Local mucociliary defence mechanisms[J]. Paediat Respira Rev，2000，1：27-34.

[5] 张罗，韩德民. 呼吸道纤毛运动调控机制的研究现状[J]. 中华耳鼻咽喉科杂志，2004，39：188-192.

[6] MICHAELl R，KNOWLES，RICHARD C. Boucher. Mucus clearance as a primary innate defense mechanism for mammalian airways. J. Clin[J]. Invest，2002，109：571-577.

[7] HOUTMEYERS E，GOSSELINK R，GAYAN-RAMIREZ G，et al. Regulation of mucociliary clearance in health and disease[J]. Eur Respir J，1999，13：1177-1188.

[8] PENNARUN G，ESCUDIER E，CHAPELIN C，et al. Loss-of-function mutations in a human gene related to Chlamydomonas reinhardtii dynein IC78 result in primary ciliary dyskinesia[J]. Am J Hum Genet，1999，65：1508-1519.

[9] OMRAN H，HAFFNER K，VOLKEL A，et al. Homozygosity mapping of a gene locus for primary ciliary dyskinesia on chromosome 5p and identification of the heavy dynein chain DNAH5 as a candidate gene[J]. Am J Respir Cell Mol Biol，2000，23：696-702.

[10] COREN M E，MEEKS M，MORRISON I，et al. Primary ciliary dyskinesia: age at diagnosis and symptom history[J]. Acta Paediatr，2002，91：667-669.

[11] HOLZMANN D，FELIX H. Neonatal respiratory distress syndrome--a sign of primary ciliary dyskinesia[J]. Eur J Pediatr，2000，159：857-60.

[12] NOONE P G，LEIGH M W，SANNUTI A，et al. Primary ciliary dyskinesia: diagnostic and phenotypic features[J]. Am J Respir Crit Care Med，2004，169：459-467.

[13] MAJITHIA A，FONG J，HARIRI M，et al. Hearing outcomes in children with primary ciliary dyskinesia--a longitudinal study[J]. Int J Pediatr Otorhinolaryngol，2005，69：1061-1064.

[14] De SANTIS A，MORLUPO M，STATI T，et al. Sonographic survey of the upper abdomen in 10 families of patients with immotile cilia syndrome[J]. J Clin Ultrasound，1997，25：259-263.

[15] AL-SHROOF M，KARNIK A M，KARNIK A A，et al. Ciliary dyskinesia associated with hydrocephalus and mental retardation in a Jordanian family[J]. Mayo Clin Proc，2001，76：1219-1224.

[16] LEIGH M W. Primary ciliary dyskinesia[J]. Semin Respir Crit Care Med，2003，24：653-662.

[17] CHODHARI R，MITCHISON H M，MEEKS M. Cilia，primary ciliary dyskinesia and molecular genetics[J]. Paediatr Respir Rev，2004，5：69-76.

[18] ROOMANS G M, IVANOVS A, SHEBANI E B, et al. Transmission electron microscopy in the diagnosis of primary ciliary dyskinesia[J]. Ups J Med Sci, 2006, 111: 155-168.

[19] PIFFERI M, CANGIOTTI A M, RAGAZZO V, et al. Primary ciliary dyskinesia: diagnosis in children with inconclusive ultrastructural evaluation[J]. Pediatr Allergy Immunol, 2001, 12: 274-282.

[20] BIGGART E, PRITCHARD K, WILSON R, et al. Primary ciliary dyskinesia syndrome associated with abnormal ciliary orientation in infants[J]. Eur Respir J, 2001, 17: 444-448.

[21] JORISSEN M, WILLEMS T. The secondary nature of ciliary (dis) orientation in secondary and primary ciliary dyskinesia[J]. Acta Otolaryngol, 2004, 124: 527-531.

[22] CHILVERS M A, RUTMAN A, O'CALLAGHAN C. Ciliary beat pattern is associated with specific ultrastructural defects in primary ciliary dyskinesia[J]. J Allergy Clin Immunol, 2003, 112:518-524.

[23] BUSH A, COLE P, HARIRI M, et al. Primary ciliary dyskinesia: diagnosis and standards of care[J]. Eur Respir J, 1998, 12: 982-988.

[24] De BOECK K, PROESMANS M, MORTELMANS L, et al. Mucociliary transport using 99mTc-albumin colloid: a reliable screening test for primary ciliary dyskinesia[J]. Thorax, 2005, 60: 414-417.

[25] ELLERMAN A, BISGAARD H. Longitudinal study of lung function in a cohort of primary ciliary dyskinesia[J]. Eur Respir J, 1997, 10: 2376-9.

[26] WODEHOUSE T, KHARITONOV S A, MACKAY I S, et al. Nasal nitric oxide measurements for the screening of primary ciliary dyskinesia[J]. Eur Respir J, 2003, 21:43-47.

[27] MORENO G A, LAMOTTE G, REVERTE B C, et al. Value of nasal nitric oxide in the diagnosis of primary ciliary dyskinesia[J]. An Pediatr (Barc). 2010, 73 (2): 88-93.

[28] FIORINI R, LITTARRU G P, COPPA G V, et al. Plasma membrane polarity of polymorphonuclear leucocytes from children with primary ciliary dyskinesia[J]. Eur J Clin Invest, 2000, 30: 519-525.

[29] HOLZMANN D, OTT P M, FELIX H. Diagnostic approach to primary ciliary dyskinesia: a review[J]. Eur J Pediatr, 2000, 159: 95-98.

[30] DATE H, YAMASHITA M, NAGAHIRO I, et al. Living-donor lobar lung transplantation for primary ciliary dyskinesia[J]. Ann Thorac Surg, 2001, 71: 2008-2009.

# 第十节　不同肺功能检查方法在儿科的应用

测定大多数肺功能参数时，需要受试者的配合，才能获得稳定可靠的结果。学龄期儿童经配合训练后，可采取目前临床常规应用的肺功能检查方法，做较全面的肺功能检查。学龄前儿童和婴幼儿由于不能很好配合，应采用该年龄段适用的肺功能检查方法。

## 一、婴幼儿肺功能检查

婴幼儿不会主动配合，检查一般在药物睡眠状态下进行，药物选用水合氯醛。目前有多种检测方法，分别从流速-容量曲线、顺应性、阻力及功能残气量等方面反映了肺功能情况。应用2600肺功能仪或婴幼儿体描仪检测婴幼儿潮气呼吸，是一项无创技术，其操作简便，测值准确，重复性好，已用于临床多年[1-12]。

### （一）流速-容量曲线

#### 1.潮气呼吸流速-容量环

潮气呼吸流速-容量（tidal breathing flow-volume, TBFV）环是指在一次潮气呼吸过程中，呼吸流速仪感受呼吸过程中压力、流速变化，以流速为纵轴，容量为横轴描绘出的流速-容量曲线。环的下半部代表吸气相，上半部代表呼气相。气体流速与呼吸道阻力成反比，与驱动压力成正比。正常婴幼儿潮气呼吸过程中呼吸道阻力有三种变化形式：在整个呼吸过程中呼吸道阻力恒定；在呼吸中段呼吸道阻力增高；随潮气量增加，呼吸道阻力逐渐增大。而在潮气呼吸过程中驱动压力近似正弦波。因此正常婴幼儿流速-时间曲线应近似正弦波，TBFV 环应呈近似圆形或椭圆形（图 3-10-1）。呼吸道疾病的婴幼儿，呼吸道阻力、肺容量有改变，TBFV 环的形状改变。阻塞性病人，TBFV 环呼气降支凹陷，阻塞越重，向内凹陷越明显（图 3-10-2）。上呼吸道阻塞，TBFV 环呼气支或吸气支出现平台（图 3-10-3）。限制性病人，TBFV 环变窄（图 3-10-4）。

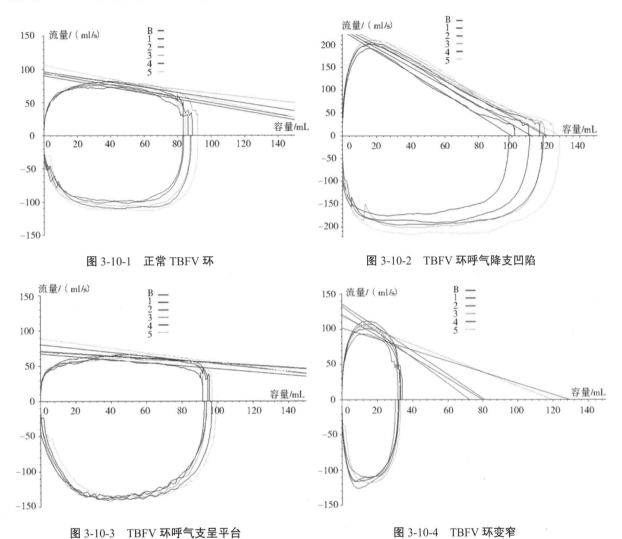

图 3-10-1　正常 TBFV 环　　　　　　　　图 3-10-2　TBFV 环呼气降支凹陷

图 3-10-3　TBFV 环呼气支呈平台　　　　图 3-10-4　TBFV 环变窄

2600 肺功能仪测得参数指到达潮气呼气峰流速时呼出的气量与潮气量之比，25/PF 指呼出 75%潮气量时的呼气流速与潮气呼气峰流速之比。婴幼儿体描仪测得参数指到达呼气峰流速的时间与呼气时间之比，指到达呼气峰流速的容积与呼气容积之比。它们是反映呼吸道阻塞（主要是小呼吸道阻塞）的重要指标。在阻塞性通气障碍的病人，其比值下降。阻塞越重，比值越低。

2600 肺功能仪测得参数 ME/MI，婴幼儿体描仪测得参数指潮气呼气中期流速与吸气中期流速之比，简称中期流速比，是反映呼吸道阻塞（主要是大呼吸道、上呼吸道阻塞）的重要指标。与 TBFV 环结合起来，可区分胸内外上呼吸道阻塞情况。

**2.用力呼气流速-容量曲线**

测定婴幼儿用力呼气流速的主要方法是快速胸腹挤压法。检查时，受检者穿上一件与压力充气囊相连的可充气膨胀的胸腹马甲，在潮气吸气末迅速加压，从而产生用力呼气流速。通过一个与面罩相连的呼吸流速仪测得在功能残气量下面的部分呼气流速-容量（partial expiratory flow-volume，PEFV）曲线。Turner 等在此基础上发展了增高肺容量胸腹挤压法，测定时先用泵设置一定压力，使肺快速充气，肺容量很快增加，再同快速胸腹挤压法一样使胸腹马甲快速充气，迅速加压，从而获得用力呼气流速-容量曲线。

### （二）呼吸系统顺应性、阻力

顺应性指单位压力改变时所引起的肺容积改变（mL/kPa）。呼吸系统顺应性反映了呼吸系统的弹性特征。分为静态顺应性和动态顺应性两种。其中，静态顺应性是指在呼吸周期中，气流暂时阻断，呼吸肌松弛时测得的顺应性，代表了肺组织的弹力。

阻力用维持单位时间内流速改变所需的压力差[kPa/(mL·s)]来表示。按阻力的存在部位不同，可分为呼吸道阻力、肺组织阻力及胸廓阻力。按阻力的物理性质不同，可分为弹性阻力、黏性阻力和惯性阻力。通常所说的阻力是指气流产生的黏性阻力。

有多种方法可测定婴幼儿呼吸系统顺应性和阻力，如体积描记法、食道气囊测压法、强力振动技术、重量肺量法、多次阻断技术及被动流速容量技术等。其中，以体积描记法及被动流速容量技术应用较广。

#### 1.体积描记法

这项技术是利用体积描记仪，通过仓内压力变化推断出肺泡压（即驱动压力），流速用呼吸流速仪直接测得或由容量变化计算出，从而得出呼吸道阻力。此方法的优点是能同时测量肺容量、阻力和压力-流速曲线，可看出整个呼吸周期阻力变化情况；缺点是设备昂贵，在呼吸周期的某部分，气流可能不是层流而是涡流，影响测值的准确性，而且不适用于重症监护病房的病人。

#### 2.被动流速容量技术

应用呼吸道阻断技术，在吸气末阻断呼吸道，通过诱发黑-白反射，使吸气抑制转为呼气，吸气肌与呼气肌均完全松弛而得出被动呼气流速-容量曲线，将曲线降支中后段线性部分分别延至流速和容量轴得出最大被动呼气流速及总被动呼气容量。计算机根据呼吸道闭合压力，总被动呼气容量及最大被动呼气流速计算出：呼吸系统静态顺应性=总被动呼气容量/呼吸道闭合压力，呼吸系统阻力=呼吸道闭合压力/最大被动呼气流速。

### （三）功能残气量

功能残气量（FRC）指平静呼气后肺内所含有的气量。在生理上起缓冲肺泡气氧分压和二氧化碳分压过度变化的作用，减少通气间歇对肺泡内气体交换的影响。常用测量方法有体积描记法及气体稀释法。前者是以波义耳定律（Boyle's law）为基础；后者的测定原理为"质量守恒"定律，所选气体必须是机体不产生、不代谢、不被肺运输、不易被仪器泄漏，而又易于测定的气体，氦和氮能满足这些要求而被使用，分别为氦稀释法和氮冲洗法。

#### 1.体积描记法

波义耳定律可解释为在气体温度和质量均恒定时，气体的容积和压力如发生变化，则变化前的压力（$P_1$）和容积（$V_1$）的乘积等于变化后的压力（$P_2$）和容积（$V_2$）的乘积，即 $P_1V_1 = P_2V_2$。实际测定时，将受检者置于密闭仓即体积描记仪中（分为压力型、容量型、流量型三种基本类型），通过测出仓内压力、容量的变化计算出胸腔气体容量，从而评估功能残气量。

#### 2.氦稀释法

原理为"质量守恒"定律。某一已知数量的指示气体被另一未知容量的气体所稀释，通过测定已被稀释的气体中指示气体的浓度，即可获得该未知的容量。如公式：$C_1V_1 = C_FV_F$（$C_1, C_F$ 为起始与终末指示气体的浓度，$V_1, V_F$ 为起始与终末含有指示气体的容积）。测定时将受检者与肺量计呼吸环路相连，在稳定呼气末水平使其呼吸道与肺量计呼吸环路相通（含有已知容积和浓度的氦），直到完全达到气体平衡。

#### 3.氮冲洗法

原理与氦稀释法相同。包括密闭式和开放式两种，前者由于准确性差并易引起不良反应，很少应用。小儿开放式氮冲洗法与成人基本相同，均需收集计算呼出气体体积，并测量冲洗出的氮容量。后者大多是通过收集袋内的呼出气体，或通过对呼出气体的氮浓度的连续积分而测得。计算时需用特殊的公式，方法较复杂。1985 年 Gerhardt 等在此基础上发展了一种简便的开放式氮气洗出法，无需收集呼出气体。其特点为采用恒定流速氧气开放冲洗，用两个已知容积建立定标曲线（低容量定标和高容量定标），再实际测定小儿，计算机就通过定标曲线及冲洗出的肺泡氮的浓度积分计算出功能残气量。测量过程中应注意确保冲洗氧流速真正恒定，并在受检者吸气峰流速之上。

## 二、脉冲振荡肺功能测定

### （一）基本原理

脉冲振荡（impulse oscillometry，IOS）肺功能测定方法的基本原理是由外部发生器产生矩形电磁脉冲，通过扬声器转换成包含各种频率的机械声波，然后施加在受试者的静息呼吸上，连续记录自主呼吸时通过呼吸道的压力与流速，经过计算得出各种振荡频率下的测定值。IOS 测定内容为呼吸阻抗，根据呼吸阻抗中黏性阻力、弹性阻力和惯性阻力的不同物理特性，将其区分开来，从而判断呼吸道阻力和肺顺应性的正常与否。IOS 需要患儿配合较少，对 3 岁以上患儿可进行检查[13,14]。

### （二）主要参数

$Zrs$：呼吸总阻抗。通常认为是黏性阻力、弹性阻力和惯性阻力之和。理论上弹性阻力和惯性阻力方向相反，相互抵消，故正常情况下 $Zrs$ 主要反映黏性阻力的大小。

$R$：阻抗或阻力，代表黏性阻力。其中 $R_5$ 通常认为代表在 5Hz 时的总呼吸道阻力，$R_{20}$ 代表在 20Hz 时的中心呼吸道阻力。

$X$：电抗，反映弹性阻力和惯性阻力，低频率时反映弹性阻力，高频率时反映惯性阻力。其中 $X_5$ 通常认为代表在 5Hz 时的周围电抗。

$f_{res}$：共振频率，在该频率，动态的"弹性阻力和惯性阻力"相同，故反映黏性阻力的大小。

## 三、肺容量测定

在呼吸运动过程中，胸廓和肺发生不同程度的扩张和回缩，肺内容纳的气量相应随之改变，据此可分为四种基础肺容积和四种基础肺容量。基础肺容积是在安静状态下一次呼吸所出现的呼吸气量变化，彼此互不重叠，包括以下 4 项：

（1）潮气容积（tidal volume，VT），平静呼吸时每次吸入或呼出的气量。

（2）补吸气容积（inspiratory reserve volume，IPV），平静吸气后能继续吸入的最大气量。

（3）补呼气容积（expiratory reserve volume，ERV），平静呼气后能继续呼出的最大气量。

（4）残气容积（residual volume，RV），补呼气后，肺内不能呼出的残留气量。

肺容量是由两个或两个以上的基础肺容积组成，包括以下 4 项：

（1）深吸气量（inspiratory capacity，IC）：平静呼气后能吸入的最大气量，由 VT 和 IRV 组成。

（2）肺活量（vital capacity，VC）：最大吸气后能呼出的最大气量，由 IC 和 ERV 组成。

（3）功能残气量（functional residual capacity，FRC）：平静呼气后肺内所含有的气量，由 ERV 和 RV 组成。

（4）肺总量（total lung capacity，TLC）：深吸气后肺内所含有的总气量，由 VC 和 RV 组成。

各种肺功能仪通常都预置了一些有代表性的预计值公式，根据被输入的受试者性别、年龄、身高、体重等参数，自动计算出预计值以及实测值占预计值的百分比。在测定之前，要对仪器进行环境校准（温度、湿度、大气压）和流速容积校准。

现代肺功能仪多为测定效率高的流速仪法，所测流速对时间的积分即为容积，可直接测定的肺容量包括 VT，IRV，ERV，IC，VC 共五种，6 岁以上儿童经配合训练后，可进行检查，获得相应肺容量结果。RV，FRC，TLC 必须通过间接法测得，属间接测定的肺容量，通常首先测定 FRC，再借助直接测定的肺容量换算得出其他指标。FRC 常用测量方法有体积描记法及气体稀释法，后者又分为氦稀释法和氮冲洗法。

## 四、肺通气功能测定

通气功能包括静息通气量和用力通气量,测定方法上应用最多为最大呼气流量-容积曲线( maximum expiratory flow volume, MEFV),它是在深吸气末作最大用力呼气过程中,呼出气体流量随肺容量变化的关系曲线。MEFV 是动态肺容量的测定,它所描记的是用力肺活量测定时的时间肺容量,即在高肺容量位( total lung capacity, TLC )用力呼气,呼气流速的大小取决于肺泡的驱动压和呼吸道的通畅情况,而呼吸道的通畅情况又取决于呼吸道和肺组织的结构、肺容积和呼吸道内外的压力。MEFV 曲线的形状和各参数值反映了用力呼气过程中呼气力量、胸肺弹力、肺容积、呼吸道阻力对呼气流速的综合影响。

因此,在受试者达到对测试操作理解和配合最佳的情况下,MEFV 应能很好的反映呼气气流受阻的情况[15,16]。

受试者在深吸气末( 即 TLC 位),作最快速度和最大力量的呼气动作,所呼出气量为用力肺活量( forced vital capacity, FVC );在呼气的第 1s 内呼出的气体容积为 FEV1,FEV1 占 FVC 的百分比为 1s 率。FEV1 测定的重复性好,正常人变异系数为 3%~5%,它是敏感反应较大呼吸道阻力的重要参数。

呼气峰流速为 MEFV 测定过程中,用力呼气瞬间最大流速。呼气峰流速发生于 FVC 最初的 0.1s 时限内,与呼气用力程度密切相关。呼气峰流速在呼气曲线上出现早,反映大呼吸道通畅情况,为用力依赖的指标,虽与 FEV1 相关性好,但由于正常值范围大,重复性较差,不能单独用于哮喘诊断。由于个体差异较大,在确定正常参考值时,通常应用个人最佳值作为参考。

从 TLC 位一次用力呼气至 RV 位过程中,描绘出肺容量及相应气流速度的曲线,以肺活量的 75%、50%、25%时的流量为定量指标。如果 FEV1,呼气峰流速,肺活量的 75%时的流量正常,肺活量的 50%时的流量,肺活量的 25%时的流量降低可用于对小呼吸道阻塞性疾患的早期诊断。

最大中期呼气流速是指在 FVC 曲线上,用力呼出气量在 25% ~ 75%之间的平均流量。即把 $C_{FV}$ 四等分,呼气初始 1/4 与用力关系太密切,流速快不予考虑;呼气末端的 1/4,因肺组织弹性减退,支气管内径缩小,呼气流速非常低,也不予考虑;最后剩下中间 1/2 即为最大中期呼气流速,其大小等于中间 1/2 的容积除以中间 1/2 的时间。可较好反映小呼吸道阻力的变化。

## 五、肺弥散功能测定

肺内气体弥散主要包括氧气和二氧化碳的弥散。肺内气体通过呼吸道、肺泡上皮膜和血液内这三个连续不断的步骤完成气体交换,其中膜相弥散是影响弥散量的主要因素。弥散量的概念是:当肺泡膜两侧某气体分压差为 133.3Pa 时,在单位时间内( 1min )由肺泡经呼吸膜到达红细胞的气体量为该气体的弥散量。由于二氧化碳的弥散率为氧的 20 倍,因此临床所言的弥散功能主要指氧的弥散量。但临床检测反映呼吸膜弥散功能时,常用 CO 弥散量检测法来反映呼吸膜的扩散特性,用 CO 弥散量反映呼吸膜的特性较 $O_2$ 更精确。这是由于相比于 $O_2$ 而言,CO 与血红蛋白的亲和力极大,CO 通过扩散膜进入红细胞后,与血红蛋白紧密结合,从而使得血浆中的 $p_a$( CO )基本不升高,到血液离开肺毛细血管时( 0.75s 后),血液中 $p_a$( CO )仍几乎为零,因此扩散膜两侧的分压差可被视为一个衡量( 等于肺泡内的压力),血液流经肺血管的整个过程中,扩散速率得以维持。因此 CO 扩散速率与肺血流量无直接关联,仅受到扩散膜的限制。常用测定 CO 弥散量的方法包括一口气法和重复呼吸法。

### 1.一口气法

受试者呼气至残气位,继之吸入含体积分数为 0.3%的 CO,体积分数为 10%的 He,体积分数为 20%的 $O_2$ 以及 $N_2$ 的混合气体,待受试者呼吸至肺总量位,屏气 10s 后呼气。在呼气过程中,气体中水蒸气倍吸收,连续测定 CO 及 He 浓度,然后通过公式计算出屏气阶段的 CO 弥散量。

### 2.重复呼吸法

受试者呼气至残气位后,自储存袋内重复呼吸含有体积分数为 0.3%的 CO,体积分数为 10%的 He,

体积分数为 20% 的 $O_2$ 以及 $N_2$ 平衡的混合气体，共 $30 \sim 60s$，储存袋内气体量调节至与受试者肺泡气量相等，呼吸频率 30 次/min，以保证储存袋内气体能与肺泡气体充分混合。呼吸深度与肺活量相等，故每次吸气时均能将袋内气体全部吸入。在不同时间测定储存袋内 CO 体积分数，最终根据公示计算出 CO 的弥散量。

## 六、支气管舒张试验

支气管舒张试验或称呼吸道可逆试验，用于测定气流阻塞的可逆程度，方法为：在吸入支气管舒张剂前和吸入后 15min 分别测定肺通气功能，计算 FEV1 的改善率。支气管舒张试验阳性有助于哮喘诊断。近年来随着脉冲振荡及婴幼儿肺功能测定技术的发展，将其用于评价气流阻塞可逆性也有报道[17,18]。

## 七、支气管激发试验

气管和支气管树对各种物理、化学、药物以及变应原等刺激引起呼吸道阻力变化的反应被称为呼吸道反应性。正常人的呼吸道对含量较低的这些刺激物并不发生收缩反应或仅有微弱的反应，而某些人的呼吸道则可发生过度收缩反应，引起呼吸道管腔狭窄和呼吸道阻力明显增高，被称为呼吸道高反应性。呼吸道高反应性是支气管哮喘的主要病理生理特征，临床上通过支气管激发试验来测定呼吸道高反应性。目前临床常用为肺功能仪测定法和 Astograph 测定法。

（饶小春）

# 参考文献

[1] STOCKS J. Lung function testing in infants[J]. Pediatr Pulmonol Suppl，1999，18：14-20.

[2] Håland G，CARLSEN K H，DEVULAPALLI C S，et al. Lung function development in the first 2 yr of life is independent of allergic diseases by 2 yr[J]. Pediatr Allergy Immunol，2007，18： 528-534.

[3] ABRAMSON A L，GOLDSTEIN M N，STENZLER A，et al. The use of the tidal breathing flow volume loop in laryngotracheal disease of neonates and infants[J]. Laryngoscope，1982，92：922-926.

[4] 吴冀川，樊寻梅，刘玺诚，等. 健康婴幼儿潮气流速容量曲线特点及意义[J]. 实用儿科临床杂志. 1999，14：11-12.

[5] RATJEN F，GRASEMANN H，WOLSTEIN R，et al. Isovolume pressure/flow curves of rapid thoracoabdominal compressions in infants without respiratory disease[J]. Pediatr Pulmonol，1998，6：197-203.

[6] HAYDEN M J，DEVADASON S G，SLY P D，et al. Methacholine responsiveness using the raised volume forced expiration technique in infants[J]. Am J Respir Crit Care Med，1997，155：1670-1675.

[7] American Thoracic Society/European Respiratory Society. Respiratory mechanics in infants: physiologic evaluation in health and disease[J]. Am Rev Respir Dis，1993，147：474-496.

[8] BENOIST M R，BROUARD J J，RUFIN P，et al. Ability of new lung function tests to assess methacholine-induced airway obstruction in infants[J]. Pediatr Pulmonol，1994，18：308-316.

[9] KRAEMER R，BIRRER P，LIECHTI G S. Genotype-phenotype association in infants with cystic fibrosis at the time of diagnosis[J]. Pediatr Res，1998，44：920-926.

[10] HIATT P W，GRACE S C，KOZINETZ C A，et al. Effects of viral lower respiratory tract infection on lung function in infants with cystic fibrosis[J]. Pediatrics，1999，103：619-626.

[11] KAVVADIA V，GREENOUGH A，DIMITRIOU G. Early prediction of chronic oxygen dependency by lung function test results[J]. Pediatr Pulmonol，2000，29：19-26.

[12] DERISH M，HODGE G，DUNN C，et al. Aerosolized albuterol improves airway reactivity in infants with acute respiratory failure from respiratory syncytial virus[J]. Pediatr Pulmonol，1998，26：12-20.

[13] 万莉雅，张琴，范永琛，等. 天津市区 3~14 岁儿童脉冲振荡法呼吸阻抗正常值测定[J]. 中华结核和呼吸杂志，2002，25：192.

[14] 刘传合，李硕，宋欣，等. 支气管哮喘 4~7 岁患儿脉冲振荡肺功能异常与正常分界点的确定[J]. 实用儿科临床杂志，2006，21：206-207.

[15] 向莉，刘世英，张琪，等. 脉冲振荡法和最大呼气流量容积曲线测定哮喘患儿肺功能的比较[J]. 中华儿科杂志，2003，41：52-53.

[16] 殷菊，申昆玲，刘世英，等. 缓解期哮喘患儿的支气管反应性与小气道功能的关系[J]. 中华儿科杂志，2004，42：87-89.

[17] 刘传合，李硕，宋欣，等. 脉冲振荡肺功能支气管舒张试验阳性标准的确定[J]. 中华儿科杂志，2005，43：838-842.

[18] 王俊平，张皓，王立波，等. 舒张试验在0~6岁儿童喘息性疾病诊断中的作用[J]. 中国实用儿科杂志，2006，21：768-771.

# 第十一节　经支气管镜介入治疗技术在儿科的应用

20世纪60年代中期利用导光玻璃纤维束作为光通路的纤维支气管镜问世，日本学者池田（Shigeto Ikeda）等将其应用于临床，命名为可曲性纤维支气管镜，简称"支气管镜"。随着科学技术的进步，支气管镜已从单纯的纤维支气管镜发展为电子支气管镜。不同管径的支气管镜及辅助设备的发展更使得支气管镜逐渐成为肺部疾病中应用最为广泛的侵入性诊断及治疗手段。20世纪90年代，人类医学进入微创时代，近十余年来，经支气管镜介入治疗技术在成人呼吸科得到推广及应用，使得生长在自近端呼吸道至段支气管的病变都可以通过支气管镜得到治疗[1]。近年来，随着影像的改善及微型、实用设备的发展，经支气管镜介入治疗技术也已在儿科开始探索应用。下面就其在儿科的应用现状做一介绍。

## 一、支气管镜选择

目前用于儿童支气管镜检查的纤维或电子支气管镜的管径有2.8mm，3.6mm，4.0mm，4.9mm，5.2mm等，活检孔道有1.2mm，2.0mm，2.2mm之分等。一般应根据患儿年龄选择合适尺寸的支气管镜，年龄越小应选择越细的支气管镜。支气管镜过粗时，可造成术中呼吸困难，有窒息的危险；其他并发症有声门、气管内膜创伤，术中及术后可发生水肿及喉痉挛等。一般4.9mm直径的支气管镜多用于8岁以上儿童，可经鼻途径进入，局部麻醉下即可安全操作。但用于介入治疗时，由于目前冷冻探头、氩气刀探头等最细也只能通过2.0mm孔道的支气管镜，因此，对于1岁以上的患儿在有效呼吸道管理下，也尝试应用外径4.0mm，4.9mm的支气管镜经口途径进入[2-4]。

## 二、实施经支气管镜介入治疗技术途径的选择

### 1.麻醉方式的选择

（1）局部麻醉。儿科支气管镜术中的麻醉多年来是个有争议的问题。国外开展儿科支气管镜术多在全麻下进行，以避免患儿术中哭闹及不合作。20世纪70年代末起，Wood等在儿科支气管镜术中采用术前静脉应用杜冷丁、非那根、冬眠灵等镇静，以及气管内应用利多卡因表面麻醉的方法成功地进行了千余例次支气管镜检查。20世纪90年代，Godfrey等报道了静脉应用杜冷丁、咪唑安定镇静，气管内应用利多卡因表面麻醉的方法成功地进行了200例次支气管镜检查。北京儿童医院自1990年开展儿科支气管镜工作，采取经鼻插入"边麻边进"的利多卡因气管内局部黏膜表面麻醉的方法，即在术前肌注安定、阿托品，应用利多卡因气管内表面麻醉。此麻醉方式适用于支气管镜术的要求，不抑制呼吸，简化了全身麻醉术中及术后的呼吸管理，并发症少。目前，随着儿科支气管镜在国内的广泛开展，局麻用药也有所改进，改良的"边麻边进"的方法中，静脉注射咪唑安定（0.1~0.3）mg/kg代替了肌注安定。咪唑安定有良好镇静、催眠、抗焦虑和产生遗忘的作用，对呼吸、循环影响甚微。术中患儿不咳嗽、可耐受、不挣扎、无呼吸困难，则视为麻醉成功[5]。

实施经支气管镜介入治疗时，是否选择局麻取决于患儿的年龄、病情轻重及介入治疗的难易程度。一般而言，对于如下情况可选择局麻方式手术：①有足够的呼吸储备，局麻下可耐受4.0mm支气管镜插入。②术中出血较少。③轻度良、恶性气管及支气管内病变所致的呼吸道狭窄。④早期支气管肺癌的

治疗。⑤呼吸道轻度瘢痕性狭窄者。

（2）全身麻醉。儿科支气管镜术在应用全身麻醉时，多采用静脉复合麻醉。它的应用使儿科经支气管镜介入治疗操作更容易，提高了手术的安全性及舒适性。目前，全麻多采用静脉应用丙泊酚为主，复合芬太尼、瑞芬太尼、舒芬太尼之一种。其优势是有机械通气维持呼吸，无需患儿配合。一般用于如下情况：①局麻下不能耐受 4.0mm 支气管镜插入的婴幼儿。②极度不合作或有智力、语言障碍的患儿。③鼻咽部畸形的患儿。④术中可能有严重出血。⑤伴有明显症状的气管及支气管内良、恶性病变所致的呼吸道狭窄。⑥呼吸道重度瘢痕性狭窄[5,6]。

**2.喉罩、气管插管或硬镜**

在全麻下行经支气管镜介入治疗术时，建立有效地呼吸道管理非常重要，主要有喉罩、气管插管及硬镜下开放通气等途径。对于气管中下段病变，选用气管插管途径具有最安全、可靠的机械通气保证；而对于声门下 2~3cm 以下的病变，在开放通气技术的配合下，可为介入治疗提供最完善的手术器械；而对于喉罩，其适用于声门下所有病变，尤其是声门下气管高位病变唯一的解决途径。对于婴幼儿来说，选择喉罩还可获得比气管插管更宽的操作内径，可使用成人型号的支气管镜进行呼吸道内介入治疗[2-4]。

## 三、经支气管镜介入治疗技术及其临床应用

### 1.经支气管镜介入治疗技术简介

近年来，随着成人经呼吸内镜微创手术的广泛开展，其相关介入治疗技术也不断更新，技术应用较为成熟。在儿科，因无儿童专用的介入治疗相关设备及配件，其应用推广受限。目前应用的主要有激光、高频电凝切、氩等离子体凝固、冷冻等技术以及球囊扩张呼吸道成形术、支架置入术等辅助技术[7]。

（1）激光。激光作用于生物组织可以产生热效应、化学效应和声学效应。热效应是激光切除术的基础，Nd∶YAG（掺钕钇铝石榴石）激光器是目前技术上最完善的高性能固体激光器，现已成功应用于多种外科手术和气管内介入治疗。

适应证：①气管支气管原发性或转移性恶性肿瘤。②气管支气管良性肿瘤。③器质性气管支气管狭窄。④各种肉芽肿性疾病。⑤其他，如气管支气管内出血、气管支气管瘘管等。

禁忌证：①无论疾病性质如何，只要是呼吸道外病变，均为激光治疗的禁忌证；②病变侵入大血管周围（如肺动脉）伴有瘘管形成的可能；③病变侵入食管，伴有瘘管形成的可能；④侵入纵隔，伴有瘘管形成的可能；⑤凝血机制障碍者；⑥心肺功能差，全身衰竭，预计生存期较短者等。

激光治疗的并发症少，文献报道的约 6.5%，主要有：①大出血。②呼吸道、食道穿孔。③气胸、纵隔气肿。④呼吸道烧伤。⑤心血管系统并发症包括心肌缺血、心肌梗死、心律失常等，在极少的情况下出现血管内空气栓塞。但气管内激光治疗的死亡率不超过 0.3% ~ 0.5%[1]。

（2）高频电凝切。高频电是一种将电能转换成热能，切除病变组织或消融的热凝切技术。目前使用的是频率 > 350 kHz 的高频电。

适应证：①气管支气管腔内恶性肿瘤。②气管支气管腔内良性肿瘤。③炎症、手术、外伤及异物性肉芽肿。④支气管镜可及范围内呼吸道组织的出血。高频电切使呼吸道内的病变凝固、气化，可使大多数呼吸道狭窄患者的症状得到迅速解除，与冷冻、微波、光动力等方法相比，治疗耗时较短，效率较高，即时效果明显。因此特别适于治疗伴有呼吸衰竭的中央呼吸道重度狭窄患者[1]。

高频电治疗的并发症主要有：呼吸道烧伤、呼吸道穿孔、大出血、呼吸道着火等。

（3）氩等离子体凝固（argon plasma coagulation，APC）。氩等离子体凝固术（APC，又称氩气刀）是一种非接触式的电凝固技术。带有 APC 探头的电极电离氩气形成氩等离子体，在探头和组织之间形成非接触式高频电流，通过热效应使组织干燥挛缩、凝固和失活，达到凝切病灶和止血功能。APC 热凝固的深度一般不超过 3 mm，因此操作安全，可用于治疗呼吸道内阻塞性病变和出血。

适应证：①气管支气管的原发与转移性恶性肿瘤。②气管支气管内良性肿瘤。③肉芽肿性病变，如结核性肉芽肿及细菌或霉菌性炎性肉芽肿等。④器质性气管支气管狭窄。⑤气管镜可视范围内气管支气

管的局部出血，特别是弥漫性出血。⑥其他，如气管支气管淀粉样变等。

禁忌证：①管外型病变；②气管食管肿瘤贯通性浸润；③严重呼吸衰竭。

并发症：APC 治疗并发症的发生率约为 3%，主要为气胸、纵隔气肿及皮下气肿等，轻者可自愈，无需特殊处理[1]。

（4）冷冻治疗：冷冻对组织的破坏作用包括以下几方面：①物理变化：低温冷冻使组织内产生冰晶，细胞内冰晶导致细胞内机能紊乱，这是细胞死亡的主要原因；细胞外冰晶造成细胞内脱水。②化学变化：冷冻可以改变 pH 值，破坏细胞蛋白和酶系统，破坏细胞代谢，引起细胞死亡。③血管效应：微小血管内冰晶阻塞，血流缓慢瘀滞，红细胞凝集，血管壁破坏，毛细血管栓塞，局部组织坏死。常用的冷冻剂有：液氮、氧化亚氮和二氧化碳。

适应证：①呼吸道内良性呼吸道狭窄。②呼吸道内恶性肿瘤。③管壁病变或活检后引起的出血。④呼吸道内坏死物及异物的取出。

禁忌证：主要为中央呼吸道极重度狭窄，患者濒临窒息危险，冷冻会引起黏膜水肿而加重呼吸道阻塞，故慎用于此类患者。

并发症：经支气管镜冷冻治疗的并发症很少，文献报道的病例偶有发生气管食管瘘、气胸、房颤、支气管痉挛者[1]。

（5）呼吸道支架置入术：呼吸道支架的种类根据材质，分为金属支架和非金属支架；根据有无被膜，分为被膜支架和裸支架。支架类型的选择取决于所需支架的大小、局部阻塞的性质及病人的预后。理想的支架应具有如下特点：①便于置入及取出。②有足够的膨胀力以保持呼吸道开放，而对呼吸道黏膜无明显压迫。③大小型号多样可适于不同管径的呼吸道。④不易移位。⑤材质为惰性材料，对呼吸道无刺激，不引起呼吸道感染或肉芽形成。⑥不抑制黏膜纤毛清除运动及分泌物的排出。目前尚无满足所有条件的理想支架，可取出、可生物降解的支架是未来研发及应用的方向。

适应证：①各种恶性病变造成的呼吸道狭窄。②气管支气管软化症。③气管食管及支气管胸膜瘘及裂孔。

并发症：术中可出现窒息、呛咳、出血、气胸等；术后可出现感染、支架内黏液栓塞、支架移位、支架变形折断、肉芽或肿瘤生长引起支架内再狭窄等[8-10]。

（6）球囊扩张呼吸道成形术：球囊扩张术是指经支气管镜将球囊导入到呼吸道狭窄部位，用较高的恒定的扩张压力，将狭窄的呼吸道扩张。

适应证：良性呼吸道狭窄，包括良性肿瘤、结核、感染后瘢痕形成、气管支气管软化等。

禁忌证：呼吸道狭窄远端肺功能丧失，或远端广泛无法解除的小呼吸道阻塞。

并发症：胸痛较为常见，呼吸道痉挛及肺不张也有报道；过度球囊扩张可造成呼吸道撕裂伤，引起出血、气胸、纵隔气肿等[11-13]。

值得注意的是，随着经支气管镜介入治疗技术的广泛应用，以及开展医院和操作医师的资质，实施上述介入治疗出现严重并发症的概率也在增加。其主要严重并发症有气管支气管痉挛、大出血、心律失常、呼吸道阻塞、食管气管瘘、气管穿孔，甚至死亡等。严格把握适应证、禁忌证，严格术前、术中及术后操作管理，是防治严重并发症的重要保障。

**2.儿科经支气管镜介入治疗技术的临床应用**

（1）取支气管异物。支气管异物在儿童很多见。对于左右主支气管及两下叶支气管异物，应用一般的异物钳即可取出，但对于两上叶支气管异物则应用冷冻治疗可增加异物一次性取出率。另外，冷冻技术还可被用于去除呼吸道内血栓、痰栓及坏死上皮等，尤其是对于塑形性支气管炎来说，可明显缩短治疗时间[14]。

（2）气管支气管狭窄。当气管支气管管腔直径与残存正常气管支气管管腔直径相比，缩短达 50% 以上时，即为气管支气管狭窄。先天性气管支气管狭窄主要由于气管支气管本身或邻近组织发育异常而致，血管环异常为其主要原因。儿童获得性气管支气管狭窄病因则以先天性心血管疾病所致的外压性狭窄为主,气管切开或插管后的狭窄则较为少见。球囊扩张及支架置入术是治疗气管支气管狭窄最常用的办法。

球囊扩张术可单独用于中心呼吸道狭窄的治疗也可结合其他治疗方法应用。严重呼吸道狭窄无法进行其他介入治疗时,则应先进行扩张。如果支架植入后不能张开,亦应进行扩张。1987 年 Brown 等将这种方法用于先天性气管支气管狭窄的扩张取得成功。认为成功的关键是气管支气管壁支撑结构应完整,原发病变稳定。

2010 年 Shitrit 等回顾性分析了 2002~2008 年间 92 例次支气管镜下支气管球囊扩张术的结果,认为气管镜下支气管球囊扩张术缓解气管及支气管狭窄症状近期效果良好,远期效果的维持仍需激光、电凝切、冷冻等技术协同治疗,部分患者最终需要支架置入。

气管支架置入术对于儿童来讲是一个很棘手的临床问题,目前对其治疗方法尚未达成一致意见。由于儿童呼吸道较成人细,且随生长发育其变化范围大,目前尚无专门为儿童制作的气管支架及支架导入装置,使得支气管镜下治疗儿童气管支气管狭窄难度较大。目前多采用胆管或血管支架。

国外研究表明,金属支架置入并发症较高,其中肉芽组织增生是一个主要问题,支架的取出是一个费时费力且面临很大风险的手术。中国台湾报道采用胆管支架作为气管内支架,成功地为近 25 例患儿置入气管内支架,为儿童支气管镜下支架置入术的发展积累了一定的经验。国内目前亦有儿童气管支气管支架置入的报道,在随访过程中,有约 50%患儿发生内皮化,致支架无法取出,远期并发症的防治亟待解决。

鉴于成人十余年的治疗经验,对于良性呼吸道狭窄应以消融治疗或球囊扩张治疗为主,应慎重放置金属支架,以防刺激肉芽组织增生引起呼吸道再狭窄;对于恶性肿瘤引起的呼吸道狭窄应根据呼吸道狭窄的部位选择合适的支架,同时结合放、化疗和其他呼吸道内介入治疗[14-16]。

（3）气管支气管软化。气管支气管软化多不伴有固定性狭窄,因此管腔内获得有效支撑是治疗的关键,理论上说支架置入术是最即时有效的治疗方法。但鉴于支架置入术的远期并发症,对于气管支气管软化患儿多数应予以保守治疗,如早产儿等,其气管支气管软化一般在 18 个月至 2 岁可恢复。一些严重的局灶性软化可通过外科血管固定术解决,某些可通过外部呼吸道夹板解决。对于广泛软化者外科手术或放射介入疗效不佳,可予以气管造口术 CPAP 长期应用。仅极少数需支架置入。可生物降解的支架的应用可改变气管支气管软化的治疗前景[17,18]。

（4）气管支气管腔内阻塞。儿童气管支气管腔内阻塞常见的原因为支气管结核,其次是呼吸道内良恶性肿瘤。

儿童支气管结核有其显著特点,即以呼吸道黏膜局灶性破溃、肉芽增生包裹干酪样物为特点,远端呼吸道通气一般较为良好。患儿明确诊断时往往病程较短,较少产生瘢痕挛缩性狭窄。其治疗目的是有效清除干酪样物质,清除局部肉芽,畅通呼吸道。在介入治疗手段上多采用冷冻治疗的方法,应用冷冻的特性可有效地清除干酪样物质,清除肉芽,从而缩短支气管结核的治疗周期。

儿童呼吸道肿瘤较为少见,手术是治疗呼吸道恶性肿瘤最有效的方法,即便是姑息性切除也能带瘤生存多年。如不能手术,可行支气管镜介入治疗。支气管镜下的介入治疗最好在全身麻醉下经喉罩、气管插管或硬质镜下操作。介入治疗可联合多种治疗方法,突入腔内较明显的肿瘤可应用高频电凝切除,对于表浅的肿瘤则以冻融效果较好。对于主呼吸道阻塞的患儿,应先行气管插管,再行治疗,以保障术中通气,减少窒息可能[19-25]。

经支气管镜介入治疗在儿科的应用范围与成人相似,主要应用于呼吸道阻塞。但呼吸道阻塞的原因及构成比与成人不同,主要为良性呼吸道狭窄、软化、外压或腔内占位,恶性肿瘤比率极小。与成人介入治疗主要以呼吸道恶性肿瘤阻塞姑息治疗不同,儿童治疗的目的是为了获得长期的症状缓解。因此,介入治疗远期并发症的防治及其预后是儿科介入治疗术前需慎重考虑的问题。

（焦安夏　马渝燕）

# 参考文献

[1] 李强. 呼吸内镜学[M]. 上海：上海科学技术出版社，2003：114-122.

[2] MCLAREN C A., ELLIOTT M J, ROEBUCK D J, et al. Tracheobronchial intervention in children[J]. Eur J Radiol，2005，53：22-34.

[3] ROEBUCK D J，HOGAN M J，CONNOLLY B，et al. Interventions in the Chest in Children[J]. Tech Vasc Interventional Rad，2011，14：8-15.

[4] YAZBECK-KARAM V G., AOUAD M T, BARAKA A S. Laryngeal mask airway for ventilation during diagnostic and interventional fibreoptic bronchoscopy in children[J] .Paediatric Anaesthesia, 2003，13：691-694.

[5] 郑跃杰，邓继岿，张道珍，等.异丙酚静脉复合麻醉在小儿支气管镜检查术中的应用[J]. 中国实用儿科杂志，2004，19（4）：231 -232.

[6] 中华医学会儿科学分会呼吸学组儿科支气管镜协作组.儿科支气管镜术指南[J].中华儿科杂志，2009，47( 10)：740-744.

[7] BAR-ZOHAR D，SIVAN Y. The yield of flexible fiberoptic bronchoscopy in pediatric intensive care patients[J]. Chest，2004，126（4）：1353-1359.

[8] ZAKALUZNY S A，LANE J D，MAIR E A，et al. Complications of tracheobronchial airway stents[J]. Otolaryngol Head Neck Surg ，2003，128：478-88.

[9] SHITRIT D，KUCHUK M，ZISMANOV V，et al.Bronchoscopic balloon dilatation of tracheobronchial stenosis: Long-term follow-up[J]. Eur JCardiothorac Surg，2010，38 （2）：198-202.

[10] 李强，白冲，董宇超.高压球囊气道成形治疗良性近端气道狭窄[J].中华结核和呼吸杂志，2002，25（8）：481-484.

[11] NICOLAI T. Airway stents in children[J]. Pediatr Pulmono,2008，143：330-344.

[12] TIBBALLS J，FASULAKIS S，ROBERTSON C F，et al. Polyflex stenting of tracheomalacia after surgery for congenital tracheal stenosis[J]. Int J Pediatr Otorhinolaryngol. 2007，71：159-163.

[13] CERDA J , Chacón J ,REICHHARD C , et al. Flexible fiberoptic bronchoscopy in children with heart diseases:A twelve years experience[J]. Pediatr Pulmonol，2007，42（4）：319-324.

[14] DAVIDSON M G，COUTTS J，BELL G.Flexible bronchoscopy in pediatric intensive care[J]. Pediatr Pulmonol，2008，43（12）：1188-1192.

[15] 江沁波，刘玺诚，江载芳，等.小儿气管支气管软化症临床表现及纤维支气管镜诊断研究[J]. 中国实用儿科杂志，2002，17（5）： 277-279.

[16] MIDULLA F，de BLIC J，BARBATO A，et al. Flexible endoscopy of paediatric airways[J]. Eur Respir J，2003，22（4）：698-708.

[17] 郭纪全，陈正贤，高兴林，等.气道内激光治疗气道狭窄 15 例临床分析[J]. 中国实用内科杂志，2000，20( 12)：751-752.

[18] PENG Y Y，SOONG W J，LEE Y S，et al. Flexible bronchoscopy as a valuable diagnostic and therapeutic tool in pediatric intensive care patients:A report on 5 years of experience[J]. Pediatr Pulmonol，2011，46（10）：1031-1037.

[19] VINOGRAD I，KEIDAR S，WEINBERG M，et al. Treatment of airway obstruction by metallic stents in infants and children[J]. J Thorac Cardiovasc Surg，2005，130（1）：146-150.

[20] KIM H J，SHIN J H，HONG S J，et al.Treatment of congenital tracheal stenosis with balloon-assisted posterior tracheal splitting and temporary placement of a covered retrievable metallic stent[J]. J Vasc Interv Radiol，2005，16（2 Pt 1）：287-291.

[21] 许煊，丁辉，李丹丹，等.纤维支气管镜下带囊支架置入术治疗儿童气管狭窄 2 例[J]. 中国循证儿科杂志，2011，6（4）：250-254.

[22] HETZEL M，HETZEL J，SCHUMANNN C，et a1. Cryorecanalization：a new approach for the immediate management of acute airway obstruction[J].Thorac Cardiovasc Surg，2004，127（5）：1427-1431.

[23] 倪彩云，刘霞，马静，等.支气管镜下冷冻治疗儿童肉芽及瘢痕组织导致的下气道狭窄及阻塞 22 例[J].中华儿科杂志，2012，50（1）：45-49.

[24] 王洪武，周云芝，李冬妹，等.儿童原发恶性气道肿瘤四例临床分析[J].中华儿科杂志，2011，49（8）：618-621.

[25] 金发光，穆德广，楚东岭，等.经支气管镜氩等离子凝固治疗大气道阻塞性狭窄[J]. 中华肿瘤杂志，2008，30（6）：462-464.

# 第四章　消化系统疾病诊治进展

## 第一节　儿童腹泻病的病原及检测方法

小儿腹泻病是儿科常见病之一，是多种病原引起的一个临床症状，也是以此症状为重要表现的一组疾病。其病因的判断依赖于临床病原学、治疗效果的综合判断。而病原学证据又是临床诊断的重要依据。腹泻病原学的研究是随着对疾病的认识和检测技术的提高而不断提高的。下面分别对引起腹泻的病毒、细菌、真菌以及寄生虫的研究予以综述。

### 一、病毒

病毒是儿童感染性腹泻的重要病原，常见的引起儿童腹泻的病毒包括轮状病毒、人杯状病毒、星状病毒、肠道腺病毒等。

#### 1.轮状病毒

在病毒引起的腹泻病中，轮状病毒（*Rotavirus*，*RV*）是占首位的病因。全世界每年因为轮状病毒感染导致约 1.25 亿婴幼儿腹泻和 90 万婴幼儿死亡。1973 年澳大利亚 Bishop 等研究婴幼儿急性胃肠炎时，用电子显微镜在粪便中找到轮状病毒的颗粒。根据病毒具有车轮状形态特征，1975 年被国际病毒分类组织定名为轮状病毒。轮状病毒归于呼肠孤病毒科，轮状病毒属，根据其内壳蛋白 VP6 抗原性的不同，将其分为 A，B，C，D，E，F，G 7 个群，依据外壳结构蛋白 VP7 的不同，区分的血清型称为 G 型——G1，G2，G3，G4，而血清型的不同常被用于制备疫苗。病毒的流行株在各个地区以及各个地区的不同时期都有不同。A 组轮状病毒是全球各地儿童胃肠炎的主要病原体，超过 90% 的 3 岁以上婴幼儿都存在轮状病毒感染，在 5 岁以下腹泻患儿中轮状病毒所致腹泻占 20% ~ 70%[1,2]。

目前轮状病毒常用的检测方法有：①电镜法：最经典的检测技术，简便、快捷，但设备昂贵，病毒颗粒降解后易出现假阴性结果。②培养法：分离培养技术需要特殊的培养条件，灵敏度低，且目前只有 A 组轮状病毒可以培养，故本法对于诊断和科研作用有限。③免疫学检查技术：本法的检测对象多为患者粪便标本中的轮状病毒抗原。包括：酶联免疫吸附试验法（enzyme linked immunosorbent assay，ELISA）：操作简单，灵敏度和特异度高，无放射污染，无需特殊仪器，准确性高。ELISA 双抗体夹心法可根据检测目的的不同设计出被抗体和检测抗体，本法还可进行血清分型、毒株鉴别，适用于大规模临床检测和流行病学调查。离心增强的固相免疫分析，该方法造价低廉，易于实施，可肉眼观察或照相记录，也可通过微量反应板比色计定量记数，因此，适于临床和实验室广泛使用。乳胶凝集试验：本法检测轮状病毒，其优点为容易操作，对操作技术要求不高，并且无需昂贵的仪器和设备，只需 2 ~ 3 min 便可以判断结果，对应急标本的筛选和初步检测有很好的时效性，易于在基层防疫部门开展。总之，轮状病毒的免疫学检测方法日益成熟、稳定，具有很高的灵敏度和特异性，基本能够做出快速、准确的早期诊断。④基因检测技术：丙烯酰胺凝胶电泳法是指聚丙烯酰胺凝胶电泳灵敏度和特异性较好，能在基因水平上分析不同毒株间的异同。琼脂糖电泳操作简单、快速（小于 3 h），可用于 *RV* 的快速诊断。聚合酶链反应（polymerase chain reaction，PCR）技术有更高的灵敏度，可检测储存较长时间的标本及多样环境样本，其扩增产物可用于基因研究工作，有多种技术，如巢式 PCR，多重 PCR，实时荧光定量 PCR 等。基因芯片技术是一种微型化、高通量的自动化检测技术，目前研发的 RV 基因芯片，多用于毒株的分组、分型及新毒株的鉴定等病原学研究[3,4]。

### 2.人杯状病毒

人杯状病毒（Human Calicivirus，HuCV）是引起儿童非细菌性腹泻的重要病原，它分为两个属：诺如病毒（Norovirus，NV）和札幌病毒（Sapovirus，SaV）。1968年美国俄亥俄州诺瓦克的一所小学暴发急性胃肠炎，1972年Kapikian等用电镜检查1968年急性胃肠炎患儿粪便标本时发现了诺瓦克病毒，它是人类杯状病毒科诺如病毒属的原型代表株。1975年Madeley和Cosgrove用电镜检测小儿粪便标本时发现人杯状病毒。1995年我国报道第一例诺如病毒感染。根据人类感染诺如病毒株的基因序列分析，可把诺如病毒分为3个基因群，即GI，GⅡ和GⅣ，其中至少又可分25个基因型和大量亚群。对新世纪多次暴发的腹泻病原分析表明，GⅡ基因群诺如病毒已是当前引发全球胃肠炎、腹泻最常见的毒株。中国疾病预防控制中心的方肇寅等收集了我国长春、北京、河北等13个地区1999~2005年5岁以下腹泻患儿粪便标本4426份，人杯状病毒的检测阳性率为19%，以诺如病毒为主，占96.7%[5]。

诺如病毒常用的检测方法：①电镜法：包括直接电镜法和免疫电镜法，本法设备昂贵，灵敏度低。②免疫法：包括放射免疫法（radioimmunoassay，RIA）、生物素-亲和素免疫法（biotin-avidin immunoassay，BAI）和酶联免疫法（ELISA）。RIA法的灵敏度高，可检测出抗体升高的水平，但耗时，且需要放射性同位素标记。为了简化方法，美国疾病控制与预防中心（Centers for Disease Control and prevention，CDC）建立了生物素-亲和素免疫法，其灵敏度与RIA法相当，目前已成为美国CDC检测诺瓦克病毒抗原和抗体的标准实验方法。1992年Jiang等重组杆状病毒表达诺瓦克样病毒（norwalk-like virus，NLV）衣壳蛋白成功后，建立的NLV酶联免疫检测方法快速、灵敏、经济。不足之处是免疫反应的株型特异性太强，应用范围较窄。③分子生物学检测方法：RT-PCR方法特异性强、灵敏度高，能检测出低到20~50拷贝的病毒核酸，是目前最快速且灵敏的检测方法。近年，研究者开始应用等温核酸扩增法（nucleic acid sequence-based amplification，NASBA）直接扩增核糖核酸（ribonucleic acid，RNA）检测诺如病毒。此方法的灵敏度略低于逆转录PCR（reverse transcription-PCR，RT-PCR）法；整个过程只有一步RNA扩增，避免了RT-PCR存在的脱氧核糖核酸（deoxyribonucleic-acid，DNA）交叉污染，缩短了操作时间，假阳性率低[6-8]。

### 3.星状病毒

星状病毒（Astrovirus，ASV）于1975年首次由Appleton等在急性胃肠炎患儿的粪便中用电镜观察到，1976年Madeley根据病毒外形呈五角星或六角星形状特点而命名为星状病毒。1981年Lee和Kurtz报道人星状病毒可用细胞培养和进行传代。现已证实，星状病毒是引起婴幼儿、老年人及免疫功能低下者腹泻的重要原因之一。人星状病毒（Human astrovirus，HAstV）为无衣壳单股正链RNA病毒，属于星状病毒科。人类星状病毒至少有7个血清型。与轮状病毒一样，星状病毒感染具有明显的季节性，一般在温带地区的流行季节为冬季，而在热带地区的流行季节为雨季。

ASV的诊断方法和轮状病毒、杯状病毒等一样经历了一个由单纯靠电镜观察到可以运用各种免疫学方法、分子生物学技术检测的过程。①电镜法：本法敏感性低且不能分型。②免疫法：免疫电镜法、放射免疫法、免疫荧光法、酶免疫法等，利用种特异或型特异性抗体可检测出ASV 8个血清型，还可使用不同血清型的完整病毒或基因工程法制备部分衣壳蛋白进行血清流行病学研究。③分子生物学方法：检测方法不断发展，包括RT-PCR，RT2-PCR，基因芯片技术以及核酸序列依赖扩增技术。1995年Noel等通过对编码衣壳蛋白基因——开放读码框架2（open reading frame2，ORF2）测序发现一段384碱基对（base pair，bp）区域，这段区域在相同血清型的HAstV中是相同的，但在不同血清型的毒株间是不同的，从此研究者开始用RT-PCR的方法对ASV进行分型。Beuret等使用多重实时逆转录PCR（RT2-PCR），可以同时检测诺如病毒Ⅰ，Ⅱ型，肠道病毒，HAstV 3种病毒，并且将检测时间缩短到3h。而且，此方法可以检测标本中ASV的病毒载量。定量RT2-PCR相比较传统的RT-PCR有许多优点，包括PCR反应完成后无需经过其他反应即可进行病毒载量定量，可以实时监测PCR过程，可减少RT-PCR

反应中的污染，敏感性高等状况。基因芯片技术：2008 年 Brown 等引根据单核苷酸多态性（single nucleotide polymorpHism，SNP）检测芯片的思路，针对 *HAstV* 的 8 个血清型 ORFlb 区部分片段的保守和高变区设计一系列长度为 17 个核苷酸的探针用于基因分型。NASBA 法较 RT-PCR 法用时短不会发生 DNA 污染，但也有其局限性，需进一步联合别的方法进行基因的测序和病毒的检测[9]。

### 4.肠道腺病毒

肠道腺病毒（*Enteric adenovirus*，*EAdV*）是 20 世纪 80 年代发现的一种新的导致婴幼儿腹泻的主要病原。*EAdV* 感染呈全球性分布，世界各地均有报道。各国的研究发现婴幼儿急性腹泻 *EAdV* 的发病率在 1.1% ~ 12.0%。50 年代初，Rowe 等在切除的儿童腺体细胞培养物的自发性退行性病变中，首次发现腺病毒；1975 年 Flewett 等首次应用电镜技术，从急性胃肠炎患儿粪便中发现与婴幼儿胃肠炎直接相关的腺病毒。这些在电镜下观察到的大多数腺病毒，均不能在常规应用的腺病毒细胞培养系统中培养，这些腺病毒称之为肠道腺病毒。1981 年 Takiff 等首次用 Graham293 细胞分离成功，推动了对 EADV 的研究。1995 年程绪杰等首次在我国从腹泻患儿粪便中分离到 *EAdV*[10-13]。

肠道腺病毒常用的检测方法：①电镜法和免疫电镜法。②细胞培养。③免疫学方法。酶联免疫吸附试验的特异性和敏感性较高且快速、特异、操作简便。免疫斑点法比 ELISA 更为简便快捷、经济且易于推广，适用于腺病毒的快速诊断及流行病学调查。④分子生物学方法。其包括 DNA 分子杂交法、基因电泳、PCR 等。DNA 分子杂交法已用于 *EAdV* 的检测和分型，该法特异性高，诊断迅速，但 DNA 探针制备过程复杂，技术要求高。PCR 方法简单、快速，灵敏度和特异性都较高。荧光 PCR（real-time-PCR，RT-PCR）是目前最先进的检测方法，在传统 PCR 的基础上加上了荧光探针技术，改善了结果的特异性和敏感性，并可以对检测物质进行量化，该方法现已用于 *EAdV* 的检测。此外尚有基因芯片技术可以同时检测多个病毒，是研究的趋势。

近年来研究表明，随着原子力显微镜技术（atomic force microscopy，AFM）在生命科学领域尤其是在病毒学研究中的应用，人们可对各类病毒粒子超微结构如包膜蛋白、DNA/RNA 实现精细观测，对病毒和受体相互作用力进行测定，以及对病毒致病机制进行研究等，这使 AFM 成为病毒学研究不可或缺的手段之一[14]。

## 二、细菌

细菌是仅次于病毒引起儿童腹泻的另一重要感染原，在我国，引起儿童腹泻的主要致病菌有大肠杆菌、沙门菌、志贺菌、肠球菌等，其次大肠埃希菌、变形杆菌、肺炎克雷伯菌、铜绿假单胞菌等近年来在儿童尚有报道。

据七省一市腹泻病科研协作组于 1986 年全年监测的主要病原，我国小儿感染性腹泻病主要病原在农村依次为：①致泻性大肠埃希菌；②轮状病毒；③志贺菌；③空肠弯曲菌；⑤沙门菌。而在城市有所不同，依次为：①轮状病毒；②致泻性大肠埃希菌；③志贺菌；④沙门菌；⑤假单胞菌。随着经济的发展、人们生活水平的提高，其发病率在逐渐下降。常见致病菌在减少，条件致病菌相对增加。耐药细菌在增加。陈强等通过 PCR 检测和 DNA 测序联合应用并同时采用脉冲场凝胶电泳技术检测引起儿童腹泻的沙门菌耐药基因，在国际上首次发现了鼠伤寒沙门菌的 *blaCTX-M-55* 基因、汤普森沙门菌的 *blaDHA-1* 型 *AmpC* 酶基因，通过不同的检测技术，进行病原的分析，为临床的合理治疗提供了重要的依据。

细菌常用的检测方法：①电镜法：高倍镜鉴别种属，油镜用于观察各种染色涂片细菌镜检。②细菌分离培养：将粪便标本接种 SS，McK，McS 等培养基上，观察菌落形成。然后进一步做生化试验和血清学鉴定。③生化反应鉴定肠道病原菌：根据生化特性，可将各类肠道病原菌做初步鉴定。④免疫血清学试验：最常用的是 ELISA 试验，可用于检测肠道病原菌的抗原及其产生的各种毒素。本法操作简单，现被广泛应用。⑤分子生物学诊断：PCR 是近十年来应用最广的分子生物学方法，在致病菌的检测中均是以其遗传物质高度保守的核酸序列设计特异引物进行扩增的，进而用凝胶电泳和紫外核酸检测仪观察扩增结果。其中，依赖 PCR 的 DNA 指纹图谱技术、多重 PCR 检测技术（m-PCR）、荧光 PCR、基因芯片技术、定量 PCR 检测技术等应用最为广泛。近年来基因芯片技术的发展，使得通过运用通用芯片技术平台可以建立快速、准确、高通量检测致病菌的方法[15-17]。

### 三、真菌及寄生虫

真菌中主要是念珠菌、曲霉菌、毛霉菌、放线菌、隐球菌等引起腹泻，以白色念珠菌引起的肠炎最为常见。近年来，由于广谱抗生素、激素、免疫抑制剂、放化疗药物的应用，肠道真菌感染日益增多，常用的检测方法：①直接显微镜检查和涂片染色镜检。镜检法便于早期检查，但易污染且难以鉴定种属。②培养法。③血清学检查。其可以检测真菌的抗原、代谢产物和抗体，敏感性高，特异性好。④分子生物学诊断。其包括 PCR、基因芯片技术、DNA 序列分析、分子核酸杂交技术等。本法灵敏度高，阳性率高于培养法，可做种属鉴定，但易出现假阳性结果，且对技术条件要求较高[18]。

儿童寄生虫性腹泻病常见的病原包括阿米巴原虫、蓝氏贾第鞭毛虫、隐孢子虫、肠内滴虫和小袋纤毛虫、血吸虫、华支睾吸虫、钩虫等。阿米巴原虫性腹泻与蓝氏贾第鞭毛虫性腹泻在婴儿常见；而鞭虫病、粪类圆线虫及血吸虫病在较大的儿童和年轻人中较为多见；近年来，对隐孢子虫、人芽囊原虫、圆孢子虫在感染性腹泻中的作用的研究，引起了临床的关注。其中，隐孢子虫肠炎已成为全世界六大腹泻病因之一，占寄生虫性腹泻病的首位或第二位；人芽囊原虫是小儿肠炎重要的致病寄生原虫，是小儿迁延性腹泻的重要病因。常用的检测方法：①病原学检查：粪便镜检或直肠黏膜活组织检查。②免疫学诊断：本法特异性强，敏感性高，方法简单。常用的有皮内试验、ELISA、免疫金标记技术等。③分子生物学技术：包括核酸探针、聚合酶链反应、生物芯片。

（宁慧娟　张艳玲）

# 参考文献

[1] 曾玫，朱启镕，钱渊，等.上海地区儿童腹泻病轮状病毒感染的研究[J].中国实用儿科杂志，2004，19（4）：217.

[2] SARTARI A M，VALENTIM J，SOAREZ P C，et al. Rotavirus morbidity and mortality in children in Brazil[J]. Rev Panam Salud Publica，2008，23（2）：92.

[3] 李进琴，李蕾. 轮状病毒检测方法的现状[J].农垦医学，2006，28（3）：206-207.

[4] 王志宇，王健伟，何深一，等.轮状病毒检测技术[J]. 中国生物工程杂志，2004，24（5）：1-4.

[5] 方肇寅，谢华萍，吕红霞，等.1999～2005 年我国婴幼儿人杯状病毒腹泻研究[J]. 病毒学报，2007，23（1）：9-15.

[6] 张颖，张伟，李英军，等.诺瓦克样病毒及其检测方法[J].食品与药品，2006，8（9）：24-27.

[7] JEAN J D，SOUZA D H，JAYKUS L A. Multiplex nucleic acid sequence-based amplification for simultaneous detection of several enteric viruses in model ready-to-eat foods [J]. Appl Environ Microbiol，2004，70（11）：6603-6610.

[8] RUTJES S A，ITALIAANDER R，VANDENBERG H H，et al. Isolation and detection of enterovirus RNA from large-volume water samples by using the nuclisens miniMAG system and real-time nucleic acid sequence-based amplification [J]. Appl EnvironMicrobiol，2005，71（7）：3734-3740.

[9] 吴立梦. 人星状病毒检测研究进展[J].检验医学，2011，26（3）：210-213.

[10] SHINOZAKI T，ARAKI K，FUJITA Y，et al. Epidemiology of enteric adenoviruses 40 and 41 in acute gastroenteritis in infants and young children in the Tokyo area[J]. Scand J Infect Dis，1991，23（5）：543-547.

[11] BAMES G L，UREN E，STEVENS K B，et al. Etiology of acute gastroenteritis in hospitalized children in Melboume，Australia，from April l980 to March 1993[J]. J Clin Microb，1998，36（1）：133-138.

[12] CAEIRO J P，MATHEWSON J J，SMITH M A，et al. Etiology of outpatient pediatric nondysenteric diarrhea：a multicenter study in the United States[J]. Pediatr Infect Dis J，1999，18（2）：94-97.

[13] 金玉，叶新华，方肇寅.婴幼儿肠道腺病毒研究进展[J].中华流行病学杂志，2007，28（5）：510-512.

[14] 张燕玲，杨慧，薛小平.原子力显微镜技术在病毒学研究中的进展[J].中国病毒病杂志，2011，1（5）：391-394.

[15] 陈强，余晓君，李俏俏，等.腹泻儿童沙门菌属临床分离株的耐药特点及流行病学研究[J].中华检验医学杂志，2011，34（3）：249-253.

[16] 方鹤松. 小儿腹泻病学[M].北京：人民卫生出版社，2009.

[17] 韩春来. 食源性致病菌快速检测技术研究进展[J].家禽科学，2009（1）：43-46.

[18] 王翠红. 儿童侵袭性真菌感染的诊治进展[J].医学综述，2011，17（17）：2629-2632.

# 第二节　细菌感染性腹泻病原及耐药研究进展

　　腹泻是一种常见病、多发病，5 岁以下儿童为高发人群。感染性腹泻是由病原微生物及其产物所引起的以腹泻为主的一组肠道疾病，引起儿童感染性腹泻的病原微生物主要包括细菌、病毒、真菌和寄生虫等，其中以病毒及细菌性感染居多。在我国，感染性腹泻的报告发病率多年位居前列，可以认为在相当长的一段时期，感染性腹泻是严重威胁人类健康的一组感染性疾病。近年来，新的病原体及肠道致病菌的耐药问题不断出现，给儿童感染性腹泻的防治工作带来了新的难题和挑战。现就儿童细菌感染性腹泻常见病原学及耐药方面的研究进展作简要介绍。

　　临床上多种细菌感染均可导致腹泻，其中较为常见的是志贺菌、沙门菌、空肠弯曲菌、致泻性大肠埃希菌及各种条件致病菌等。随着医疗条件的改善和人类生活水平、经济状况的发展，细菌性腹泻的流行病学也不断发生变化。整体而言，在目前所报道的儿童腹泻的调查中，细菌性腹泻的检出率呈逐年减少趋势，所检出病原菌中，外源性感染（志贺菌等）仍占主导，同时机体的内源性条件致病菌（铜绿假单胞菌、变形杆菌）有检出并呈增多趋势[1-3]。

## 一、志贺菌

　　志贺菌是人类细菌感染性腹泻最常见的病原菌，可以通过土壤、水源及其他媒介在人与动物之间、人与人之间传播和流行，人群普遍易感。典型临床表现为发热、腹泻、腹痛及黏液脓血便，严重者可出现高热、休克、中毒性脑病，并可迅速发生循环及呼吸衰竭，若抢救不及时往往会造成死亡。志贺菌根据抗原结构不同可分为福氏志贺菌、宋内志贺菌、鲍氏志贺菌和痢疾志贺菌 4 个群。从细菌性腹泻发病总趋势看，近年来，我国大部分地区仍以志贺菌为主要病原菌，但志贺菌的感染率随年份变迁逐渐下降，部分地区已转变为以大肠埃希菌或多种条件致病菌为主要的致病菌[4,5]。从志贺菌各群发病比例看，在发达国家以宋内志贺菌占优势[6]，而发展中国家以福氏志贺菌为主。长期以来，在我国细菌性痢疾流行以福氏志贺菌为主，其次为宋内志贺菌，鲍氏志贺菌和痢疾志贺菌多为散发，偶有爆发。但近年来福氏志贺菌发病有减少趋势，而宋内志贺菌有明显的增加趋势，与其他发展中国家的变化趋势一致[7]，与发达国家和地区有靠近趋势。

　　有关肠道病原菌的药敏试验报道显示，近年来志贺菌对青霉素类、一代及二代头孢菌素、复方磺胺、氨基糖苷类抗生素普遍耐药，因此这些药不应再作为细菌性痢疾的经验用药。虽然对喹诺酮类耐药率较低，但由于喹诺酮类在小儿用药安全性上有争议，限制了它们在儿科的应用。志贺菌对三代头孢的耐药率较低，对碳青霉烯类抗生素的耐药率几乎为零，故三代头孢可作为经验用药在细菌培养及药敏试验结果报告前应用。志贺菌对抗生素耐药的主要机制是耐药质粒 R 在肠道细菌间通过接合等途径互相传递，介导了志贺菌对氨苄青霉素等抗菌药物的耐药，整合子的存在也参与了志贺菌的多重耐药。报道显示近年来志贺菌中产超广谱 β-内酰胺酶菌株的出现并增多，使细菌性痢疾的临床治疗面临新的困难。超广谱 β-内酰胺酶（extended-spectrum beta-lactamases，ESBLs）是一类能水解青霉素类、头孢菌素类及单环 β-内酰胺酶类抗生素，但能被 β-内酰胺酶抑制剂（如克拉维酸、舒巴坦等）所抑制的一种 β-内酰胺酶，是革兰阴性杆菌对 β-内酰胺类抗生素耐药的最重要机制。鉴于这种现状，对于临床难治性细菌性痢疾，有必要进行 ESBLs 的检测，对于产 ESBLs 志贺菌引起的感染，临床治疗可选择亚胺培南等碳青霉烯类抗生素，或含酶抑制剂的复合剂（如哌拉西林/他唑巴坦、头孢哌酮/舒巴坦）及头霉素类抗生素。志贺菌对氟喹诺酮类药物的耐药机制主要为编码细菌 DNA 旋转酶的基因发生点突变及膜的耐药所致。

## 二、沙门菌

沙门菌属肠杆菌科，革兰阴性肠道杆菌，寄居在人和动物肠道内，生化特性复杂，抗原结构相似，兼性厌氧。肠道沙门菌根据抗原的不同分为 2 500 多个血清型，大部分能感染人。沙门菌感染的症状主要以急性肠胃炎为主，潜伏期一般为 4～48 h，前期症状有恶心、头疼、全身乏力和发冷等，主要症状有呕吐、腹泻、腹疼，粪便呈黄绿色水样便，有时带脓血和黏液，一般发热的温度在 38～40℃，重病人出现寒战、惊厥、抽搐和昏迷等症状。病程为 3～7 d，一般预后良好，但老人、儿童和体弱者如不及时进行急救处理也可导致死亡。

肠炎沙门菌是欧美地区最常见的血清型[8]，在我国最常见的血清型是鼠伤寒沙门菌和肠炎沙门菌，其他血清型沙门菌散发[9,10]。抗菌药物是治疗沙门菌引起的肠道感染的主要手段。研究显示，沙门菌对氨苄青霉素、氯霉素和甲氧苄啶/磺胺甲恶唑高度耐药（耐药率大于 60%）[11]。最近发现对喹诺酮类耐药的沙门菌在全世界范围内也不断增加[12]，我国也发现人群感染的沙门菌尤其是鼠伤寒沙门菌中存在高度流行的喹诺酮耐药基因[13,14]。沙门菌属对三代头孢的耐药率相对较低，对碳青霉烯类抗生素耐药率最低。因此，我们不应选择氨苄青霉素、喹诺酮类、甲氧苄啶/磺胺甲恶唑和氯霉素来治疗沙门菌引起的感染。目前，第三代头孢菌素被认为是治疗沙门菌感染最常用的药物。但近几年来，人群中耐头孢菌素的沙门菌，尤其是耐药的鼠伤寒沙门菌在世界各地陆续被报道[15,16]。鼠伤寒沙门菌对头孢菌素广谱耐药的原因是产生了各种质粒介导的 β-内酰胺酶，尤其是 ESBLs。沙门菌对喹诺酮类耐药的原因是喹诺酮耐药决定区的 DNA 螺旋酶（GyrA 和 GyrB）和拓扑异构酶 IV（ParC 和 Pare）位点的突变，另外质粒介导的喹诺酮耐药机制（PMQR）包括主动外排泵 QepA，QNR 蛋白和 aac-（6'）-Ib-cr 基因，这些也是导致细菌对喹诺酮类药物敏感性下降的原因[17]。

## 三、大肠埃希菌

大肠埃希菌，俗称大肠杆菌，是人和动物肠道中的正常菌群，一般对人无害。其中一些特殊的血清型具有病原性，能引起人类腹泻，称为致泻性大肠杆菌。根据引起腹泻的致病性和发病机制不同，具体分为 5 类：致病性大肠杆菌（*Enteropathogenic E.coli*，EPEC）、产肠毒素大肠杆菌（*Enterotoxigenic E.coli*，ETEC）、侵袭性大肠杆菌（*Enteroinvasive E.coli*，EIEC）、出血性大肠杆菌（*Enterohemorrhage E.coli*，EHEC）及黏附-聚集性大肠杆菌（*Enteroaggregadve E.coli*，EAEC）。另外，1994 年我国学者在国际上首次发现并命名的一类新的致泻性大肠杆菌，因其能产生志贺样毒素，且对肠上皮有侵袭力，被命名为肠产志贺样毒素且具侵袭力的大肠杆菌（*Entero-SLTS-producing and invasive E.coli*，ESIEC）。

不同类型大肠杆菌引起腹泻的临床特点不同。*ETEC* 通过产生毒素引起腹泻，主要表现为呕吐、腹泻，大便呈蛋花汤样或水样，可呈重症霍乱样。*EPEC* 多见于婴幼儿和新生儿，可发生接触感染，常在产院婴儿室和新生儿室内发生流行，主要表现为腹泻、腹痛，多为水样便。*EIEC* 不产生肠毒素，主要侵犯结肠，形成炎症和溃疡，临床上表现为发热、腹痛、里急后重、黏液脓血便，症状与细菌性痢疾，不易鉴别。*EHEC* 为出血性大肠杆菌肠炎之病原，其中 O157：H7 是其主要的一个血清型，典型表现是急性起病，腹泻，初为水样便，继之为血性便，少数病人可继发急性溶血性尿毒症综合征（heomLytic uremic syndrome，HUS）。黏附性大肠杆菌肠炎由 *EAEC* 引起，其临床表现与 *EPEC* 类似。*ESIEC* 所致肠炎临床上与 *EHEC* 和 *EIEC* 表现类似。从致泻性大肠杆菌的类型上看，目前我国在大部分地区以 *ETEC* 和 *EPEC* 为主，近年来，我国有研究显示，*ESIEC* 占所分离的致泻性大肠杆菌的 41.6%，仅次于 *ETEC*，远远高于 *EPEC* 和 *EIEC*，应引起临床儿科医师的重视[18]。

大肠埃希菌感染的控制，有赖于抗生素的合理和正确使用。由于广谱抗生素的广泛应用，耐药菌株不断增加，尤其是对头孢类抗生素的耐药现象日趋严重，这与细菌 β 内酰胺酶的产生特别是 ESBLs 密切相关，研究显示我国大肠埃希菌产 ESBLs 率为 46.7%[19]。此外，产 *AmpC* 酶细菌引起的耐药性问题也日益严重[20]。*AmpC* 酶主要是由肠杆菌科细菌和铜绿假单胞菌等产生的一类 β-内酰胺酶，又称头孢菌素酶，能水解第三代头孢菌素，且不被 β-内酰胺酶抑制剂所抑制。碳青霉烯类药物作为一组新型 β-内酰胺类抗生素，具有良好的抗菌性，在治疗产 *AmpC* 酶和（或）产 ESBLs 的肠杆菌引起的感染时，碳青霉烯类药物一直是首选药物。但近年随着此类药物的大量使用，临床也相继分离到了对碳青霉烯类药物耐药的革兰阴性杆菌，尤以铜绿假单胞菌和不动杆菌属为代表的非发酵菌为主，大肠埃希菌耐药菌株近年也有散发报道，其主要耐药机制是产生碳青霉烯酶[21]。碳青霉烯酶是指能够明显水解至少亚胺培南或美罗培南的一类 β-内酰胺酶，它包括 Ambler 分子结构分类的 A，B，D 三类酶。碳青霉烯酶的出现，给我们的感染控制工作提出了更严峻的挑战。

## 四、空肠弯曲菌

空肠弯曲菌（*Campylobacter jejuni*，*CJ*）是弯曲菌属中主要引起人类感染的一个种，可定植于人的空肠、回肠和结肠，导致急性肠炎。弯曲菌感染可发生于任何年龄组人群，无明显地域、时间差异，在儿童患者中以 5 岁以下多见，多发生于夏季。临床表现主要有发热、腹泻，粪便初期呈稀水便，继而呈痢疾样黏液脓血便，有报道显示空肠弯曲菌肠炎易并发乳糖酶缺乏[22]。此外，该菌感染后还可能存在一些局部并发症（如胆囊炎、胰腺炎、腹膜炎和胃肠道大出血等）和肠外表现（如败血症、脑炎、心内膜炎、反应性关节炎、骨髓炎等），在感染后的并发症中以格林-巴利综合征最为严重，其发病机制是由于空肠弯曲菌的脂多糖成分与患者自身组织存在分子模拟现象，机体对感染原的免疫应答通过交叉反应导致组织损伤。空肠弯曲菌肠炎确诊需依据粪便细菌培养，空肠弯曲菌需要行微需氧培养。

空肠弯曲菌感染病程常呈自限性，多数患者不需要抗生素治疗，但对病情重、病情迁延者可用抗生素治疗，以大环内酯类抗生素的敏感性最高，氨基糖苷类对空肠弯曲菌也有很强的抑菌活性[23,24]，头孢菌素抑菌活性较差[25]，氟喹诺酮类抗生素的耐药性有逐年增加的趋势。因此，对儿童空肠弯曲菌肠炎的抗菌治疗宜优先考虑红霉素等大环内酯类抗生素。

## 五、小肠结肠炎耶尔森菌

自 20 世纪 50 年代以后，发现小肠结肠炎耶尔森菌的国家不断增加。该菌所致疾病虽呈世界性分布，但更集中于寒冷的地区，如美国北部、加拿大、比利时、日本等国，不少地区小肠结肠炎耶尔森菌引起的肠炎比志贺菌还多。它是一种革兰阴性杆菌，在自然界分布很广，在 4℃ 低温环境仍能生存繁殖，是能在冷藏温度下生长的少数几种肠道致病菌之一，可感染多种动物，包括哺乳动物、啮齿类动物、禽类、鸟类及昆虫等，发病主要与摄入被污染的食物或水有关，多在冬春季发病。我国 1981 年首次报道了该菌引起的动物腹泻病的爆发。目前小儿耶尔森菌肠炎国内较少见，多为散发，少数呈暴发流行。主要症状有发热、腹痛、腹泻，大便呈水样、黏液样或胆汁样。严重腹泻患儿可发生低蛋白血症和低钾血症。耶尔森菌肠炎可合并肠系膜淋巴结炎及回肠末端炎，常伴有严重腹痛，有时误诊为阑尾炎。除肠道症状外，还能引起呼吸系统、心血管系统、骨骼和结缔组织疾病，甚至引起败血症，造成死亡。目前，国内尚缺乏对小儿耶尔森菌肠炎治疗及耐药方面的较大样本的研究[26]。

## 六、抗生素相关的肠炎

由于免疫功能低下、不恰当地应用抗生素、长期应用肾上腺皮质激素等，引起肠道菌群紊乱，微生态失调，一些条件致病菌会诱发肠炎，常见的如金黄色葡萄球菌肠炎、难辨梭状芽孢杆菌肠炎、绿脓杆菌肠炎、变形杆菌肠炎、真菌性肠炎、肠球菌肠炎等，详见抗生素相关的肠炎章节。

细菌感染性腹泻的防控不仅需要临床和疾病监测系统提供基于病例和人群的调查，更需要连续、系统地开展病原学监测及药敏试验，以及时发现病原体的变化规律，选用适宜的抗菌药物和治疗方法，减少耐药性的产生，有效预防和控制其暴发流行。

（徐樨巍　纪文静）

# 参考文献

[1] SCALLAN E，MAJOWICZ S E，HALL G，et al. Prevalence of diarrhea in the community in Australia，Canada，Ireland，and the United States[J]. Int J Epidemiol，2005，34（2）：454-460.

[2] 姜胜玲，林河，周文华. 小儿条件致病菌肠炎 119 例调查分析[J].中国儿童保健杂志，2002，10（2）：132-133.

[3] 王进，靳静. 细菌性腹泻的菌群分布及药敏分析[J]. 实用儿科临床杂志，2003，18（7）：575-576.

[4] 纪文静，董方，徐樨巍.儿童细菌性腹泻病原菌 10 年间变迁与药敏分析[J].中国实用儿科杂志，2009，24（12）：934-936.

[5] 原慧云，张镁硒，马荣伟.小儿细菌性腹泻病原菌分布及耐药分析[J].山西医药杂志，2008，37（6）：548-550.

[6] SIVAPALASINGAM S. JENNIFER M N，KEVIN J，et al. High prevalence of antimicrobial resistance among Shigella isolates in the United States tested by the National Antimierobial Resistance Monitoring System from 1999 to 2002[J]. Antimicrob Agents Chemo，2006，50（1）：49-54.

[7] ORRETT F A. Prevalence of Shigella serogroups and their antimicrobial resistance patterns in southern Trinidad[J]. J Health Popul Nutr，2008，26（4）：456-462.

[8] HERIKSTAD H，MOTARJEMI Y，TAUXE R V. Salmonella surveillance：a global survey of public health serotyping[J]. Epidemiol Infect，2002，129（1）：1-8.

[9] 何战英，窦相峰，刘桂荣，等.北京市 2008-2009 年沙门菌感染性腹泻现况研究[J].中华流行病学杂志，2010，31（12）：1438-1439.

[10] 柯碧霞，邓小玲，李柏生，等.广东省 2008-2009 年沙门菌监测[J].中华流行病学杂志，2011，32（8）：789-792.

[11] 陈强，余晓君，李俏俏，等.引起儿童腹泻的沙门菌属临床分离株的耐药特点及分子流行病学研究[J].中华检验医学杂志，2011，34（3），249-253.

[12] GAY K，ROBICSEK A，STRAHILEVITZ J，et al. Plasmid-mediated quinolone resistance in non-TypHi serotypes of Salmonella enteric[J]. Clin Infect Dis，2006，43（3）：297-304.

[13] CUI S，LI J，SUN Z，et al. Ciprofloxacin-resistant Salmonella enterica serotype TypHimurium，China[J]. Emerg Infect Dis，2008，14（3）：493-495.

[14] XIA S，HENDRIKSEN R S，XIE Z，et al. Molecular characterization and antimicrobial susceptibility of Salmonella isolates from infections in humans in Henan Province，China[J]. J Clin Microbiol，2009，47（2）：401-409.

[15] GONZALEZ S R，HERRERA L S，De La FUENTE M，et al.Emergence of extended-spectrum beta-lactamases and AmpC-type beta-lactamases in human Salmonella isolated in Spain from 2001 to 2005[J]. J Antimicrob Chemother，2009，64（6）：118l-1186.

[16] HAMIDIAN M，TAJBAKHSH M，WALTHER-RASMUSSEN J，et al. Emergence of extended-spectrum beta-lactamases in clinical isolates of Salmonella enteric in Tehran，Iran [J]. Jpn J Infect Dis，2009，62（5）：368-371.

[17] YAMANE K，WACHINO J，SUZUKI S，et al. New plasmid-mediated fluoroquinolone efflux pump，OepA，found in an Escherichia coli clinical isolate[J]. Antimicrob Agents Chemother，2007，51（9）：3354-3360.

[18] 赵瑞珍，李连青，朱庆义，等.产志贺样毒素且具侵袭力的大肠杆菌性小儿腹泻[J].中华儿科杂志，2006，44（2）：136-137.

[19] 王丽，杨永弘，陆权，等.儿科产超广谱β-内酰胺酶大肠埃希菌耐药的流行特征分析[J].中华医学杂志，2008，88（20）：1372-1375.

[20] 邱清芳. 大肠埃希菌与肺炎克雷伯菌 AmpC 酶的检测[J].中华医院感染学杂志，2008，18（8）：1152-1154.

[21] 姚慧琳，陆士海，刘培明.碳青霉烯类抗菌药物耐药的大肠埃希菌 KPC 酶检测与分析[J].中华微生物学和免疫性杂志，2010，30（7）：685-686.

[22] 沈和萍，吴蔚.小儿空肠弯曲菌肠炎 534 例分析[J].中国儿童保健杂志，2006，14（6）：640-641.

[23] WARDAK S，SZYCH J，ZASADA A A，et al. Antibiotic resistance of C ampylobacter jejuni and Campylobacter coli clinical isolates from Poland[J]. Anti icrob Agents Chemother，2007，51（3）：1123-1125.

[24] WARDAK S，SZYCH J，DUDA U. Antmicrobial susceptibilities of Campylobacter sp strains isolated from humans in 2005 to 2006 in Bielsko-Biala Region，Poland[J]. Med Dosw Mikrobiol，2007，59（1）：43-49.

[25] CHIN C Y，OTHMAN R，NATHAN S. The Burkholderia pseudomalleiserine protease MprA is antoproteolytieally activated to produce a high stable enzyme[J]. Enzyme Microb Technol，2007，40（2）：370-377.

[26] 郑浩轩，姜泊. 小肠结肠炎耶尔森菌研究概况[J]. 中国微生态学杂志，2006，18（50）：416-419.

# 第三节 儿童抗生素相关性腹泻

## 一、总论

抗生素相关性腹泻（antibiotics associated diarrhea，AAD）指在抗生素治疗过程中发生的不能解释的腹泻。近年来，在成人及儿童中呈上升趋势。成人 AAD 的发病率波动于 5%~40%，有关儿童 AAD 的发病率尚无大规模的研究，国外有报道称门诊儿童患者 AAD 的发生率达 6.2%。儿科肺炎使用抗生素后腹泻的发生率为 50%。其中公认的病原是难辨梭状芽孢杆菌，占 AAD 中的 10%~20%。其他病原为拟杆菌、金黄色葡萄球菌、铜绿假单胞菌、变形杆菌、产气荚膜梭菌、沙门菌及真菌等。AAD 多发生于抗生素治疗过程中或停药后 1~2 周内，最晚可发生在治疗疗程的第 10 周。发病与药物剂量或给药途径关系不大。其潜伏期短至用药当天，长至停药后 6 周。主要临床表现为腹泻，以水样便为主，亦可有糊状便、黏液便、脓血便，有时可见膜状漂浮物，可伴有不同程度的发热、腹痛、腹胀、恶心、呕吐，严重者可引起中毒性休克、中毒性巨结肠、肠麻痹甚至肠穿孔。根据临床表现可分为单纯腹泻型、结肠炎型、出血性结肠炎型、伪膜性结肠炎型及暴发性结肠炎型。根据病情轻重可分为轻、中、重型和暴发型。单纯性腹泻最多见，其临床表现较轻，一般在抗生素应用 4~10 d 后出现，表现为频繁解不成形便或水样便，腹泻次数 3~5 次/d，部分严重者超过 10 次/d，无其他并发症，病程呈自限性，停用抗生素后症状多缓解；结肠炎症状较单纯性腹泻严重。伪膜性肠炎症状最重，表现为水样泻（90%~95%），粪水中可见漂浮的假膜，腹部绞痛（80%~90%），发热（80%），白细胞增高（80%），可有呕吐，低蛋白血症、水肿、循环容量不足和电解质紊乱，严重者可并发中毒性巨结肠、穿孔甚至死亡。其发病机制主要有以下 4 个方面：①抗生素使肠道正常菌群失调，生理性细菌大量减少，而条件致病菌大量繁殖。②肠道生理性细菌明显减少，使多糖发酵成短链脂肪酸减少，未经发酵的多糖不易被吸收，滞留于肠道而引起渗透性腹泻。③抗生素的直接作用可引起肠黏膜损害、肠上皮纤毛萎缩及细胞内酶的活性降低，或者与肠道内胆汁结合使脂肪吸收减少，从而导致吸收障碍性腹泻。④红霉素及同类药物有促胃肠动力作用[1-3]。

目前肠道菌群紊乱检测分析方法如下：

（1）粪便涂片做革兰染色，分别计算出革兰阳性（G+）杆菌、球菌和革兰阴性（G-）杆菌、球菌及各自的比例。当肠道正常菌群平衡稳定时，其涂片显示革兰阳性杆菌（主要是双歧杆菌）应占绝对优势（正常在 60%以上，甚至达 90%以上）。肠道菌群失调时通常分为Ⅲ度。①Ⅰ度肠道菌群失调：细菌总数处于正常低值，革兰阳性杆菌比例略有降低，革兰阴性杆菌和革兰阳性球菌略显增多；②Ⅱ度肠道菌群失调：肠道细菌总数明显减少，革兰阳性杆菌显著降低，革兰阴性杆菌、革兰阳性球菌显著增多，甚至可见到少量酵母样菌；③Ⅲ度肠道菌群失调：肠道细菌总数极度减少，革兰阳性杆菌和革兰阴性杆菌几乎呈消失状态，而革兰阳性球菌、酵母样菌大量增多，甚至出现较多的芽孢样杆菌。Ⅰ度、Ⅱ度菌群失调是肠道细菌量的改变，而Ⅲ度肠道菌群失调是肠道菌群质的改变。

（2）对大便做不同菌群定量培养分析（主要做双歧杆菌、乳杆菌、大肠埃希菌、肠球菌等定量培养分析）。该方法精细、可靠，但条件要求高，难以被临床广泛使用。

（3）分子生物学技术分析肠道微生物菌群的变化，包括：PCR 技术、肠道菌群的变性梯度凝胶电泳技术、寡核苷酸 DNA 探针技术、完整细胞杂交定量荧光结合共聚焦显微技术以及核酸分子探针等新技术均可用于肠道菌群中各类菌群的定量分析。这类方法检测肠道菌群紊乱技术先进、精确可靠，但目前还不能广泛应用于临床[3]。

以下分别介绍引起抗生素相关性腹泻的主要的病原体。

### （一）难辨梭状芽孢杆菌

难辨梭状芽孢杆菌（*Clostridium difficile*，CD）是一种革兰阳性专性厌氧芽孢杆菌。引起的主要疾病是难辨梭状芽孢杆菌相关性腹泻（clostridium difficile-associated diarrhea，CDAD）。在 1935 年，由 Hall 和 O'Toole 在健康婴儿的粪便中发现。由于从临床实验室培养及分离比较困难，故命名为难辨梭状芽孢杆菌。目前该菌被认为是引起抗生素相关性腹泻的主要病原体。其芽孢可生存在比较恶劣的自然环境，对常规的灭菌技术不敏感，可抵御一般的高温、紫外线、刺激性的化学药品及抗生素，可存活数月甚至几年。芽孢是难辨梭状芽孢杆菌相关性腹泻的主要传播方式，其传播途径为粪口传播。自然界中，CD 可存在于水、土壤、蔬菜及野生、驯养及农场放养的动物中，例如，马、牛、猪、狗、猫等，但没有文献证明 CDAD 是人兽共患病。CD 主要毒素：毒素 A（toxinA，TcdA）、毒素 B（toxinB，TcdB）和二元毒素（binary toxin，BT）。二元毒素由 CdtA 和 CdtB 组成。TcdA 具有肠毒素活性，当 TcdA 被注入啮齿类动物的肠内时，可引发肠道炎性反应、液体分泌、黏膜损伤及血细胞凝集。然而，TcdB 缺乏肠毒素活性，但有细胞毒素活性，可刺激单核细胞释放炎性细胞因子。TcdB 造成肠道上皮损伤是 TcdA 的 10 倍。CdtA 可阻断肌动蛋白片段合成而诱导细胞死亡，CdtB 介导毒素与细胞结合并进入细胞。二元毒素对肠道的损害是 TcdA 的 16 倍多，是 TcdB 的 23 倍多[4-6]。

**1.CDAD 分型**

（1）社区相关性 CDAD（community-associated CDAD，CA-CDAD）：发病时，距前 1 次离开医疗机构至少有 12 周。

（2）医疗机构获得性 CDAD（healthcare facility-associated CDAD，HCFA-CDAD）再分为 2 型：①社区发作-医疗机构获得性 CDAD（community-onset，healthcare facility-associated CDAD，CO-HCFA-CDAD）：发病时，距前一次离开医疗机构 4 周内；或距前一次离开医疗机构小于 4 周，再次就诊医疗机构 48 h 内出现症状。②医疗机构发作-医疗机构获得性 CDAD（healthcare facility onset，healthcare facility associated CDAD，HO-HCFA-CDAD）：接触医疗机构 48 h 后发病。③indeterminate CDAD：不符合以上标准，但距前 1 次离开医疗机构 4～12 周的时间内发病[4]。

**2.流行病学**

CD 是人类肠道中的正常菌群，在正常成人中约占 2%。在新生儿中，无症状携带者可高达 70%。小于 2 岁的婴儿，患病率波动于 3%～62%，且大多都有症状。3～18 岁的儿童，患病率与成人相似为 5%～8%。目前，儿童住院患者 CDAD 的发病率有上升趋势。在美国，根据 Zilberberg 等人对 1997～2006 年住院儿童 CDAD 的研究（发病人数/10000 名住院患者）：CDAD 患病人数从 1997 年的 4626 例增长到 2006 年的 8417 例，其年发病率从 1997 年的 7.24%增长至 2006 年的 12.80%。在伊拉克，根据 Alrifai 等对 Tikrit 教学医院于 2004 年 10 月至 2005 年 9 月，对 259 名小于 5 岁发生院内腹泻儿童进行病原学研究，发现 CD 占 21.0%。根据 Benson 等对门诊儿童的研究，CA-CDAD 逐年增加，从 2001 年 1.18‰增长到 2006 年的 2.47‰，其中 43%的患儿缺乏近期抗生素的应用史。根据 Baker 等对 2006～2008 年 CA-CDAD 的研究，235 例患儿中，共 41 例患儿为 CA-CDAD，其发病率从 2006 年的 9.5%上升至 2008 年的 27%[7,8]。

新菌种暴发于 2005 年，儿童中亦发现了变异菌株产二元毒素的 CD（North American PFGE type 1，PCR ribotype 027，简称 B1/NAP1/027）流行，其中一部分患者无近期医疗机构的接触史及抗生素的应用史。同时，根据 2005 年美国 CDC 在 3 级儿童医院为期 5 年的临床回顾性调查研究，CA-CDAD 逐年增高，其中 43%的患儿缺乏近期抗生素的应用史。还有研究 B1/NAP1/027 在儿童中的发病率，根据 Toltzis 等在 2 所儿童医院的研究，CDAD 患儿中，B1/NAP1/027 占 19.4%。与此同时，根据 Suh 等研究，加拿大 CDAD 患儿中，B1/NAP1/027 占 10%。当 B1/NAP1/027 得到控制的时候，又出现了一种新的高致病性菌株 PCR ribotype 078( 简称 PCR 078 )，其 TcdC 缺失了长约 39bp 的碱基，属于毒素分型 V( toxinotype V )，可感染人类和动物。在其感染的患者中，40%的患者发生了重度腹泻，但并发症较 B1/NAP1/027 少。荷兰，PCR 078 的发病率从 2005 年的 3%上升到了 2008 年的 13%，似乎以社区获得性多见，且青年人易感。美国，CA-CDAD 中，PCR 078 排名第 3 位。有研究发现在人、猪、牛中的 PCR 078 的基因非常相似，但是没有直接的证据证明能在不同物种之间传播，可能是由于 PCR 078 在自然环境中普遍存在。最近，在美国零售的肉类产品中分离出了 PCR 078 和 PCR 027，但是，在加拿大没有证据表明食用被污染的肉类产品与 CDI 之间有联系。欧洲，在 2008 年，PCR 078 在医院内感染 CD 的患者中的第三位，占可鉴别分离菌种的 8%。最近，爱尔兰，一次国家普查中，在医疗保健机构所分离鉴别出的菌种中，PCR 078 占 13.7%，此外，CA-CDI 中，PCR 078 占 33%。目前，尚缺少有关儿童 PCR 078 的流行病调查[9]。

### 3.临床表现

CDAD 的临床表现轻重不一，主要为轻至中度腹泻，呈水样便、血便或黏液脓血便，便中可见斑块条索状伪膜。患者有时会出现发热（大于等于 38℃），下腹部痛、触痛及腹胀等症状，可导致脱水、酸中毒、低蛋白血症、电解质紊乱、败血症、中毒性巨结肠、胃肠道出血、肠穿孔和休克，甚至出现死亡。CD 感染后可出现 4 种情况：无症状携带、急性或迁延性腹泻、伪膜性结肠炎、复发感染。急性和迁延性腹泻患儿的症状与成人相似，一般腹泻持续时间为 2～9 d。慢性腹泻时，可伴有反复发作的腹部绞痛及其他肠道症状。

### 4.诊断标准

（1）成人 CDAD 诊断标准：①腹泻大于 2 d，伴/不伴发热或腹痛。②实验室检查：首先，粪便 C.d 培养阳性，且进行细胞培养的细胞毒性实验阳性；其次，酶免疫测定法毒素阳性；第三，毒素基因阳性；最后，内镜或组织病理学证实伪膜性肠炎。同时满足第 1 条和实验室检查中的任意 1 条即可[4]。

（2）儿童 CDAD 诊断标准：①小于 1 岁的婴儿：应当多次、多种方法送权威部门检测，包括毒素、培养，组织病理学等。②1～2 岁的患儿：有腹泻、有抗生素接触史的幼儿，在排除其他病原后，同成人。③大于 2 岁患儿：有腹泻症状，同成人诊断程序相同[5]。

### 5.CDAD 的实验室检测方法

目前 CD 的检测无世界公认的金标准，根据文献，细胞培养的细胞毒性检测（cell culture cytotoxicity assay，CTA）及传统的厌氧培养为公认的标准检测方法。这两种方法有着高度的敏感性，但是比较费时（24～72 h 得不到结果）、费力、价格贵，不适用于临床检测。为了克服以上缺点，酶免疫测定法（enzyme-linked immuno sorbent assay，ELISA）、聚合酶链式反应（polymerase chain reaction，PCR）法应运而生，测定毒素 A 或毒素 A 和毒素 B 等，均可以在 24 h 内得到结果。表 4-3-1 罗列了各种方法的敏感性及特异性。由于单独一种方法检测，不能达到最佳检测目的，故应用多种方法同时检测。根据文献，目前主要联合应用两种或 3 种检测方法。SHEA–IDSA 和 ESCMID 都推荐两种方法联合检测诊断 CDAD，例如 ELISA 和 PCR 联合使用[4,10,11]。

### 6.CDAD 治疗

传统 CDAD 的治疗方法如停用诱发该病的抗生素，适当服用调解肠道菌群的益生菌。若病情不允许的情况下，予以针对 CD 的抗生素。常用抗生素为甲硝唑和万古霉素，甲硝唑性价比较万古霉素高，比万古霉素便宜约 50%。甲硝唑的特点为吸收快，血药浓度高，在上段小肠有较高的药物浓度，下段小肠药物浓度较低。推荐剂量为 20～40 mg/（kg·d）。万古霉素在治疗 CDAD 时，应采用口服，因其大部分经肠道排出，故可有效消灭结肠的 CD。由于血药浓度低，与甲硝唑相比药物不良反应较少。婴儿和儿童治疗 CDAD 无明确的推荐剂量，根据文献常用的剂量为 40 mg/（kg·d），口服，常用于重度获得性结肠炎(pseudomembranouscolitis，PMC)患者、复发的结肠炎患者、免疫抑制的儿童。也有文献推荐儿童使用 500mg/d，疗程为 3～10 d 不等。在一些复发感染的报道中，停用万古霉素后，复发率为 43%～67% 不等。目前尚有一些新型抗生素在成人中应用，例如：fidaxomicin（也叫 OPT-80 或 PAR-101）、替加环素（tigecycline）、利福昔明（rifaximin）、硝唑尼特（nitazoxanide）、雷莫拉宁（ramoplanin）、利福拉齐（rifalazil）、奥利万星（oritavancin）、杆菌肽等，但在儿童中尚未应用。尚有文献中应用免疫制剂治疗，例如：静脉注射免疫球蛋白、针对辨梭状芽孢杆菌毒素 A 和 B 的人类单克隆抗体。亦有调节肠道菌群方法：应用微生态制剂，根据以往的询证医学文献，建议口服布拉酵母菌（Saccharomyces boulardii，SB）和鼠李糖乳酸杆菌（Lactobacillus rhamnosus GG，LGG）。但是服药期间不能使用抗生素。布拉酵母菌：小于 1 岁：500mg/d；1～4 岁：750 mg/d；大于 4 岁 1 g/d。鼠李糖乳酸杆菌：5 月～6 岁：125mg/d，2 次/d。健康人粪便灌肠。其他辅助治疗方法：应用毒素结合制剂，例如考来烯胺（cholestyramine）可与 CD 毒素结合，但是在儿童中应用研究较少，没有安慰剂对照的大规模的临床试验。同时此药在肠道中与万古霉素结合，故两种药不能同时使用。尚有文献报道，在正规应用抗生素及益生菌治疗的同时，予以结肠灌洗，可有效的清除 CD 毒素和芽孢[6,9]。

表 4-3-1　各种检测方法比较

| 检测方法 | 待测底物 | 时间 | 敏感性/% | 特异性/% | 局限性 |
|---|---|---|---|---|---|
| 细胞培养的细胞毒性检测 | 毒素B | 1～3 d | 95 | 90～95 | 时间长，技术要求高，现在很少使用 |
| 细菌培养 | 产毒素的CD | 3～5 d | 大于95 | 80～90 | 时间长，技术要求高，美国很少使用 |
| 酶免疫测定毒素A或A/B | 毒素A或毒素A/B | 几小时 | 75～80 | 97～98 | 假阴性结果多；但快速、技术要求不高；自2008年被用于大多数美国的实验室 |
| 酶免疫测定谷氨酸脱氢酶 | CD | 几小时 | 95～100 | 70～80 | 不同的文献中敏感性及非特异性有差异 |
| 酶免疫测定谷氨酸脱氢酶和毒素A/B | CD和毒素 | 几小时 | 95～100 | 97～98 | 结果取决于毒素测定 |
| 聚合酶链式反应 | 产毒素的CD | 几小时 | 大于98 | 80～99 | 非特异性取决于CD携带者 |

### （二）金黄色葡萄球菌肠炎及耐甲氧葡萄球菌肠炎

金黄色葡萄球菌（StapHylococcus aureus，SA）是革兰阳性或兼性厌氧球菌，亦是肠道的正常菌群，亦可导致 AAD，与 AAD 有关的肠毒素包括肠毒素 A，C，D，白细胞毒素 LukE-LukD，中毒性休克综合征毒素（toxic shock syndrome toxin 1，TSST-1）。有报道发现，一部分感染产肠毒素的 S. aureus 的 AAD 患者中，合并 CD 感染。SA 在肠道定植的水平随着住院时间、鼻胃管留置时间的延长而升高。这些因素与耐甲氧葡萄球菌（Meticillin-resistant S. aureus，MRSA）密切相关。有研究显示，在 AAD 患者的粪便中，能检测到葡萄球菌的肠毒素，且每克粪便中，葡萄球菌落数达到 $1 \times 10^8$[12-14]。

### （三）产气荚膜梭菌肠炎

产气荚膜梭菌（Clostridium perfringens，CP）是革兰阳性厌氧芽孢杆菌，广泛存在于自然界中，定植于 40% 的健康人群的肠道中，老年人群中居多。CP 至少可产生 15 种毒素。根据不同的毒素，可将 CP 分为 A，B，C，D，E，5 种不同的亚型。其中 A 型产气荚膜梭菌（Clostridium perfringens type A）是造成食物中毒的主要病原体，也是 AAD 及散发腹泻的病原体。A 型 CP 产生毒素为肠毒素（CP enterotoxin，CPE）。此种亚型在早产儿可造成坏死性结肠炎。有文献报道，在 AAD 中，大约 15% 的患者的粪便中可检测出 CP 或其毒素[12-14]。

### （四）产酸克雷白杆菌

产酸克雷白杆菌（R.oxytoca）是革兰阴性、产 β 内酰胺酶的肠杆菌，其中某些细菌系可产超广谱 β 内酰胺酶。该菌广泛存在于自然界（水、土壤）中，也可存在于人或动物的皮肤、黏膜、肠道中。与肺炎克雷白杆菌相似，可以感染人的呼吸道、泌尿系、皮肤软组织及肝胆系统。产细胞毒性的毒素造成细胞损伤，该毒素为热不稳定蛋白，对蛋白酶不敏感，并且可以抑制真核细胞 DNA 的合成。

该菌与抗生素相关性出血性结肠炎（antibiotic-associated haemorrhagic colitis，AAHC）有关。AAHC 常发生于短期应用盘尼西林，或者小剂量的头孢菌素类抗生素，或者引用非甾体类抗炎药后。AAHC 的主要临床表现：在抗生素治疗的过程中，突然出现血便伴腹部绞痛，且大多数情况下，这种腹泻是需要住院治疗的。内镜下表现：黏膜呈节段性分布的充血水肿，且没有伪膜。最易累积的为升结肠及盲肠部分[15]。

### （五）念珠菌属

目前有研究发现，在应用抗生素的情况下，当每个菌落中念珠菌落数大于 $1 \times 10^5$ /mL 时，即发生了 AAD。但是同时亦有研究发现，发生 AAD 的患者、或应用抗生素但没有腹泻的患者，其念珠菌属（Candida sp.）的阳性率与未应用抗生素患腹泻的患者的阳性率无明显差异。且随着肠道中酵母菌生长增长，肠道中的厌氧菌反而会下降。因此，念珠菌大量生长有可能不是导致 AAD 的原因，而是肠道菌群紊乱后的结果[12-14]。

## 二、儿童难辨梭状芽胞杆菌相关性腹泻危险因素的进展

目前难辨梭状芽胞杆菌相关性腹泻危险因素在成人中研究较多，但在儿科中研究较少。随着国外儿童 CDAD 报道增多，目前认为 CD 可能是儿童腹泻病原中潜在的病原体。根据目前研究，儿童 CDAD 的危险因素可分为 3 个方面：肠道菌群紊乱、患者因素、医疗原因。

### 1.肠道正常菌群的紊乱：抗生素应用相关

根据 Ferroni 等研究，儿童 CDAD 可发生于首次应用抗生素的 4~18 d，林可霉素可能为儿童 CDAD 危险因素。目前，对诱发儿童 CDAD 抗生素的研究尚少，表 4-3-2 为常见的与儿童 CDAD 相关的抗生素。根据 Wultanska 等对 50 株从儿童粪便分离出的 C.d 耐药性的研究，其中 26% 菌株对红霉素和克林霉素耐药，对环丙沙星、莫西沙星、加替沙星和亚胺培南的耐药率分别为 98%，8%，8% 和 30%[6,16,17]。

表 4-3-2　儿童 CDAD 相关的抗生素

| 高危 | 中危 | 低危 |
| --- | --- | --- |
| 二代和三代头孢菌素 | 喹诺酮类 | 氨基糖苷类 |
| 克林霉素 | 磺胺类 | 甲硝唑 |
| 林可霉素 | 大环内酯类 | 枯草杆菌肽 |
| 氨苄西林/阿莫西林 | 四环素类 | 万古霉素 |
|  | 甲氧苄啶 |  |
|  | 氯霉素 |  |

### 2.患者因素

（1）年龄：近 20 年，许多文献报道 6 个月至 2 岁似乎是发生此病的高峰时期，可能与肠道正常厌氧菌群的建立发生于生后的第 2 年有关。根据 Karsch 等对 766 名住院儿童进行的研究，17.3% 小于 12 个月的婴儿患有 CDAD，但是患病率会随着年龄的增长而下降，5.6% 为 12~24 月，2.7% 为大于 24 月的幼儿。根据 Hyams 等对 115 名门诊接受抗生素治疗中耳炎的患者的研究，发生 CDAD 的患儿，小于 1 岁占 28%，而 1~6 岁仅为 3%。然而，考虑到不同年龄段，CD 的定植率不同，故年龄是否为危险因素值得商榷。根据 Boenning 等对门诊病人的研究，CDAD 组平均年龄为 9.8 月，无腹泻的对照组为 8.2 月，两者相比无统计学意义[18-20]。

（2）喂养方式：有文献报道，在婴幼儿时期，不同的喂养方式也许会增高患此病的风险，母乳喂养的婴儿的 CD 定植率比人工喂养的患儿低。根据 Tullus 等研究，6 个月大时，人工喂养的婴儿的 CD 定植率为 39%，明显高于母乳喂养的 19%，其中 CD 阳性人工喂养的儿童有 27% 发生了腹泻[5,21]。

（3）肠道黏蛋白层的厚度及组成：肠道黏蛋白的厚度及组成与无症状携带者有关，黏蛋白层可保护肠黏膜不受 CD 的损害，在一些致命性的儿童 CDAD 中，发现与黏膜黏蛋白层的改变有关[6]。

（4）免疫反应：有文献报道低丙种球蛋白血症与 CDAD 有一定关系，根据 Gryboski 等对 43 例 CD 相关疾病患儿的研究，复发 CDAD 患儿的丙种球蛋白比未复发患儿的低。在 43 例患儿中，其中 15/43（35%）血清 IgA 低，12/43（26%）血清 IgG 低。与 28 名血清 γ 球蛋白正常的儿童比较年龄发现（平均年龄 4.6 岁），低丙种球蛋白血症儿童的年龄较小（平均年龄为 18.8 个月；范围 2 ~ 70 个月），可能与一过性的低丙种球蛋白血症常发生于新生儿至小婴儿（小于 2 岁）有关。

此外，低丙种球蛋白中，47%（7/15）儿童发生复发 CDAD。然而，血清 IgG 水平正常的儿童发生复发 CDAD 仅为 18%（5/28）。另外，尚有文献报道婴幼儿的免疫系统发育不完善导致的 CD 特异性抗体水平的较低。根据 Leung 等研究，在小于 2 岁感染 CD 的婴幼儿中，CDAD 患病率较高，但只有 19% 的婴幼儿有与 CD 毒素相关的特异性抗体；与之相反的是，64% 的大于 2 岁的儿童和成人有与 CD 毒素相关的特异性抗体[22,23]。

（5）基础疾病（肿瘤、器官移植、炎性肠病等）：①肿瘤：最近 20 年中，有文献报道 CDAD 曾经在儿童肿瘤患者中出现。例如，Qualmanetal 等报道了几例致命性的 PMC 发生于患有血液系统肿瘤的儿童（淋巴瘤、白血病、霍奇金淋巴瘤等）。Kavan 等报道了 1 例患有霍奇金淋巴瘤 13 岁男童在骨髓移植术后继发了 CDAD。但根据 Burgner 等研究，没有发现危险因素与应用抗生素及化疗药有关。与无症状携带者相比，唯一确定的风险因素为年龄（39.5 月/68.2 月，P 小于 0.02）及住院时间（4.3 d/14.3 d，P 小于 0.05）。目前，尚缺少有力的证据证明在儿童中使用化疗药物与 CDAD 有关。近期，根据 Tai 等研究，患有肿瘤的儿童患 CDAD 的频率是无肿瘤儿童的 15 倍，并且在儿童 CDAD 病例中，肿瘤患者占 21%[24-27]。②器官移植：亦有文献报道 CDAD 与器官移植有关。例如：根据 Chavers 等对 164 例进行肾移植患儿的研究，5 岁以下的儿童最普遍感染的细菌为 CD，并且在手术后的 1 ~ 6 个月继续随访，CDAD 的儿童仍然以 5 岁以下的儿童最多。近期，根据 Sandora 等对儿童 CDAD 危险因素的研究，接受实质脏器移植，为危险因素（优势比为 8.09；置信度 95% 的置信区间为 2.10 ~ 31.12）[28,29]。③炎症性肠病：炎症性肠病被认为是 CDAD 的危险因素，已经被关注很久了。根据 Wultanska 等对 58 例波兰儿童 IBD 患者的研究，60% 的患儿为 CDAD，大约 17% 的 IBD 患者有过复发，所有分离出的 CD 菌株对甲硝唑、万古霉素、利福平敏感。IBD 治疗与 CDAD 发病无明显统计学意义。根据 Pascarella 等对 81 例 IBD 患者研究，发现 IBD 患者中 CDAD 的患病率明显高于非 IBD 患者（P 等于 0.004；优势比为 3.3；置信度 95% 的置信区间为 1.5 ~ 7.6）。且在 IBD 患者中，感染 CD 患者的疾病活动程度明显高于未感染 CD 的患者。根据 Nylund 等对 1997 年、2000 年、2003 年及 2006 年对美国住院儿童进行的回顾性的队列研究，同样发现 IBD 为 CDAD 的危险因素（优势比为 11.42，置信度 95% 的置信区间为 10.16 ~ 12.83）[30-32]。④其他胃肠道疾病：尚有报道儿童 CDAD 中合并其他病原感染或患有其他胃肠道疾病的。有几例报道患有先天性巨结肠的患儿同时感染了 CD。极少报道 CDAD 合并短肠综合征及小肠梗阻。还有报道 CDAD 合并新生儿坏死性小肠结肠炎。其他病原导致的胃肠道的感染与 CDAD 无明确的相关性，仍有散发的病例报道，例如 Tvede 等研究发现，44%CDAD 患者合并其他病原感染，包括弯曲杆菌、沙门菌、耶尔森菌、致病性大肠杆菌和钩虫。根据 Niyogi 等的研究，其中 111 例 0 ~ 4 岁儿童，36% 感染 CD 的儿童同时感染其他病原。根据 Lukkarinen 等报道，感染 CD 同时感染诺罗病毒[34,35]。

### 3.医疗原因

目前有一些医疗操作及非抗生素类药物的使用可增高 CDAD 感染的风险。例如，侵入性操作、质子泵抑制剂的应用。近 5 年，有研究报道抑酸药的使用与 CDAD 有关，根据 Turco 等研究，与未感染 CD 组相比，PPI 的应用使患 CDAD 风险增高（优势比为 4.5，置信度 95% 的置信区间为 1.4 ~ 14.4）。根据 Sandora 等研究，胃造瘘术或空肠造瘘术（胃管或空肠喂养管的应用）为危险因素（优势比为 3.32，置信度 95% 的置信区间为 1.71 ~ 6.42）[29,36]。

（徐樨巍）

# 参考文献

[1] GORKIEWICZ G. Nosocomial and antibiotic-associated diarrhoea caused by organisms other than Clostridium difficile[J]. Int J Antimicrob Agents, 2009, 33 Suppl 1: S37-41.

[2] BEAUGERIE L, PETIT J C. Microbial-gut interactions in health and disease. Antibiotic-associated diarrhoea[J]. Best Pract Res Clin Gastroenterol, 2004, 18 (2): 337-352.

[3] 刘作义, 程茜. 儿科抗生素相关性腹泻[J].中国实用儿科杂志, 2010 (7): 499-501.

[4] COHEN S H, GERDING D N, JOHNSON S, et al. Clinical practice guidelines for Clostridium difficile infection in adults: 2010 update by the society for healthcare epidemiology of America (SHEA) and the infectious diseases society of America (IDSA) [J]. Infect Control Hosp Epidemiol, 2010, 31 (5): 431-455.

[5] BRYANT K, MCDONALD L C. Clostridium difficile infections in children [J]. Pediatr Infect Dis J, 2009, 28 (2): 145-146.

[6] MCFARLAND L V, BRANDMARKER S A, GUANDALINI S. Pediatric Clostridium difficile: a pHantom menace or clinical reality?[J]. J Pediatr Gastroenterol Nutr, 2000, 31 (3): 220-231.

[7] ZILBERBERG M D, TILLOTSON G S, MCDONALD C. Clostridium difficile infections among hospitalized children, United States, 1997-2006[J]. Emerg Infect Dis, 2010, 16 (4): 604-609.

[8] BENSON L, SONG X, CAMPOS J, et al. Changing epidemiology of Clostridium difficile-associated disease in children[J]. Infect Control Hosp Epidemiol, 2007, 28 (11): 1233-1235.

[9] O'DONOGHUE C, KYNE L. Update on Clostridium difficile infection[J]. Curr Opin Gastroenterol, 2011, 27 (1): 38-47.

[10] CROBACH M J, DEKKERS O M, WILCOX M H, et al. European Society of Clinical Microbiology and Infectious Diseases (ESCMID): data review and recommendations for diagnosing Clostridium difficile-infection (CDI) [J]. Clin Microbiol Infect, 2009, 15 (12): 1053-1066.

[11] BAUER M P, KUIJPER E J, VAN DISSEL J T. European Society of Clinical Microbiology and Infectious Diseases (ESCMID): treatment guidance document for Clostridium difficile infection (CDI) [J]. Clin Microbiol Infect, 2009, 15 (12): 1067-1079.

[12] DONNENBERG M S. enterobacteriaceae//MANDELL G L, BENNETT J E, DOLIN R, editors. Principles and practice of infectious diseases: 6th edition[J]. PHiladelpHia: Elsevier, 2005: 2567-2586.

[13] BARAKAT M, EL-KADY Z, MOSTAFA M, et al. Antibiotic-associated bloody diarrhea in infants: clinical, endoscopic, and histopathologic profiles[J]. J Pediatr Gastroenterol Nutr, 2011, 52 (1): 60-64.

[14] SONG H J, SHIM K N, JUNG S A, et al. Antibiotic-associated diarrhea: candidate organisms other than Clostridium difficile[J]. Korean J Intern Med, 2008, 23 (1): 9-15.

[15] HOFFMANN K M, DEUTSCHMANN A, WEITZER C, et al. Antibiotic-associated hemorrhagic colitis caused by cytotoxin-producing Klebsiella oxytoca[J]. Pediatrics, 2010, 125 (4): e960-e963.

[16] FERRONI A, MERCKX J, ANCELLE T, et al. Nosocomial outbreak of Clostridium difficile diarrhea in a pediatric service[J]. Eur J Clin Microbiol Infect Dis, 1997, 16 (12): 928-933.

[17] WULTANSKA D, OBUCH-WOSZCZATYNSKI P, PITUCH H, et al. Survey of susceptibility of clinical Clostridium diffiicile strains isolated from patients hospitalised in different departments of paediatric hospital to antimicrobial agents[J]. Med Dosw Mikrobiol, 2007, 59 (2): 161-168.

[18] KARSCH W, STRELAU E, GRAHLOW W D, et al. Occurrence and significance of Clostridium difficile in faecal specimens of hospitalized children[J]. Zentralbl Bakteriol Mikrobiol Hyg A, 1989, 270 (3): 441-448.

[19] HYAMS J S, JR FEDER H, KRAUSE P J, et al. Occurrence of Clostridium difficile toxin-associated gastroenteritis following antibiotic therapy for otitis media in young children [J]. Pediatr Infect Dis, 1984, 3 (5): 433-436.

[20] BOENNING D A, FLEISHER G R, CAMPOS J M, et al. Clostridium difficile in a pediatric outpatient population[J]. Pediatr Infect Dis, 1982, 1 (5): 336-338.

[21] TULLUS K, ARONSSON B, MARCUS S, et al. Intestinal colonization with Clostridium difficile in infants up to 18 months of age[J]. Eur J Clin Microbiol Infect Dis, 1989, 8 (5): 390-393.

[22] GRYBOSKI J D，PELLERANO R，YOUNG N，et al. Positive role of Clostridium difficile infection in diarrhea in infants and children[J]. Am J Gastroenterol，1991，86（6）：685-689.

[23] LEUNG D Y，KELLY C P，BOGUNIEWICZ M，ET AL. Treatment with intravenously administered gamma globulin of chronic relapsing colitis induced by Clostridium difficile toxin[J]. J Pediatr，1991，118（4 Pt 1）：633-637.

[24] QUALMAN S J，PETRIC M，KARMALI M A，et al. Clostridium difficile invasion and toxin circulation in fatal pediatric pseudomembranous colitis[J]. Am J Clin Pathol，1990，94（4）：410-416.

[25] KAVAN P，SOCHOR M，NYC O，et al. Pseudomembraneous clostridium after autologous bone marrow transplantation[J]. Bone Marrow Transplant，1998，21（5）：521-523.

[26] BURGNER D，SIARAKAS S，EAGLES G，et al. A prospective study of Clostridium difficile infection and colonization in pediatric oncology patients[J]. Pediatr Infect Dis J，1997，16（12）：1131-1134.

[27] TAI E，RICHARDSON L C，TOWNSEND J，et al. Clostridium difficile infection among children with cancer[J]. Pediatr Infect Dis J，2011，30（7）：610-612.

[28] CHAVERS B M，GILLINGHAM K J，MATAS A J. Complications by age in primary pediatric renal transplant recipients[J]. Pediatr Nephrol，1997，11（4）：399-403.

[29] SANDORA T J，FUNG M，FLAHERTY K，et al. Epidemiology and Risk Factors for Clostridium difficile Infection in Children[J]. Pediatr Infect Dis J，2011，30（7）：580-584.

[30] WULTANSKA D，BANASZKIEWICZ A，RADZIKOWSKI A，et al. Clostridium difficile infection in Polish pediatric outpatients with inflammatory bowel disease[J]. Eur J Clin Microbiol Infect Dis，2010，29（10）：1265-1270.

[31] PASCARELLA F，MARTINELLI M，MIELE E，et al. Impact of Clostridium difficile infection on pediatric inflammatory bowel disease[J]. J Pediatr，2009，154（6）：854-858.

[32] NYLUND C M，GOUDIE A，GARZA J M，et al. Clostridium difficile Infection in Hospitalized Children in the United States[J]. Arch Pediatr Adolesc Med，2011，165（5）：451-457.

[33] TVEDE M，SCHIOTZ P O，KRASILNIKOFF P A. Incidence of Clostridium difficile in hospitalized children. A prospective study[J]. Acta Paediatr Scand，1990，79（3）：292-299.

[34] NIYOGI S K，DUTTA P，DUTTA D，et al. Clostridium difficile and its cytotoxin in hospitalized children with acute diarrhea[J]. Indian Pediatr，1991，28（10）：1129-1132.

[35] LUKKARINEN H，EEROLA E，RUOHOLA A，et al. Clostridium difficile ribotype 027-associated disease in children with norovirus infection[J]. Pediatr Infect Dis J，2009，28（9）：847-848.

[36] TURCO R，MARTINELLI M，MIELE E，et al. Proton pump inhibitors as a risk factor for paediatric Clostridium difficile infection[J]. Aliment Pharmacol Ther，2010，31（7）：754-759.

# 第四节　幽门螺杆菌感染的研究新进展

自 1982 年澳大利亚学者 Marshall 和 Warren 从慢性胃炎患者胃黏膜内成功分离培养出幽门螺杆菌（Helicobacter pylori，HP）以来，来自成人的大量研究证实 HP 和许多上胃肠道疾病相关。HP 是慢性活动性胃炎的主要致病因素，是消化性溃疡发病的重要因素。HP 的长期感染也与胃腺癌和胃黏膜相关淋巴组织（mucosal-associated lympHoid tissue，MALT）淋巴瘤的发生相关。临床研究发现，根除 HP 可明显降低消化性溃疡病的复发率，还可使胃 MALT 淋巴瘤病程发生逆转甚至消失；并可改善一部分慢性胃炎患者的顽固性消化不良症状。HP 的发现和研究，把胃肠疾病的诊断与治疗水平推上了一个新的台阶[1-5]。近年随着对 HP 的深入研究，人们发现 HP 除胃以外还有另一个集聚地"口腔"，初步研究发现口腔 HP 是 HP 传播的重要途径，而且是胃 HP 感染复发的重要因素[4]。这给胃肠疾病的诊治带来了又一次的革命，现综述如下。

## 一、我国胃幽门螺杆菌感染的研究概述

幽门螺杆菌是一种螺旋形厌氧的革兰阴性杆菌，长约 3 μm，直径 0.5 μm，头上有 4~6 条会爬行的

鞭毛；1982 年 Warren 和 Marshall 成功地在人体胃黏膜组织中分离出幽门螺杆菌，开启了人类 *HP* 研究的新纪元。1985 年我国张振华教授首次分离出 *HP* 后，其成为了我国胃肠病领域中最热门的研究课题。1998 年 4 月以胡伏莲教授为首成立了我国 *HP* 科研协作组，开展了在全国范围内涉及 16 个省、40 多个中心自然人群 *HP* 感染的流行病学调查、功能性消化不良患者根除 *HP* 的全国多中心临床研究、全国 *HP* 对常用抗生素耐药性的流行病学调查、全国多中心 *HP* 根除失败的补救治疗等系列研究[1,2,4]。

据流行病学研究显示，中国为幽门螺杆菌感染的重灾区：中国人群 *HP* 感染率为 40%～90%，平均 59%；而且儿童时期即可发生 *HP* 感染[4]。2003 年张玲霞[5]等人对西安地区 14 岁及以下儿童共 1415 人进行 *HP* 感染的血清流行病学调查，发现儿童 *HP* 感染总趋势随年龄增加而增高，4 岁以下儿童 *HP* 感染率在市郊区高达 50%～65%，市区 32%～50%；我国 *HP* 协作组对全中国儿童 *HP* 感染率调查显示我国儿童 *HP* 感染率为 25%～50%，并以平均每年 0.5%～1% 的速度递增。因此，对儿童 *HP* 感染的防治有很大的社会经济价值[4-6]。

已证实 *HP* 与儿童一些常见疾病均有密切关系：可引起消化系统疾病如消化性溃疡、胃炎等，甚至和成人的胃癌关系密切；还与消化系统外疾病，如缺铁性贫血、特发性血小板减少性紫癜、生长发育迟缓等密切相关，严重影响儿童身心健康[7,8]。2003 年开始我国使用三联抗 *HP* 治疗后很多消化性溃疡和胃炎的患者治愈，不再像之前那样不断复发，给患者带来了福音。然而随着时间推移，近年来不论在成人还是儿童，标准的抗 *HP* 三联疗法的根除率越来越低，目前认为 *HP* 根除失败的原因主要有：① *HP* 的耐药性，包括不同菌株耐药性不同、球形变后对抗生素不敏感、不同基因型及毒力因子对抗生素耐药性不同。② *HP* 定植部位、定植密度（细菌负荷-生物被膜/促耐药）。③ 不同基因型 *HP* 菌株的混合感染（耐药）。④ 宿主基因型。⑤ 与胃内 pH 值关系（pH 值等于 7 时，MIC 活性最好）。⑥ 与不同临床疾病关系。⑦ 与宿主免疫状态等密切相关。⑧ 此外，目前有学者还认为与口腔 *HP* 感染有关[9-12]。

## 二、口腔 *HP* 感染及其研究进展

### （一）口腔 *HP* 感染、口-口传播方式及与胃 *HP* 感染的相关性

1989 年 Krajden[13]首次从 *HP* 感染性胃炎患者的牙菌斑中分离到 *HP*，之后 Shames 用 DNA 限制性内切酶分析证实了胃和牙菌斑的 *HP* 为同一菌株；1992 年 Hammar[14]等以 PCR 证实 19 名 HP 感染性胃炎患者中有 9 例唾液中存在 *HP*。此后相继有多位学者从口腔牙菌斑、唾液中分离出 *HP*，并用基因检测和提取培养的细菌指纹图谱分析等不同方法证实口腔和胃 *HP* 具有同源性[15-17]。因此目前认为口腔是除胃以外的 *HP* 的另一个集聚地，而且是 *HP* 传播的重要途径。

国内有一项[18]150 对夫妻（平均结婚 6.5 年）的 *HP* 感染情况调查，发现一方 *HP*（+）者，配偶另一方 *HP*（+）为 78.94%；而一方 *HP*（-）者其配偶 HP 阳性率为 20%，提示 *HP* 感染存在家庭聚集性。1999 年 Patrizia[19]等研究了 416 个家庭中父母感染 *HP* 对儿童感染 *HP* 的影响发现：父母双方均感染 *HP* 的，其家庭中儿童 *HP* 感染率为 44%；父母一方感染 *HP* 者，其儿童 *HP* 感染率为 30%；而父母均未感染 *HP* 的，其家庭儿童 *HP* 感染率仅为 21%。提示儿童 *HP* 感染明显受家庭影响。2003 年王凯娟[20]等对 1990～2002 年中国发表的相关文献行 Meta 分析也显示中国家庭聚集性 *HP* 感染率较国外更高：父母双方均感染 HP 的，其家庭中儿童 *HP* 感染率为 69.34%；父母一方感染 *HP* 者，其家庭中儿童 *HP* 感染率为 45.45%；而父母均未感染 *HP* 的，其家庭儿童 *HP* 感染率仅为 24%。Leung[21]在 *HP* 感染者使用的筷子表面检测到了 *HP* 的特异 DNA，Cellini[22]对 19 例胃 *HP* 根除失败患者进行研究，分别于胃食管连接处上 5～7 cm 处的组织和口腔唾液内均检测到了 *HP*-DNA；姜海行[23]等人研究也提出唾液是家庭成员间 *HP* 传播的重要因素。以上研究提示口腔是除胃以外的 *HP* 另一个重要的聚集地，而且口-口方式是 *HP* 感染的重要传播途径；此外许多研究还证实口腔 *HP* 感染还可引起龋齿、口臭、口腔溃疡等口腔疾病，应当引起足够重视[24-26]。

口腔和胃 *HP* 感染存在什么样的关系是人们目前关注的问题之一。Allaker 等[27]对 100 名胃镜下胃黏膜行快速尿素酶法阳性的胃 *HP* 感染儿童进行检查，发现 68% 的胃 *HP* 感染阳性患儿其牙菌斑 *HP*-PCR

检测为阳性,而胃 *HP* 阴性的儿童中 24% 的牙菌斑 *HP*-PCR 检测阳性,且证实口腔与胃 *HP* 为同一菌株,提示儿童胃部 *HP* 感染与口腔 *HP* 感染有很高的相关性。北京儿童医院[28]对 150 例患有消化道症状的儿童同时进行胃镜下胃黏膜活检快速尿素酶检测和口腔唾液 *HP* 检测,也同样发现胃 *HP* 感染患儿口腔存在 *HP* 高检出率,进一步证实了口腔与胃 *HP* 感染存在密切关系。此外还有许多研究发现口腔与胃 *HP* 感染关系密切,但就个体而言 *HP* 感染究竟哪一个在先、哪一个在后目前还没有这方面的研究来回答,但确实证实胃内有 *HP* 感染的患者其口腔内也多能检测到 *HP* 感染,但也有患儿只有口腔 *HP* 感染或胃内 *HP* 感染。其中 *HP* 定植的机制有待进一步研究[29]。

进一步研究[30]显示:口腔 *HP* 感染与胃 *HP* 感染的清除率密切相关。2000 年 Miyabayashi 等[31]对 47 例胃 *HP* 感染患者进行胃部 *HP* 根除治疗后,用巢式 PCR 检测唾液 *HP*-DNA,并随访两年,结果发现口腔 *HP* 感染者的胃 *HP* 根除率为 52.1%,而口腔 *HP* 阴性者的胃 *HP* 根除率为 91.6%,二者相差 39.5%;随访两年结果显示口腔阴性者的胃病缓解率比口腔阳性者的胃病缓解率高 26.3%。2002 年侯海玲[32]等人对 102 例有上消化道症状并有不同程度牙周炎的患者进行胃镜检查及口腔标本用 PCR 方法进行检测并随访一年,发现口腔 *HP* 感染能影响胃 *HP* 的根除率,而且长期影响更显著:口腔阳性患者的胃 *HP* 根除率较口腔阴性者低 8.7%,一年后口腔阳性者胃 *HP* 根除率较口腔阴性组低 26.7%。研究结果提示口腔 *HP* 感染能影响胃 *HP* 的清除效果,提示医务工作者必须重视口腔 *HP* 感染的诊断及治疗,以提高胃 *HP* 的根除率、降低胃 *HP* 感染的复发率。目前推荐口腔和胃联合检测诊断口腔及胃 *HP* 感染状态,并分别进行 *HP* 杀灭治疗。口腔 *HP* 定植是胃 *HP* 根除失败、*HP* 复发或再感染的不可忽视的重要因素。

### (二)胃及口腔 HP 的诊断

#### 1.胃 *HP* 感染的诊断方法[33]

其包括侵入性和非侵入性两类方法。①侵入性方法依赖胃镜活检,包括快速尿素酶试验( rapid urease test, RUT)、胃黏膜直接涂片染色镜检、胃黏膜组织切片染色镜检(如 WS 银染、改良 Giemsa 染色、甲苯胺蓝染色、免疫组化染色)、细菌培养、基因检测方法 [如聚合酶链反应(PCR)、寡核苷酸探针杂交等]、免疫检测尿素酶(IRUT)。②非侵入性检测方法不依赖内镜检查,包括:$^{13}$C 或 $^{14}$C 尿素呼气试验(UBT)、粪便 *HP* 抗原检测(*HPSAT*)(依检测抗体可分为单抗和多抗两类)、血清和分泌物(唾液、尿液等)抗体检测、基因芯片和蛋白芯片检测等,患者依从性较好。随着胃镜的广泛开展,胃镜下观察胃黏膜病变同时可取胃黏膜行快速尿素酶检测,目前在有胃镜的单位普遍开展。$^{13}$C 或 $^{14}$C 尿素呼气试验(UBT)及血清抗体检测因简便易行,在临床得到广泛应用。尤其 $^{13}$C 尿素呼气试验为无创检查,并可作为胃 *HP* 根除治疗后的疗效评价而在临床上得到广泛应用。

#### 2.口腔 *HP* 的诊断[34]

口腔 *HP* 感染的检测方法有:①细菌培养:但由于条件要求苛刻,技术难度大且口腔唾液、牙菌斑 *HP* 细菌量过少、细菌繁殖力差,杂菌较难控制等因素,限制了其使用。②组织涂片或切片染色镜检:*HP* 菌少、且存在大量杂菌,仅凭形态难以诊断。③RUT:但因口腔中特定的 pH 及呈弱碱性和复杂菌群环境,易造成假阳性,故缺乏检测诊断价值。④免疫学方法:单克隆抗体是检测 *HP* 的有效方法手段,有高度敏感性和特异性,目前研制出有粪便 *HP* 抗原检测(HP SAT),主要用于胃 *HP* 感染的检测。⑤PCR:PCR 是检测 *HP* 很敏感的技术,但其受引物影响较大,目前因其技术要求高、操作复杂,不宜作为口腔 *HP* 感染临床常规检测方。⑥UBT:由于 $^{13}$C 或 $^{14}$C 尿素胶囊被吞入胃后才溶解并释放尿素,因此只能用于检测胃 *HP* 感染,口腔中 *HP* 产生的尿素酶,除少部分吞入胃内参与此过程,大部分不能直接被检出,因此此方法不能检测口腔 *HP* 感染。⑦唾液 *HP* 抗原检测法(*HP* S):是通过应用胶体金层析式双抗体夹心法原理,采用 *HP* 尿素酶单克隆抗体,定型检测唾液中相应的 *HP* 释放的尿素酶,从而诊断 *HP* 感染。其灵敏度达 10mg/L,经试验检验此方法的敏感度为 72.55% ～ 98.55%,特异度为 27.78% ～ 96.55%,准确度为 50.39% ～ 95.06%,阳性预测值 39.80% ～ 97.37%,阴性预测值 57.69% ～ 92.94%。⑧唾液 *HP* 鞭毛抗原检测技术(*HP* F),与 *HP* S 法一样均为免疫学方法,具有较高的敏感性和特异性,且有简便易行、快捷、廉价等优点，适于在各个层次医院临床检测口腔 HP 感染。

## 三、HP 感染治疗策略展望

叶国钦[35]等采用唾液幽门螺杆菌尿素酶抗原检测板（HP S）与 $^{13}$C 尿素呼气试验同步检测的方法，对 129 例经胃镜检查证实 HP 感染患者给予奥美拉唑、克拉霉素、阿莫西林或甲硝唑校准三联疗法根除治疗 4 周后进行复查，口腔 HP S 阳性率为 75.97%，$^{13}$C 法胃 HP 阳性率为 34.11%；Gzesnikiewicz-Guzik[36]等发现上消化道疾病患者经抗 HP 治疗后，HP 已在胃内根除，却仍然存在于口腔中。这是由于口腔中的 HP 存在于牙菌斑、龈袋、唾液中，特别是牙菌斑微生物具有独特的"生物膜"结构，HP 能借此逃避抗生素的杀灭，故全身用药效果甚微。因此必须在三联抗胃 HP 治疗的同时对口腔 HP 进行特殊的清除和杀灭治疗，这样才有可能最终提高 HP 的清除率。

我国 HP 协作组主席胡伏莲的团队对 HP 根除多次失败患者的研究显示联合口腔洁治的四联疗法可提高胃 HP 根除率 14.5%（联合治疗组 HP 清除率为 89.5%，单纯四联疗法组 HP 清除率为 75%）[37]。因此目前认为 HP 感染的治疗要同时包括两部分：口腔 HP 感染和胃 HP 感染的诊断和治疗应同时进行，根据口腔 HP S 法和 UBT 法联合检测的结果，可大致分为：①HP S，UBT 均阳性，可判断为口腔和胃同时感染 HP；②HP S 阳性、UBT 阴性：可判断为单纯口腔感染；③HP S 阴性、UBT 阳性：可判断为单纯胃 HP 感染；④HP S，UBT 均阴性：可判断为无 HP 感染。根据以上判断结果，临床上可制定出更完善的 HP 根除治疗方案，包括单纯进行口腔 HP 治疗、单纯胃 HP 治疗及口腔加胃联合治疗方案等，以提高人体 HP 感染的清除率。由于口腔 HP 可随唾液吞咽至胃内而迟早会引起或再引起胃内 HP 感染，因此口腔 HP 的诊治必须提高到和胃 HP 感染同样的认识高度来进行诊治和处理。目前口腔 HP 感染的诊断和治疗都在进一步完善和研究开发中。口腔 HP 感染后的牙龈炎及牙周炎者必须进行口腔科专业治疗，外加采用特殊的带有负电荷的漱口水进行口腔 HP 的清除治疗，后者目前正在临床试验中。相信全新的人体 HP 感染评价方法会指引临床采取更完善的 HP 治疗方法，从而提高 HP 根除效果[38]。

（张晶）

# 参考文献

[1] 刘文忠，萧树东. 纪念幽门螺杆菌培养成功 30 周年——通向诺贝尔医学奖之路[J]. 胃肠病学，2012，17：449-452.

[2] 陈晶晶. 中国幽门螺杆菌感染研究进展[J]. 中华流行病学杂志，2000，21（2）：150-152 .

[3] 胡伏莲. 幽门螺杆菌感染的流行病学[J]. 中国医刊，2007，42（2）：17-18.

[4] 胡伏莲. 幽门螺杆菌感染治疗现状与展望[J]. 胃肠病学和肝病学杂志，2012，21（8）： 687-690.

[5] 张玲霞，张沥，张宁霞，等. 儿童幽门螺杆菌及 CagA 阳性幽门螺杆菌感染的流行病学调查[J]. 临床儿科杂志，2003，21（12）：779-781.

[6] 陈洁. 儿童幽门螺杆菌感染的诊断和治疗进展[J]. 临床儿科杂志，2005，23（10）：683-685.

[7] 张耀东，胡群，刘双又，等. 中国儿童幽门螺杆菌感染与缺铁性贫血关系的 Meta 分析[J]. 中国妇幼保健，2012，27（12）：1907-1909.

[8] VENERI D, KRAMPERA M, FRANCHINI M. High prevalence of sustained remission of idiopathic thrombocytopenic purpura after Helicobacter pylori eradication: a long-term follow-up study[J]. Platelets, 2005, 16: 117-119.

[9] KADAYIFCI A, BUYUKHATIPOGLU H, CEMIL SAVAS M, et al. Eradication of Helicobacter pylori with triple therapy: an epidemiologic analysis of trends in Turkey over 10 years[J]. Clin Ther, 2006, 28: 1960-1966.

[10] NIV Y, HAZAZI R. Helicobacter pylori recurrence in developed and developing countries: meta-analysis of 13C-urea breath test follow-up after eradication[J]. Helicobacter, 2008, 13: 56-61.

[11] 胡伏莲. 幽门螺杆菌根除失败的原因分析和处理策略[J]. 现代消化及介入诊疗，2010，15：108-112.

[12] KRAJDEN S, FUKSA M, ANDERSON J, et al. Examination of human stomach biopsies, saliva, and dental plaque for Campylobactre pylori[J]. J Clin Microbiol, 1989, 27: 1397-1398.

[13] SHAMES B, KRAJDEN S, FUKSA M, et al. Evidence for the occurrence of the same strain of Campylobacter pylori in the stomach and dental plaque[J]. J Clin Microbiol, 1989, 27（12）: 2849-2850.

[14] HAMMAR M, TYSZKIEWICZ T, WADSTROM T, et al. Rapid detection of Helicobacter pylori in gastric biopsy material by polymerase chain reaction[J]. J Clin Microbiol, 1992, 30: 54-58.

[15] FERGUSON D A JR, LI C, PATEL N R, et al. Isolation of Helicobacter pylori from saliva[J]. Clin Microbiol, 1993, 31: 2802-2804.

[16] TIWARI S K, KHAN A A, AHMED K S, et al. Rapid diagnosis of Helicobacter pylori infection in dyspeptic patients using salivary secretion: a noninvasive approach[J]. Singapore Med J, 2005, 46: 224-228.

[17] WANG J, CHI D S, LAFFAN J J, et al. Comparison of cytotoxin genotypes of Helicobacter pylori in stomach and saliva[J]. Dig Dis Sci, 2002, 47: 1850-1856.

[18] 杨海涛. 幽门螺杆菌感染在家庭内聚集[J]. 中华消化杂志, 1992, 12: 42-44.

[19] DOMINICI P, BELLENTANI S, DI BIASE A R, et al. Familial clustering of Helicobacter pylori infection: population based study[J]. BMJ, 1999, 319: 537-541.

[20] 王凯娟, 王润田. 中国幽门螺杆菌感染流行病学 Meta 分析[J]. 中华流行病学杂志, 2003, 24（6）: 443-446.

[21] LEUNG W K, SUNG J J, LING T K, et al. Use of chopsticks for eating and Helicobacter pylori infection[J]. Dig Dis Sci, 1999, 44（6）: 1173-1176.

[22] CELLINI L, GRANDE R, ARTESE L, et al. Detection of Helicobacter pylori in saliva and esopHagus[J]. New Microbiol, 2010, 33: 351-357.

[23] 姜海行, 梁淡湄, 王琳琳, 等. 儿童幽门螺杆菌感染途径的研究[J]. 临床儿科杂志, 2002, 20（6）: 329-331.

[24] 张特, 聂敏海, 周聪, 等. 复发性阿弗他溃疡患者唾液、菌斑中幽门螺杆菌的观察[J]. 华西口腔医学杂志, 2006, 24（4）: 378-379.

[25] 王淑丽, 张达永, 沈勤. 口腔龋病与非龋病部位牙菌斑中幽门螺杆菌检出的比较[J]. 口腔医学, 1999, 19（2）: 84-85.

[26] 刘颖, 白杨, 李菁, 等. 口腔内幽门螺杆菌与儿童龋齿及口腔卫生状况的关系[C]. 中华医学会第七次全国消化病学术会议论文汇编, 2007, 5: 228.

[27] ALLAKER R P, YOUNG K A, HARDIE J M, et al. Prevalence of Helicobacter pylori at oral and gastrointestinal sites in children: evidence for possible oral-to-oral transmission[J]. J Med Microbiol, 2002, 51: 312-317.

[28] 张晶, 徐樨巍, 丁召路, 等. 口腔唾液幽门螺杆菌测试板的临床筛查价值的研究[J]. 医学综述, 2011, 17: 2696-2698.

[29] ZOU Q, LI R Q. Helicobacter pylori in the oral cavity and gastric mucosa: a meta-analysis[J]. J Oral Pathol Med, 2011, 40: 317-324.

[30] 高静, 张丽, 靳松, 等. 慢性胃病患者口腔与胃内幽门螺杆菌基因型关系的研究[J]. 临床口腔医学杂志, 2010, 26: 266-269.

[31] MIYABAYASHI H, FURHATA K, SHIMIZU T, et al. Influence of oral Helicobacter pylori on the success of eradication therapy against gastric Helicobacter pylori[J]. Helicobacter, 2000, 5: 30-37.

[32] 侯海玲, 孟焕新, 胡文杰, 等. 口腔幽门螺杆菌对胃幽门螺杆菌根除率的影响[J]. 中华口腔医学杂志, 2003, 38: 237-239.

[33] 叶国钦. 口腔幽门螺杆菌感染的临床检测[J]. 中华医学杂志, 2012, 92（16）: 1084-1086.

[34] 张万岱, 徐智民. 幽门螺杆菌感染诊断方法的评价与诊断标准[J]. 中华全科医师杂志, 2004, 3（6）: 351-353.

[35] 叶国钦, Karin E, Noriko T. 口腔幽门螺杆菌感染与胃幽门螺杆菌感染的相关性探讨[J]. 中华消化杂志, 2011, 31: 38-41.

[36] GZESNIKIEWICZ G M, LOSTER B, BIELANSKI W, et al. Implicatjions of oral Helicobacter pylori for the outcome of its gastric eradication therapy[J]. J Clin Gastroenterol, 2007, 41（2）: 145-151.

[37] 高文, 胡伏莲, 王晓敏. 含呋喃唑酮的四联疗法联合口腔洁治对幽门螺杆菌根除多次失败的补救治疗[J]. 中华医学杂志, 2011, 91: 836-839.

[38] 叶国钦, 叶小钦, 叶小培, 等. 多聚赖氨酸复合体治疗口腔幽门螺杆菌感染的疗效观察[J]. 中国医疗前沿, 2010, 5: 1-4.

# 第五节　儿童胃食管反流病诊断技术研究进展

　　胃食管反流（gastro-esopHageal reflux，GER）是指胃、十二指肠内容物，包括从十二指肠流入胃的胆盐和胰酶等反流入食管，可分为生理性和病理性两种。胃食管反流病（gastro-esopHageal reflux disease，GERD）即为病理性反流引起的一系列临床症状及并发症，是一种儿科常见病，国外有报道称达 8%的儿童受到胃食管反流病的影响。其发病机制目前尚不明确，较为公认的机制为食管下端括约肌（low esopHageal spHincter，LES）静息压力降低；食管廓清能力降低；食管黏膜的屏障功能破坏；胃、十二指肠功能紊乱。儿童胃食管反流病临床表现复杂多样且缺乏特异性，包括恶心、呕吐、反酸、烧心、嗳气等消化道症状及慢性咳嗽、反复呼吸道感染等消化道外症状，严重影响了儿童的生长发育及生活质量。因此应早期诊断胃食管反流病，以使患儿得到早期规范化、针对性治疗，从而改善预后[1,2]。

　　因儿童胃食管反流病症状具有多样性、非特异性的特点，故单独依靠相关症状不能诊断胃食管反流病，还需应用相关实验室检查以明确反流存在的客观证据，并鉴别反流性质。临床上诊断胃食管反流病的方法多种多样，以往传统的应用方法有：胃镜检查、传统 24h 食管 pH 监测、胆红素监测、食管核素测定、食管测压、食管胃钡餐 X 线造影（GI）、B 型超声检查，以上方法均可在一定程度上检测胃食管反流病的发生，但因胃食管反流病机制复杂、临床表现多样化，目前尚无诊断的金标准。近年来随着对儿童胃食管反流病的研究进展，胃食管反流病的诊断技术也进一步发展，近年来新兴的诊断方法有：反流症状问卷、无线 pH 胶囊（Bravo 胶囊）监测、多通道食管腔内阻抗-pH（multichannel intralumminal impedance-pH，MII-pH）监测。

## 一、反流症状问卷

　　其作为一种可靠的、无创的、简单的、易操作的、可重复性的，家长和患儿接受性和配合性高的诊断方法用于儿童胃食管反流病的初筛是目前胃食管反流病诊断方法的研究热点。成人胃食管反流病已建立了反流诊断问卷（reflux diagnostic questionnaire，RDQ）量表，且国外研究已证明了其用于胃食管反流病、评估疗效方面的可靠性，我国的相关研究亦提示 RDQ 量表用于临床诊断具有可靠性。目前胃食管反流症状问卷在成人中已应用于胃食管反流疾病的随访、流行病学研究。因为儿童胃食管反流病的症状随年龄不同而有不同的表现，因此儿童胃食管反流症状问卷应据年龄不同而制定年龄特异性问卷。症状问卷应具有可重复性、可靠性、简便易行性、敏感性及特异性，Deal 等人设计的适用于 1～11 个月婴儿的 GSQ-I（the GERD symptoms questionnaire for infants）量表和适用于 1～4 岁幼儿的 GSQ-YC（the GERD symptoms questionnaire for young children）量表。每个量表均含 7 个典型胃食管反流症状项目，根据最近 1 周内患儿各种症状发生的频率和严重程度得出每个症状的评分（ISS），症状发生频率以症状发生的次数为标准，严重程度从一点也不严重（1 分）到非常严重（7 分）评分，若无症状发生则跳过症状严重程度的项目。每个症状评分的总和称为症状的综合评分（CSS），研究显示 CSS 大于 8 诊断小儿 GERD 敏感性为 85%，特异性为 81.5%，证明 GSQ-I 量表和 GSQ-YC 量表可用于诊断婴幼儿 GERD。Malaty 等人设计了适于 4～18 岁儿童的多维症状量表，包括症状量表、不适程度量表、生活质量量表、对自身症状认知量表 4 项，通过对 133 个患儿的对照研究，该问卷各量表间一致性良好，可靠性在 70%以上，显示该量表可用于临床诊断儿童胃食管反流病。北京儿童医院丁召路医师等人通过对就诊于北京儿童医院消化内科 45 例患儿进行反流性疾病症状问卷的前瞻性研究，结果显示诊断临界值为 13 分时，敏感性为 78.3%，特异性为 68.2%，对应的准确度为 73.3%，对 GERD 诊断阳性符合率 72.0%，阴性符合率为 75.0%，亦证明 GERD 症状问卷婴儿量表（GSQ-I）和幼儿量表（GSQ-YC）及 7 岁以上大龄儿童量表（GERQ）对 GERD 的初步诊断有一定功效，有助于学龄期及青少年 GERD 的初筛。但目前国内尚需进行进一步大样本的关于儿童症状问卷评分有效性验证的研究[3-9]。

Kleinman 等人设计了 2 组年龄特异性的症状和生活质量量表（PGSQ），适用于 2~8 岁的 PGSQ-Cp 量表和适用于青少年（9~17 岁）的 PGSQ-A 量表，用于评价儿童胃食管反流病。每个量表均包括最近 7 d 内的症状发作频率、最近 7 d 疼痛的部位、最近 7 d 因病发作对生活的影响程度、最近 7 d 对学习的影响程度。症状发作频率以天为单位，分为 0 d，1~2 d，3~4 d，5~6 d，7d 等 5 种程度；疼痛的部位从咽喉至耻骨联合线以上，共平分为 16 个部位，可以选择多个部位；对生活、学习影响程度从一点没有（1 分）至一直存在（5 分）。PGSQ-Cp 量表共有 16 项症状、14 项生活方面的影响、6 项学习方面的影响，1 项疼痛部位，共 37 个项目。PGSQ-A 量表共有 15 项症状、13 项生活方面的影响、6 项学习方面的影响，1 项疼痛部位，共 35 个项目。最终通过统计学方法分析 PGSQ-Cp 获得了 4 个有意义的症状（包括反酸、烧心/胃部灼热感、失眠、食管外症状），PGSQ-A 量表获得 3 个有意义的症状（包括反酸、烧心/胃部灼热/失眠、食管外症状），通过对 75 个 2~8 岁患 GERD 的患儿，75 个 9~17 岁患 GERD 的患儿，40 个无 GERD 的 9~17 岁患儿的治疗前及治疗后 3~6 周的量表调查，得出结论该症状生活质量量表具有较高的可靠性及有效性，对于诊断儿童胃食管反流病及评价胃食管反流病对生活、学习的影响，评估预后有临床意义。提示症状问卷还可用于评价胃食管反流病疗效、生活质量、预后评估[10]。

## 二、无线 pH 胶囊监测

该技术是最近兴起的应用于诊断胃食管反流病的新技术。此装置由一个胶囊及可固定于患者腰带上的接受器组成。无线 pH 胶囊（Bravo 胶囊）直径为 6.0 mm × 5.5 mm × 25 mm，通过胃镜使其吸附于下端食管黏膜上，胶囊上缘定位在离齿状线上缘 6 cm 处，无线接收装置固定于患者的腰带上，每隔 6s 记录一次数据，可持续 2~4d。其克服了传统 pH 传感器定位不准和带导线的缺点，并能较长时间监测（可达 48 h）。

在成人的研究中国外有报道称对于 Bravo 胶囊 pH 监测 48h 更有临床意义。Gerson 等人通过对 100 例患者进行 Bravo 胶囊 pH 监测，通过对比监测 48h 与监测 24h 检出胃食管反流病的阳性率，证实了 48h pH 监测使胃食管反流病的诊断率提高了 43.4%。Bravo 胶囊与传统 pH 监测耐受性更加良好，具有良好的安全性及准确性。国外研究报道 Bravo 胶囊安装的成功率高达 98%~100%，与传统 pH 监测相比对日常活动干扰少，提高了患者的依从性，有效地避免了鼻出血、咽喉部不适等并发症。因此该方法更适合应用于配合度不高，耐受性较差的患者[11-16]。

然而 Bravo 胶囊在儿童中的研究报道 24h 食管 pH 监测与 Bravo 胶囊诊断胃食管反流病的反流指数无统计学意义，且 Bravo 胶囊监测 24h 与 48h 结果无统计学差异，且该法需经过内镜定位，胶囊的费用昂贵，接受数据较传统 pH 监测频率间隔长，故仍需进一步完善无线技术以使其得到进一步应用[17,18]。

MII-pH 监测：此装置是通过测定食管腔内阻抗值的变化来测定食管腔内食物的运动情况，一般阻抗值较基线变化 50% 认为存在一次反流。MII 由一个经鼻放置于食管腔内的阻抗导管和体外记录设备构成，每个阻抗导管由 6 或 7 个阻抗感受器等距的分布，pH 感受器置于最末端的两个阻抗感受器之间，二者同步监测，以监测酸或非酸反流，反流物的成分（固体、液体、气体），亦用于监测食管的蠕动情况。国外多项研究表明尽管应用了质子泵抑制剂（proton pump inhibitors, PPI）治疗，但患者仍存在弱酸反流和非酸反流，且与患者的症状相关，而 MII-pH 对于弱酸反流和非酸反流的检出并不受治疗的影响。

Vela 等人通过应用质子泵抑制剂治疗的患者（n=12）进行 MII-pH 监测来探讨非酸反流与胃食管反流病患者应用质子泵抑制剂治疗的关系，结果表明在治疗前患者共有 217 次反流发生，其中 45% 为酸反流，治疗后共有 261 次反流事件发生，其中酸反流降至了 3%，而非酸反流升至了 97%。Gerrit 等人通过对 30 名成人在应用质子泵抑制剂仍有反酸、烧心、胸痛的患者进行 MII-pH 监测，对其采用随机的方法在应用质子泵抑制剂过程中和停用药后一周进行测量，结果表明在应用 PPI 治疗的患者中其酸反流明显减少，而弱酸反流则更多被检测出来，且研究结果显示，在停止应用质子泵抑制剂后 MII-pH 可以更好地检测出反流症状与反流发生次数的相关性。

我国肖英莲等人通过对 44 名具有烧心症状的患者和 70 名健康人群的对照研究，结果显示应用 MII-pH 方法使胃食管反流病的检出率提高了 4.6%。在儿童胃食管反流病的研究中，国外有研究报道称新生儿的易激惹及呼吸暂停与酸反流及非酸反流均相关，婴儿中非酸反流占 61%，随年龄增长儿童中非酸反流为 37%，应用 MII-pH 监测可以提高反流的检出率。故 MII-pH 监测对于提高胃食管反流病诊断的敏感性，诊断难治性胃食管反流病及症状不典型者有重要作用[19-26]。

## 三、总结

儿童胃食管反流症状复杂且不典型，诊断方面有多种，目前尚无金标准，除传统食管 pH 监测等方法外，目前新兴诊断技术有反流症状问卷，可用于胃食管反流病的初筛及流行病学研究；无线 pH 胶囊（Bravo 胶囊）监测作为一种新技术提高了患者的耐受度及配合度，并且可进行长达 48 h 食管 pH 监测，但其费用昂贵；MII-pH 监测可以监测酸反流、弱酸反流及非酸反流，并可分析反流物的性质，作为一种新兴技术提高了胃食管反流病的诊断率，尤其对于难治性胃食管反流病和症状不典型者意义重大。

（徐樨巍 张田）

# 参考文献

[1] DRANOVE J E. Focus on diagnosis：new technologies for the diagnosis of gastroesop Hageal reflux disease[J]. Pediatr Rev，2008，29：317-320.

[2] 孙常波，吕宾. 胃食管反流病发病机制研究进展[J]. 国际消化病杂志，2008，28（6）：480-482.

[3] SHAW M，DENT J，BEEBE T. The Reflux Disease Questionnaire：a measure for assessment of treatment response in clinical trials[J]. Health Qual Life Outcomes，2008，6（31）：doi：10.1186/1477-7525-6-31.

[4] SHAW M，TALLEY N J，BEEBE T，et al. Initial validation of a diagnostic questionnaire for gastroesopHageal reflux disease[J]. Am J Gastroenterol，2001，96：52-57. doi：10.1111/j.1572-0241.2001.03451.x.

[5] 顾清，王虹，顾而立. 胃食管反流病问卷评分对胃食管反流病患者食管酸暴露的预测意义[J]. 中华消化杂志，2011，31（1）：45-49.

[6] 卫彦芳，许翠萍，智双凤. 胃食管反流病问卷对胃食管反流病的诊断价值[J]. 中华消化杂志，2011，31（5）：347-349.

[7] DEAL L，GOLD B D，GREMSE D A，et al. Age-specific questionnaires distinguish GERD symptom frequency and severity in infants and young children：development and initial validation [J]. J Pediatr Gastroenterol Nutr，2005，41（2）：178-185.

[8] MALATY H M，O'MALLEY K J，ABUDAYYEH S，et al. Multidimensional measure for gastroesopHageal reflux disease（MM-GERD）symptoms in children：a population-based study[J]. Acta Paediatr. 2008，97（9）：1292-1297.

[9] 丁召路，王国丽，纪文静. 反流症状问卷对儿童胃食管反流病的诊断价值[J]. 中华医学杂志，2010，90（34）：2396-2398.

[10] KLEINMAN L，NELSON S，KOTHARI-TALWAR S，et al. Development and psychometric evaluation of 2 age-stratified versions of the Pediatric GERD Symptom and Quality of Life Questionnaire[J]. J Pediatr Gastroenterol Nutr，2011，52（5）：514-522.

[11] CYNTHIA W，CHRISTOPHER S，DAVIS P，et al. Current applications of evolving methodologies in gastroesopHageal reflux disease testing[J]. Digestive and Liver Disease，2011，43：353-357.

[12] CHANDER B，HANLEY W N，DENG Y，et al. 24 Versus 48-hour bravo pH monitoring[J]. J Clin Gastroenterol，2012 Mar，46（3）：197-200.

[13] RICARDO G，PRADO J，GONÇALVES A，et al. Impact of prolonged 48-h wireless capsule EsopHageal pH monitoring on diagnosis of gastroesopHageal reflux disease and evaluation of the relationship between symptoms and reflux episodes[J]. Arq Gastroenterol，2011，48（1）：24-29.

[14] OOMMEN S，BIRK W J，WALKER G，et al. The Bmvo pH capsule reviewed，an analysis of tlle safety and performance in 342 Cases[J]. Gastmintest Endosc，2006，63（5）：244.

[15] WARD E M，DEVAULT K R，BOURAS E P，et al. Successful oesopHageal pH monitoring with a catheter-free system[J]. Aliment PHarmacol Ther，2004，19（4）：449-454.

[16] WONG W M, BAUTISTA J, DEKEL R, et al. Feasibility and tolerability of transnasal / per-oral placement of the wireless pH capsule vs traditional 24h oesopHageal pH monitodng-a randomized trial[J]. Ahment PHarmacol Ther, 2005, 21（2）: 155-163.

[17] CROFFIE J M, FITZGERALD J F, MOLLESTON J P, et al. Accuracy and tolerability of the Bravo catheter-free pH capsule in patients between the ages of 4 and 18 years[J]. J Pediatr Gastroenterol Nutr, 2007, 45（5）: 559-563.

[18] GUNNARSDÓTTIR A, STENSTRM P, ARNBJRNSSON E. 48-hour wireless oesopHageal pH-monitoring in children: are two days better than one? [J]. Eur J Pediatr Surg, 2007, 17（6）: 378-381.

[19] JASON E, DRANOVE. Focus on DiagnosisNew Technologies for the Diagnosis of GastroesopHageal Reflux Disease[J]. Pediatrics in Review, 2008, 2（9）: 317-320.

[20] VELA M F, CAMACHO L L, SRINIVASAN R, et al. Simultaneous intraesopHageal impedance and pH measurement of acid and nonacid gastroesopHageal reflux: effect of omeprazole[J]. Gastroenterology, 2001, 120: 599-606.

[21] MAINIE I, TUTUIAN R, SHAY S, et al. Acid and non-acid reflux in patients with persistent symptoms despite acid suppressive therapy: a multicentre study using combined ambulatory impedance-pH monitoring[J]. Gut, 2006, 55: 1398-1402.

[22] ZERBIB F, ROMAN S, ROPERT A, et al. EsopHageal pH-impedance monitoring and symptom analysis in GERD: a study in patients off and on therapy[J]. Am J Gastroenterol, 2006, 101: 1956-1963.

[23] GERRIT J M, HEMMINK M D, ALBERT J, et al. EsopHageal pH-Impedance Monitoring in Patients With Therapy-Resistant Reflux Symptoms: On or Off' Proton Pump Inhibitor? [J]. The American Journal of Gastroenterology, 2008, 103: 2446-2453.

[24] 肖英莲, 林金坤, 彭穗, 等. 联合食管多腔道腔内阻抗-pH 监测在诊断胃食管反流病中的价值[J]. 中华消化杂志, 2009, 29（9）: 513-516.

[25] CONDINO A, SONDHEIMER J, PAN Z, et al. Evaluation of infantile acid and nonacid gastrointestinal reflux using combined pH monitoring and impedence measurement[J]. J Pediatr Gastroenterol Nutr, 2006, 42: 16-21.

[26] ROSEN R, LORD C, NURKO S. The sensitivity of multichannel intraluminal impedance and the pH probe in the evaluation of gastroesopHageal reflux in children[J]. Clin Gastroenterol Hepatol, 2006, 4: 167-172.

# 第六节　炎症性肠病的诊治进展

## 一、炎症性肠病的诊断方法

炎症性肠病（inflammatory bowel disease, IBD）是指病因不明的一组非特异性肠道炎性疾病，包括克罗恩病（Crohn's disease, CD）和溃疡性结肠炎（ulcerative colitis, UC）。IBD 病人中，至少有 25% 的病人首次发病于儿童及青少年时期，且近年来儿童 IBD 的发病率在逐渐增加。目前儿童 IBD 尚无特异的诊断方法，需要结合临床表现、体格检查、影像学检查、内镜检查及组织病理等多方面进行综合诊断，在确诊 IBD 前应排除外肠道感染、肠结核等[1]。

虽然目前已经有许多检查方法用于诊断 IBD，但是该病的诊断与鉴别诊断仍很困难。尤其是在儿童 IBD 中，腹痛、腹泻等常见症状缺乏特异性，当病变较轻微，且局限在小肠部位时常不易被常规检查所发现。因此，这就促使我们发展新的标志物、内镜检查、影像学检查等协助 IBD 的诊断、治疗及评价预后。

目前研究较多的非侵入性生物标志物包括血清学标志物和粪便标志物，它们具有无创、经济、方便等多个优点，并且在 IBD 的诊断、活动度及监测治疗效果等方面都有意义。

内镜检查在 UC, CD 的诊断、治疗中仍有着重要的作用，它不仅可以直观地了解肠道黏膜病变的情况，而且可以取得组织病理学检查证据协助诊断。另外，还可以通过双气囊肠镜直接观察全小肠情况。CT 肠扫描在 IBD 的初次评估及治疗过程中有一定的意义。MR 肠扫描可以较好地了解肠壁炎症情况，并且可以避免接触大剂量的放射线。

血清学标志物、粪便标志物、内镜、放射性检查的研究进展会对临床工作者有一定的指导作用。本文就上述检查方法的研究进展做一综述。

### （一）血清学标志物

#### 1.抗中性粒细胞抗体

抗中性粒细胞抗体（anti-neutrophil cytoplasmic antibodies，ANCA）是以中性粒细胞和单核细胞胞质成分为抗原的自身抗体。主要检测方法有间接免疫荧光法（IIF法）和酶联免疫吸附法（ELISA法），ANCA通过间接免疫荧光法可以分为胞浆型（cANCA）和核周型（pANCA），后者与IBD相关。Reese G E等报道pANCA阳性诊断UC的敏感性为55%，特异性为89%，但是在儿童患者中，联合检测pANCA阳性，抗酿酒酵母抗体（anti-saccharomyces cerevisiae antibody，ASCA）阴性时，其诊断UC的敏感性和特异性分别提高到70%，93%。因此，联合检测pANCA和ASCA在儿童CD与UC的鉴别诊断中有一定的意义。有研究发现，pANCA对于预测疾病预后有一定的作用，Hoie O等研究随访432例UC病人，其中pANCA阳性患者具有较高的复发率，这提示pANCA阳性是UC复发的危险因素[2-3]。

#### 2.抗酿酒酵母抗体

抗酿酒酵母抗体是一种针对真菌菌属的抗体,我们把其命名为酿酒酵母菌细胞壁甘露聚糖的血清反应性抗体。Reese GE等报道联合检测ASCA阳性、pANCA阴性时，其诊断CD的敏感性为55%，特异性为93%。虽然ASCA对于CD的特异性较高，但是在大约一半的乳糜泻、15%的胶原性结肠炎以及50%的免疫性肝病患者（如原发性胆汁性肝硬化、原发性硬化性胆管炎及自身免疫性肝炎等）中也可检测出ASCA[4-6]。

#### 3.抗胰腺腺泡抗体

在IBD患者中可检测出抗胰腺腺泡抗体（PAB），用间接免疫荧光法测定PAB有两种类型：第一种类型是在胰腺腺泡内出现水滴状荧光染色，第二种类型是在胰腺腺泡内出现均匀的斑点样荧光。PAB在CD患者血清中更为常见，约有30%表达，UC患者血清中只有2%~6%。PAB具有较高的特异性，但是由于其敏感性较低，使得临床应用受到一定的限制[7]。

#### 4.抗细菌抗原抗体

（1）抗细胞外膜孔道蛋白C抗体（Anti-OmpC）：OmpC抗体是一种直接抗大肠埃希菌细胞外膜孔道蛋白C的抗体。Landers C J等研究表明，抗OmpC IgA在55%的克罗恩病患者、5%~11%UC患者以及5%的正常个体中表达阳性。但是在儿童CD患者中，OmpC抗体的阳性率明显降低[8,9]。

（2）I2抗体：I2抗体是一种细菌DNA片段，可在活动性CD的单层柱状单核细胞中克隆得到。在30%~50%的CD患者、10%的UC患者以及5%正常个体中I2抗体IgA表达阳性，并且抗OmpC IgA抗体与I2抗体的存在可增加IBD的持续时间。I2抗体阳性诊断CD的敏感性和特异性较低，因此限制了I2抗体的临床应用[10]。

（3）抗乙糖苷昆布糖抗体和抗乙糖苷壳糖抗体：抗乙糖苷昆布糖抗体（ALCA）和抗乙糖苷壳糖抗体（ACCA）对CD和UC有高度鉴别价值。Dotan等研究发现，在44%的ASCA阴性的CD患者中，ALCA或ACCA检测阳性。在ALCA，ACCA或ASCA3种抗体中至少1种阳性的情况下，其诊断CD的敏感性和特异性分别为77.4%，90.6%。若其中至少两种抗体阳性，其诊断的特异性可升高到99.1%。因此，ALCA和ACCA被认为是CD相关的两种新的血清学抗体[11]。

上述抗体检测在儿童IBD的诊断中存在一定的局限性。由于血清抗体的产生依赖于暴露的基础上，并且儿童免疫系统尚不成熟，不能产生这些抗体。同时，由于这些检查的特异性明显高于敏感性，所以不宜用于普通筛查[12]。

### （二）粪便标志物

由于肠道炎性疾病，包括IBD都具有一个共同点，即粪便中都含有脱落的中性粒细胞。因此，检测粪便中性粒细胞源蛋白可以成为一个反映肠道炎性反应的可靠标志物。其中包括钙卫蛋白、乳铁蛋白、弹性蛋白酶、促炎性反应蛋白 S100A12、髓过氧化物酶（myeloperoxidase，MPO）、人类中性粒细胞脂质运载蛋白（human neutrophil lipocalin，HNL）等。

### 1.钙卫蛋白

钙卫蛋白（calprotectin，Cal）主要来源于中性粒细胞、单核细胞及活化巨噬细胞，具有多种生物学功能。由于钙卫蛋白是一种机体炎性反应的标志物，对 IBD 无特异性，在使用 NSAIDs 药物后、肠道感染或肠道恶性肿瘤等多种情况下均可升高。研究表明在疑似 IBD 的成人及儿童患者中，钙卫蛋白的诊断敏感性和特异性分别为 95%和 91%。另外，钙卫蛋白还可以预测疾病的复发，其预测疾病复发的敏感性为 89%～90%，特异性为 82%～83%。Rose T H 等研究，当 UC 病人处于临床缓解及肠道黏膜愈合情况时，其钙卫蛋白水平可相应的恢复正常，这说明钙卫蛋白还可以用于监测治疗疗效[13-16]。

### 2.乳铁蛋白

乳铁蛋白是贮藏在中性粒细胞特殊颗粒中的铁结合蛋白，能及时反映急性炎症的情况。它不仅对 IBD 的诊断，而且对 IBD 的治疗及监测也有一定的意义。多项研究证实了乳铁蛋白水平与疾病活动度相关。一项多中心前瞻性研究，对处于缓解期的 89 例 CD 和 74 例 UC 病人随访 1 年，结果提示乳铁蛋白阳性是疾病复发的危险因素。另外，有研究表明成人及儿童 CD 患者接受英夫利昔单抗治疗缓解的同时，其粪便乳铁蛋白也相应下降，这些数据均支持粪便乳铁蛋白在 IBD 的治疗监测中有一定的意义[17-19]。

### 3.促炎性反应蛋白

促炎性反应蛋白（S100A12）是一种由粒细胞分泌的促炎性反应蛋白，在 IBD 患者血清及粪便中明显增高。Kaiser 等研究发现活动性 IBD 患者与肠易激综合征（irritable bowel syndrome，IBS）患者及健康人相比，粪便中 S100A12 水平明显增高。Manolakis 等关于 IBD 及 IBS 患者血清 S100A12 水平的研究也有相同的结论。这些数据提示血清及粪便中 S100A12 水平可以帮助鉴别 IBD 和 IBS[20-21]。

## （三）内镜检查及影像学检查

随着内镜检查及影像学检查的不断发展，内镜检查仍然是诊断和治疗 IBD 的重要手段。它不仅能够直观地了解肠道黏膜的病变情况，而且还能取得组织病理学检查证据。目前可以通过双气囊肠镜观察全小肠情况，同时可以取活检进行组织病理学检查，它的缺点是有创、费时，因此胶囊内镜的出现为人们提供了另一个选择。同时做计算机断层扫描（computerized tomography，CT）、磁共振成像（magnetic resonance imaging，MRI）等无创的检查方法对于 IBD 的诊断和监测也有一定的意义。

### 1.胶囊内镜

胶囊内镜可以很好地了解整个消化道的情况，尤其是小肠病变的范围及活动度，对肠道黏膜轻微病变敏感性较高，且无放射性损害，它在儿童患者中具有较好的耐受性。国内方优红等研究 25 例 CD 患者，其中胶囊内镜诊断 CD 21 例，诊断阳性率较高，镜下主要表现为阿弗他溃疡，环状或裂隙样溃疡。Sant'Anna 等研究 20 例疑似小肠 CD 的儿童患者，利用普通的影像学检查未能诊断，胶囊内镜检查显示 50%的病人具有典型的 CD 病变，50%的病人可完全排除本病。但是胶囊内镜具有不能发现肠外病变，不能取活检，在肠狭窄的病人中易引起内镜滞留等缺点，因此，肠狭窄、肠梗阻是胶囊内镜检查禁忌。但是在少数高度怀疑小肠 CD 的患者中，当回结肠镜、CT 或 MRI 等均未发现异常时，可选择胶囊内镜检查[22]。

### 2.双气囊肠镜

双气囊肠镜最早被报道使用于全小肠检查是在 2001 年。它与原先的推进式小肠镜相比，主要是在肠镜外加上一个顶端带气囊的外套管，同时也在肠镜顶端加装一个气囊，使得双气囊肠镜有长距离推进效果。双气囊肠镜可通过口腔或肛门进镜，或者结合两种进镜方式，对整个小肠进行完整、全面的检查。在双气囊肠镜检查下，可以进行疾病的诊断、取活组织病理检查及介入治疗。Mensink 等研究已确诊的 40 例 CD 病人，应用双气囊肠镜发现 24 例病人（60%）存在活动性炎症，并且指导改变了 18 例病人的治疗方案。双气囊肠镜在检测回肠阿弗他溃疡、黏膜糜烂及小溃疡方面更优于其他影像学检查，但是它在 IBD 的诊断、治疗中的作用仍未确定[23,24]。

### 3.CT

CT 用于检查小肠病变越来越受到大家的关注，它包括两种类型：CT 肠扫描及 CT 肠造影法，目前CT 肠扫描应用更多。CT 肠扫描采用静脉增强及口服中性对比剂充盈肠腔，从而清晰地显示肠腔、肠壁及肠系膜等结构。活动期肠道炎症在 CT 肠扫描中可表现为肠壁分层强化及肠壁增厚。同样，纤维脂肪增生及肠系膜血管增生等也提示肠道活动进展。

另外，肠腔狭窄可能是由于肠壁炎性水肿或慢性纤维增生引起，这两种情况通过 CT 有时不易区别。由于 CT 肠扫描对诊断急性小肠黏膜炎症具有较高的敏感性（82%）和特异性（89%），因此在临床上的应用越来越广泛，另外，CT 肠扫描可以发现 CD 的穿孔等并发症、IBD 的肠外表现及一些非 IBD 相关的异常。此外，CT 肠扫描的缺点是具有放射线损害[25,26]。

### 4.MR 肠扫描

MR 肠扫描是一项安全、精确的检测方法，可用于评估 CD 病人小肠及肠外表现。与 CT 肠扫描相比，MR 肠扫描不仅可以避免接触大剂量放射线，而且具有对骨盆软组织及肛周瘘管对比良好等优点。肠道炎症活动期典型的 MR 表现有肠壁增厚、肠壁分层增强、肠系膜血管增生、肠系膜炎症、溃疡以及狭窄、穿孔、脓肿等并发症。MR 由于其高对比度分辨率，比 CT 更适合检测穿透性病变。另外，与内镜检查相比，MR 肠扫描除不仅能够区分 IBD 的严重度，而且还能通过区别肠道炎症与纤维狭窄来预测疾病治疗效果[27,29]。

### 5.超声

超声是目前临床常用的检查手段之一，它具有经济、安全、无辐射且易于重复等多个优点，但是它高度依赖于 B 超医生的经验。IBD 炎症活动期超声图像主要表现有肠壁增厚、肠壁正常分层结构模糊、肠壁血流信号异常增多、肠系膜淋巴结肿大、炎性息肉及肠管狭窄、瘘、脓肿等并发症。作为首次诊断的影像学检查，超声诊断 CD 的敏感性为 75%～94%，特异性为 67%～100%，这取决于诊断标准肠壁厚度的截取值。另外，超声也能够通过狭窄处肠壁的回声类型来区别炎症与纤维增生，当肠壁失去分层现象时提示炎症，肠壁保持回声呈层状改变则提示纤维增生[30,31]。

### 6.正电子发射计算机断层扫描

正电子发射计算机断层扫描（positron emission tomography，PET）检查可通过 18-荧光脱氧葡萄糖（18-fluorodeoxyglucose，18-FDG）有效地测量机体葡萄糖代谢增加的区域，目前已被广泛应用于多种感染、炎症性疾病及恶性肿瘤等领域。FDG-PET 成像技术可对机体各个部位感染与非感染性炎症进行检查，同时可对 IBD 时炎症的存在与严重度进行客观的评估，从而指导临床治疗。该技术具备无创性及高敏感性，尤其适用于儿童患者。

多项研究表明 PET 检查可以很好地评价儿童及成人 IBD 的疾病活动度。以组织病理为金标准，PET检查诊断 IBD 的敏感性为 98%，特异性为 68%。虽然 PET 检查具有较高的敏感性，但是由于其特异性较低，其在 IBD 的应用尚未确定，并且 PET 扫描尚未广泛应用，所以它在儿童 IBD 的诊断中起着有限的作用[32,33]。

### 7.白细胞扫描（闪烁显像）

它能区别 CD 和 UC。在 UC 中，扫描显示白细胞摄取从直肠开始，呈连续性病变，且不在小肠摄取。如果一旦存在小肠白细胞摄取，则提示 CD 可能，并且在结肠、小肠的白细胞摄取呈不连续性[33]。

### （四）组织病理学

活组织检查常常需要取多部位病理，包括肉眼观察黏膜正常部位，因为在肉眼正常组织中，同样可以出现组织学异常（甚至肉芽肿）。UC 的病变局限在黏膜层，黏膜具有中性粒细胞、淋巴细胞、嗜酸细胞浸润，隐窝脓肿形成，隐窝脓肿可相互融合、破溃，出现广泛的、不规则的浅表小溃疡，少数可有假性息肉形成。CD 显微镜下病变为透壁性损伤，可见非干酪样肉芽肿及裂隙状溃疡，这是区分 CD 与 UC 的主要特点。但是，CD 中有 60%的组织病理学检查无典型肉芽肿改变[34]。

### （五）结语

随着科学技术的不断进步，IBD 的诊断方法也在持续的发展。IBD 的血清学标志物主要应用于鉴别 CD 和 UC，其中 ASCA，PAB，OmpC IgA 抗体，I2 抗体，ALCA 及 ACCA 是 CD 的特异性血清标志物，而 pANCA，OmpC IgG 抗体是 UC 的特异性血清标志物。IBD 相关的粪便标志物包括钙卫蛋白、乳铁蛋白、弹性蛋白酶及促炎性反应蛋白 S100A12 等，可以很好地反映肠道炎症的存在以及炎性反应的活动度。胶囊内镜和双气囊肠镜可以为全小肠病变提供直接的证据。CT，MRI 及肠道超声等无创检查方法可以较好地评价肠内及肠外表现。多种检查方法的出现，可以协助临床医生更好地诊断、治疗以及监测疾病预后。

## 二、炎症性肠病的治疗新进展

炎症性肠病是一组病因不明的非特异性肠道炎性疾病，包括溃疡性结肠炎和克罗恩病。IBD 在西方国家相当常见，但是随着人们生活方式的改变以及诊断水平的提高，IBD 的发病率在我国逐年上升，且有研究报道 IBD 病人中至少有 25%的病人首次发病于儿童及青少年时期[35]。儿童 IBD 的临床表现以腹痛、腹泻、便血和体重减轻多见。UC 以反复发作的腹泻，呈血便或黏液脓血便，伴明显体重减轻为特点；CD 常慢性起病，多表现为反复发作的右下腹或脐周腹痛伴明显体重下降、发育迟缓，可有腹泻、腹部肿块、肠瘘、肛周病变以及发热、贫血等全身症状。肠外表现、全身症状及肛周病变，CD 较 UC 更为常见。

IBD 治疗的目标包括缓解症状，恢复正常生长发育或青春期发育，预防复发，提高生活质量，预防并发症。治疗方法包括单个或联合营养治疗、药物治疗或者手术治疗。其中药物治疗包括柳氮磺胺吡啶（salazosulfapyridine，SASP）、5-氨基水杨酸（5-aminosalicylic acid，5-ASA）、糖皮质激素（glucocorticoid，GCS）、免疫调节剂如硫唑嘌呤（azathioprine，AP）、甲氨蝶呤（methotrexate，MTX）等以及生物制剂抗肿瘤坏死因子-α 抗体如英夫利昔等。目前药物治疗是 IBD 的主要治疗手段，轻中度的患者可给予柳氮磺胺吡啶或 5-氨基水杨酸治疗，重度患者可加用激素和免疫调节剂治疗。外科手术只是针对难治性和有严重并发症的 IBD。本文就 IBD 的治疗新进展方面作一综述。

### （一）药物治疗

#### 1.氨基水杨酸制剂

其包括 SASP 和 5-ASA。SASP 经结肠细菌的作用分解为 5-ASA 起作用。氨基水杨酸可影响前列腺素、中性粒细胞趋化因子和清除反应性氧自由基，减少肠道炎症。SASP 和 5-ASA 疗效相当，SASP 价格便宜，但副作用较多，如恶心、腹泻、皮疹、头痛、溶血性贫血、骨髓抑制等，此时应予 5-ASA，后者更易耐受，约 10%的患者对 5-ASA 不耐受，主要是肾毒性。目前新型制剂的研究主要针对控制它不在小肠吸收和代谢，提高其在结肠的浓度，从而发挥最大效益，降低药物的毒副作用。氨基水杨酸制剂是目前轻、中度 UC 患者诱导缓解以及维持治疗的一线药物，但最适宜的诱导缓解的剂量仍有争议。各临床试验的结论不一，但结果均提示最适宜的初始剂量依赖于疾病的严重程度。5-ASA 栓剂或灌肠剂可用于远端病变的维持缓解治疗，活动期远端病变或全结肠病变时建议联合使用口服及直肠予 5-ASA 效果更佳。5-ASA 用于 CD 患者的诱导及缓解治疗，目前仍无最终定论。一些研究发现美沙拉嗪用于维持治疗有效，但更多的研究提示其无效，故 5-ASA 不作为 CD 的维持治疗。

#### 2.糖皮质激素

其适用于氨基水杨酸类药物治疗无效的中重度 IBD 患者，可迅速抑制炎症、缓解症状，控制疾病急性发作很有效，是诱导活动期 IBD 缓解的一种高效药物。由于目前尚无证据提示其在维持缓解中有效，故不作为维持治疗。根据病变部位及病变程度决定给药途径（急性重症病变时静脉给药、中重度病变口服治疗，病变局限在远端结肠时可直肠局部给药）。有报道提示部分早期静脉激素治疗不能缓解患者的某些基因表达升高，提出基因表达图谱可能有助于判断重症 UC 患者是否为激素抵抗，从而协助制定治疗方案。CD 患者常见激素依赖，尤其是发病年龄早、伴上消化道症状者激素依赖更多见，应慎用激素。治疗糖皮质激素剂量大，副作用多，如痤疮、满月脸、水肿、睡眠障碍、情绪改变、糖耐量异常、儿童生长迟缓、骨质疏松、白内障、高血压等。激素治疗期间应补充维生素 D 和钙以防骨质疏松。目前新型制剂的研究主要使药物在局部吸收减少，在肝脏首过清除增加，减少全身不良反应[36,37]。

### 3.免疫调节剂

免疫调节剂主要用于激素无效或激素依赖，以及激素诱导缓解后的维持治疗。临床上常用的免疫调节剂有硫代嘌呤（包括 6-巯基嘌呤及硫唑嘌呤）、甲氨蝶呤、钙依赖磷酸酶抑制剂（环孢素 A、他克莫司）。虽然免疫调节剂长期疗效远优于氨基水杨酸类和糖皮质激素，但其副作用多，因此在临床上并不作为一线药物使用。

硫代嘌呤是最早应用于 IBD 的免疫调节剂，可用于活动性 CD 的诱导缓解。CD 患者早期使用硫唑嘌呤，可以显著减少激素用量。另外，大部分的专家认为联合美沙拉嗪和硫唑嘌呤对 IBD 的诱导或维持治疗有效，且有研究表明同时应用氨基水杨酸制剂和硫唑嘌呤对患者更有益。硫代嘌呤起效慢，不作为急性期治疗用药，初次给药 2~3 个月起效[38]。

临床应用甲氨蝶呤的经验较硫唑嘌呤少，它主要用于激素无效或激素依赖 CD 患者的诱导及维持缓解治疗，合适的用药剂量及用药途径仍然存在争议。在临床实践中，甲氨蝶呤主要用于硫代嘌呤无效或耐药的患者，且甲氨蝶呤不推荐用于 UC 患者[39]。

环孢素 A 应用 1 周内可起效，仅用于急性重症结肠炎，疗程不超过 6 个月，取得疗效后需改为口服用药或加用硫代嘌呤及甲氨蝶呤。他克莫司用于难治性 UC 和 CD 合并瘘管患者，并适用于对传统免疫调节剂耐药的 IBD 患者。长期服用他克莫司可有效控制疾病，而且患者易于接受。其不良反应如肾毒性为剂量依赖性，停药后可恢复正常[40,41]。

### 4.生物制剂

（1）抗肿瘤坏死因子 α（抗 tumor necrosis factor α，抗 TNF-α）药物：由于抗 TNF-α 在 IBD 的炎症反应过程中起着关键的作用，因此抑制该细胞因子的释放被认为是治疗 CD 和 UC 的有效方法。目前可用的抗 TNF-α 抗体包括英夫利昔单抗、阿达木单抗以及塞妥珠单抗。上述生物制剂主要用于激素及免疫抑制剂无效或依赖的 IBD 患者。在中重度难治性 CD 患者，推荐联合应用抗 TNF-α 抗体和氨基水杨酸制剂、糖皮质激素或免疫调节剂。

英夫利昔抗体可以促进黏膜愈合，从而提高 CD 的预后，同时对于 CD 合并瘘管患者有效。另外，英夫利昔单抗还被批准用于保守治疗无效的重度 UC。对英夫利昔抗体耐药的 CD 患者，阿达木单抗可以更好地诱导缓解，并且阿达木单抗具有更好的耐受性。阿达木单抗对活动性 CD 患者的瘘管愈合同样有着很好的疗效。对于糖皮质激素或免疫调节剂治疗无效的中重度活动性 UC 患者，阿达木单抗可以安全、有效地诱导临床缓解。研究表明在合并肛周疾病的 CD 患者中，塞妥珠单抗分别诱导 54% 的患者反应和 40% 的患者缓解，因此提示塞妥珠单抗治疗合并肛周疾病的 CD 患者有效。上述药物最常见的不良反应包括机会性感染、恶性肿瘤，以及输液反应，同时可能引起结核杆菌及乙型肝炎病毒感染复发[42-45]。

（2）抗黏附分子：黏附分子具有调节白细胞附壁、趋化、游走等功能，参与肠道黏膜抗原呈递和局部淋巴细胞的活化。IBD 中大多数黏附分子上调，包括 E-选择素，细胞间黏附分子 1（inter cellular adhesion molecule-1，ICAM-1），细胞间黏附分子 2（inter cellular adhesion molecule-2，ICAM-2），血管细胞黏附分子 1（vascular cell adhesion molecule 1，VCAM-1）等。针对黏附分子的治疗药物可以减轻炎症反应，预防炎症复发，并且可以很好地长期控制疾病[46]。

那他珠单抗是第一个新型选择性黏附分子抑制剂，它是以 α4 整合素为靶向的重组人源性单克隆抗体。已经被批准应用于中重度活动的 CD 患者。对于抗 TNF-α 药物不能诱导缓解患者，可尝试应用那他珠单抗。Alicaforsen 是细胞间黏附分子-1 的反义抑制剂，局部灌肠治疗对于 UC 患者具有较好的疗效和良好的安全性[47]。

随着 IBD 发病机制进一步研究，会有更多的生物学药物用于靶向治疗 IBD。

### 5.抗生素

微生物感染被认为是 IBD 发病的潜在诱因，有研究表明 IBD 患者失去了对肠道正常菌群的免疫耐受。IBD 患者的肠道菌群也发生了改变，其中拟杆菌属、大肠杆菌及肠球菌等数量增多，乳酸杆菌、双歧杆菌等数量明显减少。因此，无论是抗生素还是益生菌的使用，对于 IBD 患者都是有益的。临床多采用广谱抗生素，目前用于 CD 患者的抗生素主要有甲硝唑、奥硝唑、环丙沙星、妥布霉素、克拉霉素及复方新诺明等，适用于各种并发症的治疗。另外没有客观证据支持急性 UC 患者需要应用此类抗生素，暴发性结肠炎时可作为经验用药。抗生素主要通过减少肠道中细菌的浓度，改变肠道菌群组成，减轻细菌对肠道组织的侵害，减少细菌的迁移或扩散至机体其他系统。

### 6.益生菌

肠道菌群在维持肠黏膜稳态中起着重要的作用，IBD 患者肠道菌群失调，正常细菌的数量减少，应用微生态制剂如乳酸菌、双歧杆菌及其他非致病菌，使肠道内菌群失调得到纠正，有益于 IBD 的病情缓解。益生菌多用于 IBD 缓解期的维持治疗，目前研究最多的是大肠杆菌，VSL 3，乳酸杆菌，双歧杆菌和布氏酵母菌。

### （二）白细胞分离术

治疗性白细胞分离术通过体外血液循环，利用吸附的方法选择性去除外周血中激活的中性粒细胞、单核细胞及淋巴细胞，从而减少循环中过多的上述细胞进入炎症的黏膜以缓解肠道炎症。对活动性、激素依赖性的中重症 UC 患者，以及活动性 CD 患者的临床症状有明显缓解作用，并能上调血清 IL-1 受体拮抗物（IL-IRα）及 IL-10 的水平，副作用低。

### （三）手术治疗

手术不是 IBD 治疗的常规手段。CD 药物治疗失败或出现并发症（如：肠狭窄引起肠梗阻、肠穿孔、消化道大出血等）时需手术治疗。研究发现 NOD2/CARD15 基因变异与 CD 有关，有该基因变异的患儿在疾病早期即需行肠道切除术。手术不能根治 CD，部分患者术后仍可复发，需定期随访内镜。CD 患儿术后常使用免疫调节剂及抗生素等维持治疗，预防疾病复发。UC 患者药物治疗无效严重影响生活质量者需手术治疗，全结肠切除对 UC 有治愈效果。严重疾病如暴发性结肠炎或中毒性巨结肠内科治疗无效需行急诊全结肠切除或结直肠切除。术后可口服 5-ASA 或甲硝唑维持治疗[48,49]。

（徐樨巍 官德秀）

# 参考文献

[1] TURUNEN P, KOLHO K-L, AUVININ A, et al. Incidence of inflammatory bowel disease in Finnish children, 1987–2003[J]. Inflamm Bowel Dis, 2006, 12: 677-683.

[2] REESE G E, CONSTANTINIDES V A, SIMILLIS C, et al. Diagnostic precision of Anti-Saccharomyces cerevisiae antibodies and perinuclear antineutrophil cytoplasmic antibodies in inflammatory bowel disease[J]. Am J Gastroenterol, 2006, 101（10）: 2410-2422.

[3] HOIE O, AAMODT G, VERMEIRE S, et al. Serological markers are associated with disease course in ulcerative colitis. A study in an unselected population-based cohort followed for 10 years[J]. J Crohn's Colitis, 2008, 2: 114-122.

[4] ASHORN S, VALINEVA T, KAUKINEN K, et al. Serological responses to microbial antigens in celiac disease patients during a gluten-free diet[J]. J Clin Immunol, 2009, 29: 190-195.

[5] HOLSTEIN A，BURMEISTER J，PLASCHKE A，et al. Autoantibody profiles in microscopic colitis[J]. J Gastroenterol Hepatol，2006，21：1016-1020.

[6] SAKLY W，JEDDI M，GHEDIRA I. Anti-Saccharomyces cerevisiae antibodies in primary biliary cirrhosis[J]. Dig Dis Sci，2008，53：1983-1987.

[7] LAWRANCE I C，HALL A，LEONG R，et al. A comparative study of goblet cell and pancreatic exocine autoantibodies combined with ASCA and pANCA in Chinese and Caucasian patients with IBD[J]. Inflamm Bowel Dis，2005，11（10）：890.

[8] LANDERS C J，COHAVY O，MISRA R，et al. Selected loss of tolerance evidenced by Crohn's disease-associated immune responses to auto and microbial antigens[J]. Gastroenterology，2002，123（3）：689-699.

[9] ZHOLUDEV A，ZURAKOWSKI D，YOUNG W，et al. Serologic testing with ANCA，ASCA，and anti-OmpC in children and young adults with Crohn's disease and ulcerative colitis： diagnostic value and correlation with disease phenotype[J]. Am J Gastroenterol，2004，99（11）：2235-2241.

[10] JOOSSENS S，COLOMBEL J F，LANDERS C，et al. Anti-outer membrane of porin C and anti-I2 antibodies in indeterminate colitis[J]. Gut，2006，55（11）：1667-1669.

[11] DOTAN I，FISHMAN S，DGANI Y，et al. Anti-bodies against laminaribioside and chitobioside are novel serologic markers in Crohn's disease[J]. Gastroenterology，2006，131：366-378.

[12] AUSTIN G，SHAHEEN N，SANDLER R. Positive and negative predictive values： use of inflammatory bowel disease serologic markers[J]. Am J Gastroenterol，2006，101：413-416.

[13] COSTA F，MUMOLO M，BELLINI M，et al. Role of faecal calprotectin as non-invasive marker of intestinal inflammation[J]. Dig Liver Dis，2003，35（9）：642-647.

[14] VON ROON A C，KARAMOUNTZOS L，PURKAYASTHA S，et al. Diagnostic precision of fecal calprotectin for inflammatory bowel disease and colorectal malignancy[J]. Am J Gastroenterol，2007，102（4）：803-813.

[15] COSTA F，MUMOLO M G，CECCARELLI L，et al. Calprotectin is a stronger predictive marker of relapse in ulcerative colitis than in Crohn's disease[J]. Gut，2005，54（3）：364-368.

[16] ROSETH A G，AADLAND E，GRZYB K. Normalization of faecal calprotectin： a predictor of mucosal healing in patients with inflammatory bowel disease[J]. Scand J Gastroenterol，2004，39（10）：1017-1020.

[17] SIPPONEN T，SAVILAHTI E，KOLHO K L，et al. Crohn's disease activity assessed by fecal calprotectin and lactoferrin： correlation with Crohn's disease activity index and endoscopic findings[J]. Inflamm Bowel Dis，2008，14（1）：40-46.

[18] GISBERT J P，BERMEJO F，PEREZ-CALLE J L，et al. Fecal calprotectin and lactoferrin for the prediction of inflammatory bowel disease relapse[J]. Inflamm Bowel Dis，2009，15（8）：1190-1198.

[19] SIPPONEN T，SAVILAHTI E，KARKKAINEN P，et al. Fecal calprotectin，lactoferrin，and endoscopic disease activity in monitoring anti-TNF-alpha therapy for Crohn's disease[J]. Inflamm Bowel Dis，2008，14（10）：1392-1398.

[20] KAISER T，LANGHORST J，WITTKOWSKI H，et al. Faecal S100A12 as a non-invasive marker distinguishing inflammatory bowel disease from irritable bowel syndrome[J]. Gut，2007，56：1706-1713.

[21] MANOLAKIS A C，KAPSORITAKIS A N，GEORGOULIAS P，et al. Moderate performance of serum S100A12, in distinguishing inflammatory bowel disease from irritable bowel syndrome[J]. BMC Gastroenterol，2010，14（10）：118.

[22] SANT'ANNA A M，DUBOIS J，MIRON M，et al. Wireless capsule endoscopy for obscure small-bowel disorders： final results of the first pediatric controlled trial[J]. Clin Gastroenterol Hepatol，2005，3：1-7.

[23] YAMAMOTO H，KITA H. Double-balloon endoscopy[J]. Curr Opin Gastroenterol，2005，21（5）：573-577.

[24] MENSINK P B，GROENEN M J，VAN BUUREN H R，et al. Double-balloon enteroscopy in Crohn's disease patients suspected of small bowel activity： findings and clinical impact[J]. J Gastroenterol，2009，44（4）：271-276.

[25] PAULSEN S R，HUPRICH J E，FLETCHER J G，et al. CT enterography as a diagnostic tool in evaluating small bowel disorders： review of clinical experience with over 700 cases[J]. Radiographics，2006，26：641-657.

[26] SOLEM C A，LOFTUS E V，FLETCHER J G，et al. Small-bowel imaging in Crohn's disease： a prospective，blinded，4-way comparison trial[J]. Gastrointest Endosc，2008，68：255-266.

[27] SIDDIKI H，FIDLER J. MR imaging of the small bowel in Crohn's disease[J]. Eur J Radiol，2009，69（3）：409-417.

[28] HORSTHUIS K，STOKKERS P C F，STOKER J. Detection of inflammatory bowel disease： diagnostic performance of cross-sectional imaging modalities[J]. Abdom Imaging，2008，33：407-416.

[29] SEGARAJASINGAM D S，WELTMAN C，PHILPOTT J，et al. Can MRI enteroclysis distinguish infl- ammatory changes from fibrosis in small bowel Crohn's disease?[J]. Gastroenterology，2007，132（Suppl）：499.

[30] FRAQUELLI M，COLLI A，CASAZZA G，et al. Role of US in detection of Crohn disease：meta-analysis [J]. Radiology，2005，236（1）：95-101.

[31] MIGALEDDU V，SCANU A M，QUAIA E，et al. Contrast-enhanced ultrasonographic evaluation of inflammatory activity in Crohn's disease[J]. Gastroenterology，2009，137（1）：43-52.

[32] SPIER B J，PERLMAN S B，REICHELDERFER M. FDG-PET in inflammatory bowel disease[J]. Q J Nucl Med Mol Imaging，2009，53（1）：64-71.

[33] NWOMEH B. Radiologic evaluation of inflammatory bowel disease//Pediatric inflammatory bowel disease[M]. New York：Springer，2008，193-210.

[34] DE MATOS V，RUSSO P，PICCOLI D，et al. Frequency and clinical correlations of granulomas in children with Crohn disease[J]. J Pediatr Gastroenterol Nutr，2008，46：392-398.

[35] TURUNEN P，KOLHO K-L，AUVININ A，et al. Incidence of inflammatory bowel disease in Finnish children，1987–2003[J]. Inflamm Bowel Dis，2006，12：677-683.

[36] KABAKCHIEV B，TURNER D，HYAMS J，et al. Gene expression changes associated with resistance to intravenous corticosteroid therapy in children with severe ulcerative colitis[J]. PLoS One，2010，5（9）：30.

[37] KRUPOVES A，MACK D R，SEIDMAN E G，et al. Immediate and long-term outcomes of orticosteroid therapy in pediatric Crohn's disease patients[J]. Inflamm Bowel Dis，2011，17（4）：954-962.

[38] CASSINOTTI A，ACTIS G C，DUCA P，et al. Maintenance treatment with azathioprine in ulcerative colitis：outcome and predictive factors after drug with drawal[J]. Am J Gastroenterol，2009，104（11）：2760-2767.

[39] PREISS J C，ZEITZ M. Use of methotrexate in patients with inflammatory bowel diseases[J]. Clin Exp Rheumatol，2010，28：151-155.

[40] BAUMGART D C，MACDONALD J K，FEAGAN B. Tacrolimus （FK506） for induction of remission in refractory ulcerative colitis[J]. Cochrane Database Syst Rev，2008 16（3）：216.

[41] YAMAMOTO S，NAKASE H，MIKAMI S，et al. Long-term effect of tacrolimus therapy in patients with refractory ulcerative colitis[J]. Aliment Pharmacol Ther，2008，28（5）：589-597.

[42] FIDDER H H，HOMMES D W. Anti-TNF and Crohn's disease：when should we start?[J]. Curr Drug Targets，2010，11（2）：143-147.

[43] SANDBORN W J，RUTGEERTS P，ENNS R，et al. Adalimumab induction therapy for Crohn disease previously treated with infliximab[J]. Ann Intern Med，2007，146（12）：829-838.

[44] COLOMBEL J F，SCHWARTZ D A，SANDBORN W J，et al. Adalimumab for the treatment of fistulas in patients with Crohn's disease[J]. Gut，2009，58（7）：940-948.

[45] SCHOEPFER A M，VAVRICKA S R，BINEK J，et al. Efficacy and safety of certolizumab pegol induction therapy in an unselected Crohn's disease population：results of the FACTS survey[J]. Inflamm Bowel Dis，2010，16（6）：933-938.

[46] GHOSH S，PANACCIONE R. Anti-adhesion molecule therapy for inflammatory bowel disease[J]. Therap Adv Gastroenterol，2010，3（4）：239-258.

[47] PHILPOTT J R，MINER P B Jr. Antisense inhibition of ICAM-1 expression as therapy provides insight into basic inflammatory pathways through early experiences in IBD[J]. Expert Opin Biol Ther，2008，8（10）：1627-1632.

[48] LACHER M，HELMBRECHT J，SCHROEPF S，et al. NOD2 mutations predict the risk for surgery in pediatric-onset Crohn's disease[J]. J Pediatr Surg，2010，45（8）：1591-1597.

[49] BARRENA S，MARTÍNEZ L，HERNÁNDEZ F，et al. Long-term results in ulcerative colitis treated with proctocolectomy and ileoanostomy in children[J]. Cir Pediatr，2010，23（1）：10-14.

# 第七节　儿童慢性功能性便秘的诊治进展

慢性便秘（chronic constipation，CC）是常见的儿科问题，主要是指粪便干结、排便困难或不尽感以及排便次数减少等症状持续至少 1 个月以上。正常儿童的排便次数根据各个年龄段有所不同，出生后第 1 周内约 4 次/d，以后随年龄增长而下降，4 岁以上时逐渐接近成人，如表 4-7-1 所示：

表 4-7-1　正常儿童的排便频率

| 年龄段/月 | 每周排便/次 | 每天排便/次 |
| --- | --- | --- |
| 0～3 | | |
| （母乳喂养） | 5～40 | 2.9 |
| （人工喂养） | 5～28 | 2.0 |
| 6～12 | 5～28 | 1.8 |
| 12～36 | 4～21 | 1.4 |
| 大于 36 | 3～14 | 1.0 |

根据病因分为器质性便秘和功能性便秘（functional constipation，FC），其中 90% 为功能性便秘，仅小部分是由于器质性疾病导致，后者常见于婴儿期发病。功能性便秘占儿科普通门诊的 3%～5%，儿科消化门诊的 25%，可见于各个年龄段儿童，多在婴儿期以后起病，2～4 岁儿童为发病高峰，随着年龄增长患病率有升高趋势，相当一部分存在家族史。根据发病机制的不同，功能性便秘可以分为两种基本类型：慢传输型和出口梗阻型，同时具备两者特征则为混合型[1,2]。

## 一、病因和发病机制

功能性便秘的病因包括：遗传因素、排便训练及喂养不当、饮食习惯异常、精神心理因素如就学压力等，上述原因导致粪便在结肠、直肠内潴留、存积，水分被过多吸收，粪便变粗、变硬，排出困难，导致患儿害怕如厕而进一步加重粪便潴留，形成恶性循环，部分患儿还会继发大便失禁，严重影响生活、学习质量。而慢传输型和出口梗阻型具有相对不同的发病机制，在某些患儿中，两种机制可同时存在[4-6]。

## 二、临床表现及诊断标准

儿童功能性便秘的症状类型与各自不同亚型的发病机制密切相关。慢传输型症状包括大便干结、排便费力、大便次数减少和腹胀等。出口梗阻型包括排便艰难（不一定有大便干结）、排便时间延长、便意少、排便不净和下坠感等。有的患者两者特点兼备，但程度上可有所侧重。部分患儿可与反酸、烧心、上腹胀、早饱、厌食、恶心和呕吐等上消化道症状相重叠。会阴部的视诊和直肠指诊不应遗漏，同时注意背部及脊髓的检查[4-6]。

目前采用 2006 年美国洛杉矶 Rome Ⅲ 诊断标准：对于无腹痛、腹部不适或者腹痛、腹部不适与排便不相关的儿童，必须满足以下 2 条或更多条，并持续至少 2 个月以上（4 岁以下患儿持续 1 个月以上），方可诊断儿童功能性便秘（必须除外器质性疾病导致便秘症状）：每周排便小于等于 2 次；每周至少出现 1 次大便失禁；有过度克制排便的病史；有排便疼痛和费力史；直肠内存在大的粪块；大的粪块曾堵塞厕所[1]。

临床医师在诊断功能性便秘之前，必须排除以下继发于器质性疾病：①胃肠道解剖异常：先天性巨结肠、肛门闭锁、肛门狭窄、手术和外伤等。②腹部肌肉发育异常：先天性腹裂、唐氏综合征等。③神经源性疾病：脊髓栓系、脊髓肿瘤、脊膜膨出症、脊髓外伤和脑瘫等。④内分泌代谢性疾病：甲状腺功能低下、甲状旁腺功能亢进、高钙血症、肾小管酸中毒、低钾血症、囊性纤维化和糖尿病等。⑤结缔组织病：硬皮病、系统性红斑狼疮等。⑥药物因素。⑦其他：对食物产生变态反应、感染、中毒等[3-4]。

## 三、诊断技术的进展

### 1.放射学检查

对于严重便秘患儿，应进行腹平片检查，观察有无粪便聚积及分布部位，指导临床治疗及监测疗效。钡剂灌肠造影可鉴别先天性巨结肠症和肛门直肠畸形，并可观察结肠形态（肠腔扩张、结肠冗长等）和粪块。排粪造影能动态观察肛门直肠的解剖和功能变化[4,7]。

**2.胃肠传输试验**

对判断有无慢传输型便秘有帮助，包括核素和钡条排空法，前者为金标准，但操作繁琐，多用于科研，临床少用。后者为服用不透X线标志物即钡条20根后，于48~72 h拍摄腹平片，正常时90%标志物抵达直肠或已经排出体外。然而，如果结直肠内有大量粪便聚积，不适合进行此项检查，因为聚积的粪便可能干扰标志物的运行。如果确定为慢传输型顽固性便秘，下一步应采用高分辨率测压（high resolution manometry，HRM）手段进行结肠压力测定，鉴别是由于神经病变还是由于肌肉病变导致的便秘[4]。

**3.肛门直肠压力测定**

对于出口梗阻型便秘意义较大。能显示肛门括约肌有无排便生物力学的异常，又可同时了解直肠感觉功能。气囊排出试验可反映肛门直肠对排出气囊的能力。近年来，通过HRM手段进行静态结肠压力测定，可以有效区分慢传输型顽固性便秘是由于神经病变还是由于肌肉病变导致的，最近的实验结果标明，通过与病理学对照，其敏感性100%，特异性86%，阳性预测值（positive predictive value，PPV）92%，阴性预测值（negative predictive value，NPV）100%，证实该检查非常适合对慢传输慢性便秘患儿进行筛选，指导治疗、观察疗效及判断预后[8,9]。

**4.会阴神经或肌电图**

其能分辨便秘是肌源性或是神经源性，判断盆底肌功能[4]。

**5.其他相关检查**

内分泌代谢检查（甲状腺功能、血糖和血钙等）、毒物筛查、自身抗体、感染及乳糜泻筛查等应酌情选择。脊髓和脑部X线及MRI检查可以排除神经系统器质性病变[1,4]。

## 四、治疗进展

对于慢性功能性便秘，治疗的目的不仅仅是通便和清除结直肠内粪块，更主要的是去除病因，改善饮食习惯和膳食成分、恢复正常的胃肠传输排空功能，改善粪便性状，恢复正常的排便行为。应该区分是慢传输型还是出口梗阻型，然后选择相应的干预措施，但在儿童中尚待进一步研究，治疗中务必注意个体化及多学科相互协作。治疗主要包括两方面：首先尽快解除粪便嵌塞，解除症状，随后进行一系列序贯的维持治疗措施。部分顽固性便秘患儿可能需要手术干预[1,4]。

### （一）去除结直肠内聚积的粪便

对粪便嵌塞的患儿，可清洁灌肠或短期使用刺激性泻剂解除嵌塞、快速缓解症状，在此基础上，再选用膨松剂或渗透性药物，保持排便通畅。开塞露可润滑肠壁，软化大便，去除结直肠内积聚的粪便，可用于急性期缓解症状，但不主张长期反复使用。儿童应避免肥皂液灌肠[2,4,10]。目前北美小儿胃肠病、肝脏病及营养学会（North American Society for Pediatric Gastroenterology, Hepatology and Nutrition, NASPGHN）推荐的灌肠方法有如下几种。①磷酸盐灌肠：为渗透性灌肠剂，2岁以下患儿避免应用，2岁以上患儿6 mL/kg，最大量135 mL，疗效肯定。磷酸盐灌肠在肾功能不全患儿中易发生高磷血症、低钙血症及手足搐搦，应用时应注意患儿肾功能情况。②等渗氯化钠液灌肠：较为安全、简便，临床常用，可在500 mL 9 g/L氯化钠液中加入30~60 mL甘油，但疗效欠佳。③聚乙二醇电解质溶液：为临床常用的导泻剂，通常在灌肠清理粪便后进行，儿童剂量25 mL/（kg·h），最大剂量1 000 mL/h，持续泵入，应经鼻胃管内用药，疗效肯定，但有时会导致恶心、腹胀和呕吐，主张短期应用，且需要住院密切观察，不适合在门诊治疗，建议治疗后定期监测腹部平片，观察粪便聚积情况。常规灌肠方法欠佳时，应人工掏出积聚的粪块[2,10]。

### （二）维持治疗

维持治疗即防止粪便再度在结直肠内出现聚积及形成硬块造成阻塞。主张在饮食调节、改善排便习惯、心理行为治疗的基础上，选用膨松剂（如麦麸等）和渗透性缓泻剂（如聚乙二醇和乳果糖等）[2,4,10]。

### 1.一般治疗

其适用于对轻型便秘和解除粪便嵌塞的维持治疗。重点包括宣传教育、饮食调整及排便训练三方面。首先向患儿家长进行耐心细致的宣传教育，解释排便的生理过程和便秘的发病机理，配合医生共同加强对患儿排便生理和肠道管理的教育。其次，采取合理的饮食习惯，纠正偏食挑食，多吃水果和蔬菜，增加食物非水溶性膳食纤维素的含量和饮水量，以加强对结肠的刺激，但目前对于膳食纤维的治疗价值尚存争议，对于严重结肠无力的顽固性便秘患儿，增加膳食纤维的摄入反而可能加重症状，应及时调整饮食，不可过于教条。对于婴幼儿，应咨询营养师，选择合适的配方奶及喂养食谱，调整碳水化合物的性质、摄入量。最后，应养成良好的排便习惯，饭后定时如厕，家长要有耐心，循序渐进，不要催促、责骂患儿。对合并心理行为障碍的患儿需积极给予相应治疗。此过程需要临床医师、心理医生、营养师、家长及患儿的多方配合[2,4,10]。

### 2.通便药的应用

其常用于慢传输型便秘的维持治疗，包括渗透性（乳果糖、山梨醇、镁乳和聚乙二醇）、膨松剂（麦麸、膳食纤维、欧车前）、肠动力剂（西沙必利和红霉素）、润滑剂（植物油和石蜡油）以及刺激性（番泻叶、甘油栓和便塞停）五大类，以前三类最为常用。70%乳果糖剂量1～3 mL/（kg·d），肠内不直接吸收，作用温和，无严重副作用，长期服用耐受性好，但易导致肠胀气。聚乙二醇通过其氢键固定水分保留于结肠腔内，软化粪便，不在消化道内分解代谢，不改变肠道pH，不产生有机酸和气体，可长期维持用药，起始剂量1.0~1.5 g/（kg·d），稳定后减量至1 g/（kg·d）维持。肠动力剂有促进结肠运动的作用，可以与乳果糖或聚乙二醇联合应用，病情平稳后减量维持，一直到患儿恢复正常的排便功能。由于心血管副作用，西沙比利已经不推荐使用，如确实要使用，需要向家长反复交代，取得知情同意，密切监测心电图QTc间期，并向相关主管部门申请、备案，不主张与多潘立酮同时使用。润滑剂可影响脂溶性维生素A，K，D的吸收，不能长期使用，尤其对小婴儿。另外，使用石蜡油时应注意儿童服药不配合而导致吸入性脂质肺炎的危险，不主张用于1岁以下儿童。番泻叶等中药长期使用可损伤结肠壁神经丛，造成结肠黑变病，应避免长期滥用[10-13]。

### 3.生物反馈训练

对于出口梗阻型便秘，包括用力排便时出现括约肌矛盾性收缩者，或者直肠感觉阈值显著异常者，均可采取生物反馈治疗，以改善排便时肛门括约肌、腹肌和盆底肌群活动的协调性以及便意感知功能。生物反馈首先在实验室进行，由专科医生进行培训，患者有一定进展后，可携带球囊导管回家，自行进行球囊排出训练。对直肠感觉阈值异常者，应重视对排便反射的重建和调整对便意感知的训练。目前尚缺乏生物反馈治疗儿童便秘的规范研究[4]。

### 4.心理行为治疗

由于慢性便秘常常合并大便失禁，严重影响患儿学习生活质量和身心发育。对于合并心理障碍的患儿，需要家长、医生、患儿，乃至学校教师的共同努力。出现严重心理障碍的患儿，则需要心理科医生的协助治疗，除了心理行为干预措施之外，有时尚需要进行药物干预治疗[4,10]。

### 5.骶神经调节

骶神经调节是一种植入式可程控的骶神经调节系统，多用于治疗慢性排尿功能障碍。近年来，部分学者尝试采用该方法治疗慢性顽固性便秘，van Wunnik通过对13例青少年患者的研究发现，骶神经调节可有效改善排便，减少服药次数，但是尚需大样本长期随访观察，以进一步证实其疗效和副作用[14,15]。

### 6.其他

其他方法包括中医针灸、推拿及胃肠电起搏等，尚需要进一步的动物实验和临床试验进行验证。慢性便秘患儿常存在肠菌群失调，导致肠道内pH值上升，肠功能紊乱和蠕动减慢。益生菌治疗可降低肠道pH值，从而刺激肠蠕动和改善排便[10]。

## （三）外科手术

手术指征为：顽固性便秘、规范化的非手术治疗无效；严重影响学习、生活质量；出现巨直肠、肛门直肠肌瘤及结肠冗长无力症。多采用及肛门直肠肌瘤切除术或结肠切除术，前者既有诊断价值，同时也有治疗价值，Redkar R G 的近期研究结果显示，93%患儿的便秘症状在肛门直肠肌瘤切除术后得到有效缓解。Marchesi F 等通过腹腔镜引导下，进行结肠次全切术及盲肠直肠造瘘术，随访 1 年发现，生活质量优于经剖腹手术患儿，但尚需大样本研究证实。仅极少数功能性便秘患儿需行手术，目前方法尚不成熟，疗效亦不肯定，应严格掌握手术适应证[16,17]。

总之，对慢性便秘患儿，需在遵循诊治指南的基础上，进行个体化诊治，仔细识别导致慢性便秘的潜在病因及诱因，判断严重程度及预后，建立不同的分级诊治体系。对于大部分轻、中度慢性便秘患儿，在除外器质性疾病的前提下，在详尽的病史、查体基础上，可先采取经验性治疗。经过数周经验性治疗无效的患儿，可进行胃肠传输试验和（或）肛门直肠测压检查，评价肠道及肛门直肠功能，明确便秘类型调整治疗方案。对于严重的顽固性便秘患者，需要重新评估潜在的诱因，调整治疗手段，进行多学科协作，必要时采用特殊的检查和治疗手段。

（丁召路）

# 参考文献

[1] HYMAN P E，MILLA P J，BENNINGA M A，et al. Childhood Functional Gastrointestinal Disorders[J]. Gastroenterology，2006，130：1519-1526.

[2] NASPGHN. Evaluation and treatment of constipation in infants and children：Recommendations of the North American Society for Pediatric Gastroenterology，Hepatology and Nutrition[J]. J Pediatr Gastroenterol Nutr，2006，43：e1-13.

[3] BIGGS W S，DERY W H. Evaluation and treatment of constipation in infants and children[J]. Am Fam Physician，2006，73（3）：469-477.

[4] 周吕，柯美云. 神经胃肠病学与动力——基础与临床[M]. 北京：科学出版社，2005.

[5] 便秘外科诊治指南（草案）. 中华胃肠外科杂志. 2008，11：391-393.

[6] 中华医学会消化病学分会胃肠动力学组，外科学分会结直肠肛门外科学组. 中国慢性便秘的诊治指南（2007，扬州）[J]. 中华消化杂志，2007；27：619-622.

[7] ROWAN L A，Canadian Paediatric Society，Community Paediatrics Committee. Managing functional constipation in children[J]. Paediatr Child Health，2011，16：661-670.

[8] GIORGIO V，BORRELLI O，SMITH V V，et al. High-resolution colonic manometry accurately predicts colonic neuromuscular pathological phenotype in pediatric slow transit constipation[J]. Neurogastroenterol Motil，2013，25：70-78.

[9] KING S K，CATTO-SMITH A G，STANTON M P，et al. 24-Hour colonic manometry in pediatric slow transit constipation shows significant reductions in antegrade propagation[J]. Am J Gastroenterol，2008，103：2083-2091.

[10] TABBERS M M，DILORENZO C，BERGER M Y，et al. Evaluation and Treatment of Functional Constipation in Infants and Children：Evidence-Based Recommendations From ESPGHAN and NASPGHAN[J]. J Pediatr Gastroenterol Nutr，2014，58（2）：265-281.

[11] KARAGIOZOGLOU-LAMPOUDI T，DASKALOU E，AGAKIDIS C，et al. Personalized diet management can optimize compliance to a high-fiber，high-water diet in children with refractory functional constipation[J]. J Acad Nutr Diet，2012，112：725-729.

[12] QUITADAMO P，COCCORULLO P，GIANNETTI E，et al. 29 A Randomized，Prospective，Comparison Study of a Mixture of Acacia Fiber，Psyllium Fiber，and Fructose vs Polyethylene Glycol 3350 with Electrolytes for the Treatment of Chronic Functional Constipation in Childhood[J]. J Pediatr，2012，Jun 5. [Epub ahead of print]

[13] GUERRA P V, LIMA L N, SOUZA T C, et al. Pediatric functional constipation treatment with Bifidobacterium-containing yogurt: a crossover, double-blind, controlled trial[J]. World J Gastroenterol, 2011, 17: 3916-3921.

[14] THOMPSON J H, SUTHERLAND S E, SIEGEL S W. Sacral neuromodulation: Therapy evolution[J]. Indian J Urol, 2010, 26: 379-384.

[15] VAN WUNNIK B P, PEETERS B, GOVAERT B, et al. Sacral neuromodulation therapy: a promising treatment for adolescents with refractory functional constipation[J]. Dis Colon Rectum, 2012, 55: 278-285.

[16] REDKAR R G, MISHRA P K, THAMPI C, et al. Role of rectal myomectomy in refractory chronic constipation[J]. Afr J Paediatr Surg, 2012, 9: 202-205.

[17] MARCHESI F, PERCALLI L, PINNA F, et al. Laparoscopic subtotal colectomy with antiperistaltic cecorectal anastomosis: a new step in the treatment of slow-transit constipation [J]. Surg Endosc, 2012, 26: 1528-1533.

# 第八节　对食物变态反应患者及相关消化系统疾病患者诊断治疗的进展

对食物有变态反应（food allergy, FA）是指某种食物进入人体后，机体对之产生的异常的由免疫球蛋白 E（immunoglobulin E, IgE）介导和（或）非 IgE 介导的免疫反应，导致机体生理功能的紊乱和（或）组织损伤，进而引发消化系统、呼吸系统、皮肤及全身症状。

## 一、病因和流行病学

目前尚缺乏儿童 FA 的流行病学资料，但是大多数学者认为儿童 FA 比成人常见，婴幼儿 FA 的发病率（5%～8%）高于成人（1%～2%）[1]。日本某中心一项研究显示新生儿牛奶蛋白变态反应的发病率为 0.21%，其中体重小于 1 000g 的早产儿发病率达 0.35%。美国的一项报道指出 2.27%～2.5%的儿童 FA 发生在 2 岁之内。美国最近的一项流行病学调查发现，5 岁以下儿童 FA 患病率为 5%，青少年和成人患病率为 4%[2]；国内有研究显示，小于等于 24 个月儿童患病率约为 5.2%，小于等于 12 个月婴儿患病率为 6.1%，其中 4～6 个月为 FA 的高发年龄[3]。所以，有人认为 FA 是"变态反应历程（atopic march, AM）"中的第一步[4]。

食物诱发儿童发生变态反应的途径有胃肠道食入、呼吸道吸入、皮肤接触等。这种反应轻重不一，严重的可导致死亡。任何食物都可诱发免疫反应，引起免疫反应的食物抗原被称为"食物变应原"，也就是人们常说的"过敏原"。几乎所有食物变应原都是蛋白质，并且蛋白质分子质量越大，越容易引起变态反应。

不同食物的变应原性强度不同，同种食物的变应原性强弱也存在易感者年龄及地区、种族的差异。在欧洲，花生是最常见的变应原。在我国，引起变态反应的最常见的食物有牛奶、鸡蛋、鱼、虾、花生、小麦、大豆、某些水果等。

每种食物蛋白质可能含有几种不同的变应原，其中鸡蛋中的卵类黏蛋白，牛奶中的酪蛋白和 β - 乳球蛋白，花生蛋白中的 α-1 和 α-2 被认为是主要的变应原。两种不同蛋白质的氨基酸序列部分相同或者两者结合特定抗体的三维构象相似时可具有交叉反应性。如至少 50%的对牛奶有变态反应的儿童也对山羊奶也有变态反应。对鸡蛋有变态反应的儿童可能对其他鸟类的蛋也有变态反应。但交叉反应一般不存在于牛奶和牛肉之间，鸡蛋和鸡肉之间。植物蛋白的交叉反应比动物蛋白明显：如对大豆有变态反应者可能对豆科植物的其他成员如扁豆、苜蓿等有变态反应。对桦树花粉有变态反应者对苹果、桃、杏、樱桃、胡萝卜等亦有变态反应。对艾蒿有变态反应者对芹菜、茴香和胡萝卜亦有变态反应。

加热食物摄入后胃酸和消化酶的作用可减低食物变应原性。

FA 与遗传因素肯定有关系，临床研究显示，父母一方有 FA 病史的，孩子患 FA 的可能性是 30%～50%，而父母双方有 FA 病史的，孩子患 FA 的可能性是 50%～80%。

儿童期的 FA 不是终身的，可因变应原的不同而不同。如：有专家通过食物激发试验对牛奶蛋白有变态反应的儿童进行研究，发现大多数患儿 3 年后不再产生变态反应，其中 56% 在 1 年内、77% 在 2 年内、87% 在 3 年内对牛奶耐受。而 85% 的儿童对牛奶、鸡蛋、小麦、大豆等变应原可逐渐耐受。但对花生、坚果、有壳海鲜有变态反应的儿童发生耐受的比例很小，一般来说，对于这些变应原的变态反应可能是终身存在的[5]。

## 二、对食物有变态反应患者的发病机制

FA 的发病涉及复杂的免疫学机制，从理论上来说，4 种基本免疫应答类型（IgE 介导的 I 型变态反应，II 型变态反应——细胞毒性型，III 型变态反应——抗原抗体补体复合物型，IV 型变态反应——T 细胞介导型）均可介导 FA，对于一个个体来说，摄入的食物可能同时激活上述一种或几种反应。但是目前仅对 IgE 介导的 FA 的发病机制研究比较明确，并有确定的检测方法。

FA 发病机制可能与消化系统的消化功能（胃肠动力，消化酶的作用）、吸收功能（肠道黏膜屏障的完整性）、肠相关淋巴组织的功能（口服免疫耐受）等密切相关。

消化系统最重要的生理功能是对食物进行消化吸收。食物在消化管内被分解可被吸收的小分子的过程称为消化；食物经过消化后，透过消化管黏膜，进入血液或淋巴的过程，称为吸收。消化过程可分为化学性消化和机械性消化两个方面。机械性消化是指通过消化管肌肉的运动，将大块食物磨碎，与消化液混合，并向消化管远端推送。最后将未消化吸收的物质排出体外。消化腺分泌的消化液中含有多种消化酶，能催化蛋白质、脂肪和糖类的分解过程，使其成为可吸收的小分子物质。这种消化酶对食物的分解，称为化学性消化。这两方面互相配合而不可分割。当消化腺分泌活动障碍或者消化管运动功能紊乱时，都会引起食物的消化不良，使吸收过程难以进行。同时由于食物中的大分子蛋白消化不彻底，增加了其对肠道黏膜的抗原攻击性，容易发生变态反应。

消化道每天暴露于大量的外源性蛋白质中，但 FA 很少发生，主要依赖于胃肠道的屏障作用。该屏障包括物理屏障和分子免疫屏障。通过紧密联结而形成的上皮细胞和覆盖其上的厚厚的黏液层构成了胃肠道黏膜的机械、化学屏障。正常菌群构成其生物屏障。完整的胃肠道黏膜上皮能够阻止变应原的渗透及吸收。黏液层中的胃酸和蛋白酶的水解作用可以改变抗原的分子结构，使其抗原性减低或消除。菌群有调节肠道免疫的作用，也可减少变态反应的发生。

肠道分子免疫屏障由分布于胃肠道黏膜中的集合淋巴滤泡、上皮内淋巴细胞、固有层淋巴细胞、浆细胞、肥大细胞及肠系膜淋巴结构成。它能够识别无害的异体蛋白质抗原、共生的微生物及有害的病原体[6]。婴幼儿的胃肠道黏膜及免疫系统发育不完善，例如酶的功能不健全，免疫系统功能不成熟，胃肠道黏膜的完整性遭到破坏或其通透性升高有可能使患 FA 的风险性增加。消化后的食物抗原经消化道黏膜进入血循环，由抗原提呈细胞提呈给 Th 细胞识别，Th 细胞发出刺激信号，并产生相关细胞因子激活 B 细胞产生特异性 IgE 抗体，IgE 抗体结合于肥大细胞和嗜碱性粒细胞表面，导致机体产生变态反应，当机体再次接触相同食物抗原时就会与肥大细胞和嗜碱性粒细胞表面的 IgE 抗体结合，导致 IgE 抗体桥联，活化后的细胞脱颗粒，释放组胺等活性物质，引发变态反应[7]。人体内众多细胞因子构成细胞因子网络，发挥复杂而精细的免疫调节功能。Th 细胞是免疫调节的核心细胞，作用是通过细胞因子调节网络实现的。在 IL-4 的作用下，Th0 细胞可分化为 Th2 细胞。Th2 细胞主要产生 IL-4，IL-5，IL-6，IL-10等细胞因子。Th2 细胞因子刺激 B 淋巴细胞分化增殖，产生抗体，这其中就包括 IgE 抗体。Th0 细胞在 IFN-γ 的作用下分化为 Th1 细胞。 Th1 细胞产生包括 IL-2，IFN-γ 等 Th1 细胞因子。Th1 细胞和 Th2 细胞通过细胞因子相互调节，Th1 细胞因子可抑制 Th2 细胞反应，而 Th2 细胞因子可抑制 Th1 细胞反应。正常情况下机体可以通过这种调节使 Th1/Th2 反应处于平衡状态。而 FA 的发生可能是这种平衡被打破的结果[8,9]。

啮齿类动物研究显示宿主暴露抗原后是否产生变态反应取决于抗原的质和量、蛋白质的消化能力、宿主肠道的成熟度，抗原在肠道内的加工处理及免疫环境[10]。

### 三、对食物有变态反应患者的相关消化系统疾病

对食物有变态反应患者的相关消化系统疾病是 IgE 介导，非 IgE 介导，或者两者兼有。

#### （一）IgE 介导的对食物有变态反应患者的相关消化系统症状和疾病

IgE 介导的对食物有变态反应患者的特点是，进食后，迅速（甚至在几分钟内）发生反应，在肥大细胞参与下，易发生变态反应，发病机制明确，容易诊断，有确诊试验，常引起此类反应的食物有牛奶、花生、坚果、鱼、鸡蛋、小麦等。

**1.全身变态反应**

全身变态反应也称为"严重变态反应"，是一种严重的、威胁生命的全身多系统速发变态反应，一般通过 I 型变态反应机制诱发。部分通过其他免疫学机制诱发。患儿在暴露于变应原的环境下，可迅速出现全身皮肤瘙痒、潮红、荨麻疹、血管性水肿、呕吐、腹泻、腹痛、哮喘、呼吸困难、喉头水肿、窒息、血压下降、心律失常、意识丧失、休克甚至死亡等症状。由于严重变态反应发病急骤，在治疗前往往来不及进行实验室检查，所以主要依靠病史、临床表现和体征来帮助判断。

符合以下 3 项标准的任何 1 项可诊断为急性变态反应：

（1）急性起病（数分钟到数小时），累及皮肤或黏膜，或两者均累及（如广泛风团、瘙痒、充血、唇或舌部水肿）和至少以下 1 项：①呼吸系统受累（如呼吸困难、哮鸣-支气管痉挛、喘鸣、PEF 下降、低氧血症）；②血压下降或终末器官功能障碍的症状（低张力、晕厥、便失禁）。

（2）暴露于已知的或可能的变应原急性起病（数分钟到数小时内），出现以下 2 项或 2 项以上表现：①累及皮肤或黏膜，或两者均累及（如广泛风团、瘙痒、充血、唇或舌部水肿）；②呼吸系统受累（如呼吸困难、哮鸣–支气管痉挛、喘鸣、PEF 下降、低氧血症）；③血压下降或相关症状（低张力、晕厥、便失禁）；④持续的消化道症状（如肠绞痛、呕吐、腹泻）。

（3）暴露于已知的变应原后几分钟或几小时内出现的低血压：①婴儿或儿童：收缩压降低或收缩压下降达 30% 以上；②成人：收缩压小于 12 kPa 或收缩压下降达基线 30% 以上。

治疗的关键是迅速缓解呼吸道阻塞和循环衰竭，应首选肌肉注射肾上腺素。肾上腺素使用剂量参见表 4-8-1。一项回顾性研究显示，90% 因严重变态反应死亡的患者未使用肾上腺素。

表 4-8-1　肾上腺素剂量表

| 年龄/岁 | 剂量/mg |
| --- | --- |
| 大于 12 | 0.5（同成人） |
| 6 ~ 12 | 0.3（0.3mL，1：1000） |
| 0.5 ~ 6.0 | 0.15（0.15mL，1：1000） |
| 小于 0.5 | 0.15（0.15mL，1：1000） |

**2.口腔变态反应综合征**

口腔变态反应综合征（oral allergy syndrome，OAS）也是 FA 引起的，是指患儿在进食某种或几种水果或蔬菜几分钟或数小时后，口咽部如唇、舌上腭和咽喉部的不适感觉，少数患儿可同时出现全身变态反应症状。患儿感觉口腔舌部麻木，运动不灵敏，蚁走感，疼痛，肿胀或者痒感。常常具有游走性，忽而肿在上唇，忽而肿在下唇，也可在左右两侧游走。往往在进食后即刻或者 24 h 内出现，可在 24 h 内消失。口唇水肿消失后不留痕迹。儿童会将这种不适感觉与曾经吃过的食物联系起来，从而产生拒食某种食物的现象。将水果或蔬菜煮熟或者削皮再吃，可以避免此类现象发生。因为花粉和水果或蔬菜间有交叉反应性。所以本病多发生于花粉症患者或提示以后可能发生花粉症。

#### （二）非 IgE 介导的对食物有变态反应的相关消化系统症状和疾病

非 IgE 介导的对食物有变态反应的特点是，进食后数小时或者数天后出现症状（以皮肤和消化道症状为多见），发病机制不明确，不容易诊断，食物激发试验阳性或食物回避后以及重新摄入该食物时的反应有助于诊断。主要相关食物类型为：牛奶、鸡蛋、大豆、小麦[11]。

以腹泻为主要表现的：食物蛋白介导的直肠结肠炎（food protein-induced proctocolitis，FPIP）、食物蛋白介导的小肠结肠炎综合征（food protein-induced enterocolitis syndrome，FPIES）、食物蛋白介导的肠病（food protein-induced enteropathy，FPIE）、麦胶样肠病（Celiac disease，CD）。其他表现：便秘、肠绞痛等。

### 1.食物蛋白介导的直肠结肠炎

（1）致病因素及危险因素：食物蛋白介导的直肠结肠炎由 Rubin 在 1940 年首次报道[12,13]。Gryboski 在 1966 年和 1967 年进行了后续研究[14-16]。与食物蛋白介导的结肠直肠炎相关的食物有豆类、鱼、鸡蛋、小麦。虽然牛奶几乎与所有食物蛋白介导的结肠直肠炎有关，但是其中接近 60%的患儿是母乳喂养儿[17]。主要原因是母亲摄入奶制品后，牛奶蛋白的某些抗原成分通过乳汁分泌传递给已经发生 3 变态反应的患儿，触发患儿出现变态反应。

另外一部分患儿，因为摄入的配方乳中含有牛奶蛋白和大豆而引起变态反应。食物蛋白介导结肠直肠炎发生的危险因素有：免疫系统不成熟，小肠通透性改变和激活免疫系统的其他因素，如基因的易感性和对食物（如鸡蛋、牛奶、鱼、坚果、大豆等）的特异的敏感程度。

（2）临床表现：本病以摄入食物后触发人体免疫反应导致的结肠直肠黏膜炎性改变为特征，绝大多发生在纯母乳喂养患儿，可在生后第 1 周甚至生后几小时内发病，生后 6 个月内发病最为常见。主要临床表现为腹泻，粪便性状变化较多，有时为正常便，有时为黏液便、血便（从便中带有少量血丝到以较多血为主的大便）。发病的最初几天可表现为带有血丝（时有时无）的大便，如果食物中变应原未被剔除，血便次数逐渐增多，严重时每次都表现为血便。患儿一般状态不受影响，体重无减轻，腹部触诊无阳性发现。

（3）诊断：绝大多数食物介导的结肠直肠炎患儿的实验室检查呈现正常结果，个别患儿有贫血，低蛋白血症或者外周血嗜酸细胞增多。对于食物介导的结肠直肠炎目前尚无非侵入性的特异性的检查手段。现有的实验室检查敏感性和特异性均不强。腹部超声能够检测到肠道黏膜增厚。但皮肤点刺试验（skin prick tests，SPT）和 SIgE 检测呈阴性结果。诊断主要依据病史的询问，对于回避可疑食物以及重新引入可疑食物的反应，食物激发试验等，还需除外其他疾病，如感染、坏死性小肠结肠炎、肛裂和肠套叠等。如果患儿在回避饮食后有良好的效果，则不推荐结肠镜检查。否则，建议给予结肠镜检查。患儿结肠镜下表现为黏膜水肿、红斑、糜烂、溃疡、出血和淋巴滤泡增生。主要表现在降结肠和乙状结肠。厚层黏膜活检时，组织学检查黏膜和固有层嗜酸细胞增生，很少形成隐窝脓肿[18]。

（4）治疗：首先应该回避可疑食物，如果要维持母乳喂养，则需要去除母乳中的可疑食物，母亲也需要回避可能引起患儿腹泻的可疑食物。如果患儿病情在 3 d 内无改善，需要应用深度水解蛋白配方奶粉（extensively hydrolysed-protein formula，EHF），如果症状仍然没有改善，则需要用氨基酸配方奶粉（amino acid-based formula，AAF）。患儿的预后一般良好，1 岁左右大多数可以耐受所回避的食物[17]。

### 2.小肠结肠炎综合征

（1）致病因素及危险因素：引起 FPIES 最常见的变应原是牛奶，纯母乳喂养可能是一个保护因素，目前还没有纯母乳喂养儿发生本病的报道。但是也有报道，因为母亲未回避牛奶蛋白的摄入，母乳喂养的患儿通过乳汁摄入了牛奶蛋白活性片段，导致 FPIES，表现为慢性腹泻[19]。除牛奶以外，常见变应原还有鸡蛋、大豆、南瓜、豆类蔬菜、燕麦、米、大麦、马铃薯、鱼、鸡、火鸡等。有些患儿可能对 1 种以上的食物有变态反应[20,21]。但是有研究认为，牛奶与大豆之间的交叉变态反应的发生要少于以往的估计[22]。肠道内肿瘤生长因子（TGF-β）减少和肿瘤坏死因子（TNF-α）增加可能与 FPIES 的发病机制有关[20-22]。

（2）临床表现：FPIES 常在生后 6 个月内发生，有些患儿在生后 1 个月甚至生后几天内就出现症状，腹泻是最常见的临床表现之一，常伴有呕吐，粪便呈水样便或稀便，如病变累及结肠可出现血便。急性发作患儿，腹泻可出现在摄入食物后数小时内，严重病例可出现脱水、低血压、嗜睡（15%～20%）

甚至休克。慢性发作患儿可表现为慢性腹泻、呕吐、易激惹、腹胀、吸收障碍、生长发育迟缓、低蛋白血症等。小婴儿临床表现与食物蛋白介导的肠病类似，但是因为 FPIES 病变涉及结肠和小肠两个部位，所以临床表现更严重[18]。以色列的一项队列研究表明 FPIES 发生率为 0.34%，最常见症状依次是反复呕吐、嗜睡、腹泻、苍白和血便[22]。

（3）诊断：主要依据病史和患儿对回避可疑食物及重新摄入可疑食物的反应以及食物激发试验等。内镜检查和小肠活检无特异性改变，结肠可见隐窝脓肿和浆细胞广泛浸润。小肠壁可见水肿、急性炎症和轻度绒毛萎缩。斑贴试验（atopy patch test，APT）虽然敏感性强，但特异性差，不建议用于非 IgE 介导的 FA 的饮食指导。血常规检查可能显示嗜酸细胞增加。因为有水电解质紊乱、低钠血症、酸中毒等表现，患儿可表现为嗜睡，甚至昏迷，常被误诊为败血症或坏死性小肠结肠炎。

（4）治疗：回避可疑食物，对症处理，及时补充水电解质。对牛奶蛋白有变态反应的患儿可给予 EHF，如果治疗效果不佳，给予 AAF 治疗。对于可疑食物的再次引入，建议在有抢救设备的医院进行。以便出现临床症状时及时救治。对牛奶蛋白有变态反应的患儿多数在 1 岁左右可以缓解，但对其他食物如鱼、鸡或米有变态反应者，将持续至幼儿期。但 3 岁以后 90%患儿可以痊愈。

**3.食物蛋白诱导的肠病**

（1）致病因素及危险因素：多数食物蛋白诱导的肠病的变应原是牛奶蛋白，还有大豆、鸡蛋、鱼、鸡和米等。虽然发病机制目前尚不完全清楚，但组织病理学和免疫学研究提示小肠黏膜损伤可能是由细胞免疫介导的。

（2）临床表现：食物蛋白诱导的肠病患儿大多在生后 1 岁内出现症状，主要临床表现为摄入可疑食物数天后出现呕吐、慢性腹泻。患儿还常出现吸收不良综合征表现，影响体重和身高，其中对前者影响更大。有些患儿伴脂肪泻和乳糖不耐受。回避变应原后，症状可以明显改善。有些患儿出现蛋白丢失性肠病表现，如低蛋白血症、水肿等。食物蛋白诱导肠病的临床表现与 CD 类似，但是在 3 岁左右可好转，小肠损伤不会进展[23]。

（3）诊断：主要依据病史和患儿对回避可疑食物及重新摄入该可疑食物的反应、食物激发试验等。实验室检查有小肠吸收不良表现，如中度缺铁性贫血、低蛋白血症、维生素 K 缺乏等。小肠活检对诊断及随访有帮助。组织学显示隐窝增生、绒毛萎缩、上皮内淋巴细胞增多，有些患儿血常规可见轻度嗜酸细胞浸润。有些患儿表现为被激活的固有层 CD4+细胞和上皮间 CD8+细胞增多，回避变应原后，这些细胞恢复到正常水平。SPT 和 SIgE 呈阴性结果。

（4）治疗：回避可疑食物，对症处理，对牛奶蛋白有变态反应的患儿可给予 EHF，如果治疗效果不佳，给予 AAF 治疗。预后较好，患儿在 3 岁左右症状可逐渐消失。

**4.麦胶性肠病**

（1）致病因素和危险因素：本病与摄入麦麸蛋白（麦胶蛋白、大麦蛋白、黑麦、燕麦蛋白）等有关，发生在遗传易感个体（HLA DR3 或 DR5/DR7 抗原呈递细胞表达异源二聚体 DQ2，HLA DR4 抗原呈递细胞表达异源二聚体 DQ8）。主要病理表现是近端小肠黏膜绒毛严重萎缩，腺窝增生，导致营养物质吸收和利用不良。非母乳喂养，过早添加谷类食物，摄入大量麦麸蛋白，被认为是易感患儿的高危因素。

（2）临床表现：本病临床表现和功能受损轻重取决于患者年龄和病理生理状况。2 岁以内婴幼儿以肠道症状为主，常有慢性腹泻、腹胀、厌食、肌肉萎缩、易激惹、生长发育迟缓等，有 1/3 患儿伴呕吐。儿童主要为肠外表现：皮肤疱疹样改变、青春期延迟、身材矮小、缺铁性贫血、骨质缺乏、自身免疫性疾病（甲状腺炎、1 型糖尿病等）。30%的患儿出现牙釉质发育不良。有些患儿可出现爆发性水样便、腹胀、脱水，电解质紊乱，甚至出现昏迷，称为乳糜泻危象。

（3）诊断：主要依据小肠活检结果。小肠绒毛扁平而钝，固有层和上皮间淋巴细胞增生。血清学检查主要依据抗麦胶抗体（anti-gliadin antibodies，AGA），抗内膜抗体（endometrialantibody，EMAb），组织转谷氨酰胺酶抗体（tissue transglutaminase antibodies，TTG）结果筛查并协助诊断。

（4）治疗：回避麦胶类食物的摄入，并给予支持治疗。

值得注意的是，抗组胺药物对非 IgE 介导的慢性腹泻患儿无明确治疗效果。

### （三）IgE 和非 IgE 共同介导的对食物有变态反应的相关消化系统疾病

#### 1.嗜酸细胞性食管炎

（1）概述：嗜酸细胞性食管炎（Eosinophilic Esophagitis，EoE）为一种免疫和抗原介导的慢性疾病。在成人和儿童中的发病率趋于增加，但确切原因不明。可能存在遗传基础（5 号染色体异常）。除了遗传易感性之外，对食物的变态反应逐渐增多可能也是 EoE 发病率增加的根源。

（2）诊断：EoE 的临床表现为非特异性，在青少年，早期可出现吞咽困难、胃食道反流和烧心感，其中吞咽困难是最常见的症状。婴儿患者通常存在喂养困难、哭闹、生长发育迟缓等。诊断标准为：临床症状+组织中嗜酸细胞大于 15~20/Hp$^+$对 PPI 治疗无反应 2 mg/（kg·d）+远端食管 24h pH 监测可能正常。

（3）治疗：回避可疑食物，配合储雾罐吞入（而非吸入）氟替卡松，也可服用布地奈德口服糖浆。

#### 2.嗜酸细胞性胃肠炎

（1）定义及分型：嗜酸细胞性胃肠炎（eosinophilic gastroenteritis，EG）是一种以胃肠道嗜酸细胞异常浸润为特征的比较少见的胃肠道疾病。可伴有周围血中嗜酸粒细胞增高，多数学者认为此病与变态反应有密切关系。该病由 KAIJSER 1937 年首次报道。本病的消化道表现多样且无特异性，根据病变部位、范围和程度不同而不同。一般以腹痛为首发症状，常伴恶心、呕吐，也可出现腹泻，严重者呈黏液脓血便，出现腹水时多伴有腹胀。多呈慢性经过，往往有周期性发作和自发性缓解的特点。可伴有全身症状，如低热、生长发育迟缓、贫血、内分泌紊乱等。

Klein 根据嗜酸粒细胞浸润胃肠壁的深度，分为以下 3 型：①Ⅰ型——黏膜病变型：最常见（50%以上），症状类似于炎症性肠病。以腹痛、腹泻为主，因肠上皮细胞绒毛受损，由此可导致失血、吸收不良和肠道蛋白丢失等。②Ⅱ型——肌层病变型：较少见，浸润以肌层为主，胃肠壁增厚、僵硬可引起幽门及肠道的狭窄或梗阻。③Ⅲ型——浆膜病变型：罕见，浆膜增厚并可累及肠系膜淋巴结，可出现渗出性腹水及腹膜炎，腹水中可有大量的嗜酸细胞。

以上 3 型可单独或混合出现。

（2）诊断：除临床症状外，主要依据实验室检查：多数患者外周血嗜酸细胞增多，三种类型相比，Ⅲ型比其他两型增高的更为明显。常见缺铁性贫血，大便潜血试验阳性，血沉增快，血浆白蛋白下降，血 IgE，IgG 增高。X 线检查对诊断帮助不大，但消化道造影可显示食管、幽门、肠道等部位狭窄及黏膜改变，如黏膜增粗、紊乱、充盈缺损等。腹部 CT 及 B 型超声可显示非特异性肠壁增厚、腹腔积液等。内镜检查内镜及活检病理检查有助于确诊。内镜下可见黏膜充血、水肿、糜烂、结节、溃疡等改变，病理组织学检查见大量嗜酸细胞浸润。据显微镜下嗜酸细胞数目分为以下级别（见表 4-8-2）。

表 4-8-2　Whitington 分级剂量表

| 分级号 | 分级 | 嗜酸细胞数/视野（油镜） |
| --- | --- | --- |
| 0 | 正常 | 10 |
| 1 | 轻度异常 | 10~20 |
| 2 | 中度异常 | 20~50 |
| 3 | 重度异常 | 大于 50 |
| 4 | 极度异常 | 聚集成片或团 |

诊断标准：①有腹痛、腹泻、恶心、呕吐、吸收不良等胃肠道症状；②病理证实消化道一处或多处嗜酸细胞浸润；③无胃肠道以外多器官嗜酸粒细胞浸润；④无寄生虫感染。本病需要与嗜酸性粒细胞增多症、克罗恩病、溃疡性结肠炎等鉴别。

（3）治疗：①饮食疗法：如去除致敏的食物或药物，有条件者可以进行要素饮食。②药物治疗：

肾上腺皮质激素有良好的治疗效果，可使病情缓解，多数患者用药后 1～2 周内症状改善，嗜酸细胞可明显下降至正常。复发时用药仍有效。适用于弥漫型、手术后复发和腹水为主的患者。急性期可给强的松每日 0.5～1.0 mg/kg，应用 2 周，见效后逐渐减量，维持 2～4 周。色甘酸二钠系肥大细胞膜稳定剂，临床上对肾上腺皮质激素治疗无效或产生了较严重的副作用者可改用本品治疗。酮替芬为一种肥大细胞膜的保护剂，长期应用激素疗效不明显的病人可加用，0.5～1.0 mg/d 口服，1～2 次/d。孟鲁司特钠（顺尔宁）为白三烯受体拮抗剂，可以与皮质激素合用，每日口服 4mg，每日 1 次。对应用皮质激素效果不佳者，可加用免疫抑制剂硫唑嘌呤 1.0～2.5 mg/（kg·d）口服，但要注意观察血常规及骨髓抑制情况。抑酸治疗：有助于改善症状和食道胃的病理变化，抑酸药的应用详见消化性溃疡病诊疗常规。③手术治疗：对一些局限性浸润及有并发症的患儿，可以考虑手术治疗。但手术并不能完全切除受浸润的部位，易于复发，因此应尽量采用保守治疗。

## 四、对食物有变态反应患者的诊断

主要依据病史、实验室检查、食物激发试验和食物回避后再引入。内镜不作为常规推荐。检查变应原的主要方法有：皮肤点刺实验和血清 IgE 检测。但是以消化系统为主要表现的 FA 大多是迟发型反应，这两项检查有可能出现阴性结果。但不能因此肯定患儿不是 FA。此类患儿可以通过家长记录饮食日记，即对每次的进食的食物详细记录其品种用量，并与当日发病情况相参照，于发病期至少连续记录 2~3 周，根据记录进行分析，找出可疑的诱发性食物因素。记录要做到：坚持不懈；不厌其烦，防止遗漏，尤其是一些不经常食用的食物，水果、小吃等也要记录。还可以通过排除饮食的办法，排除可疑食物 14d 左右，同时观察症状好转情况，如果好转，再次引入可能食物，症状再次重现，即有助于诊断。还可以在专业医生指导下，进行口服食物激发试验，这是一种对病人可疑变态反应的食物，以诱导变态反应症状发生，从而明确 FA 的特异性的诊断方法。但是需要注意的是激发试验必须在有抢救措施的医院，在医生的指导下进行。每次只能进行一种食物的试验，试验若干天前对病人的饮食加以控制，每次试验结束后，下次试验必须相隔若干时日。还要对孩子进行较长时间的严密观察。

## 五、对食物有变态反应患者的治疗

对 IgE 介导的食物产生变态反应时，包括肾上腺素、抗组胺药物等药物治疗有效，但对非 IgE 介导的食物变态反应无效。

### 1.回避变应原及替代治疗

一旦明确 FA 的变应原，就要在食物中去除这些变应原。为了保证儿童的正常生长发育，需要用代用品来代替回避的饮食。比如：对于牛奶蛋白有变态反应的儿童，可以给予深度水解蛋白配方或者氨基酸配方奶粉。特别提示的是其他动物奶来源的奶粉会含有与牛奶蛋白相同的抗原决定簇，对牛奶蛋白有变态反应的儿童也会对其他动物来源的奶粉中的蛋白产生变态反应。所以，不推荐以其他动物奶来源的奶粉作为牛奶蛋白变态反应患儿的代用品。还可以采用加工改造食物的方法：有些食物经过加热或者消化酶处理后，抗原性减弱，比如对苹果有变态反应的患儿，可以将其加热后食用。对于食物变应原并不明确的儿童，可以短期采用限制性食物疗法。即在短时期内限定孩子只食用很少引起变态反应的食物，如大米、蔬菜、猪肉等。如果在这段时间变态反应症状消失，可以定期有计划、有步骤地引入单一食物。如：经过 2～4 周，孩子变态反应症状消失后，可先引入面食，如果 1～2 周未发病，可尝试第 2 种食物，如新鲜鱼类，若食用后出现症状，则在一段时间内禁用鱼类。按此办法，经过一段时间的尝试，可以探明孩子可能的变应原食物，对于不产生变态反应的食物继续食用，对于产生变态反应的食物则进行回避。

### 2.免疫治疗

免疫治疗的基础是口服免疫耐受，口服免疫耐受（oral tolerance，OT）是指口服某种抗原后，机体对该抗原产生全身性、低特异性免疫应答状态。最近一些研究结果显示，通过口服诱导口服免疫耐受安全且有效[24-26]。Longo 等采用随机对照方法将 60 例 5 岁以上牛奶蛋白严重变态反应患儿分成两组（每组 30 例），试验组从饮用小剂量牛奶开始逐渐增加饮用牛奶的量，对照组完全回避牛奶。1 年后发现试验组 11 例对牛奶蛋白完全耐受，16 例可少量饮用牛奶，3 例仍对牛奶蛋白有变态反应，而对照组仍全部对牛奶蛋白有变态反应，故认为从口服小剂量牛奶到逐渐加量可诱导牛奶蛋白变态反应患儿对牛奶蛋白产生口服免疫耐受。Skripak 等采用随机双盲安慰剂对照方法研究牛奶蛋白口服免疫耐受，将 20 例年龄 6 ~ 16 岁的患者随机分成两组，经过 3 ~ 4 个月治疗后，试验组对牛奶耐受量是治疗前的 50 ~ 100 倍，而对照组却无变化，两组血清特异性 IgE 均无变化，但试验组血清特异性 IgG 较对照组升高，由此认为，口服免疫耐受治疗牛奶蛋白变态反应有效。

上述诱导口服免疫耐受试验都是在逐渐增加食物变应原摄入量过程中或刚停止摄入食物变应原时，通过食物激发试验证实产生口服免疫耐受的；但是如果停止摄入食物变应原一段时间后再次摄入，是否还会存在口服免疫耐受呢？德国一项针对 23 例年龄 3 ~ 14 岁对花生产生变态反应的患儿的研究发现，停止摄入花生 2 周后食物激发试验仍有 21 例依然存在花生耐受[27]。

目前研究表明 IL-10 和 IFN-γ 的变化可能与 OT 有关，需要进一步研究[28,29]。

（李在玲）

# 参考文献

[1] RACHER E. Story. Manifestations of Food allergy in infants and children[J]. Pediatric annl，2008，8：530-535.

[2] BRANUM A M，LUKACS S L. Food allergy among children in the United States[J]. Pediatrics，2009，124（6）：1549-1555.

[3] 胡燕，黎海芪. 0 ~ 24 个月婴儿食物过敏的流行病学研究[J]. 中华儿科杂志，2000，38（7）：431-434.

[4] TAN R A，CORREN J. The relationship of rhinitis and asthma, sinusitis, food allergy, and eczema [J]. Immunol Allergy Clin North Am，2011，31：481-491.

[5] SICHERER S H，SAMPSON H A. FOOD ALLERGY[J]. J Allergy Clin Immunol，2006，117：470-475.

[6] MAYER L. Mucosal immunity[J]. Pediatr，2003，11：1595-1600.

[7] UNTERSMAYR E，JAROLIM E J. Machanism of type I food allergy[J]. pharmacology and Therapeutics，2006，112：787-798.

[8] CALDER P C. Dietary nucleic acids and Th1/Th2 balance：a clue to cows'milk allergy?[J]. Clin Exp Allergy，2000，30：908-911.

[9] 何维. 医学免疫学[M]. 北京：人民卫生出版社，2005，304.

[10] FIOCCHI A，BROZEK J，SCHÜNEMANN H，et al. World Allergy Organization （WAO） Diagnosis and Rationale for Action against Cow's Milk Allergy（DRACMA）Guidelines[J]. Pediatr Allergy Immunol，2010，7：1-125.

[11] MUÑOZ F A，SAMPSON H A，SICHERER S H. Prevalence of self-reported seafood allergy in US[J]. J Allergy Clin Immunol Immunol，2004，113（suppl）：S100.

[12] HOLLOWAY E，FOX A，FITZSIMONS R. Diagnosing and managing food allergy in children[J]. Practitioner，2011，255：19-22.

[13] RUBIN M. Allergic intestinal bleeding in the newborn[J]. Amer J Med Sci，1940，200：385.

[14] GRYBOSKI J D，BURKLE F，HILLMAN R. Milk induced colitis in an infant[J]. Pediatrics，1966，38：299-306.

[15] GRYBOSKI J D. Gastrointestinal milk allergy in infants[J]. Pediatrics，1967，40：354-362.

[16] MALONEY J，NOWAK W A. Educational clinical case series for pediatric allergy and immunology：Allergic proctocolitis, food protein-induced enterocolitis syndrome and allergic eosinophilic gastroenteritis with protein-losing gastroenteropathy as manifestations of non-IgE-mediated cow's milk allergy[J]. Pediatr Allergy Immunol，2007，18：360-367.

[17] PUMBERGER W，POMBERGER G，GEISSLER W. Proctocolitis in breastfed infants：a contribution to differential diagnosis of hematochezia in early childhood[J]. Postgrad Med J，2001，77：252-254.

[18] BONÉ J，CLAVER A，GUALLAR I，et al. Allergic proctocolitis, food-induced enterocolitis：immune mechanisms, diagnosis and treatment[J]. Allergol Immunopathol，2009，37：36-42.

[19] MONTI G，CASTAGNO E，LIGUORI S A，et al. Food protein-induced enterocolitis syndrome by cow's milk proteins passed through breast milk[J]. J Allergy Clin Immunol，2011，127：679-680.

[20] MEHER S，KAKAKIOS A，FRITH K，et al. Food protein induced enterocolitis syndrome：16 year experience[J]. Pediatrics，2009，123：459-464.

[21] NOWAK W A，MURARO A. Food protein induced enterocolitis syndrome[J]. Curr Opin Allergy Clin Immunol，2009，9：371-377.

[22] KATZ Y，GOLDBERG M R，RAJUAN N，et al. The prevalence and natural course of food protein-induced enterocolitis syndrome to cow's milk：A large-scale，prospective population-based study[J]. J Allergy Clin Immunol，2011，27：647-653.

[23] SAMPSON H A. Update on food allergy[J]. J Allergy Clin Immunol，2004，113：805-819.

[24] LONGO G，BARBI E，BERTI I，et al. Specific oral tolerance induction in children with very severe cow's milk–induced reactions[J]. J Allergy Clin Immunol，2008，121（2）：343-347.

[25] SKRIPAK J M，NASH S D，ROWLEY H，et al. A randomized，double-blind，placebo controlled study of milk oral immunotherapy for cow's milk allergy[J]. J Allergy Clin Immunol，2008，122（6）：1154-1160.

[26] DUPONT C. Food allergy：recent advances in pathophysiology and diagnosis[J]. Ann Nutr Metab，2011，59（S1）：8-18.

[27] BLUMCHEN K，ULBRICHT H，STADEN U，et al. Oral peanut immunotherapy in children with peanut Anaphylaxis[J]. J Allergy Clin Immunol，2010，126（1）：83-91.

[28] LEE S J，NOH J，LEE J H. In Vitro Induction of Allergen-Specific Interleukin-10-Producing Regulatory B Cell Responses by Interferon-γ in Non- Immunoglobulin E-Mediated Milk Allergy[J]. Allergy Asthma Immunol Res，2013，5（1）：48-54.

[29] KHORIATY E，UMETSU D T. Oral Immunotherapy for Food Allergy：Towards a New Horizon[J]. Allergy Asthma Immunol Res，2013，5（1）：3-15.

# 第九节　儿童先天遗传代谢性肝病

先天代谢性疾病（inborn error of metabolism），即遗传代谢病（inherited metabolic disorders，IMD），是遗传性生化代谢缺陷的总称，神经系统和肝脏受累的频率最高。随着经济和科学技术的发展，国人疾病谱已发生明显改变，遗传病在其中所占比重越来越高，且危害愈加明显。在以肝脾大、肝功损害为主诉的疾病中，遗传性疾病更是占有相当大的比例。肝脏是遗传代谢缺陷病最早累及和损害最为严重的脏器之一。很多遗传代谢缺陷病在婴儿期或儿童期引起肝脏损害。虽就单个代谢性肝病而言，发病率并不高，但其总体发病率却相当可观，是婴儿和儿童疑难重症肝病的重要病因。遗传代谢性肝病是一组单基因突变导致蛋白质结构缺陷或合成（分解）速率异常，进而发生功能改变的基因缺陷病。有缺陷的蛋白质可能是一个复杂的大分子，也可能是个较简单的分子或者是一个酶。酶的异常使其所催化的生化反应发生阻滞，表现为合成代谢或分解代谢的异常，使各种生化物质在体内的合成、代谢、转运和储存等方面出现异常。比如肝豆状核变性是由铜代谢异常所致；碳水化合物代谢异常导致糖原病、半乳糖血症、果糖不耐症、先天性乳酸酸中毒；溶酶体病导致部分糖元病、黏多糖病、脂质沉积症；尿素循环障碍导致各型先天性高氨血症等。下面介绍一些常见的儿童先天代谢性肝病。

## 一、肝豆状核变性

肝豆状核变性（hepatolenticular degeneration，HLD），由 Wilson 于 1912 年系统描述，又称威尔逊病（Wilson's disease，WD），是常染色体隐性遗传的铜代谢异常疾病，发病率约为 1/30000，基因携带率 1/90。致病基因 *ATP7B* 位于 13 号染色体 q14～21，编译产物为 P 型铜转运 ATP 酶（*ATP7B*）。*ATP7B* 在肝细胞内发挥重要作用：在低铜环境下，*ATP7B* 协助铜离子进入高尔基体与前铜蓝蛋白（apoceruloplasmin）结合成全铜蓝蛋白（holoceruloplasmin），后者将铜输送至全身发挥作用；在高铜环境下时，*ATP7B* 促使铜从胆管排出，而这是铜从体内排出的主要途径。因此，当 *ATP7B* 突变时，合成全铜蓝蛋白能力下降，检测血铜蓝蛋白浓度明显降低；同时胆管排铜能力受损，铜在肝内过量蓄积，导致肝细胞坏死。当超过肝脏铜蓄积能力时，铜释放入血，导致溶血和铜在肝外组织如脑、肾、角膜等沉积，出现一系列症状[1-3]。

## （一）临床特征

WD 的生化异常从出生时即存在，但 5 岁前少见临床症状，大多数患者年龄在 5~35 岁，多从年长儿起出现症状，年龄最大的患者年龄已愈 70 岁。首发症状的比例分别为：肝脏（42%），神经（34%），精神（10%），血液（12%），肾脏（1%）和其他（1%）。在儿童时期肝脏症状最多见，表现轻重不一，可以仅为谷氨酰转移酶（ALT）轻度升高、单纯肝脏增大，也可表现脾大伴门脉高压、黄疸、急性肝炎、慢性活动性肝炎、肝硬化，以致迅速危及生命的暴发性肝功能衰竭、伴或不伴溶血性贫血或肾功能衰竭。神经症状主要为椎体外系表现：口齿不清、流涎、震颤、手足徐动、肌阵挛、强直状态、步态异常、偏头痛及失眠等。精神症状如：性格（情绪）异常、精神分裂症样、躁狂抑郁精神病、妄想和神经官能症等。其他包括：肾脏症状（血尿、蛋白尿、白细胞尿、肾小管损害）、急性溶血、眼角膜 K-F 环、骨关节改变等。

## （二）实验室检查

### 1.血常规

其可有不同程度的贫血，肝硬化脾功能亢进致白细胞、血小板降低。尿常规：部分病人尿中有红细胞。肝功能：可有转氨酶升高，但升高的水平不能反映肝脏疾病的严重程度。

### 2.铜蓝蛋白

正常小儿血清铜蓝蛋白为 200 ~ 400mg/L，本病血清铜蓝蛋白水平显著下降（小于 50 mg /L）为诊断 WD 的重要证据。中度水平下降提示需进一步排除 WD。血清铜蓝蛋白水平正常不能排除 WD 诊断，特别是对于临床症状出现较晚的患者，大约有 5%的病人血清铜蓝蛋白不减低或在正常低限。血浆铜蓝蛋白降低也见于蛋白丢失性营养不良、肾病综合征、蛋白丢失性肠病、获得性铜缺乏、肝功能严重受损、Menkes 病和遗传性低铜蓝蛋白血症等。血铜蓝蛋白浓度受诸多因素影响。首先为年龄依赖性，新生儿期很低，到第 1 年升至成人水平，之后进一步上升，至 2 ~ 3 岁时达最高水平，然后缓慢下降，至 12 岁再回落至成人水平。再者与基因突变类型相关，有学者发现纯合突变患者的血铜蓝蛋白要比杂合突变者更低，只有 10% ~ 20%的杂合子血浆铜蓝蛋白降低。尿铜蓝蛋白：目前已有研究报道将尿铜蓝蛋白水平低于 45 ng /mg C r 作为 3 岁儿童筛查早期及症状前 WD 的标准，经济、快速且易于推广，有待广泛应用于儿童的筛查[4]。

### 3.血清铜

患者总血清铜( 包括血浆铜蓝蛋白中的铜 )水平通常与循环中的血浆铜蓝蛋白水平是成比例下降的，但干扰因素较多，血清铜测定对本病诊断价值不大。

### 4.尿铜

24 h 尿铜反映了循环中非血浆铜蓝蛋白结合铜的含量。正常小儿尿铜低于 40 μg（0.6 μmol）/24 h。尿的收集要严防污染，否则影响结果。本病时尿铜增加，可达每 24 h 100 ~ 1000 μg（1.57 ~ 15.7 μmol）。染色体杂合突变的患者可能结果正常。对有症状且 24 h 基础尿铜含量小于 100μ g /24 h 的儿童，需要进一步给予青霉胺激发试验排除 WD。

### 5.肝脏活检

其无特异性，可表现为急性肝炎、慢性活动性肝炎、暴发性肝炎、肝硬化。相对特征性改变为可见脂肪变、纤维化、肝细胞核糖原增多及 Mallory 小体。电镜下肝细胞线粒体的变化被认为是最特异、最具有病理诊断价值的。线粒体大小及形态不一，基质电子密度明显增高，可见内膜与外膜的分离，内池扩大，并见各种包含体。溶酶体增多，可见多泡体及 Mallory 小体。免疫组化铜染色（＋）。

### 6.角膜色素环

角膜色素环（K-F 环）阳性仍是高度提示 WD 的特异性发现。慢性活动性肝炎、原发性胆汁性肝硬化、不明原因性肝硬化等疾病发生铜蓄积时也会呈 K-F 环阳性，但毕竟罕见。

### 7.头颅 CT 或 MRI

其最常见的表现是基底节区在 CT 上的高密度影以及在 MRI 上的高信号表现。大脑影像学的明显变化可先于临床症状出现。MRI 对这些病变的敏感度更高，病变较集中于豆状核、脑干、尾状核和丘脑，短 T2W 信号为本病具特征性的改变。WD 患者脑部病变部位与病程之间无很好的相关性，构音障碍与尾状核关系较为密切，肌张力障碍与中脑的关系较为密切，震颤与丘脑的关系较为密切。

### 8.基因学检查

其包括对先症者及其亲属的筛查以及出生前筛查。对突变基因进行直接监测目前是可行的。但对检测结果的解释有时是非常困难的，因为多数患者为复合杂合子，每条等位基因上均有不同的突变。目前，已有 300 多种 *ATP7B* 基因的突变类型被证实，但并不是每种基因突变都被证实可致病。突变分析对于某些特定人群一定范围内的 *ATP7B* 基因突变的诊断是非常有价值的。对我国 WD 患者基因学的研究提示，*ATP7B* 基因的第 8 和 12 号外显子为突变热点。尚没有明确的基因型与表现型之间的关系的结论，但是最近有研究表明 WD 患者神经系统症状的出现与载脂蛋白 E 的亚型及朊蛋白基因多态性相关。另外有研究指出，某些神经系统的表现，如吞咽困难与 *ATP7B* 基因特定位点的突变相关。通过全基因测序进行突变分析是可能的，对于通过临床及生化检查不能确诊的患者应给予测序分析。对 WD 患者的直系亲属进行筛查时可给予单元型分析或者已知特定突变的检测。

临床上由于 WD 基因突变的异质性，新的基因突变不断得到发现，基因突变多为复合杂合突变，且存在着人种差异及不同的突变热区，目前我们还不能完全依靠家系连锁分析、聚合酶链反应单链构象多态性分析技术、PCR 酶切和荧光 PCR 技术、变性高效液相色谱分析技术、DNA 测序技术、DNA 微阵列技术等在患者基因中建立起精确的基因型 - 临床型关系，这有待进一步研究[5,6]。

## （三）治疗

### 1.避免高铜饮食

高铜饮食主要有贝壳类、巧克力、坚果、蘑菇、动物内脏等。避免使用铜质餐具、器皿。水中亦含铜，通常每升水中含铜量小于 0.2 mg，但有 10% 的家庭饮用水的含铜量超过患者可耐受的标准，如果饮用水的含铜量过高，可使用水净化系统。

### 2.应用青霉胺或三亚乙基四胺等螯合剂

主要药理作用是通过金属硫蛋白螯合铜离子，促进尿液排泄，减少铜在体内沉积。青霉胺的剂量为 10～20 mg/（kg·d），一定要从小剂量开始，餐前服用。应随诊 24 h 尿铜以评估治疗效果和依从性，有效者 24 h 尿铜渐增加，可高达 2～5 mg/d，经 1 年至数年后，尿铜逐渐减少至 0.5～1.0 mg/d。当临床症状稳定好转，肝功能基本恢复正常，服药情况下每日尿铜降至 0.5 mg 以下时，可考虑将青霉胺剂量降至半量长期维持。青霉胺的不良反应较多，约 30% 的患者因严重不良反应而最终停药。早期变态反应表现为发热、皮疹、淋巴结肿大、中性粒细胞减少症、血小板减少症及蛋白尿，多发生于用药的第 1～3 周。后期不良反应有肾毒性表现，通常为蛋白尿或尿中出现其他细胞成分，一旦出现肾毒性表现亦应立即停药；狼疮样综合征、肾炎综合征、骨髓毒性、皮肤毒性、停药后再用药时的严重变态反应、味觉丧失。青霉胺可能拮抗维生素 $B_6$ 的作用，故应同时补充维生素 $B_6$ 10～25 mg/d。

鉴于青霉胺潜在的严重副反应，国外多已用三亚乙基四胺（trientine，曲恩汀）替代青霉胺，国内尚无此药上市。曲恩汀用量一般为 750～1 500 mg/d，分 2～3 次给药；维持治疗一般用量为 750 mg/d 或 1 000 mg/d。小儿用量按 20 mg/（kg·d）计算，总量不超过 250 mg/d，分 2～3 次给药。一般在饭前 1h 或饭后 2 h 服药。

### 3.锌剂

锌剂可诱导肠道细胞中的金属硫与食物或体内的铜形成复合体，从粪便中排出，从而阻止铜被吸收入血。锌盐起效较慢，较多用于 WD 的症状前治疗、维持治疗和妊娠者。临床上常用的锌盐有葡萄糖酸锌（每片 35 mg，约含锌元素 5 mg）、硫酸锌（每片 25 mg，约含锌元素 5 mg）和醋酸锌（每 100 mg 约含锌元素 36 mg）。一般推荐剂量为 1～5 岁儿童每次锌元素 25 mg，每日 2 次；5～16 岁儿童（或体重小于 56 kg）每次 25 mg，每日 3 次；成人（或体重大于等于 56 kg）每次 50 mg，每日 3 次。锌剂的不良反应很小，有些在空腹服用较大剂量时可出现恶心、呕吐或腹泻，改为两餐之间服用可避免。考虑到胃肠道副作用，醋酸盐和葡萄糖酸盐可能比硫酸盐的耐受性更好，但这往往因人而异。餐中口服锌剂会影响锌的吸收和疗效，但是如果为了增加患者的依从性，可以在餐中服用更高剂量的锌剂以增强其疗效。锌剂治疗的效果可以通过临床表现和生化检查结果的改善来判断，并应当监测 24 h 尿排铜量，在治疗的稳定期，该值应该小于 75 μg。

### 4.四硫钼酸胺

四硫钼酸胺（tetrathiomolybdate，TTM）是一种强效驱铜剂，餐中服用时该药可以与食物中的铜结合，阻碍肠道对铜的吸收；餐前服用时还可与血清铜结合。小剂量时可以去除金属硫蛋白中的铜，大剂量时则形成一种不溶解的含铜复合物，可能加重铜在肝脏的沉积。四硫钼酸盐具有双重抗铜作用，用药期间神经系统症状加重的可能性较青霉胺及曲恩汀小，不良反应轻微，仅有一过性的骨髓抑制及转氨酶升高，可作为有神经系统症状的患者的初始用药。该药起作用快，用药 2 周可阻断铜的毒性作用，用药 7 周后效果显著。钼剂长期使用对人体有毒，潜在的副作用包括骨髓抑制、肝毒性以及过度驱铜造成的神经系统功能障碍。有神经（精神）症状的患者可先用 TTM 8 周，再用锌剂维持治疗。

### 5.肝移植

肝移植治疗 WD 占总的肝移植术的 1.1%～2%，其中移植后生存时间最长者已达 30 年，肝移植可纠正 WD 所致肝脏铜代谢障碍，使血清铜蓝蛋白升至正常水平，体内的铜大量排出，逐步改善肝外铜代谢异常，有效改善肝功能及神经症状，对延长患者的生存时间和提高生活质量具有重要意义，是治疗 WD 的急性肝功能衰竭和对驱铜药物反应差的终末期肝病患者的有效手段。对于有严重的神经精神表现，WD 患者是否肝移植尚无定论。目前肝移植总体 5 年生存率约为 85%，方法主要包括：原位肝移植、活体供肝肝移植、原位辅助部分肝移植、劈裂式肝移植等，活体供肝肝移植是我国常采用的一种肝移植方法。

### 6.细胞移植治疗

细胞移植治疗可将正常功能的肝细胞或干细胞通过有效的方法移植进入受损的肝脏内，从根本上改善和恢复肝细胞功能，是目前比较理想的治疗 WD 的治疗方法。细胞治疗的方法有肝细胞移植、骨髓干细胞移植、胚胎干细胞移植等。目前动物实验显示出细胞移植的有效性和可行性。临床上有待进一步论证和研究。

### 7.基因治疗

目前基因治疗主要为动物实验，尚没有进行人的临床研究。WD 是由于 *ATP7B* 基因突变导致铜过载的常染色体隐性遗传性疾病。基因治疗的主要方法是把正常的基因通过病毒载体的方式转入 *ATP7B* 基因变异的 WD 动物模型体内，并通过这些转入基因的表达来实现对基因缺陷动物的治疗。其治疗效果的评定可以通过监测动物胆汁排铜的量以及血浆铜蓝蛋白水平的升高来实现。转基因小鼠动物实验提示，病毒基因转染是一种可以有效缓解临床症状的方法。但是基因转染疗效的不稳定性限制了该方法的应用。随着基因技术的不断进步，基因治疗可能成为肝豆状核变性治疗的重要手段，但从实验室走向临床还需要很长的过程[7,8]。

## 二、先天性肝纤维化

先天性肝纤维化（congenital hepatic fibrosis，CHF）是一种少见的先天性常染色体隐性遗传性肝脏疾病。CHF 发病率低，有文献报道在 1/20 000 ~ 1/40 000。其发病年龄分布较宽，据报道有 30% ~ 50% 的患者由于肾脏增大发育不良、羊水减少、肺发育不全，出生后不久就死于呼吸衰竭。存活下来的患者多于儿童期和青年期发病，但也可见中老年人发病。由于该病缺乏特异性临床表现，常被误诊为继发性肝硬化[9]。

CHF 于 1954 年由 Grumbach 首先描述，于 1961 年由 Kerr 等首先命名，用以描述一种与肝硬化不同的肝纤维性病变，病变多累及整个肝脏，常与 Caroli 病伴发存在，并认为与基因突变位点位于 6P 染色体上的常染色体隐性遗传性多囊肾关系密切，亦可发生于少数基因突变位点位于 16q 染色体上的常染色体显性遗传性多囊肾患者中。CHF 发病年龄一般与门脉高压程度及有无合并肾脏病变有关，小婴儿常以肾功能不全而起病，而单纯肝脏病变可因无明显症状而延迟在儿童期或青少年期起病，发病无性别差异，可散发或有明显家族史。

（一）临床表现

CHF 主要分为四型：门脉高压型、胆管炎型、混合型和隐匿型。表现为门脉高压症，如肝脾肿大、脾功能亢进、食管静脉曲张、消化道出血等。当合并 Caroli 病或肾病变时，可表现为胆管感染、尿路感染及肾功能衰竭。肝肿大几乎见于所有患者，触诊时肝脏质地硬，表面平滑或有小结节，肝脏边缘可不规则，提示肝有硬化。肝功能检查包括蛋白、胆红素及酶往往正常或轻微异常，与严重门脉高压不平行，B 超、CT 排除肝外型门脉高压症。由于 CHF 常伴有胆管发育畸形，个别患者可合并胆总管囊肿。影像学检查如 B 超、CT 或 MRI 可提供肝肾等多个器官的形态学表现，是重要的非侵袭性诊断方法之一。CHF 影像学特征包括：肝门静脉无狭窄或闭塞，部分可出现扩张，肝内门静脉分支减少、狭窄、受压，肝内胆管多发性扩张，肝脾增大，可合并有肝囊肿、肾囊肿。磁共振胰胆管造影（magnetic resonance cholangiopancreatography，MRCP）更能够清楚地观察肝内胆管结构，为诊断提供精确的依据。脑部的 CT 或 MRI 检查可判断是否合并 Coach，Arima，Joubert 综合征。影像学依据肝、脾的大小形态，肝实质的回声，肝动脉、门静脉主干的内径以及两者的血流动力学改变，结合典型的临床症状，可提示本病的诊断，但确诊仍需肝组织病理学诊断，行肝穿刺或手术活检。组织病理学特点表现为年幼患儿无明确原因的肝纤维化；肝组织内呈现宽大致密且炎症不明显的纤维性间隔，可明显胶原化，或纤维束弥漫穿插于固有的肝小叶内，伴不规则形状的胆管增生（胚胎性胆管结构）；肝细胞板排列基本正常，一般无肝细胞结节性再生，不形成典型的假小叶结构，肝内门脉支减少或消失，无肝细胞坏死及再生；纤维间隔内多含有许多形态各异的胆管，可伴有典型的肝内胆管发育畸形或交通性海绵状胆管扩张即 Caroli 病；一般纤维间隔内无明显炎症反应，但伴发胆管炎时，可见急、慢性炎症细胞浸润[10]。

（二）鉴别诊断

CHF 应与其他原因所致的门脉性肝硬化及肝豆状核变性、半乳糖血症等疾病相鉴别，但主要与门脉性肝硬化鉴别。临床上门脉性肝硬化常有原发病，如各种肝炎，肝功能变化明显，而肝肿大轻微，部分可缩小；肝穿刺组织形态学检查乃 CHF 与门脉性肝硬化鉴别的金标准。两者组织病理学的区别主要为：CHF 最引人注目的是，在肝小叶保持完整无损的状况下汇管区极度纤维化，纤维化组织粗糙，部分呈透明变性，纤维条索中见有已硬化的门静脉、肝动脉分支和增生的小胆管。所形成的小叶间胆管管状板层损害，对 CHF 的发病具有重要意义，可导致肝内胆小管增生和纤维化。门脉性肝硬化时纤维组织则较少见于肝内，而主要局限于门静脉分支的周围，在其腔隙中可见已机化的血栓和再通分支血栓，无胆管增生表现[11]。

（三）治疗

尚无确切的药物可以阻止 CHF 患者肝脏纤维化进展。已有学者对秋水仙碱、γ-干扰素、血管紧张素受体拮抗剂（坎地沙坦）、甲苯吡啶酮、水飞蓟素、过氧化物酶体增殖物激活受体（peroxisome proliferators-activated receptors，PPARs）配体（罗格列酮）、白介素 10 等药物进行相关研究，尽管这些药物可能对其他疾病如先天性肺纤维化有效或经动物试验证实有效，但应用于临床结果均不满意。目前治疗主要是针对其并发症，与其他肝硬化并发症治疗相比无特异性。对于食管胃底静脉出血或有出血倾向，可用内镜治疗。经颈静脉肝内门体分流术（transjugular intrahepatic portosystem stent-shunt，TIPSS）可用于不能耐受硬化剂治疗或反复出血等待肝移植期间的患者。脾脏切除及门体静脉分流术也是缓解门脉高压、预防曲张静脉出血的一种方法。对合并 Caroli's 病和胆管炎反复发作的患者，除了用抗生素外，还可经内窥镜下逆行性胰胆管造影术（endoscopic retrograde cholangiopancreatography，ERCP）行胆汁引流，严重者也可考虑部分肝脏切除。临床已出现肝脾大、反复呕血、便血、间歇发热、合并胆管感染，经内科治疗无效时，应及时按门脉高压症进行分流术或断流术。以脾切除、食管贲门胃底断流术效果为好。如门脉高压手术成功，则预后良好。门脉高压解除后，决定预后的因素有二：肝内胆汁瘀积、胆管炎、败血症；合并肾脏病变者可能引起肾盂肾炎、肾性高血压、肾功能衰竭等。但上述方法均不能彻底根治，唯一能治愈 CHF 的方法是肝移植术。在肝硬化终末期如肝衰竭，或出现频繁发作的胆管炎，累及肝脏，可行肝移植术，同时存在肾脏损害的，必要时可行肝肾联合移植[12]。

总之，对于临床上以不明原因的肝脾大、门静脉高压就诊而肝功能相对正常的患者，即使其肾功能是正常的，也应该考虑到 CHF 的可能，对于家属中有相似病例的患者更应高度怀疑。必要时及时作肝穿刺或手术活检，以便早日确诊。CHF 若合并有肾脏病变，预后相对较差，常因肾功能衰竭而死亡。但单纯的 CHF 预后相对较好，因本病对出血耐受性强，即使出血和门体静脉分流后，也很少出现肝性脑病，病变较一般肝硬化进展慢。

### 三、糖原累积病

糖原累积病（glycogen storage disease，GSD）是一组由于先天性酶缺陷所致的糖代谢障碍。有 12 型，其中 I，III，IV，VI，IX型以肝脏病变为主，I，III，IV型的肝脏损害最为严重。除IX型为 X 连锁隐性遗传外，都是常染色体隐性遗传疾病，以肝大、低血糖为突出表现[13]。

#### （一）糖原累积病 I 型

糖原累积病 I 型（GSD I 型）又名 Von Gierke 病或 Gierke 病，是由于肝、肾等组织中葡萄糖-6-磷酸酶系统活力缺陷所造成，最为多见，约占总数的 25%，其中又以 I a 型为主。GSD I a 型又称肝肾型 GSD，发病率为 1/100 000～1/300 000。人类葡萄糖-6-磷酸酶基因（G6PC）定位于 17q21。G6PC 全长 12.5 kb，含有 5 个外显子。致 GSD I a 型的突变具有种族成簇性，中国人本型中约 80% 的突变为 G727T 或 R83H。

##### 1.临床表现

GSD I a 型患儿身材明显矮小；娃娃样幼稚面容；腹部膨隆，肝脏明显肿大，质地偏软，表面平滑，无触痛；易饥饿，易在清晨出现面色苍白、出汗，甚至惊厥等低血糖症状；轻微感染即可导致严重的代谢性酸中毒。幼儿时期经常鼻衄。随年龄增长，其他并发症日渐显现，主要包括：肝腺瘤；痛风及痛风结石；肾脏病变（肾结石、血尿、蛋白尿，终末期肾功能衰竭）；贫血；骨质疏松；肺动脉高压、胰腺炎、青春期第二性征发育延迟等。可通过胎儿肝活检测定葡萄糖-6-磷酸酶活力进行产前诊断，通常在孕 18～22 周进行。

GSD I a 型的生化特点：血糖降低、乳酸升高、乳酸性酸中毒、高三酰甘油、高尿酸、高血钙、肝转氨酶正常或轻度升高。尿乳酸明显升高。随年龄增大，尿中蛋白逐渐增多。肾上腺素激发试验宜在空腹和餐后 2 h 分别进行，皮下注射肾上腺素 0.01 mg/kg，于 0，60 min 时抽血化验血糖。正常人血糖上升大于 2.50 mmol/L，本型在餐前和餐后血糖上升均不能达到这一水平。依据典型病史、体征和血生化检测作出 GSD 的初步临床诊断；结合肾上腺素刺激试验有助于对 GSD 进行初步临床分型；对疑似 GSD I a 型者进行基因突变检测是确诊本病的金标准。肝活检虽可在肝细胞质甚至细胞核内发现大量糖原聚集，以及大量大小不等的脂肪微泡等典型 GSD 的改变，但若不行 G6PC 酶活性检测，仍不能作出糖原分型的明确诊断，也不能对产前诊断提供帮助，现已较少进行这一有创检查。

**2.综合治疗**

GSD Ⅰa 型综合治疗的目的是防止低血糖，尽可能抑制低血糖继发的代谢异常，减轻 GSD 临床症状。对小婴儿应日间少量多次哺乳，夜间以胃管持续滴入葡萄糖液。通常以维持血糖水平在 4～5 mmol/L 为宜。为了避免长时间鼻饲的困难，现已改用口服生玉米淀粉的替代方法。当婴儿 1 岁后胰淀粉酶活性成熟，可从小剂量开始服用生玉米淀粉，每次 1.6 g/kg，每 4 h 服 1 次。随年龄增长，渐增至每次 1.75～2.50 g/kg，每 6 h 服 1 次，放在正餐中间服用（如上午 9 点、下午 3 点、晚 9 点、凌晨 3 点）。服用时生玉米淀粉与凉白开水以 1：2 比例混合。生玉米淀粉在肠道内缓慢释放葡萄糖并被吸收，可维持血糖在正常范围 6～8 h。经过治疗后，大部分空腹血糖可达 4mmol/L 以上，身高增加，血生化指标和肝脏肿大有所改善，患儿的生活质量好转。随着年龄增加，GSD 的远期并发症日渐显现，应定期随诊并随时纠正表现出的异常，如血尿酸过高时予以别嘌呤醇治疗；发生肾结石者补充枸橼酸盐有助于纠正酸中毒和低枸橼酸尿症；出现蛋白尿时使用血管紧张素转化酶抑制剂（angiotensin converting enzyme inhibitors，ACEI）类药物；血脂过高时应用降脂药物；预防性地补充钙和维生素 D 等。当以上治疗无效时，肝移植可纠正 GSD 的生化代谢异常[14,15]。

### （二）糖原累积病Ⅲ型

糖原累积病Ⅲ型（GSDⅢ）又称 Cori's 或 Forbe's 病，1952 年由美国学者 Forbe 报道。本病是由于脱支酶缺乏所致，使糖原分解不能正常进行，致使 1，6 糖苷键连接点数量增多和糖原分子结构异常。根据酶缺陷和累及组织器官的不同情况，本病又分为 a，b，c，d 4 个亚型：患儿肝脏和肌肉中酶活力均缺损者属Ⅲa 型，最为多见；仅肝脏中酶活力缺陷者属Ⅲb 型，约占 15%。

本型临床症状远较 GSD Ⅰ 为轻缓，因不影响糖异生，甚少发生严重低血糖。患儿主要表现为肝脾大、反复低血糖、生长发育迟缓、身材矮小、高血脂、肌无力甚至发生肌痉挛等。饥饿时易发生低血糖、抽搐、晕厥和鼻衄。不少患儿除肝脏外，肌组织亦被累及，表现为肌无力，甚至发生肌痉挛。与 GSD Ⅰ 不同，本病不累及肾脏。检测培养的羊水细胞或绒毛细胞中的脱支酶可以提供产前诊断。

化验检查显示血清转氨酶明显增高，血脂增高程度不一，血清乳酸和尿酸一般正常。血清肌酸激酶升高提示肌肉损害，但肌酸激酶水平正常亦不能除外肌肉受累。胰高血糖素或肾上腺素刺激实验：GSDⅢ型患者在进食碳水化合物后，注射胰高血糖素或肾上腺素，1 h 后可见血糖升高，但一夜空腹后注射胰高血糖素或肾上腺素，血糖无明显变化，此功能试验可用作辅助诊断。确诊需依据肝脏和肌肉中脱支酶活力测定。肝组织病理变化与 GSD Ⅰ 类似，但本型甚少脂肪变性，且纤维化明显，不同患者的肝脏纤维化程度轻重不一，轻型患者仅有极少量肝周边部纤维化，重症患者可见小结节样全肝硬化。

本病最佳的饮食治疗方案仍在探索中，可以在日间给予高蛋白饮食，夜间予以鼻饲高蛋白液体，也可采用高淀粉饮食。经恰当的饮食治疗后，患儿血糖可以保持正常，转氨酶值下降，生长情况改善。

### （三）糖原累积病Ⅳ型

糖原累积病Ⅳ型（GSD Ⅳ）是由糖原合成的分支酶缺乏所致，又称为分支酶缺乏症（deficiency of glycogen branching enzyme，DGBE）。分支酶的作用是将含有 6 个葡萄糖残基的寡葡萄糖链转移到邻近的第 4 个葡萄糖分子上形成分支，变 a-1，4 糖苷键为 a-1，6 糖苷键，分支酶在糖原合成的最后一步发挥作用，如果分支酶缺乏，不成熟的异常糖原（类似葡聚糖小体）在组织或器官中积聚，而出现相应的症状和体征。糖原累积病Ⅳ型基因定位于 3p12 染色体，编码糖原分支酶蛋白，含有 16 个外显子，其突变类型包括无义突变、错义突变、插入或缺失，人类基因库显示已发现分支酶基因突变 24 种。近期仍有新发现的突变报道。糖原累积病Ⅳ型具有明显的临床表型和遗传基因的异质性。

糖原累积病Ⅳ型于 1952 年由 Anderson 首次报道。糖原累积病Ⅳ型约占所有糖原累积病的 0.3%，肝脏受累最重，可以累及全身多个系统，临床变异较大，但主要以肝脏、脾脏、心肌以及肌肉受累表现为主，个别报道肺、神经系统和肾脏也可累及。患儿出生 1 岁左右即可发现肝脾大、肝硬化，常在 4 岁前死亡或接受肝移植，很多在 1 岁前就生长停滞。患儿血糖一般正常，血清转氨酶明显升高。肝脏呈小结节性肝硬化伴宽纤维束围绕或插入肝小叶。门脉区胆管轻度增生。肝小叶周边细胞内可发现嗜酸性或无色包涵体沉积在细胞质，把肝细胞核推向一侧，构成了糖原累积病Ⅳ型的特征性病变。组织化学染色显示肝细胞内沉积物系异常糖原。目前本病可通过母亲孕期 14~24 周时，母亲绒毛膜细胞行 DNA 检测分支酶活性，对于有家族史的有诊断意义。

在临床上遇到肝功能异常、肝脾大、血糖正常，幼年期进展为肝硬化，在除外病毒性肝炎、非嗜肝病毒性肝炎、自身免疫性肝炎、肝豆状核变性之后，需考虑糖原累积病 IV 的可能，在有条件实施肝活检组织病理学检查的情况下，结合 PAS 染色光镜和电镜可提高诊断率。从长远观点看，人类肝糖原代谢方面的基因和酶的分子生物学进展使我们有希望看到肝糖原累积病在诊断和治疗、预后方面发生巨大改观[16,17]。

### 四、原发性血色病

血色病（haemochromatosis，HC），由于体内铁的长期慢性累积，在临床上表现为肝硬化、皮肤色素沉着、糖尿病、性腺萎缩等现象，血色病又分为原发性（特发性）和继发性。原发性血色病是常染色体隐性遗传，肝脏有进行性病理变化，造成肝脏纤维化和硬化。继发性血色病是铁的沉着继发于肝或其他病变，而不是原发的铁代谢异常。由于本病表现多样性，许多临床医生对该病缺乏充分的认识，因此该病患者常被延误诊断而得不到及时的治疗[18]。

#### 1.概述

特发性血色病（iaiopathic hemochromatosis，IHC）又称遗传性血色病（hereditary hemochromatosis，HH）为常染色体隐性遗传，具有明显的家族性。目前已知的血色病基因主要包括 HFE，TfR2，HJV，FPN 及 HAMP。IHC 患者由于基因缺陷，肠道铁吸收过多，导致体内长期铁负荷过重，过量的铁以含铁血黄素、铁蛋白和黑褐素形式沉着于肝、心、胰腺等脏器的实质细胞，造成组织纤维化和结构改变，最终引起器官功能障碍和衰竭，形成肝硬化、肝癌、糖尿病、心力衰竭、心肌病、垂体及性腺功能减退、关节疾病和皮肤色素沉着等多系统表现的遗传性疾病。

#### 2.历史与命名

1865 年，法国内科医生 Trousseau 在尸检时发现，患者"面容呈青铜色，肝脏呈灰黄色，颗粒状，质地致密"，不久其他的法国内科医生陆续报道该综合征为"青铜色糖尿病、色素性肝硬变"。1889 年，Von Recklinghausen 发现该病是机体内铁进展性蓄积的结果，并第一次用"血色病"来命名该病。1935 年，Joseph Sheldon 发现此类病人的大部分器官有铁色素沉着，第一次提出该病可能是由遗传性代谢缺陷导致的，命名为遗传性血色病。这个名称一直沿用至今。1950 年，放血疗法成为治疗血色病的有效手段。20 世纪 70~80 年代，Simon 和他的同事们发现该病呈常染色体隐性遗传方式，且与 MHC Ⅰ类分子 HLA-A3 在 6 号染色体短臂上的基因有一定的联系。1996 年，Feder 等在 6 号染色体 HLA 复合体端粒侧一段区域内克隆了 1 个 MHC Ⅰ类相关基因，将其命名为 HLA-H。1997 年，Mercier 等将 HLA-H 基因重新命名为"血色病基因"。Feder 发现的 HFE 基因的 C282Y 位点在北欧人群中有很高的基因分布频率，因此是北欧白种人血色病的主要遗传因素，被称为 HFE 相关血色病（HFE-HH）。近些年，其他铁代谢相关基因（TfR2/FPN/HJV/HAMP）突变导致血色病的报道见诸报端，这些血色病被称为非 HFE 相关血色病（non HFE-HH），病例见于世界各地[19]。

#### 3.流行病学

遗传性血色病发病遍及全球，在 18~70 岁人口中，HH 的发病率为（1.5~3.0）/1 000 人。而在北欧日耳曼和高加索人群中，HH 是最常见的常染色体隐性疾病，其发病率可高达 1/220~1/250。男女患病比例高达 8∶1，发病年龄多在 40~50 岁。HH 女性发病年龄较晚，病情较轻，可能与月经、哺乳及妊娠生理性失铁有关。HFE 基因突变是导致遗传性血色病的主要原因。幼年型血色病较少见，其中 HJV

突变（2A）是幼年型血色病的主要突变形式，报道见于 59 个家系，这些家系中 50% 都带有 *HJV G320V* 突变位点。*HAMP* 突变是幼年型血色病的另一种形式，分别发现于 3 个家系中。

### 4.病因与机制

该病发病因素包括遗传、病理生理和细胞病理等多方面，缺陷基因位于 6 *P*21.3。正常情况下，*HFE*，*TfR*2 和 *HJV* 共同调节肝脏分泌铁调素（hepcidin），hepcidin 通过 FPN 结合，促进其内容降解，从而控制小肠上皮细胞和肝脾巨噬细胞释放铁以维持机体铁代谢平衡。5 种铁代谢调节基因突变会导致肝脏分泌铁调素 hepcidin 减少或 hepcidin 抵抗，引起肠道铁吸收增加及网状内皮系统铁释放增多，体内的铁含量得不到有效监测，大量的铁离子沉积在肝脏、胰腺、心脏等敏感的实质细胞内，诱导自由基产生，造成组织结构损伤，导致脏器病变，引发诸如肝硬化、糖尿病、心衰等病症。总之，hepcidin 缺乏是血色病发生的重要病理机制。

### 5.临床表现

本病为慢性疾病，常隐匿发展，在出现临床症状前，往往已有很多年的病程，发病多在 40～50 岁，在儿童期发病少见。男性远较女性为多（10∶1 以上）。主要的临床表现为：①肝肿大：肝脏为最早受侵的器官，90% 以上 IHC 患者有肝肿大，质地坚硬，无压痛，常伴右上腹痛。1/3～2/3 病例伴有脾脏肿大。晚期可有肝硬化，门脉高压不明显，腹水、肝功衰竭少见。约 15% 患者并发肝细胞癌。②皮肤色素沉着：90% 皮肤薄而干，有色素沉着，呈黑灰色或青灰色，以腹部、颈、腋下、四肢以远端伸面、手背、腹股沟、生殖器为明显。③糖尿病：60%～80% 的胰腺因铁质沉着而肿大，呈褐黄色结节状，质地硬。患者有三多一少表现。对胰岛素治疗反应良好。④内分泌紊乱：垂体、睾丸、肾上腺、甲状腺等均可见到铁质色素沉着伴纤维化。性欲减退或缺失是原发睾丸萎缩及继发垂体损害所致。此外，有阴毛、腋毛稀少和闭经等。⑤心肌病：见于约 20% 的病例，铁质在心肌和传导系统沉积，表现为心脏扩大，心衰和各种心律失常等。⑥关节病：手的第 2，第 3 指掌关节最先受累，继而发展至腕、膝、髋、踝关节。X 线表现骨质疏松、囊状改变、关节软骨钙化狭窄。⑦美国肝病研究会 AALSD 将病程分为 3 期：一期有遗传易感性，但未发生铁沉积；二期有铁沉积的证据，但无组织器官损伤；三期有铁沉积的证据，且伴有组织器官损害。

### 6.病理

肝活检为公认的体内铁负荷过多评价的"金标准"，应尽量进行。肝脏肿大，有时肝脏左叶的肿大较右叶为著。肝脏呈红色，表面皱缩，质地变为坚硬。显微镜检查时可发现在肝细胞及肝巨噬细胞内有很多色素沉着。肝细胞有坏死现象，结缔组织增生。在显著的肝硬化时，粗大的结缔组织束与肝实质相互交替组织内有明显的胆管增生。

### 7.实验室检查

（1）血清铁蛋白：血清铁蛋白是检测体内总铁储量的重要筛选指标，在肝损害有任何形态学改变以前铁蛋白浓度即升高。正常值为 10～100μg/mL，铁蛋白在早期无症状患者已明显升高，IHC 时大多大于 1 000μg/mL，是诊断本病的重要依据之一，同时也是放血疗法的疗效参考指标。继发性血色病血清铁蛋白浓度基本正常。

（2）血清铁与转铁蛋白饱和度：IHC 时血清铁浓度升高，更重要的是转铁蛋白饱和度测定异常升高，大于 62% 强烈提示为 IHC 纯合子。继发性血色病血清铁浓度显著增加，早期可达到 200～300μg/mL，但转铁蛋白饱和度基本正常。

（3）肝活检检查：是确诊本病的主要方法，病理组织学呈色素性肝硬化改变，肝细胞、肝巨噬细胞、胆管上皮细胞及结缔组织内充满含铁血黄素颗粒，肝组织铁含量异常显著升高。

（4）皮肤、胃肠活组织检查：均可见程度不等的铁质色素和黑色素沉着。

（5）肝脏 CT，磁共振（MRI）：因肝含铁量显著增多，CT 显砂弥漫性密度增高，CT 值达 80～120 HU，胰腺、脾脏、腹腔淋巴结也有类似改变。MRI 检查时，T1，T2 像信号强度均减低。

**8.诊断与鉴别诊断**

临床表现肝硬化、皮肤色素沉着、糖尿病、难治性心脏病[心衰和（或）心律不齐]、阳痿或不孕等同时存在，应考虑本病可能。应仔细询问家族病史，并作铁蛋白、转铁蛋白饱和度筛选试验，如铁蛋白大于 1 000 μg/mL、转铁蛋白饱和度大于 62%，可诊断 IHC。肝穿刺活组织测定铁含量有诊断价值。必要时可做诊断性驱铁试验：肌注去铁胺 0.5g，收集注射后 24h 的尿液，正常人尿铁低于 1.5 mg，患者为 3 ~ 8 mg。

传统的血色病诊断是基于表型而非基因型。事实上，在发现 HFE 突变之前，依靠临床表现和组织活检仅能诊断出小部分晚期患者。基因检测技术和铁代谢指标的应用，为血色病的早期发现、确诊及预测患者一级亲属的发病情况提供了重要帮助。值得注意的是，检测到 C282Y 纯合突变表示基因形式的 HH 存在，必须有铁过载的证据，HH 诊断才能成立。

应与 IHC 鉴别的疾病有继发性血色病、肝硬化真性糖尿病、可引起皮肤色素沉着的疾病等。

**9.治疗**

（1）禁食含铁丰富的食品，禁酒。

（2）静脉放血疗法：放血疗法适用于血色病且有铁过载证据的患者；C282Y 纯合子无铁过载证据的患者，需定期检测血清铁蛋白 SF，若 SF 升高，即使转氨酶不高，也需放血治疗；对非 HFE 突变基因导致的铁沉积，肝脏铁含量升高的患者，建议放血治疗；铁过度沉积引起肝硬化等并发症的患者，应进行放血治疗。初始治疗为每周 1 ~ 2 次，每次静脉放血 400 ~ 500 mL（可去除 200 ~ 250 mg 铁），进行 10 ~ 12 次后，监测 SF 水平，当 SF 为 50 ~ 100 μg/L 时，应停止常规放血，改为维持放血，放血频率因人而异，目标是将 SF 始终维持在 50 ~ 100 μg/L。当 SF 小于 25 μg/L 时，表明铁缺乏，应暂停放血治疗，避免出现缺铁性贫血。在进行放血治疗前应对患者并发症情况作出评估，如糖尿病、内分泌系统疾病、心脏病及骨质疏松症。同时在治疗期间，应避免补充维生素 C 和铁剂。放血治疗可以降低转氨酶、减轻皮肤色素沉着及减缓肝纤维化进程，但不能缓解关节疼痛。尽管血色病引起的肝硬化、关节炎及胰岛素抵抗糖尿病等病变是不可逆转的，但放血疗法在某些方面有改善作用，如减少胰岛素每日用量、减轻乏力、疲倦、腹痛等症状，应终身定期治疗。贫血患者不宜用放血疗法。

（3）铁螯合剂：如去铁敏，可以排铁，但效果不及放血疗法，但适用于再障、地中海贫血反复输血而造成的输血性血色病。地拉罗司是一种新型的铁螯合剂。临床试验表明，C282Y 纯合子患者口服地拉罗司是安全的，并能有效降低 SF 水平。

（4）目前认为血色病做肝移植，疗效不满意。

（5）对症及并发症的处理[20-22]。

**10.展望未来**

虽然目前的研究成果已明确 hepcidin-ferroportin 是调控铁循环速度的关键环节，但尚有诸多疑问有待于研究：hepcidin 与其他血色病相关蛋白相互作用的确切机制是什么；HFE 是如何调控铁代谢的；如何建立表型与临床表现相一致的动物模型；血清 hepcidin 检测对于诊断血色病具有怎样的意义；给予外源性 hepcidin 或应用 hepcidin 刺激剂治疗血色病的效果如何。解决这些问题对临床上防治血色病有重要意义。

## 五、戈谢病

戈谢病（Gaucher disease，GD）是溶酶体贮积病（lysosomal storage disease，LSD）中最常见的一种，为常染色体隐性遗传病。法国皮科医生 Phillipe Gaucher 在 1882 年首先报道。GD 是由于体内编码 β-葡萄糖脑苷脂酶的基因存在缺陷，导致酶活性明显降低，该基因定位于 1q21 染色体，有近 200 个突变位点。β-葡萄糖脑苷脂酶缺乏造成其底物葡萄糖脑苷脂大量沉积于单核巨噬细胞系统的溶酶体内，导致组织细胞大量增殖及累积，继发肝脾肿大、骨损害、肺脏受累、血细胞减少、生长发育迟缓以及神经系统等症状[23,24]。

### 1.临床表现

临床上根据起病急缓及有无神经系统症状将 GD 分为 3 型：Ⅰ型（慢性非神经型）最常见。β-葡萄糖脑苷脂酶的活性相当于正常人的 12%～45%，发病越早，酶活力越低。患者起病年龄较晚，成人与儿童均可发病，以学龄前儿童发病者多，起病缓慢，病程长，多表现为发育不良，无痛性脾肿大和（或）血小板减少症，可伴有慢性贫血、肝肿大（可有或无肝功能异常），骨损害广泛。Ⅱ型又称急性神经型，残存酶活性几乎测不出。患儿多在 1 岁以内发病，最早于生后 1～4 周出现症状，除有Ⅰ型的症状、体征外，神经系统症状明显，发病越早病情进展越快，往往死于 2 岁前。Ⅲ型又称亚急性神经型，起病较Ⅱ型缓慢，酶活性相当于正常人的 13%～20%。可在婴幼儿期发病，除内脏受累外，后期出现轻、中度神经系统表现，多数在 10 岁出现。智商在 70 左右。病情随年龄呈进行性加重，多死于反复感染[25]。

### 2.诊断

GD 诊断需注意以下几点：①单纯依据细胞形态诊断时，类戈谢细胞也见于急慢性粒细胞性白血病、多发性骨髓瘤、骨髓增生异常综合征（myelodysplastic syndromes，MDS）、泛发的神经结苷脂沉着等病，还需与这些疾病相鉴别。②测定白细胞葡萄糖苷脂酶时，由于该酶稳定性差，一定程度上会影响测定结果，导致误判。③目前最精确的诊断方法是用 DNA 法检测其突变的基因，但该检测方法存在的问题是，有些少见的基因突变类型尚未被发现，需结合酶活性测定综合评判[26]。

### 3.治疗

①对症治疗。主要有输血、脾切除及骨科处理，可缓解症状。有报道称脾切除术后 6～12 个月，血小板计数即可恢复到正常范围。因此，脾切除可以作为治疗成人型戈谢病的重要措施。②病因治疗。酶替代治疗：伊米苷酶可改善Ⅰ型 GD 的症状，但需要终身静脉给药。底物减少疗法：口服葡萄糖脑苷脂抑制剂 miglustat（Zavesca），能明显改善肝脾肿大，但对血小板减少和骨受累症状改善不明显。通过骨髓移植，将正常人的造血干细胞植入患者体内，可提高 β-葡萄糖脑苷脂酶的活性。但移植物抗宿主反应难以解决。随着基因技术的日趋成熟，有望通过将正常 β-葡萄糖脑苷脂酶基因片段植入患者造血干细胞而彻底治愈 GD，但目前此项研究尚处于前期临床试验阶段，相信完善后具有广阔的应用前景[27]。

## 六、尼曼-匹克病

尼曼-匹克病（Niemann-Pick disease，NPD）又称鞘磷脂沉积病（sphingomyelin lipidosis，SL），属先天性糖脂代谢性疾病。其发病机制为神经鞘磷脂酶缺乏致神经鞘磷脂代谢障碍，导致神经鞘磷脂蓄积在单核-巨噬细胞系统内，临床表现为肝、脾肿大，中枢神经系统退行性变。该病为常染色体隐性遗传，国内发病率低[28]。

### 1.临床表现及分型

根据神经鞘磷脂酶缺乏的不同，临床上分为 5 种类型。

（1）急性神经型（A 型或婴儿型）：在出生后 6 个月内出现肝脾大，继之很快进展的中枢神经系统退化。多在出生后 3、4 个月起出现食欲不振、呕吐、喂食困难、营养不良，进行性智力、运动减退。半数眼底黄斑区有樱桃红斑；皮肤出现棕褐色色素沉着；细小黄色瘤状皮疹；肺部亦可被累及；严重时听力及视力均受影响甚至丧失；或伴贫血、恶病质，多因感染于 2～3 岁死亡。神经鞘磷脂酶活性减低，为正常的 5%～10%，最低小于 1%，神经鞘磷脂累积量可达正常的 20～60 倍[28]。

（2）非神经型（B 型或内脏型）：最常见。病情较 A 型轻，婴幼儿或儿童期起病，病程进展慢，可带病长期生存。此型以肝脾肿大突出表现，重症患者肝受累可导致肝硬化、门脉高压及腹水。脾大可发展为脾功能亢进。多数智力正常，无神经系统症状。神经鞘磷脂累积量为正常的 3～20 倍，神经鞘磷脂酶活性为正常的 5%～20%，神经鞘磷脂累积量为正常的 3～20 倍[29,30]。

（3）幼年型（C 型或慢性神经型）：临床表现多样化。多见于儿童，出生后发育多正常，常首发肝脾肿大，多数在 5～7 岁出现神经系统症状，表现为智力减退，语言障碍，学习困难，感情易变，步态不稳，共济失调，震颤，肌张力及腱反射亢进，惊厥，痴呆，眼底可见樱桃红斑或核上性垂直性眼肌瘫痪。垂直性核上性眼肌麻痹为神经系脑干受累的标志，是有特征的体征。神经鞘磷脂酶活性最高为正常的 50%，亦可接近正常或正常，神经鞘磷脂累积量为正常的 8 倍左右[31]。

（4）Nova-Scotia 型（D 型）：临床经过较幼年型缓慢，2～4 岁发病，有明显黄疸、肝脾肿大、神经系统症状，多于学龄期死亡。神经鞘磷脂酶活性减低。

（5）成年型（E 型）：成人发病，智力可正常，或进行性痴呆，可有不同程度肝脾肿大。眼底有樱桃红斑。神经鞘磷脂酶活性正常。神经鞘磷脂累积量为正常 4～6 倍。

**2.诊断依据**

①肝脾肿大。②有或无神经系统损害或眼底樱桃红斑。③外周血淋巴细胞和单核细胞胞浆有空泡。④骨髓可找到泡沫细胞。⑤X 线肺部呈粟粒样或网状浸润。⑥有条件可做神经鞘磷脂酶活性测定，尿神经鞘磷脂排泄量，肝、脾或淋巴结活检证实。

**3.治疗**

由于本病属于先天性糖脂代谢性疾病，目前无特殊有效治疗方法。主要以对症治疗为主，附脂饮食，加强营养：①抗氧化剂：维生素 C，维生素 E 或丁羟基二苯乙烯，可阻止。②脾切除适于非神经型、有脾功能亢进者；神经鞘磷脂 M 所含不饱和脂肪酸的过氧化和聚合作用，减少脂褐素和自由基形成；贫血严重者可输血。③胚胎肝移植：已有成功的报道。

**4.预后**

本病预后不良。

（徐志强　朱世殊）

# 参考文献

[1] ROBERTS E A，SCHILSKY M L. Diagnosis and treatment of Wilson disease：an update [J]. Hepatology，2008，47（6）：2089-2111.

[2] DE BIE P，MULLER P，WIJMENGA C，et al. Molecular pathogenesis of Wilson and Menkes disease：correlation of mutations with molecular defects and disease phenotypes [J]. J Med Genet，2007，44（11）：673-688.

[3] HUSTER D，HOPPERT M，LUTSENKO S，et al. Defective cellular localization of mutant ATP7B in Wilson's disease patients and hepatoma cell lines [J]. Gastroenterology，2003，124（2）：335-345.

[4] SCHUSHAN M，BHATTACHARJEE A，BEN-TAL N，et al. A structural model of the copper　ATPase ATP7B to facilitate analysis of Wilson's disease-causing mutations and studies of the transport mechanism[J]. Metallomics，2012，4（7）：669-678.

[5] GROMADZKA G，SCHMIDT H H，GENSCHEL J，et al. pH1069Q mutation in ATP7B and biochemical parameters of copper metabolism and clinical manifestation of Wilson's disease [J]. Mov Disord，2006，21（2）：245-248.

[6] ALA A，WALKER A P，ASHKAN K，et al. Wilson's disease [J]. Lancet，2007，369（9559）：397-408.

[7] MERLE U，SCHAEFER M，FERENCI P，et al. Clinical presentation，diagnos is and longterm outcome of Wilson's disease：a cohort study [J]. Gut，2007，56（1）：115-120.

[8] WEISS K H，STREMMEL W. Evolving perspectives in Wilson disease：diagnosis，treatment and monitoring [J]. Curr Gastroenterol Rep，2012，14（1）：1-7.

[9] TURKBEY B，OCAK I，DARYANANI K，et al. Autosomal recessive polycystic kidney disease and congenital hepatic fibrosis（ARPKD/CHF）[J]. Pediatr Radiol，2009，39（2）：100-111.

[10] KERKAR N，NORTON K，SUCHY F J. The hepatic fibrocystic diseases [J]. Clin Liver Dis，2006，10（1）：55-71.

[11] DRENTH J P，CHRISPIJN M，BERGMANN C，et al. Congenital fibrocystic liver diseases [J]. Best Pract Res Clin Gastroenterol，2010，24（5）：573-584.

[12] SHORBAGI A，BAYRAKTAR Y. Experience of a single center with congenital hepatic fibrosis：a review of the literature [J]. World J Gastroenterol，2010，16（6）：683-690.

[13] SHIN Y S. Glycogenstoragedisease：Clinical，biochemical，and molecular heterogeneity [J]. Semin Pediatr Neurol，2006，13（2）：115-120.

[14] DAVIS M K，WEINSTEIN D A. Liver transplantation in children with glycogenstorage disease：Controversies and evaluation of therisk /benefit of this procedure [J]. Pediatr Transplant，2008，12（2）：137-145.

[15] CALDERARO J，LABRUNE P，MORCRETTE G，et al. Molecular characterization of hepatocellular adenomas developed in patients with glycogen storage disease type Ⅰ [J]. J Hepatol，2012，6（12）：762-763.

[16] ASSERETO S，VAN DIGGELEN O P，DIOGO L，et al. Null mutations and lethal congenital form of glycogen storage disease type Ⅳ[J]. Biochem Biophys Res Commun，2007，361：445-450.

[17] LI S C，CHEN C M，GOLDSTEIN J L. Glycogen storage disease type Ⅳ：novel mutations and molecular characterization of a heterogeneous disorder [J]. J Inherit Metab Dis，2010，8：15.

[18] PIETRANGELO A. Hereditary hemochromatosis：pathogenesis，diagnosis，and treatment [J]. Gastroenterology，2010，139：393-408.

[19] CAMASCHELLA C，ROETTO A，CALI A，et al. The gene TFR2 is mutated in a new type of haemochromatosis mapping to 7q22 [J]. Nat Genet，2000，25：14-15.

[20] FRANCHINI M. Hereditary iron overload：update on pathophysiology，diagnosis，and treatment [J]. Am J Hematol，2006，81：202-209.

[21] EASL. Clinical practice guidelines for HFE hemochromatosis [J]. J Hepatol，2010，53：3-22

[22] BACON B R，PAUL C，ADAMS，et al. Diagnosis and management of hemochromatosis，2011 practice guideline by the american association for the study of liver diseases [J]. Hepatology，2011，54：328-343.

[23] GRABOWSKI G A. Gaucher disease and other storage disorders [J]. Hematology Am Soc Hematol Educ Program，2012，10：13-18.

[24] JMOUDIAK M，FUTERMAN A H. Gaucher disease：pathologicalmechanisms and modern management [J]. Br J Haemato，2005，129（2）：178-188.

[25] SIDRANSKY E，TAYEBI N，GINNS E J. Diagnosing Gaucher disease [J]. Clin Pediatr，1995，34：365-370.

[26] HUGHES D. Gaucher disease：hematologic and oncologic implications [J]. Clin Adv Hematol Oncol，2011，9（10）：771-772.

[27] PASTORES G M，BARNETT N L，KOLODNY E H. An open-ladel，noncomparative study of miglustat in type Ⅰ Gancher disease：efficacy and tolerability over 24 months of treatment [J]. Clin Ther，2005，27（8）：1215-1227.

[28] HASOSAH M，SATTI M. Education and imaging. Hepatobiliary and pancreatic：Niemann-Pick disease [J]. J Gastroenterol Hepatol，2011，26（12）：1813.

[29] MCGOVERN M M，WASSERSTEIN M P，GIUGLIANI R，et al. A prospective，cross-sectional survey study of the natural history of Niemann-Pick disease type B [J]. Pediatrics，2008，122（2）：341-349.

[30] KIM C，JEONG J，YU H G. Diagnostic and predictive methods for a Niemann-Pick disease type B patient with ocular involvement [J]. J Inherit Metab Dis，2010，33（5）：633-634.

[31] PATTERSON M C，HENDRIKSZ C J，WALTERFANG M，et al. Recommendations for the diagnosis and management of Niemann-Pick disease type C：an update[J]. Mol Genet Metab，2012，106（3）：330-344.

# 第十节　消化内镜在儿科的临床应用进展

1963 年，日本开始使用胃镜对儿童进行检查。1984 年，Hargrove 使用 Olympus GIF-XP 对婴儿进行检查。于 20 世纪 80 年代小儿内镜在我国儿科陆续开始使用，近 20 多年来，儿科消化内镜诊断与治疗技术得到了迅速发展，已普及到许多专科医院。目前不少刚刚在成人开展的最新内镜检查技术如放大内镜、共聚焦内镜等也开始被儿科内镜医生所关注。

## 一、消化内镜在儿科消化道疾病诊断中的应用进展

### （一）胃镜

胃镜检查有助于上消化道出血、腹痛、呕吐、吞咽困难、不明原因贫血等儿童疾病的诊断。随着基

础科学的发展，目前电子胃镜的镜体逐渐变细，各种类型的超细电子胃镜在临床中都有应用，使镜体对口腔内舌根、软腭黏膜的直接刺激大为下降，镜体细小又减轻了对气管开口及心脏的压迫。超细电子胃镜可达到普通胃镜检查的准确度，但相对于普通胃镜，可提高患儿检查的依从性，降低术后并发症的发生率。内镜的选择一般因年龄而异，外径 5～8mm 的内镜适用于新生儿和小婴儿，标准成人内镜（直径大于等于9.7mm）对体重大于 25kg 的儿童也是安全的。超细电子内镜亦可用于其他年龄组，但因镜身软，在年长儿用内镜至喉结处时，弯角部易弯曲，影响镜身顺利前行，故操作时应注意。

（1）消化性溃疡是消化系统常见的疾病，内镜不仅能进行活体组织学检查，还可对溃疡病进行分期。婴幼儿期溃疡以胃部单发溃疡多见，溃疡深，苔厚，周围黏膜肿胀明显，以 A1 期（活动期）溃疡为主要镜下表现。学龄前期及学龄期儿童溃疡以球部及胃溃疡居多，并发症以出血为主要表现，幽门梗阻发生率较低。幽门螺杆菌（HP）是消化性溃疡的重要致病因素，各年龄组 HP 感染状况有差异，随着年龄的增加，HP 感染在逐步增加。婴幼儿时期非 HP 感染的消化性溃疡较多，这些消化性溃疡的病因值得我们进一步研究。

（2）变应性紫癜是微血管变态反应所引起的全身出血性疾病。以消化道症状为主要表现的腹型变应性紫癜可占本病的 2/3。当腹型变应性紫癜以腹痛、恶心、呕吐、便血等消化系统症状为首发，且皮肤症状出现晚于腹部症状时，临床极易误诊。早期胃镜检查是一种经济有效的方法，可达到早期诊治，减少误诊、漏诊，避免不必要的外科手术及并发症出现。胃镜检查发现腹型变应性紫癜在上消化道病变主要为胃十二指肠黏膜充血水肿，最主要表现为略高出黏膜面的点状或斑点样出血，甚至连成片状、环状出血。其次为多发、不规则性黏膜糜烂、溃疡伴出血[1]。因此，对于腹痛、便血患者，若内镜下见胃肠道广泛充血水肿、糜烂及溃疡形成，特别是十二指肠降段的病变，应注意变应性紫癜的可能。在可疑患者行胃镜检查时，必须深达十二指肠降部。

（3）小肠淋巴管扩张症是一种罕见的蛋白丢失性肠病，由于各种原因引起的小肠淋巴回流障碍造成的小肠黏膜渗漏或淋巴瘘产生的水肿、腹泻、低蛋白血症以及外周淋巴细胞减少等一组综合征。目前本病的诊断主要依赖于内镜的组织病理活检，此疾病的病变部位通常位于小肠，胃镜检查通常可发现十二指肠降段黏膜弥漫性粟米样白斑或白色结节。对于胃镜检查阴性的病例，进一步胶囊内镜检查对小肠黏膜的清晰图像显示有很好的诊断价值[2]。

（4）胃镜还可发现少见类型的胃炎。①疣状胃炎：胃镜特点为胃黏膜上形成带脐窝的隆起性病变，常发生于胃窦部，亦可见于胃体部。②嗜酸细胞性胃肠炎：胃镜下表现为胃十二指肠黏膜充血、水肿或糜烂、单发或多发浅表溃疡、多发息肉样隆起等。病理组织学可见嗜酸性粒细胞浸润。③胃克罗恩病：主要发生于胃窦部，常同时侵犯十二指肠上段，胃镜下见胃黏膜呈细颗粒状，匍行性溃疡，胃窦狭窄，十二指肠狭窄，活检可有肉芽肿性炎症。④胃结核：胃镜下见黏膜下结节及干酪样溃疡，溃疡的边缘呈匍形性，病理活检可见干酪性肉芽肿。

## （二）小肠镜

小肠疾病在儿童中并不十分少见，由于小肠位于胃和结肠之间，长 3～5 m，常规的胃镜检查与肠镜检查无法探及，而普通式的小肠镜检查也仅能探及屈氏韧带下 80～100 cm，故小肠疾病的诊断一直是临床工作的难题。新研制成功的双气囊电子小肠镜是小肠疾病新的检查手段，为深部小肠疾病的认识与诊断提供了帮助。与胶囊内镜相比，小肠镜对小肠疾病诊断的优势在于可开展小肠黏膜活检，对小肠疾病发病机制的研究提供了许多有价值的资料[3]。

### 1.小肠镜检查适应证

①原因不明的腹痛、腹泻、消瘦等疑有小肠病变，特别是 X 线检查未发现病变或发现可疑病变者。②原因不明的消化道出血。③疑有小肠良、恶性肿瘤。④X 线发现病灶需进行活检确诊者。⑤手术时协助外科医生进行小肠检查。

### 2.禁忌证

①有内镜检查禁忌证者。②急性胰腺炎或急性胆管感染。③腹腔广泛粘连。

儿童小肠疾病主要有特异性炎症如结核,非特异炎症如克罗恩病、溃疡、小肠黏膜萎缩、血管畸形、血管肿瘤等。主要表现为消化道出血或慢性腹泻、吸收不良等症状。在30%原因不明的消化道出血的患儿中,有相当大一部分为小肠疾病所致。国内许春娣[4]报道14例行双气囊电子小肠镜检查患儿中,12例发现病灶,2例未发现异常。12例发现病灶者中3例为蓝紫色大疱综合征,2例为血管瘤,2例为变应性紫癜,1例为小肠重复畸形,2例为毛细血管扩张畸形,1例为出血性小肠炎,1例为小肠克罗恩病。

小肠镜检查不同于常规的胃镜与结肠镜检查,操作过程有一定难度,时间又长,且需要在麻醉下进行。小肠镜进镜的方式有两种,从口腔进镜或从肛门进镜。进镜方式的选择,是根据患儿的临床表现及相关检查结果提示可能的病变部位来决定的,在通常情况下,经口腔进镜时内镜可抵达回肠中下段或末段回肠;从肛门进镜后内镜通过回盲瓣可上行至空肠中段。考虑到操作时间长短与消毒要求,口腔进镜的深度以回肠中段为界,肛门进镜的深度以空回肠交界区为界。

### (三)胶囊内镜

胶囊内镜是2001年8月经美国国家食品与药物管理局(Food and Drug Administration,FDA)正式批准用于临床的。它是由以色列Given影像公司研发生产的高新技术产品,由于在整个检查过程中患者无任何痛苦,检查时可自由活动而无须住院,术前不需用镇静剂,操作简便而安全,能获得整个小肠的影像学资料,为非侵入性检查,衰弱和老年患者也能承受。2003年,美国FDA批准胶囊内镜可以应用于儿童(主要是10岁以上儿童)。胶囊内镜具有无创伤、痛苦小等特点,在儿童小肠疾病诊断中有重要意义。其缺点是不能进行活检,不能用于肠道狭窄及梗阻患儿[5-7]。

(1)以色列Given影像公司生产的胶囊内镜由三部分组成:胶囊内镜、无线接收记录仪、RAPID工作站。此胶囊内镜是一个使用方便的塑料胶囊,目前使用的胶囊大小为11 mm × 26 mm,重3.7 g,其内包含电池、光源、影像捕捉系统及发送器。患儿吞服后,胶囊可借助肠肌的自身蠕动力使其平滑地穿过消化道,并自然排出体外。在穿行期间,胶囊内镜传送其所捕获图像的数字数据并传输至携带在患者身上的接收传感器上,每秒捕捉图像2帧,视角范围140°,无须充气,电池可持续工作6～8 h,每例患者可获50 000张左右的图像,并被保存在与传感器相连的数据记录仪中。整个检查过程患者可自由走动,当检查结束后,取下患儿身上的传感器和记录仪。医师从记录仪中下载图像数据至RAPID工作站进行处理。

检查前,告之家长检查的方法和可能的不良反应,签署知情同意书。检查前1 d,患儿进半流食。检查前12 h,口服导泻药。在检查前至少禁食8 h,检查前30 min口服消泡剂15 mL。咽下胶囊后可进行日常的正常生活,但2 h内禁水,4 h内禁食。另告知患儿出现任何上腹痛、呕吐或其他胃肠道症状时,及时告知医护人员。

(2)胶囊内镜的并发症主要为胶囊滞留,是指胶囊内镜在胃肠道内停留超过2周,需通过药物、内窥镜以及手术取出。有报道滞留发生率约5%,大部分滞留主要发生在未经诊断的克罗恩病,NSAID所致的黏膜糜烂后瘢痕以及缺血性狭窄等,故检查前须详细询问病史,排除畸形。胶囊内镜检查前进行钡餐或钡灌肠检查排除消化道狭窄可减少并发症的发生。但也有报道发现即使钡餐和钡灌肠正常也不能完全保证胶囊的顺利排出,所以检查前让家属和患者了解有滞留可能,并签署知情同意书是必要的。

一般认为大部分慢性消化道出血的原因可通过胃镜和结肠镜检出,而2%～10%的慢性出血病灶位于小肠,传统的检查方法难以检出。胶囊内镜将成为经胃镜、结肠镜检查阴性患者的首选检查方法。

既往对小肠克罗恩病诊断困难,随着胶囊内镜的开展运用,不仅能清晰地显示小肠克罗恩病不同病变形态,且能观察病变分布范围。胶囊内镜一旦发现克罗恩病的典型表现,如裂隙状或环周性溃疡、结节样增生或卵石样改变、炎性息肉及小肠节段性狭窄等,可作为明确诊断的主要手段。胶囊内镜还可直接观察小肠克罗恩病治疗效果。故胶囊内镜可为儿童小肠克罗恩病的诊断提供极大的帮助。克罗恩病本身可引起肠狭窄、肠梗阻表现，因此胶囊内镜可能会引起胶囊滞留。

### （四）结肠镜

结肠镜具有柔软、可弯曲、能检查全部结肠等优点，可以直观地显示肠腔内形态结构异常，在诊断方面，它具有乙状结肠镜及影像学检查无法比拟的优越性。结肠镜检查有助于诊断下消化道出血、结肠息肉、炎症性肠病等。对于年龄较小的儿童，可采用成人胃镜作为儿童结肠镜使用。

### （五）其他新一代的内镜诊断技术

其他技术包括窄带成像、红外内镜、免疫荧光内镜、共聚焦激光内镜等。其对儿科中的肿瘤、早期炎症性肠病、显微镜下结肠炎、黏膜和微血管等病变的诊断将有着重要意义。

## 二、消化内镜在儿科消化道疾病治疗中的应用进展

### （一）经内镜逆行胰胆管造影术

经内镜逆行胰胆管造影术（endoscopic retrograde cholangio-pancreatography， ERCP）应用于小儿在国外已有较多报道，认为 ERCP 是一种安全、重要的诊断小儿胆胰疾病的方法，成功率达 90%以上。进行 ERCP 应选用侧视式胃镜或十二指肠镜，术前准备导管和造影剂，并配有电视荧光屏的 X 线机。它不仅是诊断胰胆管疾病的重要手段，而且治疗性 ERCP 如括约肌切开术、取石术、支架植入也逐渐应用于临床。小儿胰、胆管疾病内镜诊断和介入治疗应用前景广阔，相对于外科手术，小儿 ERCP 并发症少、死亡率低[8,9]。

**1.小儿 ERCP 的适应证**

（1）胰腺疾病适应证：反复发作性胰腺炎、慢性胰腺炎、不明原因的胰脂肪酶及淀粉酶升高、胰腺管道狭窄支架放置治疗、假性囊肿、胰管创伤、胰腺分裂症、胰管扩张、出血性胰腺炎等。

（2）肝胆疾病适应证：胆囊切除术后综合征、胆总管结石病及胆石病、不明原因黄疸、慢性活动性肝炎及胆囊炎、异常的胆管造影、胆管梗阻等。

**2.禁忌证**

普通内镜检查禁忌者；对碘有变态反应的患者为相对禁忌，可选用非离子剂，并在造影前后使用类固醇激素；上消化道梗阻；急性非胆源性胰腺炎或慢性胰腺炎急性发作；以及胆管狭窄或梗阻而不具备胆管引流技术条件时。

**3.儿童胆源性胰腺炎病因**

其主要见于先天性胆总管囊肿、Oddis 括约肌功能紊乱、胆石症等。ERCP 不仅可直视乳头及周围病变，还可行胆汁分析及乳头测压。进一步探讨胰腺炎病因。儿童慢性胰腺炎病因主要为胰腺分裂症、胰腺囊肿等，其中胰腺分裂症是最常见的导致儿童慢性胰腺炎的先天性胰腺疾病，ERCP 是目前最佳的诊断方法。从主乳头插管造影，腹侧胰管短小，末端可呈细树枝状或马尾样；从副乳头插管造影，背侧胰管显影，可延伸至胰尾部，近副乳头开口处可有狭窄，其远侧可有扩张甚至成囊状，背腹胰管彼此无交通吻合支。近年认识到 Oddi 括约肌功能障碍是部分急性复发性胰腺炎的病因，ERCP 能进行内镜下 Oddi 括约肌测压。Oddi 括约肌测压是诊断 Oddi 括约肌功能障碍的金标准，Oddi 括约肌功能障碍可发生在胆管括约肌、胰管括约肌或两者均有。

**4.治疗性 ERCP**

其包括胰管括约肌切开术及内镜下胰管支架引流术、内镜下取石术、内镜下胆管支架放置术及内镜下鼻胆管引流术等。对于胰腺分裂症及胰腺假性囊肿，可行胰管括约肌切开术及内镜下胰管支架引流术，目的是通过引流胰液，减低胰管内压力，使患者临床症状获得一定改善。内镜下取石术已部分甚至完全代替了外科手术治疗。先天性胆总管囊肿或胆管闭锁患儿，当胆管梗阻引起胆管炎或胆源性胰腺炎而不宜马上外科手术，或病情较重不能耐受外科手术时，可先行内镜下胆管支架放置术及内镜下鼻胆管引流

术，胆汁可得到充分的引流。患者的临床症状可及时得到改善，病情稳定后再择期手术，为手术治疗创造条件。对急性化脓性梗阻性胆管炎患者行急诊内镜下鼻胆管引流术可迅速引流胆汁和脓液，可迅速控制胆管感染，免于急诊手术，降低急诊手术所带来的高并发症和死亡率。

对于成人胰胆管疾病而言，ERCP已经成为较安全与有效的诊治方法。小儿ERCP操作并不比成人难，并发症甚至比成人还少，适应证主要包括胰腺炎、感染及穿孔。

### （二）结肠镜

#### 1.消化道息肉的内镜治疗

在小儿结肠镜检查中，息肉检出率居第一位；且多为幼年性息肉，是儿童便血的常见原因。结肠镜是诊治小儿息肉简便易行且较为安全可靠的方法。

内镜摘除息肉主要采用以下方法：①钳除法：0.5 cm以下的细蒂息肉或半球状小息肉可采用活检钳钳除。在进镜中发现小于0.5 cm的息肉时应立即钳除，因退镜时往往不易找到病变。②高频电凝灼除法：多用于小于1.0 cm广基或无蒂的小息肉样隆起。③高频电凝圈套切除法：主要用于大于1.0 cm的有蒂息肉，发现息肉后圈套前应调节旋钮或改变病人体位力求息肉位于6点钟方位，使圈套丝与息肉相对应，暴露整个息肉于视野中，圈套丝要套至息肉蒂部，然后回拉、上提，使圈套丝尽量离开肠黏膜，避免收勒过紧以致机械切割而致出血，一经套住蒂部后电凝至组织发白，再行电切，每次通电时间为3~4 s，通电时要适度收缩圈套。对于大于3.0 cm的有蒂大息肉可根据情况采用分叶切除或分段切除，避免一次勉强切割凝血不彻底而出血、穿孔。

#### 2.内镜下电切息肉的并发症

其主要是出血和肠穿孔，穿孔多因切除息肉时蒂部电凝过度、过深，造成息肉蒂部残端急性炎症反应所致。出血的原因较多，如因操作不当，圈套丝勒断蒂部；电凝不充分；电凝过度使创面过大、过深，焦痂脱落后出血；电凝面正处于较大血管处；多发密集息肉一次全部切除后相邻切除面间正常组织过少而出血；息肉切除后患者饮食、活动量控制不理想等。

### （三）上消化道异物取出

上消化道异物摄入及嵌顿在幼儿比较常见，常常是由于玩耍不小心吞入。通常，吞入的异物只要能通过食管进入胃，通过幽门则可经过全消化道2~3 d内排出体外，若停滞于消化道内，可引起消化道出血、穿孔、部分或完全性肠梗阻。最常见的异物有硬币、其次为果核、别针、发夹、金耳环、铁钉等。应用内镜处理儿童上消化道异物安全、有效，异物吞下后只要当时未发生呛咳、呼吸困难、口唇青紫等窒息缺氧表现，可多给患儿吃些富含纤维素的食物，以促进肠道的生理性蠕动，加速异物排出。

#### 1.儿童上消化道异物必须去除的指征

①食管内异物；②吞入为尖锐或针尖状，或长度大于4 cm或宽度大于2 cm的异物，异物滞留于胃或十二指肠内；③含有毒性的异物；④钝形异物，2周后仍滞留于胃内或1周后仍滞留于十二指肠内。食管内异物因有引起食管穿孔和糜烂、瘘管形成的危险性，必须在24 h内去除。纽扣电池具有腐蚀性，可腐蚀食管，故若吞入纽扣电池必须在4 h内尽快取出。

选择合适的钳取器械是取异物成功的重要保证。扁平异物选择钳子类，例如硬币最好用鼠齿钳、W字形钳；球形异物选择网篮或三爪钳为宜；长条形异物用圈套；金属类小异物如缝针选择磁棒等。

#### 2.消化道内镜取异物的并发症

并发症有消化道损伤、出血、溃疡、消化道化脓性炎症、窒息、吸入性肺炎。发生率极低。一旦发生，应积极处理。禁食、制酸、抗感染、输血输液等，必要时施行外科手术。

### （四）食管狭窄的内镜治疗

食管狭窄可分先天性和继发性两大类。先天性食管狭窄是指出生时固有的并且是由食管壁结构异常的先天性畸形所致的狭窄。继发性常见于食管物理、化学性灼烧伤，或反流性食管炎造成的病理损伤，肿瘤较少见。有学者认为食管扩张是早期治疗食管狭窄安全有效的首选方法。但是，对于重度狭窄和伴有原发病的食管狭窄必须手术治疗。随着科技发展医疗设备的改善，胸腔镜、腹腔镜与电子胃肠镜的联合治疗逐渐开展起来。联合治疗充分发挥了软硬镜各自优势，取长补短，为彼此创造出有利条件，弥补了单一内镜或腔镜在技术上的不足。内镜不仅能辅助定位病灶，还可以通过对腔镜操作的观察，及时发现手术中的缺陷或不足，进行及时修补，以增加手术安全性。

### （五）经皮内镜胃造瘘术

经皮胃镜造瘘术主要应用于需长期肠内营养的病人，对因各种原因长期不能进食，而胃肠道功能正常的患儿带来了安全有效的治疗方法。在胃镜引导下，经皮切口，采用牵拉置管法，置入造瘘管。经皮胃镜造瘘术是一种操作简单、安全、创伤性小的内镜介入[10]。

（钟雪梅　张艳玲）

# 参考文献

[1] 李中跃，黄晓磊，陈洁，等. 腹型过敏性紫癜患儿的临床、内镜及病理学特点[J]. 中华儿科杂志，2007，45：814-817.

[2] 文洁，汤庆娅，吴江等. 儿童小肠淋巴管扩张症的诊断及营养干预对预后的影响：附5例报告. 临床儿科杂志，2009，27：817-820.

[3] NISHIMURA N，YAMAMOTO H，YANO T，et al. Safety and efficacy of double-balloon enteroscopy in pediatric patients [J]. Gestrointest Endosc，2010，71：287-294.

[4] 许春娣，邓朝晖，锺捷，等. 推进式双气囊电子小肠镜对儿童小肠疾病诊断的研究[J]. 中华儿科杂志，2006，44：90-92.

[5] 萧树东，戈之铮，胡运彪. 胶囊内窥镜在小肠疾病诊断中的作用[J]. 国外医学消化系疾病分册，2003，23：378-380.

[6] 戈之铮，陈海英，高云杰. 胶囊内窥镜在青少年患儿中的应用[J]. 中华儿科杂志，2006，44：676-679.

[7] EI-MATARY W. Wireless capsule endoscopy：indications，limitations and future challenge [J]. J Pedia Gastroenterol Nutr，2008，46：4-12.

[8] 邓朝晖，蒋丽蓉，许春娣. 小儿经内镜逆行胰胆管造影术的临床应用[J]. 临床儿科杂志，2008，26：359-361.

[9] ISSA H，AI-HADDAD A，AI-SALEM H A. Diagnostic and the rapeutic ERCP in the pediatric age group [J]. Pediatr Surg Int，2007，23：111-116.

[10] 孔赤寰，李龙，刁美，等. 胸腔镜、腹腔镜与电子胃镜联合治疗儿童食管狭窄的初探[J]. 中华小儿外科杂志，2012，33：634-635.

# 第五章　心血管疾病诊治进展

## 第一节　小儿心血管诊疗技术的进展

随着科学技术的不断进步，小儿心血管诊疗技术得到了长足的发展。无论实验室检查还是放射学检查以及治疗手段，都涌现出很多新的方法，现给予简单综述。

### 一、心导管术

心导管术即从周围血管插入导管，送至心腔及大血管各处，以获取相应信息，达到检查、诊断目的，同时可进行某些治疗措施。各种导管依据不同目的，能被进入心脏右、左两侧及肺、主动脉，可经导管注入造影剂或进行临床电生理检查及射频消融治疗。

#### （一）分类

按检查部位可分为右心导管术和左心导管术。

**1.右心导管术**

其主要有以下几种检查方法：

（1）右心导管检查：即导管从周围静脉插入，经上、下腔静脉，进入右心房，右心室及肺动脉等处。在插管过程中，可以观察导管的走行路径，以明确各心腔及大血管间是否有畸形通道，分别记录各部位的压力曲线，采取各部位的血标本，测其血氧含量，计算心排血量及血液动力学指标。

（2）漂浮导管检查：在床旁经静脉（多为股静脉或颈内静脉）通过监测压力变化将气囊导管送至肺动脉的远端。当导管尖端到达右心房后将气囊充气，利用血流将气囊导管带入右心室及肺动脉，一旦肺动脉的压力图形变为肺毛细血管楔压时，释放球囊内气体，可重现肺动脉压力图形。利用漂浮导管可持续床旁监测右房压、右室压、肺动脉压，随时测定肺毛细血管楔压、心排血量、体肺循环阻力及左右心做功指数，上述指标是临床血流动力学监测的主要内容。漂浮导管检查主要用于有明显血流动力学改变的危重病人的监测，如急性心肌梗死、心力衰竭、休克等，可明显提高抢救成功率。

（3）临床电生理检查和经导管射频消融术（见后面章节）。

（4）心内膜人工起搏。

（5）心内膜心肌活检：利用活检钳夹取心脏心内膜、心肌组织，以了解心脏组织结构及其病理变化。一般多采用经静脉右心室途径，偶用经动脉左心室途径。夹取的活体组织经光学、电子显微镜检查及组织化学或免疫荧光的方法，对心肌炎、心肌病、心脏淀粉样变性、心肌纤维化等疾病具有确诊意义，对心脏移植后排异反应的判断及疗效评价具有重要意义。

**2.左心导管术**

（1）左心导管检查：将导管送至肺静脉、左心房、左心室及主动脉各部，观察导管走行途径，记录各部位的压力曲线，采取各部位的血标本，测其血氧含量，计算心排血量及血液动力学指标，并可发现主动脉、颈动脉、锁骨下动脉、肾动脉及髂总动脉的血管病变。左心导管检查方法有多种，可利用右心导管经过畸形通路进入肺静脉、左心房等，或用右心导管经房间隔穿刺进入左心房，更普遍应用的方法是从周围动脉（如股动脉、肱动脉）逆行插管送至主动脉、左心室。

（2）选择性冠状动脉造影（详见后面内容）。

## （二）心导管检查观察项目

### 1.压力曲线

其包括右心房、左心房、右心室、左心室、肺动脉、主动脉、肺小动脉嵌顿压（与左心房及肺静脉压力曲线一致，还可反映左心室的舒张末压）、上下腔静脉的压力曲线（与右心房相似）。

### 2.血氧含量及心排血量

由于血液混合情况不同，心脏各部位间血氧含量存在一定程度的生理差异，超出生理差异范围，则说明动静脉血液有混合，这种情况见于各种先天性心脏病。

### 3.阻力

测得压力和流量以后，根据流体力学的原理可以计算阻力，公式为：

肺循环阻力 =（肺动脉压 – 肺动脉楔压）/肺循环血流量

体循环阻力 =（主动脉压 – 右房压）/体循环血流量

### 4.选择性心血管造影

通过心导管将造影剂快速注射于待观察心腔局部，以分析心脏血管系统某个部位的解剖和功能状况。常用造影剂为含碘有机化合物，例如泛影葡胺。快速注射常用电动高压注射器。摄影方法有快速换片、电影摄影、录像等方法。

各处选择性造影可辨认的病变如下：心腔内畸形、大血管畸形及大血管与心腔连接畸形、心内膜心肌疾患、肺血管血栓—栓塞病变、冠状动脉瘘及冠状动脉畸形等。

### 5.选择性冠状动脉造影

将造影导管插到冠状动脉开口内，注入少量造影剂以显示冠状动脉情况，动态观察冠状动脉血流及解剖情况，了解冠状动脉病变的性质、部位、范围、程度等，明确冠状动脉有无畸形、钙化及有无侧支循环形成。冠状动脉造影需要多角度投照，以了解病变程度；为鉴别器质性狭窄和冠状动脉痉挛，有时要进行硝酸甘油试验或麦角酰胺试验。冠状动脉造影有一定的并发症，如心绞痛、心肌梗死、心律失常等。只要熟练掌握操作技术，术中注意监测压力及心电变化，可避免发生上述并发症。

冠状动脉造影的适应证包括：

（1）药物治疗效果欠佳的心绞痛。

（2）心肌梗死后心绞痛，药物治疗效果不满意。

（3）影响心功能的室壁瘤，术前检查。

（4）病因不明的心脏扩大、心力衰竭、心电图改变、不典型心绞痛等，拟除外冠心病。

（5）瓣膜病术前准备。

（6）先天性冠状动脉畸形。

（7）明确冠状动脉疾病手术治疗效果。

（8）梗塞前心绞痛，考虑紧急造影、手术治疗。

（9）急性心肌梗死施行冠状动脉内溶血栓治疗。

（10）冠状动脉局限性狭窄施行管腔内气囊扩张成形术治疗。

冠状动脉造影的禁忌证：

（1）对造影剂有变态反应。

（2）严重心力衰竭。

（3）严重心律失常。

（4）血钾过低。

（5）严重肝脏、肾脏疾病。

（6）活动期心肌炎。

（7）细菌性心内膜炎。

（8）周身性感染或局部化脓。

冠状动脉造影的并发症：

（1）心绞痛。

（2）心肌梗死。

（3）心律失常：如窦性心跳过缓、房室交界性心律、房室传导阻滞，严重的心律失常并发症可能有心室纤颤、心脏停搏等，威胁生命。

（4）恶心、呕吐，原因可能为用造影剂量过大。

（5）血栓栓塞症。

（6）插管部位出血。

（7）动脉切开缝合处狭窄。

## 二、心内膜心肌活组织检查

与心导管术相结合的心内膜心肌活组织检查法，比手术活检及针刺活检更加安全方便，在临床上已广泛应用。夹取的心肌标本，根据需要作光学显微镜、电子显微镜、组织化学、血清学、病毒学检查，也用于心肌的生物化学、免疫学等特殊研究，有助于阐明某些心脏病的病因。心内膜心肌活检的结果有明显的局限性。因其获取组织小，对非弥漫性病变或病变不均匀者，取材可能有遗漏，且有些疾病的形态学改变并不具有特异性，故需密切结合临床资料评价活检结果。

### （一）适应证

（1）诊断及观察心脏移植后排异反应，指导治疗。

（2）心肌炎的诊断、观察及指导治疗。

（3）辅助诊断原发性和继发性心肌病。

（4）诊断心内膜纤维化。

（5）鉴别限制型心肌病和缩窄性心包炎。

### （二）操作方法及程序

#### 1.术前准备

（1）器械：经皮血管穿刺针、导引钢丝，与活检钳相适应的鞘管及心室导管、活检钳（Konno-Sakakibara 钳、Scholten 活检钳、King 活检钳、Caves 活检钳）。

（2）标本容器和固定液。

（3）向患者说明检查的必要性和可能出现的并发症，取得患者的合作。

（4）签署手术知情同意书。

#### 2.导管进入途径

右心内膜心肌活检可选颈内静脉或股静脉，左心内膜心肌活检可选肱动脉或股动脉，主要取决于基础疾病和所使用的活检钳。

#### 3.右心内膜心肌活检的操作程序

（1）颈内静脉路径：一般选用 Scholten 和 Caves 活检钳。①患者平卧于导管床上，连接心电监测。②穿刺右侧颈内静脉，置入与活检钳相配套的鞘管。③检查活检钳的完整性，并用肝素盐水冲洗活检钳。闭合钳口，在 X 线监视下将活检钳经鞘管送入上腔静脉、右心房达右心室。按逆时针方向旋转活检钳手柄，使其指向后方，此时钳尖指向室间隔。保持钳尖指向室间隔的位置，向前送活检钳至右室心尖部。钳尖与室间隔接触时术者可感觉到心脏搏动，出现室性早搏提示活检钳位于右心室内，而不在冠状窦。前后位 X 线透视可见钳头端位于脊柱左缘 4～7 cm 左横膈处，左前斜位可见钳头端指向胸骨柄。必要时可用超声心动图证实。④当活检钳头端位置适当后，可开始钳取标本。回撤活检钳 1～2 cm，张开钳口；再前送活检钳，不作任何旋转，抵住室间隔；将活检钳轻轻压在室间隔上，合上钳柄，使钳尖咬切口闭合，钳取心肌组织。⑤轻拽活检钳使其脱离心室内壁，如轻拽2~3次仍不能使之脱离，则可能是钳咬的组织块过大，应开放钳柄，松开钳口，然后重新操作。一旦活检钳脱离心室内壁，应使标本保存在闭合的钳口内，顺时针方向旋转活检钳将其撤回至右心房，然后撤出鞘管。⑥张开钳口，取出标本，不要挤压，立即放入适当的固定液中。用无菌肝素盐水冲洗活检钳，以清除钳口内的组织和血凝块，重复上述操作2~4次，通常至少取3块标本。

（2）股静脉路径：选用King活检钳。①用Seldinger法穿刺股静脉，将套有长鞘管的右心导管经股静脉送至右室心尖部并指向室间隔。②将长鞘管沿导管送入右心室，撤出导管，抽吸并冲洗长鞘管，透视下观察鞘管的位置，可注入少量造影剂以更加清晰显示鞘管的位置。③经鞘管送入活检钳，在透视下送至距离管尖1cm处，使鞘管和活检钳保持顺时针方向旋转且不使鞘管前后移动，轻轻将活检钳送出鞘管，接触室间隔右室面。④回撤活检钳0.5~1.0cm，张开钳口，前送活检钳，直到重新接触到室间隔，然后闭合钳口；轻拽活检钳使之脱离室间隔，先从右室回撤到鞘管中，再经鞘管撤出体外。⑤抽吸并冲洗鞘管，并保持鞘管位置不动，同时由助手自活检钳中取出标本。可将鞘管移至室间隔不同部位钳取多个标本。

#### 4.左心内膜心肌活检的操作程序

左心内膜心肌活检的操作程序亦常选用附有长鞘管的King活检钳。

（1）用Seldinger法穿刺股动脉，注入肝素5 000 IU，送入带有长鞘管的左室造影导管至左心室腔，撤出造影导管，抽吸并冲洗鞘管。可注入少量造影剂以确定鞘管顶端在心室腔而未抵住心室壁。

（2）送入活检钳，通过鞘管将其送至左室心尖或左室外侧壁；透视检查活检钳位置，也可用超声心动图定位活检钳。

（3）回撤活检钳1cm，张开钳口，重新将活检钳送至左室心尖，快速闭合钳口，平稳回拽活检钳使其脱离左室壁。

（4）经鞘管回撤活检钳，取出活检标本放入适当的固定液中。在完全撤离鞘管前，即使没有取到标本，也不宜张开钳口。

（5）两次活检操作间期必须用肝素盐水冲洗鞘管。操作结束后，撤出鞘管，局部止血并观察病情变化。

### （三）并发症

操作熟练后，并发症小于1%。

#### 1.心脏穿孔、心包积血和填塞

这是该操作的主要并发症，但发生率很低。如患者出现胸痛、呼吸困难、低血压、心动过缓或过速、颈静脉怒张等表现，应考虑心脏穿孔的可能。行超声心动图观察有无心包积液。一旦发生，须严密观察和监测病情，补充血容量，应用升压药物；如有心脏填塞症状、血流动力学不稳定，应立即行心包穿刺抽液；持续出血者偶尔需要开胸手术。

#### 2.血栓栓塞

左心室心内膜活检或右心室心内膜活检伴有心内分流时可出现体循环血栓栓塞。注意每次操作前用肝素盐水仔细冲洗导管和活检钳，可减少血栓栓塞的危险；主要处理措施是支持疗法；栓塞所致症状常呈自限性。

#### 3.心律失常

在心室内操作导管或钳夹过程中常出现室早或非持续性室速、房颤等，若能自行转复不需特殊处理；若持续存在，考虑药物转复或电复律。已有左束支传导阻滞者做右心室心内膜活检时，可能会出现完全性心脏传导阻滞，须置入临时起搏器治疗。

### （四）注意事项

（1）整个活检过程应在 X 线透视及持续心电监护下进行。

（2）活检钳定位除 X 线透视外，还可借助腔内心电图或超声心动图，以免误损乳头肌和腱索等组织。

（3）右心室活检应在室间隔或右室心尖部，避免在右室前壁钳夹，以免发生心肌穿孔或心脏压塞；左心室活检多在左室心尖部。钳咬过程应在 1～2 个心动周期内完成，只需紧紧咬合，切勿用力牵拉，钳夹组织块不宜过大，一般为 1～3 mm。

（4）活检术后在导管室观察患者 5～10 min，注意有无胸痛、低血压、呼吸困难等心脏填塞征象，并透视检查除外气胸或胸腔积液，然后可将患者送回病房，继续严密观察。

### 三、心脏核磁检查

心脏核磁检查是在磁共振频谱学和计算机体层摄影技术基础上发展起来的一种生物磁学核自旋成像技术。其具有无创、无辐射、多层面、多角度成像的优点。初期磁共振成像（magnetic resonance imaging，MRI）临床诊断的主要目标是主动脉形态学、先天性心脏病、心包疾病和心脏的解剖学特征。随着运动 MRI 和快速成像及血流评价技术的发展，目前已被广泛应用于评价心血管系统的功能，可测量心腔容量和功能、分流、瓣膜性心脏病、缺血性心脏病（缺血测定、梗死定量；冠状动脉解剖和流量）。MRI 能描述心肌特征，而且可通过 MRI 波谱来评价心肌代谢。因此 MRI 成为唯一一个能在同一设备上完成心血管结构及心肌灌注、代谢、心功能分析的设备。

一站式心脏 MRI 扫描包括梯度回波序列、自旋回波序列及反转恢复快速自旋回波序列平扫，梯度回波序列电影扫描，梯度回波序列首过灌注及延迟增强扫描和冠状动脉扫描等，可综合评价心脏解剖结构、心肌病理特点、心脏功能及冠状动脉状态等。心肌延迟强化还可对部分心肌病进行危险度分级、病因分析、治疗指导、穿刺定位等，对心肌病的诊治具有举足轻重的作用。

### （一）心脏核磁检查的适应证

（1）心肌疾病：如肥厚型心肌病、扩张型心肌病、心内弹力纤维增生症、心肌炎。

（2）心包疾病：心包积液、心包肿瘤和缩窄性心包炎。

（3）心脏肿瘤：心肌内及心腔内肿瘤。

（4）大血管疾病：各种大动脉瘤、主动脉弓疾患。

（5）复杂性先天性心脏病。

### （二）心脏核磁的优点与缺点

**1.心脏核磁的主要缺点**

（1）不能准确反映冠脉病变。

（2）不能显示肺动脉的肺内分支。

（3）心瓣膜病。

（4）大动脉炎。

（5）无心肌梗死和心绞痛。

**2.心脏核磁的主要优点**

（1）具有良好的组织对比，能够清楚地评价心脏肿瘤、脂肪浸润、组织变性，显示囊肿及积液。

（2）具有无限制地进行容积资料采集的能力，且可迅速获得三维图像。

（3）无放射性，不需应用含碘造影剂。

（4）能够评价血流流速、流量，甚至血流方向。

（5）能够准确无误地显示解剖、形态、功能、血流灌注及心肌活性。

（6）与核素检查相比，心肌灌注 MRI 具有空间分辨率高，无辐射损伤，无因膈肌升高、肥胖或乳腺等所造成的遮盖问题。

### （三）各种疾病的核磁表现

#### 1.肥厚型心肌病

（1）左室心肌不均匀增厚，主要累及前室间隔及左室前壁中部和基底部。

（2）病变常伴有左室心腔缩小、左室流出道狭窄、左室舒张功能减低、二尖瓣关闭不全等。

（3）晚期发展成为左室扩张后，可导致收缩功能降低。

（4）延迟强化反映纤维瘢痕的分布，主要位于心肌肥厚区的中层心肌及外膜下心肌。此处的斑片状强化常见于易发生猝死的无症状的青少年病人。延迟强化的范围与肥厚性心肌病的严重程度呈正相关，与致死性心律失常的发生频率呈正相关。

#### 2.致心律失常性右室心肌病

（1）T1 SE 序列示脂肪浸润区呈高信号，抑脂后信号降低，主要累及右室游离壁及流出道。

（2）早期重度脂肪浸润时可致右室游离壁及肌小梁增厚（＞8 mm）。

（3）晚期纤维化为主要表现时，可见右室游离壁明显变薄、肌小梁明显变细及右心室扩张、小室壁瘤形成。

（4）心脏电影示右心室逐渐出现节段性或整体性的功能异常，主要累及三尖瓣下（右室流入道）、右室流出道及心尖。

（5）病变一般先累及右心室，约 75% 的病人可同时或继右心室之后出现左室壁的脂肪组织浸润及左室的扩张。

#### 3.左室心肌致密化不全

（1）左室心内膜下肌小梁增多增粗，其内可见深陷的小梁隐窝，此所谓海绵状心肌。

（2）心脏电影示小梁隐窝内血流与左室腔交通。

（3）外膜下致密化心肌明显变薄。

（4）舒张期左室心肌非致密化与致密化心肌厚度比（N/C）＞2.3。该指标具有良好的敏感性和特异性。

（5）心肌致密化不全的病人均有心尖部位的受累，此外，MRI 延迟增强还可以观察非致密化心肌及肌小梁的纤维浸润。非致密化心肌的延迟强化范围与射血分数显著相关，与室性心律失常及左心衰的危险性显著相关。

#### 4.扩张型心肌病

（1）左室或双心室扩大。

（2）心肌厚度正常或变薄。

（3）MRI 显示节段性或全心室运动异常。

（4）射血分数降低，心肌质量增加。

（5）可显示附壁血栓。

（6）延迟强化可鉴别心肌缺血所致的心室扩张。

扩张性心疾病与缺血性心肌病的鉴别：

（1）扩张性心疾病只有少数病例有延迟强化，缺血性心肌病均有延迟强化。

（2）扩张性心疾病为非缺血性强化即心肌中层及外膜下心肌的强化，强化区域与冠状动脉供血无关，缺血性心肌病则是缺血性延迟强化，即自内膜下心肌向外膜下心肌延伸的强化，强化区域位于冠状动脉供血区。

#### 5.限制型心肌病

（1）双心房扩大，上下腔静脉及门静脉扩张。

（2）单室或双室舒张功能受限，表现为舒张早期的狭窄喷射影，心室舒张期血流峰值/心房舒张期血流峰值大于 2。

（3）心室腔正常或略缩小，心室壁厚度正常，心室收缩功能正常或轻度减低。

**6.心肌炎**

（1）间质水肿，表现为 T2WI 的局限性高信号。

（2）延迟增强示病变主要累及中层心肌及外膜下心肌，强化范围与射血分数呈负相关。

（3）病变部位心肌运动异常。

（4）心室容积扩大及心脏射血分数降低[1-4]。

## 四、心脏 CT 检查

64 排螺旋 CT 诊断先天性心脏病的优势明显，具有检查时间短、薄层扫描、多种后处理方式、无需麻醉、镇静程度轻、检查禁忌少、空间分辨率高等优点。心脏 CT 的临床价值主要是无创性评估冠状动脉，同时也可以诊断复杂心血管畸形。在相当一部分先天性心脏病的病人中，可以替代心血管造影，特别是对主动脉、肺动脉及肺静脉畸形的显示具有明显优势。

我们必须客观地正视其阴性预测值高和阳性预测值低的现实。心脏 CT 检查最常见的适应证是排除冠状动脉疾病。由于 CT 时间分辨率较低，因此不宜用来评估心功能。

所谓阴性预测值高，是指如果 CT 显示冠状动脉管壁光滑、管腔通畅，那么基本可除外冠心病。阳性预测值低则因受钙化、伪影和部分容积效应等影响，现阶段 CT 尚不能全面准确判断冠状动脉狭窄程度，因此不能完全取代导管法冠状动脉造影。此外，若要获得高质量的冠状动脉 CT 血管造影（coronary CT Angiogram，CCTA）图像，对心率和心律仍然有较严格的要求。心律齐是最理想的状态，在此基础上，心率越慢越好，最好能控制在 65 次以下，但通常需要药物辅助。心率大于 70 次/min 的患者扫描前 45 min 口服 β-受体阻滞剂。早搏、房颤、严重心律不齐、心肾功能衰竭、对碘产生变态反应以及不能屏气配合的患者均不能做该检查。

目前冠状动脉 CT 检查，主要适合于胸痛（中危病人），尤其适合于中青年患者；鉴于高龄患者往往合并较严重钙化的生理性特点，其临床指导价值大大降低。对高危病人，导管法冠状动脉造影仍然是不可或缺的方法。对于主动脉夹层和肺动脉血栓栓塞等急诊患者，亦可作为首选。

### （一）心脏 CT 检查所能提供的信息

**1.心腔**

①测量各心腔大小；②显示心脏形态；③明确心腔内占位。

**2.室间隔**

①测量室间隔厚度；②显示室间隔位置；③确定由肥厚、栓塞或室间隔缺损所引起的室间隔的形态学变化。

**3.心室壁**

①测量心室壁厚度；②心肌疤痕或室壁瘤；③确定心肌收缩力；④显示心壁原发性腔外肿瘤。

**4.心包**

①显示心包积液；②鉴别心包囊肿、憩室和脂肪瘤；③显示心包肿瘤或肿瘤侵犯心包。

**5.冠脉**

①冠状动脉起源、走行有无异常；②冠状动脉有无狭窄和扩张；③冠状搭桥的部位，血流是否通畅。

### （二）冠状动脉 CT 适应证

（1）有以下症状者，常感胸闷、胸痛、心前区不适等。

（2）观察冠状动脉是否存狭窄、是否存在冠状动脉异常（包括走行、起源、结构异常等）。

（3）冠状动脉术后复查：包括冠状动脉搭桥术后以及冠状动脉支架置入术后，观察其是否通畅或者是否存在再狭窄等情况。

（4）由于多层螺旋 CT 冠状动脉造影具有强大的后处理功能，可三维重建冠状动脉及心脏，所以也是心脏外科术前、血管病外科术前一项重要的检查项目。

### （三）冠状动脉 CT 禁忌证

（1）对碘产生变态反应的患者。

（2）呼吸、行为不能自控的患者。

（3）心律不齐。

（4）心率过快，一般心率在 70 次/min 以下者，成功率较高，高于 80 次/min 的患者，造影成功率较低。

冠脉 CT 检查通常需要控制呼吸和心脏搏动，以获得清晰图像。虽然 320 排 CT 可以在 1 次/s 心跳后完成影像采集，但为降低患者的射线量仍需要控制心率在 70 次/min 以下[5,6]。

## 五、三维心脏超声

心脏超声仍然是先天性心脏病最主要的检查方式，但影响其结果的因素较多，例如检查者的因素，以及声学条件因素等，并且心脏超声对心外大动脉、肺静脉及冠状动脉的检查能力有限。实时三维超声心动图（real time three dimensional echocardiography，RT-3DE）是超声技术的新近突破，它能够快速实时地显示心脏三维空间结构、空间毗邻关系，对冠心病左心室容积和射血分数的定量测量，无需依赖几何形状的假设，在评价心功能方面具有独特的优势。三维实时彩超不仅具有二维彩超全部功能，还具有其特殊功能立体成像、图像切割、图像旋转及高平面图像分析。三维彩超实现了人体局部组织器官的立体成像，可用于小器官的容积扫描，准确测量局部组织器官。RT-3DE 采用了超矩阵探头、高通量数据处理系统和三维空间定位系统等 3 种先进技术。

### （一）三维心脏超声的特点

（1）侧向分辨率高。

（2）更高的敏感性和穿透性。

（3）增加了二次谐波技术以及三维彩色血流多普勒立体成像技术。

### （二）三维心脏超声的局限性

（1）所用探头体积过大，尤其对儿科患者，透声窗限制其声束通过，影响全部观察结构的显示。

（2）对于透声窗条件差、二维图像不佳、心内膜显示欠清晰者，三维成像质量将随之降低。

（3）在总体成像过程中，受检者的呼吸或身体移位易造成图像重组处错位。

（4）图像的质量有待进一步提高。

（5）目前尚不能直接进行三维距离与容量测量。

（6）与传统二维超声 90° 扇角相比，实时三维容积的扇角为 60°，因此对于心脏扩大的患者不能完整显示腔室的边缘，部分结构可被遗漏，显示欠完整。探测视野较局限，易造成漏诊；进行容量测定时，由于不能包括心尖，易低估心室容量。

为了避免上述局限性引起的误差，首先要获得较高质量的二维图像，在此基础上启动窄角实时三维图像。采用 FV~3DE 技术时患者应为窦性心律，并尽可能暂时屏气，否则易导致图像错位。其次观察心脏结构时，应尽可能采用 X 轴切面观的轴向分辨力[7,8]。

## 六、左心辅助装置

20 世纪 80 年代，左心辅助装置（left ventricular assist device，LVAD）概念已被临床医生普遍接受。各种类型的 LVAD 在 80 年代中期相继投入临床试验，现已发展为经皮电磁感应传导能源的电机搏动泵。终末期心脏病人作心脏移植之前，机械辅助循环装置起到延长生命的作用，以安全地过渡至心脏移植。心脏辅助装置分为可植入型和非植入型；根据血流搏出方式分为搏动泵和非搏动泵；实际应用中又有短期辅助（数天至数周）、中期辅助（数周至数月）和长期辅助（数月至数年）之分；根据辅助的功能心腔可分为左心辅助装置（LVAD）、右心辅助装置（right ventricular assist device，RVAD）和双心室辅助装置（biventricular ventricular assist device，BiVAD）。一般来说，非植入型装置主要用于短期心脏辅助，可植入型装置多用于长时间心脏辅助治疗[9-11]。

离心泵和体外循环心室辅助曾成功地用于短、中期心室辅助，但均需抗凝治疗，且限制病人的活动。其主要作用是帮助心脏手术后发生严重低心排综合征病人度过急性期。作为长期循环支持的装置主要有可植入的心室辅助装置以及全人工心脏。大多数终末期心脏病人并无严重的右心衰竭，在等待供体过程中靠左心辅助就可得到有效支持。因此，对这些病人没有必要应用全人工心脏作为双心辅助。 应用LVAD 后不仅心脏指数明显改善，而且泵流量和心脏指数能随活动量增加而提高，最高流量可达10L/min。部分病人随左心功能改善而脱离辅助装置，部分病人可接受心脏移植[12-15]。

LVAD 是一个可提供动力的血泵，能有效代替 80% 以上的心脏做功。左心辅助是将左心房或左心室血流引入辅助泵体，经泵体驱动血流进入主动脉，完全替代左心泵血功能。经左心辅助后，左心室室内张力可降低 80%，心肌氧需求降低 40%，是纠正顽固性心衰和心脏移植前的一种理想治疗手段[16-18]。

## （一）LVAD 的适应证

LAVD 适用于心脏手术后心功能不全恢复前辅助治疗、心脏移植术前临时支持、终末期心力衰竭长久支持。应用指征：

（1）左房压大于 2.7 kPa（20 mmHg），收缩压小于 10.7kPa（80 mmHg）。

（2）心脏指数小于 2.0 L/（min·m$^2$）。

（3）尿量小于 20 mL/h。

（4）体循环阻力大于 2100×10$^{-5}$ N/（cm·s）。

## （二）LVAD 的禁忌证

### 1.急性心源性休克时应用 LVAD 的禁忌证

（1）肾衰。

（2）严重肝脏疾病。

（3）恶性肿瘤。

（4）未控制的败血症。

（5）肺出血伴肺功能不全。

（6）严重溶血。

（7）出血未控制。

（8）明显的中枢系统损害。

### 2.安装植入式 LVAD 的禁忌证

（1）年龄大于 70 岁。

（2）既往无心脏病史，而新发心肌梗死合并急性左心衰 7 d 之内者。

（3）在 1 个月内发生肾衰需要血液透析。

（4）严重的肺气肿或其他严重的阻塞性肺疾病；发生肺梗死（肺血管造影有明显证据）在 2 周以内。

（5）严重肺血管疾病。

（6）重症肺动脉高压。

（7）右室功能严重低下。

（8）严重肝脏疾病。

（9）难治性室性心动过速。

（10）脑血管病变如有中风史合并颈动脉杂音或由于脑血管病引起的短暂脑缺血发作的。

### （三）应用心脏辅助装置的并发症

心脏辅助装置（ventricular assist device，VAD）是目前比较常见的检测仪器。

**1.非植入式 VAD 常见并发症**

出血是其最常见的并发症，溶血、肾衰、感染、肝功能不全、呼吸功能不全、多器官衰竭、血栓性/非血栓性神经系统疾病等。

**2.植入式 VAD 常见并发症**

（1）出血是最常见的并发症。

（2）感染占第 2 位，常见的感染部位是肺部、尿路。

（3）右心室衰竭。

### （四）撤除循环辅助装置的主要指征

（1）EF 大于 40%。

（2）LAP 小于 2.7 kPa（20 mmHg）。

（3）心指数（cardiac index，CI）大于 2.2 L/（min·m$^2$）。

（4）收缩压大于 13.3 kPa（100 mmHg）。

（5）静脉血氧饱和度大于 65%。

随着手术技术的不断发展，复杂先心病的存活率逐步提高，儿童心力衰竭的发生率逐渐增加，对儿童心脏辅助装置的需求也不断扩大[19,20]。

## 七、射频消融术

心脏射频消融术（catheterradiofrequency ablation，CA）是一种介入治疗快速性心律失常的方法，已有 20 余年的历史。将很细的导管从颈部、大腿根部放入血管内，到达心脏发病位置后，释放射频电流，导致局部心内膜及心内膜下心肌凝固性坏死，达到阻断快速心律失常异常传导束和起源点的介入性技术。该方法创伤小，成功率极高，已成为根治快速性心律失常的首选方法，除用于治疗房室旁道及房室结双径路引起的折返性心动过速、房速、房扑、室性心动过速外，近年随着三维标测系统的出现，它也成为治疗房颤的有效方法。基本设备包括 X 线机、射频消融仪及心内电生理检查仪器。

### （一）手术适应证

（1）房室折返型心动过速（预激综合征）：房室间存在着先天性"旁路"，导管射频将旁路"切断"，心动过速或预激波将不再存在。

（2）房室结折返型心动过速：房室结形成"双径路"，电流在适宜条件下，在两条径路形成的折返环快速运行，引起心动过速；导管射频消融慢径，只保留快径，心动过速就不再具备发作条件。

（3）心房扑动（房扑）：房扑是心房存在大环路，电流在环路上不停地转圈，心房跳动 250～350 次/min，心室一般在 150 次/min；导管射频可以破坏环路，造成双向电流阻滞，从而根治房扑。

（4）房性心动过速（房速）：房速是左心房或右心房的某一局部有异常快速发放电流的"兴奋点"或者在心房内有小折返运动；电生理检查标测到异位"兴奋点"或折返环，进行消融得到根治。

（5）室性期前收缩（早搏）：主要用于临床症状明显的单源性的频发室早；常常由于心室"兴奋灶"引起；标测到异位兴奋灶消融，室早即可消失。

（6）室性心动过速（室速）：包括特发性、束支折返性和瘢痕性室速等。通过导管找到特发性室速的"兴奋灶"，发放射频电流消融，室速可以治愈。束支折返性室速是电流在心脏的左、右传导束支及左、右心室之间折返环路，导管电极找到并发放射频电流阻断环路；瘢痕性室速是由于心脏纤维瘢痕组织间的存活心肌细胞产生的折返环路，发放射频电流阻断环路，心动过速同样得到根治。

（7）心房颤动（房颤）：房颤是最常见的持续性心律失常，采用导管电极在环肺静脉口消融，形成大静脉与心房的"电隔离"，或加上在心房内的某些线形消融，可以达到根治房颤的目的。

### （二）术前注意事项

（1）电生理检查和射频消融术一般需要住院进行，需要常规实验室检查（包括心电图和血液化验等）。

（2）饮食注意事项：手术前 6~8 h 内不要进食进饮。

（3）告诉医生所用药物的名字和剂量，电生理检查和射频消融术前 3~5 d 停用所有抗心律失常药物，抗心律失常药物可能会影响到检查结果。

（4）小儿具有血管细、心脏小等特征，实施射频消融术难度高、风险大，需要慎重选择。对于 3 岁以下的快速型心律失常患儿，尽量先采取药物治疗，3 岁以上可以考虑射频消融手术治疗。

### （三）操作过程

电生理检查和射频消融术是在导管室内进行的。导管室工作人员通常包括电生理医生、助手、护士和技师。患者躺在 X 线检查床上，医务人员会将各种监测装置与患者身体连接，并将病儿身体用无菌单盖住，医务人员穿戴上无菌手术衣和手套。

首先导管插入部位（腹股沟、手臂、肩膀或颈部）的皮肤消毒，局麻药进行局部麻醉；然后用穿刺针穿刺静脉/动脉血管，电生理检查导管通过血管插入心腔；心脏电生理检查所用的电极导管长而可弯的导管，能将电信号传入和传出心脏。电极导管记录心脏不同部位的电活动，并发放微弱的电刺激来刺激心脏，以便诱发心律失常，明确心动过速诊断；然后医生通过导管找到心脏异常电活动的确切部位（此过程称为"标测"），再通过消融仪发送射频电流消融治疗，从而根治心动过速。

### （四）成功率

房室结折返性心动过速、预激综合征等心律失常一次射频消融成功率可以达到 98% 以上，而房速、房扑、室早、特发性室速等复杂心律失常成功率可以达到 90% 以上，目前房颤的消融成功率阵发性房颤达到 80%~90%，持续性和慢性房颤也可达到 60%~80%，再次消融成功率将进一步提高。

### （五）手术并发症

（1）血管穿刺并发症包括局部出血、血肿、感染、气胸、血栓形成、栓塞等。

（2）导管操作并发症包括主动脉瓣返流、心肌穿孔、心包填塞等。

（3）放电消融并发症包括房室传导阻滞、心肌梗死等。

### （六）术后注意事项

射频消融术后患者须按照医嘱卧床静养，动脉穿刺处沙袋压迫 8~12 h，并且患肢制动（限制不动），注意观察是否出血；射频消融术后早期密切观察心率和心律情况；术后一般 1 周后可恢复正常活动。

## 八、体外膜肺

体外膜肺（extra-corporeal membrane oxygenation，ECMO）是最初用于新生儿、年长儿顽固性呼吸衰竭的一种治疗方法。随着 ECMO 技术的不断发展，其逐渐选择性地应用于小儿心肺功能衰竭，对小儿心脏手术前后心肺功能的支持及心脏移植术前心功能支持具有重要作用。

### （一）ECMO 模式

（1）静脉-动脉方式（vein-artery ECMO，VA ECMO）：是最常用的模式，即将一导管由右颈内静脉插入，使其末端位于右房，另一导管由右颈总动脉（right common carotid artery，RCCA）插入，末端位于主动脉弓，静脉血由右房引出，进入体外膜肺环路进行气体交换，交换后的含氧血进入主动脉参与全身血液循环。随着患儿肺功能的改善，逐渐减少环路的血流，直到肺可以完成气体交换功能时中断ECMO，拔除导管。VA 环路除了可进行气体交换外，对循环系统的维持也有相当的作用。但 VA 环路需颈部两条大血管插管，并结扎 RCCA，造成右侧脑血流减少，引起惊厥、颅内出血及脑梗塞等并发症。

（2）静脉-静脉方式（vein-vein ECMO，VV ECMO），尤其是静脉双腔导管（VVDL）。VV ECMO 是通过颈内静脉插管，血通过体外膜肺进行气体交换后流入股静脉；也可以从一侧股静脉引流后回输入对侧股静脉，它对循环系统的维持功能较差。VVDL 是指将一根双腔导管插入右颈内静脉，导管的静脉腔通过静脉口引出右房血，血在体外氧合后通过导管的动脉腔流回右房，为使再循环减少到最小程度，要求动脉腔的回输口对准三尖瓣口。由于 VV ECMO 不需结扎颈动脉并且依赖患儿的心脏维持血流，所以得到广泛应用[22]。

VV ECMO 的优点是：

（1）RCCA 不需要插管或结扎。

（2）理论上心脏的前后负荷未受影响，左心室负荷没有增加。

（3）肺动脉血氧含量增加，扩张了肺动脉并减轻了右心室的后负荷。

（4）左心室混合静脉血血氧的增加，改善了冠状动脉氧供。

## （二）心脏病患儿 ECMO 的应用指征

（1）经保守治疗无效的心力衰竭，血液动力学不稳定，酸中毒及尿少。

（2）心脏缺损修补术后不能脱离体外循环。

（3）手术后心肺功能不全。

（4）心肌病或心肌炎的支持治疗。

（5）肺动脉高压危象。

（6）心、心肺移植前后心肺功能的支持。

## （三）ECMO 与 VAD 的对比

①ECMO 用于罹患心力衰竭和（或）呼吸衰竭的病例，而 VAD 仅能支持心力衰竭的病例。②双心室功能衰竭的病例，仅需要一套 ECMO 设备，而使 VAD 时需要对左右心室分别采用一套设备。③右心房-主动脉的 ECMO 置管方式对左心系统不能充分减压，需要加用左心引流管或导管心房造瘘术方能达到满意的左心减压效果，而左心 VAD 系统可直接引流左心房甚至左心室，使左心室得到充分的休息。④VAD 系统设备简单，抗凝要求略低，因此术后出血等并发症发生率较低。

## （四）ECMO 与 VAD 的选择

心脏手术后可以选择 LVAD 和 ECMO 两种方式进行心功能支持。LVAD 有并发症少、低费用的优点，但是在选择心脏机械辅助装置时应当考虑以下因素：

### 1.呼吸功能

存在呼吸功能衰竭，如肺功能严重受损，必须选择 ECMO，如心肺转流结束时要直接使用机械辅助。无法判断肺功能时，可以先使用左房-主动脉转流 2~3 h，判断仅用呼吸机能否满足全身氧供，然后决定何种辅助方式。

### 2.右心室功能

是否为左心室功能衰竭，如有严重的右心室功能受损则应使用 ECMO，判断右心室功能也可使用上述方法。法洛四联症患儿即使单纯右心室功能受损，但因为要顾及存在肺动脉瓣返流，也不宜选择右心室 VAD。

### 3.年龄因素

虽然年龄因素并非排除 VAD 使用的原因，但小年龄患儿由于左心房太小不易插管，若不能确保左心引流通畅，不宜选择 LVAD 方式[23,24]。

（唐浩勋）

# 参考文献

[1] 闫朝武，赵世华，陆敏杰，等. 左室心肌致密化不全的临床特征和磁共振成像表现[J]. 中华心血管病杂志，2006（34）
    12：1081-1084.

[2] 常丹丹，曹桢斌，孔祥泉. 一站式心脏 MRI 对心肌病的评价[J]. 国际医学放射学杂志，2010 Jan，33（1）：27-30.

[3] BOGAZZI F, LOMBARDI M, STRATA E, et al. High prevalence of cardiac hypertrophy without detectable signs of fibrosis
    in patients with untreated active aeromegaly：an in vivo study using magnetic resonance imaging[J]. Clin Endocrinol, 2008,
    68：361-368.

[4] MARCUS F I, MCKENNA W J, SHERRILL D, et al. Diagnosis of arrhythmogenic right ventricular
    cardiomyopathy/dysplasia. Proposed Modification of the Task Force Criteria [J]. Eur Heart J, 2010, 31（7）：806-814.

[5] 杨有优，王思云，周旭辉，等. 64 层螺旋 CT 诊断复杂先天性心脏病及与超声心动图和手术对照[J]. 临床放射学杂志，
    2007，26（10）：1029-1032.

[6] GOO H W, PARK I S, KO J K, et al. Computed tomography for the diagnosis of congenital heart disease in pediatric and
    adult patients[J]. Int J Cardiovasc Imaging, 2005, 21：347.

[7] BEAN M J, PANNU H, FISHMAN E K. Three-Dimensional computed tomographic imaging of complex congenital
    cardiovascular abnormalities[J]. J Comput Assist Tomogr, 2005, 29：721.

[8] 齐欣，熊名琛，何青，等. 对比评价实时三维超声心动图与磁共振成像检测左心室质量[J]. 临床心血管病杂志，2008，
    24（1）：69-71.

[9] 边晓艳，韩若凌. 实时三维超声心动图评价左、右心室功能[J]. 临床荟萃，2012，27（2）：167-169.

[10] KORMOS R L, TEUTEBERG J J, PAGANI F D, et al. Right ventricular failure in patients with the Heartmate II
    continuous-flow left ventricular assist device：Incidence, risk factors, and effect on outcomes[J]. J Thorac Cardiovasc Surg,
    2010, 130（5）：1316-1324.

[11] LAPPA A, PICOZZI P, D'AVINO E, et al. HIT in VAD considerations：Reply[J]. Ann Thorac Surg, 2007, 84：1423-1424.

[12] JOSHI A, SMITH D, ARORA M, et al. Anticoagulant monitoring in ventricular assist device patients：a feasibility study[J].
    Interact Cardiovasc Thorac Surg, 2008, 7（6）：1035-1038.

[13] SCHMID C, HAMMEL D, DENG M C, et al. Ambulatory care of patients with left ventricular assist devices[J].
    Circulation, 1999, 100：11-224.

[14] FURUKAWA K, MOTOMURA T, NOSÉ Y. Right ventricular failure after left ventricular assist device implantation：the
    need for an implantable right ventricular assist device[J]. Artif Organs, 2005, 29（5）：369-377.

[15] DANDEL M. Long-term results in patients with idiopathic dilated cardiomyopathy after weaning from left ventricular assist
    devices[J]. Circulation, 2005, 12：137-145.

[16] 贾明，邵涓涓，陈英，等. 机械循环辅助装置治疗围手术期急性心肺功能衰竭[J]. 心肺血管病杂志，2008，27（6）：
    340-342.

[17] DANDEL M, WENG Y, SINIAWSKI H, et al. Prediction of cardiac stability after weaning from left ventricular assist
    devices in patients with idiopathic dilated cardiomyopathy[J]. Circulation, 2008, 118（Suppl. 14）：S94-105.

[18] 王伟，朱德明，张蔚，等. 儿童心脏辅助设备的使用[J]. 中国体外循环杂志，2010，8（3）：176-179.

[19] MORALES D L, GUNTER K S, FRASER C D. Pediatric mechanical circulatory support[J]. Int J Artif Organs, 2006, 29
    （10）：920-937.

[20] DUNCAN B W. Pediatric mechanical circulatory support in the United States：past, present, and future [J]. ASA IO J, 2006,
    52（5）：525-529.

[21] HINTZ S R, SUTTNER D M, SHEEHAN A M, et al. Decreased use of neonatol extracorporeal membrane oxygenation
    （ECMO）：how new treatment modalities have affected ECMO utilization[J]. Pediatrics, 2000, 106（6）：1339-1343.

[22] ROY B J, RYCUS P, CONRAD S A, et al. The changing Demographics of neonatal extracorporal membrane oxygenation
    patient s reported to the Extracorporeal Life Support Organization（ELSO）Registry[J]. Pediatrics, 2000, 106（6）：1334-1338.

[23] 冯正义. 体外膜肺氧合在小儿心脏术后急性心肺功能衰竭中的应用[C]. 中华医学会第 11 次全国胸心血管外科暨国
    际微创心胸外科学会 2011 冬季研讨会，246.

[24] 王霞，封志纯. 体外膜肺在儿科应用的进展[J]. 实用医学杂志，2003，19（1）：96-98.

# 第二节　心律失常的诊治进展

## 一、小儿快速心律失常射频消融治疗的研究进展

近年来，随着对于心律失常病因、机制、诊断及治疗等方面研究的不断深入，心律失常作为心脏病学极其重要的常见病得到了长足飞快的进展，其中以起搏治疗及其衍生手段如心脏再同步治疗（cardiac resynchronization therapy，CRT）、埋藏式心律转复除颤器（implantable cardioverter defibrillator，ICD）及射频消融治疗为代表。儿科虽然在这方面整体落后于成人，但是随着众多儿科医生的不断努力，结合儿科自身的特点亦取得了显著成就，其中以射频消融治疗的进展尤为突出。

国内儿科在电生理及射频消融治疗方面，经过近20年的努力，年完成射频消融数百例。虽然因为疾病谱的原因，目前儿科范畴尚无针对心房颤动及复杂性恶性室性心动过速射频消融治疗的报道，但是在对阵发性室上性心动过速射频消融技术日渐熟悉及完善的基础上，目前在基础条件及经验较好的医院可以开展心房扑动、特发性室性心动过速、某些位置起源室性早搏及房性心动过速的手术治疗，并取得了可喜的成果。其中，标测方面的进步亦将射频消融手术难度及种类提高到了一个较高的程度，同时在保持高成功率、低复发率的基础上对于减少甚至无 X 线曝光（零曝光）及手术安全性方面取得了令人满意和鼓舞的结果[1]。目前进行射频消融手术标测方面主要是常规标测（激动顺序、起搏标测）、三维电解剖学标测[2]（CARTO）、接触标测（EnSite NavX）、非接触标测（EnSite Array）等。其中以 EnSite NavX 系统在儿科的应用最为广泛。

三维标测技术在儿童心律失常射频消融中的应用如下所述。

自从儿科开展射频消融以来即进行了针对阵发性室上性心动过速的射频消融，目前因其高成功率、低复发率、手术技术成熟，已成为治疗多数患儿的首选治疗方法。在符合手术适应证[3,4]及家长知情同意的前提下可为多数患儿进行手术。

### 1.房室折返性心动过速

对于显性预激综合征，若明确旁道传导参与了心动过速的发生，可在窦性心律时针对前传的旁道进行消融作为治疗手段。具体方法为，在房室瓣环偏心室侧寻找房室（atrioventricular，AV）融合处、定位靶点进行消融。而对于旁道仅以隐匿性传导为表现的患儿，可在心动过速发作或心室起搏条件下寻找到房室融合处定位靶点进行消融。

既往在 AVRT 的消融治疗中，确定导管位置需依赖 X 线透视及心腔内电图，进行反复透视和比较腔内电图的激动顺序，方能精确定位确定消融靶点，这样势必延长了手术时间、增加了 X 线曝光，而儿科患者年龄小，对 X 线曝光剂量敏感，因此无疑增加了患儿的手术风险，此外，X 线透视为一种二维平面的透视方法，这与心脏三维解剖结构的本质间存在一定程度的误差，从而影响手术的精确性。

三维标测系统能显著减少，甚至无须 X 线曝光（零曝光）[5,6]即可完成消融手术。例如，三维接触式的 EnSite NavX 系统能实现导管导航、瓣环等解剖部位的确定，激动顺序标测指导消融靶点的确定及危险解剖位置的定位（如希氏束）等多项功能，极大地缩短了 X 线曝光的时间，降低了手术风险。同时，每次放电后在三维系统构建的心脏离体模型上均可实时记录消融靶点和放电位置，这样精确定位极大增加了手术的可操作性。

### 2.房室结折返性心动过速

本类手术以消融房室结双径路之慢径为治疗手段。以往在本类手术中，需在 X 线透视下初步寻找慢径粗略位置，而后结合心腔内电图在冠状静脉窦口、寻找小 A 大 V 处确定消融靶点；放电过程中需要全程维持 X 线透视严密监视消融导管的位置，严防导管移位损伤希氏束等重要部位导致三度房室传

导阻滞的风险，当导管移位时应立即停止放电重新标测。儿童患者的心脏体积小，相应解剖部位的距离较成人更为接近，损伤希氏束等解剖部位的风险明显增加。

现今，采用三维的 EnSite NavX 系统同样能显著提高慢径消融的成功率、降低手术风险。手术中仅需事先精确构建出心脏右心房冠状静脉窦口毗邻区域如 Koch 三角的解剖结构后，结合局部腔内电图小A 大 V 的特性，可以在心脏三维模型上标注出慢径路消融靶点的位置，并将希氏束和快径路的解剖位置也进行标注，之后即可在不透视的情况下在慢径路区域进行放电，同时注意监测模型上消融导管的位置，避免伤及希氏束和快径路。

**3.房性心动过速及心房扑动、室性早搏及室性心动过速、室性早搏**

对于局灶性房性心动过速（房速），房速发生的机制主要包括自律性增高、触发活动及局部的微折返，由于均表现为局灶起源，因而消融靶点多为心房最早激动点。通常起源于无异常的心房解剖部位，如肺静脉口、界嵴、冠状静脉窦口及心耳等其他位置等。既往的常规消融方法多需要在确定可疑起源部位后，反复 X 线透视、比较消融导管局部最领先的 A 波方能确定消融靶点。而在特发性的室性早搏（室早）及室性心动过速（室速）如右心室流出道起源，同样通过反复透视和比较确定最早的心室激动点作为消融靶点。采用 EnSite NavX 系统同样能精确快速地完成标测，缩短手术时间、减少 X 线曝光，简化手术过程及提高成功率，并能提高消融的安全性[8]。

对于折返性房性心动过速（如切口性房速）、心房扑动（房扑）以线性消融达到双向阻滞为治疗手段。既往研究已经明确，典型性心房扑动为大折返机制，折返环的关键峡部位于下腔静脉-三尖瓣环之间的峡部，通过线性消融阻断三尖瓣峡部的手术方法目前较为成熟，且成功率高。而非典型性房扑及折返性房速（如切口性房速）由于峡部位置相对不固定且多变，采用常规方法的手术成功率很低，一直以来被视为儿科射频消融手术治疗的禁区。

而采用三维 EnSite NavX 标测系统，能够直观显示房扑时整个心房激动的过程及折返的传导路径，明确房扑的机制、确定折返环路上最狭窄的部位及传导最缓慢的部位（即峡部）；线性消融完成后，可以直观检验消融线的完整性，以及在消融线两侧起搏明确是否存在传导"缝隙"，确定是否需要巩固消融；同样也能极大减少 X 线的曝光、缩短手术时间，提高手术效率[8,9]。这不仅适用于右房典型性房扑，对于非典型房扑同样非常适用。

随着三维技术的出现及其在儿科的应用，射频消融手术的安全性和成功率均获得了显著的提高，而对儿童危害极大的 X 线曝光也随之明显减少，使得该手段成为进行射频消融手术治疗的重大进展[9]。另外，射频消融手术也存在一些不可避免的问题，如儿童心脏小、心壁薄且血管细等特点会增加导管操作的难度；儿童手术需要全身麻醉，也导致部分心律失常不易诱发。尽管通过增加手术例数及手术经验的积累，积极与麻醉科医生协作，增加药物诱发，电生理检查心脏刺激强度能一定程度提高手术效率；但这些问题在一定范围内依然存在，并会对儿科消融手术成功率及安全性产生影响，需要儿科电生理工作者进一步努力解决。

## 二、小儿抗心律失常药物研究

小儿心律失常是儿科心血管专业的常见病之一，其发生机理、临床表现、治疗方法、预后与成人有着本质的差别；儿童的药物代谢能力弱，尤其新生儿（包括早产儿）、婴幼儿等更弱；对于儿童的不同年龄段，其心律失常的病因、类型及治疗方法亦有不同；而小儿持续存在的心律失常对于儿童的健康有着直接的伤害。鉴于此，对于儿科心血管医生，抗心律失常药物在儿科心律失常的治疗方面的准确应用十分重要。

### （一）小儿常见的心律失常种类及治疗药物

#### 1.阵发性室上性心动过速

阵发性室上性心动过速（paroxysmal supra-ventricular tachycardia，PSVT）是指房室旁道或房室结参

与的折返性心动过速。儿科病人应首先充分镇静。顺向型房室折返性心动过速（AVRT）或房室结折返性心动过速（AVNRT）药物治疗首选腺苷三磷酸（adenosine triphosphate，ATP）。如心功能良好，尚可选用普罗帕酮、ß受体阻滞剂或维拉帕米。上述药物转复不成功或并发心力衰竭者可以应用静脉注射洋地黄制剂。逆向型 AVRT 可选用普罗帕酮或胺碘酮。

### 2.房性心律失常

其包括心房扑动、心房颤动、房性心动过速（含紊乱性）。心室率增快，心脏扩大，心力衰竭等需药物治疗，可加用洋地黄制剂[地高辛酏剂 3 ~ 5μg/（kg·d），分 2 次，隔 12h 用 1 次]，以减慢心室率，改善心功能。对心功能正常者或心力衰竭有所恢复者，如心室率偏快，可加用 β-受体阻滞剂。亦可试用心律平治疗。如以上药物无效可选用胺碘酮。

### 3.室性心动过速

其是指连续 3 个或 3 个以上起源于心室的搏动。室率高于窦性心率的 25% 以上。特发性左室室速对维拉帕米敏感；特发性右室室速可用 β-受体阻滞剂、钙拮抗剂治疗。致心律失常性右室心肌病可试用索他洛尔或胺碘酮加用 β-受体阻滞剂。

### 4.期前收缩

其也称早搏，指提前出现的异位搏动。房性期前收缩成对、成串可试用 β-受体阻滞剂，伴有心脏扩大或心功能下降者可加用洋地黄。无器质性心脏病但室性期前收缩频发引起的明显症状影响生活、室性期前收缩为成对者，治疗与室性心动过速相同。器质性心脏病伴较重心功能不全左室射血分数（left ventricular ejection fraction，LVEF）小于 40%，尤其室性期前收缩成对、成串出现者，可选用胺碘酮。

## （二）抗心律失常药物的分类

### 1.Ⅰ类钠通道阻滞剂（膜稳定剂）

阻滞钠离子快通道，降低心肌细胞对 $Na^+$ 通透性，使动作电位 0 相上升最大速率（$V_{max}$）减慢和幅度降低，延长复极时间动作电位时限（action potential duration，APD）和有效不应期（effective refractory period，ERP）。该类药物又分为 3 个亚类：

（1）ⅠA 类：显著减慢 $V_{max}$（Na 通道阻滞作用较强），一般延长复极时间，包括奎尼丁、普鲁卡因胺、丙吡胺等，用于治疗室上性和室性快速性心律失常。

（2）ⅠB 类：轻度减慢 $V_{max}$（Na 通道阻滞作用次强），不延长或缩短复极时间，包括利多卡因、美西律、苯妥英钠、莫雷西嗪等，主要用于治疗室性快速性心律失常。

（3）ⅠC 类：最显著减慢 $V_{max}$（Na 通道阻滞作用最强），不延长复极时间，包括普罗帕酮、氟卡尼、劳卡尼等，用于治疗室上性和室性快速性心律失常。

### 2.Ⅱ类β-受体阻滞剂

其主要通过竞争性阻滞 β-肾上腺素受体，抑制 4 相自动去极化，相对延长 ERP。用于治疗室上性及室性快速性心律失常。该类药物包括普萘洛尔、阿替洛尔、美托洛尔、艾司洛尔等。

### 3.Ⅲ类钾通道阻滞剂

其主要抑制电压依赖性钾通道，使外向钾电流受抑，APD 和 ERP 延长。包括胺碘酮、决奈达隆、索他洛尔等。用于治疗室上性和室性快速心律失常。

### 4.Ⅳ类钙通道阻滞剂

其主要阻滞 L 形钙通道，抑制 4 相自动去极化，延长 APD。由于 L 形钙通道主要存在于慢反应细胞，故该类药物主要用于室上性快速性心律失常。

## （三）抗心律失常药物的临床应用

### 1.Ⅰ类药物

（1）利多卡因（lidocaine）：ⅠB 类速效抗室性心律失常药。对于持续性室性心动过速转复率 15% ~

$20\%$[10]。可用于心脏手术及洋地黄中毒时的室性心律失常。常用剂量静脉注射 1mg/（kg·次），必要时 5～10 min 后重复静注，累积剂量不宜大于 5 mg/kg，有效后用 20～50 μg/kg 予静脉滴注维持。不良反应较小，一般无血流动力学副作用。在心衰病人也极少影响房室结及窦房结功能和传导。主要有嗜睡、头晕，较大剂量（血药质量浓度大于 6mg/L）时可出现精神症状、低血压和呼吸抑制等。因 β-受体阻滞剂减少肝脏血流，合用时增加利多卡因血浓度，标准利多卡因剂量时即可出现抑制窦房结等副作用。

（2）美西律（mexiletine）：也称慢心律，与利多卡因相似，可口服。主要用于威胁生命的室性心律失常。因不延长 Q-T 间期，故可用于 Q-T 间期延长的室性心律失常，如 LQT3 型伴（Tdp）。口服剂量 15～20 mg/（kg·d），6～8 h/次。静注时首剂 1～2 mg/（kg·次），10 min 内注完，必要时 2～3 h 后重复 1 次[11]。主要不良反应：头晕、恶心、震颤，偶可引起血细胞减少等，大剂量静脉应用时可引起精神症状和心血管抑制作用（心动过缓、传导阻滞、心力衰竭、低血压等）。

（3）莫雷西嗪（moricizine）：也称乙吗噻嗪，基本上属于ⅠB类抗心律失常药，但兼有ⅠC类抗心律失常作用。适用于室性及室上性早搏和各类心动过速。口服剂量 6～15mg/（kg·d），3 次/d，维持量为 100 mg，3 次/d；静脉应用时每次 1.5～2.0 mg/kg，稀释后 5 min 内缓慢静注。主要不良反应有恶心、呕吐等消化道反应与嗜睡、头晕、震颤等神经系统反应，大剂量时有心血管抑制作用。

（4）普罗帕酮（propafenone）：也称心律平，ⅠC类，对各型期前收缩，室上（包括预激综合征、房扑、房颤[12,13]、持续交界区心动过速、异位交界区心动过速、紊乱性房速[14]）及室性心动过速均有较好的疗效。必须用于无器质性心脏病患者。具有强的膜稳定作用，延长 P-R 间期及 QRS 时间而不影响 Q-T 间期。并有轻度的 β-阻滞作用和钙拮抗性质。常用口服剂量 5mg/（kg·次），隔 8 h；静脉应用时，1.0～1.5 mg/kg，稀释后 10 min 内缓慢静注，必要时 10～20 min 后重复静注，累积剂量不大于 5～6 mg/kg。有效后改为 4～7 μg/kg，分静脉维持[14]。主要不良反应：头晕、头痛、口干及消化道反应等，大剂量时有心血管抑制作用。因有轻度的 β-阻滞作用，有哮喘及支气管痉挛病人不宜应用。少见的不良反应包括肝酶升高、粒细胞减少和抗利尿激素分泌不当综合征。该药提高地高辛血浓度，增强 β-阻滞剂的作用，增加钙离子拮抗剂的负性肌力作用。

**2.Ⅱ类药物**

（1）美托洛尔（metoprolol）：也称倍他洛克，为选择性 β1-受体阻滞剂，适用于：①儿茶酚胺相关的（情绪激动、运动）心律失常；②肾上腺素依赖（遗传性）长 Q-T 间期综合征的尖端扭转性室速；③折返性室上速；④减慢房扑、房颤的心室率；⑤肥厚型心肌病、二尖瓣脱垂、嗜铬细胞瘤相关的心律失常。常用口服剂量：0.3～2.5 mg/（kg·d），3 次/d。主要不良反应有疲倦、失眠、肢端发冷、腹胀、心动过缓或便秘等，大剂量时有心血管抑制作用。与胺碘酮合用有协同作用，以显著减低心脏相关死亡率[15]。

（2）艾司洛尔（esmolol）：主要用于房颤或房扑紧急控制心室率。用法：负荷量 0.5 mg/kg，1 min 内静注，继之以 0.05～0.2 mg/（kg·min）静滴，在 10 min 末如未获得有效反应，增加量每次 0.05～0.1 mg/（kg·min）。每重复 1 次，维持量增加 0.05 mg。一般平均有效量 0.5 mg/（kg·min）[11]，连续静滴≤48 h。用药过程中要监测血压、心率。

（3）普萘洛尔（propranolol）：也称心得安，为非选择性 β-受体阻滞剂，对各型早搏和心动过速有一定疗效，尤适用于因交感神经兴奋引起的心律失常。常用剂量口服 0.5～2.0 mg/（kg·d），3 次/d。主要不良反应有窦性心动过缓和消化道反应，可诱发房室传导阻滞、低血压、心力衰竭及支气管哮喘等。

**3.Ⅲ类药物**

（1）胺碘酮（amiodarone）：为有效的广谱抗心律失常药，胺碘酮虽属于第Ⅲ类抗心律失常药物，同时还具有轻度非竞争性阻滞 α 及 β-肾上腺能受体的作用以及轻度Ⅰ类、Ⅳ类抗心律失常特性。其作用机制是通过阻滞 $Na^+$ 通道减慢室内传导；阻断 β-受体、阻滞 $Ca^{2+}$ 通道降低心率、减慢房室结传导；抑制 $K^+$ 通道延长心房、心室的复极，结果延长所有心肌组织（包括窦房结、心房肌、房室结、希氏束、浦氏纤维以及心室肌）的动作电位时间、复极时间和不应期，有利于消除折返，从而能有效地治疗多种室性和室上性心律失常。它对冠状动脉和周围血管有直接扩张作用，也有微弱的负性肌力作用，但通常不抑制左室功能。它还具有一定的抗心绞痛作用。连续服用后平均起效时间为 4 ~ 7 d，较大负荷量可缩短起效时间。

胺碘酮对各型期前收缩、心动过速、房性扑动、房性颤动和预激综合征等有较好的疗效。该药致心律失常作用发生率低，又能扩张冠状动脉和减轻心脏前后负荷等，故越来越广泛地应用于临床，尤其是伴有器质性心脏病的患者，亦可用于心力衰竭患者。美国心脏病学会（American College of Cardiology，ACC）、美国心脏联合会（American Heart Association，AHA）、联邦科学委员会（Federal Science Commission，FSC）在美国循环杂志公布的"室性心律失常治疗和心脏性猝死（(sudden cardiac dearh，SCD）预防指南"推荐对于室性心律失常如 β -受体阻滞剂无效，可酌情选用胺碘酮，并指出胺碘酮与β -受体阻滞剂或索他洛尔可联用[16]。在 2005 年国际心肺复苏和心血管急救指南中已明确提出，对有持续性室速或室颤的心脏停搏患者，在电除颤和使用肾上腺素后，建议使用胺碘酮。中华医学会心血管病学分会，中国生物医学工程学会心律分会在胺碘酮抗心律失常治疗应用指南（2008）中指出：胺碘酮可用于室颤或无脉室速的抢救、终止持续性室速及恶性室性心律失常的预防[17]。

常用维持剂量口服 5 ~ 10 mg/（kg·d），2 ~ 3 次/d；静脉负荷量 2.5 ~ 5.0mg/（kg·次），首剂不超过 150 mg。稀释后缓慢静点（大于 30 min），有效后 5 ~ 10 μg /（kg·min）维持，直至心律失常纠正。本药不经肾脏而是由胆管及泪腺、皮肤排泄。

主要不良反应：负荷量可出现直立性低血压（心功能不良病人应减量、缓慢给药），窦缓。有消化道反应、角膜微小沉淀、甲状腺功能紊乱和肺间质纤维化等，尤长期服用者易于发生。多数病人甲状腺功能不受影响。治疗第一年 6% 发生甲状腺功能减低，甲状腺功能亢进发生率只 0.9%[18]。由于胺碘酮有 β -受体阻滞的作用，所以胺碘酮导致的甲亢患者常没有心悸症状。儿科应用应采取小剂量、短疗程以减少不良反应。

用药前应做基线检查，并在以后的随访中定期复查。随访包括基本的实验室检查如血清电解质、肝功能、甲状腺功能，必要时加肺功能检查。随访内容应包括心电图，至少每半年摄 1 次 X 线胸片、查 1 次甲状腺功能和肝功能。服药第 1 年应 3 个月随访 1 次，评价心律失常的控制是否稳定、有无不良反应发生；此后每 6 个月就诊 1 次[17]。推荐每年 2 次甲状腺功能试验检查（TSH，T3，T4）。胺碘酮可提高华法林、地高辛、β -阻滞剂、钙离子拮抗剂的血药浓度。

（2）索他洛尔（sotalol）：兼有Ⅱ类（小剂量）和Ⅲ类（大剂量）抗心律失常药特点的较强的非选择性 β -受体阻滞剂。延长所有细胞的不应期。对快速性室上性心律失常有较好的疗效，对室性心动过速有效率 50% ~ 60%。常用剂量口服 2 ~ 8 mg/（kg·d），2 ~ 3 次/d，常从小剂量开始；静脉应用时 0.5 ~ 1.5 mg/kg 稀释后缓慢静注（大于 10 min）[14]。主要不良反应有心动过缓、支气管痉挛等。大剂量、心功能差、伴器质性心脏病患儿偶可引起尖端扭转型室速等。

### 4.Ⅳ类药物

维拉帕米（verapmil）也称异搏停，为抗心律失常药，主要用于室上性早搏及心动过速和减慢心房颤动、心房扑动的心室率，偶也用于触发激动引起的室性心律失常。但禁用于预激综合征，以防房室结不应期延长，而旁道不应期不变或缩短，使更多的心房激动经旁道传至心室，以致心室率加快，甚至诱发心室颤动。常用剂量口服 4 ~ 8 mg/（kg·d），分 3 次/d；静脉应用 0.1 ~ 0.15 mg/次，稀释后于 5 ~ 10 min 缓慢静注，无效时 30 min 后可重复静注 1 次。主要不良反应有头晕、头痛和消化道反应，静注时可致窦性停搏、心动过缓、房室传导阻滞、低血压等。

### 5.其他药物

（1）ATP：对阵发性室上速，某些室性心动过速，由触发激动引起的部分房速有效。儿科剂量 0.1 ~ 0.4 mg/（kg·次），以"弹丸式推注"方有效。成人最大量 12 mg/次。1 ~ 2 min 后可重复 1 次。半衰期仅7~10 s。不良反应短暂：低血压、面色潮红、胸闷、气管痉挛、窦性停搏、房性及室性期前收缩[10-19]。

（2）地高辛：其抗心律失常作用是通过增强迷走神经张力和心肌对乙酰胆碱的敏感性，延长心房肌、房室结和希氏束的不应期，达到减慢心率的目的。主要用于室上速的终止及预防复发。减慢快速房性心律失常的心室率控制。伴器质性心脏病或心衰病人伴快速心律失常时的基础治疗。口服地高辛后，70%~80%从肠道吸收，30~60 min起作用，2~3 h达峰浓度，最大效应维持4~6 h，半衰期为36 h，每日排泄量为体存量的33%，70%~90%以原形从肾脏排泄；静脉注射5~30 min起作用，1.5~3.0 h达高峰。地高辛用法有两种：①负荷量法：在24 h内投以负荷量，首次用量为负荷量的1/2，余半量分两次，相隔8~12 h 1次。负荷量12 h后，再加用维持量。②维持量法：每日用维持量，地高辛维持量为负荷量的1/5~1/4，分两次服用。一般采用5~7 μg/（kg·d）。每日服用地高辛维持量，经过4~5个半衰期，即6~8 d，可达到稳定的有效血药浓度。

总之，小儿的心律失常，根据其不同类型、不同年龄、不同原发病，以及心律失常所导致的心功能状态的不同，所应用的抗心律失常药物不同，临床上应该谨慎给予不同的抗心律失常的药物进行治疗。

（高路　林利）

# 参考文献

[1] VON BERGEN N H, BANSAL S, GINGERICH J, et al. Nonfluoroscopic and radiation-limited ablation of ventricular arrhythmias in children and young adults：a case series[J]. Pediatr Cardiol, 2011, 32：743-747.

[2] FRIEDMAN R A, WALSH E P, SILKA M J, et al. NASPE Expert Consensus Conference：Radiofrequency catheter ablation in children with and without congenital heart disease. Report of the writing committee. North American Society of Pacing and Electrophysiology[J]. Pacing Clin Electrophysiol, 2002, 25：1000-1017.

[3] 李小梅. 快速型心律失常射频导管消融治疗的若干进展[J]. 中国实用儿科杂志, 2007, 22：85-89.

[4] 中国生物医学工程学会心脏起搏与电生理分会与中华医学会心电生理和起搏器分会. 射频导管消融治疗快速心律失常指南（修订版）[J]. 中国心脏起搏与心电生理杂志, 2002, 16：81-95.

[5] SMITH G, CLARK J M. Elimination of fluoroscopy use in a pediatric electrophysiology laboratory utilizing three-dimensional mapping[J]. Pacing Clin Electrophysiol, 2007, 30：510-518.

[6] PAPAGIANNIS J, TSOUTSINOS A, KIRVASSILIS G, et al. Nonfluoroscopic catheter navigation for radiofrequency catheter ablation of supraventricular tachycardia in children[J]. Pacing Clin Electrophysiol, 2006, 29：971-978.

[7] SUMITOMO N, TATENO S, NAKAMURA Y, et al. Clinical importance of Koch's triangle size in children：a study using 3-dimensional electroanatomical mapping[J]. Circ J, 2007, 71：1918-1921.

[8] 高路, 袁越, 林利, 等. 儿童房性心动过速的电生理标测和射频导管消融[J]. 中华心律失常学杂志, 2010, 14：143-146.

[9] 高路, 袁越, 林利, 等. 儿童房性心动过速的电生理标测和射频导管消融[J]. 中华心律失常学杂志, 2011, 15：414-417.

[10] LIONEL H O, BERNARD J G. 心脏用药[M]. 第6版. 诸骏仁, 译. 北京：人民卫生出版社, 2008：324.

[11] 万瑞香, 隋忠国, 李自普. 新编儿科药物学[M]. 第2版. 北京：人民卫生出版社, 2004：164.

[12] SINGH B N. Routine prophylactic Lidocaine administration in acutemyocardial infarction. An idea whose time is all but gone [J]. Circulation, 1992（26）：1033-1035.

[13] STOOBRAND R. Propafenone for conversion and prophylaxis of atrial fibrillation [J]. Am J Cardiol, 1997（79）：418-423.

[14] 李小梅. 小儿心律失常学[M]. 北京：科学出版社, 2004：47.

[15] BOUTITIE F, BOISSEL J P, CONNOLLY S J, et al. Amiodarone interaction with beta-blockers： analysis of the merged EMIAT（European Myocardial Infarct Amiodarone Trial）and CAMIAT （Canadian Amiodarone Myocardial Infarction Trial）databases. The EMIAT and CAMIAT Investigators [J]. Circulation., 1999, 99（17）：2268-2275.

[16] DOMGLAS P Z, JOHN A, CAMM, et al. ACC/AHA/ESC 2006 guidelines for management of patients with ventricular arrhythmias and the prevention of sudden cardiac Death-Executive summary[J]. J Am Coll Cardiol, 2006, 48（5）：1064-1108.

[17] 中华医学会心血管病学分会，中国生物医学工程学会心律分会，胺碘酮抗心律失常治疗应用指南工作组. 胺碘酮抗心律失常治疗应用指南（2008）精编[J]. 中国社区医师，2009，25（6）：11-13.

[18] CONNOLLY S J. Evidence-based analysis of amiodarone efficacy and safety [J]. Circulation，1999，100（19）：2025-2034.

[19] DIXON J，FOSTER K，WYLLIE J，et al. Guidelines and adenosine dosing in supraventricular tachycardia[J]. Arch Dis Child，2005，90（11）：1190-1191.

# 第三节　心力衰竭的诊断及治疗

充血性心力衰竭（congestive heart failure，CHF）简称心衰，指心功能障碍，心排血量绝对或相对不足，不能满足机体需要，出现肺和（或）体循环瘀血的病理生理状态。按起病的缓急，分急性和慢性心衰；按受累部位分左心衰、右心衰和全心衰；按心输出量是否正常，分高输出量和低输出量衰竭；按心脏收缩或舒张功能损伤，分收缩功能衰竭和舒张功能衰竭。近年小儿心力衰竭的诊断及治疗有了非常大的进展，简述如下。

## 一、病因

小儿不同生长阶段，心衰的病因亦不同，以1岁以内发病率最高，多见于先天性心脏病患儿。具体病因见表5-3-1[1]。诱发心衰的常见原因：感染、心律失常、重度贫血、电解质紊乱和缺氧等。

表 5-3-1　小儿心力衰竭的病因

| 阶段 | 心脏疾病 | 非心脏疾病 |
| --- | --- | --- |
| 胎儿期 | 先天性完全性房室传导阻滞；室上性心动过速 | 严重贫血 |
| 新生儿期 | 左室发育不良综合征；完全性大动脉转位；主动脉缩窄；完全性肺静脉异位引流；房室通道；病毒性心肌炎 | 新生儿呼吸窘迫综合征；窒息；低血糖；酸中毒 |
| 婴儿期 | 室间隔缺损；动脉导管未闭；房室通道；动静脉瘘；肺动脉瓣狭窄；心内膜弹力纤维增生症；感染性心肌炎；心动过速心肌病；高原心肌病；川崎病 | 毛细支气管炎；重症肺炎；维生素B₁缺乏症；输液过量过快 |
| 幼儿及儿童期 | 风湿性心脏病及瓣膜病；感染性心肌炎；感染性心内膜炎；心肌病；肺源性心脏病；心脏手术后遗症；心包炎；高血压；克山病 | 急性肾炎；严重贫血；甲亢 |

## 二、发病机制

### 1.心衰与神经激素系统的过度激活

（1）心衰时交感神经兴奋性代偿性增高，致心肌收缩力增强，心率加快，外周血管收缩。交感神经兴奋性持续异常增高，对心肌有毒性作用，可出现心肌细胞β-肾上腺素能受体下调，致心肌收缩力降低。

（2）激活肾素-血管紧张素及血管加压素系统活性，外周血管阻力增高，水钠潴留，增加心肌耗氧，心肌舒张功能受损。血管紧张素Ⅱ本身是一种强大的促炎因子，可以激活白细胞、合成黏附分子和趋化因子等，参与白细胞黏附至活化的内皮细胞。醛固酮同样可以导致淋巴细胞、单核细胞、内皮细胞的激活，诱导黏附分子和趋化因子的产出，直接参与炎性反应。此外，各种淋巴细胞及单核细胞均表达有β-肾上腺素能受体，β-肾上腺素亦可调节细胞因子的产生。

（3）利钠肽：具有利钠、排尿、扩张血管和抑制肾素-血管紧张素-醛固酮系统(renin-angiotensin-aldosterone system，RAAS)作用。心力衰竭时脑利钠肽（brain natriuretic peptid，BNP）及N末端BNP水平明显增高，该指标有助于早期诊断心衰，也可用于评价治疗效果及预测心衰预后。

（4）细胞因子：慢性心力衰竭时心脏负荷过重和应切力可以诱导多种细胞因子的表达，如单核细胞趋化蛋白-1、白细胞介素-8等。缺氧缺血是导致炎性细胞因子，如肿瘤坏死因子、白细胞介素-1、白细胞介素-6等强有力的诱导者。血浆细胞因子升高与心衰预后不良有关。

（5）内皮素：内皮素为血管内皮分泌的血管活性物质，调节血管的收缩和舒张反应。心衰时，其增加程度与心衰严重程度相平行，是心衰恶化的有力预兆。

### 2.心力衰竭与心室重构

心室重构是心衰病情发展的十分重要的机制，是一系列复杂的分子和细胞机制引起的心肌细胞结构、功能及表型的改变，心室重构包括心肌组织、细胞、分子的异常，如心室整体结构改变，心肌细胞结构数量分布的改变，细胞外间质种类分布的改变。心室重构和心功能不全互为因果，心室重构导致心衰，心衰又加重了心室重构。

### 3.心力衰竭与细胞凋亡

心肌细胞凋亡参与心衰的心室重塑。心脏前后负荷加重和交感神经过度兴奋时，细胞因子表达活跃，细胞肥大易于发生凋亡。心肌细胞的凋亡与坏死和心衰加重互为因果。心肌细胞凋亡率与心脏功能成线性负相关。Bcl-2 与 Bax 基因、C-FOS 基因、C-Jun 基因、C-Myn 基因参与了心肌细胞凋亡控制[1,2]。

## 三、临床表现

典型临床表现分为，交感神经兴奋和心脏功能减退：心动过速，婴儿心率大于 160 次/min，儿童大于 100 次/min。食欲下降，烦躁，多汗，倦怠，活动耐力差，体重不增，奔马律，末梢循环障碍。肺循环淤血表现：咳嗽，呼吸急促，呼吸困难，病情严重者可表现端坐呼吸，紫绀，肺底部湿啰音，喘鸣音。体循环淤血表现：肝大、颈静脉怒张，腹痛，水肿[3]。

## 四、实验室检查

### 1.胸部 X 线检查

心脏外形和各房室的大小有助于原发心脏病的诊断。心胸比例可作为动态追踪观察心脏大小的指标。心胸比增加，幼儿大于 0.55，年长儿小于 0.5。透视下可见心脏搏动减弱，肺淤血或肺水肿。肺淤血的轻重可判断左心衰的严重程度。慢性左心衰时可见肺叶胸膜增厚，或有少量胸腔积液。肺间质水肿时在两肺野下部肋膈角处可见到密集而短的水平线（Kerley B 线）；肺泡性肺水肿时，肺门阴影呈蝴蝶状。

### 2.心电图

对心律失常及心肌缺血引起的心力衰竭有诊断及指导治疗意义。可有心房、心室肥大，心律失常，心肌梗死等基础心脏病变。

### 3.超声心动图

超声心动图是一种评估心力衰竭左心室功能可靠而实用的办法，其优点是价廉、快速，适宜床边应用。除提示基础疾病外，射血分数（ejection fractions，EF）小于 0.50。

### 4.磁共振显像（MRI）检查

MRI 能更精确地计算收缩末期容积、舒张末期容积、心搏量和射血分数。MRI 对右室心肌的分辨率也较高，故能提供右室的上述参数。

### 5.创伤性血流动力学检查

应用漂浮导管和温度稀释法可测定肺毛细血管楔嵌压（pulmonary capillary wedge pressure，PCWP）和心排血量（CO）、心脏指数（CI）。在无二尖瓣狭窄、无肺血管病变时，PCWP 可反映左室舒张末期压。PCWP 正常值为 0.8 ~ 1.6 kPa（6 ~ 12 mmHg）。PCWP 升高程度与肺淤血呈正相关。当 CI 小于 2.2 L/（min·m$^2$）时，即出现低排血量综合征。

### 6.血浆脑利钠肽（BNP）

血浆脑利钠肽又称脑尿钠肽，与氨基末端脑利钠肽前体（NT-proBNP），是由心肌细胞合成的具有生物学活性的天然激素，主要在心室表达，同时也存在于脑组织中。当左心室功能不全时，由于心肌扩张而快速合成释放入血，有助于调节心脏功能。BNP 作为心衰定量标志物，不仅反映左室收缩功能障碍，也反映左室舒张功能障碍、瓣膜功能障碍和右室功能障碍。BNP 超过 400 pg/mL 提示患者存在心力衰竭的可能性达 95%。而 BNP 在 100 ~ 400 pg/mL 时可能由肺部疾病、右心衰、肺栓塞等情况引起[4,5]。

## 五、诊断和鉴别诊断

### 1.诊断依据

（1）安静状态下婴儿心率小于 160 次/min，幼儿大于 140 次/min，儿童大于 120 次/min，且无法用发热或缺氧解释。

（2）安静时婴儿呼吸大于 60 次/min，幼儿大于 50 次/min，儿童大于 40/min，次伴呼吸困难和紫绀。

（3）肝脏增大，肋下超过 3 cm，或短时间内较前增大超过 0.5 cm，而不能以横膈下移等原因解释。

（4）心音低钝或出现奔马律。

（5）烦躁不安，面色苍白或发灰，不能用原发病解释。

（6）尿少、下肢水肿。

（7）胸片、心脏彩超、心电图和 BNP 发生相应变化。

### 2.鉴别诊断

年长儿心力衰竭的诊断不难。婴幼儿心力衰竭应与毛细支气管炎、支气管肺炎相鉴别，若肺内闻及密集湿啰音、胸片示片状阴影，吸氧后紫绀明显改善，支持肺炎的诊断，必要时做心脏彩超协诊。

## 六、治疗

### （一）一般治疗

卧床休息，吸氧，适当应用镇静剂。安静是保证休息的重要手段，烦躁不安是小儿心力衰竭时常见的情况，可导致心搏量及氧消耗增加，必要时给予镇静剂如安定、鲁米那或水合氯醛及氯丙嗪、异丙嗪等。对重症呼吸急促或烦躁不安者，可应用吗啡（每次 0.05 ~ 0.1mg/kg）皮下或静注。休息的程度及时间可依心力衰竭程度和病因而定。

饮食：年长儿饮食应少量多餐，富有营养，易于消化，防止便秘。

体位：将床头抬高 15° ~ 30°，若有明显左心衰竭时，应采用坐位或半坐位，以减少下肢静脉回流，从而减轻心脏负荷和肺瘀血。

吸氧：心衰时动脉血氧分压往往偏低，吸氧可增加血流供氧的效能；如动脉血氧不低，不必给氧或降低吸氧浓度。流量以小儿感到舒适为宜。一般用体积分数为 40% ~ 50% 的氧，湿化后经鼻管或面罩吸入，可提高血氧分压，减轻呼吸困难及青紫。

### （二）病因治疗

针对心衰的病因进行治疗，如矫治先天性心脏病、纠正重度贫血、抗心律失常、控制感染、纠正电解质紊乱和酸碱失衡等。

### （三）药物治疗

#### 1.正性肌力药物

（1）洋地黄类药物：洋地黄类药物具有正性肌力、负性传导与负性频率及抑制神经内分泌作用，适用于非梗阻型先天性心脏病、扩张性心脏病、心内膜弹力纤维增生症或瓣膜病所致的心衰。洋地黄的正性肌力作用与剂量呈线性关系，中毒量与治疗量较接近。给药方法有两种，负荷量法：在 24 h 内给予负荷量，首次用量为负荷量的 1/2，余半量分两次，相隔 6 ~ 8 h 使用 1 次。负荷量结束后 12 h，再加用维持量；维持量法：每日用维持量，地高辛维持量为负荷量的 1/5 ~ 1/4，分两次服用。每日服用地高辛维持量，经过 4 ~ 5 个半衰期，即 6 ~ 8 d，可达到稳定的有效血药浓度。近年也有学者主张将饱和量均分为 3 次，8 h/次，可以减少首剂量较大导致机体不耐受的可能。对于起病迅速、病情严重的急性心力衰竭患儿，采用负荷量法，以便及时控制心力衰竭。慢性心力衰竭者，可用维持量法。维持量应持续多久，视病情病因而定。

以往认为洋地黄在婴儿的用量需高于年长儿及成人。现在研究证明，婴儿体内液量较高，组织结合地高辛较多，但清除地高辛的能力并不强于成人，因此按千克体重计算剂量需要大于成人。早产儿及新生儿由于肝、肾功能尚未完善，易发生中毒，应用时剂量宜小。有心肌疾患者，应减少剂量。①地高辛：静脉饱和量早产儿 0.01 ~ 0.02 mg/kg，足月儿 0.03 mg/kg，1 ~ 12 个月 0.035 mg/kg，1 ~ 2 岁 0.03 ~ 0.04 mg/kg，大于 2 岁 0.02 ~ 0.03 mg/kg。首次用饱和量的 1/2，余 1/2 量每 6 ~ 8h 用 1 次，2 次用完，从末次给药 12 h 后改为口服地高辛维持，维持量为 1/4 饱和量，分 12h 口服。②毛花苷丙（西地兰）：静脉饱和量早产儿 0.01 ~ 0.02 mg/kg，足月儿 0.03 mg/kg，小于 2 岁 0.03 ~ 0.04 mg/kg，大于 2 岁 0.02 ~ 0.03 mg/kg。首次用饱和量的 1/2，余 1/2 量 6 ~ 8h/次，2 次用完。开始作用时间 20 ~ 30 min，作用高峰时间为 1 ~ 2 h。③毒毛花苷 K：静脉用药 0.007 mg/kg，将全量加入葡萄糖 10 mL 静脉缓注，必要时 6 ~ 8 h 可重复 1 次，开始作用 3 ~ 10 min，作用高峰 0.5 ~ 1.0 h。

洋地黄中毒及处理：洋地黄的安全范围较小，且个体差异较大，治疗量和中毒量很接近，小儿洋地黄中毒的临床表现不典型、变化多、不易觉察。故在用药期间需严密观察，定期监测血药浓度及心电图。患儿应用洋地黄时，应该了解近期使用洋地黄的情况。缺氧，低钾，低镁，高钙血症，心肌炎，严重心、肝、肾疾病，酸中毒等患儿对洋地黄的敏感性增强易中毒。地高辛与异搏定、心得安、卡托普利等药物合用，可使肾清除率降低，增加血药浓度，易发生中毒。早期症状为厌食、恶心、呕吐为主，继之心率缓慢，婴儿心率小于 100 次/min，儿童小于 70 次/min，可出现交界性心律性心律、室性早搏、房室传导阻滞、窦性心动过缓等在小儿较为多见。监测心电图出现 P-R 间期延长超过用药前的 50%应考虑过量。在婴儿，洋地黄对心电图的改变不如儿童明显，以 I 度房室传导阻滞为最早的表现。儿童以室性早搏多见，常呈二联律，婴儿以房性早搏和室上性心动过速伴房室传导阻滞多见。

（2）非洋地黄类强心药：β-受体激动剂：该类药物与心肌细胞膜β1-受体结合，通过鸟嘌呤核苷酸结合蛋白偶联，激活腺苷酸环化酶，催化 ATP 生成环磷酸腺苷（cyclic Adenosine Monophosphate，cAMP），于是 cAMP 生成增多，依赖 cAMP 的蛋白激酶 A 被激活，影响钙通道，使细胞内钙离子水平增加，心肌收缩力增强。①多巴胺：适用于急性心衰伴心源性休克或低血压及少尿者，但肺循环阻力升高者慎用。小剂量 2 ~ 5 μg/（kg·min）主要兴奋多巴胺受体，增加肾血流量及尿量；中剂量 5 ~ 15 μg/（kg·min）主要兴奋β1-受体，增加心肌收缩力及肾血流量；大剂量大于 15 μg/（kg·min）兴奋α1 受体，减少肾血流量，增加周围血管和肺血管阻力，增快心率及增加心肌氧耗量。临床多应用中小剂量，避免长期使用。②多巴酚丁胺：主要作用于β1-受体，适用于不伴低血压的急性心衰和难治性低心排心衰。初始剂量 2 ~ 3 μg/（kg·min），可逐渐加量至 20 μg/（kg·min）。长期持续静点可增加病死率。③异丙肾上腺素：具有中央和周围的β-肾上腺素能作用，有增强心肌收缩力及增快心率的作用，能使周围血管扩张，可增加内脏、骨骼肌及皮肤的血流量。剂量 0.05 ~ 0.1 μg/（kg·min）时发挥强心作用。

（3）磷酸二酯酶抑制剂：为非强心苷类、非儿茶酚胺类的正性肌力药物，抑制 cAMP 降解致细胞内 cAMP 水平升高，发挥正性肌力和扩张血管的作用，改善心衰患儿的血液动力学状态，不影响心率。此药适用于常规治疗或β-肾上腺素能激动剂无效的重症心力衰竭。①米力农：具有正性肌力及扩血管作用，可提高患者心输出量，常用于心脏手术后右心衰竭或持续肺动脉高压者、急性心衰和难治性心衰的短期治疗。负荷剂量 0.5 μg/kg，而后 0.25 ~ 1.0 μg/（kg·min）静点。长期应用可增加病死率。口服和静脉用药无严重副作用，长期用药有可能增加病死率，宜短期使用。②依诺昔酮：对急性肺水肿和心源性休克有效，对术后低心排血量，降低肺毛细血管楔压效果优于多巴酚丁胺。口服剂量为每次 3 mg/kg，3 次/ d；静注 0.5 mg/kg，每隔 15 min 注射 1 次，每日递增 0.5 mg/kg，最大剂量每次小于 3 mg/kg。长期口服病死率增高。

**2.利尿剂**

其在心力衰竭治疗中起重要作用。利尿剂可抑制肾小管对钠重吸收，使大量水随钠排出，减轻心脏的前负荷和消除水肿。利尿剂分肾小管祥利尿剂、噻嗪类及醛固酮拮抗类 3 种。

急性心衰伴有肺水肿或重症难治性心衰时，使用：①祥利尿剂，如呋塞米 1 ~ 2mg/（kg·次）静脉注射，每 6 ~ 12 h 重复；②噻嗪类利尿剂，用于轻、中度心源性水肿，氢氯噻嗪 1 ~ 2 mg/（kg·d），分两次口服；③保钾利尿剂，如螺内酯、氨苯蝶啶，二者剂量均为 1 ~ 2 mg/（kg·次），每 12 h 口服 1 次。用药期间避免出现电解质紊乱及酸碱失衡。

在紧急情况可用快速利尿剂如呋塞米（速尿）或利尿酸，首剂常采用静注，以后改用口服维持。慢性心力衰竭需长期服用利尿剂，选用双氢克尿噻的间歇疗法（每周服 4d 停 3d），以防低钾。临床上常联用保钾利尿剂（螺内酯、氨苯蝶啶）和排钾利尿剂双氢克尿噻；祥利尿剂（利尿酸、速尿）与保钾利尿剂联用；双氢克尿噻、祥利尿剂和保钾利尿剂联用等。长期服用利尿剂应定期检测血清钾、钠、氯离子浓度，以免引起电解质紊乱。

### 3.血管扩张药

扩张血管药物主要通过扩张静脉容量血管和动脉阻力血管，减轻心室前、后负荷，提高心输出量，改善心脏功能。应用血管扩张药时应监测血压，必要时还需监测肺毛细血管楔压和中心静脉压，了解心室前、后负荷状况。

若心排血量明显降低，前后负荷均升高，选用均衡扩张小动脉和静脉的药物，如硝普钠，剂量 0.5 ~ 8.0 μg/（kg·min）。

扩张静脉药如硝酸甘油，用于心排血量仅轻度下降，而前负荷增加者，常用剂量为 1 ~ 5 μg/（kg·min）。

若心输出量明显降低，前负荷正常或略升高，而后负荷增加者，选用扩张小动脉药，如酚妥拉明，静脉维持剂量 2.5 ~ 15.0 μg/（kg·min）；上述血管扩张剂的常见副作用为低血压、心动过速或心律失常。

### 4.血管紧张素转换酶抑制剂

血管紧张素转换酶抑制剂（angiotensin converting enzyme inhibitors，ACEI）可阻断 RAAS 及抑制缓激肽分解，减轻心脏前后负荷及抑制心肌重塑，改善心肌功能。ACEI 既可抑制无活性的血管紧张素 I 转换成有活性的血管紧张素 II，又可抑制缓激肽的降解，可进一步放松血管，减轻后负荷，同时具备抑制交感神经末梢释出儿茶酚胺，并减少醛固酮的释放，钠排出增多，引起利尿。有报道 ACEI 除改善血流动力学外，还能提高患者的生存率。

（1）卡托普利：为常用的血管紧张素转换酶抑制剂，为治疗先天性心脏病合并心衰及心内膜弹力纤维增生症、扩张型心肌病的常用药物。剂量为 0.5 ~ 1.0 mg/（kg·次），每 8 ~ 12 h 口服 1 次，最大量 4 mg/（kg·d）。

（2）苯那普利（benazepril）：长效制剂，初始剂量 0.1 mg/（kg·d），每日 1 次口服，每周递增 1 次，每次增加 0.1 mg/（kg·d），最大耐受量 0.3 mg/（kg·d）。

（3）依那普利（enalapril）：长效制剂，初始剂量 0.05 mg/（kg·d），每日 1 次口服，每周递增 1 次，每次增加 0.05 mg/（kg·d），最大耐受量 0.1 mg/（kg·d）。

### 5.β-肾上腺素受体阻滞剂

多年来认为该类药物为治疗心衰的禁药，随着对心衰病理生理的深入研究，近年来发现其对心力衰竭有治疗作用。治疗心衰的机制：①阻断神经内分泌系统介导的心肌重塑；②防止儿茶酚胺对心肌的毒性作用，减少儿茶酚胺代谢过程中产生的氧自由基对心肌的损害；③上调 β-受体密度，恢复心肌的正性肌力反应，改善心肌收缩功能；④减慢心率，延长舒张期，改善心肌血流灌注；⑤改善舒张功能。用于扩张型心肌病、心内膜弹力纤维增生症、缺血性心肌病等原因引起的心衰。

儿科常用药物有卡维地洛、美托洛尔。

（1）卡维地洛：为非选择性 β-受体阻滞剂，并有 α-受体阻滞作用，故兼有扩血管作用，可降低肺动脉楔压。初始剂量为 0.08 mg/（kg·d），分 2 次口服，每周递增 1 次，每次增加 0.1mg/（kg·d），

12 周后平均最大耐受量 0.46mg/（kg·d），持续时间至少 6 个月以上。

（2）美托洛尔：为选择性 β1-受体阻滞剂，初始剂量为 0.2 ~ 0.5 mg/（kg·d），每周递增 1 次，每次增加 0.5 mg/（kg·d），平均最大耐受量 2 mg/（kg·d），分 2 次口服，持续时间至少 6 个月以上，平均 2 年，至心脏缩小到接近正常为止。

使用 β-肾上腺素受体阻滞剂应监测血压、心电图、心衰征象。出现严重反应宜减量或停用。哮喘、慢性支气管炎、血压过低、心动过缓、二度以上房室阻滞者禁忌。

### 6.改善心肌能量代谢药物

心力衰竭时心肌内生物化学的改变占有重要的地位。包括：酶类活性的减低，能量产生与利用的障碍，细胞内酸中毒，钙、钠、钾等离子转运失常及心肌收缩蛋白合成异常等。心肌能量代谢障碍在心力衰竭的发生发展过程中占重要地位。因而心力衰竭的综合治疗中，应用心肌代谢赋活药物取得一定疗效。

（1）辅酶 Q10：是细胞代谢的激活剂，能提高氧的利用率，有利于氧化磷酸化的进行。可增强线粒体功能，改善心肌能量代谢，保护心肌，剂量 1mg/（kg·d），分两次口服。长期应用才能奏效，不适于急性病例，副作用极少。

（2）1，6 二磷酸果糖（fructose-1，6-diphosphate，FDP）：应用外源性 1，6-二磷酸果糖后，增加心肌组织磷酸肌酸及 ATP 含量，改善线粒体能量代谢，心肌收缩力增强，心排血量增加，改善症状和血流动力学指标，减轻心衰所致组织损伤。每日剂量 100 ~ 250mg/（kg·d），静点或口服。

（3）磷酸肌酸钠（护心通）：是磷酸肌酸二钠盐四水合物，在肌肉收缩的能量代谢中发挥重要作用，并用于 ATP 的再合成，ATP 的水解为肌球蛋白收缩过程提供能量，所以保持高能磷酸化合物水平可保护心脏功能。1g/次，在 30 ~ 45 min 内静脉滴注，1 ~ 2 次/d。

（4）维生素 C：200mg/（kg·次），静滴，抑制氧自由基释放，对缺血缺氧心肌起保护作用。

### 7.其他

（1）血管紧张素 II 受体拮抗剂：Ang II 受体拮抗剂通过阻止 Ang II 与受体结合，抑制 Ang II 效应，从而减轻前、后负荷，保护心脏，改善心功能。因该类药物无内源性缓激肽作用，不会引起咳嗽和血管神经性水肿，可用于 ACEI 不耐受者。该类药物多用于 6 岁以上的年长儿，如洛沙坦（losartan）、缬沙坦（valsartan）。该类药物的效应与 ACEI 相似。

（2）钙通道阻滞剂：钙通道阻滞剂可阻止钙离子内流，降低细胞内钙浓度，降低心肌收缩力，并有负性频率作用，扩张血管，减轻心脏前后负荷。临床常用的钙拮抗剂有异搏定、硝苯地平。

### 8.心力衰竭合并心律失常

心衰猝死患者约半数死于心室颤动（以下简称室颤）、室性心动过速（以下简称室速）、窦性心动过缓（以下简称窦缓）、III 度房室传导阻滞和机电脱节。

心衰合并心律失常的药物治疗原则为：

（1）持续性室速、室颤、室上速时，应使用抗心律失常药。

（2）因胺碘酮负心肌作用较弱，故推荐使用于心衰合并心律失常。

（3）及时纠正致心律失常的病因，如低血压、心肌缺血、低钾、低镁等[6,7]。

### 9.非药物治疗

（1）心脏移植：心衰严重，药物治疗无法控制，生活质量低者可作心脏移植。近年来心脏移植效果显著提高，5 年存活率达 81%，10 年存活率达 67%。为防止排异反应，患儿需长期应用大剂量皮质激素和免疫抑制剂，易继发感染和影响生长发育，同时小儿还易并发冠状动脉病变和高血压，故须进一步提高心脏移植的远期疗效。

（2）体外膜肺（ECMO）：主要用于较短时间内能恢复的心脏术后或心肌病、心肌炎等所致心衰或呼吸衰竭。

（3）基因治疗：基因治疗心力衰竭目前处于动物试验阶段，在用于临床工作之前尚有很多问题需要解决。基因治疗的基本方法包括间接体内基因治疗和直接体内基因治疗。基因治疗的靶点途径，包括：①调控 β -受体转基因治疗，增加心肌细胞 β -受体表达。②增强心肌肌质网 $Ca^{2+}$ ATP 酶表达。③调节心肌肥厚基因表达水平。④分子心肌成形术，即通过基因导入的方法，将心肌的成纤维细胞转变成骨骼肌样细胞，从而使非心肌细胞改构成具有心肌收缩功能的细胞。⑤向心肌细胞导入细胞凋亡抑制基因如 *Bcl2*。⑥将抑制免疫反应的细胞因子导入供体心肌。

（4）心室辅助装置（VAD）：是近年来研究发展得很快的心衰辅助疗法，主要用于心衰末期，药物不能控制的心衰，作为心脏移植等待时期的治疗方法。VAD 为一数百克重的装置，植入体内，由左房引流出动脉血，通过装置把血泵入主动脉，以增加搏血量，改善血流动力学，减轻心衰症状。价格较昂贵为其主要缺点。

（5）主动脉内球囊反搏（IABP）：将一反搏球囊植入主动脉，推动血液向主动脉远端流动以增加心搏血量，减轻心脏后负荷，主要用于心脏手术后心衰的短期应用，对心脏手术后心功能的恢复有较好的效果。

（6）心脏减容手术：对心脏病心室重构严重者，切除已无功能或很少功能的纤维化心肌，以改善心肌顺应性，加强心肌收缩与舒张功能，改善预后有一定疗效。

其中，（4）~（6）在儿科临床工作中鲜有应用。

（唐浩勋）

# 参考文献

[1] 胡亚美. 诸福棠实用儿科学[M]. 7 版. 北京：人民卫生出版社，2002：1510-1525.

[2] 申昆玲. 儿科学[M]. 2 版. 北京：北京大学医学出版社，2009：240-243.

[3] ROBERT M K. Nelson Textbook of Pediatrics：18th ed[J]. Elsevier Science，2007：4.

[4] MUNK P S，LARSEN A I. Inflammation and Creative protein in cardiovascular disease[J]. Tidsskr Nor Laegeforen，2009，129（12）：1221-1224.

[5] REGULA K M，KIRSHENBAUM L A. Apoptosis of ventricular myocytes：a means to an end[J]. J Mol Cell Cardiol，2005，38（1）：3 ~ 13.

[6] ELASFAR A. Correlation between plasma N-terminal pro-brain natriuretic peptide levels and changes in New York Heart Association functional class，left atrial size，left ventricular size and function after mitral and/or aortic valve replacement[J]. Ann Saudi Med，2012 Sep，32（5）：469-472.

[7] DU J B，DA C H，ZHAO Y，et al. The role of brain natriuretic peptide and serum triiodothyronine in the diagnosis and prognosis of chronic heart failure[J]. Acta Cardiol，2012 Jun，67（3）：291-296.

# 第四节　心脏病变的诊治进展

## 一、小儿病毒性心肌炎的诊治进展

病毒性心肌炎是指心肌的限局性或弥漫性炎性病变，可以为全身感染的一部分，也可以在感染的同时或感染后发生。严重者症状明显，可危及生命，轻者可无症状。多种病原均可造成心肌炎，如：病毒、细菌、螺旋体、真菌、立克次体及锥虫感染，其中以病毒感染造成的心肌炎较为常见[1]。

### （一）病因

引起心肌炎的病毒较多：如柯萨奇 B 组、柯萨奇 A 组、埃可病毒、脊髓灰质炎病毒、腮腺炎病毒、巨细胞病毒、风疹病毒、腺病毒、EB 病毒（*Epstein-Barr virus，EBv*）、合胞病毒、麻疹病毒、轮状病毒、流感病毒、副流感病毒、肝炎病毒、狂犬病病毒、登革热病毒、黄热病病毒等。其中以柯萨奇 B 组病毒所致心肌炎者最为多见，约占 50%。近年来的报道。轮状病毒造成心肌炎的病例有增多趋势[2]。

### （二）发病机制

病毒性心肌炎的发病原理尚未完全明确。目前认为在病毒感染初期，病毒可直接侵袭心肌，造成心肌细胞的溶解，之后也可通过免疫系统激活，产生抗心肌抗体，造成心肌损伤。

近年生化机制的研究认为氧自由基可引起细胞损伤导致这些疾病。目前国内报道急性心肌炎患者红细胞超氧化物歧化酶降低，因此可能导致细胞内活性氧自由基增多，可引起心肌细胞核酸断裂、多糖解聚、不饱和脂肪酸过氧化，造成心肌细胞膜损伤和线粒体氧化磷酸化作用改变，从而损伤心肌[3]。

### （三）临床表现

#### 1.临床表现

心肌炎的临床表现轻重不一，轻者可无症状，极重者出现暴发心源性休克或急性充血性心力衰竭，于数小时或数日内死亡或猝死。心肌炎症状可发生在病毒感染的急性期或恢复期。

（1）在心脏症状出现前数日或 2 周内有呼吸道或肠道感染，可伴发热、咽痛、腹泻、皮疹等症状，继之出现心脏症状。

（2）主要表现为疲乏无力、食欲不振、多汗、恶心、呕吐、面色苍白、呼吸困难，年长儿可诉心前区不适、胸闷、心悸、气短、头痛、头晕、腹痛、肌痛等，胸痛明显者常提示有胸膜及心包累及。

（3）有以充血性心力衰竭为主要表现，出现心脏扩大、肝大、双下肢浮肿、少尿等。

#### 2.体征

（1）心尖部第一心音低钝，可有心动过速或心动过缓、奔马律、早搏，合并心包炎可闻及心包摩擦音，心界正常或扩大、血压下降、脉压低，根据病情可分为轻、中、重型。

（2）轻型可无症状或仅一过性心电图 ST-T 改变，或表现为精神不好、食欲不振、无力，第一心音减弱，病情较轻，经治疗于数日或数周内痊愈。

（3）重型则暴发心源性休克和（或）急性充血性心衰，患儿烦躁不安、呼吸困难、面色苍白、末梢青紫、皮肤湿冷、脉搏细弱、血压下降或不能测出、双肺底细湿啰音、奔马律、肝肿大有压痛，少数病例发生心肌梗死并发严重心律失常者如完全性房室传导阻滞、室性心动过速，重型还可并发神经系统及肾脏损伤。病情进展急剧，如抢救不及时，可于数小时或数日内死亡，危及生命。

#### 3.实验室检查

（1）血常规白细胞总数正常或轻度升高，血沉略增快。

（2）心肌酶：血清谷草转氨酶（GOT）、肌酸磷酸激酶（CPK）、肌酸磷酸激酶同功酶（CPK-MB）及乳酸脱氢酶（LDH）在急性期均可升高，但 CPK-MB 的升高对心肌损伤的诊断较有意义。CPK 及 CPK-MB 在心肌炎发病 1～2 周活性升高，3～5 周逐渐下降。其中以 CPK，CPK-MB 敏感性和特异性最高，LDH 在体内分布较广泛，特异性较差。

（3）心肌肌钙蛋白 I（cardiac troponin I，cTn I）或心肌肌钙蛋白 T（cardiac tro-ponin T，cTnT）是一项可以特异灵敏地反映心肌损伤及心肌细胞坏死的特异性血清标志物，心肌肌钙蛋白在病程第 1 周即可出现升高，较一般心肌酶谱早，对于病毒性心肌炎的早期诊断有较高的敏感性。

（4）X 线检查：可见心影呈轻度至重度扩大，左心室较著，心搏动减弱，肺瘀血，肺水肿，少数有胸腔少量积液。

（5）心电图检查：常呈 QRS 波低电压，ST 段偏移，T 波倒置、平坦或低平，有的 ST 形成单向曲线，酷似急性心肌梗死。QT 时间延长，也可见各种心律失常，如房室传导阻滞、室内传导阻带、阵发性心动过速、过早搏动、心房扑动、心房颤动及心室颤动等，慢性病例可见左心室肥厚。

（6）超声心动图检查：大约 1/3 病例可见左室扩大，室间隔及左室后壁运动幅度降低。左室射血分数减低，可有少量心包积液和二尖瓣关闭不全。

（7）同位素显像检查：放射性核素心肌显像可显示心肌炎特征改变：炎症或坏死灶显像。67Ga 心肌显像对心肌炎有较高的诊断价值。111In 标记的单克隆抗肌球蛋白抗体可与重链特异性结合使心肌坏死灶显像。99mTc-MIB 心肌灌注显像，典型的受累心肌显像图像表现为"花斑样"改变。通过评估图像改变的范围及部位，可评价心肌受损程度，病变部位及应用于评价预后随访。

（8）心室壁应激标记物：如脑钠肽、N 末端脑钠肽前体等反映心功能情况，在一定程度上可以协助心肌炎诊断。

（9）心脏活检：自患儿心内膜、心肌、心包或心包穿刺液检查发现以下之一可确诊：分离到病毒；用病毒核酸探针查到病毒核酸；特异性病毒抗体阳性[4]。

（10）抗心肌抗体（anti-myocardial antibody，AMA）也是一个心肌受累的标志，可在一定程度上反映心肌炎的预后，将 AMA 与 cT-nT 二者联合检测，能够提高临床诊断的敏感性，为病毒性心肌炎的早期诊断和治疗转归提供重要线索。

（11）磁共振显像（magnetic resonance imaging，MRI）技术为心肌炎或心肌损伤最具希望的检查技术之一。磁共振成像可显示心肌炎的心腔扩大，心肌炎病例的心肌区信号增强，心室壁增厚以及室壁运动异常[5,6]。

### （四）诊断

病毒感染病程中或恢复期中如出现心脏扩大、心力衰竭、心源性休克或心律异常，应参考 X 线所见及心电图表现等进行观察，在排除其他心脏疾病后，则应考虑病毒性心肌炎的诊断。九省市小儿病毒性心肌炎协作组 1999 年拟定的小儿病毒性心肌炎诊断标准可作为诊断参考。

**1.病原学诊断依据**

（1）自患儿粪便、咽拭子分离出病毒，且在疾病恢复期血清中，同型病毒中和抗体（或血凝抑制抗体）滴度较第 1 份血清升高或下降 4 倍以上或特异性 IgM 阳性或用分离到的病毒接种动物能产生心肌炎。

（2）自患儿心包穿刺液或血液分离出病毒。

（3）心内膜心肌活体组织检查，或患儿死后自其心包、心肌或心内膜[7]，能分离到病毒，或特异性荧光抗体检查阳性。电镜检查可见病毒颗粒[5]。

**2.临床诊断依据[8]**

（1）主要指标：①急、慢性心功能不全或心脑综合征；②有心脏扩大（X 线或超声心动）；③心电图改变，以 R 波为主的 2 个或 2 个以上导联（I，II，AVF，V5 导联）的 ST-T 的改变，持续 4 d 以上，伴动态变化；窦房传导阻滞、房室传导阻滞、完全性左或右束枝阻滞；呈联律、多形、多源、成对或并行性期前收缩，非房室结及房室折返性异位心动过速、低电压（新生儿除外）及异常 Q 波。④CK-MB 升高或肌钙蛋白 T 或肌钙蛋白 I 阳性。

（2）次要指标：①发病同时或 3 周前有上呼吸道感染、腹泻等病毒感染史；②有明显乏力、苍白、多汗、心悸、气短、胸闷、头晕、心前区痛、手足凉、肌痛等症状，至少两种；婴儿可有拒食、紫绀、四肢凉、双眼凝视等；新生儿可结合母亲流行病学史作出诊断；③心尖第 1 心音明显低钝，或安静时有心动过速；④心电图有轻度异常，即主要指标中心电图改变以外的心电图异常改变，或运动试验阳性；⑤早期可有血清 CPK，CPK-MB，GOT，LDH 增高（最好检查同功酶）。病程中多有抗心肌抗体增高。

（3）确诊条件：①具有主要指标 2 项或主要指标一项加次要指标 2 项者（都要求有心电图指标），可临床诊断为心肌炎；②同时具备病原学 3 项指标之一者可诊断为病毒性心肌炎。在发生心肌炎同时，身体其他系统有明显的病毒感染，如无条件作病毒分离，结合病史，临床上可考虑心肌炎亦系病毒引起；③凡不完全具备以上条件，但临床怀疑为心肌炎，可作为"疑似心肌炎"进行长期随诊，如有系统的动态变化，亦可考虑为心肌炎，或在随诊过程中除外；④在考虑上述条件时，应首先除外其他疾患，包括风湿性心肌炎、中毒性心肌炎、结核性心包炎、先天性心脏病、结缔组织病和代谢性疾病的心肌损害、原发性心肌病、先天性房室传导阻滞、高原性心脏病、β-受体功能亢进和植物神经功能紊乱，以及电解质紊乱或药物引起的心电图改变。

本症临床分期为：①急性期：新发病、症状及体征发现较多，且多变，一般病程在半年以内。②迁延期：临床症状反复出现，客观检查指标迁延不愈，病程多在半年以上。③慢性期：病史超过1年，进行性心脏扩大，反复心力衰竭或心律失常。

### （五）治疗

病毒性心肌炎目前尚无有效治疗方法。一般多采取综合性治疗措施。

#### 1.减轻心脏负荷

吸氧、营养和休息，急性炎症消失后应3周以上保持安静，心脏扩大及并发心衰者应卧床休息至少3个月，病情好转或心脏缩小后可逐步开始活动。

#### 2.病因治疗

病毒感染在心肌炎的发生与发展过程中起着重要作用，发病的早期为阻断病毒的复制，可给予抗病毒药物治疗，如病毒唑、干扰素、丙种球蛋白、牛磺酸等。抗病毒治疗两周。

#### 3.提供心肌能量，促进心肌细胞修复

（1）6-二磷酸果糖：100～250 mg/（kg·d），1次/d，静脉注射，10～15 d为一疗程。同时可给予口服，明确诊断心肌炎者维持1年。

（2）磷酸肌酸钠：1～2 g/d，连用2～3周。

（3）极化液，ATP，细胞色素C，辅酶A，肌苷，维生素E，维生素$B_1$，维生素$B_6$等均具有营养心肌、改善心肌代谢的作用。

（4）维生素C 100～200 mg/（kg·d），静脉注射，3～4周1个疗程，以后可改一般剂量口服。

#### 4.对症治疗

并发心源性休克、心律失常、心力衰竭则对症治疗。

（1）心源性休克是病毒性心肌炎最严重的并发症，应保持安静以降低氧耗量，即刻建立静脉通道，但输液量不宜过大，速度不宜过快，钠盐不宜多，以防止肺水肿，加重心脏负担。大剂量维生素C 200 mg/kg，磷酸肌酸钠1～2 g静脉即刻静推。心源性休克多数由于恶性心律失常引起，针对不同的心律失常应用相应的抗心律失常治疗。严重窦房或房室传导阻滞者，可用阿托品0.01～0.03 mg/（kg·次）或异丙肾上腺素，积极安装临时起搏器。并发持续性室速、心室颤动或扑动者，利多卡因1～2 mg/kg静推，之后以20～50 μg/（kg·min）持续静脉应用，或用胺碘酮5 mg/kg，半小时静脉输入，然后以6～10 μg/（kg·min）静脉滴注，亦可电复律1～2 J/kg。

应注意：抗心律失常药常有减弱心功能的不良反应，且也多有致心律失常的不良反应，病毒性心肌炎时更易出现，使用时更应严格控制剂量，注意监护。

（2）心力衰竭，应注意其心电图的改变，主要对心律失常进行对症处理。病毒性心肌炎对毛地黄制剂耐受性差，易发生毒性反应，故慎用或禁用。

#### 5.免疫抑制剂

用于抢救急性期并发心源性休克、严重心律失常（完全性房室传导阻滞、室性心动过速、室颤）、ST-T形成单向曲线，伴有异常Q波酷似急性心梗及严重心力衰竭者，开始静脉用地塞米松、甲基强地松龙，开始用量地塞米松0.3～0.5mg/（kg·d）或甲基强的松龙2mg/（kg·d），持续1～2周以后用泼尼松口服，一般1个月左右渐减量，以0.2～0.5mg/（kg·d）维持疗程3～6个月，应用时注意预防及治疗继发感染，预防电解质紊乱、低钙等[9,10]。

#### 6.免疫球蛋白

用于重症急性心肌炎400 mg/（kg·d）静脉输入，连用5 d[11]。

**7.心脏临时起搏器的治疗**

对于进展迅速的高度房室传导阻滞、完全性房室传导阻滞、严重窦性心动过缓等慢性心律失常应及早安装心脏临时起搏器。

**8.中医药治疗**

黄芪有抗病毒及保护心脏作用，可较长期口服或肌注[12]。

**9.其他**

目前国内应用极少的还有体外膜肺氧合、主动脉内球囊反搏等技术作为治疗病毒性心肌炎的辅助治疗。

## 二、小儿扩张型心肌病的诊治进展

扩张型心肌病（dilated cardiomyopathy，DCM）是指由混合性（遗传性或非遗传性）心肌疾病导致一侧或双侧心腔扩大，继以心室收缩功能减退的病因不明/已明心肌病，为小儿心肌病中最常见类型。其特征为心脏扩大（特别表现左室或双侧心室扩大）、心力衰竭、心律失常和栓塞，是导致儿童、青少年死亡和致残的主要原因之一，也是心脏移植的主要适应证。近10年来的基础和临床研究着重阻断心肌重构、控制心衰，药物及综合措施使DCM的治疗获得长足进展，其预后也大为改观。

### （一）发病机制

小儿DCM年发病率约为0.57/10万[13]，近年有上升趋势，随诊分子生物学技术的进展，美国心脏协会（AHA）根据近10年心肌病领域的研究新进展，于2006年3月提出心肌病新的定义和分类[14]。在新的分类中，DCM是原发性混合性心肌病中常见的类型。之所以称之为混合性主要由于：遗传及非遗传因素共同参与致病[15]。

**1.遗传因素**

DCM患儿具有家族史的比例占20%~25%，通过对DCM候选基因筛查和连锁分析发现常染色体24个，X染色体2个，线粒体1个基因与DCM有关[16]。同时其他骨架蛋白缺失：如黏连素、营养不良素相关糖蛋白、纽蛋白的基因缺陷，编码胸腺生成蛋白LAP2、早老素的两个突变基因（PSEN1，PSEN2），FHL2等可能与DCM发病有关。随着对DCM的系统性研究以及诊断手段的进步，近年来基因突变所致的DCM逐渐成为了研究的热点，其可能的发病机制被认为是心肌结构蛋白突变所致的心脏疾病[17]。

**2.非遗传因素**

（1）病毒的持续感染与自身的免疫：最近研究发现，病毒感染直接对心肌细胞造成损伤以及其诱导的自身免疫损伤在DCM的演变过程中发挥重要作用，业已证明，在DCM患者血清中存在多种抗心肌自身抗体，如抗肌球蛋白重链自身抗体（MHC）[18]、抗腺嘌呤核苷酸（ADP/ATP）转运体自身抗体（ANT）、抗β1-肾上腺能受体自身抗体、抗毒蕈碱胆碱能受体2自身抗体（M2）[19]等。自身抗体可以通过感染等途径诱发产生，通过破坏心脏内膜结构、受体蛋白、细胞内抗原以及离子通道等引起心肌结构和功能异常导致发病[20]。

（2）心肌细胞凋亡：DCM中凋亡的心肌细胞比正常心脏明显增多，同时凋亡细胞数量与DCM病变的严重程度呈正相关。目前认为启动细胞凋亡程序的可能是病毒感染或一氧化氮高水平表达后抑制细胞保护系统[21,22]。

### （二）临床表现

**1.症状**

（1）起病隐缓，早期多无症状，约25%的儿童因并发下呼吸道感染而急性起病。主要表现为慢性充血性心力衰竭，大多数伴有活动耐力下降，偶有以突然发生急性心力衰竭或心律失常起病。

（2）较大儿童表现为纳差、乏力、不爱运动、运动后或运动时劳累、腹痛；咳嗽、咳痰、胸闷、浮肿，不能平卧等表现，婴儿出现喂养困难、体重不增、多汗。小部分患儿出现晕厥或晕厥前兆。

### 2.体征

（1）一般情况：面色苍黄，呼吸和心率加快，脉搏细弱，血压正常或偏低，病情严重时可有交替脉。

（2）心脏查体：心前区隆起，心尖搏动弥散向左下移动，心界向左扩大，第一心音低钝减弱，奔马律，心尖部可出现轻度吹风样收缩期杂音，可闻及心律和心率异常。

（3）其他表现：心衰时有肝大，下肢浮肿，颈静脉怒张，胸腹水等。极少数病人可有脑、心、肾、肺、肠系膜等栓塞现象。

### 3.实验室检查

（1）胸片：左室扩大或全心扩大，心搏减弱，肺淤血，少量胸腔积液及左下肺不张。

（2）心电图：窦性心动过速，左室肥厚，心房扩大，ST-T下移，异常Q波，各类心律失常，如房性、室性早搏，室内、房室阻滞、束支传导阻滞。

（3）动态心电监测：室性早搏，室性及室上性心动过速，房室传导阻滞。

（4）超声心动检查：左室左房明显扩大，二尖瓣舒张期开口小。左室后壁及室间隔运动幅度减低。EF明显下降。可有心腔血栓-心尖部、左右心耳内异常附壁光团。定量组织速度成像（quantitative tissue velocity imaging, QTVI）技术能准确评价儿童DCM患者左心收缩功能。实时三维超声心动图（RT-3DE）技术所测量的左心室功能参数能够准确、客观地反映DCM患儿的左心功能。

（5）磁共振成像检查（MRI）：MRI分辨率极高，利用其梯度回波序列检查可以观察心壁厚度、心肌收缩及舒张功能、收缩末期壁应力等，对DCM诊断有重要价值。

（6）核医学检查：SPET/PET均可用于DCM诊断，但仪器设备价格昂贵，因此临床较少应用。

（7）心肌活检：心肌细胞不同程度的肥大、纤维化。

### （三）诊断与鉴别诊断

#### 1.DCM主要表现

DCM主要表现为心力衰竭及左室收缩功能障碍，通过临床表现及超声心动检查，一般可确诊。但因详细询问病史及家族史，已明确家族性DCM及其他病因引起的心肌病。本病需排除其他疾病，如先天性心脏病、心包疾病、继发于全身性疾病的心肌病、肺心病、高血压、冠心病等。

#### 2.鉴别诊断

病毒性心肌炎：本病近期多有病毒感染史；心脏增大多不如DCM明显；心肌酶谱及肌钙蛋白多明显增高，心肌核素显像呈炎症或坏死灶显像，心内膜心肌活检有淋巴细胞或巨噬细胞浸润；治疗效果较好，预后较佳。

心内膜弹力纤维增生症：常早期发生心力衰竭，多因呼吸道感染诱发；心脏杂音较轻或无杂音；X线示心影扩大，以左心为主，透视下心脏搏动减弱。心电图示左心室肥厚，左心心前区导联电压增高，并伴T波改变。超声显示左心室扩大为主，室壁运动幅度减低，可见心内膜增厚、回声增强等与DCM不同。

心动过速性心肌病（TCM）：DCM心律失常以室性为主，多在病程的晚期出现，药物治疗后常不能奏效，而TCM心肌病变发生于心动过速之后，控制心率后可以部分甚至完全恢复正常。心动过速发生和持续的时间对于明确诊断至关重要。

### （四）治疗

DCM的治疗目标是阻止基础病因介导的心肌损害，有效控制心衰和心律失常，预防猝死和栓塞，提高DCM患儿的生活质量及生存率[23]。

### 1.病因治疗

针对不同病因予以治疗。如控制病毒感染及治疗炎症性扩张型心肌病等，遗传性心肌病的基因治疗尚在探索中。继发性心肌病应同时治疗其原发病。

### 2.内科治疗

（1）抗心衰治疗：心衰是 DCM 最基本的病理生理改变。近 10 年的研究及临床实践已证实，阻断心肌重构及切断神经激素 [交感神经系统（sympathetic nervous system，SNS）及肾素-血管紧张素-醛固酮系统（RAAS）]的过度激活是药物治疗的关键措施。

（2）一般治疗：①休息、绝对卧床。②防止躁动、必要时用镇静剂。③适时吸氧。④高蛋白、富含维生素易消化食物，低盐饮食，可少吃多餐；注意大便通畅，每日 1 次，必要时可给开塞露通便。⑤限制入量，控制输液速度：$1\,000 \sim 1\,200$ mL/（$m^2 \cdot d$）。⑥监测生命体征。⑦监测体重是观察患儿心衰浮肿体征好转的指标。⑧严格预防和治疗呼吸系统感染。

（3）强心治疗：①强心：洋地黄药物：早产儿及重症心衰者剂量偏小，合并肾衰者剂量偏小。地高辛：负荷量：$20 \sim 25$ μg/（kg·d）（先以小量），等量分为 $3 \sim 4$ 次，$6 \sim 8$ h 分别给入。维持量：$5 \sim 8$ μg/（kg·d）。间隔12h。口服剂量为静脉的 75%。毛花苷丙：静注 $20 \sim 30$ μg/（kg·d）。磷酸二酯酶抑制剂：米力农：维持量 $0.25 \sim 1.0$ μg/（kg·min）。β-受体激动剂：多巴酚丁胺：$2 \sim 10$ μg/（kg·min），增加心肌收缩力及心输出量，对周围血管阻力无明显影响。注：磷酸二酯酶抑制剂和 β-受体激动剂均应用于急重症顽固心衰，并且应用洋地黄制剂无效的前提下；多数应用不超过 10 d；需逐渐减量；长时间应用会增加死亡率。②利尿剂：双氢克尿噻 $1 \sim 2$ mg/（kg·d）口服。多用于轻、中度慢性心衰。安体舒通 $1 \sim 2$ mg/（kg·次），口服。肾功能不全者慎用。速尿 $1 \sim 2$ mg/（kg·次），静脉注射。用于急性心衰，肺水肿。需监测血生化有否低血钾。③血管紧张素转化酶抑制剂：苯那普利为 ACEI 的长效制剂，初始剂量为每次 0.1 mg/kg，最大量 0.3mg/（kg·d）。依那普利每次 $0.08 \sim 0.1$ mg/（kg·d）。卡托普利 $0.5 \sim 1.0$ mg/（kg·d）。最大量 4mg/（kg·d）。注：监测低血压、肾功能不全、高血钾等。④β-受体阻滞剂[24]：美托洛尔初始量 $0.2 \sim 0.5$ mg/（kg·d），分 2 次口服，逐渐增量，最大耐受量 $0.5 \sim 1.0$ mg/（kg·d）。卡维地洛是第三代 β-受体阻滞剂，能同时阻断 β-受体（包括 β1-受体及 β2-受体）和 α-受体，通过阻断心脏 β-受体，使其免受儿茶酚胺的过度刺激，以改善心肌舒张功能和左室重构，并可降低心率。且卡维地洛及其羟化代谢产物均有强大的抗氧化作用，可清除氧自由基，保护内皮细胞功能，抑制平滑肌增生，从而延缓心力衰竭时心肌和血管重塑，从根本上改善心功能。初始量 0.1mg/（kg·d），分 2 次口服，每周递增 1 次，最大耐受量 $0.25 \sim 0.4$mg/（kg·d），已成为一线用药。注：应在强心、利尿、扩血管的药物心衰治疗有效的前提下加用。从小剂量加起。应用 $2 \sim 3$ 个月后才能出现血液动力学改善的效应，用药期间应监测血压、心电图、心衰征象。出现严重反应宜减量或停用。⑤其他血管活性药物：酚妥拉明 $0.1 \sim 0.3$ mg/（kg·次）静注，或 $2.5 \sim 15.0$ μg/（kg·min）泵维。硝酸异山梨醇酯，每日 $0.5 \sim 1.0$ mg/kg，分 3 次服。硝普钠 $0.5 \sim 8.0$ μg/（kg·min），静脉滴注。⑥改善心肌代谢药：磷酸肌酸、果糖、辅酶 Q10、门冬氨酸钾镁等。⑦其他：钙增敏剂左西孟坦，甲状腺素及生长激素[25]，但疗效有争议，长期效果不明。

（4）心率失常：心衰时可合并室性期前收缩与非持续性室性心动过速，选用胺碘酮相对安全有效。并去除病因，如低钾、低镁、缺氧等，对预防猝死及控制心律失常有一定作用。

（5）免疫学治疗：DCM 患儿抗心肌抗体介导心肌细胞损害机制已阐明：故文献报道应用激素、免疫球蛋白、环磷酰胺等免疫抑制剂[26]。

### 3.左室辅助装置、主动脉球囊反搏、心脏再同步治疗、起搏器治疗

（略）

### 4.外科治疗

左心室减容术、背阔肌动力心肌成形术、心脏移植等。

### 5.分子生物学技术的应用

（1）细胞移植：骨髓干细胞有多向分化能力。可产生与亲代表型和基因一致的子代细胞。有报道骨髓干细胞移植至心脏可以分化为含连接蛋白（connexin43，Cx43）的心肌细胞而与原心肌细胞形成缝隙连接。参与心脏同步收缩抑制左室重构，还可分化为内皮祖细胞（endothelial progenitor cells，EPCs），在缺血区能形成新的营养血管，促使心脏功能的恢复，在美国 DCM 心衰时干细胞治疗已市场化，用统一的细胞株培养，扩增后由导管或手术时注入心脏，主要用肌原细胞作为研究实践应用，其效应尚在探索中[27]。

（2）基因治疗：随着分子生物学技术对病因学研究的进展，发现基因缺陷是部分患儿发病机制中的重要环节，通过基因治疗 DCM 也正成为目前研究的热点。有报道转染单核细胞趋化蛋白 1 基因治疗可明显减轻自身免疫性心肌炎。基因治疗方法的探索将有助于寻找家族遗传性 DCM 的方法。该方法尚在动物实验阶段。

总之，以超声心动为主的影像手段以及新的自身抗体检测的实验室方法使 DCM 得以早期诊断。以 β-受体阻滞剂为主要治疗手段，以延缓心脏扩张、改善心肌供血。同时医学界还在进行着不断的探索，力求从分子、基因层面和免疫学方法多角度的去寻求更好的治疗手段。

## 三、感染性心内膜炎的管理策略

感染性心内膜炎（infective endocarditis，IE）系机体感染致病微生物引起的心内膜、瓣膜及瓣膜相关结构炎症，它包括急性、亚急性细菌性心内膜炎，以及病毒、真菌和其他微生物引起的心内膜炎症。尽管治疗技术不断发展与预防措施逐步完善，该病仍是儿童和青少年致畸、致残的主要病因之一。既往按病程分急性与亚急性，病程 6 周以内者为急性，超过 6 周为亚急性。由于抗生素的广泛应用，病程已延长，临床急性与亚急性已难截然划分。

目前无法根除 IE 的主要原因包括以下几方面：①病原体特性不断变化；②内科医生、牙医和公众对 IE 威胁认识不足，预防措施不利；③滥用抗生素导致诊断困难；④出现高危人群：包括静脉吸毒者、心脏病术后病人、接受免疫抑制剂治疗的病人、长期静脉置管者[28]。

### （一）流行病学

IE 多发生于先天性心脏病、风湿性心脏病病人，但亦可见于无器质性心脏病的患儿。婴儿极少发生 IE，若发生多为心脏手术后。除房间隔缺损和动脉导管未闭外，其他先天性心脏病经手术治疗仅能降低 IE 发生率，但无法完全避免发生 IE。换瓣或带瓣管道修补术发生 IE 的危险性较高。

### （二）病因

#### 1.先天性心脏病

国外报道 75%～90%的 IE 发生在先天性心脏病的基础上，其中 50%为术后病人[29]。室间隔缺损、主动脉缩窄、法洛四联症、动脉导管未闭、大动脉转位、锁骨下动脉肺动脉吻合术为最常见合并 IE 的心脏畸形。年长儿中，先天性二尖瓣、三尖瓣脱垂亦增加了感染危险[28]。国内文献显示 80%～95%IE 存在先天性心脏病，合并 IE 的常见先天性心脏病中，室间隔缺损占首位（50%～71.2%），其次为动脉导管未闭（22.7%）[30]。近年术后 IE 的发生率有所升高，可能与先天性心脏病存活率提高、人工材料的使用等有关。

#### 2.后天性心脏病

与 IE 相关的常见后天性心脏病为风湿性心脏病、系统性红斑狼疮、抗磷脂综合征等一系列可以引起心脏瓣膜病变的疾病。近年风湿性心脏病引起 IE 的比例逐渐下降，可能与风湿热发生率下降有关[31]。

#### 3.易感因素

营养不良，长期使用免疫抑制剂或激素，心脏侵入性操作，如介入治疗，安装起搏器；深静脉及动脉置管；口腔侵入性治疗，如治疗龋齿、拔牙、扁桃体摘除等；皮肤感染、文身、人体美容打孔及静脉吸毒等均可以引发 IE。

### （三）病原体

导致 IE 的病原体种类与先天性心脏病类型、病程及患儿年龄无关。国外以往报道常见的病原体为草绿色链球菌，是术前 IE 的主要致病菌；而近年金黄色葡萄糖球菌已成为主要致病微生物，发生率占 39%[28]，多发生于非先心病患儿或先心病术后患儿，极易破坏心脏瓣膜[29]。国内多中心调查显示，草绿色链球菌与金黄色葡萄球菌仍为主要致病菌。随着抗生素的广泛应用，致病菌的感染率逐渐下降，而条件致病菌，如表皮葡萄球菌、肠球菌、铜绿假单胞菌、产酸克雷白杆菌、变形杆菌和真菌的发生则率逐年升高。

真菌性心内膜炎的报道逐渐增多，最常见于以下两类人：中心静脉置管、全静脉营养和长期使用广谱抗生素的早产儿；先心病姑息术后和使用人工材料矫治先心病的病人。念珠菌属是真菌性心内膜炎最常见的病原体，占真菌性心内膜炎发病率的 63%，其中白色念珠菌最常见。真菌性心内膜炎 0 ~ 1 岁组念珠菌感染占 83%，1 ~ 5 岁组则降至 50%，大于 5 岁组无报告[32]。其他少见真菌感染如酵母菌约 5%，曲霉菌属约 26%。

其他少见的 IE 病原体还有立克次体、衣原体、病毒（尤其是 *CoxB* 病毒）、螺旋体等，应予重视[33]。

### （四）病理机制

#### 1.赘生物形成

先天性及后天性心脏病导致心内及血管内存在较大压力差，出现高速异常分流，冲击血管、心内膜表面及瓣膜，导致内皮损伤，暴露胶原纤维，激活内源性凝血系统，血小板及纤维蛋白原在此凝聚、沉积形成白色血栓，即无菌赘生物。当发生菌血症时，细菌在受损部位黏附、繁殖，形成有菌赘生物。赘生物多发生于低压力侧，如室缺在右室面，动脉导管未闭在肺动脉侧，主动脉瓣关闭不全在左室侧。瓣膜的赘生物尚可造成瓣膜溃疡、穿孔，并累及瓣周结构，如乳头肌、腱索、瓣膜环及心肌，导致腱索缩短、断裂、心肌及瓣周脓肿。

#### 2.栓塞

有菌赘生物在高速血流的冲击下，可部分或全部脱落，随血液流动，发生栓塞，栓塞部位视赘生物所在位置、栓子大小及血流方向而定。如左心赘生物脱落的栓子，发生体循环栓塞，如脑、肝、肾、肠系膜、脾及肢体栓塞。而右心侧赘生物多发生肺栓塞。若继发右向左分流，也可发生体循环栓塞。微小栓子栓塞毛细血管产生皮肤瘀点、弥漫性脑膜脑炎、弥漫性肾小球肾炎。若栓塞至大动脉滋养血管可导致大动脉壁坏死形成感染性动脉瘤。

#### 3.免疫反应

以往曾认为，细菌或纤维栓塞是皮肤欧氏小结（Osler's nodes）、詹韦氏斑（Janeway leison）、罗氏斑（Roth spot）的形成原因，但近年研究表明，三者均为循环免疫复合物沉积小血管形成免疫性血管炎所致[34,35]。由于重症细菌感染激活体内免疫系统，细胞免疫与体液免疫反应增强，血浆免疫球蛋白含量升高。肾脏病理检查可见免疫复合物沉淀，形成局灶性或弥漫性肾小球肾炎。类风湿因子、抗核抗体等自身抗体含量升高。细胞因子如白介素-6、肿瘤坏死因子、血清内皮细胞选择素、血管细胞黏附分子-1、乳铁蛋白显著升高[36-38]。经过治疗后白介素-6 与乳铁蛋白快速下降，较白细胞总数和 CRP 更能反映病情变化[38]。

### （五）临床表现

临床表现差异明显，尤以新生儿最不典型。起病可急可缓。部分病人早期症状、体征较轻微。持续数月的长期发热并不伴有其他症状（除体重下降），可能是唯一病史。部分患者急性、重症起病，呈间歇高热或虚脱。所有的临床症状可归纳为 3 个主要方面。

### 1.全身感染中毒症状

临床出现发热，疲倦、寒战、食欲下降，关节肌肉酸痛，面色苍白，恶心、呕吐、体重减轻，贫血。病情进展视不同病原体而不同，毒力弱者进展缓慢，强者发展迅速。可并发肺炎、心包炎、腹膜炎、骨髓炎及脏器脓肿。

### 2.心脏症状

有基础心脏病的患儿，除有相应心脏表现外，可出现新的杂音或原有杂音性质、强度改变，尤其多发生于心力衰竭时。部分患儿会出现心律失常、心力衰竭、心肌炎、心肌脓肿、人工瓣膜破裂等。心肌脓肿多发生于葡萄球菌感染，并可破溃至心包腔，引起化脓性心包炎。病情稳定的风湿热或先天性心脏病患儿，如长期发热伴不易控制的心力衰竭提示发生 IE 的可能。

### 3.血管及栓塞症状

发热数日或数周后出现瘀点、詹韦氏斑，指甲下偶见线状出血。偶尔指趾的腹面、侧面、手掌的鱼际、上臂远端皮下组织出现紫红色略带触痛的欧氏小结。病程长者可见杵状指（趾）。栓塞的具体临床表现，视栓塞的脏器不同而异。肾脏栓塞者，可出现腰痛、血尿、少尿、浮肿、高血压；肝脏、肠系膜上动脉栓塞，有剧烈腹痛，恶心、血便、肝脏肿大不明显。脾栓塞者脾脏明显肿大。右心赘生物脱落引起肺栓塞，表现为剧烈胸痛、咳嗽、咯血、呼吸困难，肺部叩诊呈浊音、实音，听诊呼吸音减弱，并可有胸腔积液。部分病人发生脑栓塞，出现头痛、呕吐、偏瘫、失语、失明、抽搐、昏迷；尚因脑栓塞引起脑膜炎、脑脓肿、脑软化。若形成脑血管瘤，可发生破裂出血。中枢神经系统并发症多由葡萄球菌感染引起，为晚期症状。霉菌感染易发生体、肺循环栓塞。

### 4.并发症

其包括心血管本身和其他脏器受累两部分，前者包括心衰、心律失常、心肌和（或）心包脓肿及感染性动脉瘤；后者包括各脏器栓塞和神经精神方面的并发症。

## （六）实验室检查

### 1.血常规

常见白细胞增多、分类以中性粒细胞占优势，呈轻中度贫血并进行性加重，多为正细胞正色素性贫血。

### 2.血沉

血沉多升高，但在严重心力衰竭、免疫复合物介导的肾小球肾炎、红细胞增多症时，血沉可正常。

### 3.血培养

血培养阳性是确诊的关键。对疑诊者应尽可能在未用抗生素前、体温升高时连续 3～5 次取不同部位血标本，血液量与培养基比例为 1∶5，接种在营养丰富的培养基，做厌氧与需氧培养，培养较长时间（大于 7 d），以便发现需特殊营养的细菌或真菌。使用抗生素后血培养阳性率下降。国内血培养阳性率48.5%，国外约 90%。

### 4.心脏超声

其为 IE 的主要检查手段之一，除可检出基础心脏病外，还可以观察到心内膜受累的部分表现，如有无赘生物、赘生物部位、大小、是否随血流活动。赘生物的检出率与病程、检查者的经验有关，一般为 57%～81%。小于 2 mm 的赘生物很难被发现。体肺分流术后 IE，因成像困难，超声心动图检查常为阴性。超声心动图检查还可用于评价疗效，若经过治疗，赘生物逐渐缩小、密度增加或减低，提示治疗有效，而赘生物体积逐渐增大，说明治疗无效，应考虑换药。至疗程结束时约半数患者赘生物仍然存在。虽然超声心动图为诊断 IE 提供了重要依据，但该项检查存在不足之处，如不能区分感染性赘生物与血栓，也无法分辨活动性和稳定性赘生物；而瓣膜增厚、钙化及结节样改变易被误认为赘生物。国内多中心调查显示心内膜受累率 91.4%。

经食管超声心动图较经胸超声心动图的阳性率高，尤其对左心侧赘生物敏感性高，亦有助于区别赘生物与增厚的瓣膜、瓣膜钙化及黏液样改变。

**5.心电图**

在原有心脏病的心电图表现基础上，若出现各种心律失常或束支阻滞，提示病情进展。

**6.血管超声**

血管超声可用于发现肝、脾、肠系膜、肾、脑及四肢动脉有无栓塞，并可评价栓塞的严重程度。

**7.头颅 CT**

用以评价脑梗塞部位、面积及有无出血。

**8.其他**

也可进行皮疹、尿、滑液、脓肿、脑脊液培养。针对难以培养的病原体可行相应抗体检测即血清学检查，以协助诊断。血浆免疫球蛋白及循环免疫复合物增高，类风湿因子阳性。

### （七）诊断

中华医学会儿科学分会心血管学组根据国内情况，在第九届全国小儿心血管专业学术会议上（2000年）提出"小儿 IE 的诊断标准（试行）"。

**1.临床指标**

（1）主要指标：①血培养阳性：两次血培养为相同的 IE 常见的微生物（如草绿色链球菌、金黄色葡萄球菌、肠球菌等）。②心内膜受累的证据：应用超声心动图检查心内膜受累证据，有以下超声心动图征象之一：附着于瓣膜或瓣膜装置，或心脏、大血管内膜，或人工材料上的赘生物；心内脓肿；瓣膜穿孔、人工瓣膜或缺损补片有新的部分裂开。③血管征象：重要动脉栓塞，脓毒性肺梗死，或感染性动脉瘤。

（2）次要指标：①易感染条件：基础心脏病，心脏手术，心导管术，或中心静脉内插管。②较长时间的发热（≥38℃），伴贫血。③原有心脏杂音加重，出现新的反流杂音，或心功能不全。④血管征象：瘀斑，脾肿大，颅内出血，结膜出血，镜下血尿。⑤免疫学征象：肾小球肾炎，Osler 结，Roth 斑，Janeway 斑或类风湿因子阳性。⑥微生物学证据：血培养阳性，但未符合主要指标中的要求。

**2.病理学指标**

（1）赘生物（包括已形成的栓塞）或心内脓肿经培养或镜检发现微生物。

（2）存在赘生物或心内脓肿，并经病理检查证实伴活动性心内膜炎。

**3.诊断依据**

（1）具备以下①-⑤项之一者，诊断为 IE：①临床主要指标 2 项；②临床主要指标 1 项和次要指标 3 项；③心内膜受累证据和临床次要指标 2 项；④临床次要指标 5 项；⑤病理学指标 1 项。

（2）有以下情况时可排除 IE 诊断：有明确的其他诊断解释临床表现；抗生素治疗≤4 d 手术或尸检无 IE 的病理证据。

（3）临床考虑 IE，但不具备确诊依据时，仍应进行治疗，根据临床观察及进一步的检查结果确诊或排除 IE。

### （八）治疗

（1）一般治疗：包括休息，进食营养丰富的食物，给予足够的液量。

（2）支持治疗：治疗过程中可适当给予免疫球蛋白、血浆及血细胞等，增强机体的免疫功能，改善贫血状态。

（3）抗生素治疗：早期、足量、合理、足疗程使用抗生素是治疗的基本原则。

早期即可以不等待血培养结果使用抗生素，以免耽误治疗时机，但治疗前需先取血做血培养，因培养结果可指导使用抗生素。因国内血培养阳性率偏低，故血培养阴性及血培养结果未回报前，可以采取经验用药。使用杀菌性抗生素、并联合用药治疗。临床常用耐青霉素酶的青霉素（如苯唑西林、氯唑西林）联合头孢三代抗生素，若效果不好或者对青霉素有变态反应者，应用万古霉素与庆大霉素[39]。详见表 5-4-1。

**表 5-4-1 感染性心内膜炎的抗生素治疗**

| 病原体 | 药物 | 剂量 | 给药途径 | 疗程/周 |
|---|---|---|---|---|
| 草绿色链球菌，S. bovis [MIC]≤0.1μg/mL | 青霉素 | 20 万～30 万 IU/（kg·d），隔 4h，不超过 200 万 IU/d | 静点 | 4～6 |
| | 青霉素 + | 20 万～30 万 IU/（kg·d），隔 4h，不超过 200 万 IU/d | 静点 | 2～4 |
| | 庆大霉素 | 3.0～7.5mg/（kg·d），隔 8h，不超过 240mg/d | 静点 | 2 |
| 草绿色链球菌，S.bovis[MIC]≥0.1μg/mL | 青霉素 + | 20 万～30 万 IU/（kg·d），隔 4h，不超过 200 万 IU/d | 静点 | 4～6 |
| | 庆大霉素 | 3.0～7.5mg/（kg·d），隔 8h，不超过 240mg/d | 静点 | 2 |
| 草绿色链球菌，肠球菌[MIC]≥0.5μg/mL | 青霉素或 | 20 万～30 万 IU/（kg·d），隔 4h，不超过 200 万 IU/d | 静点 | 4～6 |
| | 氨苄青霉素 + | 300mg/（kg·d），隔 4～6h，不超过 12g/d | 静点 | 4～6 |
| | 庆大霉素 | 3.0～7.5mg/（kg·d），隔 8h，不超过 240mg/d | 静点 | 4～6 |
| 草绿色链球菌，S.bovis（对青霉素有变态反应） | 万古霉素 + | 40～60mg/（kg·d），隔 8～12h，不超过 2g/d | 静点 | 4～6 |
| | 庆大霉素 | 3.0～7.5mg/（kg·d），隔 8h，不超过 240mg/d | 静点 | 4～6 |
| 金黄色葡萄球菌 | 萘夫西林或 | 200mg/（kg·d），隔 4～6h，不超过 12g/d | 静点 | 6～8 |
| | 苯唑西林 + | 50～100mg/（kg·d），隔 6h，不超过 12g/d | 静点 | 6～8 |
| | 庆大霉素 | 3.0～7.5mg/（kg·d），隔 8h，不超过 240mg/d | 静点 | 1～2 |
| 金黄色葡萄球菌（甲氧西林耐药，对青霉素有变态反应） | 万古霉素 + | 40～60mg/（kg·d），隔 8～12h，不超过 2g/d | 静点 | 6～8 |
| | 磺胺甲基异恶唑 | 12mg/（kg·d），隔 8h，不超过 1g/d | 静点，口服 | 4～8 |
| 金黄色葡萄球菌（甲氧西林敏感，人工材料） | 萘夫西林 + | 200mg/（kg·d），隔 4～6h，不超过 12g/d | 静点 | 6～8 |
| | 庆大霉素 + | 3.0～7.5mg/（kg·d），隔 8h，不超过 240mg/d | 静点 | 2 |
| | 利福平 | 10～20mg/（kg·d），隔 12h，不超过 600mg/d | 口服 | ≥6 |
| 金黄色葡萄球菌（甲氧西林耐药，人工材料） | 万古霉素 + | 40～60mg/（kg·d），隔 8～12h，不超过 2g/d | 静点 | 6～8 |
| | 庆大霉素 + | 3.0～7.5mg/（kg·d），隔 8h，不超过 240mg/d | 静点 | 2 |
| | 利福平 | 10～20mg/（kg·d），隔 12h，不超过 600mg/d | 口服 | ≥6 |
| 表皮葡萄球菌 | 万古霉素 + | 40～60mg/（kg·d），隔 8～12h，不超过 2g/d | 静点 | 6～8 |
| | 利福平 | 10～20mg/（kg·d），隔 12h，不超过 600mg/d | 口服 | 6～8 |
| 肠球菌 | 氨苄西林 + | 300mg/（kg·d），隔 4～6h，不超过 12g/d | 静点 | 4～6 |
| | 庆大霉素 | 3.0～7.5mg/（kg·d），隔 8h，不超过 240mg/d | 静点 | 4～6 |
| 嗜血杆菌 | 氨苄青霉素 + | 300mg/（kg·d），隔 4～6h，不超过 12g/d | 静点 | 4～6 |
| | 庆大霉素 | 3.0～7.5mg/（kg·d），隔 8h，不超过 240mg/d | 静点 | 2～4 |
| 术后不明原因 | 万古霉素 + | 40～60mg/（kg·d），隔 8～12h，不超过 2g/d | 静点 | 6～8 |
| | 庆大霉素 | 3.0～7.5mg/（kg·d），隔 8h，不超过 240mg/d | 静点 | 2～4 |
| 非手术不明原因 | 萘夫西林或 | 200mg/（kg·d），隔 4～6h，不超过 12g/d | 静点 | 6～8 |
| | 万古霉素 + | 40～60mg/（kg·d），隔 8～12h，不超过 2g/d | 静点 | 6～8 |
| | 庆大霉素 + | 3.0～7.5mg/（kg·d），隔 8h，不超过 240mg/d | 静点 | 2～4 |
| | 氨苄青霉素 | 300mg/（kg·d），隔 4～6h，不超过 12g/d | 静点 | 6～8 |

赘生物内细菌浓度高，因表面有纤维素包裹，血液中的吞噬细胞难以将其清除，且药物不易与之接触发挥杀菌作用，故需要较长疗程。血药浓度为体外药敏试验最小抑菌浓度的 5～20 倍，以保证清除赘生物内的细菌。推荐治疗时间 4～6 周，过早停药导致复发。治疗过程中最好能监测血药浓度，既可保持足够血药浓度，又可避免中毒。

真菌性心内膜炎的适宜治疗尚无确切定论。Steinbach W J 收集了 105 篇文章共 163 例病人入选，31 例仅抗真菌治疗，25 例抗真菌与抗生素联合治疗，107 例联合抗真菌与手术治疗。联合手术治疗者，病死率低。而单一抗真菌治疗、平滑念珠菌感染及左侧心内膜炎与高病死率有关[40]。

抗真菌的核心用药为单独使用两性霉素 B（用量及用法同成人），或联合 5-氟胞嘧啶。5-氟胞嘧啶与两性霉素 B 有协同作用，提高两性霉素 B 疗效。当病人存在中至重度肾功能不全或无法接受静脉输注时，考虑使用脂质两性霉素 B [1 个月～16 岁，起始量 3 mg/（kg·d），逐渐增量至 5 mg/（kg·d），疗程 2 ~ 4 周]。大扶康尽管较两性霉素 B 和 5-氟胞嘧啶的毒副作用小，但在儿童真菌性心内膜炎中为二线药[41]。大扶康用量 3 ~ 6 mg/（kg·d），静点或口服；小于 2 周新生儿，按上述剂量 72 h/次；大于两周新生儿，48 h 给药 1 次。

（4）并发症的治疗：发生心力衰竭时应用洋地黄、利尿剂、限制食盐摄入量；重度贫血者予输血治疗；发生肾、脑并发症时对症治疗即可。

（5）手术治疗：近年提倡早期手术治疗 IE，可以缩短疗程，提高生存率。手术治疗的适应证：①经过最佳抗生素治疗，感染仍无法控制；②累及主动脉瓣和二尖瓣的顽固性心力衰竭；③巨大赘生物；④赘生物堵塞瓣膜口；⑤霉菌性心内膜炎；⑥瓣膜穿孔，破裂，腱索离断，发生难治性急性心力衰竭。

因 IE 致血液动力学不稳定时，活动性感染非手术禁忌证。由于赘生物形成后可发生瓣膜毁损，瓣膜关闭不全，使心力衰竭难以控制，早期手术可预防瓣膜的破坏，防止赘生物的形成、脱落栓塞和保护心脏功能。过分强调感染的控制和心功能改善，可能失去治疗机会。采取内外科联合治疗，对提高治愈率、降低病死率具有重要意义[42]。近来倾向于早期手术，可有效地保留本身的瓣膜结构和功能。国内江生[43]、丁芳宝[44] 报道外科手术结合抗生素治疗儿童 IE，取得了良好的效果。

早期手术与晚期手术比较，病死率增高。单因素分析显示，与 6 个月病死率相关的因素包括葡萄球菌感染和感染性休克。多因素分析显示感染性休克为 6 个月内死亡的预测因子。感染性休克的患者尽管行了早期手术，病死率仍为 67%。严重瓣膜关闭不全的患者，若未出现心衰，无手术（早期或晚期）死亡。手术患者的预后由是否发生过感染性休克决定。晚期手术组患者结果好于早期手术组，但结果的差异可能并不是手术的时期不同，而是感染性心内膜炎的严重程度不同造成的。对于有重度瓣膜返流但无心衰的患者，早期手术可能在缩短住院时间，预防心衰发生上有帮助[45]。贫血、低白蛋白血症、hsCRP 升高明显影响患者的预后[46]。

治疗有效的指标：体温恢复正常；自觉症状好转，瘀点、瘀斑消失；尿中红细胞约需 1 个月或更久消失，血沉约 1.5 个月恢复正常。

终止治疗的依据：体温恢复正常；体重增加；栓塞症状消失；血沉、血常规恢复正常；血培养阴性。左侧细菌性心内膜炎完成抗生素疗程后，CRP 仍持续升高是否延长使用抗生素？Verhagen D W 报道延长使用与未延长使用者，二者预后无显著差异。故仅因 CRP 升高而延长使用抗生素时间无明显益处[47]。

复发：本病复发率为 5% ~ 10%，多在停药后 6 周复发。复发多与下列情况有关：①治疗前病程长；②抗生素不敏感，剂量或疗程不足；③有严重肺、脑或心内膜的损害。有上述情况者治疗时抗生素剂量应增大，疗程应延长，复发病例再治疗时，应采取联合用药，加大剂量和延长疗程。

### （九）预后

随着对该病认识的加深，超声心动图技术的提高，更有效抗生素的问世及早期实施外科治疗，IE 的病死率逐步下降，但仍是危害较大的感染性疾病之一，其病死率 20% ~ 25%，致残率 50% ~ 60%。赘生物累积主动脉瓣或二尖瓣引起顽固性心力衰竭是最常见的并发症。心肌脓肿或中毒性心肌炎也可导致心力衰竭。体循环栓塞，尤其是中枢神经系统栓塞是主要致残原因之一。IE 的复发可发生于停止治疗 3 ~ 6 个月，且复发的病原菌不一定与前次感染相同。停止治疗后应随访 2 年，以便尽早发现复发者。金黄色葡萄球菌 IE 病死率最高。

### （十）预防

有先天性心脏病或风湿性心脏病的患儿应注意口腔卫生，防止牙龈炎、龋齿，行拔牙、扁桃体摘除术等操作前后予抗生素预防感染。预防皮肤感染、避免文身、身体美容打孔。行心导管检查、静脉插管及心脏手术应注意无菌操作，可减低 IE 发病率。消化道手术、泌尿生殖道手术应考虑静脉输注抗生素预防感染。公众预防知识培训，尤其针对先天性心脏病青少年的培训极为重要。美国心脏病协会的 IE 预防指南见其他章节。该指南应用过程中，逐渐出现问题。比如抗生素过度使用，导致多重耐药菌，药物不良反应等。最近美国心脏病协会严格限制了抗生素的预防使用，仅用于极有可能引起心脏并发症的疾患和引起口腔黏膜破坏的牙科操作、牙槽脓肿、牙根尖周炎。而泌尿生殖道和胃肠道感染不再推荐使用[48]。

（王勤　唐浩勋）

# 参考文献

[1] SCHULTZ J C, HILLIARD A A, COOPER L T, et al. Diagnosis and Treatment of Viral Myocarditis[J]. Mayo Clin Proc, 2009, 84（11）: 1001-1009.

[2] FECHNER H, PINKERT S, GEISLER A, et al. Pharmacological and Biological Antiviral Therapeutics for Cardiac Coxsack-ievirus Infections[J]. Molecules, 2011, 16（10）: 8475-8503.

[3] TAVARES P S, ROCON-ALBUQUERQUE R JR, LEITE-MOREIRA A F. Innate immune receptor activation in viral myocarditis: pathophysiologic implications[J]. Rev Port Cardiol, 2010, 29（1）: 57-78.

[4] COOPER L T, BAMGHMAN K L, FELDMAN A M, et al. The role of endomyocardialbiopsy in the management of cardiovascular disease[J]. Eur Heart J, 2007: 28

[5] NOUTSIAS M, PANKUWEIT S, MAISCH B, et al. Biomarkers in inflammatory and noninflammatory cardiomyopathy[J]. Herz, 2009, 34（8）: 614-623.

[6] O'REGAN D P, COOK S A. Myocarditis or myocardial infarction MRI can help[J]. Heart, 2011, 97（16）: 1312-1318.

[7] MOULIK M, BREINHOLT J P, DREYER W J, et al. Viral en-domyocardial infection is an independent predictor and potentially treatable risk factor for graft loss and coro-nary vasculopathy in pediatric cardiac transplant recipients [J]. J Am Coll Cardiol, 2010, 56（7）: 582-592.

[8] 中华医学会儿科学分会心血管学组, 中华儿科杂志编辑委员会. 小儿病毒性心肌炎诊断标准（修定草案）[J]. 中华儿科杂志, 2000, 38（2）: 755.

[9] 林霞, 于永慧, 孙正芸. 暴发性心肌炎 14 例[J]. 实用儿科临床杂志, 2011, 26（1）: 32-34.

[10] MATSUE Y, KUMASAKA L, NAGAHORI W, et al. A case of fulmi-nant myocarditis with three recurrences and recoveries [J]. Int Heart J, 2010, 51（3）: 218-219.

[11] GOLAND S, CZER L S, SIEGEL R J, et al. Intravenous immunoglob-ulin treatment for acute fulminant inflammatory cardiomyopa-thy: Series of six patients and review of literature[J]. Can J Car-diol, 2008, 24（7）: 571-574.

[12] 吕仕超, 张军平. 病毒性心肌炎中医辨治思路与方法[J]. 新中医, 2012, 44（1）: 1-3.

[13] OLBRICH H G. Epidemiology-etiology of dilated cardiomyopathy[J]. Z Cardiol, 2001, 90（1）: 2-9.

[14] RICHARDSON P, MEKENNA W, BRISTOW M, et al. Report of the 1995 World Health Organization Intenational Society and Federation of cardiology. ask force on the definition and classification of cardiomyopathy [J]. Circ J, 1996, 93（5）: 841-842.

[15] TOWBIN J A, LOWE A M, COLAN S D, et al. Incidence, causes, and outcomes of dilated cardiomyopathy in children[J]. JAMA, 2006, 296（15）: 1867-1876.

[16] 孙妍, 韩秀珍. 线粒体心肌病研究进展[J]. 实用儿科临床杂志, 2011, 26（1）: 50-52.

[17] OBLER D, WU B L, LIP V, et al. Familial dilated cardiomyopathy secondary to dystrophin splice site mutation[J]. J Card Fail, 2010, 16（3）: 194-199.

[18] JANE-WIT D, ENGIZ Z, JOHNSON J M, et al. Beta 1-adrenergic receptor autoantibodies mediate dilated cardiomyopath by agonistically inducing cardiomyocyte apoptosis[J]. Circulation, 2007, 116（4）: 399-410.

[19] BABA A, YOSHIKAWA T, FUKUDA Y, et al. Autoantibodies against M2-muscarinic acetylcholine receptors: new upstream targets in atrial fibrillation in patients with dilated cardiomyopathy[J]. Eur Heart J, 2004, 25（13）: 1108-1115.

[20] LUPPI P, RUBERT W, LICATA A. Expansion of specific α β +T-cell subsets in the myocardium of patients with myocardium and idiopathic dilated cardiomyopathy associated with Coxsackie virus B infection[J]. Hum Immunol, 2003, 64（02）: 194-210.

[21] ALTER P，JOBMANN M，MEYER E. Apoptosis in myocarditis and dilated cardiomyopathy：does enterovirus genome persistence protect from apoptosis? An endomyocardial biopsy study[J]. Cardiovasc Pathol，2001，10（05）：229-234.

[22] FEUER R，MENA I，PAGARIGAN R，et al. Cell cycle status affects coxsackievirus replication，persistence，and reactivation in vitro[J]. J Virol，2002，76（09）：4430-4440.

[23] 李杨，邱峻，周玉福，等. 儿童心肌病诊疗进展[J]. 中华临床医师杂志，2012，11：3018-3020.

[24] ARSLAN S，EROL M K，BO'ZKURT E，et al. Effect of beta blocker therapy on left atrial function in patients with heart failure：comparison of metoprolol suceinate with carvedil 01[J]. Int J Cardiovasc Imaging，2007，23（5）：549-555.

[25] ADAMOPOULOS S，PARISSIS J T，GEORGIADIS M，et al. Growth hormone administration reduces circulating proinflammatory cytokines and soluble fass/ouble fas ligand system in patients with chronic heart failure secondary to idiopathic dilated cardiomyopathy [J]. Am Heart J，2002，144（2）：359-364.

[26] IKEDA U，KASAI H，IZAWA A，et al. Immunoadsorption therpy for patients with dilated cardiomyopathy and heard failure[J]. Curr Cardiol Rev，2008，4（3）：219-222.

[27] 陈树宝. 心力衰竭治疗的新药及新技术[J]. 实用儿科临床杂志，2010，25（13）：959-962.

[28] RICHARD E B. Textbook of pediatrics 16th infective endocarditis [M]. 北京：科学出版社，2001：1424-1428.

[29] NORMAND J，BOZIO A，ETIENNE J，et al. Changing patterns and prognosis of infective endocarditis in childhood [J]. Eur Heart J，1995，16（Suppl B）：28-31.

[30] 潘友民，潘铁成，赵金平，等. 儿童感染性心内膜炎临床特点变化及病原学变迁[J]. 华小儿外科杂志，2006，27（3）：120-124.

[31] 陈沅，田杰，余更生，等. 儿童感染性心内膜炎36年的临床变迁[J]. 中华儿科杂志，2001，39（5）：263-266.

[32] MILLAR B C，JMGO J，MOORE J E. Fungal endocarditis in neonates and children. Pediatr Cardiol[J]，2005，26（5）：517-536.

[33] 胡亚美，江载芳，诸福棠. 实用儿科学[M]. 北京：人民卫生出版社，2002：1528-1534.

[34] FARRIOR J B，SILVERMAN M E. A consideration of the differences between a Janeway's lesion and an Osler's node in infectious endocarditis [J]. Chest，1976，70：239-243

[35] Blumenthal E Z，Zamir E. Images in clinical medicine Roth's spots[J]. Circulation，1999，99（9）：1271.

[36] OZAWA H，TOBA M，NAKAMOTO M，et al. Related Articles，Increased cytokine levels in a cerebral mycotic aneurysm in a child with Down's syndrome[J]. Brain Dev，2005 Sep，27（6）：434-436.

[37] SÖDERQUIST B，SUNDQVIST K G，VIKERFORS T. Adhesion molecules E-selectin，intercellular　adhesion molecule-1（ICAM-1）and vascular cell adhesion molecule-1（VCAM-1）in sera from patients with Staphylococcus aureus bacteraemia with or without endocarditis[J]. Clin Exp Immunol，1999，118（3）：408-411.

[38] SÖDERQUIST B，SUNDQVIST K G，JONES I，et al. Interleukin-6，C-reactive protein，lactoferrin and white blood cell count in patients with Saureus septicemia [J]. Scand J Infect Dis，1995，27（4）：375-380.

[39] 杨思源. 小儿心脏病学[M]. 北京：人民出版社，2005：394-400.

[40] STEINBACH W J，PERFECT J R，CABELL C H，et al. J Infect. A meta-analysis of medical versus surgical therapy for Candida endocarditis [J]. J Infect，2005，51（3）：230-247.

[41] FERRIERI P，GEWITZ M H，GERBER M A，et al.（2002）Committee on Rheumatic Fever，Endocarditis，and Kawasaki Disease of the American Heart Association Council on Cardiovascular Disease in the Young. Unique features of infective endocarditis in childhood [J]. Circulation 105：2115-2126.

[42] MOON M R，STINSON E B，MILLER D C. Surgical treatment of endocarditis [J]. Prog Cardiovasc Dis，1997，40（3）：239-264.

[43] 江生，张镜芳，庄建，等. 小儿感染性心内膜炎的诊断和外科治疗[J]. 中华胸心血管外科杂志，2002，18（5）：272～273.

[44] 丁芳宝，梅举，张宝仁，等. 小儿感染性心内膜炎的外科治疗[J]. 中华胸心血管外科杂志，2002，18（6）：331～333.

[45] 王莉，赵良平，徐卫亭，等. 感染性心内膜炎临床特点及危险因素分析[J]. 苏州大学学报，2012，32（2）：241-244.

[46] 王雪海，陈凡，舒骏，等. 活动期感染性心内膜炎手术时机的分析[J]. 华西医学，2011，26（3）：347-350.

[47] VERHAGEN D W，HERMANIDES J，KOREVAAR J C，et al. Extension of antimicrobial treatment in patients with left-sided native valve endocarditis based on elevated C-reactive protein values [J]. Eur J Clin Microbiol Infect Dis，2007，26（8）：587-590.

[48] AKPUNONU B E, BITTAR S, PHINNEV R C, et al. Infective endocarditis and the new AHA guideline[J], Geriatrics 2008, 63（8）: 12-19.

# 第五节　冠状动脉病变的诊治进展

## 一、不完全川崎病的诊断和川崎病的药物治疗现状

川崎病（Kawasaki disease, KD），又名皮肤黏膜淋巴结综合征（mucocutaneous lymphnode syndrome, MCLS）。1967年由日本川崎富作首先报告，其主要病理改变是全身性非特异性小血管炎，由于临床上易侵犯冠状动脉，并且可形成冠状动脉瘤，易发生冠状动脉狭窄或血栓形成，导致儿童的心肌梗死或猝死的发生，从而受到儿科医生的普遍重视。由于其临床上表现多种多样，容易误诊漏诊，随着对该病认识的不断深入，不完全川崎病（incomplete KD）的诊断成为临床关注的热点和难点[1,2]。

### （一）川崎病的诊断

KD病因至今未明，但发病呈一定的流行性、地方性。主要见于1岁左右的婴幼儿，临床表现有发热、皮疹等，推测与链球菌和EB病毒（Epstein-Barr virus, EBv）等病毒感染有一定的相关；更有文献报告是微生物毒素类超抗原、细菌热休克蛋白等介导的免疫活化细胞激活的全身性中小血管炎[3]。

KD临床表现各一，呈多样性、复杂化，全身多系统均可受累，病情轻重相差较大，临床上可被误诊为猩红热、多形性红斑、麻疹、淋巴结炎、败血症、肝炎、硬皮病、阑尾炎，等等。

典型KD诊断通常采用第三届国际川崎病会议修订的诊断标准（1988年12月修订）进行诊断，于2007年经过了全国儿科心血管组的川崎病专题讨论进一步明确。具有诊断标准6项中有5项以上，又不能被其他已知疾病所解释者可诊断。应强调除外其他疾病尤其是病毒性感染、链球菌感染、葡萄球菌感染（中毒性休克综合征）和耶尔森菌感染。冠状动脉瘤或扩张的特征性改变亦见于耶尔森菌感染和慢性活动性EB病毒感染[2-4]。

### （二）不完全川崎病的诊断

不完全KD（指不具备KD诊断标准条件者）的诊断为这几年儿科医师重视的问题。近年来日本多中心研究显示，在合并冠状动脉损害的川崎病患儿中有5%的临床表现不典型；更有文献报告不完全川崎病可不伴有发热症状。国内文献报告不完全KD发病率为19.4%，好发于小婴儿，其临床症状相对不典型，而发生冠状动脉病变的比率较典型KD高。美国诊断不完全KD的流程中提出：对婴幼儿的不明原因的发热大于等于5 d者，伴有一项临床表现者，常规检查超声心动，如果出现冠状动脉内膜受损，则诊断不完全KD[2,4,5]。

北京儿童医院目前诊断不完全KD积累了丰富的经验，见于以下两种情况：①诊断标准6项只符合4项或3项，但超声心动图或心血管造影证实有冠状动脉瘤者（多见于小于3个月的婴儿或大于5岁的年长儿），属重症；②诊断标准6项中只有4项符合，但超声心动图检查可见冠状动脉壁灰度增强（提示冠状动脉炎，此型冠状动脉扩张少见）；应除外其他感染性疾病。

不完全KD诊断的参考项目：①卡介苗（Bacillus Calmette-Guérin, BCG）接种处再现红斑；②肛周潮红或伴脱皮；③血小板数显著增多；C-反应蛋白（CRP）、红细胞沉降率（erythrocyte sedimentation rate, ESR）明显增加；④超声心动图示冠状动脉扩张或动脉壁灰度增强；⑤出现二尖瓣关闭不全或心包积液；⑥伴低白蛋白血症、低钠血症；⑦胆囊超声可见胆囊壁水肿；⑧伴发虹膜睫状体炎；⑨脑利钠肽（BNP）急性期明显增高[6,7]。

早期指趾末端充血、硬肿，后期的膜状脱皮和冠状动脉的病变是不完全KD的常见的补充诊断依据。

### （三）川崎病在心血管系统的并发症

KD心血管并发症无论是川崎病临床典型抑或不完全性川崎病，均包括冠状动脉瘤、冠状动脉血栓形成、心肌梗死、心肌炎、心瓣膜炎、心包积液、体动脉瘤和冠状动脉瘤破裂伴心包积血、猝死[8,9]。而不完全性川崎病的并发症如下：

#### 1.冠状动脉瘤

冠状动脉瘤（coronary artery aneurysm，CAA）是指冠状动脉呈瘤状扩张，或CA与主动脉根部内径之比大于0.4。CAA是川崎病最严重的并发症之一，易发生血栓，部分病例发展为冠状动脉狭窄、闭塞，导致缺血性心脏病或心肌梗死，并可引起猝死。

CAA的诊断：CAA的临床表现在不伴发心肌缺血和心梗时，常无心血管系统症状和体征，胸部X线和心电图也无特异性改变。目前诊断冠状动脉瘤的方法有冠状动脉造影、超声心动图、心脏冠脉的螺旋CT。超声心动图检查是明确诊断CAA的主要方法，有效、无创伤性、重复性好，特异性、敏感性均较强，但对于冠状动脉瘤远端以及狭窄或阻塞病变是不敏感的。心脏冠脉的螺旋CT检查是最近几年临床应用于诊断冠状动脉病变的新手段，诊断率高，敏感性强。冠状动脉造影是诊断冠状动脉瘤的金指标，但是由于其为有创性检查，临床上有一定风险，急性期不易做此项检查。

#### 2.冠状动脉瘤并发心肌梗死

川崎病并发心肌梗死者占1%~2%，多于病程的第一年内发生。临床表现有以下特点：①多在休息或睡眠中突然发生（占63%）。②临床症状表现为强烈哭叫、呕吐等症状，部分患儿诉胸疼、腹痛等，婴幼儿诉胸痛者少（可能与年龄小，不会叙述有关）。③体征可出现休克表现、呼吸困难、心力衰竭及心律失常等。④少部分患儿无症状，占37%。心肌梗死的诊断主要依靠心电图检查，可出现特征性改变：对应心肌不同部位的异常Q波。

#### 3.冠状动脉瘤并发冠状动脉狭窄

冠状动脉狭窄多于发病后2个月后发生，临床上可表现为活动耐力下降，心脏进行性扩大，逐渐出现心力衰竭，进而发展为缺血性心脏病。超声心动和冠脉螺旋CT检查可以明确诊断：冠状动脉狭窄多为节段性狭窄及限局性狭窄，一般位于CAA的流入口或流出口处，经数月、数年缓慢进行。必要时应进行冠状动脉造影检查明确诊断。

KD的心血管并发症已受到密切关注。二维超声心动图已成为CAA的标准筛查方法，但对冠状动脉狭窄检出率很低。CAA并发心肌梗死的临床特点和心电图特征性改变有助于本病的早期诊断[9,10]。

### （四）川崎病的治疗

KD和不完全KD的治疗相同。急性期治疗的目的是控制全身非特异性血管炎症，防止冠状动脉瘤形成及血栓性阻塞。

#### 1.阿司匹林

阿司匹林（acetylsalicylic acid，ASA）具有抗炎、抗血小板作用，为治疗本病的首选药物。目前我国在各医院推荐使用中等剂量，即口服剂量为30~50 mg/（kg·d），热退后5~10 mg/（kg·d），一般用药最少持续3个月。

对于合并冠状动脉病变的KD患儿，需要长期服用3~5 mg/（kg·d），直至冠状动脉恢复正常，方可停药。

其副作用为胃肠道反应：恶心、呕吐等；肝功能损害；凝血功能障碍；出血倾向；产生变态反应等。临床上需要严密观察患儿，及时减量，防止副作用出现。

#### 2.双嘧达莫

抑制血小板聚集，预防血栓形成；同时可扩张冠状动脉，增加冠脉血流。临床上用于血小板增高和合并冠状动脉损害的KD患儿。用药剂量为3~5mg/（kg·d）。

### 3.大剂量静脉注射丙种球蛋白

经多数学者研究报道，KD 急性期冠状动脉扩张性病变发生率为 35%～45%；阿司匹林及静脉注射丙种球蛋白（intravenous immunoglobulin，IVIG）联用组发生率为 15%～25%。故目前川崎病急性期患儿均应使用 IVIG；治疗愈早（病程 7d 以内）效果愈好。且文献报告，防止冠状动脉病变的患病率依赖于 IVIG 的剂量（总量 2g/kg，单次，10～12h 给入效果最佳），而不依赖于 ASA 的剂量。可重复给药 1～2 次，总剂量可达 6g/kg。

### 4.皮质激素

以往曾单用皮质激素治疗川崎病，结果认为应用泼尼松可促进冠状动脉瘤形成，单用泼尼松组冠状动脉瘤发生率为 65%，而单用 ASA 的冠状动脉瘤发生率为 11%；有研究表明，ASA 与泼尼松龙合用治疗 KD，可减少冠状动脉病变的发生。

目前皮质激素应用于临床上 IVIG 不反应（nonresponders）的患者，并且已加用 ASA 者。用药剂量为泼尼松龙 2mg/（kg·d），3～5 d。通常患儿体温和炎症指标可以降至正常，临床上并不需要加用口服泼尼松龙继续治疗。

IVIG 不反应者是指 KD 发病 3～9 d 内，大剂量 IVIG 治疗后仍发热（大于 38℃）持续 48～72 h 和 CRP 等检查未改善者。KD 对大剂量 IVIG 不反应者的判断：①发热不退。②CRP 不下降。③白细胞数（尤其中性粒细胞）不下降。④血浆白蛋白降低。⑤血小板数减少。⑥血 FDP-F/D-dimer 和尿 β2-微球蛋白不下降。⑦超声心动图（ultrasound cardiogram，UCG）：冠状动脉壁灰度增强。

### 5.蛋白酶抑制剂

乌司他丁的应用临床罕见，偶见于 IVIG 不反应者，在应用皮质激素治疗后仍然不能有效控制 KD。每次剂量 3 000～5 000 IU/kg，3 次/d，缓慢静脉注射，连续 5～9 d。

### 6.对症治疗

需要对于 KD 的并发症的对症治疗。心肌损害：应用磷酸肌酸钠、1-6 二磷酸果糖、维生素 C、辅酶 Q10 等。肝功能损害：保肝治疗。心力衰竭：强心、利尿、扩血管等。有血栓形成者需要抗凝和（或）溶栓治疗。对于缺血性心肌病需要加用小剂量 β-受体阻滞剂。

总之，临床医学对川崎病和不完全川崎病的发病机理在不断深入研究的同时，积累了丰富的经验，达到对该病的诊断和治疗进一步完善和统一的目的。

## 二、儿童缺血性心脏病的研究进展

缺血性心脏病（ischemic heart disease，IHD）是指由于冠状动脉循环改变引起冠状动脉血流和心肌需求之间不平衡而导致的心肌损害。非冠状动脉性血液动力学改变引起的缺血，如主动脉瓣狭窄则不包括在内。在急性缺血时，心肌细胞在短时间内大量凝固性坏死；慢性长期供血不足使心肌组织发生营养障碍和萎缩，残余的心肌细胞无法重建坏死的组织，心脏功能随之进行性恶化。在成人最常见的病因是冠状动脉粥样硬化，约占 90%。而儿童则有着病因多样，临床症状不典型，且尚无系统治疗方案的特点。现就儿童缺血性心脏病的研究现状进行综述。

### （一）儿童缺血性心脏病的病因

在成年人中，缺血性心脏病主要是由于冠状动脉粥样硬化所致。与高血压、高脂血症、吸烟、肥胖、糖尿病、体力活动缺乏、高龄、男性等传统危险因素以及炎症、促凝因素、高尿酸血症、高同型半胱氨酸（homocysteine，HCY）血症、低胆红素血症等新危险因素高度相关。儿童缺血性心脏病病因与成年人不同。在儿童中，川崎病、冠状动脉畸形、冠脉心肌桥及家族性高胆固醇血症等均可成为引起心肌缺血的病因[11,12]。

### 1.川崎病

川崎病是造成儿童缺血性心脏病的主要因素。目前在较发达地区，川崎病已超过风湿热成为儿童后天性心脏病的最常见病因。川崎病是病因未知的儿童急性发热性疾病，特征为广泛的中小血管炎症及免疫性血管壁损伤，可导致多系统损害，以心血管系统的损害最为严重。以往报道，川崎病引起心血管损害的发生率为25.4%，以冠状动脉扩张最为常见（68%），其次为冠状动脉瘤（10%）。未经治疗的川崎病患儿冠脉瘤发生率为20%～25%，严重者可导致缺血性心脏病、心肌梗死及猝死。部分川崎病患儿即使没有发生冠状动脉损害，亦可由川崎病引起的血脂代谢异常引发冠状动脉粥样硬化，最终导致缺血性心脏病[13-15]。

### 2.冠状动脉畸形

冠状动脉畸形亦是导致儿童缺血性心脏病的重要病因。Angelilli 等根据解剖学特征将冠脉畸形分为以下类型：①冠脉起源和分布异常，包括左主干缺如、冠脉开口位置异常（包括起源于对侧冠状窦或无冠窦、起源于主动脉或其他动脉）和单支冠脉。②冠脉终止异常，包括冠脉瘘、远端小动脉或分支数目减少。③冠脉结构异常，包括先天性狭窄、闭锁、扩张或动脉瘤、发育不良、缺如、壁内冠脉（心肌桥）和分支异常等。④冠脉间异常交通。据 Yanamaka 统计，1686 例冠状动脉畸形患者中，81%临床上为良性畸形：包括并行左主干（左前降支、回旋支分别开口于左冠窦），左回旋支缺如或起源于右窦或右冠状动脉，冠脉开口过高、分布正常，左或右冠状动脉开口于后窦，冠脉间异常交通，小的冠状动脉瘘，因血管走行过程未受压迫，冠脉血流量正常，故较少出现临床症状或发生心脏病事件；只有少部分潜在危险的冠状动脉畸形：包括冠状动脉起源于肺动脉，左冠状动脉起源于右冠窦，右冠状动脉起源于左冠窦，单支冠状动脉，大的冠状动脉瘘，会导致心肌缺血、心力衰竭甚至猝死[16,17]。

### 3.冠状动脉心肌桥

心肌桥形成也可能导致儿童缺血性心脏病。心肌桥是一种常见的解剖学变异，即冠状动脉或其分支的某个节段行走于室壁心肌纤维之间，被形似桥的心肌纤维覆盖，在心脏收缩时出现暂时的管腔狭窄甚至闭塞，则被心肌纤维覆盖的动脉段称为壁冠状动脉,这段心肌纤维称为冠状动脉心肌桥(简称心肌桥)。并非所有心肌桥均为良性病变。少数肌桥被肌束所环绕，可压迫并扭曲血管，不仅导致收缩期肌桥下冠状动脉狭窄，而且影响舒张期血流，从而导致心肌缺血。此外，心肌桥血管更容易发生痉挛、肌桥近端冠脉粥样硬化等问题，诱发缺血性心脏病。但本病在儿童中检出率较低，可能与心肌桥缺血症状出现较晚，儿童冠脉造影应用率不高相关[18]。

### 4.血脂异常

我国儿童青少年血脂异常发生率呈上升趋势，高脂血症亦成为诱发儿童缺血性心脏病的因素。因血脂异常进展缓慢，儿童期常无明显症状与体征，但是严重的家族性高胆固醇血症，尤其是纯合子患儿，很可能在儿童期就出现冠状动脉脂质斑块形成、冠状动脉粥样硬化，出现心肌缺血表现[19]。

### （二）儿童缺血性心脏病的临床表现

成人心肌灌注不足最常见表现为发作性胸痛。典型的心肌缺血引起的心绞痛，主要发生在胸骨后及咽部，也可放射到下颌、颈部、肩背部、手臂；不典型者表现为上腹部不适，牙痛等。而儿童缺血性心脏病表现与成人不同，可表现为长出气、心悸、活动量下降、活动耐力下降、活动时胸痛、腹痛，部分患者因侧支循环供血充分而胸痛症状不明显。常因家人发现患儿生长发育迟缓、气促、喘息、多汗、面色苍白及阵发性青紫而就诊。一些特殊类型冠脉畸形，如左冠状动脉起源于右冠窦及右冠状动脉起源于左冠窦时由于左或右冠状动脉走行于主肺动脉根部之间，可能因冠脉受压产生急性心肌缺血，导致心源性猝死[20-22]。

### （三）实验室检查

#### 1.实验室检查

心肌肌钙蛋白（cTn）T/I 是目前诊断心肌损伤或坏死特异性最强，灵敏度最高的标志物；肌酸激酶同工酶 MB（CK-MB）的对于心肌缺血同样具有诊断价值。在急性心肌缺血时心肌标志物的检查应关注动态变化有重要意义。脑利钠肽（BNP）在心肌缺血、心脏扩大、心力衰竭患者中可出现增高，并对预后有提示作用。

**2.心电图**

缺血性心脏病患者心电图多有异常改变。儿童缺血性心脏病中，因心肌缺血导致心电传导系统出现异常。心电图改变以窦性心动过速最为常见，亦可见期前收缩（房性、室性）、房室传导阻滞、窦房传导阻滞等，同时可见病理性 Q 波及 ST-T 改变。当心肌急性缺血心绞痛发作时，综述心电图（electro cardiogram，ECG）可出现 ST 段水平或下斜型降低≥0.05 mV。当慢性心肌缺血所致心肌细胞肥厚时，ST-T 改变持续存在，但无动态变化。动态心电图因可以记录 24h 内所有心电变化，可以提高短暂心肌缺血发作的检出率，筛查无症状性心肌缺血。

**3.超声心动图**

超声心动图具有无创、安全、简便、可重复检查等优点。不但可以评价心室收缩和舒张功能，室壁结构以及血流动力学变化，同时可较为方便地诊断冠脉开口位置、起源及分支走行异常等冠脉畸形，以及川崎病后遗留冠脉病变。Hiraishi 等对 60 例川崎病患儿进行超声心动图检查，其诊断冠状动脉瘤的敏感度和特异度分别为 95%和 99%，诊断冠状动脉狭窄的敏感度和特异度分别为 85%和 98%[23]。

**4.多排螺旋 CT**

近年来，多排螺旋 CT 的广泛应用大有替代侵入性冠脉造影的趋势。多排螺旋 CT 的优势在于其除放射性外无创、风险低、可重建成三维图像、清楚地显示出血管间的解剖关系外，尤其对冠脉畸形的诊断与分类具有重要意义。Andreini 等的一项研究表明，在 58 名接受螺旋 CT 检查的患者当中，有 40 名检查结果与之前的冠脉造影结果相符合，另有 18 名患者的螺旋 CT 结果提供了比冠脉造影更多的信息，包括畸形冠脉的起源、走行、与周围结构的关系等。但是冠脉 CT 成像会受到心率、节律、冠脉钙化、支架、起搏器等影响，还应注意过多重复检查时的 X 线的安全性问题[24]。

**5.心肌灌注断层显像**

心肌灌注断层显像利用缺血或坏死心肌的摄取功能减低或丧失，显像表现为心肌节段性放射性分布减低区或缺损区的原理，用于估价心肌缺血的部位、范围及程度，以及对存活心肌的评估。$^{123}$I-BMIPP 和 $^{99m}$Tc-MIBI 延迟显像可以更加精确地判断心肌缺血的严重程度。在儿童中亦有报道 $^{99m}$Tc-MIBI 显像可以明确心肌缺血的部位[25, 26]。

**6.冠状动脉造影**

目前冠脉造影仍是诊断缺血性心脏病的金标准。冠脉造影时间、空间分辨率较高，不仅能清楚显示直径≥200μm 的冠脉，还能准确显示冠脉瘤、冠脉狭窄、闭塞及侧支循环。但是冠脉造影仅能对心包脏层的冠脉进行形态学评估，无法评价冠脉和心肌功能，因此无法检测出痉挛性和微血管性缺血，且冠脉狭窄程度并不能等同于心肌功能受损的程度。在儿童中，因其有创伤性、费用高、风险高很少常规应用，其诊断价值有被多排螺旋 CT 取代的趋势。

## （四）诊断

目前缺血性心脏病的诊断标准仍遵循 1979 年国际心脏病联盟（International Society and Federation of Cardiology，ISFC）和世界卫生组织（World Health Organization，WHO）分类标准将其分为原发性心脏骤停、心绞痛、心肌梗死、缺血性心脏病中的心力衰竭及心律失常五类。近年来并无大规模的修订，且尚缺乏针对儿童缺血性心脏病的诊断标准。

目前儿童缺血性心脏病可根据患儿的病情分为缺血性心肌损害及缺血性心肌病两类。前者是由于缺血时间短暂（小于 20min），形成顿抑心肌，临床上仅有长出气、面色略显苍白、活动后乏力等症状，心电图表现为非特异性 T 波改变，CK-MB 会出现一过性增高，但肌钙蛋白通常阴性，超声心动图可见心脏结构及收缩功能正常。而后者则由于冠脉病变所致慢性长期心肌缺血、坏死和弥漫性心肌纤维化，临床上以心脏扩大、心律失常和心力衰竭为特征。成人尚遵循 1995 年 WHO/ISFC 诊断标准：①有明显的冠心病史。②心脏明显扩大。③存在顽固性心力衰竭临床表现，LVEF 小于 40%。并排除扩张性心肌病、瓣膜病、室壁瘤、心腔内异常通道及乳头肌功能不全所致心脏扩大和心功能不全。

儿童缺血性心脏病因其缺乏特征性临床表现需与感染性心肌炎、心内膜弹力纤维增生症、心肌致密化不全、扩张型心肌病等进行鉴别。①感染性心肌炎：多有明确的感染病史，心电图以 QRS 波低电压、Q-T 间期延长以及 ST-T 改变持续 4 d 以上并伴动态改变。②心内膜弹力纤维增生症：2/3 病儿发病年龄为 1 岁内，以左室扩大为主，超声可见心内膜回声增粗。③心肌致密化不全：可以依靠超声心动图及 MRI 发现心室内粗乱未致密化的肌小梁及小梁隐窝确诊。④扩张型心肌病：扩张性心肌病的诊断一般是排他性诊断，与缺血性心肌病有时很难鉴别而需行冠状动脉造影。近年也有研究显示，可以以心肌断层显像均匀减低和（或）花斑样分布而无完全缺损节段作为扩张型心肌病的诊断标准[27]。

### （五）儿童缺血性心脏病的临床治疗

#### 1.原发病治疗

及早发现原发病，积极治疗原发病，避免发生心肌缺血甚至缺血性心肌病才是治疗的关键。对于川崎病患儿无论症状典型与否，在发病 10 d 内及早应用丙种球蛋白输注治疗已成为降低并发冠脉病变关键。对于已发生冠状动脉扩张、冠状动脉瘤的患儿应用阿司匹林及潘生丁需至冠脉内径恢复正常。对于远期发生冠脉狭窄、栓塞的患儿可参考成人行冠状动脉搭桥术及经皮冠状动脉介入治疗，但远期预后尚不明确。先天冠脉畸形和心肌桥患者无症状者可随诊观察，有症状者可应用 β-受体阻滞剂延长舒张期、改善冠脉缺血。但特殊类型的冠脉畸形如左冠状动脉起源于肺动脉，一经确诊即需心脏外科手术治疗，治疗及时，预后良好。对于家族性血脂代谢异常的患者，早期进行诊断并开始药物干预治疗，是预防缺血性心脏病的主要手段。早期应用调脂药物，监测血脂水平，以减少缺血性心脏病的危险因素[28]。

#### 2.对症治疗

目前治疗儿童缺血性心脏病尚缺乏系统的指南，临床上的对症支持治疗仍依照成人治疗的经验进行。保护心肌、改善心肌细胞代谢是对症支持治疗的一个重点。左卡尼汀能够将长链脂肪酸带进线粒体基质，并促进其氧化分解，为细胞供能。这一作用有利减少长链酰基 CoA 等毒性代谢产物在心肌细胞内的堆积，从而使 ATP 产量恢复，对心肌细胞机械功能恢复有明显疗效。此外，有研究表明心衰患者心肌内磷酸肌酸水平较正常心肌明显下降，且与心力衰竭的严重程度呈线性关系。提高心力衰竭患者心肌内的磷酸肌酸含量可增加心排血量及左室射血分数。目前，磷酸肌酸钠在部分临床研究中已被证明对于儿童缺血性心脏病有效，但其安全用药及联用用药尚需在临床科研实践中继续探索。果糖磷酸二钠是细胞内糖代谢中间产物，能够促进细胞内糖酵解过程。其口服制剂已广泛应用于缺血缺氧引起的心肌损害、心肌病等。

在缺血性心脏病中，心功能低下时心脏扩大，严重心律失常发生率高，预后较差。在发生快速心律失常时，应用 β-受体阻滞剂可以降低心率，延长舒张期，改善心肌灌注。β-受体阻滞剂同时还可能逆转长期缺血所致的心肌损害，使心功能有所改善。在小儿缺血性心脏病中，β-受体阻滞剂能够通过降低心率、缓解冠脉痉挛、抑制交感过度兴奋、防止室性心律失常、阻断心肌细胞凋亡、抑制 RAS 激活等机制改善患儿心功能，已成为治疗小儿缺血性心脏病的基础用药[29,30]。

### （六）展望

慢性心肌缺血已形成缺血性心肌病，通过传统的药物、介入或手术治疗是无法完全根治的。但新技术的出现，为其根治、改善预后提供了可能。近年来，治疗缺血性心脏病的焦点已转移到生物治疗上。

#### 1.干细胞治疗缺血性心脏病

近年来研究发现将骨髓间充质干细胞（bone marrow mesenchymal stem cells，BMSCs）移植到梗死心肌局部可以减小梗死面积、抑制心室重构、改善心功能。BMSCs 具有自我更新、分化增殖和多向分化潜能的特点，在一定环境和刺激因子作用下可向包括心肌细胞在内的多种细胞分化，Makino 等首先发现用化学物质 5-氮杂胞苷可以诱导 BMSCs 分化为心肌细胞。Li 等将大鼠 BMSCs 与乳鼠心肌细胞共培养亦发现，BMSCs 在心肌微环境中可以向心肌细胞分化。

除向心肌细胞分化外，BMSCs 还能分化为内皮细胞和平滑肌细胞，增强血管生成，改善微循环。BMSCs 同时具有旁分泌作用，大量研究证实，BMSCs 可以上调移植局部血管内皮生长因子(vascular endothelial growth factor，VEGF)、成纤维细胞生长因子-2（fibroblast growth factor-2，FGF-2）等生长因子的表达，并可导致缺血心肌内凋亡前体蛋白 Bax 表达下调，具有抗心肌细胞凋亡的作用。

目前已有部分临床试验对 BMSCs 的作用进行研究。BOOST（bone marrow transfer to enhance ST-elevation infarct regeneration）试验显示，急性心肌梗死后进行 BMSCs 移植治疗能加速左室功能的恢复。

目前 BMSCs 尚不能作为临床常规手段治疗缺血性心脏病，但随着研究的深入，相信 BMSCs 能够成为传统治疗外的又一大治疗方法。

### 2.细胞因子治疗缺血性心脏病

目前认为可用于缺血性心脏病治疗的细胞因子主要有成纤维细胞生长因子（FGF）、血管内皮生长因子（VEGF）、粒细胞集落刺激因子（granulocyte colony stimulating factor，GCSF）、粒-巨噬细胞集落刺激因子（granulocyte-macrophage colony-stimulating factor，GMCSF）、促红细胞生成素（erythropoietin，EPO）、生长激素（growth hormone，GH）、胰岛素样生长因子-1（insulin-like growth factors-1，IGF-1）、血管生成素（Ang）、干细胞生长因子（hepatocyte growth factor，HGF）、胎盘生长因子（placental growth factor，P1GF）和干细胞因子（stem cell factor，SCF）。

上述细胞因子的作用机制不尽相同。FGF 可以促进 VEGF 的分泌，刺激血管生成；GCSF 能够增加动脉生成；GH，IGF-1 等能够提高左室收缩功能，Ang，SCF 等可以增加心肌灌注血流。

细胞因子治疗缺血性心脏病目前尚在临床试验阶段，由于缺乏临床硬性指标的观察，且存在安全性方面的顾虑，细胞治疗依然没法真正走进临床一线。

### 3.微小核糖核酸治疗缺血性心脏病

微小核糖核酸（micro Ribonucleic Acids，miRNAs）能够调节细胞发育、分化、增殖、凋亡，在人类疾病发生重扮演者重要角色。最近的研究显示，miRNAs 可能存在治疗缺血性心脏病的作用。Wang 等发现 mR-29a 可能作为心肌纤维化的调节因素，成为纤维化的潜在治疗靶点。mR-21 能够通过人第 10 号染色体缺失的磷酸酶及张力蛋白同源的基因（phosphatase and tensin homolog deleted on chromosome ten，PTEN）、B 淋巴细胞瘤-2 基因（B-cell lymphoma-2，BCl-2）促进和抑制血管壁新生内膜形成，其可能在未来成为抗支架内再狭窄的新靶点。Ivey 等同时发现，mR-1 和 mR-133 在干细胞分化为心肌细胞中起到了重要的作用。

miRNAs 治疗缺血性心脏病目前还处于探索阶段，但其在治疗缺血性心脏病范畴具有广阔的前景。

以上生物治疗方法目前在儿童缺血性心脏病的治疗方面尚缺乏有效性及安全性方面的证据。

总之，儿童缺血性心脏病在病因、临床表现和治疗等方面与成人有很大不同。目前研究多集中在如何治疗原发病及改善临床症状等。目前，儿童缺血性心脏病仍缺乏统一的诊断标准及系统性的治疗指南。如何及早发现、及早治疗原发病是目前预防儿童缺血性心脏病的关键。对于已经发生缺血性心脏病的患儿，除药物及手术治疗外，生物治疗成为今后研究的重要方向。

（袁越）

# 参考文献

[1] 吴瑞萍，胡亚美，江载芳，等. 实用儿科学[M]. 7 版. 北京：人民卫生出版社，2005.

[2] 中华儿科杂志编辑委员会，中华医学会儿科学分会心血管学组，中华医学会儿科学分会免疫学组. 川崎病专题讨论会

纪要[J]. 中华儿科杂志，2007，45（11）：826-830

[3] NEWBURGER J W, TAKAHASHI M, GERBER M A, et al. Diagnosis, treatment, and long-term management of Kawasaki disease：a statement for Health Professionals from the Committee on Rheumatic Fever, Endocarditis and Kawasaki Disease, Council on Cardiovascular Disease in the Young, American Heart Association[J]. Circulation, 2004, 110：2747-2771.

[4] SONOBE T, ASO S, IMADA Y, et al. The incidence of coronary artery abnormalities in incomp- lete Kawasaki disease[J]. Pediatr Res, 2003, 53：164.

[5] 王玾，林毅，苏英姿，等. 283 例川崎病的临床分析[J]. 中华儿科杂志，2004，42：609-612.

[6] AYUSAWA M, SONOBE T, UEMURA S, et al. Revision of diagnost is guidelines for Kawasaki disease [J]. Pediatr Int, 2005, 47（2）：232- 235.

[7] MACONOCHIE I K. Kawasaki disease [J]. Arch Dis Child, 2004, 89（1）：3-8.

[8] 梁翊常，王乃坤，柴晓敏. 我国川崎病概况[J]. 中国实用儿科杂志，1995，10（5）：302.

[9] 杜忠东. 川崎病[M]. 北京：科学技术文献出版社，2009.

[10] 张小平. 非典型川崎病的临床研究[J]. 华西医学，2006，21：78-79.

[11] SHULMAN S T, ROWLEY A H. Advances in Kawasaki disease[J]. Eur J Pediatr, 2004, 163：285-291.

[12] KAWAMURA T, WAGO I, KAWAGUCHI H, et al. Plasma brainna peptide trations in patients with disease[J]. Pediatr, 2000, 42（3）：241-248.

[13] PINNA G S, KNFETZIS D A, TSELKAS O I, el al. Kawasaki disease：an overview[J]. Curr Opin Infect Dis, 2008, 21（3）：263-270.

[14] BURNS J C, GLODE M P. Kawasaki syndrome[J]. Lancet, 2004, 364（433）：533-544.

[15] 汪芸，王俐，孙丽萍，等. 川崎病患儿血清降钙素原和白介素-6 质量浓度变化及其与并发症的关系[J]. 中国实用儿科杂志，2007，22（6）：424-427.

[16] ZHANG Y F, ZHAO Z Q. Clinical analysis of 12 cases Kawasaki disease complicated by Mycoplasma pneunoniae pneumonia[J]. Zhongguo Dang Dai Er Ke Za Zhi, 2007, 9（6）：603-604.

[17] 常健，李海波，陈银波，等. 肺炎支原体与肺炎衣原体在川崎病冠状动脉病变中的作用[J]. 临床儿科杂志，2007，25（9）：768-770.

[18] NEWBURGER J W, TAKAHASHI M, GERBER M, et al. Diagnosis, treatment, and long-term management of Kawasaki disease, a statement for Health Professionals from the Committee on Rheumatic Fever, Endocarditis and Kawasaki Disease, Council on Cardiovascular disease in the young, American Heart Association[J]. Pediatrics, 2004, 114（6）：1708-1733.

[19] BROGAN P A, SHAH V, CLARKE L A, et al. T cell activation profiles in Kawasaki syndrome[J]. Clin Exp Immunoi, 2008, 151（2）：267-274.

[20] 万文辉，葛才荣. 冠心病新危险因素研究进展[J]. 中国误诊学杂志，2008，8（4）：28-30.

[21] SATOU G M, GIAMELLI J, GEWITZ M H. Kawasaki disease：diagnosis, management, and long-term implications[J]. Cardiol Rev, 2007, 15（4）：163-169.

[22] 黄国英，马晓静，黄敏. 上海地区 1998—2002 年川崎病流行病学特征[J]. 中国循证儿科杂志，2006，1（1）：8-13.

[23] NEWBURGER J W, FULTON D R. Kawasaki disease. Curr Treat Options Cardiovasc Med, 2007, 9（2）：148-158.

[24] SILVA A E, MAENO Y, HASBMI, et al. Cardiovascular risk factors after Kawasaki disease：A case-control study[J]. J pediatr, 2001, 138：400-405.

[25] ANGELINI P, VELASCO J A, FLAMM S.Coronary anomalies：incidence, pathophysiology, and clinical relevance[J]. Circulation, 2002, 105：2449-2454.

[26] YAMANAKA O, HOBBS R E. Coronary artery anomalies in 126,595 patients undergoing coronary arteriography[J]. Cathet Cardiovasc Diagn, 1990, 21：28-40.

[27] KIM S S, JEONG M H, KIM H K, et al. Long-term Clinical Course of Patients with Isolated Myocardial Bridge[J]. Circ J, 2010, 74：538-543.

[28] 刘颖，米杰，杜军保，等. 北京地区 6—18 岁儿童血脂紊乱现况调查[J]. 中国实用儿科杂志，2007，22：101-102.

[29] KAVEY R E, ALLADA V, DANIELS S R, et al. Cardiovascular risk reduction in high risk pediatric patients：a scientific statement from the American Heart Association Expert Panel on Population and Prevention Science; the Councils on Cardiovascular Disease in the Young. Epidemiology and Prevention, Nutrition, Physical Activity and Metabolism, High Blood Pressure research, Cardiovascular Nursing, and the Kidney in Heart Disease; and the Interdisciplinary Working Group

on Quality of Care and Outcomes Research[J]. Circulation，2006，14：2710-2738.

[30] BASSO C, MARON B J, CORRADO D, et al. Clinical Profile of Congenital Coronary Artery Anomalies With Origin From the Wrong Aortic Sinus Leading to Sudden Death in Young Competitive Athletes[J]. Journal of the American College of Cardiology，2000，1（35）：6.

# 第六节　其他

## 一、小儿晕厥的研究进展及指南解读

### （一）晕厥的概念

晕厥是指由各种原因引起的一过性脑血流灌注降低或能量供应不足，导致脑缺氧或神经元能量代谢障碍所引起的临床症状，表现为意识障碍，同时伴有肌张力降低或消失。晕厥发作一般持续几秒钟至几分钟，可自行恢复，醒后不能回忆。

### （二）晕厥的分类[1]

**1.自主神经介导的反射性晕厥**

（1）血管迷走性晕厥。

（2）体位性心动过速综合征。

（3）情景性晕厥（境遇性晕厥）：①咳嗽性晕厥。②排尿性晕厥。③吞咽性晕厥。④屏气性发作。⑤排便性晕厥。⑥其他（如举重和餐后）。

（4）直立性低血压。

（5）颈动脉窦变态反应综合征。

（6）疼痛性晕厥。

（7）自主神经功能障碍：①外周神经炎。②家族性自主神经功能障碍。③中枢性自主神经衰竭（Shy-Drager综合征）。④脊髓病变等。

**2.心源性晕厥**

（1）心律失常：①阵发性室上性心动过速。②房颤、房扑。③室性心动过速（尖端扭转型室速、家族遗传性儿茶酚胺型多形性室速等）。④室颤。⑤遗传性综合征（长QT综合征、Burμgada综合征）。⑥窦性心动过缓。⑦房室传导阻滞。⑧病态窦房结综合征。

（2）心内血流排放受阻：①肥厚型梗阻性心肌病。②主动脉狭窄。③法洛四联症。④严重肺动脉狭窄。⑤重度肺动脉高压。⑥肺栓塞。⑦左心房黏液瘤。⑧重度二尖瓣狭窄等。

（3）心脏舒张受限或收缩力减弱：①急性心包填塞。②缩窄性心包炎。③限制型心肌病。④重症心肌炎。⑤致心律失常性右室心肌病。⑥扩张型心肌病等。

（4）心脏瓣膜病：①严重的二尖瓣脱垂。②收缩期主动脉瓣反流。

**3.神经源性晕厥**

（1）锁骨下动脉窃血综合征。

（2）短暂性脑缺血发作。

（3）复杂型偏头痛。

（4）惊厥发作。

（5）高血压脑病。

**4.代谢性疾病导致的晕厥**

（1）低血糖。

（2）电解质紊乱。

（3）过度通气。

（4）药物中毒（主要是镇静药、抗精神病药）。

**5.精神性疾病导致的晕厥**

（1）癔症。

（2）重度抑郁。

（3）假性惊厥发作。

（4）焦虑症。

### （三）晕厥的诊断方法[2]

**1.病史**

病史包括晕厥发作时的体位、持续时间、发作的诱因、先兆症状、伴随症状、晕厥发作后的症状、用药史、有无家族史等。

具有特征性的晕厥：

（1）自主神经介导性晕厥：好发于青春期女孩，多于站立体位发生。晕厥发作前往往存在诱因，如持久站立、运动、精神紧张、闷热环境等。

（2）境遇性晕厥：如晨起后、大小便、咳嗽等易诱发境遇性晕厥。常具有明显的晕厥先兆症状，如头晕、恶心、多汗等，意识丧失时间一般在数秒钟至数分钟。

（3）神经源性晕厥：发作时常伴有肢体抽动或肌张力改变，舌咬伤，意识丧失时间常大于 5 min，晕厥后常存在神经系统的异常体征，如定向障碍。

（4）心源性晕厥：有心脏病史，发病年龄偏小，运动后可诱发晕厥发作。

（5）代谢性因素导致晕厥：发病诱因明确，晕厥前往往有虚弱、饥饿、虚汗、头晕症状，最后出现意识丧失，发作与体位无关，发作过程缓慢。

（6）精神性疾病导致的晕厥：见于青春期女孩，具有明确的精神刺激诱因，一般在精神紧张及生活中出现重大事件时出现。每次晕厥发作的时间较长，且患儿在发作时往往是慢慢倒下，没有身体伤害，晕厥反复发作。患儿发作时没有心率、血压及肤色的改变，持续时间不定，可持续较长时间，在心理暗示下可缓解。

**2.体格检查及常用实验室检查**

（1）心血管系统检查：立卧位血压、心率、心律、心音、心脏杂音、心电图、Holter 心电图、超声心动图等。

（2）神经系统检查：包括眼底、Rombergs 征、腱反射、脑功能和本体感觉、头颅 CT、脑电图等。

### （四）晕厥的诊断流程[3]

北大医院杜军保教授提出儿童晕厥的简易诊断流程：通过病史及进行详细的体格检查、立卧位血压及心电图检查，将病人分为：

（1）"明确诊断"：如体位性心动过速综合征、直立性低血压、境遇性晕厥、药源性晕厥等。

（2）"提示诊断"：心肌病、肺动脉高压、发绀型先天性心脏病及某些心律失常等。对这些患者需进一步根据具体情况和需要选择下列某项检查：超声心动图、Holter、心电图或心脏电生理等以期明确是否为心源性晕厥。

（3）"不明原因晕厥"：不能明确诊断也不能提示诊断。如其晕厥反复发作，则应进行直立倾斜试验（head-up tight tilt test，HUT）检查。帮助鉴别诊断血管迷走性晕厥及其不同血流动力学类型（血管抑制型、心脏抑制型以及混合型）、体位性心动过速综合征、直立性低血压等。

（4）对于经过上述检查仍然不能明确诊断者.应重新从病史、体检及实验室检查对患儿进行评价，必要时进行精神神经学评估。

### （五）直立倾斜试验方法及血液动力学类型[4]

#### 1.基础试验

前 3 d 停用一切影响植物神经功能的药物，试验前 12 h 禁食。要求安静、光线黯淡、温度适宜。用心电监护仪持续监测心电图及血压的变化，并定时记录（2 min/次），出现症状时连续记录。患儿仰卧 10 min，记录基础动脉血压、心率及心电图，然后站立 10 min 重新记录血压、心率及心电图然后再站立于倾斜床上，倾斜 60°，直至出现阳性反应或完成 45min 的全过程。

#### 2.药物激发试验

如 HUT 阴性者站立在倾斜床上，并舌下含化硝酸甘油 4~6μg/kg，最大量不超过 300μg。再持续观察至出现阳性反应或含药后 20 min，含药后动态记录血压、心电图以及心率的变化。

#### 3.判断标准

（1）血管迷走性晕厥（vasovagal syncope，VVS）：发病年龄多为年长儿（一般在 5 岁以上）。晕厥发作前可有某些精神刺激，疼痛刺激或持久站立等诱因。晕厥发作前部分病人可伴有先兆，如头晕、恶心、多汗等。晕厥发作时间短暂，意识丧失，肌张力丧失。直立倾斜试验（HUT）阳性；除外中枢神经系统疾病、心血管系统疾病、代谢性疾病。HUT 试验时当患儿出现晕厥或出现血压下降和（或）心率下降或出现窦性停搏代之交界性逸搏心率、一过性Ⅱ度或Ⅱ度以上房室传导阻滞及长达 3 s 的心脏停搏，与此同时伴接近晕厥者为阳性。血压下降标准为收缩压≤10.64 kPa（80 mmHg）或舒张压≤6.65 kPa（50 mmHg）或平均血压下降≥25%。如患儿未达到以上标准，但已出现晕厥或接近晕厥者仍为阳性。心率减慢是指心动过缓：4~6 岁，心率小于 75 次/min；7~8 岁，心率小于 65 次/min；大于 8 岁，心率小于 60 次/min。其中血压明显下降、心率无明显变化者称为血管抑制型；以心率骤降为主、收缩压无明显下降者称为心脏抑制型；心率与血压均有明显下降者称为混合型。

（2）体位性心动过速综合征（postural orthostatic tachycardia syndrome，POTS）：是指直立后心率过度增快。可伴有轻度的体位性低血压。主要症状有轻度的头疼、头晕、疲乏、晕厥先兆等。患儿在直立试验或倾斜试验的 10 min 内心率增加≥30 次/min 或心率最大值≥120 次/min，同时伴有直立后的头晕或眩晕、胸闷、头痛、心悸、面色改变、视物模糊、倦怠、晨起不适，严重时可出现晕厥等症状。

（3）直立性低血压（orthostatic hypotension，OH）：患儿一般有头晕，有时会发生晕厥或晕厥先兆。往往有无症状的直立后血压的下降，因此很难将其晕厥的发生归之为血压下降。此类患儿应进一步做 HUT 来评价。平卧时血压正常，无器质性心血管疾病及自主神经系统疾病的证据。体位由平卧变成直立后 3 min 内血压下降，收缩压下降 2.66 kPa（20 mmHg），或舒张压下降 1.33 kPa（10mmHg），心率无明显变化。

### （六）晕厥的鉴别诊断[5]

惊厥：意识丧失时间大于 5 min，惊厥发作的患儿可无明确诱因，或少数患儿在某种特殊诱因，如声、光刺激后发作。发作时抽搐往往与意识丧失同时发生。呈典型强直阵挛性或偏侧发作，持续时间较长，可伴有舌咬伤、口吐白沫、二便失禁。发作后患儿存在定向障碍、意识恢复缓慢、发作同时伴有肢体动作或肌张力改变，尤其是当肢体动作呈节律性时往往提示为惊厥发作而非晕厥发作。晕厥发作前的诱因多为持久站立、精神紧张、体位改变等以及存在一些特殊情景，如排便、咳嗽等情况下出现意识丧失。发作时患儿面色苍白、出汗。发作后意识清楚。晕厥伴随抽搐者其抽搐发生在意识丧失之后，多在 15s 内停止，较少在夜间发作。有典型惊厥或可疑神经系统异常的患儿则应及时行脑电图检查以明确是否存在癫痫。

### （七）晕厥的治疗

#### 1.VVS[6]

治疗目的是预防晕厥发作，防止发生晕厥相关性躯体意外伤害，改善生活质量，降低死亡危险。并非全部 VVS 患儿都需要药物治疗。

（1）非药物治疗：包括健康教育、直立训练和口服补液盐（oral rehydration salts，ORS）。①健康教育：目的在于提高患儿自我保护意识，预防和减少 VVS 发作。其内容包括教育患儿及家长，使其认识到 VVS 是一种自限性的良性病症，减轻其心理负担，指导患儿及家长正确认识 VVS 的常见先兆和触发因素，避免可能触发晕厥发作的诱因。采取有效的干预措施，如迅速采取平卧体位。也可抬高下肢、取坐位或蹲位，双腿交叉使大腿和腹部肌肉紧张也可有效预防青少年晕厥发作。②直立训练：反复晕厥患儿坚持长期规律倾斜锻炼、站立训练等，可降低血管顺应性和心肺感受器敏感性，激活自主神经系统，减少站立位血液在下肢蓄积，有助于预防或减少晕厥反复发作。③ORS 治疗：推荐使用 ORS 剂量为 14.75 g/d，兑入 500 mL 水中分次口服。增加饮食中水盐摄入，可增加细胞外液和血容量，避免 HUT 时左室充盈量不足导致的排空效应，防止迷走神经活性增强诱发晕厥发作，增强患者对直立体位的耐受性，特别适用于血管抑制型 VVS 患者。但仍需进行全国性的多中心、大样本、对照研究资料证实。

（2）药物治疗：对于反复晕厥发作、晕厥或晕厥先兆症状较重且严重影响生活质量的 VVS 患儿，需要在非药物治疗基础上进行药物干预。①β-受体阻滞剂：目前 β-受体阻滞剂对 VVS 的疗效存在争议。多数学者认为 β-受体阻滞剂对治疗和预防 VVS 无效。②α1-受体激动剂：α1-受体激动剂通过增加外周血管阻力与减少静脉血容量发挥作用。盐酸米多君（midodrine）是该类的代表药物。但盐酸米多君存在皮疹、感觉异常、尿潴留及平卧位高血压等不良反应，因此在治疗过程中应严密监测其不良反应。③氟氢可的松：一种肾上腺盐皮质激素，能促进肾脏对钠的重吸收而增加血容量，影响压力感受器敏感性，从而发挥对 VVS 治疗作用，其疗效有待进一步研究证实。④5-羟色胺再摄取抑制剂（舍曲林）：可阻断突触间隙 5-羟色胺的重摄取，使突触后膜 5-羟色胺受体密度下调、降低 5-羟色胺的反应，从而减轻 VVS 发作。有学者认为对常规药物治疗效果不佳的患儿舍曲林可能有效，但其不良反应较大，最严重时可导致心跳骤停，故应慎用。⑤其他药物：包括血管紧张素转换酶抑制剂、丙吡胺、抗胆碱能药物、茶碱、可乐宁等。丙吡胺由于其负性肌力和抗胆碱能及直接的外周血管收缩作用而用于 VVS 的治疗。抗胆碱能药可减轻 VVS 时的高度迷走神经紧张性。这些药物的疗效尚需进一步研究证实。

VVS 血管抑制型患儿，在 HUT 过程中以血压下降为主，所首选药物为氟氢泼尼松，其次为米多君或 β-受体阻滞剂治疗；心脏抑制型患儿，在 HUT 过程中以心率下降为主，首选药物为 β-受体阻滞剂，其次可选择氟氢泼尼松或米多君或氟氢泼尼松与 β-受体阻滞剂的联合治疗；混合型患儿在 HUT 过程中心率和血压均下降，选择米多君治疗或 β-受体阻滞剂治疗或联合氟氢泼尼松治疗。

（3）起搏治疗：起搏治疗并不作为 VVS 儿童首选治疗方法，仅适用于反复发作心脏停搏，且停搏时间逐渐延长的患儿。

**2.POTS 的治疗**

（1）支持治疗：主要包括健康教育和避免加重症状的因素等。健康教育内容包括使患者及家属正确认识 POTS 的常见先兆和触发因素，并采取有效的干预措施。指导患儿及家长避免可能触发晕厥发作的诱因如长久站立、体位改变、情绪紧张、环境闷热、疲劳等。青少年避免饮酒及含咖啡饮料，以及避免使用血管扩张剂、利尿剂及降压药等药物。当发生 POTS 的一些先兆时采取一定措施来避免症状加重。这些措施主要包括当出现 POTS 的症状时，在保持呼吸道通畅情况下，可以通过适当改变体位，如立即取仰卧位或坐位或抬高大腿来使静脉血回流，增加周围血管阻力、减少肢体和腹部静脉血池，增加周围动脉阻力，促进静脉血回流到心脏，增加心输出量和血压，使 POTS 的一些症状消失。

（2）对症治疗：①非药物治疗：主要包括物理疗法和增加患儿的盐及液体的摄入量。a.物理疗法：目前物理疗法主要包括身体锻炼、穿弹性长筒袜使外周静脉血回流至中心静脉增多、在睡眠时垫高枕头等。每周进行至少 3 次的有氧训练。b.ORS 治疗。②药物治疗：主要用于基础治疗无效的 POTS 患者。第一，β-肾上腺素能受体阻滞剂：该药能通过减少对心脏压力感受器的刺激和阻滞血液循环中高水平的儿茶酚胺来发挥作用。对 POTS 患儿可能有效，但 β-肾上腺素能受体阻滞剂具有减慢心率、降低血压等副作用，所以需要进一步探索副作用小、疗效显著的合适剂量，同时还需进一步进行大样本多中心的临床病例对照研究，评价其临床价值。第二，α1-受体激动剂。第三，氟氢可的松。

（3）OH 的治疗：①非药物治疗：第一，饮食指导：正确的饮食对于 OH 患者同样重要。患者应将运动时间调至餐前，并当血压较高时要增加饮食量以预防餐后低血压的出现。饮食引起的低血压主要是因为进餐后血液被分配至内脏器官。餐后低血压也可通过减少酒精的摄入、低胆固醇饮食以及避免饮食过量等来预防。食物可以引起某些血管活性物质的释放，例如组胺和腺苷，它们可以引起血管舒张，血压降低。咖啡因作为腺苷肾上腺素能受体的阻滞剂可以用于 OH 的治疗。第二，适量的体育锻炼：适量的体育锻炼可以改善患者的直立不耐受症状和减少晕厥发作次数。交叉腿训练也可以使 OH 患者血压升高。第三，增加盐及水的摄入量：除通过改变血液的重新分布改善 OH 患者的症状外，还可以通过增加血容量来减少 OH 相关症状的出现。②药物治疗：第一，氟氢可的松：通过促进钠潴留来增加血容量，是目前治疗 OH 最重要的药物。口服氟氢可的松的半衰期通常为 1.5～2.5 h，副作用为低钾血症，低镁血症。基础血压较高的患者及心衰患者禁用此药。对于预防复发性晕厥无效。第二，α1-肾上腺素能受体激动剂：经美国食品和药物管理机构认证，α1-肾上腺素能受体激动剂盐酸米多君可作为治疗 OH 的药物。该药同时激动动脉系统和静脉系统，增加血压，不直接刺激中枢神经系统或心脏，不增加心率。对儿童 OH 的治疗效果还需进一步进行大样本的临床病例对照研究。

目前，最理想的治疗方法可谓是针对不同患儿的病情和血流动力学类型采取不同的个体化治疗方案，达到卫生经济学标准。

## 二、小儿致心律失常性右室心肌病诊治进展

致心律失常性右室心肌病（arrhythmogenic right ventricular cardiomyopathy，ARVC）又称为右室心肌病、致心律失常性右室发育不良，是一种右室发育不良导致的心肌疾病，是一种以室性心律失常、心力衰竭及心源性猝死为主要表现的非炎性、非冠状动脉心肌疾病，多见于青少年时期。患者右心室常存在功能及结构异常，特别是右室游离壁心肌逐渐被脂肪及纤维组织替代为特征。ARVC 遗传和家族背景明显。在因心血管疾病死亡的 20 岁以下儿童及青少年中，ARVC 占 26%。1995 年 WHO 在心肌疾病的分型中将 ARVC 列出，作为心肌病的一类[7]。

### （一）病程

ARVC 的患病率估计在 0.02%～0.1%，某些地区的发病率较高（如意大利北部）。在青年人群中男女患病率之比约为 2.7∶1，我国尚缺乏大样本流行病学资料。ARVC 的病程发展分为 4 个时期：

（1）隐匿期（concealed phase）：右室结构仅有轻微改变，室性心律失常可以存在或不存在，突发心原性猝死可能是首次表现，多见于剧烈活动或竞争性体育比赛的年轻人群。

（2）心律失常期（overt arrhythmia phase）：表现为症状性右室心律失常，这种心律失常可以导致猝死，同时伴有明显的右心室结构功能异常。

（3）右心功能障碍期（global right ventricular dysfunction phase）：由于进行性及迁延性心肌病变导致症状进一步加重，左心室功能相对正常。

（4）终末期（final phase）：由于累及左室导致双室泵功能衰竭，终末期患者较易与双室扩张的扩张型心肌病（DCM）混淆。左室受累与年龄、心律失常事件及临床出现的心力衰竭相关，病理研究证实大多数患者均存在不同程度左室内脂质纤维的浸润现象。儿科患者多处于隐匿期及心律失常期。

### （二）病因及发病

#### 1.遗传因素

ARVC 常表现为家族性发病，占 30%～50%。由于疾病常常无临床症状，因此需要亲属接受心血管系统的检查以排除家族史，避免得出散发病例的错误结论。家系研究已经证实 9 种不同的染色体显性遗

传与本病相关，已确定 5 种基因突变与 ARVC 发病相关，突变位点及基因见表 5-6-1[7]。

表 5-6-1　ARVC 突变位点及基因

| ARVC类型 | 染色体定位 | 基因 |
| --- | --- | --- |
| ARVC1 | 14q 23-24 | *TGF β-3* |
| ARVC2 | 1q 42-43 | *RYR-2* |
| ARVC3 | 14q 12-22 | — |
| ARVC4 | 2q 32.1-32.3 | — |
| ARVC5 | 3q 23 | — |
| ARVC6 | 10p 12-14 | — |
| ARVC7 | 10q 22 | — |
| ARVC8 | 6q 24 | *Desmoplakin* |
| ARVC9 | 12p 11 | *Plakophilin-2* |
| Naxos病 | 17q 21 | *Plakoglobin* |

**2.感染因素**

炎症反应在 ARVC 的发病中起相当大的作用，约 2/3ARVC 患者的心肌细胞内存在散发或弥漫性炎性细胞浸润，纤维脂质浸润可能是慢性心肌炎症的修复现象。动物实验证实柯萨奇 B3 病毒的感染可出现选择性右室心肌细胞死亡以及右室室壁瘤形成等 ARVC 特征性表现。但在临床研究中，对心肌细胞病毒基因片段的检测结果尚存在差异，家族性病例中检测到病毒基因片段的阳性率低于散发病例。病毒的类型多为肠道病毒、腺病毒、巨细胞病毒、丙型肝炎病毒以及细小病毒 *B*19 等。

### （三）病理改变

临床及病理证据表明，ARVC 是一种进展性疾病，随着时间推移，右心室病变逐渐弥散，而且可以累积左心室。典型病理变化呈现透壁的脂肪或纤维脂肪组织替代了右室心肌细胞。脂肪或纤维脂肪组织主要位于流入道、心尖或在前下壁即所谓的发育不良三角区。也可以发现瘤样扩张或膨胀，瘢痕及室壁变薄等病理改变。病理表现主要可分为两种：单纯脂肪组织和纤维脂肪组织，孤立的脂肪浸润较为罕见，心室扩张较为常见。

### （四）临床表现

ARVC 临床表现复杂多变，半数以上患者有不同程度的心悸，1/3 患者发生过晕厥，近 1/10 的患者以恶性心脏事件为首发症状。家系患者中半数可出现心源性猝死，心力衰竭较为少见，发生率不足 1/10。部分患者可出现胸痛和呼吸困难等非特异性症状。所有症状易出现于运动时。

### （五）实验室检查

儿科患者因病变累及范围小、性质轻微，实验室检查可能尚未出现典型 ARVC 改变。

**1.常规及 24 h 动态心电图**

（1）除极异常：①不完全性右束支传导阻滞或完全性右束支传导阻滞。②无右束支传导阻滞患者右胸导联（V$_1$-V$_3$）QRS 波增宽，超过 110ms。此项标准由于具有较高的特异性，已作为主要诊断标准之一。③右胸导联 R 波降低，出现率较低。④部分患者常规心电图可以出现 epsilon 波，是由部分右室纤维延迟激活形成，使用高倍放大及校正技术心电图可以在 75% 的患者中记录到 epsilon 波。

（2）复极异常：右胸导联（V$_1$-V$_3$）出现倒置的 T 波，与右束支传导阻滞无关。诊断标准中排除了右束支传导阻滞引起的 T 波改变，并规定年龄大于 12 岁。

（3）室性心律失常：多数患者 Holter 检查有频发室性早搏（大于 1 000 个/ 24h），伴有非持续性和（或）持续性室性心动过速，多呈左束支传导阻滞形态，室性心律失常通常来源于右室游离壁。室性心律失常由儿茶酚胺刺激引起，半数患者运动试验可诱发室性心动过速，应用异丙肾上腺素后诱发率增加到 85%。在诊断标准中作为次要标准。

**2.信号平均心电图**

晚电位异常发生率50%～80%，提示存在引起折返性心动过速的先决条件——缓慢传导区。

**3.影像学检查**

采用多种影像学手段检测 ARVC 患者右室结构和功能异常，这些改变从小的室壁瘤伴有局限性室壁运动异常直到明显的心腔扩张伴有弥漫的收缩功能异常，功能异常从轻度室壁运动障碍直至广泛室壁运动功能减退，右室肥厚及小梁形成也见于报道。

（1）二维超声心动图：在图像质量不理想（如存在胸部畸形或肥胖时）或结构异常较为局限时，其敏感性和特异性会降低。因此，二维超声心动图通常作为疑似患者的筛查手段，对中度以上病变效果最佳，结合脉冲组织多普勒技术可以提高诊断的准确性。

（2）右室造影：弥漫或局限性扩张、舒张期膨隆、室壁运动异常以及其他非特异性表现。但由于右室造影是创伤性技术，限制了其在临床的广泛应用。

（3）心肌活检：特异性较高，但敏感性较低。活检时需要采集到异常的区域，往往错过了小的纤维脂肪组织，且活检多在室间隔上取样，该部位少有病变累及，而右室游离壁活检易引起穿孔及心脏压塞，右室游离壁活检的敏感性约为67%，特异性约为92%。

（4）电子束计算机断层扫描（CT）及多层 CT：可识别脂肪组织浸润、血流动力学异常及心腔的扩张。多层 CT 比电子束 CT 具有更高的空间清晰度，可以减少移动伪差，由于尚未广泛应用，诊断的精确性缺乏相应的临床资料。

（5）心脏核磁共振检查（cardiac magnetic imaging，CMR）：较早应用于 ARVC 的诊断，可显示右室流出道的扩张，室壁的厚薄程度，发现舒张期膨隆以及左右心室游离壁心肌脂质浸润，在临床广泛应用。CMR 被证实能准确描述诊断标准中各种形态及功能异常。但对于脂质浸润特别是孤立脂肪组织的判断须谨慎。

所有影像学检查在诊断 ARVC 中均有一定的局限性，正常的影像学检查结果并不能排除 ARVC，对微小室壁运动异常的判定较为困难，且具有一定的主观性，与操作者的经验密切相关。

**4.事件记录器**

用于有症状患者不符合诊断标准时可以置入，特别是心悸或晕厥呈散发性而不易被心电监护或动态心电图捕捉到者。

## （六）诊断

**1.可疑诊断**

当出现下列情况之一者临床拟诊 ARVC：

（1）青年患者出现心悸、晕厥症状，排除其他心脏疾病。

（2）无心脏病史而发生心室颤动的幸存者。

（3）患者出现单纯性右心衰竭，排除引起肺动脉高压的其他疾病。

（4）家族成员中有已临床或尸检证实的 ARVC 患者。

（5）家族成员中有心源性猝死，尸检不能排除 ARVC。

（6）患者亲属中有确诊 ARVC 者。

（7）无症状患者（特别是运动员）心脏检查中存在 ARVC 相应表现者，通过超声心动图、磁共振等临床确诊，心电图作为重要辅助证据。

**2.诊断标准**

2009 年 4 月 19 日至 21 日在法国巴黎召开的欧洲心律失常学会第五次年会上，来自美国的 Marcus 教授公布了最新的国际专家工作组 ARVC 诊断标准。标准如下[8]：

Ⅰ.整体和（或）局部运动障碍和结构改变

主要条件（二维超声）：

右室局部无运动、运动减低或室壁瘤，伴有以下表现之一：

胸骨旁长轴（PLAX）值≥32 mm；

胸骨旁短轴（PSAX）值≥36 mm；

面积变化分数（FAC）值≤33%。

主要条件（MRI）：

右室局部无运动、运动减低或右室收缩不协调，伴有以下表现之一：

右室舒张末期容积/体表面积（RVEDV/BSA）值≥110 mL/m$^2$（男）；≥100 mL/m$^2$（女）；

或右室射血分数（RVEF）值≤0.40；

主要条件（右室造影）；

右室局部无运动、运动减低或室壁瘤。

次要条件（二维超声）：

右室局部无运动或运动减低，伴有以下表现之一：

PLAX 值≥29 mm；

PSAX 值≥32 mm；

FAC 值≤40%。

次要条件（MRI）：

右室局部无运动、运动减低或右室收缩不协调，伴有以下表现之一：

RVEDV/BSA 值≥100 mL/m$^2$（男）；I 值≥90 mL/m$^2$（女）或 RVEF 值≤0.45%。

Ⅱ.室壁组织学特征

主要条件：

至少一份活检标本形态学分析显示残余心肌细胞小于 60%（或估计小于 50%），伴有纤维组织取代右室游离壁心肌组织，伴有或不伴有脂肪组织取代心肌组织。

次要条件：

至少一份活检标本形态学分析显示残余心肌细胞 60%～75%（或估计 50%～65%），伴有纤维组织取代右室游离壁心肌组织，伴有或不伴有脂肪组织取代心肌组织。

Ⅲ.复极障碍

主要条件：

右胸导联 T 波倒置（V$_1$-V$_3$），或 14 岁以上，不伴右束支传导阻滞，QRS 波时限≥120 ms。

次要条件：

V$_1$ 和 V$_2$ 导联 T 波倒置（14 岁以上，不伴右束支传导阻滞），或 V$_4$，V$_5$，或 V$_6$ 导联 T 波倒置；

V$_1$-V$_4$ 导联 T 波倒置（14 岁以上，伴有完全性右束支传导阻滞）。

Ⅳ.除极/传导异常

主要条件：

右胸导联（V$_1$-V$_3$）Epsilon 波（在 QRS 波终末至 T 波之间诱发出低电位信号）。

次要条件：

标准心电图无 QRS 波增宽，QRS 波时限＜110 ms 情况下，信号平均心电图至少 1/3 参数显示出晚电位：

QRS 波滤过时程≥114 ms；

＞40 μ VQRS 波终末时程（LAS）≥38 ms；

终末 40 ms 均方根电压≤20μV；

测量 $V_1$ 或 $V_2$ 或 $V_3$ 导联 QRs 波末端包括 R 波初始，QRS 波终末激动时间≥55 ms，无完全性左束支传导阻滞。

V.心律失常

主要条件：

持续性或非持续性左束支传导阻滞型室性心动过速，伴电轴向上（Ⅱ，Ⅲ，αVF 导联 QRS 波负向或不确定，αVF 导联上正向）。

次要条件：

持续性或非持续性右室流出道型室性心动过速，左束支传导阻滞型室性心动过速，伴电轴向下（Ⅱ，Ⅲ，αVF 导联 QRS 波正向或不确定，αVF 导联负向），或电轴不明确；

Holter 显示室性早搏 24 h＞500 个。

Ⅵ.家族史

主要条件：

一级亲属中按照目前诊断标准有明确诊断为 ARVC/D 的患者；

一级亲属有尸检或手术确诊为 ARVD/C 的患者；

经评估明确患者具有 ARVC/D 致病基因的有意义的突变。

次要条件：

一级亲属中有可疑 ARVC/D 患者但无法证实，而就诊患者符合目前诊断标准；

可疑 ARVD/C 引起的早年猝死家族史（＜35 岁）。

ARVD/C 诊断标准：具备 2 项主要条件，或 1 项主要条件加 2 项次要条件，或 4 项次要条件。

临界诊断：具备 1 项主要条件和 1 项次要条件，或 3 项不同方面的次要条件。

可疑诊断：具备 1 项主要条件或 2 项不同方面的次要条件。

## （七）鉴别诊断

### 1.特发性右室流出道室性心动过速[9]

早期 ARVC 患者可伴有右室流出道室性心动过速（right ventricular outflow tract tachycardia，RVOT）。IRVOT 12 导联心电图、信号平均心电图及超声心动图均正常。ARVC 患者常规心电图约 50% 不正常，而特发性右室流出道室性（idiopathic right ventricular outflow tract tachycardia，IRVOT）心动过速的患者异常率只有 5%。Epsilon 波、IRBBB、$V_1$ 和 $V_2$ 导联 QRS 增宽、右胸前导联（$V_1$-$V_3$）T 波倒置是 ARVC 的心电图特征性表现，约占患者总数的 1/3。心动过速发作，IRVOT 100% 导联轴为下壁，而 ARVC 只有一半的患者为下壁导联轴。Holter 监测 IRVOT 只有一种形态的早搏或心动过速，而 ARVC 可发现多种形态的早搏和心动过速。

电生理检查发现 ARVC 与 IRVOT 是两种完全不同的疾病，二者具有本质的区别。电生理特性差异很大，是 ARVC 和 IRVOT 的理想鉴别方法：①心律失常的诱发模式：82% 的 ARVC 患者经严格的程控期前刺激可以诱导出心动过速，而在 IRVOT 患者中仅有 3%，说明在大多数的 ARVC 的室速是折返机制。异丙肾上腺素注射时，IRVOT 的所有患者都可诱发室速或频发的单形室早。②电生理检查诱发出的室速的形态：71% ARVC 患者有不止一种，而 IRVOT 患者只有一种室速形态。ARVC 有多种形态的心动过速，可以说明 ARVC 有较广的致心律失常基质，不止一个折返环存在，或者存在多个出口。③在电生理检查中，发现的碎裂电位，也证明 ARVC 纤维脂肪替代了心肌组织构成心律失常基质，形成的慢传导或曲折传导区。82% 的 ARVC 患者可以发现碎裂电位（IRVOT 只有 3%）。④ARVC 和 IRVOT 射频消融的结果：IRVOT 手术成功率（97%），ARVC 完全成功只有 41%，而且在随访中有近 50% 的复发率。

IRVOT 应用 β-受体阻滞剂及钙离子拮抗剂可能有效，多数预后良好。ARVC 需加用Ⅲ类抗心律失常药物如：索他洛尔、胺碘酮，药物治疗效果及预后较差。

### 2.Uhl 畸形

较为少见，临床表现为充血性心力衰竭，病程进展快，病理上右心室游离壁呈羊皮纸样改变，尚无证据表明有家族性倾向。

### （八）危险度分层

危险度分层主要是评估 ARVC 患者心原性猝死的危险度，以下情况属于高危患者：

（1）以往有心原性猝死事件发生。

（2）存在晕厥或者记录到伴血流动力学障碍的室性心动过速。

（3）QRS 波离散度增加。

（4）经超声心动图或心脏核磁共振证实的严重右心室扩张。

（5）累及左室，如局限性左室壁运动异常或扩张伴有收缩功能异常。

（6）疾病早期即有明显症状，特别是有晕厥前症状者。

### （九）治疗[10]

#### 1.抗心律失常药物治疗

抗心律失常药物治疗目前尚缺乏前瞻性对照研究。药物治疗的主要目的在于减轻症状，例如频发室性早搏导致的反复性心悸。由于缺乏循证医学的证据，药物治疗往往根据经验。室性心律失常通常出现于快速心室率之后，提示交感神经兴奋是一个重要的参与因素，临床常常使用 β-受体阻滞剂。如果无效，可以应用或加用胺碘酮以抑制室性心律失常。索他洛尔对于治疗室性心律失常的效果也较好，但需要监测 QT 间期，有专家认为其效果可能优于胺碘酮及 β-受体阻滞剂。少数患者可考虑应用Ⅰ类抗心律失常药物或几种抗心律失常药物联用，应在有经验的专家指导下进行，不推荐常规使用。

#### 2.射频消融

用于治疗 ARVC 室性心动过速，但成功率多数不到 50%，往往易复发或形成新的室性心动过速，不作为首选治疗措施。由于相关研究病例数少，缺乏统一的入选标准及前瞻对照随机研究，目前推荐仅在有经验的大中心应用。高危患者在安装 ICD 下行射频消融，以减少 ICD 放电次数，延长 ICD 使用寿命。采用新型三维标测定位系统指导消融治疗有助提高疗效。

#### 3.外科治疗

内科治疗效果不佳及射频消融失败的高危 ARVC 患者也有外科手术治疗报道。Guirandon 等于 1983 年报告 ARVC 的右室游离壁隔离术式。Nimkhedkar 等对此法进行了改进，仅对心律失常区域小于 4cm$^2$ 范围作病灶切除，大于 4cm$^2$ 范围行右室部分隔离或全右室壁隔离，此法安全有效。国内有学者进行部分右室隔离术治疗射频消融失败的 ARVC 患者，效果良好。

#### 4.埋藏式心脏转复除颤器

埋藏式心脏转复除颤器（ICD）治疗可以增加生存率，是目前唯一明确有效预防心原性猝死的治疗措施。ICD 治疗可以改善预后，降低死亡率。建议在高危患者，特别是存在室性心动过速或晕厥证据患者中安装 ICD，推荐等级拟为ⅡA 类，其他高危患者拟为ⅡB 类。

心脏移植治疗：以上治疗无效的终末期患者建议采用心脏移植。

## 三、小儿心脏离子通道病的诊断和治疗

心脏离子通道疾病为近年来较热门和较新兴的心律失常疾病，多具备一定的基因遗传性或变异性因素导致心脏离子流异常，并可致心脏性猝死。本类疾病主要包括 QT 间期延长综合征（long QT syndrome，LQTS）、QT 间期缩短综合征（short Q-T syndrome，SQTS）、Brμgada 综合征（Brμgada syndrome，BrS）及儿茶酚胺敏感性多形性室性心动过速（catecholaminergic polymorphic ventricular tachycardia，CPVT）

等。其中，LQTS 及 CPVT 在儿科中时有发现，特别是有阳性家族史者[11，12]；BrS 少见；SQTS 目前儿科中尚无明确报道。对于本类疾病成人研究较为领先。而可喜的是，近年来儿科心脏医生也逐渐意识到这类疾病的重要性及危害性，从而做了一些针对性的工作，并取得了一定的成果。

### （一）QT 间期延长综合征

QT 间期延长综合征（long QT syndrom，LQTS）是一种心电图显示 QT 间期延长的疾病，可伴发恶性室性心律失常、晕厥或猝死。QT 间期延长综合征一般分为遗传性和获得性，随着对其认识的不断深入，目前证实至少有 12 种以上的亚型，其致病基因及临床表现不尽相同，现在研究比较明确的基因如 SCN5A 等[13]。

**1.病因**

QT 间期延长的原因可见于电解质紊乱、心肌病变及遗传性 QT 间期延长综合征等。遗传性 LQTS 主要见于常染色体显性或隐性遗传，亦有散发病例，可伴有感觉性神经性耳聋。获得性 LQTS 多为药物或电解质紊乱诱发。

**2.诊断**

（1）症状：患儿发病时表现为反复的晕厥和抽搐，甚至猝死。心电图主要表现为尖端扭转性室性心动过速（torsades de pointes，TdP）及心室颤动，可出现心室停搏，在大多数患儿 TdP 可自行终止。平素可无任何异常表现，心电图可仅为 QT 间期延长。LQTS1 及 LQTS2 多在运动、情绪激动等交感神经兴奋时发作，LQTS3 多在睡眠中发作。继发性 QT 间期延长依据原发病的不同而出现相应症状。

（2）体征：一般无特异体征，可伴发耳聋。继发性 QT 间期延长依据原发病的不同而出现相应体征。

（3）实验室检查：①心电图检查：可见 QT 间期（QT、QTc）延长，不同类型的 LQTS 的 QT 及 T 波分别有各自不同的心电图表现。如有 T 波基底部增宽、T 波平滑（LQTS1 型）、T 波振幅低伴或不伴 T 波双向或顿挫（LQTS2 型）、晚发高尖 T 波 ST 段拉长（LQTS3 型[14]）等。②24 h 动态心电图：可监测 QT 间期变化，协助明确 QT 间期变化与危险事件之间的关系，并可明确是否有室性早搏、尤其是高危的 R-on-T 早搏等危险因素。③血电解质检查：明确是否存在电解质紊乱如钾、钙、镁等异常，如果存在严重的电解质紊乱则需进一步相应检查明确原因。④心肌酶学检查及其他生化指标，如肝肾功能等。⑤心脏超声检查：是否伴有先天性心脏病，各房室大小、室壁运幅、收缩及舒张功能，冠状动脉内径。⑥甲状腺功能、自身抗体、甲状旁腺功能等。⑦药物浓度（地高辛等）。⑧电生理检查：心内电生理检查。⑨耳鼻喉科会诊：测听力。⑩基因及染色体检查：KCNQ1（LQTS1），KCNH2（LQTS2），SCN5A（LQTS3）[14]等。⑪家族中其他人员的相关检查。

（4）诊断标准[11]见表 5-6-2。

（5）鉴别诊断：本病主要和继发性 QT 间期延长鉴别。通过基因及染色体检查可以明确类型。

**3.治疗**

治疗原则为防止恶性室性心律失常引起的心源性晕厥及猝死[15]。

（1）生活管理：避免劳累，限制运动。

（2）β-受体阻滞剂：常用非选择性 β-受体阻滞剂，剂量为患儿可耐受的最大剂量，如普萘洛尔可从 2mg/（kg·d）加用。QTc 间期恢复正常可作为有效的指标。一般而言，β-受体阻滞剂对 LQT1 最为有效，LQT2 次之，LQTS3 不理想。

（3）LQTS3 可选用美西律 2~3mg/（kg·d）治疗[14]，LQTS2 可补钾及应用保钾利尿剂。

（4）心脏起搏治疗：心率加快使 LQTS 患儿 QTc 间期缩短，对心动过缓或长间歇依赖型的 LQT3 最有效，而 LQTS1，LQTS2 的患者可在应用大剂量 β-受体阻滞剂的基础上安装心脏永久起搏器。但需注意，起搏治疗加 β-受体阻滞剂能降低 LQTS 患者晕厥复发频率，但不能完全消除 LQTS 患者猝死的风险，在高危患者仍然需要安装埋藏式心脏转复除颤器（ICD）作为后盾。

（5）左心交感神经切除术可能有效。对于药物治疗不理想，因各种原因不能安装ICD的患者，或有ICD反复电击治疗者应考虑左心交感神经节切除治疗，切断左颈交感神经节必要时扩展到第1~4胸神经节。但这种手术方法不能完全有效预防猝死，可作为药物和ICD的合并治疗。

（6）ICD能有效终止室速、预防猝死的发生，适用于高危的，反复发生恶性室性心律失常，反复晕厥或有自行终止的心脏骤停患者。

（7）尖端扭转型室速（Tdp）的治疗：①立即补充钾、镁，急查血电解质。②静脉推注利多卡因1mg/（kg·次），必要时持续静点。③电复律。④可以考虑应用异丙肾上腺素1mg加入250 mL质量分数为10%的葡萄糖慢点，0.01~0.25μg/（kg·min）缩短QT间期。

（8）发生心室颤动立即电除颤（2 J/kg，最高可4 J/kg）。

（9）继发性LQTS须针对病因治疗（表5-6-2）。

表5-6-2    LQTS诊断标准（1993年）

| 项目 | 评分[2] |
|---|---|
| 心电图[1] | |
| A：QTc间期≥480ms | 3 |
| 460~470ms | 2 |
| ≥450ms | 1 |
| B：尖端扭转性室速（Tdp）[3] | 2 |
| C：T波电交替[5] | 1 |
| D：3个导联中有T波切迹 | 1 |
| E：心率缓慢，低于同龄正常值 | 0.5 |
| 临床病史 | |
| A：晕厥：与应激状态有关 | 2 |
| 与应激状态无关 | 1 |
| B：先天性耳聋 | 0.5 |
| 家族史[4] | |
| A：家族成员有确诊的LQTS患者 | 1 |
| B：直系亲属中有小于30岁不明原因猝死者 | 0.5 |

注：[1]须排除对心电图改变有影响的药物和疾患影响；

[2]评分≤1分，LQTS诊断可能性小，2~3分，LQTS诊断为临界型，≥4分，LQTS诊断可能性大；

[3]Tdp与晕厥均存在时，计分仅取1/2；

[4]家族史中若某一家族成员同时具备A，B二项，计分仅取1/2；

[5]T波交替指T波振幅、形状或极性随心率逐渐发生改变。

### 4.预防

LQTS1病人应减少活动，尤其是游泳。LQTS2病人除减少活动外尽量避免情绪激动。

## （二）儿茶酚胺敏感性多形性室速

儿茶酚胺敏感性多形性室速（CPVT）多发生于无器质性心脏病的患儿，临床上以运动或激动时出现双向性、多形性室速导致心源性晕厥及猝死为特征。

### 1.病因和发病机制

约30%的儿茶酚胺敏感性多形性室速系家族性发病。目前已知与儿茶酚胺敏感性多形性室速相关的基因有常染色体显性遗传的RyR2（位于1q42，12q43）基因和常染色体隐性遗传的CASQ2（位于1p13，32p11）基因。RyR2基因是负责肌浆网内钙释放的关键蛋白，该基因突变使肌浆网内的$Ca^{2+}$漏到细胞内，致胞浆内$Ca^{2+}$浓度增加，激活了细胞内外$Na^+$-$Ca^{2+}$交换，由此产生的内向电流影响了细胞膜电位的稳定性，表现为延迟后除极和触发活动增强，诱发恶性室性心律失常。

### 2.诊断

（1）临床特点：①发病年龄小，可在婴幼儿期或学龄期发病。②心脏症状：有心悸胸闷等，可伴有反复发作晕厥、甚至猝死。③心脏症状由交感激活状态诱发，包括激动、运动或给予外源性儿茶酚胺时。④不伴有器质性心脏病（如致心律失常性右心室心肌病）、长 QT 综合征和 Brµgada 综合征及电解质紊乱等。

（2）体征：多无明显特异体征。

（3）心电图特点：患儿静息心电图的 QTc 正常，QRS 波群形态正常，有时伴有轻度电轴左偏。常伴有显著的缓慢心律失常，可出现加速性房室交界区逸搏心律和房性心动过速等。应激状态和情绪激动时可诱发室性心律失常，呈多形性或典型的双向性室速，与洋地黄中毒或晚期后除极的触发活动诱发的心律失常相似，可进一步演变为心室颤动。

（4）实验室检查：①静息心电图：可对比室速或晕厥发作前后的静息心电图改变，动态监测心律失常的发展。②运动负荷试验：可协助诊断、监测治疗效果、评价运动耐量；③超声心动图检查：可评估心脏结构和运动性缺陷。④磁共振检查（MRI）：评估心肌有无结构和运动异常，较心脏超声检查的敏感性更高。⑤基因检测：$RyR2$ 基因突变为诊断本病特异性较强的指标。

**3.鉴别诊断**

（1）致心律失常性右室心肌病（ARVC）：本病也可表现反复发作性晕厥，甚至猝死病史，且发病年龄轻，部分患儿可由交感激活状态诱发，可表现出多源性、右心室起源的室性心律失常，但心脏彩超 MRI 多可发现结构异常（如室壁限局性活动异常、右心室扩大、脂肪或结缔组织浸润等），心脏活检可见正常心肌组织被脂肪纤维组织所取代，可以鉴别。

（2）QT 间期延长综合征（LQTS）：本病也可发生运动相关性晕厥，无器质性心脏病证据及尖端扭转型室速等表现，故而需与本病鉴别，但其心电图存在特异表现（QT 间期延长及特殊类型的改变）。虽有些患儿可能有正常的 QT 间期，但 Holter 监测和运动负荷试验仍可见到 QT 间期延长，基因检查可以与 CPVT 鉴别。

**4.治疗和预防**

治疗原则为防止恶性室性心律失常引起的心源性晕厥及猝死。

（1）生活管理：避免劳累，限制运动，特别是剧烈活动。

（2）β-受体阻滞剂：患儿可耐受的最大剂量 β-受体阻滞剂。

（3）ICD 治疗适用于反复心脏骤停发作、最大耐受剂量的 β-受体阻断剂不能充分控制心律失常发作的患儿，可作为主要的治疗措施，但目前儿童中仅有极少量植入 ICD 的病例报道。

### （三）Brµgada 综合征

Brµgada 综合征（BrS）是以心电图 $V_1$-$V_3$ 导联 ST 段呈类似于右束支阻滞型抬高为特征，可发生室速、室颤并导致晕厥和心脏性猝死的综合征，不伴有器质性心脏病[16]。

**1.病因和发病机制**

Brµgada 综合征系常染色体显性遗传伴不完全外显，已发现 8 个以上的基因突变与 BrS 有关，其中最主要的与钠通道基因 $SCN5A$ 突变有关。该基因突变可以导致心肌细胞有功能的钠通道数目减少及其生物物理特征改变，降低动作电位幅度，从而使 1 相复极开始变负及 2 相平台期消失，导致心脏心内膜和心外膜之间的复极离散度增加，并阐述 2 相折返，触发极早的 "R-on-T" 早搏，诱发恶性心律失常。

**2.诊断**

（1）症状：发作时患儿主要表现为反复的晕厥、抽搐以及猝死，多于夜间或凌晨出现，发热或红霉素类药物可以诱发，心电图为室性快速心律失常。平素无特异表现。

（2）体征：多无明显特异体征。

（3）实验室检查：

①心电图：典型心电图表现为：第一，$V_1$-$V_3$ 导联呈右束支阻滞形态或 J 波。第二，右胸导联特征性 ST 段抬高（≥0.1mV），有时需要在常规 $V_1$-$V_3$ 导联位置提高一个肋间进行心电图检查可有阳性发现；

部分隐匿性 BrS 患者在服用影响自主神经药物及 Na$^+$ 通道阻滞剂（Ⅰ类抗心律失常药物）可使得 ST 段抬高表现得以显露。第三，可发生室速（多为左束支阻滞型室速）及室颤[16-18]。②Holter：较心电图的阳性率高。③心脏超声检查：心内结构多无明显异常。④心脏 MRI，心室造影及冠脉造影多无明显异常。⑤电生理检查有时可见 HV 间期延长，但是电生理检查中诱发的心律失常不一定有明显意义。⑥运动试验可能会诱发室性心律失常。⑦药物诱发试验：一般选用Ⅰ类抗心律失常药，如心律平、氟卡尼等，试验终点为阳性结果出现、有明显的室性早搏、QRS 增宽大于 30%，达到目标剂量。

（4）诊断：需满足下列标准：①心电图 V1-V3 导联特征性 ST 段抬高（≥0.1mV）；②无器质性心脏病；③ST 段可自发性或在药物影响下发生变化；④无症状者有恶性心律失常事件家族史。

（5）鉴别诊断：因 BrS 的室速出现的形态为左束支阻滞形态，故须和右室流出道特发性室速、致心律失常性右室心肌病（ARVC）鉴别，后者行心脏 MRI 多可见局部心肌组织为纤维脂肪组织所取代或右心室瘤样碰触、右心室扩大等结构异常且可能有多源的右室室速。与右室流出道特发性室速可能难以鉴别，但 BrS 患儿在窦性心律下会持续或间断出现右胸前导联 ST 段特征性改变，而特发性室速有较特异的心电图表现并反复发作可资鉴别。

### 3.治疗

恶性室性心律失常发作时予电复律或除颤。如日常或电生理检查出现恶性室性心律失常者须安装 ICD。目前本病药物治疗的确切疗效还待确定。可能有效的药物包括奎尼丁、异丙肾上腺素及西洛他唑。

### 4.预防

部分病人可以安装 ICD 或应用双腔起搏器治疗，以期达到预防效果，但尚无肯定的结论。

（林利　高路）

# 参考文献

[1] 黄敏. 小儿晕厥的常见病因[J]. 中国小儿急救医学，2010，17（6）：485-486.

[2] 杜军保，杨园园. 儿童晕厥概述[J]. 中国社区医师，2008，24（347）：8-9.

[3] 中华医学会儿科学分会心血管学组，中华儿科杂志编辑委员会. 儿童晕厥诊断指南[G]. 第一届上海市医学会儿科区县年会论文汇编，2008：116-117.

[4] 陈丽，王成. 儿童不明原因晕厥诊断的多中心研究[J]. 中华医学杂志，2009，89（28）：1947-1950.

[5] 廖莹，杜军保. "儿童晕厥诊断指南"解读[G]. 第一届上海市医学会儿科区县年会论文汇编，2008：94-96.

[6] 王成，吴礼嘉. 儿童血管迷走性晕厥的诊断与治疗[J]. 中国小儿急救医学，2010，17（6）：488-491.

[7] 中华医学会心血管病学分会，中华心血管病杂志编辑委员会，中国心肌病诊断与治疗建议工作组. 心肌病诊断与治疗建议[J]. 中华心血管病杂志，2007，35（1）：5-16.

[8] 刘文玲. 致心律失常性右室心肌病的研究进展[J]. 心血管病学进展，2010，31（1）：17-19.

[9] 孙宝贵，朱彦琪. 如何鉴别特发性右室发育不良与特发性右室流出道室性心动过速[J]. 中国心脏起搏与心电生理杂志，2004，18（2）：66-67.

[10] 李琳，张奎俊. 致心律失常性右室心肌病的诊断与治疗现状[J]. 临床心电学杂志，2004，13（1）：54-57.

[11] SCHWARTZ P J，MOSS A J，VINCENT G M，et al. Diagnostic criteria for the long QT syndrome. An update[J]. Circulation，1993，88：782-784.

[12] FISHER J D，KRIKLER D，HALLIDIE-SMITH K A. Familial polymorphic ventricular arrhythmia：a quarter century of successful medical treatment based on serial exercise-pharmacologic testing[J]. J Am Coll Cardiol，1999，34：2015-2022.

[13] WANG Q，SHEN J，SPLAWSKI I，et al. SCN5A mutations associated with an inherited cardiac arrhythmia，long QT syndrome[J]. Cell，1995，80：805-811.

[14] BLAUFOX A D，TRISTANI-FIROUZI M，SESLAR S，et al. Congenital long QT 3 in the pediatric population[J]. Am J Cardiol. 2012，109：1459-65.

[15] WEDEKIND H，BURDE D，ZUMHAGEN S，et al. QT interval prolongation and risk for cardiac events in genotyped LQTS-index children[J]. Eur J Pediatr，2009，168：1107-1115.

[16] ANTZELEVITCH C，BRMGADA P，BRMGADA J，et al. Brμgada syndrome：1992-2002：a historical perspective[J]. J Am Coll Cardiol，2003，41：1665-1671.

[17] YAN G X，ANTZELEVITCH C. Cellular basis for the Brμgada syndrome and other mechanisms of arrhythmogenesis associated with ST-segment elevation[J]. Circulation，1999，100：1660-1666.

[18] MORITA H，ZIPES D P，WU J. Brμgada syndrome：insights of ST elevation，arrhythmogenicity，and risk stratification from experimental observations[J]. Heart Rhythm，2009，6：S34-43.

# 第六章　肾脏疾病的诊治进展

## 第一节　儿童急性肾损伤

急性肾损伤（acute kidney injury，AKI）是一种临床常见的病症，是一组临床综合征。目前，AKI 正在逐步取代传统急性肾衰竭（acute renal failure，ARF）的概念。有研究表明，肾功能轻度损伤即可导致 ARF 发病率及病死率的增加。早期诊断 AKI 对于早期治疗和降低病死率具有更积极的意义。

### 一、AKI 的定义、诊断及分期

2002 年急性透析质量倡议组（Acute Dialysis Quality Initiative group，ADQI）将 AKI 分为如下 5 期：1 期，风险期（risk of renal dysfunction，R）；2 期，损伤期（injury to the kidney，I）；3 期，衰竭期（failure of kidney function，F）；4 期，失功能期（loss of kidney function，L）；5 期，终末期肾病期（end-stage kidney disease，ESKD）。此标准包括血肌酐和尿量改变，对急性肾功能改变高度敏感而特异性又高。但因此标准的局限性，急性肾损伤网络（acute kidney injury network，AKIN）专家组制定了新的急性肾损伤共识。再次讨论 AKI 的定义为：病程在 3 个月以内，包括血、尿、组织学及影像学检查所见的肾脏结构与功能的异常。同时制定新的 AKI 诊断标准：48 h 内血肌酐上升 26.5 μmol/L（0.3 mg/dL）或较原先水平增高 50% 和（或）尿量小于 0.5mL/（kg·h），持续 6 h 以上（排除梗阻性肾病或脱水状态），并定出分期标准（表 6-1-1）[1-3]。

**表 6-1-1　AKI 的分期标准**

| | 血清肌酐标准 | 尿量标准 |
| --- | --- | --- |
| 1期 | 升高≥26.5μmol/L或增加≥50% | ＜0.5mL/（kg·h），持续时间＞6h |
| 2期 | 升高＞200% | ＜0.5mL/（kg·h），持续时间＞12h |
| 3期 | 增加＞300%或＞353.6μmol/L（急性升高≥44.2μmol/L）或无尿＞12h | 少尿[＜0.3mL/（kg·h）]，持续时间＞24h |

### 二、AKI 的病因

儿童 AKI 可有多种病因，可分为以下几类：①肾前性损伤：真性血容量下降（出血、严重脱水、尿崩症等）、有效血容量下降（充血性心力衰竭、心包填塞、肝衰竭等）；②肾实质损伤：急性肾小管坏死、重症肾小球肾炎、急性间质性肾炎、先天性肾疾病等；③肾后梗阻性损伤：结石、肿瘤等导致的尿道梗阻。

关于儿童 AKI 的流行病学报告较少，且不同机构研究结果相差很大。王筱雯等人对武汉市儿童医院 1999～2008 年住院患儿进行回顾性筛查，观察到儿童肾小球疾病所致 AKI 占大多数，但其同时指出虽然急性肾小球肾炎仍是 AKI 的主要原因，但其发病率呈明显下降趋势，而肾小管间质性肾炎所致 AKI 呈上升趋势。

### 三、AKI 的生物学标志物

AKI 的传统生物学指标一般指的是血肌酐、血尿素氮以及尿量、尿液的检测。尽管目前对于 AKI 的诊断及分期均以血肌酐的动态变化作为主要依据。但其受年龄、性别、种族、机体、肌肉、营养状况以及病理状态和药物等的影响，且血肌酐浓度只有在肾小球率过滤下降 50% 以上时才明显升高，此外，在 AKI 进展期和恢复期，血肌酐浓度变化并非稳态，其往往滞后于肾功能的实际变化，而且，肾小管滤过率显著降低时肾小管上皮可分泌部分血肌酐从而高估了肾功能。血尿素氮与肾功能也非线性负相关，且许多因素均可影响尿素的生成及清除。尿量及尿液检测对 AKI 来说也是缺乏敏感性和特异性的。所以，传统的 AKI 生物学指标均有其局限性。

目前已发现许多新的生物学标志物可协助早期诊断 AKI，从而为早期治疗提供可能，如胱抑素 C（cystatin C，Cys C）、中性粒细胞明胶酶相关脂质运载蛋白（neutrophil gelatinase associated lipocalin，NGAL）、肾损伤分子-1（kidney injury molecular-1，KIM-1）、白介素-18（interleukin-18，IL-18）、尿 N-乙酰-$\beta$-葡萄糖苷酶（urine N-acetyl-beta-glucosamidase，NAG）等。如上所述作为 AKI 的早期生物学指标，其主要临床意义在于：①早期诊断 AKI；②鉴别肾脏损伤的原发部位；③鉴别 AKI 的类型；④判断预后；⑤动态监测治疗效果[13]。

胱抑素 C 是 1983 年 Anastasi 等首次在鸡蛋清中分离纯化而得到，是一种半胱氨酸蛋白酶抑制剂，其广泛存在于各种组织的有核细胞和体液中，是一种低分子质量、碱性非糖化蛋白质，分子质量为 13.3KD，由 122 个氨基酸残基组成，可由机体所有有核细胞产生，产生率恒定。循环中的胱抑素 C 仅经肾小球滤过而被清除，是一种反映肾小球滤过率变化的内源性标志物，并在近曲小管重吸收，但重吸收后被完全代谢分解，不返回血液。因此，其血中浓度由肾小球滤过决定，而不依赖任何外来因素（如性别、年龄、饮食等）的影响，是一种反映肾小球滤过率变化的理想同源性标志物。胱抑素 C 同时也是预测 AKI 严重程度的独立因素，与血肌酐相比，血清胱抑素 C 对早期和轻微的肾功能改变更敏感。

中性粒细胞明胶酶相关脂质运载蛋白是由 Kjeldsen 等于 1993 年首先发现的能与中性粒细胞明胶酶相结合的一种分子质量为 25 ku 的分泌性蛋白，属脂钙蛋白超家族成员。近年来，其作为一种新的肾损伤标志物备受关注。血和尿 NGAL 作为 AKI 的新型早期生物学指标已得到越来越多的动物实验和临床资料的证实，且其时效性较 SCr 平均可提早 2 d 预测 AKI，此外，其还可在一定程度上作为判断 AKI 的严重程度和预后的指标之一。

除以上两种较公认的早期生物学指标，其他一些生物学指标也可用于早期诊断 AKI，如白介素-18（IL-18）、尿 N-乙酰-$\beta$-葡萄糖糖苷酶（NAG）、钠氢交换子-3（Na-H exchanger 3，NHE-3）、基质金属蛋白酶-2（matrix metalloproleinase 2，MMP-2）、富半胱氨酸肝素结合蛋白 61（Anti-Cyr61）、核因子 κB（NF-κB）、氨基甲酰血红蛋白（carbamylatedhemoglobin，Carb Hb）、丙二醛（malondialdehyde，MDA）、角质化细胞衍生趋化因子（keratinocyte-derived chemokine，KC）、尿脂肪酸结合蛋白（fatty acid binding proteins，FABPs）等，但对它们在 AKI 方面的研究及意义尚需进一步临床资料加以明确[4-13]。

### 四、AKI 的治疗

AKI 的治疗原则是快速识别和纠正其可逆因素，积极治疗原发病，控制感染，维持水、电解质平衡，改善肾功能，防治并发症的发生及其导致的肾脏进一步受损，从而降低病死率。因此，无论何种原因引起的 AKI，早期预防、早期诊断、及时纠正致病因素都是非常重要的。

去除诱因及病因：停用可能具有肾毒性、导致变态反应和影响肾脏血流动力学的药物，控制感染，改善心功能，补液试验，去除梗阻等。

支持治疗：AKI 患儿需要卧床休息，待血肌酐正常后可逐步增加活动量。此外，营养支持极其重要，原则是提供足够热量而不发生体液过剩。早期给予患儿足够的碳水化合物，病情好转后及早给予基础代谢热能。需严格"量出为入"，控制水、钠摄入量。每日给液体量 = 尿量 + 显性失水（呕吐、大便和引流量）+ 不显性失水 – 内生水。每日应评估患儿含水状况，临床有无脱水或水肿。同时纠正代谢性酸中毒及水、电解质紊乱。

药物治疗：主要包括对症的利尿、降压、纠正代谢性酸中毒及水电解质紊乱以及并发症的治疗。

肾脏替代治疗（renal replacement treatment，RRT）：目前对于 AKI 的治疗仍缺乏有效的药物治疗，故肾脏替代治疗是其主要的治疗措施。

目前,公认 AKI 的 RRT 主要包括腹膜透析( peritoneal dialysis,PD )、间歇性肾脏替代治疗( intermittent renal replacement therapy, IRRT )和连续性肾脏替代治疗（ continuous renal replacement therapy, CRRT ), 以及新兴的 "混合" 模式——持续低效每日透析（ sustained low efficiency daily dialysis, SLEDD )。

RRT 剂量和模式:RRT 的量取决于患儿的临床状况（代谢率、肌肉量、肺水肿、发热、电解质失调等），要去除的物质（水、尿素、电解质、细胞因子等），以及拟去除物质要达到的目标水平。通过患儿所处的状态来选择 RRT 的模式、血流速度等，并进行物质浓度监测。近几年，越来越多的研究证据显示，对 AKI 患者增加 RRT 强度可改善存活率，但间断治疗与连续治疗或连续治疗的不同方案间疗效的差异尚未明确。

RRT 开始时机的选择:目前,肾脏替代治疗的最佳时机尚无统一标准。目前公认的急诊透析指征包括容量过度负荷、败血症、高钾血症、代谢性酸中毒、明显的尿毒症症状和体征及进展的氮质血症。

有文献报道严重 AKI 患儿伴有液体负荷过重者,CRRT 可治疗与 AKI 直接相关的代谢和液体紊乱,包括液体负荷过重、高钾、有症状的尿毒症、严重酸中毒、其他电解质紊乱,是本病的有效治疗方式。

不同的 RRT 模式均有其特点,以下就腹膜透析、间歇性肾脏替代治疗及连续肾脏替代治疗作一比较,总结见表 6-1-2。

表 6-1-2　不同 RRT 模式的特点

| 参数 | PD | IRRT | CRRT |
| --- | --- | --- | --- |
| 连续治疗 | 是 | 否 | 是 |
| 血流动力学稳定 | 是 | 否 | 是 |
| 取得液体平衡 | 取决周期 | 间断 | 是 |
| 使用简便 | 是 | 否 | 否 |
| 充足营养供应 | 可变 | 可变 | 是 |
| 电解质控制 | 是 | 是 | 是 |
| 超滤控制 | 可变 | 是 | 是 |
| 抗凝 | 否 | 是 | 是 |
| 急性摄入移除 | 否 | 是 | 可变 |
| 持续毒物移除 | 可变 | 否 | 是 |
| ICU 护理需求 | 低 | 高 | 高 |
| 病人自由行动 | 否 | 是 | 否 |
| 花费 | 低 | 高 | 高 |
| 血管通路需求 | 否 | 是 | 是 |
| 感染风险 | 是 | 是 | 是 |
| 应用于先天代谢疾病 | 否 | 是 | 是 |

总之,目前在 AKI 患儿的治疗中药物治疗方面并无重大突破,其治疗主要依靠的是 RRT,但值得注意的是,对于 AKI 的不同时期,其治疗原则也应有所不同。处于风险期的患儿,应以祛除诱因及病因为重点。寻找病因类型、早期明确诊断,尽可能地保护肾脏功能。对损伤期的患儿,治疗重点是以减轻靶器官受损程度、预防二次打击及再次损伤,防止发生多器官功能障碍综合征（ multiple organ dysfunction syndrome, MODS ）,必要时尽早应用肾脏替代治疗从而预防并发症的发生。而对于进展至衰竭期及以后的患儿,应尽早开始肾脏替代治疗,其目的不仅仅是替代肾功能,更是为了维护机体内稳态,为患儿后期多器官功能的恢复创造条件。AKI 的病因繁多,病理生理过程较复杂,且发病机制尚不完全明确,许多患者在疾病晚期才被发现,往往错失了防止和减轻早期损伤的机会,导致不可逆的后果。传统的血肌酐、血尿素氮以及尿量、尿液的检测尚不能及时、准确地反映肾功能,近年来,已发现部分更敏感、特异的生物学标志物,但其临床实用价值还需要进一步验证。AKI 的治疗方面,药物治疗无明显突破,仍以 RRT 为主,RRT 对于 AKI 的治疗有着重要意义和良好的发展前景,但目前关于 RRT 治

疗的时机、模式、剂量尚无统一标准。总之，AKI 的防治是一个重要而艰难的问题，如何早期诊断、早期治疗，如何选择进行 RRT 的时机、治疗模式及剂量等问题仍需通过大量临床资料来进一步研究[14-18]。

（刘小荣）

# 参考文献

[1] LASSNIGG A，SCHMIDLIN D，MOUHIEDDINE M，et al. Minimal changes of serum creatinine predict prognosis in patientsafter cardiothoracic surgery：a prospective cohort study［J］. J Am Soc Nephrol，2004，15（6）：1597-1605.

[2] BELLOMO R，RONCO C，KELLUM J A，et al. Acute renal failure definition，outcome measures，animal models，fluid therapy and information technology needs：the Second International Consensus Conference of the Acute Dialysis Quality Initiative （ADQI）Group［J］. Crit Care，2004，8（4）：R204-R212.

[3] 急性肾损伤专家共识小组. 急性肾损伤诊断与分类专家共识［J］. 中华肾脏病杂志，2006，22（11）：661-663.

[4] RONCO C，LEVIN A，WARNOCK D G，et al. Improving outcomes from acute kidney injury（AKI）：report on an initiative ［J］. Int J Artif Organs，2007，30（5）：373-376.

[5] HOSTE E A，CLERMONT G，KERSTEN A，et al. An assessment of the RIFLE criteria for acute iniury ale associated with hospital mortality in critically patients：A cohort analysis［J］. Critical Care，2006，10：R73-R82.

[6] BAILEY D，PHAN V，LITALIEN C，et al. Risk factors of acute renal failure in critically ill children：A prospective descriptive epidemiological study［J］. Pediatr Crit Care Med，2007，8：29-35.

[7] AKCAN-ARIKAN A，ZAPPITELLI M，LOFTIS L L，et al. Modified RIFLE criteria in critically ill children with acute kidney injury［J］. Kidney Int，2007，71：1028-1035.

[8] COCA S G，YALAVARTHY R，CONCATO J，et al. Biomarkers for the diagnosis and risk stratification of acute kidney injury：a systematic review［J］. Kidney Int，2008，73：1008-1016.

[9] NGUYEN M T，DEVARAJAN P. Biomarkers for the early detection of acute kidney injury［J］.Pediatr Nephrol，2008，23（12）：2151-2157.

[10] HAASE M，BELLOMO R，DEVARAJAN P. Novel biomarkers early predict the severity of acute kidney injury after cardiac surgery in adults［J］. Ann Thorac Surg，2009，88（1）：124-130.

[11] BRIGUORI C，VISCONTI G，RIVERA N V，et al. Cystatin C and contrast-induced acute kidney injury［J］. Circulation，2010，121（19）：2117-2122.

[12] DEVARAJAN P. Neutrophil gelatinase-associated lipocalin（NGAL）：a new marker of kidney disease［J］. Scand J Clin Lab Invest Suppl，2008，24：89-94.

[13] PARIKH C R，DEVARAJAN P. New biomarkers of acute kidney injury［J］. Crit Care Med，2008，36：S159-S165.

[14] ASKENAZI D J，NAMASIVAYAM A N，Goldstein S L. Acute kidney injury in critically ill newborns：what do we know？what do we need to learn?［J］. Pediatr Nephrol，2009，24：265-274.

[15] 梅长林，张彤. 急性肾损伤的诊断及治疗进展［J］. 上海医学，2009，32（3）：177-179.

[16] RICCI Z，RONCO C. Timing，dose and mode of dialysis in acute kidney injury［J］. Curr Opin Crit Care.2011，17：556–561.

[17] SUTHERLAND S M，STEVEN R A. Continuous renal replacement therapy in children［J］. Pediatr Nephrol. 2012，2.

[18] RAJIT K B，WHEELER D S，GOLDSTEIN S，et al. Acute renal replacement therapy in pediatrics［J］. International Journal of Nephrology，2011，15（2）：8.

# 第二节　IgA 肾病牛津分型临床研究新进展

免疫球蛋白 A（immunoglobulin A，IgA）肾病是世界范围内最常见的原发性肾小球疾病，是导致终末期肾病的主要病因之一，30%～40%的患者 20 年后发展至终末肾衰竭。IgA 肾病是一组具有相同免疫病理特征的临床疾病，其主要特征是 IgA 或以 IgA 为主的免疫复合物在肾小球系膜区沉积。其临床表现、病理改变具有显著的多样性。

　　病理学检查是 IgA 肾病确诊的重要手段，IgA 肾病病理表现多样，病理指标是指导 IgA 肾病临床治疗和提示肾病预后的重要依据。为更好地评价病理病变程度，目前世界上有不同的病理分型方法，如 WHO 分型、Lee 分型、Hass 分型，等等，这些病理分型均有各自的不足之处，对评价预后及指导治疗均缺乏统一性。因此一直以来临床缺乏广为接受的统一的分型标准，不同研究中心应用不同的分类方法，这降低了将各研究结果进行综合分析的可行性。近年来，随着对 IgA 肾病治疗临床试验的广泛开展，对病理分型按照统一规范标准进行评价需求也日益迫切[1]。

## 一、牛津分型的定义

　　2004 年，国际 IgA 肾病组织联合肾脏病理学会组建了一个国际协作组织，其工作目标为制定统一的、具有良好重复性和判断预后作用的 IgA 肾病病理分型。2005 年和 2008 年，来自 10 个国家的肾科和病理科医师就该分型的制定在英国牛津召开了两次会议，并于 2009 年在《国际肾脏杂志》（Kidney Int）正式公布了其讨论结果，即 IgA 肾病牛津分型：即提出以下 4 种病变是影响肾脏预后的独立危险因素：系膜细胞增生程度、内皮细胞是否增生、是否存在节段性硬化或粘连及肾小管萎缩或肾间质纤维化评分。根据此 4 项病变程度来进行病理分型。

　　牛津分型的制定主要包括两个过程，即首先找出重复性良好的病理指标，继而分析在这些指标中哪些对 IgA 肾病的病情进展有独立预测作用。在病理指标的筛选研究中，研究初始所涉及的病理指标包括系膜、毛细血管襻、肾小管、肾间质及肾小动脉等 20 余种病变，经 5 位病理医师独立阅片，得出上述指标的内部一致性系数（intra class correlation，ICC）。将重复性良好（ICC > 0.6）、相互之间无相关性且经研究证实对 IgA 肾病预后有影响的病理指标作为候选病理因素。最终，系膜细胞增生评分、节段性硬化或粘连的肾小球百分比、内皮细胞增生的肾小球百分比、细胞和（或）细胞纤维新月体的肾小球百分比、肾间质纤维化或肾小管萎缩的百分比和小动脉病变评分被选为候选病理因素。之后进一步验证病理指标对临床预后的影响。研究小组以欧美及亚洲 8 个国家的 265 例原发性 IgA 肾病患者为研究对象，其中包括 59 例儿童，平均随访 5 年以上。研究对象入选标准为在肾活检时，所有患者的尿蛋白大于 0.5 g/d，估计肾小球滤过率（estimated-glomerular filtration rate，eGFR）大于 30 mL/（min·1.73m$^2$），并除外急性肾小管间质病变。判断肾脏预后的指标为 eGFR 下降 > 50%、eGFR 下降速率和进入终末期肾脏病（end stage renal disease，ESRD）。应用该验证人群判断上述病理指标对 IgA 肾病预后的预测作用，结果显示以下 4 种病变是影响肾脏预后的独立危险因素：系膜细胞增生程度、内皮细胞是否增生、是否存在节段性硬化或粘连及肾小管萎缩或肾间质纤维化评分。

　　由此，牛津分型的最终病理报告形式包括：系膜细胞增生（M0/1）、内皮细胞增生（E0/1）、节段性硬化或粘连（S0/1）及肾小管萎缩或肾间质纤维化（T0/1/2）等 4 项独立影响预后的病理指标（见下表 6-2-1）。

表 6-2-1　牛津分型的病理报告形式

| 病理指标 | 定　义 | 积分 |
|---|---|---|
| 系膜增殖积分（M） | < 4 个系膜细胞/系膜区=0<br>4 ~ 5 个系膜细胞/系膜区=1<br>6 ~ 7 个系膜细胞/系膜区=2<br>> 8 个系膜细胞/系膜区=3<br>系膜细胞增殖积分取所有肾小球的平均值 | M0：≤0.5<br>M1：> 0.5 |
| 毛细血管内增生性病变（E） | 肾小球毛细血管内细胞增殖致袢腔狭小 | E0：无<br>E1：有 |
| 节段硬化与粘连（S） | 任何不同程度的袢受累 | S0：无　　S1：有 |
| 间质纤维化或小管萎缩（T） | 肾皮质小管萎缩或间质纤维化 | T0：0 ~ 25%<br>T1：26% ~ 50%<br>T3：> 50% |

同时，为反映肾脏病变的急慢性情况，肾小球个数及一些包括细胞或细胞纤维新月体比例、纤维素样坏死比例、内皮细胞增生比例及肾小球球性硬化比例等定量病理指标作为附加报告也须一并出具[2-4]。

## 二、牛津分型的局限性

牛津分型尽管采用了多中心的研究，但在研究对象的纳入方面依然具有局限性。

### 1.研究人群的局限性

牛津分型纳入的人群不包括患者尿蛋白小于 0.5 g/d 或仅表现为血尿的轻型病例以及估计肾小球滤过率（eGFR）小于 30 mL/（min·1.73m$^2$）的偏重的病例，因此对于该分型在此类患者中的临床的应用还需深入验证。此外研究人群以成年人为主，对于儿童患者的病理分型的适用情况还需深入研究。瑞典一项专门针对儿童的临床验证分析并没有提示牛津分型在儿童患者中提示预后的作用,但这可能与该研究选取的患者相对病变较轻有关。目前由北京大学儿科肾病专业牵头组织的包括北京儿童医院在内的多中心儿童 IgA 肾病牛津分型的验证已经进入数据总结阶段，相信在不久的将来会得出关于中国儿童患者是否适用该分型的参考数据[5,6]。

### 2.对特定病理改变研究的局限性

新月体病变是病理改变中较重且病变进展较快的病理分型之一，但在牛津分型验证人群中的新月体病变比例较少，因此并未提示对此项病理改变是影响疾病预后的独立危险因素。这可能与发现此病变后一般会给予积极的治疗包括甲基强的松龙冲击治疗或环磷酰胺冲击治疗有关。袢坏死由于例数少也未进行验证。因此增加新月体病变比例后是否会有不同的结论，对于此类病变对预后的指导意义还有待扩大人群进一步研究。

总之，IgA 肾病牛津病理分型是回顾性研究，作为一个多中心的研究，入选病例的标本来自不同的中心，切片的质量可能存在不同，对结果可能会有一定的影响；另外不同的治疗原则对 IgA 肾病的预后有直接的影响，因此，该分型需要进行多中心前瞻性的验证以有利于更好的临床应用。

## 三、牛津分型的临床验证

IgA 肾病牛津病理分型正式发表是 IgA 肾病病理分型的一个重要里程碑。该分型一经发表就引起了大家的广泛关注，但任何新推出的分型在被广泛应用以前必须对其合理程度及可应用性进行验证。IgA肾病具有种族性和地域性差别，IgA 肾病牛津分型需在不同种族人群中进行验证，因此自牛津分型发表至今，陆续有对牛津分型的验证的研究发表[7-12]。

2009 年 9 月，刘志红院士组织发起了中国 IgA 肾病牛津分型多中心验证研究。该研究的纳入标准、统计学处理方案均与原牛津分类研究一致。该研究共有 18 个临床肾脏病中心参加，共纳入患者 1026例。结果提示 IgA 肾病牛津分型中系膜细胞增生（M）和肾小管萎缩或肾间质纤维化（T）节段硬化与粘连（S）3 项病理指标均与 IgA 肾病患者长期肾脏预后密切相关，适用于我国 IgA 肾病患者。且不同病理指标患者间的随访治疗干预存在明显的差别。伴有新月体（C1）、袢坏死（N1）及伴有毛细血管内增殖性病变（E1）者往往更倾向于接受免疫抑制剂治疗；而伴有系膜增殖性病变（M1）、节段硬化（S1）、间质纤维化（T1 或 T2）者更倾向于使用肾素血管紧张素抑制剂治疗。新月体和毛细血管袢坏死性病变对患者肾脏长期预后的影响同样无相关性[9]。

但研究结果也提示与原 IgA 肾病牛津分型研究结果不一致的地方。如研究提示我国汉族 IgA 肾病人群的病变分布与原 IgA 肾病牛津分类研究有较大的差异，表现为系膜积分、毛细血管内增殖性病变较轻，而节段硬化粘连、袢坏死性病变较多见，而新月体、间质纤维化的分布与原 IgA 肾病牛津分型研究人群相似。此外，本研究中未能证实 E 对患者长期肾脏预后的预测价值，即使在校正了随访使用免疫抑制剂及肾素血管紧张素抑制剂后，仍未能证实 E 与患者肾脏预后的关系。因此，该研究结果不支持病变 E 能够预测 IgA 肾病患者的长期肾脏预后。这点与原 IgA 肾病牛津分类将 E 纳入预后影响因素不同。但的确 E 是在牛津分型中提示肾脏预后作用最弱的指标，且单因素回归并没有发现 E 与肾脏预后相关，只是 E1（伴有毛细血管内增殖性病变）患者更多应用了免疫抑制治疗，而接受免疫抑制治疗的 E1 患者的 eGFR 下降速率较未接受免疫抑制剂治疗的 E1 患者显著减慢，因此专家组认为免疫抑制治疗可能影响了 E 对肾脏预后的提示作用，E1 可能是提示 IgA 肾病免疫抑制治疗的一个病理指标，因此仍将 E 纳入牛津分型。再次，在原 IgA 肾病牛津分类研究中，S 定义为肾小球节段硬化或单纯毛细血管袢粘连。但该研究仅发现，肾小球节段硬化不包含单纯粘连能独立预测 IgA 肾病患者的预后，把单纯粘连也纳入 S 病变的定义将降低 S 在 IgA 肾病患者长期肾脏预后的预测价值。总之在一定程度上牛津分型适用于我国 IgA 肾病患者[13]。

另一项我国进行的验证研究显示牛津分类有益于我国 IgA 肾病的预后评估和治疗决策。文章显示节段肾小球硬化、肾小管萎缩和间质纤维化是终末期肾脏病（ESRD）的独立危险因素；与毛细血管内增生大于25%的患者蛋白尿较多、肾小球滤过率（GFR）降低、血压较高；伴肾小球毛细血管内增生的 IgA 肾病患者接受免疫抑制治疗获益明显，肾小球系膜细胞增生、肾小管萎缩和间质纤维化是预示不能单纯使用肾素血管紧张素系统阻断剂治疗的独立预测因素。新月体在评估预后和疗效中的意义不大[14]。

同时还有一些单中心小样本的验证研究陆续报道。如米娜娃尔·玉努斯等探讨了 IgA 肾病牛津病理分型与以往评价系统的相关性。对 113 例原发性 IgA 肾病患者分别按照 Lee 分级标准及 IgA 肾病牛津分型标准进行评价。结果提示两种分级标准间有相关性，认为 IgA 肾病牛津分型继承了以往评价标准的优势，而且可以更全面地评价病理资料。马也娉等也对山西省 192 例 IgA 肾病患者进行了临床与牛津病理分型的分析。结果显示牛津病理分型单个病理指标所占的比例分别为 M1（60.0%）、E1（55.2%）、S1（46.9%）、T0（59.9%）、T1（22.9%）、T2（17.2%）。肾小动脉增厚、球性硬化、细胞和细胞新月体在 IgA 肾病中较多见。年龄、血压、肾功能在牛津病理分型的组间差异有统计学意义。IgA 肾病牛津病理分型能较好地指导治疗及评价预后[15,16]。

国外也同样在进行 IgA 肾病牛津分型的临床验证。2011 年 8 月《国际肾脏病杂志》（Kidney Int）发表了北美地区的验证研究，该研究共纳入了 4 个中心 187 例成人或儿童 IgA 肾病患者。这组患者与进行牛津分类时所用患者有相似的临床、病理和组织学表现，研究支持了牛津分类的使用价值。但本组有更多的患者接受了免疫抑制和降压治疗或许对研究结果导致一定程度的影响，且未进行成人与儿童亚组的验证分析[7-10]。

此外临床验证提示不同治疗措施的确对牛津分类结果产生影响。如在大多数临床验证研究中只有法国一项研究发现系膜增殖积分（M）中 M1 是提示肾脏预后的危险因素。但与其他研究相比，该研究的所有 M1 患者均没有应用免疫抑制剂治疗的病例，仅接受了血管紧张素转化酶抑制剂（angiotensin converting enzyme inhibitors，ACEI）和（或）ARB 治疗，而其他研究中 M1 患者接受免疫抑制剂治疗的比例显著高于 M0 患者。因此有必要在统一治疗策略的情况下进行前瞻性研究，以明确系膜细胞增生的临床意义[11-13]。

对于 IgA 肾病牛津病理分型，除了验证其对肾脏预后的提示作用，也希望该分型能够在指导治疗方面提供依据。目前 IgA 肾病的治疗尚没有一个被广泛接受的治疗方案，这就更需要深入研究病理对治疗的指导或提示作用。

北京大学第一医院进行了一项研究，分析了 2004~2008 年按照序贯治疗原则前瞻观察的 294 例 IgA 肾病患者（序贯治疗：以 RASB 控制目标血压在 17.3/10.6 kPa 以下，持续 3~6 个月，若尿蛋白仍持续大于 1 g/d，则考虑应用激素治疗），发现 M1/T1/2 是提示单独应用 RASB 治疗降尿蛋白疗效不佳的病理指标。但该研究属于非随机对照性研究，其结果具有局限性[5]。

另外，新月体形成一直是备受关注的病变，但由于牛津分型入选病例中新月体病变比例少，因此针对新月体病变是否需要给予积极的免疫抑制治疗及如何治疗没有给出确切的答案。在今后的验证中要通过增加相关病例进行深入的研究。但有研究及时纳入了更多新月体病变的 IgA 肾病患者的情况下，也未发现新月体对肾脏预后和提示免疫抑制治疗有显著意义。鲁晓倩等观察伴有新月体的 IgA 肾病患者牛津分型中的 4 个病理指标：系膜细胞增生、内皮细胞增生、节段性肾小球硬化和小管萎缩／间质纤维化与临床指标密切相关性。但同样未能证实其指示肾脏预后的意义。但 Katafuchi 等发现虽然在符合牛津分型入选标准的人群中新月体不是影响预后的指标；但如果纳入了 eGFR < 30 mL/（min·1.73m$^2$）的患者后，新月体则是影响肾脏预后的独立危险因素。因此，需要通过前瞻随机对照研究来明确 IgA 肾病新月体病变的意义[11,17,18]。

但也有研究均未发现牛津分型中 4 项评价指标是提示肾脏预后的独立危险因素。这可能与该研究中入选的病例有关，其中有研究将近一半的患者在肾活检时尿蛋白阴性或微量，有研究则 61%患者的基线尿蛋白量小于 1 g/d[6,8]。

总之，牛津分型在 IgA 肾病的病理分型研究方面是一个重大的进展和突破，这将有利于 IgA 肾病临床研究的规范化。但由于牛津分型的制定存在病例入选的偏移，牛津分型制定的最终目的是能够应用于所有的 IgA 肾病患者。因此，在临床进行验证时应注意研究对象选择的范围以克服取样偏移。此外，治疗是影响疾病进展的主要因素之一不同的 IgA 肾病治疗策略存在非常大的差异。RASB，激素和（或）免疫抑制剂治疗能够改善系膜细胞、内皮细胞和新月体等增生病变，有必要在统一治疗的情况下对牛津分型进行验证。同时探讨出不同病理分型的治疗指导意义重大。今后还需要进一步开展多中心、前瞻性的验证研究更客观地评价该分型系统的临床意义和应用价值。

（周楠）

# 参考文献

[1] LEE S M, RAO V M, FRANKLIN W A, et al. IgA nephropathy: morphologie predictors of progressive renal disease [J]. Hum Pathol, 1982, 13: 314-322.

[2] ROBERTS I S, COOK H T, TROYANOV S, et al. The Oxford classification of IgA nephropathy: pathology definitions, correlations, and reproducibility [J]. Kidney Int, 2009, 76: 546-556.

[3] CATTRAN D C, COPPO R, COOK H T, et al. The Oxford classification of lgA nephropathy: rationale, clinicalpathological correlations, and classification [J]. Kidney Int, 2009, 76: 534-545.

[4] YAMAMOTO R, IMAI E. A novel classification for IgA nephropathy [J]. Kidney Int, 2009, 76: 477-480.

[5] SHI S F, WANG S X, JIANG L, et al. Pathologic predictors of renal outcome and therapeutic efficacy in IgA nephropathy: validation of the oxford classification [J]. Clin J Am Soc Nephrol, 2011, 6: 2175-2184.

[6] EDSTROM H S, SODERBERG M P, BERG U B. Predictors of outcome in paediatric IgA nephropathy with regard to clinical and histopathological variables (Oxford classification) [J]. Nephrol Dial Transplant, 2012, 27: 715-722.

[7] KANG S H, CHOI S R, PARK H S, et al. The Oxford classification as a predictor of prognosis in patients with IgA nephropathy [J]. Nephrol Dial Transplant, 2012, 27: 252-258.

[8] ALAMARTINE E, SAURON C, LAURENT B, et al. The use of the oxford classification of IgA nephropathy to predict renal survival [J]. Clin J Am Soc Nephrol, 2011, 6: 2384-2388.

[9] YAU T, KORBET S M, SCHWARTZ M M, et al. The Oxford classification of IgA nephropathy: A retrospective analysis [J]. Am J Nephrol, 2011, 34: 435-444.

[10] HERZENBERG A M, FOGO A B, REICH H N, et al. Validation of the Oxford classification of IgA nephropathy[J]. Kidney Int, 2011, 80: 310-317.

[11] KATAFUCHI R, NINOMIYA T, NAGATA M, et al. Validation study of oxford classification of IgA nephropathy: the significance of extracapillary proliferation [J]. Clin J Am Soc Nephrol, 2011, 6: 2806-2813.

[12] COPPO R, TROYANOV S, CAMILLA R, et al. The Oxford IgA nephropathy clinicopathological classification is valid for children as well as adults [J]. Kidney Int, 2010, 77: 921-927.

[13] SHIMA Y, NAKANISHI K, KAMEI K, et al. Disappearance of glomernlar IgA deposits in childhood IgA nephropathy showing diffuse mesangial proliferation after 2 years of combination / prednisolone therapy [J]. Nephrol Dial Transplant,

2011，26：163-169.

[14] 米娜娃尔·玉努斯，任颖，桑晓红. 原发性 IgA 肾病 113 例牛津病理分型研究［J］. 临床与实验病理学杂志，2012，28（2）：170-172.

[15] 曾彩虹，刘志红. 原发性 IgA 肾病牛津分类的解析及其临床应用［G］. 中华医学会肾脏病学分会 2010 学术年会专题讲座汇编，2011：40.

[16] 师素芳，张宏. 对于 IgA 肾病牛津病理分型验证现状的分析［J］. 中华肾脏病杂志，2012，28（3）：167-169.

[17] 王敏，杨建兵，黄霞，等. 原发性免疫球蛋白 A 肾病患者临床、病理研究［J］. 贵州医药，2011，35（12）：87-92.

[18] 陈惠萍，刘志红. 原发性 IgA 肾病牛津分类：病理定义、相关性和可重复性［J］. 肾脏病与透析肾移植杂志，2009，18（5）：459-469.

# 第三节　慢性肾脏病

慢性肾脏病（chronic kidney disease，CKD）已成为人类面临的全球性公共健康问题，危害性仅次于肿瘤和心脏病，病程往往经历数年甚至数十年，较早就医者死亡率明显低于就诊较晚者。因此，防治CKD，延缓 CKD 进展应从儿童做起。

## 一、CKD 的定义与分期

美国肾脏基金会（National Kidney Foundation，NKF）于 1995 年开始进行透析病人生存质量指导（dialysis outcomes quality initiative，DOQI）工作，1999 年提出 CKD 概念，2001 年发表了慢性肾脏疾病进展的监测和防治指南，DOQI 的内容扩展为肾脏病病人生存质量指导（kidney disease outcomes quality initiative，KDOQI），2002 年起在 KDOQI 资源共享的基础上开始发表全球性的临床实践指导意见，明确了 CKD 的定义（表 6-3-1）。

（1）肾脏损伤（肾脏结构或功能异常）大于等于 3 个月，可以有或无肾小球滤过率（glomerular filtration rate，GFR）下降，可表现为下面任何一条：①病理学检查异常；②肾损伤的指标：包括血、尿成分异常或影像学检查异常。

（2）肾小球过滤率小于 60 mL/（min/1.73m$^2$）大于等于 3 个月，有或无肾脏损伤证据。具有以上两条的任何一条者，就可以诊断为慢性肾脏病。

从这个定义看，除了急性肾炎和急性尿路感染，绝大多数肾脏疾病都可以归属为慢性肾脏病的范围。

**表 6-3-1　依据 GFR 水平将 CKD 分为五期（NKF-KDOQI-2002）**

| 分期 | 描述 | 肾小球过滤率/[ mL/（min·1.73m$^2$）] |
| --- | --- | --- |
| I | 肾损伤，肾小球过滤率正常或升高 | ≥90 |
| II | 肾损伤，肾小球过滤率轻度下降 | 60~89 |
| III | 肾小球过滤率中度下降 | 30~59 |
| IV | 肾小球过滤率严重下降 | 15~29 |
| V | 肾衰竭 | <15 或透析 |

对于肾小球过滤率在 60~90 mL/（min·1.73m$^2$），而临床无肾损害表现者可能见于正常；老龄、婴儿、素食者或单侧肾、各种原因导致的肾脏灌注下降等情况，不应仅据此一项即诊断为 CKD，应综合分析。

## 二、CKD 的病因及进展危险因子

### 1.CKD 病因

遗传性肾脏病；有围产期低血氧或某些引起肾缺血、栓塞等致慢性 CKD 的临床状况；先天肾发育异常及不全；梗阻性泌尿系疾病；膀胱输尿管返流伴反复泌尿系感染、肾瘢痕；有急性肾炎或肾病综合征病史；有溶血尿毒综合征病史；变应性紫癜病史；系统性红斑狼疮。

**2.CKD 进展风险因子**

①肾脏原发病的影响因素：发病年龄；原发病持续损伤的严重程度；原发病的治疗情况。②肾外影响因素：体重指数；高血糖或糖尿病；高血脂；高尿酸等。

## 三、CKD 的临床表现

肾脏的代偿能力比较强，早期临床症状不明显，多表现为乏力、纳差、生长迟缓、体弱多病，未能引起家长的重视，以至于到医院就诊时已达到终末期肾衰。患儿就诊的主诉多为：面色苍白，身高不增，多饮多尿或遗尿。随着病情进展，患儿才逐渐出现多系统受累表现。

（1）消化系统：食欲不振；恶心呕吐；消化道炎症、溃疡、出血等。

（2）心血管系统：动脉粥样硬化；高血压；心包炎、心包填塞；心力衰竭等。

（3）血液系统：贫血，中性粒细胞趋化、吞噬和杀菌能力减弱等。

（4）呼吸系统：肺活量减低，肺功能受损，二氧化碳弥散能力下降，肺水肿等。

（5）神经肌肉表现：尿毒症脑病，表现为淡漠、乏力、失眠、幻觉等；周围神经病变，表现为肢体感觉异常、肌无力、肌萎缩等。

（6）皮肤表现：皮肤瘙痒，转移性钙化等。

（7）骨骼系统：高转化性骨病（纤维性骨炎、骨质疏松、骨硬化）；低转化性骨病（骨软化、骨质减少，腕管综合征）等。

（8）内分泌代谢：甲状旁腺功能亢进、甲状腺功能减退、月经异常等。

（9）其他：营养不良；代谢性酸中毒；肾小管泌氢、泌胺功能降低；水电平衡失调（失水、水过多，失钠、钠潴留，高钾、低钾血症，高钙、低钙血症，高磷、高镁血症，铝蓄积）等。

（10）实验室检查：①尿常规：尿比重降低固定，尿中有不等量的蛋白、红细胞、白细胞及管型（除颗粒管型外，有时可见蜡样管型及宽大的肾衰管型）等。②血液检查：正色素正细胞性贫血，血小板及白细胞计数一般正常。出凝血时间可延长。③生化检查：尿素氮、肌酐增高，血钙下降，血磷增高，甲状旁腺激素升高，血钠一般低下，血钾至后期尿量减少时常增高，血 pH 值下降，二氧化碳结合力下降。肾功能：肾小球滤过率明显下降，肾小管稀释浓缩功能下降。④影像检查：X 线检查：心影扩大及循环充血表现。肾性骨病时骨改变明显，尤以快速增长区最著，可呈佝偻病样改变，骨质脱钙、骨变形、纤维性骨炎；骨骺分离。显著甲旁亢进者可有骨外软组织（皮下）钙化。超声检查：对心功能及心包炎有诊断价值。肾 B 超：终末期常见肾影缩小；梗阻性肾病、多囊性肾脏病、骨髓瘤或淀粉样变所致者，肾影可不缩小。

## 四、CKD 的治疗原则

各种血液净化疗法及肾移植是治疗该病的重要手段，国内尚难以如发达国家和地区那样普遍开展肾脏替代治疗，应根据儿童 CKD 的病因构成特点，有的放矢地运用各种诊断手段早期发现隐匿起病的肾脏疾病，及时给予干预治疗，延缓疾病的发展进程。CKD 早期常乏临床表现，早期筛查成为研究重点，尿液检查为最常应用的方法。CKD 的防治是一个系列的过程，必须对病人进行终身的全面的监测、指导和治疗。这一过程应在肾脏专科医师的指导下各有关学科（如心血管、营养、康复）医师及基层医师（社区医院医师）共同参加；病人及其家属共同参与的系统过程。旨在：①延缓肾功能损害的进展；②减少心血管并发症；③减少其他并发症，如营养不良、贫血、高血压、骨病等。最终，提高生存率、生活质量及社会生活的重返率。对 CKD 防治的一体化措施不仅是某些新药物、新检查方法的推广使用，还是肾脏科医生医疗理念、工作模式的转变，以及患者对自身疾病的正确认识。

**1.原发疾病的治疗**

引起肾脏病变的原发疾病多种多样，对初次诊断的 CKD 患者必须积极查找原发病。部分原发病，如过敏性紫癜、系统性红斑狼疮、结节性多动脉炎、韦格纳肉芽肿等积极治疗后肾脏损害可能减轻甚至痊愈。

**2.恶化因素的控制**

很多因素会加重 CKD 的病情，必须祛除这些诱发因素。如：①脱水、低血压：可导致血流量不足，肾脏灌注下降，肾脏缺血缺氧；肾脏毒性药物的使用；②肾内外的梗阻：肾内尿酸盐结晶、尿路结石、严重肾病综合征引起的水肿压迫肾小管；③细菌毒素：可直接损害肾小管，感染引起的水电解质紊乱或循环衰竭可加重对肾脏的损害；④严重高血压：引起肾小动脉尤其是入球小动脉痉挛，肾血流量下降，或高血压引起心衰致肾血流下降，或治疗高血压时血压下降过快导致肾脏缺血；⑤水电解质紊乱；⑥大量蛋白尿，高蛋白饮食；⑦体内高分解状态；⑧心衰。

**3.合理饮食及营养**

（略）

**4.肾替代治疗**

其包括透析治疗与肾（略）移植。透析治疗可暂时替代肾脏的排泄功能，维持生命，肾移植是最终的治疗方法[1-3]。

## 五、CKD 患儿营养状态的评估及干预方法

营养不良是 CKD 儿童常见并发症，可引起肾组织形态改变、肾功能受损、降低肾血浆流量及免疫功能、生长发育迟缓、智力障碍等，与 CKD 儿童生存率密切相关，为预后不良的重要指标。既往学者认为低蛋白饮食可以防止 CKD 进展，越来越多的研究资料提出早期应用低蛋白饮食并不一定妥当，小儿的营养供给更为重要，限制蛋白不利于生长发育。近年来，CKD 患儿不平衡饮食、不正确生活方式、过度营养导致的肥胖也正在逐渐成为重大问题。北京儿童医院对近 10 年慢性肾衰竭（chronic renal failure，CRF）住院患儿统计发现：48% CRF 儿童体重、43%身高、17%体块指数（body mass index，BMI）小于第 3 百分位，63.64%缺乏蛋白质，27.27%缺乏矿物质，36.36%缺乏脂肪，36.36%脂肪过量。因此，重视卫生宣教，挽救生命，加强对终末期肾病（end stage renal disease，ESRD）患儿的综合管理，定期对患儿进行营养状态评估及制定适当营养配方非常重要。

2009 年美国肾脏病杂志（American Journal of Kidney Diseases，AJKD）增刊发表了 KDOQI 慢性肾脏病儿科营养临床实践指南，作为临床工作中的参考。但是，指南是根据西方国家的研究结果制定出来的，在很多方面欠缺儿科领域研究的数据，还有待进一步完善。我国儿童生存环境及饮食结构与西方国家不同，对各种营养素的需求也会有一些差别。因此，指南不能完全替代临床判断，应根据患儿具体情况进行个体化处置。

### （一）CRF 患儿蛋白质-能量营养不良原因

CRF 患儿营养不良（protein energy malnutrition，PEM）原因很多，包括：

（1）食物摄入不足：尿毒症引起食欲下降、味觉改变、恶心、呕吐等导致营养物质摄入过少。

（2）代谢与内分泌紊乱：甲状旁腺素及酸中毒增加蛋白质分解和消耗，减少蛋白质合成。血清瘦素（leptin，LP，脂肪细胞分泌）水平升高，抑制食欲，与血白蛋白、蛋白分解率、机体脂肪量负相关，与 C-反应蛋白及胰岛素抵抗正相关。

（3）伴发感染等疾病：各种急、慢性感染促进机体蛋白质、脂肪进一步消耗，导致营养状况恶化。

（4）与透析治疗相关因素：透析加重营养不良，原因：透析不充分，透析丢失营养物质，慢性微炎症状态（chronic microinflammation state，CMS）加快分解代谢、抑制合成代谢，不同透析模式的影响等。

（5）社会、心理因素及饮食结构不合理[1]。

### （二）CRF 患儿营养状态的评估

没有某一单独参数可以确定患儿的营养状态，应多参数监测以增加评估的准确性及可靠性。维持性

透析（CKD 5D 期）患儿必须定期测量身高/身长、体重，计算体块指数，描绘身高/身长、体重、体块指数-年龄曲线。

**1.评估频率**

营养评估频率应基于患儿的年龄及病情分期，至少应该是正常健康同龄儿监测频率的 2 倍，CKD 2～3 期，6 个月 1 次，CKD 4～5，5D 期患儿监测次数应该增加，任何能够引起生长迟缓的因素一定要及时估测干预。

**2.正常儿童身高、体重、体快指数-年龄曲线参考标准**

建议使用新的中国儿童 0～18 岁生长参照标准和世界卫生组织 5 岁以下儿童生长标准：

（1）中华儿科杂志，2009 年，第 47 期：①173～178 页，中国 7 岁以下儿童体重、身长/身高和头围的生长标准值及标准化生长曲线；②281～285 页，中国 7 岁以下儿童身长/身高的体重和体质指数的生长标准值及标准化生长曲线；③487～492 页，中国 0～18 岁儿童青少年身高、体重的标准化生长曲线；④493～498 页，中国 0～18 岁儿童青少年体块指数的标准化生长曲线。

（2）WHO Multicenter Growth Reference Study Group.WHO Child Growth Standards：Length/height-for-age，Weight-for-age，weight-for-length，weight-for-height and body mass index-for-age：methods and development. Geneva：WHO.2006。（世界卫生组织多中心生长参考研究工作组。世界卫生组织儿童生长标准：年龄对应的身长（身高），年龄对应的体重。身长对应的体重，身高对应的体重和年龄对应的体质指数：方法与状态。日内瓦：世界卫生组织。2006。）

**3.评估参数**

（1）饮食情况（3 d 饮食记录或 3 个 24 h 内的饮食回顾）。

（2）按年龄（计算）的身高百分位数或标准差记分。

（3）按年龄（计算）的身高生长速度百分位数或标准差记分。

（4）评估干体重及按年龄（计算）的体重百分位数或标准差记分。

（5）按年龄（计算）的体块指数百分位数或标准差记分。

（6）按年龄（计算）的头围百分位数或标准差记分（小于等于 3 岁）。

（7）标准蛋白分解率（normalized protein catabolic rate，nPCR）：CKD-5D 儿童 nPCR < 1g/（kg·d）有发生营养不良的危险。

（8）主观综合性评价（subjective global assessment，SGA）：是对病史（体重降低、饮食摄入、消化道症状、活动能力、代谢情况）、体格测量（皮下脂肪减少、肌肉萎缩、水肿、腹水）等的综合评估，简单、全面、影响因素少，不需要特别仪器和设备，已经广泛用于评估成人的营养状态，在儿科的应用也有了较大发展。

（9）其他监测指标：白蛋白曾作为营养状态预测指标，但近年来其能否很好地预测营养状态已受到争议。对于低白蛋白血症患儿，应注意鉴别是否存在高血容量、炎症、蛋白质丢失等问题。血清前白蛋白半衰期为 2 d，较白蛋白更能反映病人的现状，在成人常被用来评价营养状况，在儿童还需做进一步研究。

胰岛素样生长因子-1（insulin-like growth factor-1，IGF-1）可以较好反映慢性肾衰竭透析患者营养状况及严重程度，IGF-1 小于 300μg/L 提示营养不良，小于 200μg/L 提示重度营养不良。

超敏 C 反应蛋白（high-sensitivity C-reactive protein，hsCRP）随着肾功能的降低而增高，与营养状况、高血压有一定相关性，有文献建议作为临床参考指标。

①上臂围：因其局限性及不准确性，目前已不再作为常规监测参数。②双能 X 线吸收测量（dual-energy X-ray absorptiometry，DXA）：成人应用较多，儿科相关研究很少。相对于临床简单易行的 BMI 来讲，是否需要采用这种昂贵的方法定期检测还有待进一步探讨。③生物电阻抗（bioelectrical impedance analysis，BIA）：儿科没有应用经验，还需做进一步研究[2,3]。

### （三）CRF 患儿营养干预目的及指征

#### 1.营养干预目的

（1）缓解尿毒症症状，避免尿毒症毒素蓄积及代谢异常。主要是通过减轻氮质血症、纠正水电解质代谢紊乱、减轻继发性甲状旁腺功能亢进而实现。

（2）延缓病情进展。恰当的膳食可减轻残存的肾小球硬化过程，减轻肾组织钙、磷沉积，减轻肾小管代谢负荷，减轻高脂血症对肾单位的损伤，减少并发症（如心力衰竭、肾性骨营养不良等）的发生或减轻病情，降低死亡率。

（3）维持小儿良好的营养状态及生长发育，减少成人期慢性并发症的发生。

#### 2.营养干预指征

消化能力受损或不能耐受经口喂养；代谢需求增加；营养供给不足或不能耐受；体重迅速下降大于 10%；BMI 低于第 5 百分位；身高（身长）低于第 3 百分位或生长速度明显减慢；营养相关生化指标异常；多尿、尿浓缩功能受损等。

### （四）CKD 患儿营养干预措施

#### 1.CKD 患儿蛋白质-能量需求

（1）CKD 患儿能量需求：热量摄入不足会导致蛋白质作为能量来源，增加尿素氮的产生，CRF 患儿应保证足够热量。不同国家营养指南对 CKD 患儿推荐的能量需求量是相似的。有几种关于估测每日所需能量（estimate energy requirements，EER）的公式，KDOQI 营养指南推荐公式见表 6-3-2。体力活动强度对能量需求产生显著影响，计算时应乘以不同的体力活动水平（physical activity level，PAL）系数，见表 6-3-3。适当运动是降低 CKD 患儿病死率的重要因素，定期评估日常活动，对患儿进行体力活动指导很重要。

指南建议：供给 CKD 患儿同年龄组正常儿童所需能量，根据平日的 PAL、体块指数及体重变化来调整；正常饮食不能获得正常能量需求、不能达到预期身高和（或）体重增长速率的患儿，应该给予额外营养支持；常规营养支持不能达到能量要求患儿，可口服高热量饮食和营养补充制剂，如果仍然不能满足，应该考虑静脉营养；维持性透析患儿与正常儿童的能量需求也是相同的，频繁呕吐、胃肠功能欠佳的患儿，应额外补充 30%每日所需热量，病情缓解后再恢复原来的热量。

腹膜透析患儿可通过腹透液摄取糖，如果体重增加明显，应该减少饮食热量 33.5 ~ 50.2 kJ/（kg·d）。正在进行维持性血液透析的营养不良 CKD 患儿（体块指数＜第 5 百分比），口服及管饲营养不能获得营养需求时，可予透析中胃肠外营养（intra dialytic parenteral nutrition，IDPN）。如果 IDPN 不能满足能量需要，可以应用每日或部分胃肠外营养（目前缺乏儿童 IDPN 方面的研究）；接受肠内及肠外营养补充治疗的患儿应注意碳水化合物及不饱和脂肪酸提供的热量之间的平衡；体重超标患儿应改变饮食和生活习惯。

表 6-3-2　CKD 患儿能量需求计算公式

| 年龄 | 性别 | EER |
| --- | --- | --- |
| 0 ~ 3 月 | | [89 ×体重（kg）-100]+ 175 |
| 4 ~ 6 月 | | [89 ×体重（kg）-100]+56 |
| 7 ~ 12 月 | | [89×体重（kg）-100]+22 |
| 13 ~ 35 月 | | [89 ×体重（kg）-100]+ 20 |
| 3 ~ 8岁 | 男孩 | 88.5-61.9×年龄（岁）+PAL×[26.7×体重（kg）+903×身高（m）]+20 |
| | 女孩 | 135.3-30.8×年龄（岁）+PAL×[10×体重（kg）+934×身高（m）]+20 |
| 9 ~ 18岁 | 男孩 | 88.5-61.9×年龄（岁）+PAL×[26.7×体重（kg）+903×身高（m）]+25 |
| | 男孩 | 135.3-30.8×年龄（岁）+PAL×[10×体重（kg）+934×身高（m）]+25 |

表 6-3-3　3～18 岁儿童体力活动水平系数

| 性别 | 体力活动水平 | | | |
|---|---|---|---|---|
| | 静坐 | 低水平活动 | 一般水平活动 | 高水平活动 |
| | 日常生活活动（ADL） | ADL + 30～60 min/d，中度体育活动（如：步行 5～7 km/h） | ADL + ≥60 min/d，中度体育活动 | ADL+≥60 min/d，中度体育活动+ 60 min 剧烈活动或 120 min 中度体育活动 |
| 男 | 1 | 1.13 | 1.26 | 1.42 |
| 女 | 1 | 1.16 | 1.31 | 1.56 |

（2）CKD 患儿蛋白质需求（见表 6-3-4）：限制蛋白的摄入未必能延缓 CKD 的进展，恰当的蛋白摄入量应该既可以保证机体蛋白质的合成，又不会增加脂肪的合成而导致肥胖。CKD 患儿蛋白摄入至少应达到 100%营养摄入参考量（reference nutrient intakes，RNI）。

表 6-3-4　CKD 3–5 期及 5D 患儿蛋白质摄入量

| 年龄/岁 | DRI/[g/（kg·d）] | CKD 0.85 | CKD 4～5 | HD | PD |
|---|---|---|---|---|---|
| 0～6 月 | 1.5 | 1.5～2.1 | 1.5～1.8 | 1.6 | 1.8 |
| 7～12 月 | 1.2 | 1.2～1.7 | 1.2～1.5 | 1.3 | 1.5 |
| 1～3 | 1.05 | 1.05～1.5 | 1.05～1.25 | 1.15 | 1.3 |
| 4～13 | 0.95 | 0.95～1.35 | 0.95～1.15 | 1.05 | 1.1 |
| 14～18 | 0.85 | 0.85～1.2 | 0.85～1.05 | 0.95 | 1.0 |

KDOQI 营养指南建议：①CKD 3 期患儿：维持膳食蛋白摄入量（dietary protein intakes，DPI）于 100%～140%膳食营养摄入参考( dietary reference intake，DRI )；②CKD 4～5 期患儿：维持 DPI 于 100%～120% DRI；③CKD 5D：维持 DPI 为 100% DRI，再加上透析中丢失的蛋白质及氨基酸量。腹膜透析患儿应根据年龄增加饮食蛋白质含量 0.15～0.35 mg/kg（年龄越小增加的饮食蛋白越多），测量腹透液中蛋白含量，根据实际丢失量个体化补充。血液透析患儿增加饮食蛋白质 0.1 g/（kg·d）；饮食不能满足蛋白质要求时，应考虑补充蛋白质制剂；身高位于第二百分位以下患儿，应该用身高-年龄 RNI 值作为参考；肥胖者要根据调整体重（调整体重=按身高计算的理想体重+ 25%×（实际体重－理想体重）评估蛋白需要量。

CRF 患儿进入规律透析治疗后，饮食的限制与透析前应有所不同，需要根据残存肾功能、尿量和透析频率不断地调配饮食。选择含有至少 50% 高生物价蛋白（食物蛋白质生物价：反映食物蛋白质消化吸收后，被机体利用的程度，生物价越高，蛋白质被机体利用的效率越高，即蛋白质的营养价值越高，食物蛋白质的生物价值最高为 100）而低磷的饮食，如动物蛋白（11mg 磷：1g 蛋白），还要考虑到对蛋白的消化能力（动物蛋白消化能力 95%，植物蛋白消化能力 85%，混合蛋白消化能力 85%～95%）及磷的生物利用度（植物中磷的生物利用度较低 50%，动物中磷的生物利用度大于 70%）。

动物蛋白必需氨基酸（essential amino-acid，EAA）含量高，生物利用度好，产生的代谢废物少。但动物蛋白内的甘、丙、精、脯氨酸增加肾小球滤过率和肾小球血流量，促进肾小球硬化，加速肾功能损害。植物蛋白非必需氨基酸含量高，EAA 含量低于动物蛋白质，产生高滤过作用较弱，对肾功能有保护作用，建议适当增加植物蛋白摄入。豆类食品（黄豆）EAA 含量高于谷类等其他植物蛋白，有利于纠正 EAA 的缺乏，在调节脂质及钙磷代谢方面具有优势，可以适当食用。CKD 患儿多存在必需氨基酸不足，应适度补充必需氨基酸和 α-酮酸。α-酮酸，有助于维持营养，可减轻氮质血症、改善脂代谢、降低血自由基水平、降低血磷、改善低血钙、减轻继发性甲状旁腺功能亢进、减少尿蛋白排泄及延缓肾功能恶化，但复方酮酸制剂含钙，应监测血钙，谨防高钙血症的发生。

（3）营养不良与血脂异：CKD 儿童脂代谢紊乱发生较早，即 GFR 指标为 30～59 mL/（min·1.73 m²），随着肾脏受损程度而加重，肾功损伤与血脂异常的程度是平行的。血脂异常可致肾小球毛细血管内皮细胞、系膜细胞、足突受累，系膜细胞增生、系膜基质沉着；细胞因子、生长因子增加；氧化应激也增高。ESRD 时三酰甘油增高，高密度脂蛋白减低，脂蛋白 a 升高，不仅是肾功能恶化的危险因素，也是心血管疾病独立危险因素。

营养不良患儿，不建议饮食干预以治疗脂代谢紊乱。如患儿营养良好，再调整饮食控制脂代谢紊乱，饮食中脂肪限制在全部热量的 30% 以内，给予低脂饮食（低脂、低胆固醇及高多聚不饱和脂肪酸）及调脂药物。为保证婴幼儿能量的摄入，脂肪量可加大，但应严格按照标准比例供给（7% ~ 12%蛋白质，40% ~ 54%脂肪，36% ~ 56%糖类）。保持正常体重，适度活动是必要的。

成人用降脂药物可能降低心血管并发症与死亡率，也有报道 CKD 儿童大于等于 10 岁或青春期后如低密度脂蛋白胆固醇大于等于 1600 mg/L、非高密度脂蛋白胆固醇大于等于 1900 mg/L 时可能有合并心血管病的风险，可考虑用他汀类药物。青少年 V 期 CKD 之低密度脂蛋白最好保持在小于 1300 mg/L。但是，目前尚无公认的推荐控制 CKD 儿童血脂增高的药物。

n-3 多不饱和脂肪酸（n-3 polyunsaturated fatty acids，n-3 PUFAs），二十二碳六烯酸（docosahexaenoic acid，DHA），二十碳五烯酸（eicosapentaenoic acid，EPA）可以降低血三酰甘油水平及心脏疾病危险，建议饮食中应用不饱和脂肪酸及选用多糖。

**2.维生素、微量元素及骨矿物质的需求与治疗**

CKD 患儿多存在维生素及矿物质缺乏，有关此方面的研究尚缺乏循证研究资料。KDOQI 营养指南建议：CKD 患儿饮食摄入营养素至少应达到 100% DRI 推荐量；单纯饮食摄入无法达到 100% DRI 或出现血维生素及微量元素降低，应该加用维生素和微量元素的口服制剂；CKD 5D 期患儿需要加用水溶性维生素补充剂。国内只对成人 CKD 患者推荐了微量元素摄入量，尚缺乏儿科资料。

CKD 患儿，钙和磷结合剂的摄入量应该在同年龄组正常儿童需求量的 100% ~ 200% DRI 范围内。钙补充不足及过量现象均存在于 CRF 患儿，补充钙剂时应考虑到磷的含量。对肾性骨病的治疗要从高度怀疑肾功能不全的早期开始。应记录血钙、磷、碱性磷酸酶、甲状旁腺激素（parathyroid hormone，PTH）和 1，25-（OH）$_2$-D$_3$ 的变化，及早进行骨密度测定和骨扫描。明显钙磷代谢异常时骨 X 线片才发生改变，骨 X 线片通常用来随诊骨病进展变化情况。有关此方面的研究尚缺乏循证研究资料。

各年龄组患儿均可以很好地耐受葡萄糖酸钙（9%元素钙）、乳酸钙（13%元素钙）、醋酸钙（25%元素钙）及碳酸钙（40%元素钙），醋酸钙及碳酸钙是有效的磷结合剂，醋酸钙比碳酸钙具有更高特异性的磷结合，很少导致高钙血症，是首选磷结合剂，适用于中度危险钙过量患儿。

针对应限制磷摄入的患儿，补充钙剂时选用含钙的磷结合剂，建议首选醋酸钙。醋酸钙适用于中度危险钙过量患儿，碳酸钙适用于饮食钙摄入不足，不需要补充维生素 D 的患儿。两餐之间服用钙剂吸收最好，但应与铁剂分开服用。氯化钙会引起酸中毒，柠檬酸钙促进铝的吸收，均应避免应用。25%CKD 患儿发生高钙血症，与钙的剂型、用量及维生素 D 有关，是导致软组织钙化的重要因素（表 6-3-5、表6-3-6）。

含钙高的食物：奶制品、大白菜、甘蓝、花椰菜、强化钙的食物。

80% ~ 90%CKD 患儿存在维生素 D 不足，不同年龄段维生素 D 的需要量还不清楚。血 25-羟维生素 D 小于 30μg/L（75nmol/L）患儿应该补充维生素 D$_2$（麦角骨化醇）或维生素 D$_3$。维生素 D$_3$ 似乎生物效价更高，但目前还没有试验证实。钙剂、维生素 D 治疗或更改维生素 D 剂量 1 月后应检测血钙、磷水平，以后至少每 3 月检测 1 次，每年检测 1 次血 25-羟维生素 D 水平，不能中断维生素 D 治疗。

表 6-3-5　CKD 2-5，5D 患儿每日元素钙摄入最高量参考/mg

| 年龄 | DRI | 健康儿童 | CKD 2-5，5D |
| --- | --- | --- | --- |
| 0 ~ 6月 | 210 | 未定 | ≤420 |
| 7 ~ 12月 | 270 | 未定 | ≤540 |
| 1 ~ 3岁 | 500 | 2500 | ≤1000 |
| 4 ~ 8岁 | 800 | 2500 | ≤1600 |
| 9 ~ 18岁 | 1300 | 2500 | ≤2500 |

**表 6-3-6　CKD 患儿维生素 D 补充量参考**

| 25（OH）D₃/（μg/L） | 维生素D缺乏级别 | 维生素D₂/维生素D₃剂量 | 疗程/月 |
|---|---|---|---|
| < 5 | 重度 | 8000 IU /d × 4周（或50000 IU/周）× 4周，<br>之后4000 IU /d（或50000 IU /次，2次/月）× 2月 | 3 |
| 5 ~ 15 | 中度 | 4000 IU /d × 12周（或50000 IU /次，1次/2周 × 12周） | 3 |
| 30 | 轻度 | 2000 IU /d 或50000 IU /次，1次/4周 | 3 |

高磷血症是心血管疾病独立危险因素，是影响 CRF 预后的主要危险因素，当 PTH 超过 CKD 阶段相应靶目标值，磷在正常推荐范围内时，应减少饮食中磷的摄入至同年龄组磷推荐量的 100% DRI；当 PTH 超过 CKD 阶段靶目标值，磷超过该年龄组推荐范围，应减少饮食中磷的摄入至同年龄组磷推荐量的 80% DRI。CKD 患儿 PTH 靶目标值（CKD3，4，5-5D 期：35 ~ 70，70 ~ 110，200 ~ 300 ng/L）目前尚有争议。含磷高的食物：蛋黄、全麦面包、内脏类、干豆类、硬核果类、奶粉、乳酪、巧克力、芝麻、菌类、海产品等。

### 3.CKD 患儿水、电解质、酸碱平衡的评估与治疗

应根据原发病、残余肾功能、尿量、肾脏替代治疗方法、是否存在高血压或高钾血症来决定 CKD 患儿水分及电解质的摄入量。指南建议：无水肿和严重高血压时不需限水，临床上常根据患儿口渴感和水出入量来调节水的入量。多尿患儿应注意补充水钠；CKD 5D 期及腹膜透析婴儿应该补充钠；高血压或高血压前期患儿应该限制钠的摄入（1g 盐相当于 5mL 酱油含盐量，1g 钠相当于 2.5g 食盐含钠量）；少尿患儿应该限制水的摄入，两次透析期间体重增长不宜超过原体重的 4%；高钾血症或有高钾血症倾向时限制钾摄入。含钾高的食物：蘑菇、海菜、豆类、莲子、卷心菜、榨菜、香蕉、橘子等，烹调时可用水泡煮去掉食物中部分钾盐，并须慎用含钾的代盐品。

轻度酸中毒但无临床症状时不需服用碱性药物，通过限制蛋白类食物常可达到减少酸产生的目的。但临床上出现酸中毒症状或血气示 HCO₃⁻ 小于 20mmol/L 时应给予治疗，口服碳酸氢钠片 0.5 ~ 2.0 mmol/（kg·d），以避免长期处于代谢性酸中毒状态，加重患儿的骨质疏松和生长迟缓[4-12]。

### 4.CKD 患儿与贫血

多数为正细胞正色素性贫血，GFR 小于 40 mL/min 时，贫血即已存在，随 GFR 下降而加重，是 CRF 进展的独立危险因素，其原因：红细胞生成素缺乏、膳食摄入不足、血液透析丢失、胃肠道出血、血液检查多次取血等。贫血会导致低氧血症，造成肾组织损伤，促进 CKD 进展。及早应用促红细胞生成素（erythropoietin，EPO）可明显改善肾性贫血，增加供氧，减轻氧化应激，对肾小管细胞有保护作用，延缓病情进展及推迟肾移植。应用指征：血红蛋白（hemoglobin，Hb）质量浓度小于 110g/L，血细胞比容( hematocrit，Hct )小于 30%。维持 Hb 质量浓度 110 ~ 120 g/L，不超过 130g/L，血细胞比容为 0.33 ~ 0.36。欧洲儿科腹透协作组提出 EPO 及铁剂并用，绝大多数 ESRD 的血红蛋白可达目标值。

（1）EPO 用法：开始量为 50 ~ 120 IU/（kg·周），一周内分 2 ~ 3 次皮下注射；静脉用药 120 ~ 150 IU/（kg·周），3 次/周，直到血细胞比容达到 0.30 ~ 0.33（最大为 0.36），2/3 诱导剂量维持治疗。一般治疗 10 d 左右网织红细胞数目开始上升，增加血红蛋白 10 ~ 20g/（L·月）、血细胞比容 0.005 ~ 0.015/周，需 2 ~ 6 周达到理想血细胞比容值，如果治疗 8 周后血细胞比容上升仍不满意（即未达到0.30），应加大 50% 剂量。每次调整剂量的间期一般为 4 周，幅度为每次 20 IU/kg。治疗期间每周查血红蛋白及血细胞比容，如上升速度过快，即每月血红蛋白质量浓度上升大于 30 g /L 和（或）血细胞比容上升大于 0.08，应立即减少 25% EPO 剂量。Hct 大于 0.36，应暂停用药。血细胞比容降至 0.30 ~ 0.33，再以 75% 的原剂量重新开始治疗。EPO 的维持量个体差异很大。不良反应有铁缺乏、高血压、惊厥、血栓形成和皮疹等变态反应。

（2）EPO 治疗前要明确 CRF 患儿铁储备情况：转铁蛋白饱和度小于 20% 或血清铁蛋白大于 100 μg/L，应加服铁剂，元素铁 2 ~ 3 mg/（kg·d），不良反应包括恶心、腹痛、便秘、腹泻等。静脉铁剂可能会出现变态反应。静脉用 100 mg 蔗糖铁可使 CKD 患者出现暂时的蛋白尿，肾小管损伤，故以低剂

量 50 mg 为宜。平常饮食时应注意保证正常铁的摄入量，以避免发生缺铁性贫血[1]。

（3）输血：血红蛋白小于 60g/L 时，可小量输血或输入洗涤过的红细胞，使血红蛋白达到 70～80 g/L 水平。输血速度一定要慢，密切观察病情变化，以避免发生心衰或高血压。

### 5.CKD 患儿与肉毒碱（卡尼丁）

低肉毒碱可引起贫血、肌肉无力、透析低血压等，CKD 5D 期患儿血肉毒碱降低。虽然有学者建议补充肉毒碱，但是至今没有充分证据表明补充左旋肉碱可以成功改善血液透析患儿状况，并且肉毒碱的代谢产物通过肾脏排泄会产生肾毒性损害肾脏，口服左旋肉碱的生物利用度也不详。因此，营养指南不建议常规应用卡尼丁治疗。

### 6.生长迟缓治疗指导

生长迟缓是 ESRD 患儿常见并发症，给患儿带来严重的精神心理障碍。约一半患儿低于同龄儿身高的第三百分位，北京儿童医院对近 10 年住院 CRF 患儿统计数据显示：43% CRF 儿童身高小于第 3 百分位。多种因素可以引起生长迟缓，应针对不同主要原因予以相对应的治疗。

（1）生长迟缓主要原因与干预措施：营养不良是生长迟缓的重要因素，蛋白质、热量摄入不足是 CKD 患儿、尤其是婴幼儿生长发育迟缓的重要原因。研究证实：婴儿期能量的摄入与生长速率呈正比。如果能量摄入超过 80% 推荐量，婴儿可以获得正常的生长速度；反之，能量摄入低于 40% 推荐量，会出现生长停滞。因此，婴儿期早期营养干预，包括管饲是阻滞患儿头两年生长迟缓的最基本与最重要的方法。透析患儿更应该加强营养的供给，以获得正常生长速率。肾发育异常的 CKD 婴儿，生长发育迟缓更为严重，与起病年龄、肾小管功能异常程度相关，多伴有钠及其他与生长相关的重要物质的丢失，应注意补充。

肾性骨营养不良可以导致生长迟缓，治疗关键在于通过饮食及药物控制磷的水平、监测钙的摄入和维生素 D 治疗。

长期应用皮质类固醇可以影响生长，如果患儿病情稳定，应该考虑减量或停用。

持续代谢性酸中毒通过多种机制引起生长迟缓，包括增加蛋白质的分解，减少白蛋白合成，减少甲状腺素的释放、阻断胰岛素样生长因子（IGF-1）对生长激素（growth hormone，GH）的反应等，导致机体对生长激素的抵抗。此类患儿应该加用碳酸氢钠或加强透析充分性以纠正酸中毒，血碳酸氢盐一定要至少纠正至 22 mmol/L。

（2）生长迟缓与生长激素：慢性肾衰竭儿童存在生长激素-胰岛素样生长因子轴的紊乱：血液中生长激素水平正常甚至偏高，但生物活性偏低，存在生长激素抵抗现象。生长激素受体的表达被抑制，生长激素受体的信号传导受损，IGF-1 合成减少，IGF-结合蛋白抑制。

CKD 2-5，5D 期患儿，尽管积极进行了营养的干预及防治代谢紊乱，仍表现为身材矮小（身高 SDS ＜ -1.88 或年龄对应的身高 ＜第三百分位）及有生长迟缓趋势（年龄对应的身高生长速率 SDS ＜ -1.88 或年龄对应的身高生长速率 ＜第三百分位），持续存在 3 月以上者，一定要应用生长激素积极治疗。

人生长激素（human growth hormone，hGH）是垂体前叶分泌的一种亲水性球蛋白，免疫器官，如胸腺、脾脏和外周血细胞，也可分泌少量 GH，是人出生后最主要的内分泌激素，GH 受体在各种淋巴细胞中都有表达。GH 除能够促进机体生长、代谢外，还具有一定的免疫调节作用。应用基因重组技术生产的重组人生长激素（recombinant human growth hormone，rhGH）在问世初期主要作为激素替代疗法治疗儿童成长期的生长激素缺乏症。近年来，其临床应用的适应证不断扩大，已被用于肾衰等领域，并可起到一定的免疫调节作用。

慢性肾衰儿童蛋白质分解代谢增强，合成代谢不足，细胞免疫及体液免疫功能均受损，存在明显的免疫抑制，在长期血透患者中表现更为明显，容易合并感染性疾病等并发症，影响患儿的预后。如果给予外源性生长激素治疗，可增强机体合成代谢，促进患儿的生长发育，调节患儿 T 淋巴细胞功能。临床试验表明：应用重组人生长激素治疗 CKD 2-5 期、肾移植后生长迟缓患儿，可以有效促进患儿的生长发育，达到正常身高，没有明显不良反应，早期应用效果更好。治疗第一年，患儿的身高增长效果最好，以后效果渐弱。长期维持 rhGH 治疗，多数患儿显示最终可以获得正常范围的身高。Hokken-Koelega 等发现：青春期治疗可以获得稳定的身高增长速度，不会降低 GFR 及骨成熟。维持透析患儿应用 rhGH 亦可取得较好疗效，但是不及早期应用的患儿效果好。因此，提倡早期应用 rhGH 治疗。目前，尚缺乏大样本透析患儿的随机对照研究及最合适药物剂量选择的研究[3-13]。

### （五）结语

美国、欧洲各国、澳大利亚、日本、新加坡都不同程度地制定了各自的 CKD 患儿营养指导意见，我国尚欠缺这些方面的研究。因此，了解并借鉴国际同行的治疗及管理 CKD 儿童的经验，共同探讨及制定适合我国国情的 CKD 儿科营养指南非常必要。1998 年，我国首次成立中国居民膳食营养素参考摄入量专家委员会，制定中国 DRI，2000 年出版了《中国居民膳食营养素参考摄入量——Chinese DRIs》，可以作为临床制定营养配方的参考，随着时代的进步及相关研究的深入，DRI 也在不断更新。

CKD 患儿的营养指导是团队性工作，需要营养师、儿科及肾脏医师、药剂师、护士、社会工作者、治疗师、肾脏病学家及财政等的支持。营养师是团队的中心，负责评估患儿的营养状态、制定营养计划及提供营养教育。

为了提高 CKD 患儿的生活质量，预防并发症的发生，儿科和肾脏医师及营养师应经常与家长及患儿沟通，强调饮食疗法的重要性，取得家长及患儿良好配合。反复评估及调整 CKD 患儿营养计划，病情持续进展患儿应该增加评估次数，注意观察是否存在影响生长或营养摄入的相关因素，加强透析充分性。提高患儿饮食满意度是有效营养干预的重要内容，应考虑到食物的多样性、患儿的饮食喜好，根据营养评估结果及患儿年龄、生长发育状态、饮食习惯、民族习性、社会心理状态等整体考虑，制定个体化的护理计划及饮食配方。

（孟群）

# 参考文献

[1] 王质刚. 血液净化学［M］. 3 版. 北京：北京科学技术出版社，2010.

[2] 沈颖. 慢性肾脏病患儿的营养支持［J］. 中华儿科杂志，2010，48（5）：364-367.

[3] 孟群，沈颖. 慢性肾脏脏病患儿临床实践指南介绍. 中华儿科杂志，2010，48（5）：368-370.

[4] PAGLIALONGA F，EDEFONTI A. Nutrition assessment and management in children on peritoneal dialysis［J］. Pediatr Nephrol，2009，24（4）：721-730.

[5] 萨穆尔. 儿科营养手册［M］. 李雁群，译. 北京：中国轻工业出版社，2008：29-32.

[6] REES L，SHAW V. Nutrition in children with CRF and on dialysis［J］. Pediatr Nephrol，2007，22（10）：1689-1702.

[7] 杜娟，沈颖. 儿童慢性肾衰竭生存预测模型建立及其临床价值研究［J］. 中国实用儿科杂志，2009，24（11）：869-872.

[8] MAFRA D，GUEBRE E F，FOUQUE D. Body mass index，muscle and fat in chronic kidney disease：questions about survival［J］. Nephrol Dial Transplant，2008，23（8）：2461-2466.

[9] WESSELING C，BAKKALOGLU S，SALUSKY I. Chronic kidney disease mineral and bone disorder in children［J］. Pediatr Nephrol. 2008，23：195-207.

[10] CHATURVEDI S，JONES C. Protein restriction for children with chronic renal failure［J］. Cochrane Database Syst Rev，2007，17（4）：CD006863.

[11] FRANKE D，ZIVICNJAK M，EHRICH J H. Growth hormone treatment of renal growth failure during infancy and early childhood［J］. Pediatr Nephrol，2009，24（6）：1093-1096.

[12] KOUFAKI P，MERCER T. Assessment and monitoring of physical function for people with CKD［J］. Adv Chronic Kidney Dis，2009，16（6）：410-419.

[13] KDOQI Work Group. KDOQI Clinical Practice Guideline for Nutrition in Children with CKD：2008 Update［J］. Am J Kidney Dis，2009，53（3 suppl. 2）：S11-S104.

# 第四节　IgM 肾病

## 一、概述

1978 年 Cohnt 及 Bhasin 等分别独立报告了一组疾病，临床类似微小病变性肾病综合征，而病理学表现为系膜增殖性肾小球肾炎，系膜区有颗粒性免疫球蛋白 M（Immunoglobulin M，IgM）伴或不伴 C3 沉积，称之为系膜 IgM 肾病（IgM nephropathy）[1,2]。IgM 肾病为一免疫病理学诊断，进一步研究发现，IgM 肾病临床主要表现为肾病综合征或显著蛋白尿，也有一小部分患者有显著血尿而无明显蛋白尿。早期研究认为该病预后良好，目前研究提示 IgM 肾病预后不容乐观。IgM 肾病是否应该视为一独立的疾病?系膜区沉积的 IgM 是非特异性吸附还是特异性免疫复合物沉积?目前尚无定论，是各学者争论的焦点之一。

## 二、IgM 肾病诊断标准

IgM 肾病是否为微小病变型发展为局灶节段性肾小球硬化（focal segmental glomerulo sclerosis，FSGS）的过渡型病变，目前尚无定论。有部分学者认为，系膜区 IgM 沉积仅仅是一种免疫病理现象，不具有单独的病理意义和致病性；而伴有系膜区 IgM 沉积的肾病仅是微小病变性肾病（minimal change nephrosis，MCN）的一种变异，或者是微小病变性肾病向 FSGS 转型过渡阶段的伴随现象。

但目前大多数学者认为 IgM 肾病为一独立性疾病，有其自身的临床特点，病理特征及预后应和 IgA 肾病一样从系膜增殖性肾炎中独立出来，建议 IgM 肾病诊断标准为：①免疫荧光检查可见肾小球系膜区主要为 IgM 沉积，伴或不伴其他免疫球蛋白和（或）C3 的沉积；②光镜下肾小球有不同程度的系膜增生但肾小球基底膜形态基本正常。并除外膜性肾病，膜增殖性肾炎，急性链球菌感染后肾炎，IgA 肾病及继发性肾脏改变等。

## 三、发病机制

IgM 肾病的发病机制目前尚不清楚，多数研究者认为多种因素参与了疾病的发生和发展。IgM 相对分子质量为 900 000。它与相应抗原形成的免疫复合物是大分子不溶性的，易沉积在系膜区，这与免疫荧光及电镜下所观察的结果是一致的。五聚体结构使 IgM 一般不能通过血管壁，主要分布于血管内，这也导致其激活补体的能力比 IgG 强。在抗原诱导的体液免疫中，IgM 是最先产生的抗体，在免疫应答早期即发挥作用，并在细胞因子的作用下转换为 IgG。

多数学者认为，IgM 肾病患者可能存在 T 细胞功能异常及系膜细胞免疫清除功能失调，进而导致 IgM 或者 IgM 复合物在肾小球系膜区沉积，引起局部炎症反应。血清中 IgM 持续升高的原因为：当机体接触抗原之后先产生抗体然后在 T 细胞协助下才变换为 IgG。IgM 肾病患者的 T 细胞功能已发生了改变，不能使大量 IgM 转换为 IgG，只能停留于 IgM 阶段。有研究发现 IgM 肾病患者 T 细胞 Tac 表达增加、IL-2 生成增多，推测 IgM 肾病患者体内抑制性 T 淋巴细胞功能受到抑制，进而影响 IgM 向 IgG 转换，导致血 IgM 升高、IgG 降低，从而促进 IgM 或者 IgM 复合物在肾小球系膜区沉积，引起局部炎症反应，导致 IgM 肾病发生。

近年临床上见到应用利妥昔单抗成功治疗肾移植术后 IgM 肾病复发的病例，提示 B 细胞亦可能参与了 IgM 肾病的发病机制。另外李航等首次报道国内 3 例遗传性 IgM 肾病，在 3 例 IgM 肾病患者家系研究中发现了免疫遗传学背景，调查发现家族中还有 10 例患者有肾损害表现，均表现为血尿、蛋白尿，其中 1 例因尿毒症而死亡，提示在少数 IgM 肾病，遗传因素可能在本病发病中也起了一定的作用。

## 四、临床表现

本病多见于儿童，男性发病较多，主要临床表现为肾病综合征，少数呈无症状性蛋白尿和（或）血尿，呈肾病综合征时少数有轻度高血压。大量蛋白尿为非选择性，血清白蛋白明显降低，1/3 以上 IgM 增高，IgG 降低，胆固醇增高，肾功能多在正常范围。该病多数以肾病综合征起病（约占 60%），少数表现为蛋白尿（约占 20%）、蛋白尿合并血尿（约占 10%）或单纯血尿（大约 10%）。英国的研究者报道在 54 例 IgM 肾病患者中，肾病综合征 31 例占 58%；无症状蛋白尿 19 例占 35%；肉眼血尿 4 例占 7%。这些患者发病年龄最小 14 岁，最大 69 岁，平均 31 岁。2000 年爱尔兰的报道显示与英国的报道接近。在 60 例 IgM 肾病患者中肾病综合征的比例为 51%、蛋白尿 26%、肉眼血尿 18%、镜下血尿 5%。2011 年国内浙江的鲁科达报道了 39 例 IgM 肾病患者，发病年龄 14 ~ 60 岁（平均 35 岁），其中肾病综合征 20 例，占 51.3%、蛋白尿合并血尿 13 例占 33.3%、蛋白尿 4 例占 10.3%、单纯血尿 2 例，占 5.1%。来自沈阳的杨旭报道了 10 例 IgM 肾病，男 6 例，女性 4 例。年龄 20 ~ 68 岁，平均 45 岁。患者中肾病综合征 9 例、肾小球肾炎 1 例，均有不同程度的水肿，血尿 3 例。国内关于儿童 IgM 肾病的研究显示儿童患者中肾病综合征的比例与成人接近，初梅对 14 例儿童 IgM 肾病临床与病理探讨发现，50%IgM 肾病临床表现为肾病综合征，年龄在 1 岁半 ~ 15 岁，其中男 11 例，女 3 例，发病以男孩为多。但也有资料报道肾病综合征的发病比例高于成人的比例，占 80% 左右，分析儿童患者肾病综合征比例高于成人可能与肾活检时机选择与成人不同有关。此外，IgM 肾病合并高血压的比例偏高，鲁科达报道了 39 例 IgM 肾病患者高血压达到 5 例，比例占 13%；沈阳的杨旭报道了 10 例 IgM 肾病患者 4 例存在高血压，比例达到 40%。有研究对 IgM 肾病随访 5 ~ 15 年后发现，高血压比例可升至 50% 以上。IgM 肾病活检时肾功能不全发生率为 10% 左右。鲁科达报道了 39 例 IgM 肾病患者中肾功能不全 4 例，占 11%；沈阳的杨旭报道了 10 例 IgM 肾病患者 1 例存在肾功能不全，占 10%[3-5]。

## 五、病理表现

IgM 肾病患者光镜下有不同程度的系膜细胞增殖和系膜基质增多。有些肾小球可显示基本正常，也可以有轻度的系膜增生及基质扩张，严重的系膜增生比较少见，部分患者有轻度的小管间质病变。患者有不同程度的细小动脉硬化、玻璃样变性。免疫荧光以 IgM 为主，呈弥漫性颗粒样沉积于系膜区；FSGS 的免疫荧光也以 IgM 为主，但不同的是呈粗颗粒和团块状以局灶节段性沉积，与光镜下所见的节段性玻璃样变性一致。有些患者同时伴有 IgA 及 IgG 沉积，其中 IgA 及 IgG 免疫荧光强度均弱于 IgM。系膜区同时伴 C3 沉积比例为 8% ~ 92%，多数报道为 30% ~ 50%（高于无 IgM 沉积的系膜增殖性肾炎）。C1q 及 C4 沉积亦较常见。IgM 肾病患者电镜下检查可见肾小球系膜区有电子致密物沉积，与免疫荧光不符，可能与小的电子致密物不易被发现有关，IgM 肾病的电镜没有特征性，与系膜增殖肾炎相同。

## 六、治疗反应及预后

本病对激素治疗的效应较典型的微小病变为差，如马恒颢等报道 24 例经 8 周激素诱导治疗，14 例敏感，10 例部分敏感或不敏感；而 MCD 16 例中 14 例敏感，仅 2 例部分敏感或不敏感。庄永泽等 42 例经激素、雷公藤治疗完全缓解占 54.8%，部分缓解为 40.4%。平均随访 60 个月，13 例复发，1 例进入 ESRD。但也有不同的意见。有研究者比较了 35 例 IgM 肾病与 17 例 MCN 患者，其激素敏感比例分别为 57%，47%，激素耐药比例分别为 20%、17%；考虑 IgM 肾病与 MCN 患者对激素治疗的反应不存在明显差异。而另有研究者则认为与 MCN 比较，IgM 肾病患者的激素依赖及激素耐药发生率高，两者对激素治疗反应有显著差异。研究发现，系膜区有 IgM 沉积者年龄较大，60% 患者对皮质激素治疗有抵抗，加用环磷酰胺后只 40% 有效，与 MCN 者显著不同。李学旺等对 11 例 IgM 肾病和 20 例微小病变肾病患者研究显示，IgM 肾病与 MCN 两者临床表现相同，对肾上腺皮质激素治疗均有反应。但 IgM 肾病有更大复发倾向，且大多数患者有血清 IgM 升高，病理学表现约半数 IgM 肾病有显著的肾小球硬化，以及电镜下的 GBM 损伤等均与 MCN 有显著不同[3-10]。

IgM 肾病是否为 MCNS 发展为局灶节段性肾小球硬化（FSGS）的过渡型病变目前尚无定论。多变量分析显示，肾活检时有高血压是以后发展为肾功能不全的唯一有意义的危险因子；组织学参数中，肾间质纤维化有很大的预后价值。早期，大多数学者认为 IgM 肾病预后良好。但随着临床观察例数的增加与随访时间的延长，Myllymaki 对 110 例 IgM 肾病患者的研究发现，在肾活检后平均追踪 8 年，在追踪至 15 年时有 36%的患者发展为肾功能不全，23%的患者发展为终末期肾病（ESRD）。

延长对 IgM 肾病患者随访时间非常必要。肾活检后追踪 15 年的患者有 50%诊断有高血压。肾病患者中有 29%表现为对皮质类固醇抵抗，而类固醇敏感的患者有 80%表现为类固醇依赖性。11 例患者（包括 8 例肾病综合征、3 例无症状性蛋白尿）进行了肾穿刺活检复查，发现 5 例的标本可见 FSGS 的典型形态学特征。

作者认为，IgM 肾病可能是较以往所认识的一种更为严重的疾病，于肾活检确诊后 15 年，约 1/3 的患者发展为不同程度的肾功能不全，约一半的患者出现高血压，部分患者特别是有蛋白尿的患者可能发展为 FSGS。同时作者亦认为，即使同在 IgM 肾病期内，亦可能存在两种不同亚型的疾病，它们具有相似的形态学特征，但性别分布和临床转归不同。

IgM 肾病与 FSGS 的关系及其如何转化为 FSGS 仍有待进一步研究。有报道，在重复肾活检中 IgM 肾病转化为 FSGS 的比例为 33% ~ 100%。

有研究发现，弥漫系膜增殖患者发展为 FSGS 的概率更高，可能是因为 IgM 沉积或其他因素引起的系膜激活以及增殖进而进展至 FSGS。董柯、陈香美的研究发现，在肾病综合征病例，IgM 肾病发病率高于未注明系膜增生性肾小球肾炎（mesangial proliferative glomerulo nephritis，MsPGN），一过性肾功能损害、激素依赖比例则以 MsPGN 为高，但两者血尿出现率均比 MCN 高。Andal A 的结果也支持此结论，认为，当系膜增殖性肾小球肾炎伴 IgM 沉积时，血尿、高血压、氮质血症和激素抵抗明显比无 IgM 沉积者减少。

马恒颢等研究发现 IgMN 全部以系膜区 IgM 为主沉积，但是 IgM 沉积强度，部位与临床表现，实验室指标，激素反应，随访反复情况无明显规律性可循，由此认为 IgM 沉积强度并无特殊意义，系膜区 IgM 沉积可能仅是系膜功能变化的一个标志，不具有独立的病理意义和致病性。然而近年来更大宗的病例研究提示，该项指标支持 IgM 沉积有意义。因为血中循环免疫复合物升高；并常伴有 C3 沉积；可以固定补体；有电子致密物形成。

系膜区 IgM 沉积有特殊意义，它不仅影响肾病综合征对激素的反应，而且是提示病变严重的标志。Kishimoto 等报道了对 180 例系膜增生性肾小球肾炎的研究，将其中 90 例系膜区以 IgM 沉积为主的 MsPGN 分为 A 组，另外 90 例系膜区无 IgM 沉积的 MsPGN 列为 B 组，研究揭示 A 组在肾小球滤过率、血白蛋白水平及 CH50 方面均显著低于 B 组，而蛋白尿水平、高血压发生率、毛细血管襻粘连及重复发生率显著高于 B 组。该研究组认为，MsPGN 系膜区 IgM 沉积有助于判断肾小球损伤及肾功能不全程度[11-14]。

总之，目前有关探讨系膜区 IgM 沉积意义的文献多为病例回顾及总结，缺乏大样本随机对照研究。系膜区 IgM 沉积是否具有确切的临床病理意义仍需要更大样本、多中心、前瞻性研究加以证实。IgM 肾病是根据免疫病理学特征确定的肾小球疾病，无论系膜区 IgM 沉积有无致病性，IgM 肾病的临床过程有别于其他肾小球疾病，具有独特的临床特点，临床表现多样，激素治疗疗效欠佳，早期，大多数学者认为 IgM 肾病预后良好。

但随着临床观察例数的增加与随访时间的延长预后不良，其临床过程类似于微小病变性肾小球肾病，但其病理损害较 MCN 重，还有半数患者发生节段性肾小球硬化，可能这部分病例会逐渐进展到慢性肾功能不全[15,16]。临床工作中应该延长随访观察时间。今后的工作中，应建立大样本、多中心、前瞻性、随机对照研究加以阐明。

（樊剑锋）

# 参考文献

[1] COHEN A H, BORDER W A, GLASSOCK R J. Nephrotic syndrome with glomerular mesangial IgM deposit [J]. Lab Invest, 1978, 38 (5): 610-619.

[2] BHASIN H K, ABUELO J G, NAYAK R, et al. Mesangial proliferative glomerulonephritis [J]. Lab Invest, 1978, 39 (1): 21-29.

[3] 王海燕. 肾脏病学 [M]. 3 版. 北京: 人民卫生出版社, 2008: 1021.

[4] 鲁科达, 马红珍, 何灵芝, 等. 39 例 IgM 肾病临床和病理分析 [J]. 浙江中医药大学学报, 2011, 35 (6): 867-870.

[5] 杨旭, 吴岩, 李晗笑, 等. IgM 肾病十例临床特点分析 [J]. 中国全科医学, 2011, 14 (10): 3522-3523.

[6] 初梅, 曹力, 陈大坤, 等. 14 例儿童 IgM 肾病临床与病理探讨 [J]. 中国中西医结合肾病杂志, 2010, 11 (1): 981-983.

[7] 赵三龙, 黄松明, 张维真, 等. 儿童特发性 IgM 肾病 34 例临床与病理分析 [J]. 实用儿科临床杂志, 2009, 17 (24): 1333-1335.

[8] 马恒颢, 庄昭勤, 等. 小儿特发性 IgM 肾病与微小病变肾病综合征的临床病理研究 [J]. 中华肾脏病杂志, 1994, 10 (1): 8-11.

[9] 庄永泽. 成人 IgM 肾病临床病理与预后的探讨 [J]. 中华肾脏病杂志, 1998, 14 (3): 186-188.

[10] 李学旺, 黄庆元, 毕增祺, 等. 成人 IgM 肾病及微小病变性肾病综合征临床、病理对比研究 [J]. 中华肾脏病杂志, 1993, 9 (2): 78-79.

[11] MYLLYMAKI J, SAHA H, PASTEMACK A, et al. High Serum C3 Predicts Poor Outcome in IgM Nephropathy [J]. Nephron Clinical Practice, 2006, 102 (3-4): 122-127.

[12] MYLLYMAKI J. Clinical features and long term prognosis in two forms of mesangial glomerulonephritis, IgA nephropathy and IgM nephropathy [M]. Finland: University of Tampere, Medical School, 2008: 110-119.

[13] O' DONOGHUE D J, LAWLER W, HUNT L P, et al. IgM-associated primary diffuse mesangial proliferative glomerulonephritis: natural history and prognostic indicators [J]. Q J Med, 1991, 79 (288): 333-350.

[14] 董柯, 陈香美, 廖洪军, 等. 表现为肾病综合征的 IgM 肾病及非 IgA 系膜增殖性肾炎的临床病理差异 [J]. 军医进修学报, 1997, 18 (3): 188-190.

[15] ANDAI A, SAXENA S, CHELHNI H K, et al. Pure mesangial proliferative glomerrulonephritis [J]. Nephron, 1989, 51: 314.

[16] KISHIMOTO H, ARAKAWA M. Clinico-pathological characterization of mesangial proliferative glomerulonephritis with predominant deposition of IgM [J]. Clin Exp Nephrol, 1999, 3 (2): 110-115.

# 第五节　儿童遗尿症诊疗模式的转变

遗尿症俗称尿床, 是儿科常见病, 根据欧美地区统计资料显示, 儿童遗尿症的总发病率为 3.8% ~ 18.9%; 亚洲地区遗尿症发病率学龄前儿童高达 21% ~ 27.8%, 小学为 6.9% ~ 11.2%。儿童原发性遗尿症的病因尚不十分明确, 现有的研究提示膀胱功能失调、觉醒障碍及抗利尿激素的分泌不足等可能共同参与了儿童遗尿症的发生, 并且多有遗传倾向[1-6]。尽管研究表明, 随着年龄的增加, 儿童遗尿症有很高的自发缓解率, 但仍有部分患儿遗尿症状持续到成人期。遗尿症不仅严重影响患儿及其家庭的生活质量, 部分患儿可能伴发泌尿系统及神经系统疾病等。遗尿症的病情轻重和缓解情况也常常与患儿成长过程中生活习惯、家庭教育及接受干预的时机有着密切的关系。近年来, 越来越多的临床研究表明遗尿症儿童常常表现自卑、焦虑、多动、性格异常、社会适应能力差、认知或学习障碍等问题, 甚至出现抑郁、焦虑、自闭等精神心理疾病。因此遗尿症的早期诊断和规范治疗已引起国内外学者的高度重视, 随着临床研究的不断深入, 国内外关于儿童原发性遗尿症的诊疗模式的认识不断转变, 国际上关于儿童遗尿症临床指南也在不断完善和更新[7-9]。

## 一、关于遗尿症的诊断

目前在世界卫生组织（World Health Organization，WHO）、英国国家临床规范研究所（National Institute for Health and Clinical Excellence，NICE）、美国精神心理学会（American Psychological Association，APA）以及国际儿童尿控协会（International Children Continence Society，ICCS）等主要卫生组织关于儿童遗尿症的诊断标准略有差异，我国现阶段儿科临床主要应用国际儿童尿控协会的诊断标准，即年龄大于等于 5 岁、小于 10 岁儿童，每月至少遗尿 2 次以上，大于 10 岁每月至少 1 次在不合适的或社会不能接受的时间和地点发生正常的排尿，即遗尿患儿睡眠时排尿在床上，尿量可以将床单湿透，通常不会因尿湿而醒来，有遗传倾向[10]。

儿童遗尿症从临床症状上按是否伴有日间症状和（或）膀胱功能失调的表现，可分为单一症状及非单一症状性遗尿症两类。按病因又分为原发性遗尿症和继发性遗尿症，即如果患儿生后即出现遗尿表现，且从未有过大于等于 6 个月的缓解期，排除先天性疾病、泌尿系感染、神经肌肉疾病等继发性因素后即可诊断为原发性遗尿症，反之则诊断为继发性遗尿症[8,11]。

## 二、关于遗尿症的治疗

由于研究认为儿童原发性遗尿症主要发病机制有三方面，即睡眠中对膀胱充盈的觉醒反应发育延迟或障碍、夜间抗利尿激素分泌不足、夜间功能性膀胱容量减小，故遗尿症的治疗也常主要针对以上三方面进行[1]。国际尿控协会（International Continence Society，ICS）已制定出关于儿童原发性遗尿症的诊疗指南，而且近十年来随着循证医学证据的补充在不断完善和更新。然而在我国，仅在近十年遗尿患儿的健康问题才引起临床医务工作者的广泛关注。目前国内针对儿童遗尿症的治疗方法主要包括：行为治疗、觉醒训练、药物治疗（包括传统中药治疗）、针灸和生物反馈治疗，已有部分研究结果发表，但是仍缺乏大样本的临床随机对照试验研究以及长期随访研究，也未能制定出适合我国人群的儿童遗尿症诊疗指南。现就临床上已取得的对目前临床常用遗尿症治疗手段的研究结果做一简要介绍：

### （一）行为疗法

行为训练包括控制睡前活动及液体摄入、调整饮食、睡眠习惯、训练正常的如厕习惯以及对并发症和诱发因素的治疗，等等。虽然没有明确的循证医学证据支持其在儿童遗尿症治疗中的作用，但专家的经验一致建议行为、习惯的训练对儿童遗尿症的治疗是必要且有效的，因此，ICCS、NICE 的相关指南均提出：在开始一线治疗（药物或唤醒治疗）前应对患儿的排尿、饮水饮食习惯等方面进行适当的干预。由于受地域、民族、文化、年龄、学习生活环境、教育背景、身体素质、家庭经济状况等诸多因素的影响，在制定行为训练的方案时应充分考虑患儿及家庭的各种因素，做到行为干预治疗的个体化，以提高依从性，保障治疗效果[11]。

行为疗法中的控制液体摄入是在保证日间液体摄入的前提下控制睡前液体的摄入，夜间睡眠前 2 h 开始限制进食饮水，日间推荐的饮水量如表 6-5-1。同时尽量减少含咖啡因的饮料的摄入，早期纠正不良排便习惯并及时治疗便秘，晚餐宜早且少盐少油，睡前排空膀胱等等，这些对减轻遗尿症状，改善患儿身体素质及生活质量均有显著效果[12]。

表 6-5-1 推荐儿童每日饮水量

| 年龄/岁 | 性别 | 每日饮水量/ mL |
|---|---|---|
| 4 ~ 8 | 女 | 1000 ~ 1400 |
| | 男 | 1000 ~ 1400 |
| 9 ~ 13 | 女 | 1200 ~ 2100 |
| | 男 | 1400 ~ 2300 |
| 14 ~ 18 | 女 | 1400 ~ 2500 |
| | 男 | 2100 ~ 3200 |

## （二）觉醒训练

尿湿警报器作为治疗遗尿症的专用仪器在国外应用十余年，近几年在 NICE 和 ICCS 遗尿症诊疗指南中具有 A 级循证等级，并作为一线治疗推荐。但由于设备供应及价格问题，警报器在国内应用的很少，目前临床主要应用闹钟唤醒替代。

虽然已有一些随机试验或者类似随机试验表明闹钟唤醒治疗安全且有效，但发现闹钟治疗在应用时依从性较差，早期退出率较高。在闹钟设置时机、声音选择、反馈方式等无统一量化标准，往往为个体化方案。并且需要长时间的生活指导、鼓励反馈和长期随访的支持[2,4,5]。

## （三）药物治疗

### 1.去氨加压素

其主要针对夜间抗利尿激素分泌不足的遗尿症患儿用药。临床剂型有醋酸去氨加压素鼻喷溶液和醋酸去氨加压素片，国内市场主要为醋酸去氨加压素片，治疗儿童夜间遗尿症时首次用量为睡前 0.1 ~ 0.2 mg，根据疗效调整剂量，最大剂量 0.4 mg，连续使用 3 个月后评估是否需要继续治疗。用药前 1 h 到服药后 8 h 内需限制饮水量。已有充分的随机对照试验证实了去氨加压素在治疗儿童遗尿症的有效性，其改善遗尿症状起效迅速、短期效果好，是 2008 年第 4 届国际尿失禁咨询委员会（The International Consultation on Incontinence，ICI）以及 2010 年 NICE 推荐的目前唯一具有 A 级循证等级一类推荐力度的夜遗尿治疗药物。推荐在闹钟短期不起效或者不能接受闹钟治疗时，去氨加压素可以作为一线药物治疗遗尿症，尤其适合夜间多尿、高膀胱容量的患儿，是病情较急，或者家长和孩子需要立即缓解遗尿症状时用药。有临床随机试验的研究结果证明去氨加压素可以联合觉醒训练治疗，效果显著，同时为防止停药后症状反复，去氨加压素需逐渐减量至停药，远期缓解率更高。虽然去氨加压素在国外已较为广泛地应用于儿童遗尿症的治疗，但曾有应用去氨加压素后出现水钠潴留、高血压、抽搐的个例报道，因而在国内多数临床医师及患儿家长对去氨加压素治疗儿童遗尿症的用药安全问题仍一直存有疑虑。2010 年 NICE 发表的遗尿症指南在循证医学研究基础上提出，如果能限制睡前饮水及盐的摄入，应用去氨加压素治疗遗尿症是安全可靠的[1,13,14]。

### 2.抗胆碱能药物

抗胆碱能药物具有松弛膀胱平滑肌的作用，用以治疗因逼尿肌过度活跃及膀胱容量较小而造成的白天尿失禁。临床上推荐应用的抗胆碱能药物如奥昔布宁，对于逼尿肌依赖性遗尿症效果较好，适用于功能性膀胱容量小，伴日间尿失禁者。研究提示在对去氨加压素无反应者，应用抗胆碱能药物遗尿的缓解率增加[15]。抗胆碱能药物的毒性很低，其不良反应，如口干、便秘等可能限制了其在临床上的应用。由于增加尿潴留的危险，对存在膀胱排空障碍、残余尿量增多的患儿不推荐单纯应用。应用剂量：5 岁以上儿童口服常用量，5mg/次，2 次/ d；最大剂量，5mg/次，3 次/ d。5 岁以下儿童的临床证据不足，不推荐使用[13]。

### 3.三环类抗抑郁药

如丙咪嗪，治疗遗尿症的机制可能是降低逼尿肌的兴奋性，增加膀胱容量。应用三环类药物治疗遗尿症比治疗抑郁所需的剂量和血药浓度要低 30% ~ 40%。丙咪嗪治疗遗尿症的复发率也较高，由于有一定不良反应，包括心脏毒性，在 2010 年 NICE 指南上已不推荐作为一线用药[13]。

### 4.传统中药

遗尿属中医"遗溺"证的范畴，在《黄帝内经》中已有"虚则遗溺"论述。早在隋唐时期的《诸病源候论》《千金要方》等就已收载了有关小儿遗尿的治方和针灸疗法，经过数百年来的医疗实践研究，我国已经了积累一整套中医药治疗遗尿的经典方剂和丰富的临床经验。小儿遗尿症的主要治则是温补肾阳，固涩小便；健脾益肺，补气缩泉。常用药物成分有菟丝子、肉苁蓉、益智仁、桑螵蛸、山药、乌药、党参、焦白术、黄芪、枸杞子等。

### 三、遗尿症诊疗的管理

#### （一）建立病情评估表

近几年陆续发表的遗尿症实践指南均指出了遗尿症在治疗前及治疗期间的病情评估的重要性，并制定出一系列病情评估评分表，包括病史、临床症状、伴随问题、家庭问题，等等，临床医生根据病情评估结果判断是否转诊到专科医院或制定治疗干预措施等。提示临床医生在确诊遗尿症的患儿，首先需要对其进行病情评估，且在患儿的遗尿症治疗中，这一评估过程需要定期、反复进行，尤其是患儿完成某一治疗疗程和（或）治疗不顺利时，全面的病情评估对患儿进一步治疗方案的制定是至关重要的。对遗尿症患儿的病情评估已不仅仅局限于对患儿夜间遗尿严重程度、是否并发日间症状的评估，更强调了对患儿行为习惯的了解和评估、对可能影响治疗效果的因素进行详细的询问及评价，并关注家庭、情感问题对患儿病情的影响[1,13]。

#### （二）提高治疗依从性

较多回顾性研究表明，患儿治疗的依从性是影响遗尿症治疗疗效的主要因素之一，高达 30% 的治疗无效患儿未能在治疗过程中遵照医嘱执行治疗方案。以首都医科大学附属北京儿童医院对 193 例非首诊的原发性遗尿症患儿依从性的调查结果为例，146 例（75.65%）曾被告知需要改善生活习惯，109 例（56.48%）需应用夜间定时唤醒治疗，但这些患儿中，分别只有 30.82% 和 42.20% 遵照医嘱进行了上述治疗。其中，54.34% 和 80.43% 因生活条件限制或短期无效而自行终止；应用去氨加压素治疗的 113 例患儿中，82.30% 能够遵医嘱服用药物，依从性较上述两种治疗明显增高，但控制服药时间在睡前 1 ~ 2 h，且在服药前 1 h 及药物的有效作用期间限制液体的摄入却往往不能有效地执行。

为了提高患儿及其家长治疗的依从性，儿童遗尿症的诊疗需要临床医师、患儿、家长三方的共同参与。在对患儿进行病情评估时，患儿及其家长的治疗目标、治疗首选方案、对遗尿症及其治疗的情绪态度（有无消极、责备或愤怒情绪）、实际的家庭或学校生活状况都应充分考虑，比如，家长对患儿夜间遗尿已不堪重负或已表现出责备态度、愤怒情绪时，不适宜单纯给予夜间唤醒治疗，患儿和（或）其家长急需尽快改善遗尿症状时，可以给予药物联合唤醒治疗。在治疗过程中，同样需要加强临床医师与患儿及其家长的合作，临床医师需要不断地帮助患儿及其家长以正确的方式开展遗尿症的治疗，并克服治疗中的困难，去除可能影响治疗效果的因素，进而帮助他们顺利地完成治疗。对疗程不足、临床症状有一定改善需要继续治疗的患儿，要积极鼓励患儿及其家长坚持治疗的信心，并充分告知患儿及其家长唤醒治疗早期起效的症候，如遗尿尿量减少、遗尿频率的减少，即使是患儿开始能够被唤醒或仅遗尿前有不安、翻身等表现也是提示治疗有效的指标[16]。

#### （三）建立医师-患儿-家长团队合作模式

由于小儿遗尿症的治疗往往要进行较长时期的训练和指导，上述临床医师-患儿-家长合作模式的建立及在治疗过程中的不断巩固，依赖于对患儿的定期随访及系统管理。因此，儿童遗尿症的诊疗管理需要借鉴我国慢性疾病的良好管理模式，即以全科医师或社区医师为开展治疗的主体，儿童遗尿症诊疗的专科医师对合并日间症状、有膀胱功能紊乱表现、治疗疗效欠佳需要调整治疗方案的患儿给予治疗的帮助和指导。但这一管理模式的确立需要普及临床医师对儿童遗尿症的认识，建立适于我国国情的儿童遗尿症的诊疗常规，在此基础上，不断强化对全科医师及专科医师的培训，进而建立规范统一的儿童遗尿症的治疗管理体系将是下一步儿科临床诊疗工作的重要任务。

儿童遗尿症是小儿的常见、多发疾病，其诊断、治疗的方案正在逐渐规范化，以循证医学为基础的儿童遗尿症诊疗模式也在不断完善和更新。目前儿童遗尿症的诊疗较之以往更强调了对患儿病情的定期评估和对患儿及其家庭治疗依从性的改善。我国儿童遗尿症的诊断多局限于对患儿临床症状的评估，对患儿家庭状况以及治疗依从性的评估尚未引起足够重视，且尚无儿童遗尿症诊疗的临床共识或诊疗指南，需要总结既往临床经验，开展相关随机对照研究，并加强患儿治疗过程中的随访管理，提高儿童遗尿症的短期缓解率及远期治愈率,改善患儿及其家庭的生活质量,避免心理、精神并发症的出现和加重。

(刘小梅)

# 参考文献

[1] JOHAN, VANDE, WALLE, et al. Practical Consensus Guidelines〔J〕. Eur J Pediatr, 2012.

[2] MICHEL N ALONI, MATHILDE B EKILA2, PÉPÉ M EKULU1, et al. Nocturnal enuresis in children in Kinshasa, Democratic Republic of Congo〔J〕. Acta Pædiatrica, 2012 January, 101: 475-478.

[3] SAFARINEJAD M R. Prevalence of nocturnal enuresis, risk factors, associated famil-ial factors and urinary pathology among school children in Iran〔J〕. J Pediatr Urol, 2007, 3: 443-452.

[4] BUTLER R J. Annotation: night wetting in children: psychological aspects〔J〕. J Child Psychol Psychiatry, 1998, 39: 453-463.

[5] BYRD R S, WEITZMAN M, LANPHEAR N E, et al. Bed-wetting in US children: epidemiology and related behavioral problems〔J〕. Pediatrics, 1996, 98: 414-419.

[6] CHER T W, LIN G J, HSU K H. Prevalence of nocturnal enuresis and associated familial factors in primary school children in Taiwan〔J〕. J Urol, 2002, 168: 1142-1146.

[7] HJALMAS K, ARNOLD T, BOWER W, et al. Nocturnal enuresis: an international evidence based management strategy〔J〕. J Urol, 2004, 171 (6Pt 2): 2545-2561.

[8] VON GONTARD A, BAEYENS D, VAN HOECKE E, et al. Psychological and psychiat-ric issues in urinary and fecal incontinence〔J〕. J Urol, 2011, 185: 1432-1437.

[9] JOINSON C, HERON J, EMOND A, et al. Psychological problems in children with bedwetting and combined (day and night) wetting: A UK population-based study〔J〕. J Pediatr Psychol, 2007, 32: 605-616.

[10] NEVÉUS T, VON GONTARD A, HOEBEKE P, et al. The standardization of terminology of lower urinary tract function in children and adolescents: report from the Standardisation Committee of the International Children's Continence Society (ICCS)〔J〕. J Urol, 2006, 176: 314.

[11] PENNESI M, PITTER M, BORDUGO A, et al. Behavioral therapy for primary nocturnal enuresis〔J〕. J Urol, 2004, 171: 408.

[12] NEVÉUS T, EGGERT P, EVANS J, et al. Evaluation and treatment of monosymptomatic enuresis- a standardisation document from the International Children's Continence Society (ICCS)〔J〕. J Urol, 2010, 183: 441-447.

[13] TRYGGVE, NEVÉUS. Nocturnal enuresis-theoretic background and practical guidelines〔J〕. Pediatr Nephrol, 2011, 26: 1207-1214.

[14] LOTTMANN H, BAYDALA L, EGGERT P, et al. Long-term desmopressin response in primary nocturnal enuresis: open-label, multinational study〔J〕. J Clin Pract, 2009, 63 (1): 35-45.

[15] AUSTIN P F, FERGUSON G, YAN Y, et al. Combination therapy with desmopressin and an anticholinergic medication for nonresponders to desmopressin for monosymptomatic nocturnal enuresis: randomized, double-blind, placebo-controlled trial〔J〕. Pediatrics, 2008, 122: 1027-1032.

[16] HODGKINSON B, JOSEPHS K, DESLEY G, et al. Best practice in the management of primary nocturnal enuresis in children: a systematic review〔J〕. JBI Library of Systematic Reviews, 2010, 85: 173-254.

# 第六节 肾脏穿刺活检与病理技术进展

肾活检病理诊断在肾脏病学发展的历程中起到了不可估量的作用,目前,全国各大医院肾脏内科普遍开展了肾活检病理检查项目,全国每年肾活检例数在万例以上,使肾脏疾病诊断及治疗水平得到很大提高[1,3,6]。

### 一、肾脏穿刺活检

为了明确诊断、指导治疗或判断预后，而又无肾穿刺禁忌时，内科各种原发、继发及遗传性肾实质疾病皆可穿刺[2,4,5,6]。

#### 1.适应证

急性肾炎综合征、慢性肾小球肾炎、无症状性血尿或蛋白尿、急性肾功能衰竭，临床及实验室无法确定其病因时，包括慢性肾脏病人肾功能急剧转坏者，可考虑行肾脏穿刺活检术。

#### 2.禁忌证

包括以下情况：①绝对禁忌证：如明显出血倾向、重度高血压、精神异常不配合操作者，孤立肾与小肾，结节性多动脉炎。②相对禁忌证：如活动性肾脏感染性炎症、肾肿瘤、慢性肾功能衰竭肾脏已萎缩，重度脱水、肥胖过度、心功能不全、休克者。

#### 3.局限性

首先是取材的局限性，要从观察中少数肾小球病变来解释整个肾脏疾病全貌，就必须保证标本中肾小球有一个起码的数量，一般认为 10 ~ 20 个，肾小球越少，可靠性越差。其次，许多继发性肾小球疾病的诊断，如风湿性疾病，不能单纯依靠肾活检病理形态学的资料，要结合临床作出全面综合性诊断。另外，不同的病因往往可以造成同样类型的病理改变；而同一种病因亦可引起多种形态的组织学变化，因此，肾小球疾病的诊断必须结合临床及各种实验室检查进行综合性分析。

#### 4.肾穿刺操作及注意事项

做好术前准备是减少并发症的一个重要环节。术前应做好如下工作：征求患者本人及家属同意，医患双方签订协议书。向患者解释肾穿刺操作过程，让其练习卧床排尿（肾穿后需卧床 24 h），以便密切配合。化验出凝血时间、血小板计数及凝血五项指标，以了解有关出血倾向。查血肌酐、尿素氮了解肾功能，并先做双肾 B 超检查了解肾脏大小、位置及活动度。有时往往要查血型，备血。术前 2 ~ 3 d 口服或肌注维生素 K。做好穿刺的器械检查准备及有关的药物准备。急性肾衰时需做肾穿刺者，先予以纠治较重的高血压及贫血。术前认真准备是成功的一半，尤其是知情同意，让病人解除思想顾虑，取得病人配合。病人术前弊气训练等都非常重要。

超声定位定点下操作。穿刺前必须常规超声观察肾大小、结构、肾实质厚度及所需穿刺的肾下极在肋下的位置，对于肾明显萎缩，结构紊乱，肾实质薄的患者可用细针穿刺。在确定穿刺点时同时要重视肾横断面的中心位置，避免穿刺在肾边缘而滑出肾外。选择正确的进针方向，肾活检技术主要是根据肾脏动脉血管分布及肾小球分布的特点，活检针应走行在肾皮质部及皮髓交界处；肾下极处解剖特点决定它为肾小球密集的部位，因此在取得同等量组织的情况下，在该处所获肾小球数目要比其他部位多，同时在该处进针可避开深层大血管，减少出血的机会。

一般穿刺点均选择右侧肾脏下极，相当于十二肋下缘与腰方肌及背长肌外缘构成的三角区内。选好穿刺点后局麻。用穿刺枪进行穿刺，B 超下显示引导针到达肾脏包膜下时，见针尾能随呼吸动作而上下摆动时表示进针深度适宜。首先要求在超声图像上清晰地显示光滑完整的肾包膜，使肾长轴线与穿刺部位皮肤所在平面平行，其次要考虑到肾下极为一个椭圆形球体的局部，针尖有向大方向（左、右、下）滑脱的可能，故应在清晰显示纵切面声像图同时观察横切面图像。

请注意这一现象极为重要，如无摆动可能是进针深度不够，不易获得肾组织，相反进针过深，不易取到肾皮质组织，可能只有肾髓质组织。这是肾穿刺成功与否的关键动作。肾活检时不必一味强调取材的长度，而准确定位进行肾活检尤为重要，定位以自然吸气末为准，此状态肾脏位置变化不明显。在声像图上表现为肾包膜受压凹陷形成切迹，这样可以避免因深度不够致没有切割到肾组织，同时也避免因不垂直等因素引起的针尖滑脱致穿刺失败。当穿刺针沿引导线进入达肾包膜外时，应特别注意患者深吸气、屏气，应快速进针穿破肾包膜，以防止或减少划破肾包膜，造成肾脏损伤出血。到位后，引导针管腔内插入穿刺枪针头，按下扳机即可一秒钟完成穿刺，连同穿刺引导针一起拔出。将获得的肾活检组织装入标本盒内。该穿刺方法优点是：快速、准确、损伤小、取材质量高。结束时，病人创口用创可贴十字形敷贴、压沙袋。穿刺后处理包括密切观察血压、脉搏、镜检尿常规。鼓励病人多饮水，以轻度利尿，避免肾出血后形成血块梗阻尿路。

对于肾实质薄、肾脏偏小而结构尚正常临床上又必须穿刺的病例，穿刺取材长度应适当缩短，可增加穿刺次数，以弥补取材不足，提高阳性率。另外，影响肾穿刺失败的因素还可能有：因患者过度紧张，深吸气屏气不能配合，进针前后肾脏下降幅度不一致而造成失败，且易划破肾包膜出现并发症可能。

由于儿童年龄小，不易合作，肾脏较成人小并且组织嫩，因此儿童肾活检较成人风险大。随着定位技术和穿刺技术进步，感染和误穿其他脏器的并发症已经很少发生，但是出血仍然不能避免，并且部分病例是迟发出血，更加需要警惕。因此，大多数建议术后 24 h 绝对卧床休息，72 h 内可以床旁活动，1 个月内避免剧烈运动。

**5.肾穿刺活检术并发症**

血尿是反应穿刺损伤性出血的重要指标，应注意观察尿色、量，有无血凝块，指导准确记录出入量，有肉眼血尿者应延长卧床时间，待血尿消失 4 次以上为止。部分患儿术后可有轻微腰酸、腰疼，一般无需处理，1 周后可自行消失。

根据临床表现，将肉眼血尿和肾周血肿可分为三型：单纯肉眼血尿、单纯肾周血肿、肾周血肿。严重肾周血肿可发展为腹膜后大出血，开始阶段刺激腹膜引起腹痛、恶心、呕吐等症状，患儿出血量可以很大，有可能出现血压下降。因此，术后 24 h 出现腹痛、恶心、呕吐时一定要密切观察心率、血压，考虑腹膜后大量出血可能，及时作床旁 B 超。尤其 5 岁以下患儿，由于叙述不清楚，更加需要仔细观察，加强监护。保持肾穿处敷料清洁、干燥，如有潮湿或污染时，应及时更换，观察切口有无渗血、肿胀、疼痛，严禁下床大小便，避免增加腹压的动作。

由于活检术后肾出血属医源性损伤，而栓塞治疗是对于并发症的治疗。因此，要十分慎重，既要达到安全有效止血的目的，又要尽量避免再次发生并发症，同时还要尽量多地保留患肾功能。出血无法控制或停药及下床活动后反复发作，应进行造影和选择肾动脉栓塞治疗。准确显示出血部位，以及随后即可进行止血治疗，是血管内介入治疗的优势。选择性肾动脉栓塞术的优点在于可精确定位，能在最大限度保留肾脏组织的前提下彻底止血。该方法侵袭性小、成功率高、可重复进行，较外科手术创伤小、安全性高。

术后尿潴留发生的原因经常是术后患者因怕术后并发症的发生，穿刺点疼痛而不主动排尿或怕痛不能充分运用腹压，以致膀胱过度充盈，造成排尿无力，或因为过度紧张而引起膀胱括约肌痉挛，使排尿困难。由于长时间的强迫体位和排尿姿势、环境改变、心理的恐惧感等导致排尿反射受抑制而造成术后排尿困难，或因不习惯有他人在场的环境下排尿，出现不同程度的排尿困难。少数患者术后出现肉眼血尿，因担心床上不能自行排尿而限制饮水量，导致血块阻塞尿路。为使患者术后能顺利排尿，护理人员应加强对患者的心理护理及对患者肾穿刺术后疼痛的观察及护理。由于患者对此项技术缺乏认识，担心手术会带来疼痛、失败、后遗症，从而表现出焦虑、恐惧。因此，穿刺前责任护士和护理组长应耐心为患者及家属介绍手术的目的及操作过程，鼓励患者，使其增强自信心。穿刺后告知患者全身放松，大量饮温开水，多吃利尿水果。促使膀胱在短时间内充盈，尽早排尿，利于出血情况的观察及尿路的冲洗。有研究认为肾穿刺术后早期鼓励患者多饮水，以轻度利尿，使肾损伤处出血而形成的血凝块顺利排出体外，防止堵塞尿路[7,8,9,12,19,23]。

**6.门诊肾活检**

门诊开展肾活检具有广泛的社会需求，患者不需住院，在一周内就能完成从尿液、血液及肾脏病理等全面检查，在明确诊断、了解肾脏病理改变的情况下，合理选择治疗方案，以达到提高疗效、改善预后的目的。此外，与同类型患者住院进行肾活检相比，门诊肾活检可减少患者的经济负担，减少医疗费用 50%以上。严格掌握适应证，严密的术前检查、术中、术后观察，采用合理的穿刺技术，就能保证门诊常规开展肾活检的安全性，此项检查可以在有条件的医疗单位推广使用。为保证门诊肾活检的绝对安全，临床疑诊为 IgA 肾病（尤其是肉眼血尿者）、系统性血管炎，或存在高血压、肾功能异常，尤其是 B 超双肾偏小者，术后出血性并发症的发生率较高，因此，这类患者不宜在门诊进行肾活检。对临床怀疑为继发性肾脏病者，需要全面检查才能确立诊断，为避免误诊、误治，也不宜在门诊肾活检[10,11]。

## 二、病理技术

近年来随着穿刺技术不断革新，以及光学显微镜、电子显微镜、免疫荧光技术、免疫酶标技术等的应用与推广，各种组织化学及分子病理学研究方法逐步完善，使其在肾脏病的病因、发病机制、组织分型的诊断及治疗中发挥越来越大的作用。肾活检病理检查对明确诊断、指导治疗、判断预后有重要的临床意义[13-18]。

### 1.电子显微镜新技术

免疫电镜是免疫组织化学与透射电镜相结合的方法，具备了两者的优点，在肾活检病理诊断中，既可观察电子致密物的精确位置，又可显示其组成成分。然而经典的免疫电镜方法操作复杂，低温包埋剂价格昂贵，且包埋标本块的保存及超薄切片对电子束打击的耐受性方面均不够理想，因而不适用于实际临床病理工作。研究显示，在比较低温包埋剂及环氧树脂包埋后的免疫标记结果时，发现后者虽然免疫标记效果略差，但因其超微结构保存较好，可进行超微病理诊断，也可随时选用病例进行免疫电镜标记，对于某些免疫荧光检查失败的病例，用常规的电镜包埋块即可进行免疫病理标记，具有重要诊断价值。这种改良后的免疫电镜方法目前已逐渐推广，并成为临床常用的病理诊断及科研方法。近年来，分析电镜也逐渐应用到医学领域，其在观察超微结构的同时，可对样品中一个极微小的区域进行化学元素定量分析，从而在超微结构水平上测定各种细胞结构的化学成分及其变化规律，但尚未见其应用于肾活检病理诊断方面的相关报道。我们设想或许在中毒性肾病及肾脏肿瘤发生机制研究中，分析电镜的使用可能获得不寻常的发现，这是一个值得探讨的问题[20,21,22,24]。

### 2.分子生物学技术

荧光定量 PCR 是在常规的 PCR 反应体系中加入荧光标记探针，通过荧光信号积累实时检测整个 PCR 进程，从而实现对目的基因的准确检测。应用荧光定量 PCR 技术，可发现某些疾病的分子标志，对疾病分子病理诊断具有重要意义。原位杂交技术是利用放射性或非放射性标记的、含有互补顺序的 DNA 或 RNA 为探针，在适宜的条件下在原位与被检测组织细胞内特定的 DNA 或 RNA 形成稳定的杂交体，然后通过放射自显影或酶促显色反应等进行检测。原位杂交技术保持了细胞的形态结构和组织的立体构型，能够在组织细胞水平对基因的表达、定位和分布进行研究，因此对临床肾脏疾病研究中具有重要的应用价值。

### 3.生物芯片和纳米技术

生物芯片技术是以玻片、硅、硝酸纤维膜及尼龙膜等为载体，在单位面积上高密度地排列大量生物材料，从而达到一次实验同时检测多种疾病或分析多种生物样品的目的。随着基因芯片技术在肾小球疾病研究中的应用，与肾小球疾病发生、发展密切相关的关键基因得以分析、鉴定。一些在特定肾小球疾病中发生特异改变的基因，可以作为该疾病的标志性基因。虽然生物芯片技术尚未大规模应用与临床肾活检病理诊断，但是随着本项技术的不断发展，我们确信会在肾活检病理诊断中发挥重要作用。此外，纳米技术这种在纳米尺寸上研究和应用原子、分子的结构特征及其相互作用的技术受到重视。纳米微粒的尺寸一般比生物体内的细胞小得多，因此可用于准确的细胞分离及细胞内染色，这就为镜下研究细胞内各种组织以及病理诊断提供了重要的方法。虽然目前纳米技术尚未应用于肾活检病理诊断，但是随着该项技术不断成熟，可以为肾活检病理诊断开辟崭新的途径。

随着肾活检及病理诊断技术的不断发展，肾脏疾病的诊断水平势必得到极大提高，对阐明肾脏疾病的病因、发病机制及治疗效果提供更加确切的科学证据，必将开创肾脏病学更广阔的前景。

（陈植）

# 参考文献

[1] PIRANI C L. Renal Biopsy：An Historical Perspective in Renal Biopsy Interpretation，1st edn （Silva FG，D'Agati VD，Nadasdy T）［J］. Elsevier Science，1996：1-20.

[2] IVERSEN P，BRUN C. Aspiration biopsy of the kidney［J］. Am J Med，1951，11：324-330.

[3] 吴翔，李涛，高祥勋，等. 肾脏肿瘤穿刺活检病理分型与组织学分级诊断准确性分析［J］.中华临床医师杂志，2012，6（15）：4185-4189.

[4] KORBET S M. Percutaneous Renal Biopsy［J］. Semin Nephrol，2002，22：254-267.

[5] FILLER G，YOUNG E，GEIER P，et al. Is there really an increase in non-minimal change nephrotic syndrome in children？［J］. Am J Kidney Dis，2003，42：1107-1113.

[6] FOGO A B. Renal Pathology. In Pediatric Nephrology，5th edn（Avner ED，Niaudet P，Harmon WE，eds）［J］. Lippincott Williams & Wilkins，2003：475-97.

[7] BIRK P E，STANNARD K M，KONRAD H B，et al. Surveillance biopsies are superior to functional studies for the diagnosis of acute and chronic renal allograft pathology in children［J］. Pediatr Transplant，2004，8：29-38.

[8] 郭岩，崔建军，方琪玮，等. 超声引导下穿刺活检在儿童肾脏疾病的诊断价值［J］. 中国药物与临床，2008，8（9）：731.

[9] KHER K K. Renal Biopsy. In Clinical Pediatric Nephrology，1st edn （Kher KK，Makker SP，eds）［J］. McGraw-Hill Companies，1992：85-97.

[10] BIRNHOLZ J C，KASINATH B S，Corwin H L. An improved technique for ultrasound guided percutaneous renal biopsy［J］. Kidney Int，1985，27：80-82.

[11] WISEMAN D A，HAWKINS R，NUMEROW L M，et al. Percutaneous renal biopsy utilizing real time，ultrasonic guidance and a semiautomated biopsy device［J］. Kidney Int，1990，38：347-349.

[12] 鲁慧，陈文莉，杨顺实，等. 实时超声引导下经皮肾脏穿刺活检术的应用及临床诊断价值［J］. 放射学实践，2011，26（7）：792-794.

[13] DONOVAN K L，THOMAS D M，WHEELER D C，et al. Experience with a new method for percutaneous renal biopsy［J］. Nephrol Dial Transplant，1991，6：731-733.

[14] KARK R M，MUEHRCKE R C. Biopsy of the kidney in the prone position［J］. Lancet，1954，1：1047-1049.

[15] MUEHRCKE R C，KARK R M，PIRANI C L. Technique of percutaneous renal biopsy in the prone position［J］. J Urol，1955，74：267-277.

[16] KARK R M，MUEHRCKE R C，POLLAK V E，et al. An analysis of 500 percutaneous renal biopsies［J］. Arch Intern Med，1958，101：439-451.

[17] KOMAIKO M S，JORDAN S C，QUERFELD，et al. A new perccutaneous renal biopsy device for pediatric patients［J］. Pediatr Nephrol，1989，3：191.

[18] BURSTEIN D M，KORBET S M，SCHWARTZ M M. The use of the automatic core biopsy system in percutaneous renal biopsies：a comparative study［J］. Am J Kidney Dis，1993，22：545-552.

[19] 邱霞，环文英. 104 例肾脏穿刺活检临床与病理分析［J］. 中国实用医药，2010，5（30）：78-79.

[20] FENEBERG R，SCHAEFER F，ZIEGER B，et al. Percutaneous renal biopsy in children：a 27-year experience［J］. Nephron，1998，79：438-446.

[21] VIDHUN J，MASCIANDRO J，VARICH L，et al. Safety and risk stratification of percutaneous biopsies of adult-sized renal allografts in infant and older pediatric recipients［J］. Transplantation，2003，76：552-557.

[22] CHESNEY D S，BROUHARD B H，CUNNINGHAM R J. Safety and cost effectiveness of pediatric percutaneous renal biopsy［J］. Pediatr Nephrol，1996，10：493-495.

[23] 雷伟，徐秀芳，余日胜，等. 多层螺旋 CT 评价经皮肾穿刺活检后出血及其临床相关因素分析［J］. 实用放射学杂志，2011，27（10）：1515-1519.

[24] HUSSAIN F，WATSON A R，HAYES J，et al. Standards for renal biopsies：comparison of inpatient and day care procedures［J］. Pediatr Nephrol，2003，18：53-56.

# 第七节　儿童血液透析

血液透析（hemodialysis，HD）的主要功能是利用半透膜的原理，通过弥散、对流、吸附清除体内的毒素，通过超滤和渗透排泄水分，并调节电解质和酸碱平衡紊乱。血液透析是救治儿童急、慢性肾功能衰竭最有效和最普遍应用的血液净化措施之一。近年来，由于经济的发展和环境的变化，肾衰发病率有所增加。家庭经济状况的改善、医疗常识的普及、医疗水平的提高及医疗保险制度的完善，使更多的患儿有机会接受血液透析治疗。

## 一、儿童血液透析的临床应用

### （一）儿童血液透析指征

随着血液净化技术的发展，儿童血液透析发展迅速，急性透析指征[1]：

（1）少尿或无尿 2 d 以上。

（2）出现尿毒症症状，尤其是神经精神症状。

（3）严重水钠潴留或有充血性心力衰竭、肺水肿和脑水肿。

（4）血尿素氮（blood urea nitrogen，BUN）大于 35.7mmol/L（100mg/dL）或 BUN 增加速度每日大于 9mmol/L（25.2mg/dL），血肌酐大于 620 μmol/L（7mg/dL）。

（5）难以纠正的酸中毒。

（6）高钾血症：血钾大于 6.5mmol/L。

（7）急性中毒：对分子质量相对小、水溶性、蛋白结合率低、危及生命的的毒物或药物中毒，保守治疗无效，血药浓度已达致死剂量时应紧急血液透析。

（8）代谢紊乱：高钙血症、高尿酸血症、代谢性碱中毒、乳酸性酸中毒、高渗性昏迷等。

近年由于透析膜相容性好，很多学者主张早期透析和预防透析治疗，即在急性肾衰竭（ARF）并发症出现之前行透析治疗，以最大限度地争取人、肾均存活。

慢性透析 KDOQI 指南中儿童慢性肾衰竭（CRF）开始透析的指征[2]：

（1）肾小球滤过率（GFR）小于 15mL/（min·1.73m$^2$）。

（2）患儿肌酐清除率（Ccr）未降至 15mL/（min·1.73m$^2$），但出现以下症状和体征（表 6-7-1），或出现营养不良和生长发育迟缓，也应开始透析。透析开始前确定患儿对药物和饮食治疗无效。

表 6-7-1　慢性肾衰竭提前开始血液透析治疗的指征

| 症状 | 体征 |
|---|---|
| 顽固的细胞外液超负荷 | 神经系统异常（如神经病、脑病） |
| 高钾血症 | 不能解释的日常生活障碍或生活质量的下降 |
| 代谢性酸中毒 | 胸膜炎或心包炎 |
| 高磷血症 | 消化系统症状（恶心、呕吐、腹泻、胃十二指肠炎） |
| 高钙或低钙血症 | 体重下降或营养不良 |
| 贫血 | 持续高血压 |

### （二）儿童血液透析方式

#### 1.间断性血液透析

间断性血液透析（intermittent hemodialysis，IHD）为每周 3 次、每次 2~4 h 的透析方案。IHD 的主要优点在于能够快速清除溶质和超滤水分，除治疗急慢性肾衰竭外，亦适于治疗严重的容量超负荷、先天性代谢异常、威胁生命的高钾血症和水溶性、蛋白结合率低、分子质量小的急性中毒。急性透析应用临时性血管通路，目前多应用股静脉、颈内静脉或锁骨下静脉双腔导管，血流量 3~5 mL/（kg·min），根据水平衡超滤目标不超过体重的 5%；慢性肾衰竭维持性透析患儿首选永久性血管通路——动静脉内瘘、血管移植，或半永久血管通路——带 Cuff 的颈内双腔导管为血管通路，血流量可达 6 ~ 8mL/（kg·min），应根据干体重制定超滤量，血容量监测下，超滤可达体重的 10%。透析器的面积不应超过患儿的体表面积。尽管已建立一些终末期肾病诊治指南，但儿童 HD 完善的透析剂量、效果评价等未形成统一的认识[3]。

### 2.超滤

超滤（ultrafiltration，UF）是指排除患儿体内多余的水分，这也是血液透析疗法的主要功能之一。单纯超滤（isolated ultrafiltration，IUF）指仅进行超滤除水但不进行透析，超滤必须通过压力（膜内正压、膜外负压或二者之差 TMP）来实现，可以应用任何透析机完成单纯超滤。现代透析机设有定容定时超滤装置，在超滤过程中不应用透析液，处于旁路状态，即透析液不经过透析器，通过 TMP 完成超滤。适用于高度浮肿，对利尿剂不敏感者，如肾病综合征、肝硬化、慢性心衰患儿。

### 3.序贯透析

序贯透析（sequential dialysis，SD）指一次治疗中透析与超滤分开进行，不论其顺序先后或时间长短。SD 是一种治疗方式，是由弥散透析和单纯超滤两个程序组成，对于超滤和透析的顺序和时间比例没有固定模式。因 IUF 较血液透析血流动力学稳定，序贯透析适用于透析中低血压和尿毒症患儿伴有胸水、腹水和心包积液。

### 4.低温透析

低温透析（low-temperature hemodialysis，LHD）是指降低透析液温度进行的 HD，在 1980 年被 Maggiore Q 等最早应用以减少透析过程中低血压的出现。低温透析可以诱导儿茶酚胺释放，使外周血管收缩，提高外周阻力；使血浆心房利钠肽水平下降减慢；使内皮素增加，收缩血管，并抑制一氧化氮的形成而稳定血压；增加左心室的收缩功能，借以提高透析时的血液动力学耐受性；并有稳定心血管的功能，从而减少低血压的发生。近年来儿科报道 LHD 同普通透析比较，透析充分性指标如尿素清除指数（Kt/V）、尿素氮下降率（URR）未见明显不同，表明 LHD 不影响小分子物质的清除，不会影响透析充分性。血透机默认的透析液温度为 37℃，可人工设定透析液的温度进行调节。LHD 对于透析液温度的标准目前尚未达成一致，35.0 ~ 35.5℃在临床中应用较为广泛[4]。

### 5.可调钠透析

可调钠透析（profiling hemodialysis，PHD）也称钠曲线透析，指临床上先制定透析中透析液钠浓度的变化曲线，以减少透析时的急性并发症。其原理基于液体、离子的转运及渗透压的平衡。根据溶质扩散原理，透析液钠浓度高于血钠浓度时，钠离子由透析液侧进入血液侧，血钠浓度逐渐上升，低于血钠浓度时，血钠进入透析液，血钠浓度逐渐恢复。只要透析液钠浓度的起点和终点值选择合适，既能维持透析时血钠的高水平，达到必要的生物学效应，又能避免钠负荷引起的相关副反应。透析液钠浓度的变化可通过人工调整或透析机自动调整。钠浓度的变化包括上升型、下降型和交替型。钠曲线的形式有线性、阶梯状、钟型和降幂式等。目前最常用的是下降型 PHD，指在透析起始阶段，当超滤最易耐受时，采用高钠透析液，通过透析提高了血钠浓度，提高了晶体渗透压，防止由于尿素和其他小分子物质清除所致血浆渗透压的快速下降，从而使细胞内水向细胞外转移，增加了细胞内除水，促进组织间液直接进入血管内，改善了血容量再充盈。研究证实细胞外液钠浓度增加 1 mmol/L，可增加细胞外液容量约 1.3%，表明 PHD 可使透析脱水过程中血容量的维持起到一定作用。因此，在透析中结合程序超滤，即在前期设置较大的超滤量，此时血容量充足，加之维持血浆渗透压的物质较多、毛细血管再充盈率高可以保证血管内的有效容量，使透析过程中循环血量的损失对机体的影响降到最低，从而有效地保持了循环的稳定性。而在透析后期，透析液钠浓度和超滤降低，超滤率减少，使超滤与毛细血管再充盈在较低水平形成平衡，保证循环血容量下降幅度降到最低。通过此机制，改善血容量再充盈，保持内环境的相对稳定，从而减少了由于毒素下降引起的渗透压改变，减少了失衡综合征和低血压的发生。随着尿素等物质清除的减少，渗透压下降缓慢，降低透析液钠浓度增加钠的清除，防止钠蓄积。多数报道 PHD 结合超滤模式对于儿童透析失衡综合征和低血压的预防确有积极作用[5]。

#### 6.高通量透析

高通量透析（high flux dialysis，HFD）指应用疏水膜制成、溶质转运系数高，超滤系数大于 20mL/（h·mmHg·$m^2$）的透析器进行的透析。HFD 必须应用高通量透析器；透析液必须为碳酸氢盐透析液，最好使用超纯透析液；透析机具有高效、精确的超滤装置和定容控制功能。高通量膜生物相容性好，对大、中分子的高效通透性是临床应用 HFD 的优势所在。欧洲建议维持性透析患者尽量应用 HFD[6]。儿童研究证实 HFD 对中分子物质清除效果显著。儿童高通量透析器国外多数应用费森尤斯的 F40 或 F50，目前国内未上市。

#### 7.每日短时透析

由于每天的毒素和水分的清除更符合生理需求，透析间期体质量变化小，对有效血容量影响小，因此患儿更易耐受，并发症减少。报道每日短时透析可以减少促红细胞生成素（EPO）用量，改善生活质量，为今后的医学发展如家庭透析、远程遥控提供理论基础[7]。目前国内外对儿童的每日透析疗法已有一些初步的研究。国内报道 2 h/次，6 次/周的每日透析可以减少透析并发症，肾功能恢复时间缩短，可以提高患儿的生活质量。但由于经济条件和患儿的依从性的限制，目前未能广泛开展。

#### 8.夜间家庭透析

国外研究 4 例青少年 6～7 d/周，8 h/次的夜间透析 6～12 个月，血流量 200mL/min，透析液流量 300 mL/min，证实夜间家庭透析（home nocturnal hemodialysis，HNHD）在儿童是可行的、安全的，可以改善患儿的生活质量[8]。由于对患儿安全性的考虑及患儿家长的负担，在儿童长期应用的经验还很少。

#### 9.持续缓慢低效血液透析

持续缓慢低效血液透析（sustained low efficiency dialysis，SLED）是介于 IHD 和连续性肾脏替代治疗（CRRT）之间的一种治疗模式，较 IHD 具有血流动力学稳定的优势，对低分子毒素的清除优于 CRRT 的优点，是治疗重症 ARF，CRF 的一种有效措施。有报道证实儿科 SLED 具有类似于 CRRT 的血流动力学稳定性[9]。

## 二、血液透析患儿干体重的评估

维持性血液透析（maintainence hemodialysis，MHD）治疗的目的之一是清除透析间期体内的多余水分，以保持体内水的平衡，通过脱水使患者达到干体重（dry weight，DW）。我们所说的干体重是指透析结束时患者体液达到理想平衡状态时的体重，为患者所能耐受的既无水潴留也无水缺乏的最低体重。最近干体重定义为患者在透析间期不应用降压药而能够维持透析前血压正常时的体重[10]。干体重评估过低会导致低血容量引起低血压，而评估过高会导致慢性超负荷引起水潴留、高血压、左心室肥厚和心衰等并发症[11]，增加患儿的住院率和死亡率。儿童处于生长发育阶段，MHD 过程中，伴随身高、体重的增长，干体重的准确评估更加困难，而且需定期评估。目前常用干体重评估方法有以下几种。

#### 1.临床评估方法

我国儿童 MHD 近年才在儿童透析中心广泛开展，目前仍然采用以临床表现、相关实验室检查为主的综合手段进行干体重评估即临床评估方法（Trial and Error 法）。主要根据临床症状、体征：如有无胸闷、憋气，水肿，肺部啰音、高血压等来判断容量负荷过重；根据低血压、肌肉痉挛、腹部不适、乏力等来判断容量不足；X 线心胸比、超声心动心室大小等实验室检查判断干体重，敏感性差，主观因素较多，只有容量负荷显著增高和降低时才能发现，导致透析并发症的增加。尽管临床评估方法是目前广泛应用于临床工作中的容量状态评估方法，但特异性、敏感性均不十分理想，可靠性差，有明显的局限性。

#### 2.在线血容量监测

在线血容量监测（on-line blood volume monitoring，BVM）是指透析过程中监测相对血容量（relative blood volume，RBV）的变化，是一种无创性、使用简便的监测方法。主要是利用在线超声血容量检测仪，间断超声波扫描动脉血路的聚碳酸酯容器，超声波的传递速度可以反映血液中血红蛋白、白蛋白、总蛋白等局限在血管内，被认为容积保持不变的"固体"成分的浓度变化而得出。透析起始时容量较多，固体成分的浓度相对较低，将开始的血容量定为100%，伴随超滤脱水，固体成分的浓度逐渐升高，两者之比为相对血容量。血容量变化与红细胞压积的变化成反比，计算机实时计算出患者血细胞比容和血红蛋白浓度的变化，从而推算出患者相对血容量变化，数据和图形显示在血透机面板上。

相对血容量除受超滤量的影响外，引起相对血容量变异的因素有：透析中进食、饮水、体位变化；机体构成、容量状态的差异；由于血流动力学变化和交感神经兴奋，伴随血流再分布，局部红细胞浓度也随之变化；血容量降低时会出现器官释放红细胞导致血管内红细胞数量变化等。所以BVM研究中需要禁食水，不用透析管路输液。国外建议儿童血液透析应用BVM开始第一个小时超滤量小于血容量的8%，随后每小时超滤小于4%是安全的。而应用容量变化曲线判断患儿容量状态对减少透析并发症取得了满意的效果，透析结束时停止超滤后监测相对血容量变化曲线，若曲线上升说明未达到干体重，曲线无上升说明达到干体重。目前认为BVM是儿科最好的评价干体重的方法[12-15]。但国内目前受到特殊透析管路及血流量的限制，儿童尚未开展此项研究。

### 3.下腔静脉直径

下腔静脉（inferior vena cava，IVC）是一依从性较好的血管，其直径随血容量变化而变化，与右心房压（mRAP）和中心静脉压（central venous pressure，CVP）有良好的相关性，而mRAP和CVP是判断心功能和容量状态的极好参数。研究发现呼气末下腔静脉直径（inferior vena cava diameter，IVCD）与通过放射性同位素标定血浆白蛋白的方法测定的总血容量呈线性相关，提示IVCD可较好反映血管内容量。目前用超声检测IVCD常用的方法是：患者平卧位，休息10 min，取下腔静脉与肝静脉汇合远端1～2 cm处为测量点，测量平静呼吸状态下，呼气末最大直径。塌陷指数（collapsibility indices，CI）＝（呼气末IVC最大直径－吸气末IVC最小直径）/呼气末IVC最大直径×100%，它通过呼吸对IVCD影响程度的不同，间接反映体液容量状态，即体液较多时IVC受呼吸影响相对较小。由于IVCD受呼吸影响，一般采用平静呼气末被体表面积矫正后IVCD（IVCD/BSA）表示。IVCD在成人血液透析中对干体重评价的意义已得到充分肯定。Dietel等测量206例正常高加索儿童及28例透析患儿不同体表面积的ICVD值，认为IVCD可以作为评价儿童干体重的指标。2005年欧洲儿童血液透析指南建议在婴幼儿期和青春期快速生长发育阶段应每月评估干体重，其中主要方法之一是检测IVCD，但应用的是成人判断标准：正常容量状态时IVCD在$8.0～11.5$ mm/$m^2$范围内，IVCD $> 11.5$ mm/$m^2$为高血容量状态，$< 8$ mm/$m^2$为低血容量状态。塌陷指数40%～75%认为在正常容量状态[16-18]。

IVCD作为容量指标有一定的局限性：首先它反映血管内容积，不能反映全部容量状态；其次IVCD测量受血浆再充盈转运机制的影响，透析状态下体液转运机制包括超滤脱水和血浆再充盈二个过程，且在透析超滤终止后，血浆再充盈仍将持续一段时间。Katzarski用同位素法测定血容量，观察了透析过程中、透析后，IVCD和血容量的关系发现透析过程中IVCD与循环血容量同步下降，最低值在透析结束即刻出现，其后2 h随着组织间隙对血管内的再充盈，IVCD的变化可反映血容量的变化，但二者并不完全平行，如3 h的血液透析，血容量在透析结束60 min后达平衡，而IVCD至少120 min才达到平衡状态。透析后即刻测定IVCD可能造成干体重的低估，目前主张血液透析后1～2 h做IVCD检测较为适宜，这对门诊透析患者的应用受到限制。而且本方法要求专人操作，有一定人为主观因素；同时难以根据透析后下腔静脉直径数值来准确制定透析前的脱水量，不能定量评估干体重；且本法对于明显心肺疾患、心瓣膜病等透析患者并不适用；当细胞内外液分布不成比例时亦影响IVCD测量值；上述因素使IVCD对临床指导意义受到限制。

### 4.生物化学标志物

（1）心房利钠多肽（atrial natriuretic polypeptide，ANP）：ANP是一种含28个氨基酸的肽类激素，由心房肌细胞分泌，主要通过感知心房壁紧张度而调节其分泌，当心房肌张力升高（高容量状态）时释放增加，主要反映心房负荷过重。ESRD 时，由于经常存在水、钠潴留，血容量的增加，部分是由于肾脏清除减少，使 ANP 释放增加。MHD 患儿中，由于透析后血容量减少从而导致心房内压力下降，进而心房肌 ANP 分泌减少，而透析器的清除对 ANP 影响很小，透后 ANP 水平下降，是反映容量负荷的指标。国外已有学者做了一些相关的研究提出血液透析治疗清除过多水分后，ANP 水平显著降低，且与体重下降和血浆容量减少相关，持续高血压未达到 DW 的透析患者常伴有高血浆 ANP 水平，ANP 是评估 MHD 患者干体重的一个敏感指标。但 ANP 缺乏特异性，受很多其他因素影响，如血透患者合并冠心病时 ANP 升高；瓣膜病或心衰所致心功能不全时更可使 ANP 显著升高；与年龄相关；与血管加压素，去甲肾上腺素等相互影响；对容量过低状态缺乏敏感性；ANP 呈脉冲式分泌，常温下易降解，半衰期短，影响了 ANP 的准确测定，故其可信度受到怀疑。因此 ANP 作为评估干体重的指标仍有争议[19]。

（2）B 型钠尿肽（B-type natriuretic peptide，BNP）：血浆 BNP 是 1988 年 Sudoh 等在猪脑中分离出的一种多肽类物质，又称脑钠肽。正常情况下主要由心室肌细胞分泌少量 BNP，心室压力、容量和心脏负荷是 BNP 释放的主要刺激因素，其升高的程度与心室扩张和压力超负荷成正比，是反映心室负荷过重的一个指标。BNP 的清除通过 3 种方式：①与钠尿肽受体 C 相结合通过蛋白水解作用清除；②中性肽链内切酶可以打开 BNP 的环状结构而对它进行清除；③少量的 BNP 通过肾脏的滤过和分泌清除。BNP 的生理功能主要有：扩血管及抑制肾素-血管紧张素-醛固酮系统的分泌；抑制促肾上腺皮质激素的释放及交感神经的过度反应，参与调节血压、血容量及盐平衡等作用。在肾脏，BNP 使入球动脉扩张、出球动脉收缩，从而肾小球滤过率增加；抑制血管紧张素Ⅱ介导的近曲小管水钠重吸收；拮抗集合管血管加压素的保钠潴水作用；抑制肾素醛固酮分泌；抑制血管加压素分泌；产生持续的利钠利尿效应。ESRD 时由于水钠潴留和代谢产物排除障碍，BNP 水平增高，有研究证实透析患者无论是否合并心功能不全血浆其 BNP 水平明显高于健康人群，表明 MHD 患者更易发生左心室肥厚及心室负荷过重，进而导致心脑血管事件发生率和死亡率的增加。但亦有研究发现无心脏疾病的 ESRD 患者 32%～50% BNP 水平＜100pg/mL，在正常范围，提示严重肾功能损伤不是影响 BNP 水平的主要因素，可能与 BNP 主要通过与其清除受体结合而被吞噬，非特异性中性内肽酶对 BNP 具有高亲和力，可以打开其环状结构而降解清除，因此 BNP 受肾功能影响小，是主要反映容量负荷和心功能的指标。因此没有心脏病的 ESRD 患者若 BNP 水平增高，应降低干体重的设定。

目前对儿童 ESRD 进行血液透析的患儿 BNP 水平和其对预后的影响报道罕见，Ouali 等报道 ESRD 儿童 BNP 透析前 72～3346 pg/mL，透析后 79～3788 pg/mL，透析后 BNP 无明显下降，但与左室收缩和舒张功能明显相关，血浆增高的 BNP 水平与左室射血分数的下降成正相关，出现不良事件患儿的 BNP 水平明显高于无不良事件发生者，透析前体重和透析前后 BNP 水平是不良事件发生的独立危险因素，提出 BNP 水平与透析患儿死亡率相关。亦有报道透析后 BNP 水平较透析前下降，证实容量负荷是 BNP 分泌的刺激因素。BNP 被推荐为血液透析患儿干体重的评价指标之一。由于 BNP 水平受年龄、性别、体块指数、肾功能等多种因素影响，正常儿童生后 2 周后水平低于成人，10 岁以下儿童男女间无明显差异，青春期后男女水平有差异，儿科很难准确找到评价干体重的节点定量评估干体重，限制了其临床的应用[20-24]。

（3）N 端 B 型利钠肽原（N terminal proB-type natriuretic peptide，NT-proBNP）：BNP 的裂解产物 NT-proBNP 半衰期长，进入循环后不受代谢过程的影响，血浆水平更加稳定。但 NT-proBNP 不与受体-C 或受体-A 相结合，不被肽链内切酶降解，只能在肾脏内降解，因此受肾功能的影响大。血液透析患者 NT-proBNP 水平明显高于扩张型心肌病，证实 RESD 患者尿毒症状态是刺激其升高的主要因素。儿童 NT-proBNP 水平明显高于成人约 260%，ESRD 患儿 NT-pro BNP 较 BNP 更好反映心功能的指标。Rinat 等报道 CKD5 期儿童 NT-proBNP 预测心血管并发症的可靠指标。但在下调干体重后 NT-proBNP 水平无明显下降，它在评价透析患儿容量状态的意义还有争议[25-27]。

（4）环磷酸鸟苷（cyclic guanosine monophosphate，cGMP）：cGMP 相对分子质量为 354，是 ANP

的第二信使，ANP 通过膜结合的鸟苷酸环化酶受体介导产生 cGMP，是 ANP 释放的有效标记物，血清 cGMP 浓度亦和血容量相关。ESRD 患者 cGMP 水平显著高于正常人群，主要由于透析间期水潴留，心房壁压力增加刺激 ANP 释放及肾脏清除减少，透析后 cGMP 降低主要因为血容量的减少和透析器的清除。cGMP 室温下较稳定，半衰期较长，放免测定也较容易，较 ANP 对血透患者高血容量状态的判断更加敏感，所以 cGMP 比 ANP 更适合作为评估容量负荷的指标，更适于临床应用判断干体重。cGMP 可能受到残余肾功能的影响，在每日尿量大于 500mL 的尿毒症患者 cGMP 升高较少，同 ANP 一样，冠心病、瓣膜病或心衰所致心功能异常会引起 cGMP 显著升高。目前 cGMP 在儿科报道很少，研究发现 cGMP 在 ESRD 的血液透析患儿中水平升高，透析后下降，是反映容量负荷的指标。同样和 ANP 相似，cGMP 对低容量负荷的评价不明确，同时受心血管功能不全影响，在有或无低血压或肌肉痉挛的患者，cGMP 水平无显著差异，使其应用受到限制[28]。

**5.生物电阻抗分析法（bioimpedance analysis，BIA）**

近年来关于应用生物电阻抗技术评估透析患者干体重在国内外成人及儿童中均有报道，此方法因其简单、无创、可重复性好、时效性强等优点显示良好的应用前景。

生物电阻抗技术通过利用生物组织与器官的电特性从而得到与人体生理、病理状况相关的生物医学信息。此技术通过在被检测体表相应位置放置电极片，通过其传递特定测量仪器所发出的微小电流，由此检测出电阻抗的不同。BIA 原理为通过测量细胞对电流的阻抗发现细胞的传导性不同，高频电流能够完全通过全身的体液（细胞外液和细胞内液），而低频电流不能穿透细胞膜，仅通过细胞外液。根据电流频率 BIA 分为单频和多频 BIA，前者指应用单一 50 kHz 频率的电流来评估体内总水量，再通过人体测量参数多元回归模型得到细胞外液和细胞内液；后者则应用从 5 kHz 到 1000 kHz 频率不等的电流，依赖于高频电流能够完全通过全身的体液，而低频的电流不能穿透细胞膜，仅通过细胞外液的差异，由此直接评定出体内总水量、细胞外液及细胞内液，仪器根据血压、体重、容量状态参考图给出脱水量。BIA 评价透析患者容量状况已有 30 余年历史，由于单频只能测定总水容量，且在血透患者中常常低估总水容量，与示踪剂稀释法测定容量之间的标准差很大，对临床干体重的评估敏感性差，目前主张多频代替单频。目前有两种较常用的 BIA，即全身生物电阻抗（WBIA）和节段生物电阻抗（SBIA）。WBIA 采用整体腕踝法，应用最为广泛，认为生物体是混合均质的乳状体，故只需在患者同侧上、下肢远端的腕、踝处（非动静脉瘘侧）分别放置电极，即可由相应仪器根据细胞悬浮原理将数据带入模型计算出所需数值。但由于透析中水分的清除主要来源于躯干，其次为上下肢，而细胞外液 70%分布在躯干，躯干的电阻仅占到全身的 20%，故有一定的局限性。此外离子转移、外周温度的改变、体位变化所致细胞外液分布的变化均会影响 WBIA。而 SBIA 则认为生物体是由多个节段所组成，每个节段均是单独的圆柱体，整个身体是其总和，故测定身体各部分电阻，包括双上肢、双下肢、躯干，计算出各部分液体分布量，进而相加后得出全身液体含量。故还需在同侧肩部、股骨大转子处加用两处电极，可以更好评价透析患者容量状况。

儿童一项研究应用生物电阻抗矢量分析法测定正常儿童的电阻、电抗、相角及超声心动测量 IVCD，发现二者明显相关，同时测量透析患儿上述指标，认为临床评价常导致透析患儿存在水负荷，生物电阻抗对 DW 的设定提供更加客观的依据[29,30]。但是生物电阻抗分析法也受到多方面因素限制。首先人体电阻抗常数是通过测定正常人所得，尿毒症患者血液中的红细胞压积、电解质成分、蛋白含量均与正常人有差距，所以这个测量常数是否适合于血透患者还需要进一步观察。另外，测定时患者的体位、电极安放的位置、电流的方向、温度都可以影响测量结果。总之，目前评估血液透析患者容量状况及干体重的方法虽有多种，但至今仍无金指标，新技术亦存在各自的局限性。最近趋势是应用上述指标联合判断干体重并结合可调钠透析和程序超滤来减少透析低血压等并发症，达到理想的干体重。

（焦莉平）

# 参考文献

[1] 沈颖，易著文. 儿科血液净化技术［M］. 北京：清华大学出版社. 2012.

[2] National Kidney Foundation. KDOQI Clinical Practice Guidelines and Clinical Practice Recommendations for 2006 Updates：pediatric hemodialysis prescription and adequacy［J］. Am J Kidney Dis，2006，48：S1-S322.

[3] STRAZDINS V，WATSON A R，HARVEY B. Renal replacement therapy for acute renal failure in children：European Guidelines［J］. Pediar Nephrol，2004，19：199-207.

[4] PIZZARELLI F. From cold dialysis to isothermic dialysis：a twenty-five year voyage［J］. Nephrol Dial Transplant，2007，22：1007-1012.

[5] 焦莉平，沈颖，张桂菊，等. 儿童可调钠透析的临床应用［J］. 中国小儿急救医学，2007，14：511-513.

[6] FISCHBACH M，EDEFONTI A，SCHRÖDER C，et al. European Pediatric Dialysis Working Group. Hemodialysis in children：general practical guidelines［J］. Pediatr Nephrol，2005，20（8）：1054-1066.

[7] MÜLLER D，ZIMMERING M，CHAN C T，et al. Intensified hemodialysis regimens：neglected treatment options for children and adolescents［J］. Pediatr Nephrol，2008，23：1729-1736.

[8] GEARY D F，PIVA E，TYRRELL J，et al. Home nocturnal hemodialysis in children［J］. J Pediatr，2005，147：383-387.

[9] VANDE WALLE J，RAES A，VANDAMME S. Renal replacement therapy in acute renal failure in children［J］. Acta Clin Belg Suppl，2007，2：397-400.

[10] CHARRA B，CHAZOT C. Volume control，blood pressure and cardiovascular function. Lessons from hemodialysis treatment［J］. Nephron Physiol，2003，93：94-101.

[11] WABEL P，MOISSL U，CHAMNEY P，et al. Towards improved cardiovascular management：the necessity of combining blood presure and fluid overload［J］. Nephrol Dial Transplant，2008，23（9）：2965-2971.

[12] MICHAEL M，BREWER E D，GOLDSTEIN S L. Blood volume monitoring to achieve target weight in pediatric hemodialysis patients［J］. Pediatr Nephrol，2004，19：432-437.

[13] PATEL H P，GOLDSTEIN S L，MAHAN J D，et al. A standard，noninvasive monitoring of hematocrit algorithm improves blood pressure control in pediatric hemodialysis patients［J］. Clin J Am Soc Nephrol，2007，2：252-257.

[14] DHEU C，TERZIC J，MENOUER S，et al. Importance of the curve shape for interpretation of blood volume monitor changes during haemodiafiltration［J］. Pediatr Nephrol，2009，24：1419-1423.

[15] HAYES W，HOTHI D K. Intradialytic hypotension［J］. Pediatric Nephrol，2011，26：867-879.

[16] BRENNAN J M，RONAN A，GOONEWARDENA S，et al. Handcarried ultrasound measurement of the inferior vena cava for assessment of intravascular volume status in the outpatient hemodialysis clinic［J］. Clin J Am Nephrol，2006，1：749-753.

[17] KAYATAS M，OZDEMIR N，MUDERRISOGLU H，et al. Comparison of the Non-Invasive Methods Estimating Dry Weight in Hemodialysis Patients［J］. Renal Failure，2006，28：217-222.

[18] CHANG S T，CHEN C L，CHEN C C，et al. Enhancement of quality of life with adjustment of dry weight by echocardiographic measurement of inferior vena cava diameter in patients undergoing chronic hemodialysis［J］. Nephrol Clin Pract，2004，97：C90-C97.

[19] NAKATANI T，NAGANUMA T，MASUDA C，et al. The prognostic role of atrial natriuretic peptides in hemodialysis patients［J］. Blood Purif，2003，21：395-400.

[20] TRIPEPI G，MATTACE R F，MALLAMACI F，et al. Biomarkers of Left Atrial Volume A longitudinal Study in Patients With End Stage Renal Disease［J］. Hypertension，2009；54：818-824.

[21] CHAZOT C，VAN C V，ZAOUI E，et al. Fluid overload correction and cardiac history influence brain natriuretic peptide evolution in incident haemodialysis patients［J］. Nephrol Dial Transplant，2011，26：2630-2634.

[22] QUALI S，BOUGMIZA I，ABROUG S，et al. Relationship of brain natriuretic peptide concentrations to left ventricular function and adverse outcomes in children with end-stage renal disease undergoing hemodialysis［J］. Pediatr Cardiol，2011 Jun，32（5）：568-577.

[23] ARICETA G，BROOKS E R，LANGMAN C B，et al. Assessing cardiovascular risk in children with chronic kidney disease［J］. B-type natriuretic peptide：a potential new marker. Pediatr Nephrol，2005，20：1701-1707.

[24] RINAT C, COHEN R B, SOFIA FEINSTEIN A N, et al. B-type natriuretic peptides are reliable markers of cardiac strain in CKD pediatric patients [J]. Pediatr Nephrol, 2012, 27 (4): 617-625.

[25] BARGNOUS A S, KLOUCHE K, FAREH J, et al. Prohormone brain natriuretic peptide (proBNP), BNP and N-terminal-proBNP circulating levels in chronic hemodialysis patients. Correlation with ventricular function, fluid removel and effect of hemodiafiltration [J]. Clin Chem Lab Med, 2008, 46: 1019-1024.

[26] CODIGNOTTO M, PICCOLI A, ZANINOTTO M, et al. Renal dysfunction is a confounder for plasma natriuretic peptides in detecting heart dysfunction in uremic and idiopathic dilated cardiomyopathies [J]. Clinical Chemistry, 2007, 12: 2097-2104.

[27] MIR T S, FLATO M, FALKENBERG J, et al. Plasma concentrations of N-terminal brain natriuretic peptide in healthy children, adolescents, and young adults: effect of age and gender [J]. Pediatr Cardiol, 2006 Jan-Feb, 27 (1): 73-77.

[28] LETTGEN B, BALD M, VALLCE H, et al. Atrial natriuretic peptide and cyclic 3'5'-guanosine monophosphate as indicators of fluid volume overload in children with chronic renal failure [J]. Pediatric Nephrol, 1992 Jan, 6 (1): 64-64.

[29] ZHU F, LEONARD E F, LEVIN N W. Extracellular fluid redistribution during haemodialysis: bioimpedance measurement and model [J]. Physiol, Measure, 2008, 29: 491-501.

[30] CHAMNEY P W, KRAMER M, RODE C, et al. A new technique for establishing dry weight in hemodialysis patients via whole body bioimpedance [J]. Kidney Int, 2002, 61: 2250-2258.

# 第八节　腹膜透析相关并发症的诊断及处理

腹膜透析已成为治疗儿童终末期肾病最主要的透析方法。长期腹膜透析成功的关键是减少腹膜透析相关的并发症。腹膜透析相关并发症包括非感染及感染并发症。

## 一、腹膜透析非感染并发症的诊断及处理

非感染并发症主要有：腹膜透析导管功能障碍，如导管移位、导管堵塞；腹腔内压力增高所导致的疝、渗漏；蛋白丢失，营养不良及腹膜功能衰竭。

### （一）导管功能不良

导管功能不良是腹膜透析的常见并发症。最常见的原因是因便秘或尿潴留造成膀胱或结肠充盈压迫或堵塞腹膜透析管。导管移位也是常见造成导管功能不良的原因之一。导管移位可表现为单向性堵塞，即腹膜透析液进入顺利引流困难。部分患者是由于导管扭曲或血块纤维蛋白阻塞，表现为双向堵塞，腹膜透析液进入，引流均困难。发生导管堵塞通常是由于纤维块阻塞所致，大网膜包裹或腹膜粘连形成局部腔室，结肠蠕动或大网膜牵拉造成。还可出现腹膜透析液进入时腹痛。移位常在植入导管后1周内出现，确诊靠X线检查。如果植入管出现移位，可考虑在严格消毒的情况下，在X线下拍摄立位腹部平片，显示腹膜透析导管移位，不在骨盆内。如果是曲管移位或直管复位失败，应进行手术重插、固定导管头部或腹腔镜复位。而大网膜包裹引起的堵塞，则需要手术行网膜切除术。

### （二）疝

常见部位包括脐疝，腹股沟疝及切口疝。疝发生的平均时间为术后1年。主要与局部腹壁薄弱以及腹内压增加有关。常见于有腹腔占位或腹腔脏器肿、大营养不良及免疫抑制治疗史等的患者。疝的临床表现形式有时较复杂，除常见的腹壁异常隆起外，还可表现为外阴水肿、腹壁水肿以及不明原因的体重增加，超滤失败等。影像学检查有助于诊断。如果疝不能回纳或有疼痛，考虑嵌顿疝，需急诊手术。

### （三）渗漏

发生在术后30d内的早期渗漏，置管时腹膜荷包结扎不严密或损伤腹膜透析导管，腹膜透析开始时间及腹壁强度有关。严密的腹膜荷包缝合对预防早期渗漏至关重要。手术切口部位选择也有一定作用。

采用腹正中切口早期渗漏的发生率高于采用经腹直肌切口者。晚期渗漏常见原因包括：管周疝形成隐性隧道感染致使内 cuff 分离导管破损等。困难者可采用腹膜腔造影，或 CT，核素等影像学手段。如果出现渗漏，应暂停腹透。置管手术后休息 1~2 周开始透析。如期间必须透析，小剂量半卧位腹膜透析。可改用小容量间断透析，并缩短留腹时间，或转作血液透析 1~2 周。对于出口或切口漏液者，可能继发隧道感染或腹膜炎，应给予预防性抗感染治疗。对于难治性渗漏或晚期渗漏，常需要手术探查，必要时局部修补重置导管。手术时荷包结扎紧密，可采用双重结扎，并注意避免损伤腹膜透析导管。

### （四）胸腔腹腔瘘

其多为膈的先天或获得性缺陷或经淋巴管的胸腹腔交通造成。但大多数找不到原因，其产生的胸腔腹腔瘘的病理生理基础是胸腹腔的压力差，腹腔内压力增加。胸水生化检查表现为低蛋白、高糖成分，与腹膜透析液一致。影像学检查有助于诊断。也可经腹腔注入亚甲蓝，如胸水中发现蓝染，亦可确诊。出现胸腔腹腔瘘后，可先暂停腹膜透析。无效者进行手术或胸腔镜修补。临床表现多样，从无症状到严重的胸闷、气短，均可发生。胸腔积液绝大多数出现在右侧。

### （五）蛋白质丢失和营养不良

腹膜透析患者营养不良分为Ⅰ型营养不良和Ⅱ型营养不良。Ⅰ型营养不良：饮食蛋白摄入过低导致的营养不良，患者通常不伴有严重的感染和炎症，蛋白质分解代谢较低。Ⅱ型营养不良：感染、炎症时造成的营养不良，通常伴有较多的并发症，蛋白质分解代谢高，饮食蛋白摄入低或正常，透析和营养支持治疗效果较差。蛋白质摄入不足：透析不充分，体内毒素物质潴留影响食欲，使蛋白质摄入减少；腹透液含大量葡萄糖被吸收，影响食欲；腹透液使病人饱腹感，因而影响进食；药物如铁、钙、磷结合剂的使用。合并其他感染或消耗性疾病。急性感染，如腹膜炎时蛋白丢失量明显增高。患儿必须摄入足够的蛋白质，才能保证正氮平衡。

### （六）腹膜功能衰竭

持续性不卧床腹膜透析（continuous ambulatory peritoneal dialysis，CAPD）时，腹膜衰竭是一个常见并发症。非生理性腹膜透析液、尿毒症状态和反复发生腹膜炎。腹膜纤维化、血管生成和血管通透性增加从而导致清除毒素和超滤功能异常。腹膜炎后腹膜硬化，使腹膜有效面积减少。长期使用高糖透析液可刺激腹膜，均可导致腹膜超滤能力下降。根据腹膜通透性改变可分为 3 种类型：Ⅰ型为高通透性腹膜，此型超滤衰竭最常见。此类病人具有高腹膜溶质转运率，导致透析液中的水分及葡萄糖迅速被吸收；Ⅱ型为低通透性膜，与腹腔内的多发粘连和腹膜硬化有关，腹膜溶质转运率低；Ⅲ型为淋巴回流过多导致。此类病人的主要表现为溶质和水分清除不充分[1-4]。

## 二、腹膜透析相关感染并发症的诊断及处理

### （一）腹膜透析导管出口处感染的诊断和治疗

腹膜透析相关感染并发症包括腹膜透析导管出口处感染和腹膜炎。出口处感染可发生在置管后的任何时候。由于出口处周围潮湿，软组织损伤以及细菌定植。出口处和隧道感染的常见病原菌包括金黄色葡萄球菌、表皮葡萄球菌、绿脓杆菌和肠道杆菌，也可见到真菌感染。急性感染时，出口处痛，触痛，局部皮肤红肿，常见有脓性分泌物渗出。慢性感染时，局部体征不典型，有或无脓性分泌物，可有肉芽组织形成，主要是在隧道内。临床分级：一级：出口处红肿；二级：出口处红肿，敷料上少许渗出物；三级：出口处脓性渗出物；四级：出口处脓肿；五级：隧道感染。隧道感染表现为隧道表面皮肤充血、水肿并有明显的触痛，隧道周围形成蜂窝织炎，按压后自外口可有血性和脓性分泌物溢出或自行溢出。隧道感染一旦发生常常导致腹膜炎的发生。

确定理想的出口位置非常重要。使外口方向向下可以加强坏死组织和分泌物引流；控制窦道长度，避免外口创伤，注意制动。透析管的皮下涤纶套露出皮肤外，常见于术后的数周到数月。主要是因为隧

道造得太短,使导管在隧道内发生变形,将浅层涤纶套挤向出口处,压迫出口出的皮肤,使之受压坏死,进而涤纶套暴露于皮肤外,这样极易引起感染。在处理上应尽早切除暴露在外的涤纶套,严重者则应更换导管。根据不同情况选择不同 Cuff 的数量的腹膜透析管,一般急性腹膜透析为单 Cuff 腹膜透析管,慢性腹膜透析为双 Cuff 腹膜透析管;Cuff 在植入前应使用生理盐水充分浸泡,并将其内的空气完全排出。出口处感染的一般治疗:主要包括加强局部护理,每天更换敷料 1~2 次。置管前预防性使用抗生素,通常静脉使用第一代或第二代头孢菌素。鼻部细菌培养显示携带金黄色葡萄球菌者,可每天 2 次局部使用莫匹罗星软膏 5~7 d。发生出口处感染时应进行分泌物涂片革兰染色和分泌物微生物培养以指导用药,微生物培养方法应涵盖需氧菌和厌氧菌。对革兰阴性菌感染患儿,予以头孢菌素口服或腹腔内给药。如果患儿既往有铜绿假单胞菌导致的出口处感染史,所用抗生素的抗菌谱也要覆盖这种细菌。如头孢他啶、头孢吡肟、哌拉西林、亚胺培南/西司他丁、美罗培南类抗生素等。持续抗生素治疗至完全缓解后 1 周。喹诺酮类抗生素用于年龄大于 12 岁的患儿。若感染持续 3 周仍不能控制,则应拔管。难治性出口处感染或隧道感染应在抗感染的同时重新置管。感染未累及深 Cuff 时,可在抗感染的同时行皮下隧道改道,但可能会并发腹膜炎。但出口处感染后继发腹膜炎,或同一种致病菌同时导致出口处感染与腹膜炎的患者通常需要拔管。可疑感染外口的初始治疗或全身的辅助治疗,包括局部使用莫匹罗星、电烧灼或硝酸银烧灼增生过度的肉芽组织,加强外口护理。严重感染外口应予清创治疗。

### (二)腹膜透析相关的腹膜炎的诊断及治疗

腹膜透析相关的腹膜炎的诊断及治疗诊断标准:①透析引流液浑浊和(或)腹痛和(或)发热;②透析引流液白细胞计数大于 $100 \times 10^6 / L$,中性粒细胞比例大于 50%,后者更有意义;③透析引流液细菌培养阳性。满足上述任意两项即可诊断。

怀疑腹膜炎时,常规留取引流液标本,行细胞计数及分类、革兰染色、细菌培养及药敏检查,立即抗感染治疗,而不是待检查结果明确后再作处理。若引流液明显混浊,可在透析液中加入肝素(500 IU/L)以防止纤维蛋白凝块阻塞 PD 导管。透出液标本送检(以首袋出现浑浊的透出液最佳)进行细胞计数分类、革兰染色和微生物培养,留取过程中注意避免污染。若不能立即送检,透出液袋应存放于冰箱中冷藏,而已行标本接种的血培养瓶应保存在室温或 37℃。

透出液细胞分类计数:透出液细胞分类计数中白细胞总数大于 $100 \times 10^6/L$、中性粒细胞比例大于 50%,表明存在炎症,腹膜炎的可能性最大。腹膜透析液留腹时间较短的 APD 患者怀疑发生腹膜炎时,如果透出液中性粒细胞比例超过 50%,即使白细胞总数少于 $100 \times 10^6/L$,仍需高度考虑发生腹膜透析相关腹膜炎,应进一步完善检查以明确诊断。

经验性抗感染治疗,一旦明确感染存在,应立即抗感染治疗。避免使用耳毒性、肾毒性氨基糖甙类作为初始治疗。选择的初始治疗应该按照病人的症状严重性和腹膜炎的病史以及病人有危险因素的依据经验性,抗感染治疗选择的抗生素应覆盖革兰阳性菌和革兰阴性菌,同时参考本中心既往腹膜炎致病菌及药敏结果选择合理的治疗方案。革兰阳性菌可选用一代头孢菌素或万古霉素,革兰阴性菌可选用三代头孢菌素。常用的联合用药方案包括:联合使用第一代头孢菌素(如头孢唑啉、头孢噻吩)+广谱抗革兰阴性菌(包括假单胞菌属)药物;联合使用万古霉素+抗革兰阴性菌药物。儿童不推荐使用具有肾毒性和耳毒性的氨基糖甙类药物。金黄色葡萄球菌症状较重,腹痛剧烈,常常伴有发热、畏寒或寒战。若合并透析导管出口处或隧道感染,对抗感染治疗反应不佳,应立即拔管。致病菌为 MRSA,必须用万古霉素治疗。抗革兰阴性菌药物包括头孢他啶、头孢吡肟和碳青霉烯类。铜绿假单胞菌腹膜炎与金黄色葡萄球菌腹膜炎类似,临床表现较重,常和导管感染有关,一般需拔管并联合使用两种抗生素治疗。在停止腹透接受血液透析治疗期间必须继续抗生素治疗 2 周。对于复发、再发和难治性绿脓杆菌隧道出口感染应重新置管,以避免发展为腹膜炎,一旦出现腹膜炎应立即拔管。联合应用两种抗生素较单一用药复发率低。复发性腹膜炎常因导管细菌生物被膜形成并持续存在所导致。尽管连接系统改善,由革兰阴性菌引起的腹膜炎发生率并未降低。早期拔管和选择性换管是保存腹膜和预防复发的有效方法;应重视隧道外口的护理、预防及根治导管生物被膜的形成，减少复发，改善临床预后。

细菌培养阴性腹膜炎：如细菌培养阴性腹膜炎高于 20%，提示培养方法需要重新评估和改进。培养阴性可能是有各种技术或临床方面的原因。如果培养 3 d 后仍无细菌生长，应重复做细胞计数及分类。如果重复细胞计数提示感染存在，应使用特殊培养技术分离潜在的少见腹膜炎致病菌，包括脂质依赖的酵母菌、分枝杆菌、军团菌、生长缓慢的细菌、弯曲杆菌、真菌、支原体和肠道病毒等。

真菌性腹膜炎常常较严重，真菌性腹膜炎死亡率高。好发于腹膜炎反复发作、使用免疫抑制剂及长期或反复使用多种抗生素者。临床表现可表现为剧烈腹痛，也有仅表现为透析液轻微混浊而腹痛轻微。一旦诊断真菌性腹膜炎应立即拔管。不提倡延长抗霉菌疗程，以降低患者死亡风险。在霉菌培养与药敏感试验结果未明确时，起始可选用二性霉素 B 联合氟胞嘧啶。对于非白色念珠菌属，应联合用药，初始治疗推荐二性霉素 B 联合氟胞嘧啶或氟康唑。当培养出丝状菌属时，推荐使用伊曲康唑或伏立康唑治疗。应常规监测氟康唑血药浓度以免肾毒性。目前认为抗真菌治疗需维持 10 d～2 周，而重新置管需在 4～6 周后。

用药途径首选腹腔内给抗生素。可采用连续给药（每次腹膜透析液交换时均加药）或间歇给药（每天或每间隔若干天仅在 1 次腹膜透析液交换时加药）的方式。连续性腹腔内给药方案：对急性期腹膜炎患者，特别是 APD 患儿，需延长每次腹透液的留腹时间至 3～6 h 并予以负荷剂量抗生素以达到最好的治疗效果。待症状缓解且引流液转为清亮后，一般在治疗 48 h 内，可恢复至原透析方案并给予维持剂量抗生素治疗。使用第一代头孢菌素时建议采用连续给药的方式。间歇性腹腔内给药方案：间歇性给药时，加入抗生素的腹膜透析液至少留腹 6 h。APD 患者发生腹膜炎时可延长单次循环时间或暂时将透析模式转变为 CAPD，以满足对抗生素留腹时间的要求。糖肽类抗生素间歇性给药效果较好，用药后 3～5d 监测药物浓度，若万古霉素浓度小于 12mg/L 或替考拉宁质量浓度小于 8mg/L，需重复给药。

腹腔内抗生素的参考剂量见表 6-8-1。

表 6-8-1　腹腔内抗生素的参考剂量

| 抗生素 | 持续腹腔内给药 | | 间歇腹腔内给药/[mg/（kg·d）] |
| --- | --- | --- | --- |
| | 负荷剂量/ mg/L | 维持剂量/ mg/L | |
| 头孢唑林 | 25～500 | 125 | 15 |
| 头孢呋辛 | 200 | 125 | 15 |
| 头孢他啶 | 250～500 | 125 | 15 |
| 头孢噻肟 | 500 | 250 | 30 |
| 氨苄西林 | - | 125 | - |
| 万古霉素 | 500 | 25～30 | 15～30，每 5～7h 1 次 |
| 替考拉宁 | 200 | 20 | 15，每 5～7h 1 次 |
| 氟康唑 | - | - | 3～6（最大剂量 200） |

### （三）腹膜透析相关感染并发症的预防

腹膜透析相关感染并发症的预防：常见的危险因素有：连接管路换液时洗手不净；出口处感染，隧道感染；无正规训练人员操作；腹泻，憩室炎；频繁使用抗生素致真菌腹膜炎。

腹膜透析护士在患者培训中起主导作用。强调洗手。正确的培训可降低腹膜炎的发病率。培训患者具备及时发现接触污染并采取正确措施的能力。腹膜透析置管手术要使用双涤纶套透析导管。置管术中避免损伤和血肿形。建议隧道出口方向向下，出口为圆形。熟练的外科技术，可避免腹腔的导管漏液。隔离携带 MRSA 或携带万古霉素耐药菌的病人。腹膜透析操作过程中，减少每次交换的污染，出口处的渗液及侵袭性的操作。如患者导管出口处周围皮肤有金黄色葡萄色球菌定植，可每天 1 次在清洗出口后局部使用莫匹罗星软膏，同时加强手卫生[5-9]。

（刘小荣）

# 参考文献

[1] 陈香美. 腹膜透析标准操作规程［M］. 北京：人民卫生出版社，2010.

[2] 梅长林，叶朝阳，赵学智. 实用透析手册［M］. 北京：人民卫生出版社，2003.

[3] FINKELSTEIN E S，JEKEL J，TROIDLE L，et al. Patterns of infection in patients maintained on long-term peritoneal dialysis therapy with multiple episodes of peritonitis［J］. Am J Kidney Dis，2002，39（6）：1278-1286.

[4] KERN E O，NEWMAN L M，CACHO C P，et al. Abdominal catastrophe re-visited：the risk and outcome of enteric peritoneal contamination［J］. Perit Dial Int，2002，22（3）：323-334.

[5] KHAIULLAH Q，PROVENZANO R，TAYEB J，et al. Comparison of vancomycin verse cefazolin as initial therapy for peritonitis in peritoneal dialysis patients［J］. Perit Dial Int，2002，22（3）：339-344.

[6] LUI S L，CHENG S W，NG F，et al. Cefazolin plus netilmicin versus cefazolin plus ceftazidime for treating CAPD peritonitis：effect on residual renal function［J］. Kidney Int，2005，68（5）：2375-2380.

[7] PRASAD K N，PRASAS N，GUPTA A，et al. Fungal peritonitis in patients on continuous ambulatory peritoneal dialysis：a single center Indian experience［J］. J Infect，2004，48（1）：96-101.

[8] SZETO C C，CHOW K M，KWAN B C，et al. Staphylococcus aureus peritoni-tis complicates peritoneal dialysis：review of 245 consecutive cases［J］. Clin J Am Soc Nephrol，2007，2（2）：245-251.

[9] YOSHINO A，HONDA M，IKEDA M，et al. Merit of the cuff-shaving procedure in children with chronic infection［J］. Pediatr Nephrol，2004，19（11）：1267-1272.

# 第九节　干细胞治疗儿童系统性红斑狼疮肾病的尝试和现状

　　狼疮肾炎（lupus nephritis，LN）是系统性红斑狼疮（systemic lupus erythematosis，SLE）患者最常见的临床表现，SLE 患者肾活检肾脏受累几乎为 100%，其中有肾损害症状者高达 60% 以上，严重者出现肾功能衰竭，是 SLE 患者死亡的常见原因。SLE 以青年女性发病为主，男女之比为 1∶8～1∶9，青春期前儿童 SLE 患者男女比例 1∶3，但是男性 SLE 患者出现 LN 的概率及病情的严重程度要明显高于女性，同样 SLE 男孩需要做透析、肾移植的比例也高于女孩。与成人相比，SLE 儿童病情重、病情进展快，药物不良反应严重影响了患儿的身心发育。

## 一、LN 的发病机制及分型

　　免疫复合物（IC）形成与沉积是引起 LN 肾脏损害的主要机制。循环中抗 dsDNA 等抗体与相应抗原结合形成 IC，沉积肾小球；或者循环中抗 dsDNA 抗体与 dsDNA 相结合后，介导核小体，通过电荷吸引种植于肾小球和循环中抗 dsDNA 抗体与肾小球内在抗原发生交叉反应形成原位 IC。无论是循环的 IC 沉积于肾小球或原位形成的 IC 两者均能激活补体，引起炎性细胞浸润，凝血因子活化及炎症介质释放，导致肾脏损伤。

　　据 ISN/RPS 2003 年标准，LN 肾小球损害共分为六型：

　　Ⅰ型轻度系膜病变，Ⅱ型系膜增生性肾小球肾炎，Ⅲ型局灶性肾小球肾炎，Ⅳ型弥漫性肾小球肾炎，Ⅴ型膜性肾小球肾炎，Ⅵ型晚期硬化性肾小球肾炎。LN 的症状主要有水肿尤其是下肢及脚踝部水肿、蛋白尿、肾病综合征、血尿、肾功能下降、急性肾功能衰竭（ARF）、高血压、高血钾、肾小管功能异常等。

## 二、LN 的干细胞治疗

　　目前 LN 的治疗分诱导和维持治疗，主要是联合应用免疫抑制剂和糖皮质激素，死亡率由 20 世纪五六十年代的 70% 下降到了 10% 以下。但对于重症及难治性 LN 以上治疗作用有限，且难以根治，需要寻找新的治疗方法。

Morton J I 等于 1974 年首次报道，将自身免疫 NZB 小鼠的骨髓或胎肝细胞转移给经致死剂量照射的非自身免疫小鼠，后者体内产生自身抗体 ANA。Ikehara 等用 T 细胞缺乏的无胸腺小鼠的骨髓或用 T 细胞去除的小鼠骨髓，治疗 Fas 突变的自发性狼疮小鼠即 MRL / lpr 小鼠，小鼠病情减轻，肾小球损伤得以改善。上述实验既证实了多能干细胞的缺陷可导致由其发育、分化而来的免疫细胞发生功能性改变，也证实了干细胞治疗可改善 SLE 病情。1997 年意大利 Marmont A M 等为一名 36 岁女性重症 SLE 患者进行自体骨髓造血干细胞移植（AutologousBMT，Auto-BMT），取得良好的治疗效果。15 年来，国内外已开展造血干细胞移植（hematopoietic stem cell transplantation，HSCT）治疗重症难治性 SLE，治疗效果令人鼓舞[1-3]。

## （一）HSCT 治疗 LN 的种类及机制

LN 患者 T，B 淋巴细胞功能异常，导致机体免疫耐受被打破，产生多种自身抗体及细胞因子。参与 LN 病态免疫的 T，B 细胞与血细胞来源于共同的淋巴系干/祖细胞，预处理及干细胞移植可以清除病态的免疫细胞并重建新的免疫系统。在免疫重建过程中因胸腺的修饰作用（阳性选择、阴性选择），选择性清除患者体内自身反应性淋巴细胞，重新产生对自身抗原的免疫耐受。因此干细胞可通过调整基础免疫，达到治疗甚至治愈自身免疫病的目的。

目前常用干细胞的主要来源于骨髓（bone marrow，BM）、外周血（peripheral blood，PB）或脐血（cord blood，CB）。按造血干细胞供者与受者的关系分为自体造血干细胞移植（autologous hematopoietic stem cell transplantation，Auto-HSCT）和异基因造血干细胞移植（allogeneic hematopoietic stem cell transplantation，Allo- HSCT）。另外有学者应用间充质干细胞（MSC）或 MSC 联合 HSC 治疗 LN，也取得良好的效果[4]。

### 1.自体造血干细胞移植

Auto-HSCT 不受供、受者 HLA 限制，不发生移植物抗宿主病（graft versus host disease，GVHD）。Auto-HSCT 治疗 LN 的机制可用免疫时钟的重新设定来解释。如前所述，SLE 病因有基因及环境等多方面的因素，具有易感基因的个体是否发展为 SLE 主要决定于个体所经历的不同抗原对免疫系统的刺激。HSCT 可以使免疫时钟回归初始的状态，即使得患者回归发病前的免疫状态。Auto-HSCT 输入的是患者自身的干细胞，虽然没有改变干细胞的基因，但免疫时钟回归初始状态后，个体可能重建健康的免疫系统，而不再发病。即使无法重建健康的免疫系统，因为 HSCT 后个体所经历的抗原刺激的时间、剂量及顺序与之前不同，因此也可能避免发病。而部分患者可能仅仅受益于预处理强烈的免疫抑制，仅在此期不发病，待免疫功能恢复后在致病因素诱导下疾病复发。

外周血干细胞（peripheral blood stem cell，PBSC）采集安全、方便，与骨髓移植相比，造血和免疫恢复快，可以缩短住院时间，减少抗生素用量及输血依赖，进而降低医疗费用，因此临床上多采用自体外周血造血干细胞移植。Auto-HSCT 主要存在的问题是，输入的仍是患者自身异常干细胞，复发率可达 40% 以上[5,6]。

### 2.异基因造血干细胞移植

Allo-HSCT 输入的是健康供者的干细胞，理论上可以达到治愈的目的。Allo-HSCT 治疗 LN 的机制一方面是移植物抗自身免疫作用（graft versus autoimmunity，GVA），另一方面是免疫重建。GVA 是指输入的供者 T 细胞识别并清除患者病变的自身反应性 T 细胞。临床上在移植前对异基因供者的干细胞进行处理时，会去除 2 ~ 3 个对数级的 T 细胞，以防止发生移植物抗宿主病（GVHD）。但过度去除 T 细胞导致疾病复发率增高，对这一情况的研究发现，供者 T 细胞除了攻击受者组织导致 GVHD 外，还能够清除患者体内自身反应性 T 细胞，发挥移植物抗自身免疫效应，也称为移植物抗白血病效应（graft versus leukemia，GVL）或移植物抗肿瘤效应（graft versus tumor，GVT）。Kolb HJ 等用供者淋巴细胞输

注（donor lymphocyte infusion，DLI）治疗 BM 移植后复发的慢性粒细胞白血病患者，使其再次达到完全缓解，表明供者淋巴细胞可以诱导和加强 GVL 效应。T 细胞异质性是导致 GVHD 和 GVA 共存的原因，但目前尚不清楚具体是哪种 T 细胞亚型分别导致了 GVHD 和 GVA[7-9]。

Allo-HSCT 后免疫重建和 Auto-HSCT 免疫时钟重建理论类似，即移植前预处理基本清除了患者的免疫细胞，使机体在移植后的较长时间内处于严重的免疫抑制期，机体在这段时间内对免疫损伤的组织进行了修复。预处理导致的免疫细胞尤其是 T 淋巴细胞数量的剧减，诱导胸腺功能恢复或加强，输入的健康干细胞在受者胸腺、骨髓内重新生成免疫细胞重建免疫系统。重建的免疫系统通过以下原因达到治疗目的：①新建免疫系统对已存在的自身抗原产生耐受。②疾病启动因素未发生前，新建免疫系统不会发生自身免疫反应。③导致疾病发生的因素可能已不存在或发生改变，多种免疫细胞、免疫调节因子、抗体、补体等均发生改变，原来的免疫网络不再出现，个体在漫长的免疫重建过程中达到新的平衡和耐受。以下因素与 HSCT 后免疫耐受的形成有关：①T 细胞受体库的多样性，免疫重建过程中 T 细胞受体在胸腺内的表达与正常 T 细胞个体发生过程相似，其再生过程中重排 T 细胞受体库的多样性越明显越有助于诱导产生免疫耐受。②移植后 CD4+，CD25+Treg 细胞增加，利于免疫耐受的形成。③混合嵌合是通过异基因非清髓造血干细胞移植而获得的供、受者细胞共存于受者体内的一种状态。Allo-HSCT 后的混合嵌合形成有利于清除患者自反应性淋巴细胞，并可诱导免疫耐受[10]。

但 Allo-HSCT 后 GVHD 发生率高达 50% 以上，移植相关死亡率达 15%~40%。LN 非恶性疾病，治疗目标主要是减少死亡率、致残率，改善患者的生活质量，故目前欧洲骨髓移植协作组（EBMT）推荐使用的还是 Auto-HSCT[11]。

### 3.脐血干细胞移植

脐血中的干/祖细胞较成人骨髓中的干/祖细胞更原始，增殖能力更强，单位体积内粒单系集落形成单位（CFU-GM）含量丰富，相当或超过成人骨髓，是成人外周血的 12~16 倍。

脐血 CD34+ 细胞亚群中 CD34+，CD38- 细胞百分比明显高于外周血和骨髓，进一步提示脐血干细胞中含有较多的更为原始的造血细胞，而且脐血 CD34+，CD38- 细胞的增殖分化能力更高，其 CFU-GM 及红系爆式集落形成单位（BFU-E）的产率均高于骨髓数倍。另外脐血中的免疫细胞较为幼稚，抗原表达弱，细胞毒性低，脐血干细胞移植（UCBT）后 GVHD 发生率及严重程度均低于骨髓移植。另外脐血还具有被巨细胞病毒及 EB 病毒污染几率低，来源丰富，HLA 限制性低，寻找配型相合供者所需时间短。对供者无伤害等优点。单份脐血中的干细胞数量较少，一般只能用于体质量低于 20 kg 的儿童，因此 UCBT 在成人中的应用受到限制，双份脐血移植成功地克服了单份脐血容量不足对成人和大体重儿童的限制。

UBCT 的缺点是造血重建延迟，因此移植后患者易感染，另外因脐血干细胞只能于生后一次性提取和冻存，如移植失败需再次移植或移植后复发需要输入供者淋巴细胞时，无备用干细胞可取[12-16]。

### 4.间充质干细胞移植

SLE 患者不仅有 HSC 缺陷，其间充质干细胞（allogeneic mesenchymal stem cell，MSC）也存在缺陷。MSC 有促进造血及免疫重建的功能，还可调节免疫及诱导免疫耐受，因此临床上采用 MSC 和 HSC 共同移植的方式来治疗 SLE。MSC 和 HSC 共移植可有以下优势：①促进 HSC 归巢植入，增强造血。将体外培养扩增的人骨髓 MSC 与人脐带血 CD34+ 细胞移植给 NOD/SCID 小鼠，植入率是单独 CD34+ 细胞移植的 10~20 倍；②预防和治疗 GVHD。Le Blanc K 等将体外扩增的骨髓 MSC 移植给骨髓移植后出现 GVHD 的患者，GVHD 病情缓解；③重建骨髓基质，维持造血。

## （二）预处理方式

根据预处理强度不同 HSCT 可分为清髓性及非清髓性移植。

**1.清髓性预处理方式**

清髓性预处理方式采用全身放疗（TBI）联合超剂量化疗，最大限度地清除患者体内的病变细胞，达到治疗疾病以及预防疾病复发的目的。这种预处理方式对受者损伤严重，并发症多且有较高的移植相关死亡率（TRM），因此儿童及老年患者、一般情况差或伴有脏器功能障碍的患者多不能耐受，极大地限制了 HSCT 的应用。而且清髓性预处理方式并未降低疾病的复发率，提示超大剂量放化疗虽然以损伤患者机体为代价，但却未能完全杀灭患者体内的病变细胞。

**2.非清髓性预处理方式**

非清髓性预处理的原则是三弱一强，即 TBI 减弱或不用、化疗强度减弱、造血抑制减弱、免疫抑制（耐受）增强。非清髓性预处理利于供受者双向免疫耐受，使供者细胞顺利植入，并充分发挥供者 T 细胞植入的 GVA 效应，从而达到根治疾病的目的[17-19]。

### 三、HSCT 治疗 SLE（LN）的现状

2004 年欧洲 EBMT 统计 23 个研究中心的资料显示，接受 Auto-HSCT 治疗的 SLE 患者共 53 例，其中 33 例合并 LN。随访 26（0～78）个月后，66%的病人病情缓解，32%的病人于移植后 6（3～40）个月复发，统计学分析显示移植前抗 ds-DNA 阴性的患者复发率较高。2006 年美国西北大学 Burt RK 等对 50 例重症 SLE 患者进行非清髓自体造血干细胞移植，随访结果显示，移植后 5 年总体生存率达 84%，5 年无病生存率为 50%，患者 SLEDAI 评分较移植前显著下降，血 ANA，抗 ds-DNA 抗体下降，肾功能、肺功能明显改善，移植相关死亡率为 4%，与预处理相关的死亡率为 2%。2010 年 Farge D 等研究显示，85 例行 Auto-HSCT 治疗的 SLE 患者，5 年生存率为 76%，100 天时 TRM 为 11%，移植后患者死亡的主要原因是原发病和感染。2012 年 Snowden JA 等统计 HSCT 治疗的 SLE 患者 95 例，包括儿童 SLE 患者 17 例，半数 SLE 患儿获完全缓解，复发率在 40%左右，TMR 为 11%[6,20,21,22]。

以上资料显示，随着移植技术的提高、设备的改善以及移植经验的增多，移植后LN患者生存率呈明显上升趋势，5年无病生存率由50%提升至70%左右；TMR则无明显下降，仍为10%左右，但非清髓性预处理TMR仅2%，明显低于清髓性预处理；移植后复发率仍较高，达30%～40%，移植前抗ds-DNA阴性的患者复发率高。儿童患者完全缓解率约50%，TMR约11%，复发率约40%，与成人相当。Allo-HSCT治疗SLE例数较少，仅见个例报导，无生存率、TRM，复发率等相关统计数据。

MSCT 治疗 LN 在儿童鲜有报导，Liang J 等采用骨髓 MSC 治疗 15 例 SLE 患者，其中 1 例年龄 12 岁 LN 女孩，经治疗所有患者病情均减轻，尿蛋白、血肌酐下降。Wang D 等对 87 例经异基因骨髓或脐带 MSCT 治疗的重症 SLE 患者随访 4 年的结果显示，总体生存率达 94%，临床完全缓解率为 50%。复发率17%，随访期内先后 5 例病人因非移植处理因素死亡，占接受移植总人数的 6%，未观察到移植相关不良事件发生[23-25]。

### 四、Auto–HSCT 治疗 SLE（LN）的适应证

规范治疗 6 个月后，病人病情仍持续发展、复发或激素依赖，病情难治或内脏受累有以下证据之一者：

（1）肾脏受累：肾活检示Ⅲ或Ⅳ型狼疮肾炎。(level Ⅱ*)

（2)任何类型的重要器官受累:神经系统、心血管、肺脏及血管炎或自身免疫性血球减少。(level Ⅱ*)

（3）抗磷脂综合征，足量应用抗凝剂后仍有反复发作的血栓。(levelⅢ*)

另外如有可靠的临床及实验室证据显示 SLE 患者预后差，应尽早做 Auto-HSCT。

*证据等级：

level Ⅰ级证据：至少一个可靠的随机临床实验结果支持。

level Ⅱ级证据：至少一个可靠的非随机临床实验：队列或病例对照分析研究，结果支持。

levelⅢ级证据：权威机构基于临床经验、描述性研究或专家委员会报告确定的观点[6]。

## 五、HSCT 并发症的肾脏表现

### 1. Allo-HSCT 后早、中期肾损伤

据出现的时间早晚，Allo-HSCT 后肾脏并发症可分为早、中、晚三期：研究显示 Allo-HSCT 移植后早期（100d 内）有 20%～40%患者发生急性肾功能不全，原因依次为 aGVHD、肝静脉栓塞、脓毒症、原发病为恶性疾病、清髓性预处理中放化疗及药物的肾毒性。Allo-HSCT 后中期急性肾功能不全的主要原因为血栓性微血管病，多发生在移植后 7 个月左右，肾脏病理表现为肾小球毛细血管内皮细胞、管周毛细血管网、小动脉弥漫性损伤，伴补体 C4d 局部或弥漫沉积，除此之外，还有肾小球及肾小管炎症表现。晚期肾脏损害即 cGVHD 的肾脏病变[26-29]，见表 6-9-1。

表 6-9-1    国际肾脏病学会/肾脏病理学会（ISN/RPS）2003 年 LN 分型

| 分型 | 疾病名称 | 病理改变 |
|---|---|---|
| Ⅰ型 | 微小病变性 LN | 光镜正常，但免疫荧光和电镜可见系膜区免疫复合物沉积 |
| Ⅱ型 | 系膜增生性 LN | 光镜下单纯的系膜区细胞或基质增生，伴系膜区免疫复合物沉积；免疫荧光或电镜可有少量上皮下或内皮下沉积，但光镜下上述区域无异常发现 |
| Ⅲ型 | 局灶性 LN | 活动性或非活动性之局灶性、节段性或球性血管内皮或血管外肾小球肾炎（<50%的肾小球受累），通常伴有局灶性内皮下免疫复合物沉积，伴或不伴系膜改变 |
|  | Ⅲ（A） | 活动性病变：局灶增生性 LN |
|  | Ⅲ（A/C） | 活动性+慢性病变：局灶增生性+硬化性 LN |
|  | Ⅲ（C） | 慢性非活动性病变伴肾小球瘢痕：局灶硬化性 LN |
| Ⅳ型 | 弥漫性 LN | 活动性或非活动性之弥漫性、节段性或球性血管内皮或血管外肾小球肾炎（>50%的肾小球受累），通常伴有弥漫性内皮下免疫复合物沉积，伴或不伴系膜改变。其中弥漫节段性 LN（Ⅳ-S）是指有≥50%的小球存在节段性病变，节段性是指<1/2 的小球血管襻受累；弥漫性球性 LN（Ⅳ-G）是指≥50%的小球存在球性病变，包括弥漫的"金属圈"而无或少有小球增生改变者 |
|  | Ⅳ-S(A) | 活动性病变：弥漫性节段性增生性 LN |
|  | Ⅳ-G(A) | 活动性病变：弥漫性球性增生性 LN |
|  | Ⅳ-S(A/C) | 活动性+慢性病变：弥漫性节段性增生性+硬化性 LN |
|  | Ⅳ-G(A/C) | 活动性+慢性病变：弥漫性球性增生性+硬化性 LN |
|  | Ⅳ-S(C) | 慢性非活动性病变性伴肾小球瘢痕：弥漫性节段性硬化性 LN |
|  | Ⅳ-G(C) | 弥漫性球性硬化性 LN |
| Ⅴ型 | 膜性 LN | 球性或节段性上皮下免疫复合物沉积的光镜及免疫荧光或电镜表现，伴或不伴系膜改变。Ⅴ型 LN 可合并于Ⅲ型或Ⅳ型 LN，应予分别诊断；Ⅴ型 LN 可有严重的硬化表现 |
| Ⅵ型 | 晚期的硬化性 LN | ≥90%的小球表现为球性硬化，且不伴残余的活动性病变 |

### 2. 慢性 GVHD 肾脏病变的表现及机制

HSCT 后的并发症主要是急、慢性 GVHD，但令人奇怪的是 GVHD 累及肾脏者罕见。Allo-HSCT 后慢性 GVHD 临床表现类似于自身免疫性疾病，常累及皮肤、口、眼、肝脏、上呼吸道等处，很少累及肾脏，因此一直以来人们都认为肾脏不是慢性 GVHD 的靶器官。1988 年 Hiesse C 等首次报道 cGVHD 所致肾损害，之后陆续有文章报道 Allo-HSCT 后晚期肾损害的发生与 cGVHD 密切相关。研究发现，Allo-HSCT 前无肾脏病变的患者，移植后出现肾脏病变者，均合并不同程度的其他脏器的 cGVHD 表现，而且经过治疗，cGVHD 好转的同时肾脏病变也出现好转。因此国内外学者一致认为 Allo-HSCT 后的出现的晚发性肾脏病变是 cGVHD 的一部分。临床资料统计显示 Allo-HSCT 后晚发性肾脏病变临床表现以水肿、大量蛋白尿、低蛋白血症及高脂血症等肾病综合症（NS）表现为主，发病率为 0.55%~3.5%，多发生于移植 3 个月后、预防 GVHD 药物减停过程中，部分病人出现肾功能受损，肾脏病变病理类型以膜性肾病（MN）为主[30-35]。

（沈颖　程艳蕊）

# 参考文献

[1] MORTON J I, SIEGEL B V. Transplantation of autocmmune potential. Development of antinuclear antibodies in H-2 histocompatible recipients of bone marrow from New Zealand Black mice[J]. Proc Natl Acad Sci USA, 1974, 71（6）: 2162-2165.

[2] IKEHARA S, GOOD R A, NAKAMURA T, et al. Rationale for bone marrow transplantation in the treatment of autoimmune diseases[J]. Proc Natl Acad Sci USA, 1985, 82（8）: 2483-2487.

[3] MARMONT A M, VAN LINT M T, GUALANDI F, et al. Autologous marrow stem cell transplantation for severe systemic lupus erythematosus of long duration[J]. Lupus, 1997, 6（6）: 545-548.

[4] MOK C C, LAU C S. Pathogenesis of systemic lupus erythematosus[J]. J Clin Pathol, 2003, 56（7）: 481-490.

[5] ABRAHAMSSON S, MURARO P A. Immune reeducation following autologous hematopoietic stem cell transplantation[J]. Autoimmunity, 2008, 41（8）: 577-584.

[6] SNOWDEN J A, SACCARDI R, ALLEZ M, et al. Haematopoietic SCT in severe autoimmune diseases: updated guidelines of the European Group for Blood and Marrow Transplantation[J]. Bone Marrow Transplantation, 2012, 47（6）: 770-790.

[7] VAN WIJMEERSCH B, SPRANGERS B, RUTGEERTS O, et al. Allogeneic bone marrow transplantation in models of experimental autoimmune encephalomyelitis: evidence for a graft versus autoimmunity effect[J]. Biol Blood Marrow Transplant, 2007, 13（6）: 627-637.

[8] MARMONT A M, GUALANDI F, VAN L M T, et al. Refractory Evans' syndrome treated with allogeneic SCT followed by DLI. Demonstration of a graft versus autoimmunity effect[J]. Bone Marrow Transplant, 2003, 31（5）: 399-402.

[9] KOLB H J, MITTERMÜLLER J, CLEMM C, et al. Donor leukocyte transfusions for treatment of recurrent chronic myelogenous leukemia in marrow transplant patients[J]. Blood, 1990, 76（12）: 2462-2465.

[10] MURARO P A, DOUEK D C, PACKER A, et al. Thymic output generates a new and diverse TCR repertoire after autologous stem cell transplantation in multiple sclerosis patients[J]. J Exp Med, 2005, 201（5）: 805-816.

[11] FILIPOVICH A H, WEISDORF D P, VLETIC S, et al. Institutes of Health consensus development project on criteria for clinical trials inchronic graft-versus-host disease: I[J]. Diagnosis and staging working group report, 2005, 11（12）: 945-956.

[12] BROXMEYER H E, GLUCKMAN E, AUERBACH A, et al. Human umbilical cord blood: a clinically useful source of transplantable hematopoietic stem/progenitor cells[J]. Int J cell Cloning, 1990, 8: 76-91.

[13] CARDOSO A A, LI M L, BATARD P, et al. Release from quiescence of $CD34^+$, $CD38^-$ human umbilical cord blood cells reveals their potentiality to engraft adults [J]. Proc Natl Acad Sci U SA, 1993, 90（18）: 8707-8711.

[14] DANBY R, ROCHA V. Improving Engraftment and Immune Reconstitution in Umbilical Cord Blood Transplantation[J]. Front Immunol, 2014, 5: 68. eCollection 2014.

[15] TSE W, LAUGHLIN M J, et al. Umbilical cord blood transplantation: a new alternative option [J]. Hematology Am Soc Hematol Educ Program, 2005: 377-383.

[16] SCARADAVOU A, BRUNSTEIN C G, EAPEN M, et al. Double unit grafts successfully extend the application of umbilical cord bloodtransplantation in adults with acute leukemia [J]. Blood, 2013, 121（5）: 752-758.

[17] NOORT W A, KRUISSELBRINK A B, ANKER P S, et al. Mesenchymal stem cells promote engraftment of human umbilical cord blood derived $CD34^+$ cells in NOD/SCID mice[J]. Exp Hematol, 2002, 30（8）: 870-878.

[18] LE BLANC K, RASMUSSON I, SUNDBERG B, et al. Treatment of severe acute graft versus host disease with third party haploidentical mesenchymal stem cells[J]. Lancet, 2004, 363（9419）: 1439-1441.

[19] KOC O N, GERSON S L, COOPER B W, et al. Rapid hematopoietic recovery after confusion of autologous blood stem cells and culture expanded marrow mesenchymal stem cells in advanced breast cancer patients receiving high-dose chemotherapy[J]. J Clin Oncol, 2000, 18（2）: 307-316.

[20] JAYNE D, PASSWEG J, MARMONT A, et al. Autologous stem cell transplantation for systemic lupus erythematosus[J]. Lupus, 2004, 13: 168-176.

[21] BURT R K, TRAYNOR A, STATKUTE L, et al. Nonmyeloablative hematopoietic stem cell transplantation for systemic lupus erythematosus[J]. JAMA, 2006, 295（5）: 527-535.

[22] FARGE D, LABOPIN M, TYNDALL A, et al. Autologous hematopoietic stem cell transplantation for autoimmune diseases: an observational study on 12 years' experience from the European Group for Blood and Marrow Transplantation Working Party on Autoimmune Diseases[J]. Haematologica, 2010, 95: 284-292.

[23] LU Q, LU L, NIU X, et al. Non-myeloablative allogeneic stem cell transplant in a patient with refractory systemic lupusery thematosus[J]. Bone Marrow Transplant, 2006, 37 (10): 979-981.

[24] LIANG J, ZHANG H, HUA B, et al. Allogenic mesenchymal stem cells transplantation in refractory systemic lupus erythematosus: a pilot clinical study[J]. Ann Rheum Dis, 2010, 69 (8): 1423-1429.

[25] WANG D, ZHANG H, LIANG J, et al. Allogeneic mesenchymal stem cell transplantation in severe and refractory systemic lupus erythematosus: 4 years of experience[J]. Cell Transplant, 2013, 22 (12): 2267-2277.

[26] CHANG A, HINGORANI S, KOWALEWSKA J, et al. Spectrum of renal pathology in hematopoietic cell transplantation: a series of 20 patients and review of the literature[J]. Clin J Am Soc Nephrol, 2007, 2: 1014–1023.

[27] YU ZP, DING JH, CHEN BA, et al. Risk factors for acute kidney injury in patients undergoing allogeneic hematopoietic stem cell transplantation[J]. Chin J Cancer, 2010, 29 (11): 946-951.

[28] 包宇实, 解汝娟, 王玫, 等. RIFLE 标准对慢性粒细胞白血病清髓性异基因造血干细胞移植后急性肾损伤的评价及预后分析[J]. 中华肾脏病杂志, 2010, 26: 330-334.

[29] MII A, SHIMIZU A, KANEKO T, et al. Renal thrombotic microangiopathy associated with chronic graft-versus-hostdisease after allogeneic hematopoietic stem cell transplantation[J]. Pathol Int, 2011, 61 (9): 518-527.

[30] HIESSE C, GOLDSCHMIDT E, SANTELLI G, et al. Membranous nephropathy in a bone marrow transplant recipient[J]. Am J Kidney Dis, 1988, 11 (2): 188-191.

[31] REDDY P, JOHNSON K, UBERTI J P, et al. Nephrotic syndrome associated with chronic graft versus host disease after allogeneic hematopoietic stem cell transplantation[J]. Bone Marrow Transplatation, 2006, 38: 351-357.

[32] COLOMBO AA, RUSCONI C, ESPOSITO C, et al. Nephrotic syndrome after allogeneic hematopoietic stem cell transplantation as a late complication of chronic graft-versus-host disease[J]. Transplantation, 2006, 81 (8): 1087-1092.

[33] FRAILE P, VAZQUEZ L, CABALLERO D, et al. Chronic graft-versus-host disease of the kidney in patients with allogenic hematopoietic stem cell transplant[J]. Eur J Haematol, 2013, 91 (2): 129-134.

[34] LUO XD, LIU QF, ZHANG Y, et al. Nephrotic syndrome after allogeneic hematopoietic sinitem cell transplantation: etiology and pathogenesis[J]. Blood Cells Mol Dis, 2011, 46 (2): 182-187.

[35] 陈瑶, 黄晓军, 张晓辉, 等. 异基因造血干细胞移植后并发肾病综合征的单中心临床分析[J]. 中华内科杂志, 2011, 50 (7): 572-575.

# 第七章  血液系统疾病诊治进展

## 第一节 儿童白血病诊治进展

### 一、高通量基因表达技术在肿瘤疾病中的研究进展及应用前景

随着分子生物学及分子遗传学的发展，人们对生物的认识逐渐从外部结构特征转向内部基因结构特征。伴随 20 世纪末人类基因组计划（human genome project，HGP）的完成，人类对生命的研究已经进入后基因组时代，基因序列数据正以前所未有的速度迅速增长。

在我国，恶性肿瘤仍是导致死亡的主要杀手之一，而且逐年呈现年轻化趋势。目前，肿瘤疾病的研究热点主要集中于筛选与疾病诊断、分型、预后判断及通路相关的差异表达基因。人们通过检测疾病相关信使 RNA（messenger ribonucleic acids，mRNA）的表达水平可以反映细胞生理活动、预测细胞、组织、器官乃至个体的生理及病理状态，进而预测疾病的发生发展。而这种大规模的基因分析正需要采用一种高通量的检测方法。

#### （一）生物芯片技术

生物芯片技术是近年来分子生物学领域中迅速发展起来的一门高新技术。它集分子生物学与表面化学、有机合成、微电子、微加工技术、自动控制等技术于一体，在硅芯片或玻璃芯片上完成对 DNA、蛋白质等多种分子的高通量快速分析。其中，基因芯片（gene chip），又称 DNA 芯片或基因微阵列，是最重要的一种生物芯片。它将高密度的 DNA 探针阵列分布于玻璃或硅基片上，通过杂交或生物酶识别实现生物分子信息的收集和分析。20 世纪 90 年代初期，美国 Affymatrix 公司的 Stephen Fodor 等采用半导体制造过程中的光板印刷技术，在硅芯片表面涂抹一种光敏材料，利用光引导原位合成寡核苷酸点阵的高密度芯片。至此，真正意义上的基因芯片开始兴起[1]。1995 年 Stanford 大学的 Brown 实验室发明了第一块以玻璃为载体的基因微矩阵芯片，标志着基因芯片技术进入了广泛研究和应用的时期[2]。

基因芯片的主要特点是高效性、并行性、高信息量、微型化和自动化，可以进行基因表达分析、基因多态性检测、高效 DNA 测序，并能够在基因组水平上进行 DNA 分析。由于 DNA 芯片可一次对成千上万的基因进行平行检测，因此成为最主要的全基因组大规模筛查的方法[3]。伴随 HGP 的全面实施和开展，基因芯片技术在肿瘤疾病中的研究和应用悄然兴起。目前已公认肿瘤的发生发展是多基因、多信号通路共同参与的过程。以往的研究多局限于对某个已知基因的检测，这种"零敲碎打"的研究模式显然不足以全面阐述肿瘤的发生发展机制，而基因芯片的出现恰恰使该难题迎刃而解。它可以从全基因组水平全面系统地分析肿瘤组织的基因表达情况，并对表达水平改变的已知和未知基因进行深入研究。

##### 1.基因芯片在肿瘤诊断分型中的应用

肿瘤的精确分型是指导临床治疗和判断预后的重要因素。许多现有的分型手段无法对疾病进行准确划分，导致分层治疗不合理，从而影响治疗效果和预后。随着基因芯片技术的迅猛发展，肿瘤研究者纷纷提出了"分子分型（molecular classification）"或"基因分型（gene classification）"的概念。他们指出，在微观水平对肿瘤进行分类可以更为全面地反映疾病的本质。

1999，年 Golub 等[4]首先在《科学》（Science）杂志上报道了基因芯片在白血病中的应用。作者通过 27 例儿童急性淋巴细胞白血病（acute lymphoblastic leukemia，ALL）和 11 例成人急性髓性淋巴细胞

白血病（acute myeloid leukemia，AML）标本，优化出了 50 个基因对白血病进行 ALL 和 AML 分类，并通过 34 例白血病标本对结果进行验证，正确率达 100%。2001 年 Hedenfalk 等[5]采用基因表达谱芯片筛选出了 176 个基因，可以准确鉴别具有 *BRCA*1 和 *BRCA*2 基因突变的遗传性乳腺癌患者，为肿瘤的个性化治疗提供了一定的指导作用。

2002 年，美国 St. Jude 儿童研究医院的 Yeoh 等[6]利用寡核苷酸芯片对 360 例儿童 ALL 标本进行系统聚类分析，识别出 6 个具有独特临床特点的白血病亚型，即 T-ALL，BCR-ABL+ ALL，E2A-PBX1+ ALL，TEL-AML1+ ALL，MLL 基因重排+ALL 和超二倍体 > 50 的 ALL。此外，他们采用监控性聚类分析方法，识别出了 271 个基因，可以准确地识别上述亚型。次年，Ross 等[7]采用同样方法对 132 例儿童 ALL 标本进行聚类分析，识别出 588 个基因可准确识别上述亚型，准确率高达到 97%。

2009 年，北京儿童医院[8]通过 100 例中国儿童 ALL 患者的基因芯片表达谱检测，并结合国外已发表的 535 例儿童 ALL 芯片数据，用基于递归支持向量机的递归特征筛选法（SVM-RFE）对临床亚型进行分析，筛选出了 62 个与临床亚型密切相关的分型基因，可准确将儿童 ALL 分成 7 个亚型：BCR-ABL+ALL，E2A-PBX1+ALL，超二倍体 > 50 ALL，MLL 基因重排+ALL，无融合基因 B-ALL，T-ALL 和 TEL-AML1+ALL。该分型方法与临床 MICM [即细胞形态学（Morphology）、免疫学（Immunology）、细胞遗传学（Cytogenetics）和分子生物学（Molecular）]常规分型的符合率高达 97% 以上。

**2.基因芯片在肿瘤预后判断中的应用**

肿瘤复发是影响肿瘤治愈率的关键因素之一，不仅给患者身心造成严重伤害，而且给家庭及社会带来沉重的经济负担与不和谐因素。因此，有效预防肿瘤复发已成为肿瘤治疗的迫切需要和未来发展方向。近十年来，基因表达谱芯片在肿瘤的预后判断中发挥了不可忽视的作用。

2005 年，Barrier 等[9]采用 Affymetrix HGU133 基因芯片，对 18 个二期或三期结肠癌病人的肿瘤和非肿瘤组织黏膜层的 mRNA 样本进行检测，发现肿瘤黏膜层用 30 个基因、非肿瘤黏膜层用 70 个基因即可预测其预后，准确率分别为 78% 和 83%。该课题组随后又对 25 例结肠肿瘤患者进行分析，筛选出了复发与无病生存病例之间的 30 个最具表达差异的基因，其判断预后的准确率为 80%[10]。2007 年 1 月，MammanPrint® 基因表达谱芯片获得美国食品药物管理局（Food and Drug Administration，FDA）批准应用于临床预测乳腺癌的复发机率，成为基因芯片技术应用于临床的里程碑。

2009 年，德国 ALL 协作组（cooperative ALL study group，COALL）和荷兰儿童肿瘤研究组（Dutch childhood oncology group，DCOG）通过 190 例儿童 ALL 的基因表达谱芯片结果，发现了一组预后不良的亚型。该亚型中调控 B 细胞发育的某些重要基因 *IKZF*1，*TCF*3，*EBF*1，*PAX*5 和 *VPREB*1 存在不同程度的缺失，导致患者对左旋门冬酰胺酶和柔红霉素的耐药程度分别是其他前 B-ALL 患者的 73 倍和 1.6 倍。值得注意的是，这组病人在白血病常规分型中并未发现明显的染色体异常或融合基因，但在临床治疗过程中均表现出复发率高、预后不良等特点，与 BCR-ABL 亚型极为类似。因此，研究者将其命名为"BCR-ABL 样"亚型，并建议将该亚型患者列入高危组治疗[11]。

北京儿童医院通过 100 例儿童 ALL 基因芯片表达谱检测及聚类分析，发现在 29 例 t（12；21）易位的儿童 ALL 标本中有 5 例病人没有与其他病人聚类在一起。这 5 例患儿中，1 例患儿在化疗期间发生骨髓复发，1 例患儿因治疗效果差而放弃治疗。在传统的 MICM 分型中，白血病细胞中含有 t（12；21）即 TEL-AML1 融合基因提示患儿对治疗反应好、预后佳，通常划入较低危险度组治疗。由此可见，具有相同融合基因特征的 ALL 还具有某种特殊的分子标记，提示这类患儿预后不良，需要考虑增强化疗强度。由于病例数量较少，上述推断仍需进一步扩大病例进行研究验证。

由此可见，基因芯片技术以其高通量、高效能、并行性等优势为肿瘤学研究搭建了一个全新的平台，成为一个必不可少的有力工具。基因芯片技术不仅加快了人们探究肿瘤发生发展机制的步伐，更重要的是，"肿瘤个性化治疗时代"将指日可待。除基因表达谱芯片外，微小 RNA（micro ribonucleic acids， miRNAs）芯片[12]、DNA 甲基化修饰芯片[13]、外显子芯片、比较基因组杂交（comparative genome hybridization，CGH）芯片等如雨后春笋般应运而生，并广泛应用于肿瘤疾病的诊断及预后研究中。

### 3.局限性

生物芯片技术并非完美，它仍具有一定的局限性。基因表达谱芯片虽然可提供全面的表达信息，却难以收集单个基因的特异性表达信息。此外，技术成本昂贵、操作过程复杂、设备要求限制、检测周期长等因素使得国内许多研究者望而却步。因此，如何在基因表达谱芯片技术的基础上发展一种快捷简便、易于操作的检测方法，不仅可以验证芯片结果，还可在临床诊治中进一步推广和应用。据此，美国 Beckman Coulter 公司研制开发了一种全新的基因表达谱定量分析平台——GenomeLab GeXP 多重基因表达遗传分析系统。它具有简便快捷、产率高效、敏感特异、实验成本低及检测周期短等优点，目前已应用于生命科学的各个研究领域。

### （二）GeXP 多重基因表达遗传分析系统

聚合酶链式反应（polymerase chain reaction，PCR）技术是应用最为广泛的分子生物学技术之一。PCR 原理简单、特异性和敏感性高、易于操作，被广泛应用于生命科学的各个领域。1988 年，Chamberlain 等[14]首次报道了一种新型的 PCR 改良技术——多重 PCR，由此正式拉开了多重 PCR 技术高速发展的新篇章。

多重 PCR 技术，顾名思义，即在同一反应体系中加入多对引物，同时检测多个目的基因的表达情况。该技术除延续了常规 PCR 技术的特点外，还具有简便快捷、经济高效等优点，被成功应用于 DNA 检测的各个领域，包括基因缺失分析、基因突变和多态性检测、定量分析及反转录 PCR（reverse transcription PCR，RT-PCR）检测等[15]。近年来随着分子生物学技术的进一步成熟与完善，人们在多重 PCR 技术的基础上，又研制出众多改良的多重基因表达检测手段。

美国 Beckman Coulter 公司研发生产的 GenomeLab GeXP 多重基因表达遗传分析系统是一种全新的基因表达谱定量分析平台。它能够对多至 35 重的 RT-PCR 产物进行定量分析比较，是多重 PCR 领域的突破性技术。它采用毛细电泳分离技术，巧妙地将通用引物与特异引物相结合，通过保持反应体系中各模板 DNA 比例的恒定而实现对多重 PCR 产物进行定量检测。此外，该分析平台易于操作、采用定制化商业试剂盒处理标本，并应用专业操作软件对数据进行分析和评估。GeXP 技术是多重定量 PCR 技术的换代产品，它将基因表达研究提升到一个更高的水平，因此被视为继 DNA 芯片技术之后最为理想的高通量检测方法[16]。

### 1.技术原理

GeXP 技术的核心是将扩增反应由多个基因特异引物引发的多重扩增反应转化为只由两条引物引发的通用扩增反应。在反应体系中，每条特异引物的 5' 端连接有通用引物序列，一方面可以减少引物二聚体的形成，另一方面可在每段扩增产物的两端添加通用序列。反应初始，基因的反向特异引物序列与 RNA 模板结合，逆转录合成 cDNA；随后，正、反向特异引物序列分别结合到 cDNA 模板启动 PCR 反应；几个反应后，分别扩增出上下游通用引物的互补序列；最后，荧光标记占主导地位的通用引物与其互补序列结合，逐渐取代特异引物反应，从而固定了整个反应和各个目的基因的比例，使得每段序列具有相同的扩增效率。即使 PCR 反应进入扩增平台期，每段序列的扩增比例仍可保持不变。此外，GeXP 技术还在反应体系中加入卡那霉素耐药基因（*Kan* R，325bp）作为质控基因，用以控制整个实验过程[17]。

GeXP 技术的另一个亮点是将多重 PCR 技术与毛细管电泳分离技术相结合。后者是近年来快速发展起来的高分辨率、高自动化的成熟技术。相较平板凝胶电泳，毛细管电泳利用高电场强度、快速分离、自动化制胶上样等先进技术全面改进了扩增产物的分离质量，尤其对分子量相近的目的片段具有较高的分辨率。此外，该技术有效降低了电泳过程中的各种影响因素，极大提高了基因检测的准确性和灵敏度，从而弥补了传统电泳分离技术的不足[18]。

此外，GeXP 技术的优点还包括：标本 RNA 的起始用量少，最低可至 20ng；可检测非特异性结合事件；基因表达检测费用成本低廉等。

### 2.GeXP 技术在肿瘤研究中的应用

近年来该技术在国外已被广泛应用于肿瘤的诊断分型。2007 年，Chen 等[19]采用 GeXP 多重基因表达遗传分析系统分析了 96 例儿童肿瘤患者，并识别出 31 个诊断分型基因，可以准确地将恶性小圆蓝细胞瘤（small round blue cell tumors，SRBCTs）划分为神经母细胞瘤（24 例）、横纹肌肉瘤（29 例）、非霍奇金淋巴瘤（17 例）及尤因肉瘤（26 例）4 个亚类。其中，除 1 例横纹肌肉瘤患儿被错误划分为尤因肉瘤外，其余 95 例患儿均划分正确，准确率高达 99%（95/96）。上述四类肿瘤由于具有极其相似的组织学特征，在诊断时往往难以鉴别。既往人们通常采用免疫组化、细胞遗传学、原位免疫荧光杂交及 RT-PCR 的方法进行诊断分型，但操作繁琐，可行性差。而 GeXP 技术恰恰以其快速简便、高效可靠等特点弥补了这一缺憾，作者称该项技术有望成为新一代的诊断分型工具。

2009 年，Rai 等[16]采用 GeXP 系统在前列腺癌组织及正常组织中分别检测了 70 个基因的表达特点，并筛选出了 3 个差异性表达基因作为区分前列腺癌组织与正常组织的分子标记物。2011 年，Drew 等[20]在正常结肠组织、结肠息肉及结肠癌组织中分别检测了 14 个炎性基因的表达情况。其中 12 个基因在结肠息肉与正常组织中存在差异性表达；8 个基因在结肠癌组织与正常组织中存在差异性表达。作者进一步对 GeXP 技术、基因微阵列技术及实时定量 PCR 方法进行了横向比较，得出 GeXP 技术可在同一时间收集大量基因的表达信息和结果分析，大大节约了时间和成本，具有明显优势。

在我国，GeXP 系统主要应用于病毒分离[21-24]、转基因食品检测[25]、拟南芥研究[26]及心血管疾病等学科[17]，在肿瘤研究中并不多见。2009 年，孟晋等[27]采用 GeXP 技术对 16 例良性嗜铬细胞瘤和 14 例恶性嗜铬细胞瘤患者进行了基因表达定量分析，发现肽处理相关基因与良恶性肿瘤的鉴别存在密切联系。2012 年，Zhang 等[28]利用 GeXP 系统对 15 个肝病相关基因进行 mRNA 表达分析，从中筛选出 8 个特异性分型基因可准确鉴别肝细胞癌。

北京儿童医院在前期基因表达谱芯片对 100 例儿童急性淋巴细胞白血病（ALL）检测的基础上，采用 GeXP 多重基因表达遗传分析系统验证了转录因子基因 BCL6，KLF5 及核仁蛋白基因 NCL 在儿童 ALL 的表达差异。我们将采用 GeXP 多重基因表达遗传分析系统进一步验证，同时找出每种亚型对应的表达谱分型基因，以期建立一种方法简单可靠、并能广泛应用的儿童 ALL 初诊时精确的标准化分型技术[29]。

### 3.局限性

尽管 GeXP 多重基因表达遗传分析系统具有明显的技术和操作优势，但仍存在下列局限性：

（1）反应体系中每个目的片段的大小需控制在 150～350 bp，且每个峰值之间至少间隔 5bp，因此每个反应中检测的基因数目最多不超过 35 个。如果多于 35 个基因，则需增加反应数目。

（2）由于反应体系中各目的基因的表达水平各异，每个峰值间存在相互影响，因此需要对各个引物的浓度进行优化调整。原则上以 2n 倍数稀释峰值最高的基因的反向引物，用来调整基因的相对峰值高度。通常经过两轮调整后，各目的基因的峰值可控制在最佳检测范围内。如果优化后扩增效果仍不理想，则需对基因进行重新排列组合或重新设计引物序列。

（3）实验过程中涉及多个实验步骤，包括 RNA 提取、RT-PCR，多重定量 PCR 及毛细电泳分离。每个步骤都会影响结果的精准性和稳定性，因此应尽量减少中间步骤、缩短实验进程和时间以避免人为误差的产生。此外，由于 RNA 模板容易发生降解，应避免样本反复冻融造成假阴性结果。

（4）由于 PCR 的放大作用，实验过程中条件的任何细微变化都将被放大并可能最终影响实验的结果，因此需要在 RT-PCR 实验中引入内部参考基因，以此来屏蔽掉实验条件变化对于实验结果的影响。内部参考基因选择不当，可导致目标基因表达的微小差异难以发现，甚至得出错误或相反的结论。

（5）在结果分析的过程中缺乏固定的评判标准，单凭读取峰图判断产物的扩增情况难免掺杂主观因素。

### （三）前景展望

高通量基因表达技术在肿瘤疾病的研究中具有无可比拟的优越性。它不仅可用于肿瘤的诊断、分型及预后评估，还可进一步揭示肿瘤的发病机制，并在基因靶向治疗、耐药研究等方面凸显强大的功能[30]。在国外，高通量检测技术已运用得较为成熟，并已获批应用于临床。而我国在该项技术上的研究起步较晚，所覆盖的学科领域也十分有限。如何利用国内丰富的病例资源深入探究肿瘤的奥秘；如何将科研成果成功转化为商业试剂盒；如何将其有效应用于临床，从真正意义上实现肿瘤患者的个体化治疗，已成为未来我国肿瘤研究工作者面临的问题和挑战。尽管目前尚有许多技术上的问题和局限性，但随着研究的深入和技术的改进，这些问题都将得到解决。毋庸置疑，高通量基因表达技术开辟了肿瘤研究和应用的新纪元，为全人类生活带来了一场具有划时代意义的"革命"，并有望成为本世纪最大的产业之一。

## 二、儿童费城染色体阳性急性淋巴白血病诊治进展

儿童急性淋巴白血病（急淋）的治愈率已达 80% 以上，但过去 20 年费城染色体阳性（Philadelphia Chromosome$^+$，Ph$^+$）急淋的治疗效果未有明显改善。Ph$^+$急淋只占儿童急淋 3%～5%，但在成人急淋高达 20%～40%，治疗后的无事故存活率（EFS）只得 25%～32%。费城染色体为第一种于白血病发现的染色体转变，亦是慢性粒细胞白血病（chronic myelogenous leukemia，CML）的标记染色体，是 9 号与 22 号染色体易位产生的 $t$（9；22）（$q$34；$q$11）。9 号染色体的 C-ABL 基因易位到 22 号染色体的断裂点簇集区（major or minor breakpoint cluster region，BCR），BCR 基因联结，产生一种新的 BCR/ABL 融合基因。C-ABL 基因产生 145KD 蛋白（P145），控制酪氨酸激酶 （Tyrosine kinase，TK）活性，正常情况下是抑制细胞生长。BCR/ABL 基因联结后产生一种新蛋白，P190 或 P210，增加 TK 活性与自动磷酸化能力，一些参与血液细胞分化成长的蛋白，受 P190 或 P210 影响而减低其正常功能，而导致细胞的恶性转化。P190 蛋白于儿童 Ph$^+$急淋最常见，约 85%。而慢粒常见的 P210 蛋白，只见于 10% Ph$^+$急淋患者。最近一项 304 例 Ph$^+$急淋基因研究，83.7%同时有 IKZF1（Ikaros family zinc finger 1）缺失。

### （一）病人特征与预后

最近一项大型回顾性研究，610 例于 1995～2005 年诊断，发病年岁较其他急淋较大，中位年岁为 7.8 年，12%小于 2 岁，只有一例是婴儿。发病时白细胞较高，43% > $50 \times 10^9$/L，23% 少于 $10 \times 10^9$/L，99%均为 B 系，诊断时中枢神经白血病 6%。Ph$^+$急淋对化疗反应较差，7 d 强的松治疗后幼稚细胞少于 $1 \times 10^9$/L，只有 81%，比其他常见白血病的 90%低。以 7 d 或 15 d 骨髓评估，40%属于反应不理想。完成诱导治疗后，也只有 89%达到缓解。没有采用激酶抑制剂（tyrosine Kinase Inhibitor，TKI），单以化疗或加上干细胞移植治疗，7 年 EFS 与总生存率为 32.0%±2.0%与 44.9%±2.2%。以干细胞移植治疗比化疗有优势，可减低复发机会的 2/3。同胞供者移植 5 年无病存活率 41.1%±6.4%，非血缘供者移植，5 年无病存活率 55.8%±5.4%。在达到缓解后 46%出现复发，其中 75%为骨髓复发，CNS 复发 6%，骨髓合并髓外占 10%。

发病时小于 10 岁及白细胞少于 $50 \times 10^9$/L，长期无病存活率（DFS）可达 47.2 %，而白细胞（50～100）× $10^9$/L 或者 10 岁以上+白细胞 < $50 \times 10^9$/L，DFS 只为 30%。白细胞 > $100 \times 10^9$/L 的 DFS 少于 15%。强的松反应佳（PGR）的 DFS 达 37.8%，反应差的 DFS 只得 15.4%。诱导治疗后 15 d 骨髓幼稚细胞，<5%（M1），5%～24%（M2）及 25%（M3）的长期无病生存率（event free survival，EFS）为 49%，25%及 0。

### （二）干细胞移植

因单纯以化疗治疗的效果差，以往方案均将干细胞移植（stem cell transplantation，SCT）作为标准治疗，当患者能达到缓解（CR），都会采用 SCT 作为巩固治疗。以往报导异基因骨髓、脐血移植的效果均优于化疗。英国一个包括 167 例 Ph$^+$ ALL 研究显示 SCT 5 年 EFS 36% 而化疗只得 17%，SCT 生存率是 42% 而化疗 19%，复发率也从 81%减至 32%，但自体干细胞移植与化疗并无分别。SCT 成功清除

Ph$^+$克隆主要是清髓性强化疗及移植物抗白血病（graft versus leukemia, GVL）的作用。移植前的 Ph$^+$ALL 残留病状态对移植后复发率有影响，若 *BCR/ABL* 的 RT-PCR 在移植前转阴，可提高 DFS 及生存率。

## （三）伊马替尼

伊马替尼（Imatinib，Glivec）是第一种药物通过特异性抑制恶性克隆，占据 *BCR/ABL* 蛋白的口接袋，阻止 ATP 依附及其磷酸化能力，因特异性作用，故此其他毒副作用与化疗相比低，以往在慢粒白血病研究，已证实为有效药物，在慢性期、加速期及急变期病人，可以有 95%，60% 及 30% 达血液缓解。而染色体反应亦达 60%，24% 及 16%。近年成人 Ph$^+$急淋亦采用伊马替尼加上化疗治疗，96%病人达至 CR，而分子生物学缓解亦有 60% ~ 71%。有研究比较同时化疗加伊马替尼，或化疗与伊马替尼交替使用，同时使用组的分子学缓解率较高，52%对 19%，上述成人的研究显示伊马替尼加上化疗有较强抗白血病功效，但对长远 DFS 或生存率的影响不大，仍以 SCT 为根治手段。

伊马替尼在治疗儿童 Ph$^+$急淋的前期研究，显示副作用不大，主要是与剂量相关的骨髓抑制，少数出现肠胃不适、关节痛及肝功能不正常，总体是大多能接受治疗。美国儿童癌症组进行了一个较大型儿童 Ph$^+$急淋的化疗加伊马替尼临床研究。在维持治疗前接受 280 d 的 340mg/（m$^2$·d）及维持治疗间接受 336 d 同剂量治疗的一组病人，3 年 EFS 达 80.5% ± 11.2%（95% CI 64.5% ~ 89.8%），与以往非伊马替尼治疗比较（3 年 EFS 35%）有明显优势。但长远化疗加伊马替尼的疗效仍需继续观察。在该研究中，同胞 SCT 与非血缘供者 SCT 的 EFS（56.6%，71.6%），与伊马替尼组（87.7%）并无明显差异。现今对是否采用 SCT 治疗 Ph$^+$急淋争议性较大。

另一以欧洲国家为主的多中心刚进行一个比较化疗与化疗加伊马替尼对照组研究，是现今唯一一个对照研究。2004 ~ 2009 年共 178 例入组，其中 108 例为标危组，即早期反应良好包括强的松和 15 d 骨髓均反应好，在 33 d 也达至缓解。标危组随机分成两组，一组接受 BFM 强化疗，另一组在化疗基础上再加伊马替尼，从巩固期开始每天 300mg/（m$^2$·d），高剂量化疗时停 1 周，总共在 42 周疗程给 126d 伊马替尼。所有高危组病人在化疗同时都加上伊马替尼。EsPhALL 研究中如果有人类白细胞抗原（human leukocyte antigen，HLA）相合供者，包括同胞或非血缘，都会进行干细胞移植，总共 77% 病例做了移植。随访中位时间 3.1 年，4 年 EFS 与生存率为 61.9% 与 72.1%。标危组加伊马替尼的 4 年 DFS 是 72.9%，而标危组不加伊马替尼的 DFS 是 61.7%，相差 11.2%，但统计学没明显差异（*p*=0.24）。两组的复发率也没有明显分别，24.8%与 29.2%。但没有伊马替尼组可能是对化疗反应较好一组，在诱导治疗后较多能达到低水平的微少残留病，65% 少于 $5 \times 10^{-4}$，而伊马替尼组只有 37%，这或可以解释两组 DFS 为何没有明显分别。

SCT 肯定是可以根治部分 Ph$^+$急淋病人，但治疗相关死亡率较高，而伊马替尼的毒副作用低但费用昂贵，长远效果尚待观察。另一未肯定为伊马替尼在移植前及移植后的作用。一些研究提议在移植前采用伊马替尼对 EFS 有帮助，可以将微小残留病（minimal residual disease，MRD）降低，亦可以有较长缓降期，让移植中心有较多时间寻找最理想的非血缘供者，从而提高 SCT 的治愈率。移植后加上伊马替尼治疗亦是另一研究项目。一个研究显示在移植后 *BCR-ABL* PCR 阳性时，以伊马替尼单一治疗，52% 的患者 PCR 再转阴，而 6 周后仍不能达 PCR 阴性者，短时间内会出现骨髓复发。亦有研究在移植后作预防性使用伊马替尼，但功效未肯定。

## （四）其他激酶抑制剂

除伊马替尼外，另两种激酶抑制剂，达沙替尼（dasatinib）与尼罗替尼（nilotinib），在不同临床研究证明对 CML 有效，最初作为二线药物，但最近研究提议作为第一线治疗，效果比伊马替尼更好。在伊马替尼出现耐药后转用，达沙替尼能达至 40% 完全细胞遗传学反应（CCgR），尼罗替尼治疗伊马替尼耐药患者，48%与 30%获主要及完全细胞遗传学反应。最近美国儿童肿瘤研究组（childhood oncology group，COG）与欧洲 EsPhALL 合作一个多中心研究，采用达沙替尼加上化疗，同时观察 MRD 是否对治疗有影响。达沙替尼是较强的 TKI，同是 *ABL* 与 SRC 激酶，对 *BCR-ABL* mutants 抑制效果较好，也能通过血脑屏障（blood brain barrier，BBB），对减少中枢神经系统（central nervous system，CNS）复发可能更有效，在一些儿童临床研究初步显示安全和能接受，但刚开始研究，早期与长远效果还没有报告。

### （五）总论

强化疗加上伊马替尼可作为一线治疗 Ph$^+$ ALL，是否需要 SCT 作为巩固治疗，或那些病人能得益于 SCT，仍需更大型协作组作长时间研究。

## 三、青少年白血病多学科综合诊治进展

青少年白血病是广义儿童（0~18 岁）白血病中的一个特殊部分，是指年龄范围在 12~18 岁的白血病患儿（国外有些资料将其范围定义为 15~24 岁）。ALL 是青少年白血病中最常见的类型。由于缺乏针对性的治疗方案，导致青少年 ALL 的无病生存率和生存质量明显低于 1~12 岁的儿童 ALL。自 20 世纪初以来，对青少年白血病及其肿瘤的研究日趋重视，美国、英国、法国等都相继成立青少年白血病协作组，以提高他们的治疗效果和生存质量。

流行病学统计显示，儿童白血病的发生率为 4.4/（10 万·年），国外报道每年上升 0.6%，青少年白血病的发生率为 2.26/（10 万·年），每年上升 1.9%[31]。儿童 ALL 预后良好的年龄界限在 1.0~9.9 岁，青少年 ALL 的预后年龄分界尚无明确定论，相比于成人，其预后相对较好。近年来，研究报道青少年 ALL 应用或借鉴儿童 ALL 的治疗模式，其疗效明显优于应用成人方案。EFS 提高到 63%~80%。

### （一）青少年白血病的特点

#### 1.青少年白血病的生物学特点

青少年白血病是白血病患者中的一个特殊群体，具有其独特的临床和生物学特点。急性淋巴细胞白血病、AML 和 CML 是青少年白血病最常见的 3 种类型，2001~2005 年美国监测、流行病学和最终结果（surveillance epidemiology and end results，SEER）统计显示，5 年共登记青少年白血病 438 例，其中 ALL218 例，AML168 例，CML52 例。与儿童白血病相比，青少年 ALL 中的 T 细胞白血病较多，t（9；22）易位发生率较高，中枢神经系统受累较多，而预后良好的因素如染色体多倍体、t（12；21）易位、普通 B 淋巴细胞表型等在青少年白血病中却相对少见[32]，这些生物学特点是导致青少年白血病治疗效果欠佳的重要因素，见表 7-1-1[33]。

表 7-1-1 临床生物学特点在青少年和儿童 ALL 中的发生率

| 临床生物学特点 | 青少年白血病/% | 儿童白血病/% |
| --- | --- | --- |
| 染色体多倍体 | 5（12） | 20（32） |
| t（12；21） | 3（4） | 26 |
| T 系 ALL | 24.2) | 12.8 |
| t（9；22） | 3.4 | 1.3 |
| B 系 ALL 中枢神经系统累及 | 1.3（4.5） | 0.4（1.4） |
| B 系 ALL 治疗早期死亡 | 1.6（5.6） | 0.4（0.6） |
| 缺血性骨坏死 | 14.2 | 1 |
| 复发 | 28（30） | 15（25） |
| 6 年无病生存率 | 59（64） | 75（80） |

#### 2.白血病青少年的心理学特点

青少年处于青春发育的特殊时期，当他们不幸患白血病后，本身青春期具有的矛盾动荡性和心理反抗性更加剧烈。虽然他们具有较强的自我认知，但认知水平又不够成熟，在诊疗过程中常表现出性格古怪、表里不一，或脾气暴躁、冷漠相对，或刻薄回答、拒绝回答，导致诊疗过程中依从性较差，更不愿意参加临床试验，这也是青少年白血病治疗效果不如儿童白血病的重要原因之一[34]。

### （二）青少年白血病的多学科综合治疗

由于青春期的自我认知、独立性、性发育、教育情况及依从性等特点，青少年白血病的治疗不仅包括躯体疾病的治疗，更应同步进行心理、家庭和社会等方面的干预。在西方发达国家，治疗青少年白血病的团队成员包括：血液肿瘤学医师、护士、临床药剂师、麻醉师、心理学家/精神病学家、社会工作者、理疗学家、职业专家、营养学家、游戏师、教师、宗教牧师等。社会支持系统有患儿家长协会、各种癌症基金会、志愿者服务机构等。

#### 1.白血病青少年的躯体疾病治疗

（1）治疗方案选择：国外研究表明，青少年 ALL 用儿童方案治疗的效果明显好于用成人方案治疗的效果，并且大部分青少年 ALL 应该采用化疗手段。荷兰开展的一项研究报道，应用 DCOG 儿童 ALL 方案治疗的青少年 ALL 5 年生存率比应用成人血液肿瘤协作组（Hemato-Oncology Cooperative Study Group）方案要高 35%[35]。目前，欧洲和北美一些国家已经开始青少年 ALL 患者的前瞻性试验研究。西班牙开展的一项研究，选取 35 名年龄范围在 15～18 岁标准危险度青少年 ALL，应用以儿童 ALL 方案为基础的化疗方案进行治疗，中位随访 4.2 年，CR 率 98%，6 年无事件存活率（event free survival，EFS）和总生存率（overall survival，OS）分别为 61% 和 69%[36]。

目前国内尚无多中心和前瞻性的青少年白血病临床试验，但单中心报道仍提示大于或等于 10 岁的 ALL 患儿治疗效果欠佳，但用儿童方案化疗的效果也好于用成人方案的化疗效果。上海儿童医学中心报道了 64 例 10～17 岁的青少年 ALL 患者，其 7 年的无病生存率是 37%（中位随访 43 个月）[37]。连云港市第一人民医院报道，32 例青少年及成人 ALL 诱导 2 周的 CR 率为 78.13%（25/32），4 周的 CR 率为 96.88%（31/32），其中应用儿童方案治疗的 16 例患者复发时间为 4～48 个月，中位复发时间为 14.5 个月，1 年持续完全缓解率（continuous complete remission，CCR）为 62.5%（10/16），3 年 CCR 为 18.9%（3/16）。应用成人方案治疗的 16 例患者复发时间为 3～32 个月，中位复发时间为 9.5 个月，1 年 CCR 为 43.8%（7/18）[38]。提示儿童方案应用于青少年及成人 ALL 的临床疗效更佳。

（2）造血干细胞移植（haemopoietic stem cell transplantation，HSCT）：关于青少年白血病患儿是否应用 HSCT 及何时应用 HSCT 尚无明确结论，并且未见专门针对青少年 ALL 实施 HSCT 的研究报道。1995～2000 年，意大利、德国等 7 个国家的协作组开展的一项前瞻性研究，入组了 357 名年龄小于 18 岁的高危 ALL 儿童及青少年患者，结果表明，第一次 CR 后进行相关供者 HSCT 移植的效果明显好于强化疗。但是，德国、西班牙等国家进行的另一项研究表明，第一次 CR 后，化疗、异基因 HSCT 和自体 HSCT 3 种疗法的预后没有统计学差异。但对复发第二次 CR 的 ALL 患者，意大利儿童血液肿瘤协会认为 HLA 相合的异基因 HSCT 为首选治疗方案。总之，对初诊 ALL 患者，异基因造血干细胞移植仅适用于极高危险度并具有适当 HLA 相合的类型[39]。

（3）疼痛控制：疼痛是造成白血病患者身体痛苦和心理恐惧的重要原因，疼痛控制包括癌痛治疗和对有创检查治疗的无痛干预。

（4）癌痛治疗：癌症疼痛的治疗已成为癌症治疗的重要组成部分，正如 WHO 指出：尽可能摆脱癌痛是每个癌症患者的权利；进行疼痛治疗是医生尊重此权利的一种措施模式。WHO 在 1982 年开始实施著名的"阶梯式疼痛治疗"，根据这种方式处理癌症疼痛，90% 以上的疼痛完全可以被控制[40]。

（5）无痛干预：北京儿童医院从 2003 年开始对有创检查和治疗实施无痛干预，包括皮肤局部麻醉和基础麻醉。皮肤局部麻醉常用恩纳（EMLA）软膏，这是含复方利多卡因的混合性乳化局麻药涂剂，使用时将软膏涂抹于穿刺部位，并用贴膜覆盖。1～2 h 后麻醉效果最好，此时揭去贴膜，消毒皮肤后即可按常规实施静脉穿刺等操作。在行骨髓穿刺、活检及脊髓腔穿刺等疼痛和恐惧较强烈的有创操作时，予患儿在基础麻醉条件下进行。常用药物有氯胺酮、力蒙欣（丙泊酚）等。力蒙欣乳剂是一种新型静脉麻醉药，具有起效迅速、维持时间短、苏醒快、副作用少等特点，已广泛应用于临床。

**2.生育功能保护**

放疗及化疗药烷化剂类（如环磷酰胺）可以造成性腺不可逆的损伤，如何保护性腺及功能是提高生存质量的重要研究内容。国外有些肿瘤医院已在临床开展治疗前的卵细胞或精子冻存。此外，在化疗前应用促性腺激素释放激素激动剂或拮抗剂也是保护女性肿瘤患者生育功能的一种措施，但此项保护措施目前争论很大，尚无充足的证据建议在临床使用，对男性患者更无证据推荐使用促性腺激素释放激素激动剂或拮抗剂[41]。

由于白血病临床危险度分型指导分层化疗的应用，使白血病化疗更加合理。欧美许多治疗低危 ALL 的方案中，已不再使用环磷酰胺，即使对中、高危的 ALL，环磷酰胺用量也已明显减少，这对青少年患者的生育功能起到了积极的保护作用。

**3.心理干预**

由于青少年已具有一定的认知能力，但其心智尚未成熟，鉴于这种特殊的心理及认知特点，其在面对疾病尤其是被大家误认为是"绝症"的白血病的时候更容易产生极端情绪，陷入心理危机。医生和家长应正确面对青少年白血病患者的情绪反应，从初诊开始就根据患者的心理特点实施包括心理关怀、个别心理治疗、小组治疗和家庭系统治疗等不同类型的心理干预。中南大学进行的一项研究表明，积极的信息和情感支持可以有效地改善急性白血病患儿的家庭功能。

在疾病的治疗和随访过程中，医护人员应尽职尽责，不仅注重减轻患者的躯体病痛，还应该关注患者及家长的心理状态。针对青少年白血病患者的特殊性，谈话需掌握技巧，谈话时间不宜过长，内容不宜过多，更不要刻意隐瞒病情。在选择合适的方式和场合告知他们实情时，要同时告诉他们现在白血病是一种可以治愈的疾病，树立他们战胜疾病的信心。诊疗过程中，给白血病患者提供游戏娱乐的环境、组织文艺体育活动等，也是心理支持的重要部分。当患者病情得到控制、情绪趋于稳定，尤其在进入维持治疗阶段后，要鼓励他们尽早复学和回归社会，这不仅能增强他们的免疫功能，更能促进他们的心理健康。北京儿童医院近年来开展了对儿童和青少年白血病的心理干预研究，发现对大部分的青少年白血病患者，真诚的心理关怀就能使患者达到良好的治疗依从性和积极向上的心理状态，只有不到 5% 的青少年患者需要进一步的专业心理治疗。有研究报道，患儿的行为问题与家长的心理卫生状况有显著的相关性。家长的敌对、焦虑等情绪，不仅会直接影响到患儿的治疗与康复，也对其病后心理状态和建立良好的社会适应能力产生明显的负面影响，因此应该重视白血病患者及其家庭的心理关怀和干预[42]。

**4.社会支持**

随着经济的发展和社会医疗保障制度的不断完善，我国政府高度关注儿童白血病这一特殊群体。2010 年起开展的农村儿童白血病的医疗保障试点，给白血病患儿的有效诊治提供了便捷的途径。另外，一些基金、社会团体及企业的资助，给大多数白血病患儿的治疗提供了宝贵的机会。但仍有部分患者因为经济原因放弃治疗，因此，仍需要以政府为主体的社会各界的共同努力，为白血病患儿的康复提供一个绿色通道。

白血病康复青少年未来的求学、就业和婚姻也遇到了一定的困难。社会偏见认为这些治愈的白血病康复者仍然是病人，求学和就业的大门很难朝他们敞开。这需要我们大力开展科普宣传，转变观念，正常地看待白血病的康复者。同时鼓励青少年白血病康复者自身也要树立正确的思想观，并用实际行动向社会证明：我们不仅跟正常的青少年一样优秀，而且经过生死的考验，更能成为祖国和社会的栋梁。

**（三）结语**

青少年白血病有其特殊的生物和心理特点，近年来青少年白血病的治疗逐渐得到重视，国内外各协作组或研究团队均在进行积极的探索。现已初步得出结论，应用儿童方案治疗青少年白血病效果好于应用成人方案，且得益于基于临床危险度分层制定的个体化治疗方案，使得化疗的副作用减轻，提高了白血病患者的生存治疗和远期疗效，有效避免了第二肿瘤的发生。青少年白血病的治疗不仅要改进药物治疗方案，更要兼顾青少年患者的心理状况，及时有效地开展心理干预，使患者达到躯体和心理的双重康复。总之，临床医生在探索新的更合理的治疗方案的同时，对青少年白血病应采取综合治疗的模式，建立包括血液肿瘤学医师、护士、临床药剂师、麻醉师、心理学家/精神病学家、社会工作者、理疗学家、职业专家、营养学家、游戏师、教师、宗教牧师等的多学科联合团队（multi-disciplinary team，MDT）。

## 四、多参数流式细胞术监测儿童急性白血病微小残留病的进展

白血病是小儿时期最常见的恶性肿瘤，占该时期恶性肿瘤首位，它已经成为儿童主要死亡原因之一。几十年来随着治疗新药应用、造血干细胞移植以及生物免疫技术的完善，儿童急性白血病的治疗取得了瞩目的成绩，部分世界上先进的治疗中心急性淋巴细胞白血病 5 年无病生存率高达 90%[43, 44]，急性髓性白血病 5 年无病生存率高达 60% 以上[45]。尽管儿童急性白血病的治疗结果已相当令人乐观，但仍有 10%~40% 的患儿因疾病复发而导致治疗失败，故当前儿童白血病的治疗方案是以预测复发危险度为基础制定的，治疗强度与疾病的风险性相称；因此血液肿瘤科医生一直努力在临床方案中引入最信赖的因素以指导"风险程度相适应"的治疗。研究证实白血病患者经治疗后在体内仍残存少量的肿瘤细胞，即微小残留病（MRD），这些 MRD 的克隆增殖造成白血病复发，MRD 对于预测风险程度方面是独立的预后因素。目前国际儿童白血病协作组已将化疗不同阶段 MRD 的水平作为危险因素的评价指标之一，并以此制定更为个体化的治疗方案[46-48]。鉴于 MRD 的对于临床的重要意义故本文将对 MRD 在临床的价值、检测 MRD 的常用方法，主要着重介绍流式细胞术检测 MRD 的原理以及分子标记、影响因素以及国内外进展等方面进行介绍。

### （一）MRD 在临床的价值

在预测疾病风险时，通常根据宿主的临床特征、白血病细胞的生物学特点如幼稚细胞的免疫表型、细胞和分子遗传学特征以及治疗早期的反应。上述提出的临床和生物学特点被广泛使用，但它们预测风险的准确性不能令人满意，且随着治疗方案的不同而不同，表面上不含 ALL 细胞的骨髓标本实际上可能包含了可测定水平的 MRD。近年来，血液工作者致力于 MRD 研究，寻找确定了敏感度、特异度更精确的 MRD 的研究方法，将此方法应用于临床，并在与治疗结果相关研究中阐明 MRD 独立的预测能力 MRD 在临床的预测指导价值主要包括以下 3 个方面：

#### 1.对于新诊断的白血病患者来说在早期治疗中 MRD 检测提供很重要的预后信息

事实上 MRD 经常抵消了初诊时临床和生物学参数以及治疗反应形态学分析对预后的影响。例如：ALEOP-BFM2000 [意大利的 ALEOP（ Associazione Italiana Ematologia Oncologia Pediatrica ）和德国 BFM（ Berlin Frankfurt Munster ）研究组 ALL2000 研究] 对入组的 3184 例 B 系 ALL 患者进行了研究，对治疗第 33d 和 78d 进行 MRD 检测，结果表明治疗早期 MRD 水平对于预后的价值优于既往基于白细胞数、年龄、对强的松治疗的早期反应以及遗传学类型等方法[49]。

同样 Maurillo[50]在一组 AML 患者发现，将获得缓解的患儿按照巩固治疗后 MRD 水平 0.035% 为界，分成阴性阳性两组，五年无病生存率分别为 60%，16%，MRD 阴性组患者预后相当好，提示巩固治疗后 MRD 水平是非常有预后意义的。另外 Mawali[51]等建议 AML 患者诱导治疗后治疗后 MRD 0.15% 也是一个具有预后价值的指标。

#### 2. MRD 在预测复发的指导意义

MRD 阳性的界限定义为 MRD > 0.01%，在一个特定的治疗临床方案中如果某个时间点存在高水平的 MRD 则反映了白血病细胞清除不够，往往与复发增高的风险相关。例如 ALEOP 研究组[52]用流式细胞术研究了 815 例患者，治疗第 15 d，MRD < 0.01% 者占 42%，0.1%~10% 者占 47%，10% 及以上者占 11%；5 年累计复发率分别为 7.5%，17.5% 以及 47.2%。早期治疗中 MRD 达到 < 0.01% 者在同期缓解后的治疗中保持持续完全缓解的概率大，美国 St. Jude 儿童肿瘤研究医院 Total XⅢ 研究中入组患儿中，白血病细胞清除快者即诱导治疗第 19 d MRD < 0.01%（占 46%）5 年累计复发 6%±3.4%[53]，同样 ALEOP-BFM 2000 研究中第 33 d < 0.01% 患者（占 42%），5 年无病生存率 92.3%±0.9%。诱导缓解治

疗结束后高水平 MRD（≥1%）预示预后很差，在 St，Jude Total ⅩⅤ研究中尽管已经采用了基于 MRD 水平的强化治疗，但治疗中 MRD 高水平仍然是预后的不良因素。研究同样证实在儿童和青少年 ALL 首次复发后达到第二次缓解，MRD 仍然是重要的预后因素。如 COG AALL01P2 研究用流式细胞仪检测了 124 例首次复发患者中较早和较晚复发患者 MRD≥0.01% 检出率分别为 75%±7%和 51%±7%（P<0.001）[54]。

Sievers 等[55]对 AML 患者的一个预测性研究发现，在初始治疗反应特别好的患儿中，16%的患者中检测到 MRD，而这些患者的复发率几乎是未检测的 MRD 患儿的 5 倍。St. Jude AML97 研究发现诱导治疗后 MRD 水平≥0.1% 的患儿 2 年生存率是 33.1%±19.1%，而未检测到 MRD 的患儿 2 年生存率是 72.1%±11.5%，在随后 6 个月复发明显高于未检测到 MRD 的患儿。

**3.MRD 在危险度分级的应用**

目前绝大多数儿童 ALL 方案除将临床和生物学特点、早期治疗反应这三方面内容进行危险度评价以外，尤其是将治疗早期患儿体内 MRD 水平加入到危险度划分中，将患儿分配进入不同风险治疗组采用不同的治疗方案：如果 MRD 水平在治疗开始后很快下降直至无法检出，说明治疗反应好，是预后好的重要标志，可以采用低度或标准治疗强度的方案，避免了强化治疗所致的更多毒副作用；反之，则说明治疗反应差，预后不良，必须提高治疗强度，改善预后。

总之，MRD 的检测直接评估药物在体内的敏感度，反映出众多特征的综合影响以及治疗的变异性（如给药剂量和时间、药物动力学及依从性）。除了作为一个预后因素，MRD 也可用于识别形态学复发之前的白血病复发、确定移植前白血病的肿瘤负荷，分析一个方案与前期方案的疗效差异，衡量某种药物的疗效。因此 MRD 在多方面有助于改善白血病患儿的治疗，提高患儿的预后[56-58]。

**（二）检测 MRD 的常用方法**

目前国内外儿童 ALL 微小残留病的研究主要为两种方法：一是采用流式细胞术（flow cytometry，FCM）检测白血病细胞表面和胞浆内的白血病异常免疫表型[59-61]；二是采用荧光定量 PCR 技术检测异常基因如融合基因或免疫球蛋白/T 细胞受体（Ig/TCR）基因重排[62, 63]。急性白血病的细胞遗传学异常可用于与正常细胞相区别。故白血病染色体结构畸变以及融合是白血病微小残留病（MRD）检测的基础。最常见的用于 MRD 检测的是导致异常 mRNA 转录表达的融合基因例如 ALL 中 BCR/ABL，MLL/AF4，MLL/ENL，TEL/AML1，E2A/PBX1 等；AML 中 AML1-ETO，PML-RARA，CBFbeta/MYH11 以及 MLL-AF9 等，但 40%左右的儿童急性白血病临床标本适用于融合基因为靶分子的 MRD 研究。同时利用 mRNA 有两个缺点：首先，它比 DNA 更容易降解，其次，具有相同遗传学异常白血病患者的转录数量可能不同，甚至一个克隆的不同的细胞转录本的数量也可能不同。因此，此种方法检测的 MRD 定量还是不如抗原-受体基因作为目标检测精准，实际上其敏感度仅为 0.01%。AML 除了检测融合基因外，检测 NPM1 基因突变、CEBPA 突变、MLL-PTO，WT1 以及 FLT3/ITD 亦可作为 MRD 的分子标记，但是 FLT3/ITD 仅存在于 15%的儿童 AML 中，WT1 在正常骨髓细胞也表达，限制了在 MRD 检测中的有效性。ALL 是淋巴细胞恶性增殖形成的克隆性疾病，细胞起源于一个单一的淋巴前体细胞的癌性转化，因此会在大多数情况下出现 Ig 和 TCR 单克隆（或寡克隆）基因重排，从而使 ALL 细胞有别于正常的淋巴细胞和非淋巴细胞。MRD 研究中，每个病例的特异重排序列必须预先进行测序。最常用的方法是对 DNA 样本进行初筛，运用聚合酶链反应（PCR）以及与各种抗原-受体基因的 V，J 片段相配对的引物确定是否发生重排，通过异源性分析以确定其克隆性。如是克隆性的则对 ALL 来源的 PCR 产物进行测序，确定重排基因的连接部位，并用这一序列设计等位基因特异性寡核苷酸，然后建立最佳的 PCR 反应条件，分析治疗过程中收集标本中的单个核细胞。MRD 检测中最常用的是实时定量 PCR（real-time quantitative PCR，RQ-PCR），其灵敏度也达到 $10^{-4} \sim 10^{-5}$。90%以上的 ALL 患儿可以应用此方法检测 MRD，但由于抗原-受体基因可能不停地发生重排，出现一些具有不同序列的亚克隆，在诊断时可能无法识别，造成假阴性，但最终会出现优势克隆。因此建议监测 2 个或以上不同的重排，但同时这一建议过于苛刻以至于减少进行 MRD 的患者例数。对于 *AML* 很少有上述重排，故此方法不适用于 *AML* 的 MRD 检测。

### （三）流式细胞术检测 MRD 的原理以及分子标记

白血病是造血系统的恶性肿瘤，除能表达正常血细胞所具有的抗原外，由于白血病细胞具有肿瘤细胞的特征，其抗原表达又不完全同于正常血细胞，常可出现跨系表达、表达阶段错误、抗原表达量的改变此外还有反映白血病细胞的生物学特点如与增殖、凋亡、信号传导、耐药性相关的分子表达的应用，对于 ALL 来说，上述可在 90% 以上的 B 系 ALL 患者中能找到白血病相关的复合的免疫表型[64]；对于 *AML* 来说 70%~85% 的患者中能找到白血病相关的复合的免疫表型[65]。

ALL 细胞表达的细胞表面标记明确显示其起源于 B 或 T 淋巴细胞前体细胞。后者存在于胸腺且不进入循环，因此表达特征性 T 祖细胞标志则足以识别外周血或骨髓中的 T 系 ALL 细胞[59]。与 T 系 ALL 相比 B 系急淋 MRD 的检测相对复杂，因为在正常婴幼儿、化疗或移植后骨髓增生期患者的骨髓中出现的不成熟的 B 系祖细胞（即骨髓再生细胞），因此其 MRD 检测就不像 T-ALL 那样简单直接，需要寻找那些只在肿瘤细胞表达、在正常细胞不表达的免疫标记作为 MRD 检测标记，白血病细胞可表达染色体异常相关的抗原，如试剂 CD66c（KOR-SA3544）可以确定融合基因 *BCR-ABL* 阳性的白血病细胞，Campana 等发现在 B 系 AL 中有 1/3 的患者包括那些无 *BCR-ABL* 融合基因者表达 CD66c（KOR-SA3544），但在正常骨髓造血细胞不表达。

另一个试剂 7.1 是鼠软骨素硫酸盐蛋白多糖的同源物，可鉴别出染色体 11q23 异常的肿瘤细胞的表达，正常骨髓造血细胞也不表达[66]。大多数白血病细胞与正常骨髓造血细胞相比 CD19，CD10，CD34，CD73，CD86，CD97，CD123，CD200，Bcl2 以及 HspB1 超表达，CD58 超表达多在 CD19CD10 双阳性的白血病细胞，而 CD38，CD45，CD44，CD72，CD79b 和 TDT 则低表达[64]。在正常早期 B 淋巴细胞中极少表达的其他系列抗原如 CD13，CD33，CD15，CD65，CD56，而白血病细胞则会出现上述抗原表达。TdT 阳性的 T 细胞只存在于胸腺。正常情况下，外周血和骨髓中难以检测到 TdT 阳性的 T 细胞，故检测 T-ALL 白血病细胞的常用免疫表型是 TdT 与胞浆或表面 CD3 或 CD5 共表达。对于白血病细胞弱表达 TdT 者，可以用 CD34 替代 TdT。CD19，CD33，HLA-DR 一般较强的表达在大多数正常的 TdT 阳性骨髓细胞上，而在 T 幼稚细胞上较少表达，这样可用便将正常骨髓细胞与白血病细胞区分开来。流式细胞术检测微小残留白血病主要利用上述抗原表达的差异区分白血病细胞和正常的骨髓细胞。许多发表的 ALL 的 MRD 的相关研究应用的流式细胞仪能检测 4 种标记。每例患者需在诊断时识别出白血病相关的免疫表型。

理论上，在预先未知白血病免疫表型的情况下，通过联合大量抗体组合有可能进行 MRD 检测。流式细胞仪的检测敏感度一般为 0.01%，最新的发展是 Campana 等应用 6 种标记，检测敏感度达到 0.001%，几乎覆盖所有 B 系 ALL。关键是每一种抗体组合都要分析足够的细胞数（分析 100 000 个单个核细胞），2mL 骨髓或 5~10 mL 外周血一般即可提供足够的细胞完成多种标记[64]。

AML 细胞异常免疫表达有：①共表达淋巴细胞免疫表型如 $CD33^+$，$CD2^+$，$CD34^+$；$CD33^+$，$CD7^+$，$CD34^+$；$CD34^+$，$CD13^+$，$CD19^+$。②免疫表型的过表达如 $CD33^{++}$，$CD34^{++}$，$CD64^{++}$，$CD4^{++}$，$CD45^{++}$；HLA-DR 在 $CD34^+CD33^+$ 的细胞上可过表达亦可低表达。③异步表达如 $CD15^+$，$CD33^+$，$CD34^+$；$CD65^+$，$CD33^+$，$CD34^+$；$CD34^+$，$CD117^+$，$CD11b^+$。④AML 细胞表达 CD56 提示预后差，70%~80% 的 AML 细胞表达 CD87，而仅有 0.2% 的 CD34 阳性正常骨髓细胞表达 CD87。由于 AML 细胞免疫表型的异质性，所以流式细胞术检测 AML 的 MRD 相对于 ALL 有一些困难，AML 细胞可存在于流式细胞仪分析图上的多个区域，而 ALL 细胞分布相对集中；AML 细胞的一些分布区域与正常骨髓细胞分布区域重叠，另外近 1/3 的复发 AML 发生免疫表型改变，所以一般四色流式细胞术检测 MRD 的灵敏度在 $10^{-3}$~$10^{-4}$，但六色多种抗体组合检测 MRD 的灵敏度可达 $10^{-4}$[67]。

### （四）影响流式细胞术检测结果的因素

流式细胞技术检测 MRD 的敏感度取决于白血病细胞与骨髓正常造血细胞形态学和表型差异的程度以及可以用于分析的细胞数。在理想状态下，如靶细胞非常特异而且数量很多（达到或超过 $10^7$ 个）的细胞进行分析时，流式细胞术的敏感度与 PCR 相似，但是白血病患儿很难得到 $10^7$ 或更多的细胞，因此 $10^{-4} \sim 10^{-5}$ 的灵敏度更实际，基于此原因，所有在实际操作中尽可能保证足够多的可供分析的细胞。并且标本的采集不佳，过多外周血混入骨髓液以及不同取材部位白血病细胞的分布不均也可导致 MRD 结果的差异。

在流式细胞术进行 MRD 检测过程的许多因素均影响 MRD 检测结果，因此精确规范的操作是非常必要的；首先确保机器状态的稳定，定期用正常标本检测抗体的批间差异和仪器的稳定性，采用统一仪器条件获取标本，这样才能确保 MRD 检测结果的可重复性。由于操作步骤的变化可能影响抗体与细胞结合的强度，为确保结果可靠性，整个实验步骤如细胞收集、分离、染色和分析必须小心谨慎，标本染色时认真标记每一根试管并作好记录以避免污染，尤其抗体加入的顺序和孵育时间标准化。任何即使对常规免疫表型影响很小的假信号，均有可能成为错误结果的主要原因，而通常产生假信号的主要原因是冲洗不干净、流式细胞仪清洗不彻底以及标本处理不及时等。采取措施为将所有试剂都通过无菌滤膜过滤后使用，每周将 MRD 使用的所有液体上机，检查在分析区域有无干扰细胞光散射信号的颗粒存在，如存在则进行试剂无菌过滤。每次关机前将进样针冲洗，每月将整个液流系统清洗 1 次。获取细胞时每个上样管之间均用清洗进样针，避免标本间交叉污染情况出现。

利用流式细胞术检测 MRD 出现假阳性结果的一个主要原因是选择了不合适的免疫标记组合，以及不恰当的非特异抗体的使用，某些抗体的非特异性染色也会带来假阳性，特别是那些通过它们的 Fc 部位结合细胞的抗体，避免措施是使用兔免疫球蛋白来饱和 Fc 受体以及同时尽可能选择 F（ab'）2 片段的抗体而不是整个 Ig 分子，所有的抗体必须仔细滴定，特别是这些试剂是用于标记已破膜的细胞时。MRD 假阴性的主要原因则是白血病细胞发生了免疫表型的改变、抗原漂移。通过对每个患者使用多色、多套免疫标记组合进行研究，可以大幅度降低这些现象对 MRD 研究结果的影响。

### （五）国内外儿童 ALL 微小残留病研究及应用的简况

21 世纪初国际儿童白血病协作组已率先提出将化疗不同阶段 MRD 的检测作为危险因素的评价指标之一，并以此制定更为个体化的治疗方案，这在提高患者生存率方面起到了不可替代的作用。欧洲白血病协作组如 ALEOP 组和 BFM 组对 MRD 的研究方法主要采用荧光定量 PCR 技术检测白血病细胞抗原受体重排以及融合基因，覆盖 90% 以上 ALL 患者，灵敏度达到 $10^{-4} \sim 10^{-5}$。美国 St. Jude 儿童肿瘤研究医院 MRD 研究主要以流式细胞术检测白血病细胞异常免疫表型，可覆盖 95% 以上的 ALL 患者，85% 以上的 AML 患者，灵敏度达到 $10^{-4}$。上述国际白血病治疗组也同时应用上述两种技术互为补充，各治疗组根据治疗不同阶段 MRD 水平调整化疗。移植后 MRD 监测可帮助决策是否减少免疫抑制剂，供者淋巴细胞回输注及准备行再次移植。由于大量研究证实了 MRD 在临床的独特的指导价值，国外纷纷建立多中心 MRD 检测协作组，建立统一的技术标准检测 MRD，确保了各单位 MRD 结果的可靠性、可重复性以及可分析性[68]。

目前我国总体 MRD 研究水平比较滞后，对于检测 ALL 的 MRD 开展早于 AML，仅有极少数单位可进行 ALL 的 MRD 的检测应用于临床，其中北京儿童医院采用多参数流式细胞术检测 B 前体细胞[69]，急性淋巴细胞白血病采用四色免疫标记法建立 11 个模板，T 淋巴细胞白血病 4 个模板检测治疗不同阶段 MRD，根据 MRD 水平进行危险度分层及调整治疗方案。但国内其他大多数单位 MRD 的研究才刚起步，故还在沿袭原有的危险度分层标准如按临床特点、白血病细胞的生物学特点和治疗早期的反应（强的松试验、诱导治疗早期骨髓细胞缓解情况）来进行危险度分层，这样不能精确预测患儿复发风险，使低危的患者被过度治疗，无形中增加了化疗副作用和感染的风险影响患者生存及生活质量；而高危患者治疗强度不够导致复发。

　　鉴于 MRD 对白血病的重要指导作用，现在国内多家医院计划开展相关实验室工作，但国内大多数医院在应用定量 PCR 技术时通常只采用通用性引物进行检测，特异性和灵敏度都受到严重限制，流式细胞术方面简单停留在主要以 CD45/SSC 设门圈定肿瘤细胞，但治疗后药物可导致某些患者肿瘤细胞 CD45 表达上调[70]，仍旧沿袭 CD45/SSC 设门，不可避免地造成结果差异，这在实际上不能对临床工作提供有效的信息。由于经济条件、技术环节、实验步骤繁琐、分析过程复杂，骨髓标本获取技术掌握程度影响结果[71]，以及缺少专业的标本处理和结果诠释、技术人员水平等原因制约着 MRD 检测在临床应用。检测结果的准确性直接影响到患儿的疗效与长期生存质量，检测方法的标准化、规范化问题日益突出。将 MRD 研究应用于临床，在这一过程的关键是建立可用于几乎所有白血病患者的敏感、可靠的 MRD 研究方法。多参数流式细胞术具有广泛的适用性，加之快速、精确定量，当天可出结果，可提供正常造血干细胞的信息，同时国内著名三甲医院一般都拥有一两台流式细胞仪，各医院血液专业掌握了流式细胞术对患者最初诊断时白血病免疫分型的技术，不仅有固定的流式细胞操作技术人员，而且技术水平较高，经过严格培训后可掌握流式细胞术研究 MRD 的技术，因此急需在国内成立 MRD 检测相关协作组，推广 MRD 技术，建立统一标准化操作规程，评估不同实验室之间结果的差异，建立标准化的公共研究平台，对更多的患者在治疗中进行 MRD 的监测，进而给予精确的危险度分层治疗，提高患者的生存率，这是目前我国血液工作者迫在眉睫的任务。

（江倩　郑胡铺　张寒　李志光　张瑞东）

# 参考文献

[1] FODOR S P, LEIGHTON P A, PIRRUNG M C, et al. Light-directed spatially addressable parallel chemical synthesis[J]. Science, 1991, 251: 767-773.

[2] SCHENA M, SHALON D, DAVIS R W, et al. Quantitative monitoring of gene expression patterns with a complementary DNA microarray[J]. Science, 1995, 270: 467-470.

[3] 施小龙. 基于生物芯片的高通量 DNA 分析方法及其应用研究[G]. 东南大学：生物医学工程，2010,

[4] GOLUB T R, SLONIM D K, TAMAYO P, et al. Molecular Classification of Cancer: Class Discovery and Class Prediction by Gene Expression Monitoring[J]. Science, 1999, 286（5439）: 532-537.

[5] HEDENFALK I, DUGGAN D, CHEN Y, et al. Gene-expression profiles in hereditary breast cancer[J]. N Engl J Med, 2001, 344（8）: 539-548.

[6] YEOH E J, ROSS M E, SHURTLEFF S A, et al. Classification, subtype discovery, and prediction of outcome in pediatric acute lymphoblastic leukemia by gene expression profiling[J]. Cancer Cell, 2002, 1: 133-143.

[7] ROSS M E, ZHOU X D, SONG G C, et al. Classification of pediatric acute lymphoblastic leukemia by gene expression profiling[J]. Blood, 2003, 102: 2951-2959.

[8] LI Z, ZHANG W, WU M, et al. Gene expression-based classification and regulatory networks of pediatric acute lymphoblastic leukemia[J]. Blood, 2009, 114（20）: 4486-4493.

[9] BARRIER A, LEMOINE A, BOELLE P Y, et al. Colon cancer prognosis prediction by gene-expression profiling[J]. Oncogene, 2005, 24（40）: 6155-6164.

[10] BARRIER A, LEMOINE A, BRAULT D, et al. Prognosis prediction of stage II colon cancer by gene expression profiling[J]. AACR Meeting Abstracts, 2006, 795.

[11] DEN BOER M L, VAN SLEGTENHORST M, DE MENEZES RX, et al. A subtype of childhood acute lymphoblastic leukaemia with poor treatment outcome: a genome wide classification study[J]. Lancet Oncol, 2009, 10（2）: 125-134.

[12] MARKOU A, TSAROUCHA E G, KAKLAMANIS L, et al. Prognostic Value of Mature MicroRNA-21 and MicroRNA-205 Overexpression in Non–Small Cell Lung Cancer by Quantitative Real-Time RT-PCR[J]. Clin Chem, 2008, 54（10）:

1696-1704.

[13] HOGAN L E, MEYER J A, YANG J, et al. Integrated genomic analysis of relapsed childhood acute lymphoblastic leukemia reveals therapeutic strategies[J]. Blood, 2011, 118（19）: 5218-5226.

[14] CHAMBERLAIN J S, GIBBS R A, RANIER J E, et al. Deletion screening of the Duchenne muscular dystrophy locus via multiplex DNA amplification[J]. Nucleic Acids Res, 1988, 16: 1141-1156.

[15] MARKOULATOS P, SIAFAKAS N, MONCANY M. Multiplex polymerase chain reaction: a practical approach[J]. J Clin Lab Anal, 2002, 16（1）: 47-51.

[16] RAI A J, KAMATH R M, GERALD W, et al. Analytical validation of the GeXP analyzer and design of a workflow for cancer-biomarker discovery using multiplexed gene-expression profiling[J]. Anal Bioanal Chem, 2009, 393（5）: 1505-1511.

[17] 张阳东. 多重 SNP 基因分型和基因表达检测法的构建及其在冠心病易感性和诊断中的应用研究[G]. 解放军总医院. 临床检验诊断学, 2009.

[18] 杨渝, 张成, 邱伟, 等. 毛细管电泳多重 PCR 诊断杜氏/贝氏进行性肌营养不良[J]. 中国优生与遗传杂志, 2005, 13（2）: 29-30.

[19] CHEN Q R, VANSANT G, OADES K, et al. Diagnosis of the small round blue cell tumors using multiplex polymerase chain reaction[J]. J Mol Diagn, 2007, 9: 80-88.

[20] DREW J E, MAYER C D, FARQUHARSON A J, et al. Custom design of a GeXP multiplexed assay used to assess expression profiles of inflammatory gene targets in normal colon, polyp, and tumor tissue[J]. J Mol Diagn, 2011, 13（2）: 233-242.

[21] 芦春斌, 杨梦婕, 罗乐, 等. GeXP 多重 PCR 技术用于人乳头瘤病毒 HPV 检测和分型的研究[J]. 中华实验和临床病毒学杂志, 2011, 25（1）: 69-72.

[22] 李瑾, 毛乃颖, 秦萌, 等. GeXP 多重 PCR 技术同时检测 12 种常见呼吸道病毒[J]. 病毒学报, 2011, 27（6）: 526-532.

[23] LIU Y, XU Z Q, LI J S, et al. A novel method for multiplex detection of gastroenteritis-associated viruses[J]. Bing Du Xue Bao, 2011, 27（3）: 288-293.

[24] YANG M J, LUO L, NIE K, et al. Genotyping of 11 human papillomaviruses by multiplex PCR with a GeXP analyzer[J]. J Med Virol, 2012, 84（6）: 957-963.

[25] 芦春斌, 杨梦婕, 吴希阳, 等. 多重基因表达遗传分析系统在转基因食品检测中的应用[J]. 中华预防医学杂志, 2011, 45（4）: 359-361.

[26] WU H, CHEN C, DU J, et al. Co-overexpression FIT with AtbHLH38 or AtbHLH39 in Arabidopsis-enhanced cadmium tolerance via increased cadmium sequestration in roots and improved iron homeostasis of shoots [J]. Plant Physiol, 2012, 158（2）: 790-800.

[27] 孟晋, 蒋怡然, 袁文祺, 等. 肽处理相关基因在良恶性嗜铬细胞瘤鉴别中的意义[J]. 中国内分泌代谢杂志, 2009, 25（5）: 496-497.

[28] ZHANG P J, RUN W W, P L, et al. Peripheral blood mRNA expression patterns to differentiate hepatocellular carcinoma from other hepatic diseases[J]. Front Biosci（Elite Ed）, 2012, 4: 620-630.

[29] 朱琳, 郑胡镛, 刘潇, 等. BCL6、KLF5、NCL 基因在儿童急性淋巴细胞白血病中异常表达的特点[J]. 中国肿瘤生物治疗杂志, 2011, 18（4）: 362-367.

[30] BARNADAS C, KENT D, TIMINAO L, et al. A new high-throughput method for simultaneous detection of drug resistance associated mutations in Plasmodium vivax dhfr, dhps and mdr1 genes[J]. Malar J, 2011, 10（1）: 282.

[31] HUNGER S P. Tyrosine Kinase Inhibitor Use in Pediatric Philadelphia Chromosome–Positive Acute Lymphoblastic Anemia[J]. ASH 2011 Education Book, 361-365.

[32] ARICO M, VALSECCHI M G, CAMITTA B, et al. Outcome of treatment in children with Philadelphia chromosome-positive acute lymphoblastic leukemia[J]. N Engl J Med, 2000, 342: 998-1006.

[33] ARICO M, SCHRAPPE M, HUNGER SP, et al. Clinical outcome of children with newly diagnosed Philadelphia chromosome positive acute lymphoblastic leukemia treated between 1995 and 2005[J]. J Clin Oncol, 2010, 28: 4755-4761.

[34] SCHULTZ K R, BOWMAN W P, ALEDO A, et al. Improved early event-free survival with imatinib in Philadelphia chromosome positive acute lymphoblastic leukemia: a children's oncology group study[J]. J Clin Oncol, 2009, 27: 5175-5181.

[35] SAGLIO G, KIM D W, ISSARAGRISIL S, et al. Nilotinib versus imatinib for newly diagnosed chronic myeloid

leukemia[J]. N Engl J Med，2010，362：2251-2259.

[36] PORKKA K，KOSKENVESA P，LUNDAN T，et al. Dasatinib crosses the blood-brain barrier and is an efficient therapy for central nervous system Philadelphia chromosome-positive leukemia[J]. Blood，2008，112：1005-1012.

[37] BIONDI A，SCHRAPPE M，DE LORENZO P，et al. Imatinib after induction for treatment of children and adolescents with Philadelphia-chromosome-positive acute lymphoblastic leukaemia（EsPhALL）：a，open-label，intergroup study[J]. Lancet Oncol，2012，13：936-945.

[38] KEBRIAEI P，SALIBA R，RONDON G，et al. Long-Term Follow-up of Allogeneic Hematopoietic Stem Cell Transplantation for Patients with Philadelphia Chromosome-Positive Acute Lymphoblastic Leukemia：Impact of Tyrosine Kinase Inhibitors on Treatment Outcomes[J]. Biol Blood Marrow Transplant，2012，18：584-592.

[39] COEBERGH J W，REEDIJK A M，DE VRIES E，et al. Leukaemia incidence and survival in children and adolescents in Europe during 1978-1997. Report from the Automated Childhood Cancer Information System project[J]. Eur J Cancer，2006，42（13）：2019-2036.

[40] STOCK W，LA M，SANFORD B，et al. What determines the outcomes for adolescents and young adults with acute lymphoblastic leukemia treated on cooperative protocols? A comparison of Children´s Cancer Group and Cancer and Leukemia Group B studies[J]. Blood 2008，112（5）：1646-1674.

[41] NACHMAN J. Clinical characteristics，biologic features and outcome for young adult patients with acute lymphoblastic leukaemia[J]. Brit J Haematol，2005，130：166-173.

[42] BLEYER A. Young Adult Oncology：The Patients and Their Survival Challenges[J]. CA Cancer J Clin，2007，57：242-255.

[43] DE BONT J M，HOLT B，DEKKER A W，et al. Significant difference in outcome for adolescents with acute lymphoblastic leukemia treated on pediatric vs adult protocols in the Netherlands[J]. Leukemia，2004，18（12）：2032-2035.

[44] RIBERA J M，ORIOL A，SANZ M A，et al. Comparison of the results of the treatment of adolescents and young adults with standard risk acute lymphoblastic leukemia with the program aespanol de tratamiento en hematologia pediatric-based protocol ALL-96[J]. J Clin Oncol，2008，26（11）：1843-1849.

[45] 陈静，顾龙君，汤静燕，等. 10 岁以上儿童及青少年急性淋巴细胞性白血病的临床总结[J]. 中国小儿血液与肿瘤杂志，2009，14（3）：111-114.

[46] 赵利东，薛连国，王莹，等. 儿童方案治疗青少年及成人急性淋巴细胞白血病疗效分析[J]. 苏州大学学报：医学版，2011，31（4）：686-689.

[47] BALDUZZI A，VALSECCHI M G，UDERZO C，et al. Chemotherapy versus allogeneic transplantation for very-high-risk childhood acute lymphoblastic leukemia in first complete remission：comparison by genetic randomisation in an international prospective study[J]. Lancet，2005，366（9486）：635-642.

[48] WHO. Cancer Pain Relief，Second Edition，With a guide to opioid availability[S]. World Health Organization，1996.

[49] MEIROW D，WALLACE W H. Preservation of fertility in patients with cancer[J]. N Engl J Med，2009，360（25）：2682.

[50] 吴心怡，张瑞东，刘华清，等. 白血病患儿父母焦虑抑郁的调查和干预[J]. 中国心理卫生杂志，2009，23（5）：311-315.

[51] PUI C H，CAMPANA D，PEI D，et al. Treating childhood acute lymphoblastic leukemia without cranial irradiation[J]. N Engl J Med，2009，360：2730-2741.

[52] FADERL S，O'BRIEN S，PUI C H. et al. Adult acute lymphoblastic leukemia：concepts and strategies[J]. Cancer，2010，116（5）：1165-1176.

[53] 易志刚，崔蕾，高超，等. 儿童急性 B 淋巴细胞性白血病诱导缓解治疗期白血病细胞清除率指标检测研究[J]. 中华儿科杂志，2011，49（3）：170-174.

[54] CAMPANA D. Role of minimal residual disease monitoring in adult and pediatric acute lymphoblastic leukemia[J]. Hematol Oncol Clin North Am，2009，23：1083-1098.

[55] BRUGGEMANN M，SCHRAUDER A，RAFF T，et al. Standardized MRD quantification in European ALL trials：proceedings of the Second International Symposium on MRD assessment in Kiel，Germany[J]. Leukemia，2010，24：521–535.

[56] FLOHR T，SCHRAUDER A，CAZZANIGA G，et al. Minimal residual disease-directed risk stratification using real-time quantitative PCR analysis ofimmunoglobulin and T-cell receptor gene rearrangements in the international multicenter trial AIEOP- BFM ALL 2000 for childhood acutely mphoblastic leukemia[J]. Leukemia，2008，22：771-782.

[57] GOULDEN N，VIRGO P，GRIMWADE G. Minimal residual disease directed therapy for childhood acute myeloid

leukaemia：the time is now[J]. Br. J. Haematol，2006，134：273-282.

[58] COUSTAN-SMITH E，SANCHO J，BEHM FG，et al. Prognostic importance of measuring early clearance of leukemic cells by A flow cytometry in childhood acute lymphoblastic leukemia who have a superior clinical outcome[J]. Blood，2002，100：52-58.

[59] MAURILLO L，BUCCISANO F，DEL PRINCIPE M I，et al. Toward optimization of postremission therapy for residual disease-positive patients with acute myeloid leukemia[J]. J Clin Oncol，2008，26：4944-4951. [PubMed：18606980]

[60] AL-MAWALI A，GILLIS D，LEWIS I. The use of receiver operating characteristic analysis for detection of minimal residual disease using five-color multiparameter flow cytometry in acute myeloid leukemia identifies patients with high risk of relapse[J]. Cytometry B，2009，76B：91-101.

[61] CONTER V，BARTRAM C R，VALSECCHI M G，et al. Molecular response to treatment redefines all prognostic factors in children and adolescents with B-cell precursor acute lymphoblastic leukemia：results in 3184 patients of the AIEOP-BFM ALL 2000 study[J]. Blood，2010，115：3206-3214.

[62] RAETZ E A，BOROWITZ M J，DEVIDAS M，et al. Reinduction platform for children with first marrow relapse of acute lymphoblastic leukemia：A Children's Oncology Group Study[J]. J Clin Oncol，2008，26：3971-3978.

[63] SCHULTZ K R，PULLEN D J，SATHER H N，et al. Risk and response-based classification of childhood B precursor acute lymphoblastic leukemia：a combined analysis of prognostic markers from the Pediatric Oncology Group（POG）and Children's Cancer Group（CCG）[J]. Blood，2007，109：926-935.

[64] BRADSTOCK K F，JANOSSY G，TIDMAN N，et al. Immunological monitoring of residual disease in treated thymic acute lympho- blastic leukaemia[J]. Leuk Res，1981，5：301-309.

[65] COUSTAN-SMITH E，RIBEIRO RC，STOW P，et al. A simplified flow cytometric assay identifies children with acute lymphoblastic leukemia who have a superior clinical outcome[J]. Blood，2006，108：97-102.

[66] BOROWITZ M J，DEVIDAS M，HUNGER S P，et al. Clinical signifi-cance of minimal residual disease in childhood acute lymphoblastic leukemia and its relationship to other prognostic factors. A Children's Oncology Group Study[J]. Blood，2008，111：5477-5485.

[67] NEALE G A，SMITH C E，STOW P，et al. Comparative analysis of flow cytometry and polymerase chain reaction for the detection of minimal residual disease in childhood acute lymphoblastic leukemia[J]. Leukemia，2004，18：934-938.

[68] VAN DER VELDEN V，CORRAL L，VALSECCHI M G，et al. Prognostic significance of minimal residual disease in infants with acute lymphoblastic leukemia treated within the Interfant-99 proto- col[J]. Leukemia，2009，23：1073-1079.

[69] CUI L，LI Z G，WU M Y，et al. Combined analysis of minimal residual disease at two time points and its value for risk stratification in childhood B-lineage acute lymphoblastic leukemia[J]. Leuk Res，2010，34（10）：1314-1319.

[70] SIEVERS E L，LANGE B J，ALONZO T A，et al. Immunophenotypic evidence of leukemia after induction therapy predicts relapse：results from a prospective Children's Cancer Group study of 252 acute myeloid leukemia patients[J]. Blood，2003，101：3398-3406. [PubMed：12506020]

[71] COUSTAN-SMITH E，RIBEIRO R C，RUBNITZ J E，et al. Clinical significance of residual disease during treatment in childhood acute myeloid leukemia[J]. Br J Haematol，2003，123：243-252. [PubMed：14531905]

# 第二节　儿童淋巴瘤诊治进展

## 一、儿童霍奇金淋巴瘤治疗进展

霍奇金淋巴瘤（Hodgkin lymphoma，HL）约占儿童时期恶性肿瘤的 4.8%，是一组恶性程度相对低、可治愈的肿瘤[1]。随着诊治水平的不断进展，国际上儿童 HL 的治疗和管理进入了一个崭新时期，在发达国家约 95% 早期 HL 及 80% 以上中、晚期 HL 患儿得以长期存活[2]，因此发达国家治疗儿童 HL 目标已发展为继续维持高疗效的同时如何减少治疗相关并发症。但较之西方国家，我国对于儿童 HL 治疗部分仍沿用国外传统方法如 MOPP，COMP，ABVD 等方案化疗伴大剂量扩大野放疗。不但近期副作用大，而且远期随访发现肌肉、骨骼发育畸形、肺、心血管疾病以及不孕不育、第二肿瘤的发生率显著增加[3]，国外报告传统方案治疗 16 岁以下 HL 结束后随访 30 年内第二肿瘤的累积发生率甚至达到了 26.3%[4]。为了进一步缩短与国外的差距，在此综述介绍国际间各先进治疗中心治疗儿童 HL 进展以供参考。

## （一）诊断、分期及治疗前评估

准确的诊断、精准的分期是判断预后、指导正确治疗的基础。因为 HL 中的肿瘤细胞散在于大量免疫细胞背景之中，误诊率高，治疗前应依靠组织活检病理确诊而避免应用细针吸淋巴液涂片诊断。1971 年制定 Ann Arbor 分期是霍奇金淋巴瘤分期的基础，1989 年英国 Cotswald 会议再次对其进行了修订，现在仍然是当前儿童 HL 应用最广泛分期方法。这一分期系统根据各期临床特征修订分为亚型 A，B 和 E，将淋巴结位置归为不同的淋巴结区，而具体分期则根据受累淋巴结区的数量、位置。见表 7-2-1[5,6]。

**表 7-2-1　霍奇金淋巴瘤的 Ann Arbor 分期（Cotswald 会议修订）[6]**

| 分期 | 受累部位 |
| --- | --- |
| Ⅰ | 侵及单一淋巴结区或淋巴样结构，如脾脏、甲状腺、韦氏环等或其他结外器官/部位（ⅠE） |
| Ⅱ | 在横膈一侧，侵及两个或更多淋巴结区，或外加局限侵犯 1 个结外器官/部位（ⅡE） |
| Ⅲ | 受侵犯的淋巴结区在横膈的两侧（Ⅲ），或外加局限侵犯 1 个结外器官/部位（ⅢE）或脾（ⅢS）或二者均有受累（ⅢSE） |
| Ⅲ1 | 有或无脾门、腹腔或门脉区淋巴结受累 |
| Ⅲ2 | 有主动脉旁、髂部、肠系膜淋巴结受累 |
| Ⅳ | 弥漫性或播散性侵犯 1 个或更多的结外器官，同时伴或不伴有淋巴结受累 |
| | 适用于各期 |
| A | 无症状 |
| B | 发热（体温超过 38°C）、夜间盗汗、6 个月内不明原因的体重下降 10%以上 |
| E | 单一结外部位受累，病变累及淋巴结/淋巴组织直接相连或临近的器官/组织 |
| S | 脾脏受累 |

鉴于部分肿瘤特征与预后相关，治疗前除进行常规检查、详细询问 B 组症状，非常必要应用增强 CT 扫描颈、胸、腹、盆腔以了解肿瘤浸润范围，特别要明确有无巨大瘤块、结外浸润以及转移瘤灶。治疗中还要不断复查瘤灶状态以评价治疗反应[2,5]。另外，目前 18 氟-脱氧葡萄糖（18 fluorine-fludeoxyglucose，18F-FDG）正电子发射体层摄影术（positron emission tomography，PET）等功能显像已广泛应用于初诊临床分期以及治疗中、后期评价治疗反应：Van Den 等报告初诊时应用 PET 评价 HL 浸润范围较单独应用 CT 甚至可以上调 25%患者的分期。Christian 等则探讨是否可以应用 PET 评价疗效作为进一步治疗的依据，结果提示治疗后 PET 阴性者预后非常好，而 PET 显像仍为阳性者则有非常高的复发风险。因此，应用 PET 诊断并作为疗效评价在未来的治疗中占有重要地位[7,8]。

## （二）国外治疗现状

自 20 世纪七八十年代以来广泛应用 MOPP/ABVD 等多药联合化疗伴联合放疗治疗取得很好的疗效，霍奇金淋巴瘤已经成为儿童时期治愈率最高的恶性肿瘤之一。然而，高治愈率的同时也伴发着明显的放、化疗治疗相关的远期毒副作用，包括丙卡巴肼（即甲基苄肼）、环磷酰胺等烷化剂导致的不孕不育，烷化剂以及依托泊苷继发第二肿瘤，博来霉素相关肺纤维化、蒽环类抗生素相关心肌病以及放疗相关的性腺和其他的内分泌功能异常、乳腺癌，等等[3]。极佳的肿瘤控制和远期出现的各种并发症促使各个治疗组探索都在 MOPP/ABVD 等多药联合化疗继以低剂量受累野放疗（IFRT）的基础上进行一系列临床研究。国际上 HL 疗效较好治疗中心主要包括美国的儿童癌症协作组（CCG）及儿科肿瘤协作组（POG）协作组（现在统称为儿童肿瘤协作组即 COG）、SDS 协作组（Stanford 医院、Dana Farber 癌症研究中心和 St.Jude 儿童研究医院）、德国多中心 GPOH 以及法国儿童肿瘤协作组（SFOP）等。5 年 EFS 中高危患儿大部分可以达到 80%以上，低危患儿维持于 90%以上[9-17]。总的来说，对低危患儿需要减少治疗的强度以避免继发副作用，而对中高危者仍强调强化治疗以增加对肿瘤的控制。因此为了根据危险度分层治疗，评价患儿危险因素就尤为重要。

### （三）预后危险因素

Smith 等[18]分析 328 例 HL 患儿预后危险因素分别为男性、ⅡB 期、ⅢB 期、Ⅳ期，纵隔巨大瘤块，外周血常规白细胞 > $13.5×10^9$/L，血红蛋白 < 110g/L。并制定了预后因素指数，指出预后与危险因素的数量有关。目前各治疗组普遍接受的预后相关因素包括：组织学亚型 [淋巴细胞为主型霍奇金淋巴瘤（lymphocyte-predominant hodgkin lymphoma，LPHL）]，相对经典型 HL 预后情况、初诊时分期（Ⅲ期以上）、B 组症状、受累淋巴结区数量（3 个以上）、巨大瘤块以及结外扩散情况，以及化疗早期（1 ~ 2 个疗程后）瘤灶评估结果也逐渐成为重要的危险因素之一[19]。各治疗组均强调巨大瘤块的概念，定义巨大瘤块方法有细微差别，Ann Arbor 分期定义为 CT 显像瘤灶直径大于胸腔横径的 1/3 或大于 10cm，SDS 协作组基于儿童特点将巨大瘤块重新定义为直径大于胸腔横径的 1/3 或大于 6cm；德国多中心 GPOH-HD 系列方案[13-16,20]则定义为肿瘤两条最大径线分别大于 4 cm 和 5 cm 或经过计算后肿瘤体积大于 $50cm^3$。

各个主要治疗中心一般根据患儿预后危险因素不同而分为 2 ~ 3 个治疗组，采用预后好/差或低危、中/高危等适于危险度的分组方法治疗（详见表 7-2-2）。

表 7-2-2 国外主要协作组分组方法[5]

| 研究组 | 低危 | 中危 | 高危 |
|---|---|---|---|
| COG 协作组[5] | Ⅰ A/Ⅱ A 无巨大瘤灶或结外受累 | Ⅰ A 巨大瘤灶或 Ⅰ E<br>Ⅰ B<br>Ⅱ A 巨大瘤灶或 Ⅱ E<br>Ⅱ B<br>ⅢA<br>ⅣA | ⅢB, ⅣB |
| 德国多中心治疗组 HD90；HD95；HD2002 方案[13-16,20] | Ⅰ A/B<br>Ⅱ A | Ⅱ B<br>ⅢEA<br>ⅢB | Ⅱ EB<br>ⅢEA/B<br>ⅢB<br>ⅣA/B |
| SDS 协作组[11,12] | Ⅰ A/Ⅱ A 无巨大瘤块 | 无 | Ⅰ A 伴巨大瘤块<br>Ⅰ B<br>Ⅱ A 伴巨大瘤块<br>Ⅱ B<br>Ⅲ<br>Ⅳ |
| CCG 协作组[9] | Ⅰ A/B 无不良因素<br>Ⅱ A 无不良因素 | Ⅰ A/B 伴不良因素<br>Ⅱ A 伴不良因素<br>ⅢB<br>ⅢA/B | Ⅳ |

备注：①SDS 分类为预后好以及不好两组；②不良因素包括门区淋巴结受累；大于 4 个淋巴结区受累或巨大瘤灶。另外，各中心疗效评价差别不大，完全反应或完全缓解（CR），部分缓解或部分反应（PR）以及无反应；疾病进展：CCG[8]及 SDS 组[11,12]CR 为完全反应，德国多中心 GPOH-HD 系列方案[13-16,20]定义为 CR 为完全缓解，都定义为化疗后肿瘤缩小 70% 或 75% 以上，PR 为回缩 50% ~ 70%，而缩小低于 50% 则被认为无反应。

### （四）根据肿瘤危险度决定治疗方案

#### 1.低危儿童 HL 的治疗

低危组多为Ⅰ，Ⅱ期，没有 B 组症状及巨大瘤块，小于 3 个淋巴结区受累的患儿。因为预后非常好，治疗主要关注如何取消放疗或者在最小限度放疗的基础上限制毒性药物的应用或累积量，见表 7-2-3。法国 MDH90 方案[17]首次尝试不用烷化剂及蒽环类抗生素化疗，采用 4 疗程 VBVP（长春碱、博来霉素、依托泊苷、泼尼松）化疗后评估反应良好者（指瘤灶回缩 70%以上）继续进行剂量为 20Gy 累及野放射疗法（involved field radiation-therapy，IFRT），这部分化疗敏感患儿 5 年无事件生存率 EFS 达到了 90.9%，提示对化疗敏感者可以避免部分毒副作用大的药物。与此同时，德国多中心 GPOH-HD-90 方案[13]也未用环磷酰胺化疗，而且男孩以依托泊苷替代丙卡巴肼避免烷化剂暴露，以减少性腺毒性：男孩采用 2 疗程 OEPA（长春新碱、依托泊苷、泼尼松、多柔比星）化疗，女孩应用 2 疗程 OPPA（长春新碱、丙卡巴肼、泼尼松、多柔比星），全部接受 25Gy IFRT，5 年 EFS 和生存率（overall survival，OS）分别高达 94% 和 99.6%。同样，SDS 协作组[11,21]应用 4 疗程 VAMP（长春碱、多柔比星、甲氨蝶呤和泼尼松）化疗，化疗中期根据瘤灶评估结果给予 15（CR 者）~25.5（PR 者）Gy IFRT，5 年 EFS 也达到了 93%，OS 99%；随诊 10 年 EFS 和 OS 仍分别高达 89% 和 96%，其特色在于不但成功的摒弃了烷化剂、依托泊苷以及博来霉素，还将蒽环类抗生素剂量减少至 200 mg/m$^2$ 以下，减少了放疗剂量，最大限度减少了低危患儿性腺、心、肺等脏器药物毒性（详见表 7-2-3）。

表 7-2-3　部分研究中心治疗儿童霍奇金淋巴瘤患儿情况

| 治疗组 | 例数 | 化疗方案 | IFRT/Gy | EFS/% | OS/% | 随诊 |
|---|---|---|---|---|---|---|
| | | 低危 | | | | |
| SFOP-MDH90 | 202 | 4VBVP（反应好者） | 20 | 90.9 | 97.5 | 5 年 |
| | | 4VBVP+1-2 疗程 OPPA（反应差者） | 20 ~ 40 | 78.1 | | |
| SDS 协作组 | 110 | 4VAMP | 1 ~ 25.5 | 93 | 99 | 5 年 |
| CCG5942 | 109 | 4COPP/ABV | 21 | 97 | 100 | 3 年 |
| | 106 | 4COPP/ABV | 无 | 91 | 100 | |
| 德国 HD-90 | 267 | 2OPPA（女）/OEPA（男） | 20 ~ 35 | 94 | 99.6 | 5 年 |
| 德国 HD-95 | 326 | 2OPPA（女）/OEPA（男）（反应好者无放疗） | 20 ~ 35 | 94 | 97 | 6 年 |
| 德国 HD-2002 | 62 | 2OPPA（女）/OEPA（男）（反应好者无放疗） | 无 | 93.2 | 100 | 5 年 |
| | 126 | 2OPPA（女）/OEPA（男） | 19.8 | 91.7 | 100 | 5 年 |
| | | 中/高危 | | | | |
| 德国 HD-90 | 124（IR） | 2OPPA（女）/OEPA（男）+2COPP | 20 ~ 35 | 93 | 97 | 5 年 |
| | 179（HR） | 2OPPA（女）/OEPA（男）+4COPP | 20 ~ 35 | 86 | 94 | |
| 德国 HD-95 | 224（IR） | 2OPPA（女）/OEPA（男）+2COPP | 20 ~ 35 | 91 | 97 | 6 年 |
| | 280（HR） | 2OPPA（女）/OEPA（男）+4COPP | 20 ~ 35 | 84 | | |
| 德国 HD-2002 | 139（IR） | 2OPPA（女）/OEPA（男）+2 COPP / COPDAC | 19.8 | 88.3 | 98.5 | 5 年 |
| | 239（HR） | 2OPPA（女）/OEPA（男）+4 COPP / COPDAC | 19.8 | 86.9 | 94.9 | 5 年 |
| CCG5942 | 394（IR） | 6COPP/ABV | 无 | 83 | 95 | 3 年 |
| | | 6COPP/ABV | 21 | 87 | 100 | |
| | 141（HR） | COPP/ABV+CHOP+AE | 无 | 81 | 94 | 3 年 |
| | | COPP/ABV+CHOP+AE | 21 | 90 | 100 | |
| POG9425 方案 | 216 | 3A（D）BVE（RER） | 21 | 86 | 95 | 5 年 |
| | | 5A（D）BVE（SER） | 21 | 83 | | |
| CCG59704 | 99（HR） | 4BEACOPP+2ABVD（男 RER） | 21 | 95 | 98 | 3 年 |
| | | 4BEACOPP+4COPP/ABV（女 RER） | 无 | | | |
| | | 8BEACOPP（SER） | 21 | | | |
| SDS 协作组 | 159 | 3VAMP/3COP | 15 ~ 25 | 75.5 | 92.7 | 5 年 |

注：VBVP，长春碱、博来霉素、依托泊苷、泼尼松；COP，环磷酰胺、长春新碱、泼尼松；COPP，环磷酰胺、长春新碱、泼尼松、丙卡巴肼；COPP/ABV，环磷酰胺、长春新碱、丙卡巴肼、泼尼松、多柔比星、博来霉素、长春碱；OEPA，长春新碱、依托泊苷、泼尼松、多柔比星；OPPA，长春新碱、丙卡巴肼、泼尼松、多柔比星；VAMP，长春碱、多柔比星、甲氨蝶呤、泼尼松；BEACOPP，博来霉素、依托泊苷、多柔比星、环磷酰胺、长春新碱、丙卡巴肼和泼尼松；COPDAC，环磷酰胺、长春新碱、泼尼松以及达卡巴嗪；A（D）BVE-PC，多柔比星、博来霉素、长春新碱、依托泊苷、丙卡巴肼、环磷酰胺，EFS，无事件生存；OS（总体生存率）；IF，受累野；RER：早期快速反应者；SER 早期反应慢者。

对于低危 HL 患儿减少放疗量甚至取消放疗的尝试也令人振奋。如前所述，SDS[11,21]应用 VAMP 化疗将 CR 放疗剂量减少至 IFRT 15 Gy，5 年和 10 年 EFS 并未显著降低；与此同时 CCG5942 方案[9]进而对于低危组 4 个疗程 COPP/ABV（环磷酰胺、长春新碱、丙卡巴肼、泼尼松、多柔比星、博来霉素、长春碱）方案后完全反应者随机进行 21Gy IFRT 或无进一步治疗，二者 3 年 EFS 分别为 97% 和 91%，3 年 OS 达到了 100%。这些都提示低危患儿可以适当减少放疗剂量。德国多中心 GPOH-HD-95 方案[14,15]甚至在前述 GPOH-HD-90 方案的基础上将化疗后完全缓解者取消了放疗，其余病人根据治疗反应分别给予 20 ~ 35Gy IFRT，结果显示化疗敏感者放疗与否与预后无关，同 GPOH-HD-90 一样，总体 6 年 EFS 仍维持在 94%。GPOH-HD-2002 方案[16]低危组继续应用男孩 2 疗程 OEPA，女孩 2 疗程 OPPA 化疗，CR 者无放疗，但未 CR 者 IFRT 剂量继续减少至 19.8 Gy；总体 5 年 EFS 维持在 92.0%，其中无放疗者 93.2%，与接受放疗者的 91.7% 相当，与 GPOH-HD-95 方案结果一致，OS 均为 100%。

从以上结果来看，各组治疗方案各有特色，疗效相当，5 年 EFS 均维持于 90%以上，低危 HL 患儿极适于减少治疗强度，应用短期化疗联合低剂量放疗非常有效，甚至对治疗反应良好者可以取消放疗。

**2.中危及高危患儿的治疗**

高危患儿多为ⅢB，ⅣA 或ⅣB 期。中危组介于低、高危间，各治疗中心定义差别较大，多为Ⅰ，Ⅱ或ⅢA 期伴部分危险因素。近 20 年来，随着治疗效果不断提高，对儿童中高危 HL 来言，仍然希望治疗毒性最小化。SDS 协作组[21]应用 VAMP/COP 并根据治疗反应决定是否进行 IFRT 治疗中高危 HL，所有患儿接受 6 个疗程化疗，即分别予 3 个疗程 VAMP 和 COP，完全反应者放疗剂量同低危组一样由 25.5 Gy 减少至 15 Gy，结果复发率明显增加，1，2 期者 3 年 EFS 仅为 83%，3，4 期仅为 63%，因此方案不得不提前结束，总体 5 年 EFS 和 OS 都明显低于原先水平，分别为 75.6%，92.7%，而另一个方案应用 VEPA（长春碱、依托泊苷、泼尼松、多柔比星）治疗结果也不尽如人意，说明对于中高危 HL 烷化剂仍然必要，减少烷化剂、蒽环类抗生素化疗联合低剂量 IFRT 治疗肿瘤控制不满意。

同样，放疗对于中高危 HL 也尤为重要。CCG5942 方案[9]应用 6 个疗程 COPP/ABV 治疗中危，高危另外接受 2 疗程依托泊苷及阿糖胞苷强化治疗，完全缓解者随机接受 21 Gy 放疗或无进一步治疗。结果相比之下，全部患儿中接受放疗者 3 年 EFS（93%）明显高于未放疗者（85%）。接受放疗者中中、高危分别达到了 87% 和 90%，而未接受放疗者分别仅为 83%和 81%。德国 GPOH-HD-90 方案[13]在 2 疗程 OPPA（女）OPEA（男）的基础上继续应用 2 疗程 COPP，高危应用 4 疗程 COPP，全部接受 20-35 GyIFRT，5 年 EFS 分别达到了 93% 和 86%。随后的 GPOH-HD-95 方案化疗与 90 方案相同，但化疗早期 CR 者未应用放疗，这部分患儿较接受放疗者治疗失败率增加，中高危的放疗与未放疗者 EFS 分别为 91% 和 84%，全部中危及高危 6 年 EFS 也分别维持在 87% 和 83%。这些都提示因为存在不良因素，中高危患儿、即便是对化疗早期反应好者，放疗依然重要，甚至在高危 HL 治疗中起到了决定治疗成败的作用[19]。

因此，对于中高危 HL 的治疗重点为在加强对肿瘤控制的基础上探讨如何细化分层治疗，使之既减少并发症又能减少复发。

德国 GPOH-HD-95 方案结果提示男孩预后较女孩差，分析原因一方面有研究认为男性为不良预后因素，另外还与男孩未应用丙卡巴肼等烷化剂有关，而研究证明达卡巴嗪即氮烯咪胺作为烷化剂较丙卡巴肼较少性腺毒性[16]。因此 GPOH-HD-2002 方案[16]继续改良，男孩静脉应用达卡巴嗪形成 COPDAC（环磷酰胺、长春新碱、泼尼松以及达卡巴嗪）方案巩固，替代 COPP 中的丙卡巴肼，即中危组男 2OEPA 及 2COPDAC 化疗，女孩应用 2 疗程 OPPA 及 2COPP 化疗，高危组男、女分别予 4COPDAC 及 4COPP 巩固治疗，不但所有患儿放疗剂量均降低至 19.8 Gy IFRT，还使男孩 OEPA 中应用依托泊苷累积量减量至 1250 mg/m$^2$，低于理论上可以继发 AML 的 2000 mg/m$^2$。结果 5 年 EFS 中高危分别达到了 88.3% 和 86.9%；OS 分别为 98.5% 和 94.9%，男女预后无差异。提示 OPPA-COPP 和 OEPA-COPDAC 可以相互替换，即不应用丙卡巴肼的情况下提高了中高危男孩的疗效，避免了男性远期生殖系统毒性。

P9425 方案[10]则强调早期治疗反应的重要性。其应用剂量和时间都强化了的 DBVE-PC 或称 ABVE-PC（多柔比星、博来霉素、长春新碱、依托泊苷、丙卡巴肼、环磷酰胺），全部化疗只需 9 周时间，中高危患儿接受 3 疗程 ABVE-PC 化疗后评估对治疗早期快速反应组（RER，肿瘤缩小 50% 以上）接受 21 Gy IFRT，而慢反应组则在继续 2 疗程后 ABVE-PC 化疗再行 IFRT，总体 5 年 EFS 为 84%，OS 为 95%，其中 RER 组 86%，慢反应组 83%。方案中还尝试应用右雷佐生以减少柔红霉素的心脏毒性，结果对原发肿瘤影响不大，但意外的发现应用右雷佐生组第二肿瘤的机会增加[24]，值得进一步探讨。

CCG59704 方案[22]借鉴成人 HL 方案应用 BEACOPP（博来霉素、依托泊苷、多柔比星、环磷酰胺、长春新碱、丙卡巴肼和泼尼松等）化疗，3 年 EFS 和 OS 虽然分别高达 95% 和 98%，但方案毒性也明显增加，严重感染的发生率明显增高，甚至有因感染致命病例。而且成人应用 BEACOPP 经验报告其第二肿瘤发生率增加了 6 倍以上。因此，BEACOPP 目前限用于治疗原发耐药或难治复发 HL[2,25]。

综上所述，不良因素对于中高危 HL 预后非常重要，应该认真评估进行危险度分层治疗，还要重视早期治疗反应以决定进一步治疗方案，而且化疗方案的选择（药物配伍、累积剂量、强度）要综合考量，到目前还没有可靠证据可以安全的取消中高危患儿的放疗[19]。总之，针对中高危患儿仍需要强化治疗以增加对疾病的控制，而且早期就要应用大剂量强烈化疗以提高治疗反应，大部分 5 年 EFS 可以达到 80% 以上，但大于 90% 仍存在挑战。

北京儿童医院[26]2003 年起率先借鉴国外经验应用改良的 CCG5942 方案治疗，化疗方案相似，但在治疗早、中、后期进行评估，并根据评估结果调整治疗方案；化疗后根据危险因素、缓解以及残留病灶情况继续适当进行 20～25Gy IFRT，全部患儿 5 年无事件生存率也达到了 90% 以上，总体生存率 100%，追踪 5 年以上的病人目前未发现明显的远期毒副作用。

### 3.难治/复发的挽救治疗

尽管所有危险度 HL 的治疗结果不断促进，仍有部分患儿经过最初的治疗不缓解或者缓解后早期复发。但鉴于这些病例数量相对少以及复发因素的复杂性，目前并没有统一的挽救治疗方案[19]。Stanford 治疗组应用高剂量治疗后进行自体干细胞移植，5 年 OS 为 68%。德国 GPOH-HD 系列研究回顾性分析 176 例应用高剂量治疗伴或不伴自体干细胞移植治疗治疗中进展及初次复发患儿，一线治疗失败后 10 年 OS 甚至仍高达 75%，二者预后因素分析认为初次治疗期间疾病进展、复发时结外病变、自体干细胞移植时残留纵隔瘤块显著与差的预后相关[27,28]。

另外，新的治疗方法也在不断研究中。COG 已经报告儿童难治复发性 HL 应用 GV（吉西他滨、长春瑞滨）II 期临床研究[29]，GV 方案其作为复发/难治性 HL 造血干细胞移植后复发新的再诱导治疗方案安全有效，容易耐受。最近 Metzger 回顾性分析了 50 例儿童复发 HL[30]，认为挽救治疗时治疗不敏感者预后极差，要考虑根据生物学或免疫学特征进行靶向治疗。而目前正在进行一系列有关靶向治疗临床研究包括根据 HL 的发病机制通过 NF-κB 通路分子水平，即应用酶蛋白体抑制剂硼替佐米（bortezomib，Velcade，PS341）抑制 NF-κB；免疫靶向治疗即包括 EB 病毒特异性 CTL 免疫治疗以及 HL 中 CD20 或 CD30 等单克隆抗体靶向治疗以及放射标记的抗体治疗（radiolabeled immunoglobulin therapy，RIT），等等[31]。

总之，未来儿科复发/难治性 HL 挽救治疗策略的焦点一个是应用（化学、生物学以及免疫学）新药，另外一个是直接或间接抑制 NF-κB，扰乱 NF-κB 通路，等等。

综上所述，当前儿童 HL 治疗策略旨在不断促进预后的同时使治疗相关并发症降至最低限度。因此，治疗前应严格分期、评估危险因素分层治疗，低危者根据情况可以减少烷化剂、蒽环类等毒性药物的应用以及应用最小的放疗剂量甚至取消放疗。中高危患儿则应在强化疗的基础上根据治疗反应等因素分层治疗以加强疾病控制、降低毒性；而复发难治性 HL 挽救治疗通常要通过个体化高剂量化疗伴自体干细胞移植。而新的靶向治疗等治疗方法的开展也许能进一步改善儿童 HL 的预后。

## 二、淋巴瘤的免疫进展

50 年来，联合化疗在淋巴瘤的治疗上取得了很大的成就，大大提高了淋巴瘤患者的无病生存率，然而，仍有许多类型的淋巴瘤单纯化疗效果不佳，存在耐药和复发的问题，而且化疗药物无肿瘤细胞特异性，副作用大，严重影响了淋巴瘤患者的远期生存质量，单纯通过提高化疗强度已不能进一步改善患者的预后。化疗的策略主要是杀灭增殖状态的肿瘤细胞，处于静息状态的肿瘤干细胞是肿瘤复发的主要原因。

临床上迫切需要一种新的治疗方法，特异性地针对肿瘤细胞，既能杀灭增殖迅速的肿瘤细胞，又能杀灭处于 G0 期的肿瘤干细胞，有效而副作用小，于是，淋巴瘤的免疫治疗便诞生了。

免疫治疗分为被动和主动免疫治疗两大类，被动免疫治疗主要包括抗体治疗和过继性 T 细胞回输免疫治疗，主动免疫治疗则包括肿瘤疫苗和肿瘤免疫负调节因子阻断治疗。

### （一）被动免疫治疗

#### 1.抗体治疗

1982 年，Miller 首先试验用抗独特抗体来治疗 B 细胞淋巴瘤，证明了抗体治疗淋巴瘤的安全性和有效性，这是淋巴瘤抗体治疗的开端[32]。经过大量的研究，直到 1997 年抗 CD20 单克隆抗体（美罗华）成为第一个被批准用于临床治疗淋巴瘤的单抗隆抗体，由于大多数 B 细胞淋巴瘤细胞表面表达 CD20，美罗华主要用于治疗 B 细胞淋巴瘤，它已被批准单药治疗低度恶性的 B 细胞淋巴瘤，并且与化疗联用明显提高 B 细胞淋巴瘤的治疗效果[32,33]。

目前，含有美罗华的治疗方案已经成为滤泡细胞淋巴瘤（follicular lymphoma，FL）和套细胞淋巴瘤（mantel cell lymphoma，MCL）的标准治疗方案，并且推荐美罗华用于 FL 的维持治疗[34, 35]。对于弥漫大 B 细胞淋巴瘤（diffuse large B-cell lymphoma，DLBCL），经过系统综述和荟萃分析，无论是生发中心型（GCB 型）还是非 GCB 型，包含美罗华的治疗方案组总生存率均显著提高[36]。

美罗华在淋巴瘤治疗中的应用多来源于成人淋巴瘤的经验，而伯基特淋巴瘤（Burkitt lymphoma，BL）是一种高度恶性、高侵袭性的 B 细胞淋巴瘤，儿童发病率高，临床上多采用短疗程、高强度的化疗方案，目前关于美罗华在 BL 中的疗效以及联用美罗华是否可降低化疗强度的前瞻性、大宗病例、双盲、对照的临床研究多数正在进行中。

2012 年 9 月，COG 刚刚结束的一项关于美罗华 + 标准 LMB96 方案治疗Ⅲ/Ⅳ期儿童和青少年 B 细胞淋巴瘤（其中 56%是 BL）的前瞻性多中心研究的结果表明，3 年无事件生存率（EFS）的总生存率（OS）均为 95%，相比较之前仅用 LMB96 化疗的 5 年 EFS 84%来讲，该结果为目前所得到的最好结果，而且在研究中美罗华也显示了儿童应用的良好的安全性，因此，美罗化 + 化疗将来有可能代替单纯化疗治疗初治儿童 B 细胞淋巴瘤[37]。

免疫球蛋白基因重排研究表明经典型 HL 的 RS 细胞来源于生发中心的 B 淋巴细胞，20% ~ 30%的经典型 HL（cHL）肿瘤细胞表达 CD20，Ⅱ期临床试验也的确证明了美罗华对 cHL 和结节性淋巴细胞为主型 HL 的治疗作用[38]。

越来越多的证据表明，美罗华对肿瘤细胞不表达 CD20 的 cHL 也有治疗作用，它的机制可能为：清除肿瘤微环境中的激活 B 淋巴细胞加强了抗肿瘤免疫反应；HL 肿瘤干细胞可能表达 CD20，美罗华清除了这些肿瘤干细胞[39]。

基于这个理论，另一项Ⅱ期临床试验用美罗华 + ABVD 方案（RABVD）治疗初治晚期 cHL，结果显示了 RABVD 方案良好的安全性和临床应用前景，目前，关于本方案的多中心随机对照研究正在进行中[40]。

在美罗华出现的 15 年间，又有大量针对不同淋巴瘤靶抗原的抗体在研或已被应用于临床，部分抗体见表 7-2-4[41]。

**表 7-2-4 不同淋巴瘤靶抗原的抗体在研情况**

| 抗体 | 靶抗原 | 结构 |
| --- | --- | --- |
| Siplizumab | CD2 | 人抗-CD2 单抗 |
| UCHT-1 | CD3 | 抗-CD3 的 scFv 耦联白喉毒素 |
| Zanolimumab （HuMax-CD4） | CD4 | 人抗-CD4 单抗 |
| SAR3419 | CD19 | 人抗-CD19 单抗耦联美登素 |
| Blinatumomab | CD19/CD3 | BiTE，联接抗-CD19 和抗-CD3 的 scFv |
| Ofatumumab | CD20 | 人抗-CD20 单抗，结合独特的 CD20 抗原表位 |
| Inotuzumab ozogamicin | CD22 | 人抗-CD22 单抗耦联卡奇霉素样毒素 |
| Brentuximab vedotin （SGN 35） | CD30 | 嵌合型抗-CD30 单抗耦联 MMAE（抗微管蛋白药） |
| Alemtuzumab | CD52 | 人抗-CD52 单抗 |

Brentuximab vedotin （SGN 35）是抗-CD30 单抗与抗微管蛋白药物 MMAE（monomethyl auristatin E）的耦合剂，用于治疗表达 CD30 的淋巴瘤，主要是间变性大细胞淋巴瘤（anaplastic large cell lymphoma, ALCL）和 HL，一项大宗病例的 Ⅱ 期临床试验结果表明：75%的复发难治 HL 和 86%的复发难治 ALCL 对 SGN 35 有治疗反应，目前该药的治疗效果正在进一步的临床研究中，很高的治疗反应率以及其轻微的毒性反应使得该药具有很好的临床应用前景，也许在不久的将来，SGN 35 可能作为一线用药来治疗 CD30 阳性淋巴瘤[42]。

单克隆抗体治疗淋巴瘤的机制包括：直接杀伤肿瘤细胞、抗体依赖的细胞介导的细胞毒作用、补体介导的细胞毒作用和可能的疫苗作用[43]。根据单克隆抗体的作用机制，可以通过不同的途径提高抗体杀伤肿瘤细胞的作用，于是便产生了许多单克隆抗体的改良或衍生物。具体如下：①提高抗体和靶抗原的结合能力：包括提高瘤灶部位单克隆抗体的浓度，提高抗体和靶抗原的亲和力[44]，或提高靶抗原的表面密度，如 CpG 诱导淋巴瘤细胞表面抗原表达上调[45]。②提高单克隆抗体直接杀伤肿瘤细胞的作用：将包含有同位素、毒素或化疗药的质脂体与单克隆抗体结合，可以起到对肿瘤细胞靶向杀伤的作用，如 Brentuximab vedotin（SGN-35）[46]；抑制对于肿瘤细胞生存至关重要的表面抗原，如 CD79a；或者激活细胞表面传导死亡信号的靶抗原，如 TRAIL-R1 或 R2[41]。③加强抗体依赖的细胞介导的细胞毒作用：提高单克隆抗体（mAb）Fc 段和 Fc 段受体（FcR）的结合力，如 GA101[47]；通过抗体（CD137）或细胞因子（IL-21）介导激活抗体结合的 NK 细胞[48]；通过 Fc 段以外的其他配体吸引效应细胞，如 BiTE mAb 衍生的复合物可以聚集 T 细胞到靶细胞周围起到杀伤靶细胞的作用[41]。④提高补体介导的细胞毒作用：加强 mAb Fc 段和 C1q 的结合，如 ofatumumab；阻滞补体抑制因子，如 CD46，CD55 和 CD59[41]；或者是通过输入血浆的方法补充消耗减少的补体成分[49]。⑤加强 mAb 的疫苗作用：将 mAb 与免疫激活剂结合，如 CpG，可以加强 mAb 潜在的疫苗作用[50]。单独或联合应用上述加强抗体治疗效果的手段目前已构建出许多非常有临床应用前景的单克隆抗体，如 BiTE 复合体将肿瘤细胞表面的 CD19 抗原和 T 细胞表面的 CD3 抗原连接起来，促进 T 细胞对肿瘤细胞的杀伤；抗 CD30 抗体和毒素的耦合体用于间变性大细胞淋巴瘤的治疗等。

**2.过继性 T 细胞回输免疫治疗**

异基因造血干细胞移植、供者淋巴细胞回输、体外 T 细胞扩增、淋巴因子激活杀伤细胞、细胞因子诱导杀伤细胞以及 CD3/CD28 阳性细胞扩增，这些都证明 T 细胞免疫治疗的有效性。近年来 T 细胞免疫治疗研究的主要方向是如何使 T 细胞具有靶向性，定向杀伤肿瘤细胞，其中主要的手段是使 T 细胞表达淋巴瘤特异性受体。过继性细胞免疫治疗在移植后 EB 病毒（epstein-barr virus, EBV）相关移植后淋巴增殖性疾病（post-transplant lymphoproliferative disorder, PTLD）预防和治疗中研究得比较多，一项多中心的研究结果表明，33 例传统治疗失败的 PTLD 病人经输入 HLA 部分相合的异基因细胞毒 T 细胞（cytotoxic lymphocyte, CTL）后，52%的病人在治疗后 6 个月获得了明显的治疗反应[51]。同样的治疗策略被用于与 EBV 感染有密切关系的 HL 中，收集 HL 患者的外周血 CTL，用 LCL 细胞（EBV 转化的 B 细胞系）刺激 CTL 活化，体外扩增后回输入病人体内，CTL 在体内进一步扩增，在外周血中可持续存在 12 个月，并能转移至肿瘤部位，11 例病人中有 3 例观察到了治疗反应[52]。另一项研究表明特异性针对 EBV LMP2 抗原的 CTL 可能比多克隆 EBV-CTL 在 HL 的免疫过继治疗中更有效，回输 LMP2-CTL 病人耐受性好，6 例病人中 5 例有治疗反应，治疗反应持续时间大于 9 个月[53]。

部分淋巴瘤与 EBV 感染相关，尤其是 HL，肿瘤细胞表达 EBV 抗原，在体外选择表达天然针对这种 EBV 抗原的 T 细胞受体（TCR）的 T 细胞，由于选择性嵌合肿瘤细胞表面的 EBV 抗原，可以实现 T 细胞对肿瘤细胞的靶向杀伤，也显示了一定的临床效果。然而，大部分类型的淋巴瘤细胞表面不表达 EBV 抗原，于是便产生了嵌合抗原受体（chimeric antigen receptors，CARs），CARs 是通过基因工程构建出的一种复合体，它包含与一个 B 细胞受体（BCR）结合的特异性抗体（如抗 CD19 单抗）的胞外结合位点、TCR 相关信号传导分子 CD3 和 T 细胞共刺激分子（如 CD28 和 CD137/4-1BB）的胞内功能域。将 CARs 转导入自体外周血 T 淋巴细胞中，再回输到病人体内。由于机体自身的免疫调节功能，在过继性 T 淋巴细胞回输之前需对病人进行去除淋巴细胞治疗，以去除免疫抑制细胞以及其他与 T 细胞竞争生长因子（如 IL-7 和 IL-15）的淋巴细胞。由于过继性 T 淋巴细胞输入可能引起体内细胞因子风暴而导致病人死亡，故去除淋巴细胞治疗非常关键[41]。

过继性 T 细胞治疗相对于抗体治疗有一些独特的优势，回输入体内的 T 细胞可以迁移到瘤灶所在的部位，可以在体内增殖，并且与化疗结合可以直接利用化疗后的去淋巴细胞作用。因此基于灵活的 CAR 平台的过继性 T 细胞输入非常有临床应用前景，目前在其他肿瘤已经开始了早期的临床试验[54]。然而该方法仍有一些不足之处或需要解决的问题：①机体的免疫系统可能会逐渐对基因修饰过的 T 细胞或 CARs 产生排斥反应，使输入的 T 细胞不能持久存在。②由于基因修饰的 T 细胞只针对某个或少数几个肿瘤抗原，而肿瘤细胞的变异株则可以逃逸 T 细胞的杀伤。这一弊端可以被"免疫移植"克服。

### （二）主动免疫治疗

#### 1.肿瘤疫苗

肿瘤疫苗是用肿瘤相关抗原（tumor associated antigens，TAAs）免疫机体，使机体产生针对该 TAAs 的免疫反应，以清除肿瘤细胞。2010 年 4 月，第一个肿瘤疫苗被批准临床使用，该疫苗是针对前列腺癌的，与安慰剂组对比有明显的疗效[55]。目前淋巴瘤的疫苗治疗尚处于临床试验阶段。

制备肿瘤疫苗如何选择 TAAs 非常重要，B 细胞淋巴瘤起源于 1 个 B 淋巴细胞，故所有的肿瘤细胞均表达相同独特型（idiotype，Id）的免疫球蛋白，而不同于机体内其他克隆的 B 细胞，免疫球蛋白的独特型抗原是目前研究得最多的 TAAs。由于 Id 的抗原性比较弱，为了增加其抗原性通常将其与一个载体蛋白耦合，如钥孔虫戚血兰素（keyhole limpet hemocyanin，KLH），或将它与免疫刺激剂共同使用，如粒-巨噬细胞集落刺激因子。一些临床前和早期临床试验的确证明 Id 瘤苗可以诱导产生肿瘤特异性抗体和 T 细胞[56]。随后就 Id 瘤苗开展了随机、双盲、安慰剂对照的Ⅲ期临床试验，其中的一项研究显示 Id-KLH 瘤苗用于初次缓解的 FL 患者显著延长 EFS，另一项研究结果表明 Id-KLH 瘤苗在有免疫反应组显示了明显的临床效果，接下来对 91 例新诊断的 FL 患者的随诊中发现，疫苗接种后诱导产生出抗 Id 抗体的病人 OS 明显延长，10 年 OS 在有抗体产生组和无抗体组中分别为 90% 和 69%[57]。

大约有一半的病人在 Id 瘤苗接种后会产生特异性抗体，影响 Id 抗原在体内发挥作用的因素很多，其中最重要的一点是 Id 抗原在体内需要抗原递呈细胞（antigen-presenting cells，APCs）来处理和递呈，肿瘤病人的 APCs 的功能由于化疗或肿瘤本身的原因是受抑制的，于是有学者便将病人的树突状细胞（dendritic cells，DCs）分离出来，体外装配肿瘤抗原，激活这些细胞后回输至病人体内，在接下来的临床试验中，不管是 T 细胞或 B 细胞淋巴瘤均显示出明显的治疗效果[58,59]。最近，Di Nicola 等人在体外用凋亡的肿瘤细胞作为抗原装配 DCs，用于治疗 18 例惰性淋巴瘤患者，获得了 33% 的治疗反应率，其中 3 例完全缓解[60]。

另外一个可以克服肿瘤细胞 APCs 缺陷的方法是利用 B 淋巴瘤细胞本身作为 APCs，B 淋巴瘤细胞本身可以被激活表达 MHC II 分子和 CD80、CD86 等协同激活分子，并将自身的 TAA 递呈后诱发 T 和

B 细胞免疫反应。将 B 淋巴瘤细胞与表达 CD40 配体（CD40L）的细胞混合，将 CD40L 基因导入 B 淋巴瘤细胞使其表达 CD40L，可以使 B 淋巴瘤细胞表面的 CD40 发生胶联从而激活 B 淋巴瘤细胞的 APCs 作用[61,62]。

Spaner 等的研究将自体的 B 淋巴瘤细胞用热休克或紫外线加氧化剂处理后再回输，不但可以加强这些细胞的 APC 功能，同时死亡的肿瘤细胞可以在瘤苗注射部位被其他 APCs 吞噬、处理和递呈[63]。这些方法均获得了机体对肿瘤的免疫反应，并且取得了一定的临床效果。Brody 等人在此基础上建立了原位瘤苗免疫接种（in situ vaccination）的方法：对身体一个部位的 B 淋巴瘤灶进行低剂量放疗，杀死部分肿瘤细胞，接着在瘤体内注射 CpG（TLR9 ligand），可以加强周围的 DCs 对释放出的肿瘤抗原的抗原递呈作用，CpG 还可以促进残留的 B 淋巴瘤细胞对肿瘤抗原的递呈作用，这种方法在动物实验已经证明可以诱导肿瘤特异性 T 细胞反应并治愈大的瘤灶[64]，在惰性淋巴瘤病人体内试验也取得了类似的效果，获得了全部或部分的临床治疗反应[65]。

### 2.肿瘤免疫负调节因子阻断

肿瘤细胞之所以能在体内生存，而不被机体的免疫反应而清除，说明肿瘤细胞存在一种免疫逃逸能力，如何能解除机体免疫系统对肿瘤抗原的免疫耐受将是肿瘤免疫治疗的关键。目前，肿瘤免疫逃逸的机制虽然并不十分明确，但的确发现一些免疫调节因子，如 Tregs、髓系衍生的抑制细胞、肿瘤相关巨噬细胞、血管内皮生长因子、转化生长因子（TGF）以及 IL-10，在淋巴瘤病人中与预后不良相关，而且与动物模型中淋巴瘤疫苗的治疗失败相关。于是相应地便产生了一个新的免疫治疗方向，即阻断这些与肿瘤免疫负调节相关的因子，其中一种重要的方法就是用单克隆抗体来阻断这些因子[41]。

在许多肿瘤类型中，Treg 在瘤灶部位或外周血中出现与预后不良相关，提示我们，去除 Treg 是否可以恢复机体对肿瘤细胞的免疫反应？许多方法可以去除 Treg 细胞，包括低剂量环磷酰胺、抗 CD25 单抗 daclizumab 以及 IL-2-白喉毒素融合蛋白地尼白介素（Ontak），去除 Treg 细胞的治疗在实体瘤中研究得较多，在难治和复发 B 细胞 NHL 的 2 项研究中，去除 Treg 细胞获得了明确的治疗反应，但比例较低。上述结果提示我们，去除 Treg 细胞治疗可以和肿瘤疫苗等其他免疫治疗结合使用以加强效应性 T 细胞的功能，目前这一研究已在实体瘤中进行[66]。

细胞毒 T 细胞相关蛋白 4（Cytotoxic T-lymphocyte-associated protein 4，CTLA-4）是 CD28 家族的同系物，通过结合 CD80 和 CD86 对 T 细胞的激活起负调控作用，它仅在激活后的 T 细胞表面表达，但在所有 Treg 细胞表达，阻断 CTLA-4 可以使 T 细胞持续保持激活状态，并且可以阻断 Treg 细胞的免疫抑制作用。最近的一项关于抗 CTLA-4 单抗（ipilimumab）的 III 期临床试验结果提示，ipilimumab 可以提高转移黑色素瘤病人的总生存率[67]。抗 CTLA-4 单抗在淋巴瘤治疗中的应用目前正在早期临床试验中，对不同类型的淋巴瘤，如 FL、MCL、DLBCL 以及 HL 都显示了临床治疗作用，虽然治疗反应率只有 15%～20%，抗 CTLA-4 单抗在淋巴瘤的治疗中已经显示了良好的应用前景，不管是单药治疗，还是与肿瘤疫苗等其他免疫治疗方法联用[41]。

程序性死亡受体 1（programmed-death receptor 1，PD-1）是一种抑制性受体，在 T 细胞激活后表达，其功能主要是抑制 T 细胞活化和增殖，可能参与肿瘤细胞的免疫逃逸[68]，抗 PD-1 单克隆抗体 CT-011 在一项研究中用于治疗晚期血液系统肿瘤，其中包括淋巴瘤，获得了一定的治疗反应[69]，而一项 II 期临床试验联用 CT-011 和美罗华目前正在进行中[70]。

2005 年，Brody 等人提出了免疫移植（immunotransplantation）的概念，即将瘤苗接种、收获疫苗激活的 T 细胞、去白细胞自体移植和 T 细胞回输结合起来，在动物实验中，免疫移植可以明显提高肿瘤特异性 CD8 阳性记忆 T 细胞的数量，并治愈大的瘤灶[71]。

综上所述，多种免疫治疗方案通过不同的作用机制均显示了对淋巴瘤的治疗作用，不同免疫治疗方案的联合应用可以加强抗肿瘤免疫反应，可能是未来淋巴瘤免疫治疗的发展方向。另外，加强抗体与靶抗原的亲和性和活性，探寻新的有效的抗体-药物耦合剂，研究肿瘤的免疫逃逸机制，加强免疫治疗效果和持续时间等都是淋巴瘤免疫治疗需要解决的问题。

（段彦龙 张永红 张蕊）

## 参考文献

[1] KAATSCH P. Epidemiology of childhood cancer[J]. Cancer Treat Rev，2010，36（4）：277-285.

[2] BRENNER H，GONDOS A，PULTE D. Ongoing improvement in long-term survival of patients with Hodgkin disease at all ages and recent catch-up of older patients[J]. Blood，2008，111（6）：2977-2983.

[3] HODGSON D C. Hodgkin lymphoma：the follow-up of long-term survivors[J]. Hematol Oncol Clin North Am，2008，22（2）：233-244.

[4] BHATIA S，YASUI Y，ROBISON L L，et al. High risk of subsequent neoplasms continues with extended follow-up of childhood Hodgkin's disease：Report from the Late Effects Study Group[J]. J Clin Oncol，2003，21（23）：4386-4394.

[5] HODGSON D C，HUDSON M M，CONSTINE L S. Pediatric Hodgkin Lymphoma：Maximizing Efficacy and Minimizing Toxicity[J]. Semin Radiat Oncol，17：230-242.

[6] LISTER T A，CROWTHER D，SUTCLIFFE S B，et al. Report of a committee convened to discuss the evaluation and staging of patients with Hodgkin's disease：Cotswald meeting[J]. J Clin Oncol，1989，7（11）：1630-1636.

[7] VAN DEN BOSSCHE B，LAMBERT B，DE WINTER F，et al. 18-FDG PET versus high-dose 67-Ga scintigraphy for restaging and treatment follow-up of lymphoma patients[J]. Nucl Med Commun，2002，23（11）：1079-1083.

[8] FURTH C，STEFFEN I G，AMTHAUER H，et al. Early and late therapy response assessment with fluorodeoxyglucose positron emission tomography in pediatric Hodgkin's lymphoma：analysis of a prospective multicenter trial[J]. J Clin Oncol，2009，27（26）：4385-4391.

[9] NACHMAN J B，SPOSTO R，HERZOG P，et al. Randomized comparison of low-dose involved-field radiotherapy and no radiotherapy for children with Hodgkin's disease who achieve a complete response to chemotherapy[J]. J Clin Oncol，2002，20（18）：3765-3771.

[10] SCHWARTZ C L，CONSTINE L S，VILLALUNA D，et al. A risk-adapted，response-based approach using ABVE-PC for children and adolescents with intermediate and high-risk Hodgkin lymphoma：the results of P9425[J]. Blood，2009，114：2051-2059.

[11] DONALDSON S S，LINK M P，WEINSTEIN H J. Final results of a prospective clinical trial with VAMP and low-dose involved-field radiation for children with low-risk Hodgkin's Disease[J]. J Clin Oncol，2007，25：332-337.

[12] HUDSON M M，KRASIN M，LINK M P. Risk-Adapted，Combined-Modality Therapy With VAMP/COP and Response-Based，Involved-Field Radiation for Unfavorable Pediatric Hodgkin's Disease[J]. J Clin Oncol，2004，15，22（22）：4541-4550.

[13] SCHELLONG G，POTTER R，BRAMSWIG J，et al. High cure rates and reduced long-term toxicity in pediatric Hodgkin's disease：The German-Austrian multicenter trial DAL-HD-90. The German-Austrian Pediatric Hodgkin's Disease Study Group[J]. J Clin Oncol，1999，（17）：3736-3744.

[14] DORFFEL W，LUDERS H，RUHL U，et al. Preliminary results of the multicenter trial GPOH-HD 95 for the treatment of Hodgkin's disease in children and adolescents：analysis and outlook[J]. Klin Padiatr，2003，215（3）：139-145.

[15] RUHL U，ALBRECHT M，DIECKMANN K，et al. Response-adapted radiotherapy in the treatment of pediatric Hodgkin's disease：an interim report at 5 years of the German GPOH-HD 95 Trial[J]. Int J Radiation Oncology Biol Phys，2001，51（5）：1209-1218.

[16] CHRISTINE M K，HASENCLEVER D，DORFFEL W，et al. Procarbazine-Free OEPA-COPDAC Chemotherapy in Boys and Standard OPPA-COPP in Girls Have Comparable Effectiveness in Pediatric Hodgkin's Lymphoma：The GPOH-HD-2002 Study[J]. J Clin Oncol，28：3680-3686.

[17] LANDMAN-PARKER J，PACQUEMENT H，LEBLANC T，et al. Localized childhood Hodgkin's disease：response adapted chemotherapy with etoposide，bleomycin，vinblastine，and prednisone before low-dose radiation therapy-results of the French Society of Pediatric Oncology Study MDH90[J]. J Clin Oncol，2000，18（7）：1500-1507.

[18] SMITH R S, CHEN Q, HUDSON M M. Prognostic Factors for Children With Hodgkin's Disease Treated With Combined-Modality Therapy[J]. Journal of Clinical Oncology, 2003, 21 (10): 2026-2033.

[19] FREED J, KELLY K M. Current Approaches to the Management of Pediatric Hodgkin Lymphoma[J], Pediatr Drugs, 2010, 12 (2): 85-98.

[20] DIECKMANN K, PÖTTER R, HOFMANN J. Does bulky disease at diagnosis influence outcome in childhood Hodgkin's disease and require higher radiation doses? Results from the German-Austrian Pediatric multicenter trial DAL-HD-90[J]. Int J Radiation Oncology Biol Phys, 2003, 56 (3): 644-652.

[21] DONALDSON S S, HUDSON M M, LAMBORN K R, et al. VAMP and low-dose, involved-field radiation for children and adolescents with favorable, early-stage Hodgkin's disease: results of a prospective clinical trial[J]. J Clin Oncol, 2002, 20 (14): 3081-3087.

[22] KELLY K M, HUTCHINSON R J, SPOSTO R, et al. Feasibility of upfront dose intensive chemotherapy in children with advanced-stageHodgkin's lymphoma: preliminary results from the Children's Cancer Group Study CCG-59704[J]. Ann Oncol, 2002, 13 Suppl, 1: 107-111.

[23] FRIEDMANN A M, HUDSON M M, WEINSTEIN H J, et al. Treatment of unfavorable childhood Hodgkin's disease with VEPA and low-dose, involved-field radiation[J]. J Clin Oncol, 2002, 20 (14): 3088-3094.

[24] TEBBI C K, LONDON W B, FREIDMANN D, et al. Dexrazoxane-associated risk for acute myeloid leukemia/myelodysplastic syndrome and other secondary malignancies in pediatric Hodgkin's disease[J]. J Clin Oncol, 2007, 25 (5): 493-500.

[25] DIEHL V, FRANKLIN J, PFREUNDSCHUH M, et al. Standard and increased-dose BEACOPP chemotherapy compared with COPP-ABVD for advanced Hodgkin's disease[J]. N Engl J Med, 2003, 348 (24): 2386-2395.

[26] 段彦龙, 张永红, 金玲, 等. 儿童霍奇金淋巴瘤34例临床分析[J]. 中华儿科杂志, 2010, 48 (9): 698-702.

[27] LIESKOVSKY Y E, DONALDSON S S, TORRES M A, et al. High dose therapy and autologous hematopoietic stem cell transplantation for recurrent or refractory pediatric Hodgkin's disease: results and prognostic indices[J]. J Clin Oncol, 2004, 22 (22): 4532-4540.

[28] SCHELLONG G, DORFFEL W, CLAVIEZ A, et al. Salvage therapy of progressive and recurrent Hodgkin's disease: results from a multicenter study of the Pediatric DAL/GPOH-HD Study Group[J]. J Clin Oncol, 2005, 23 (25): 6181-6189.

[29] COLE P D, SCHWARTZ C L, DRACHTMAN R A, et al. Phase II study of weekly gemcitabine and vinorelbine for children with recurrent or refractory Hodgkin's disease: a children's oncology group report[J]. J Clin Oncol, 2009, 27: 1456-1461.

[30] METZGER M L, HUDSON M M, KRASIN M J. Initial Response to Salvage Therapy Determines Prognosis in Relapsed Pediatric Hodgkin Lymphoma Patients[J]. Cancer, 2010, 116: 4376-4384.

[31] WEINSTEIN H J, HUDSON M M, et al. Pediatric Lymphomas[P], 2007, DOI: 10.1007/978-3-540-68753-5.

[32] MILLER R A, MALONEY D G, WARNKE R, et al. Treatment of B-cell lymphoma with monoclonal anti-idiotype antibody[J]. N Engl J Med, 1982, 306: 517-522.

[33] MARCUS R, IMRIE K, SOLAL C P, et al. Phase III study of R-CVP compared with cyclophos- phamide, vincristine, and prednisone alone in patients with previously untreated advanced follicular lymphoma[J]. J Clin Oncol, 2008, 26: 4579-4586.

[34] FREEDMAN A. Follicular lymphoma: 2011 update on diagnosis and management[J]. Am J Hematol, 2011, 86 (9): 768-775.

[35] VOSE J M. Mantle cell lymphoma: 2012 update on diagnosis, risk-stratification, and clinical management[J]. Am J Hematol, 2012, 87 (6): 604-609.

[36] FANG C, XU W AND LI J Y. A systematic review and meta-analysis of rituximab-based immunochemotherapy for subtypes of diffuse large B cell lymphoma[J]. Ann Hematol, 2010, 89 (11): 1107-1113.

[37] KIM Y H, DUVIC M, OBITZ E, et al. Clinical efficacy of zanolimumab( HuMax-CD4): Two phase 2 studies in refractory cutaneous T-cell lymphoma[J]. Blood, 2007, 109: 4655-4662.

[38] D'AMORE F, RADFORD J, RELANDER T, et al. Phase II trial of zanolimumab( HuMax-CD4) in relapsed or refractory non-cutaneous peripheral T cell lymphoma[J]. Br J Haematol, 2010, 150: 565-573.

[39] KIM S, FRIDLENDER Z G, DUNN R, et al. B-cell deple- tion using an anti-CD20 antibody augments anti-tumor immune responses and immunotherapy in nonhematopoietic murine tumor models[J]. J Immunother, 2008, 31 (5): 446-457.

[40] YOUNES A，OKI Y，MCLAUGHLIN P，et al. Phase 2 study of rituximab plus ABVD in patients with newly diagnosed classical Hodgkin lymphoma[J]. Blood，2012，119（18）：4123-4128.

[41] BRODY J，KOHRT H，MARABELLE A，et al. Active and passive immunotherapy for lymphoma：proving principles and improving results[J]. J Clin Oncol，2011，29（14）：1864-1875.

[42] PRO B，ADVANI R，BRICE P，et al. Brentuximab vedotin （SGN-35）in patients with relapsed or refractory systemic anaplastic large cell lymphoma：results of a phase II study[J]. J Clin Oncol，2012，30（18）：2190-2196.

[43] WEINER G J. Rituximab：Mechanism of action[J]. Semin Hematol，2010，47：115-123.

[44] MORSCHHAUSER F，LEONARD J P，FAYAD L，et al. Humanized anti-CD20 antibody，veltuzumab，in refractory/recurrent non-Hodgkin's lymphoma：Phase I/II results[J]. J Clin Oncol，2009，27：3346-3353.

[45] LEONARD J P，LINK B K，EMMANOUILIDES C，et al. Phase I trial of toll-like receptor 9 agonist PF-3512676 with and following rituximab in patients with recurrent indolent and aggressive non Hodgkin's lymphoma[J]. Clin Cancer Res，2007，13：6168-6174.

[46] SHUSTOV A R，ADVANI R，BRICE P，et al. Complete remissions with brentuximab vedotin（SGN-35）in patients with relapsed or refractory systemic anaplastic large cell lymphoma[J]. ASH Annual Meeting Abstracts 116，2010（abstr 961）.

[47] SEHN L H，ASSOULINE S E，STEWART D A，et al. A phase I study of GA101（RO5072759）monotherapy followed by maintenance in patients with multiply relapsed/refractory CD20 malignant disease[J]. ASH Annual Meeting Abstracts 114，2009（abstr 934）.

[48] TIMMERMAN J M，BYRD J C，ANDORSKY D J，et al. Efficacy and safety of recombinant interleukin-21（rIL-21）and rituximab in relapsed/refractory indolent lymphoma[J]. J Clin Oncol，2008，26：S467.（suppl；abstr 8554）

[49] KLEPFISH A，GILLES L，IOANNIS K，et al. Enhancing the action of rituximab in chronic lymphocytic leukemia by adding fresh frozen plasma：Complement/rituximab interactions & clinical results in refractory CLL[J]. Ann N Y Acad Sci，2009，1173：865-873.

[50] TIMMERMAN J，BETTING D，YAMADA R，et al. In vivo activity of rituximab-CpG oligodeoxynucleotide conjugate against rituximab-resistant human CD20 B-cell lymphoma[J]. J Clin Oncol，2009，27：441s. (suppl；abstr 8529)

[51] HAQUE T，WILKIE G M，JONES M M，et al. Allogeneic cytotoxic T cell therapy for EBV-positive posttransplantation lymphoproliferative disease：results of a phase 2 multicenter clinical trial[J]. Blood，2007，110：1123-1131.

[52] BOLLARD C M，AGUILAR L，STRAATHOF K C，et al. Cytotoxic T lymphocyte therapy for Epstein-Barr Virus + Hodgkin's disease[J]. J Exp Med，2004，200：1623-1633.

[53] LUCAS K G，SALZMAN D，GARCIA A，et al. Adoptive immunotherapy with allogeneic Epstein–Barr virus（EBV）-specific cytotoxic T-lymphocytes for recurrent[J]. EBV-positive Hodgkin disease Cancer，2004，100：1892-1901.

[54] PARK J R，DIGIUSTO D L，SLOVAK M，et al. Adoptive transfer of chimeric antigen receptor redirected cytolytic T lymphocyte clones in patients with neuroblastoma[J]. Mol Ther，2007，15：825-833.

[55] HIGANO C S，SCHELLHAMMER P F，SMALL E J，et al. Integrated data from 2 randomized，double-blind，placebo-controlled，phase 3 trials of active cellular immunotherapy with sipuleucel-T in advanced prostate cancer[J]. Cancer，2009，115：3670-3679.

[56] HOUOT R，LEVY R. Vaccines for lymphomas：Idiotype vaccines and beyond[J]. Blood Rev，2009，23：137-142.

[57] CARLRING J，SZABO M J，DICKINSON R，et al. Conjugation of lymphoma idiotype to CD40 antibody enhances lymphoma vaccine immunogenicity and antitumor effects in mice[J]. Blood，2012，119（9）：2056-2065.

[58] HUS I，SCHMITT M，TABARKIEWICZ J，et al. Vaccination of B-CLL patients with autologous dendritic cells can change the frequency of leukemia antigen-specific CD8 T cells as well as CD4 CD25 FoxP3 regulatory T cells toward an antileukemia response[J]. Leukemia，2008，22：1007-1017.

[59] MAIER T，TUN-KYI A，TASSIS A，et al. Vaccina- tion of patients with cutaneous T-cell lymphoma using intranodal injection of autologous tumorlysate-pulsed dendritic cells[J]. Blood，2003，102：2338-2344.

[60] DI NICOLA M，ZAPPASODI R，CARLO S C，et al. Vaccination with autologous tumor-loaded dendritic cells induces clinical and immunologic responses in indolent B-cell lymphoma patients with relapsed and measurable disease：A pilot study[J]. Blood，2009，113：18-27.

[61] DESSUREAULT S，NOYES D，TAO T G，et al. Bystander-based immunotherapy for patients with mantle cell lymphoma （MCL）：Proof of principle[J]. Blood，2007，110：192B.

[62] WIERDA W G, CASTRO J E, AGUILLON R, et al. A phase I study of immune gene therapy for patients with CLL using a membrane-stable, humanized CD154[J]. Leukemia, 2010, 24: 1893-1900.

[63] SPANER D E, HAMMOND C, MENA J, et al. A phase I/II trial of oxidized autologous tumor vaccines during the "watch and wait" phase of chronic lymphocytic leukemia[J]. Cancer Immunol Immunother, 2005, 54: 635-646.

[64] LI J, SONG W, CZERWINSKI D K, et al. Lymphoma immunotherapy with CpG oligodeoxynucleotides requires TLR9 either in the host or in the tumor itself[J]. J Immunol, 2007, 179: 2493-2500.

[65] BRODY J, AI W Z, CZERWINSKI D, et al. Clinical and immunologic responses to a novel in situ lymphoma vaccine maneuver: Preliminary results of a phase II trial of intra-tumoral CpG 7909[J]. J Clin Oncol, 2008, 26: 132s. (suppl; abstr 3003)

[66] MORSE M A, HOBEIKA A C, OSADA T, et al. Depletion of human regulatory T cells specifically enhances antigen-specific immune responses to cancer vaccines[J]. Blood, 2008, 112: 610-618.

[67] HODI F S, O'DAY S J, MCDERMOTT D F, et al. Improved survival with ipilimumab in patients with metastatic melanoma[J]. N Engl J Med, 2010, 363: 711-723.

[68] IWAI Y, ISHIDA M, TANAKA Y, et al. Involvement of PD-L1 on tumor cells in the escape from host immune system and tumor immunotherapy by PD-L1 blockade[J]. Proc Natl Acad Sci USA, 2002, 99: 12293-12297.

[69] BERGER C, JENSEN M C, LANSDORP P M, et al. Adoptive transfer of effector CD8 T cells derived from central memory cells establishes persistent T cell memory in primates[J]. J Clin Invest, 2008, 118: 294-305.

[70] WESTIN J R, CHU F, FOGLIETTA M, et al. Phase II safety and efficacy study of CT-011, a humanized anti-PD-1 monoclonal antibody, in combination with rituximab in patients with relapsed follicular lymphoma[J]. J Clin Oncol, 2010, 28: 57s. (suppl; abstr TPS305)

[71] BRODY J D, GOLDSTEIN M J, CZERWINSKI D K, et al. Immunotransplantation preferentially expands T-effector cells over T-regulatory cells and cures large lymphoma tumors [J]. Blood, 2009, 113: 85-94.

# 第三节 红细胞系统疾病诊治进展

## 一、儿童获得性再生障碍性贫血免疫学发病机制研究进展

再生障碍性贫血（aplastic anemia, AA）简称再障，是一组由多种病因所致的骨髓功能障碍，以全血细胞减少为主要表现的综合征。

获得性再生障碍性贫血（acquired aplastic anemia, AAA）是由多种病因、多种发病机制引起，以骨髓有核细胞增生减低和外周全血细胞减少为特征的骨髓衰竭综合征。大部分AAA无明显诱因，其发病涉及免疫调节机制的紊乱。随着对AAA发病机制研究的不断深入，越来越多的研究表明AAA是一种以造血组织为靶细胞的自身免疫性疾病[1]，本文就相关研究重点阐述。

### （一）T细胞亚群表型、数量、活性、受体及其分泌的细胞因子的异常

#### 1.CD4$^+$与CD8$^+$两类T细胞亚群的异常

正常生理状态下，CD4$^+$与CD8$^+$两类T细胞亚群对维持机体的免疫平衡起重要作用。CD4$^+$T细胞根据其调节功能不同分为辅助性T细胞（helper T cell, Th）和抑制性T细胞（suppressor T cell, Ts）；CD8$^+$T细胞根据其分泌的细胞因子谱分为Tc1和Tc2。研究表明，相当一部分AA患者骨髓和外周血T细胞亚群表型、数量、分布以及活化状态均有异常。主要表现为T细胞活化过程中，CD8$^+$细胞毒T细胞（CIL）比例增高，导致CD4$^+$/CD8$^+$比值下降；而CD4$^+$辅助T细胞（Th细胞）分化过程中又出现向Th1细胞漂移的异常分化，导致Th1/Th2比例失衡。例如只存在于Th1细胞中、参与其激活和发育的转录因子T-bet，以及参与由Th1细胞驱动免疫应答的T细胞免疫球蛋白黏蛋白3（TIM-3）及其配体，在AAA患者体内的表达水平均高于正常。Wang等采用单克隆抗体方法检测了24例再障儿童外周血T细胞亚群，结果显示：肝炎后再障CD4$^+$细胞比例下降，CD8$^+$细胞比例增高，CD4$^+$/CD8$^+$比值下降。国内多个对儿童

再障的研究结果也发现了相似的表型异常。表明 T 淋巴胞亚群比例异常参与了再障的发病。

Th1/Th2 平衡失调在自身免疫性疾病发病中的作用日益受到重视，SAA 患者主要表现为分泌 IFN-γ 的 Th1（CD4$^+$，IFN-γ$^+$）细胞功能亢进，介导细胞免疫反应，促进细胞毒 T 淋巴细胞的增殖和细胞毒活性。Kalto 等测定了免疫抑制治疗前后再障患者外周血中 Th1 和 Th2 的变化发现：Th1/Th2 比率失衡，Th1 细胞异常增多而 Th2 细胞变化不大，且在治疗有效的患者中随着造血功能的恢复 Th1/Th2 比率逐渐降低，故认为 Th1 细胞在再障的免疫发病机制中处于主导地位。OH 等认为疾病状态时 T 细胞激活，通过分泌白细胞介素 2，促进 T 细胞向 Th1 分化，导致 Th1/Th2 比率失衡。还有学者提出 AA 的发病机制可能是未知抗原诱发 CD4$^+$细胞向 Th1 细胞偏移分化，而 Th2 细胞代偿不足导致 Th1/Th2 细胞比例失衡，最终使下游效应因子和效应细胞显著增高造成骨髓造血功能衰竭，免疫抑制治疗可抑制 Th1 细胞，恢复 Th1/Th2 比例平衡，从而使造血功能恢复。另外，CD4$^+$细胞对 T 细胞的分化起调节作用：AA 患者 Th 和 Tc 细胞都向 I 型细胞分化，CD4$^+$细胞在这种调节中的作用突出，并通过 Toll 样蛋白受体（toll-like receptor，TLR）发挥其调节作用。TLR 主要分布在单核细胞、淋巴细胞及树突细胞等，它能识别脂蛋白抗原，参与天然免疫反应。TLR 能特异的与其配体结合，通过 NF-KB 途径或经由其他通路导致细胞凋亡。与正常人比较，AA 患者 CD4$^+$细胞的 TLR 基因上调。Zeng 等通过基因芯片的方法研究发现，与正常人相比 AA 患者 CD4$^+$细胞上 TLR 表达增加，其中 TLR1，TLR2 及 TLR6 的表达尤为显著。TLR 活性增加会触发细胞因子的释放，它可诱导 IFN-γ，TNF-α 释放并激活共刺激信号，促使 T 细胞向 Th1 方向分化，Th1/Th2 失衡，诱导 Th1 细胞的适应性免疫应答，这一系列变化均与 AA 的发生相关。Dufour 等观察 12 例再障儿童骨髓和外周 CD4$^+$、CD8$^+$细胞内 γ 干扰素（IFN-γ）、肿瘤坏死因子 a（TNF-α）的表达水平，发现再障儿童骨髓 CD4$^+$和 CD8$^+$细胞内 IFN-γ 和 TNF-α 的表达水平较对照组显著增高，外周血述指标与正常对照组无统计学意义；骨髓单个核细胞（BMMNCs）培养上清液中 IFN-γ 和 TNF-α 的水平增高及骨髓 CD4$^+$，TNF-α$^+$和 CD8$^+$，TNF-α$^+$细胞比例增高与预后不良有关[2,3]。

2.调节性 T 细胞异常

近年来，Tregs 成为研究的一个新焦点。Tregs 被认为是通过抑制自身反应性 T 细胞来控制自身免疫发展的。Tregs 数量减低被认为与自身免疫平衡的破坏和自身免疫性疾病的发展有关。其中转录因子 FOXP3 和 NFAT1 是 Tregs 发挥功能的关键因子。Jun Shi 等对 55 例 AA 患者进行检测，发现所有患者外周血及骨髓的 CD4$^+$，CD25$^+$Tregs 细胞均减低，且外周血的 Tregs 细胞的迁移能力因 CXCR4 的低表达而被削弱，与 CXCR7 无明显关联。Solomou 等研究发现，几乎所有的 AA 患者都伴有 Tregs 的减低，患者体内 FOXP3 蛋白及其 mRNA 表达水平显著降低，NFAT1 蛋白水平降低甚至缺失。通过转染质粒编码的野生型 NFAT1 可使原本具有 FOXP3 缺陷（即 CD4$^+$，CD25$^+$FOXP3-T 细胞）的患者 FOXP3 表达增加。同样，由于 NFAT1 对 CD4$^+$，CD25$^+$T 细胞的影响使得当 NFAT1 表达减低时，FOXP3 的表达也减低。该研究结果表明，AA 患者低 FOXP3 表达以及 Tregs 的减低，可由 NFAT1 蛋白减低所致。Chen 等通过对免疫介导的 AA 小鼠模型研究发现，给予输注 Tregs 可以使其避免全血细胞减少的发生。这些均证明 Tregs 缺陷与自身骨髓衰竭相关[4-6]。

3.T 细胞受体的异常

正常人外周血 T 淋巴细胞表达所有的 TCR Vβ 亚家族，而再障患者会有某些 TCR Vβ 亚家族的优势扩增，形成寡克隆 T 细胞亚群。AA 患者 TCRVβ 亚家族的这种倾向性分布可能是细胞免疫功能紊乱所致。Risitano 通过流式细胞仪分析了 54 例再障患者 TCRVβ 亚家族基因片断的取用和扩增情况指出，几乎所有患者均可见 TCR Vβ 亚家族的单克隆扩增。Kook 等分析了初治患者 TCR Vβ 亚家族的分布及克隆性指出，每个患者总有 1～3 个不等的 Vβ 家族转录本呈强烈扩增。50%以上的患者 Vβ6，Vβ14-16，Vβ21，Vβ23，Vβ24 表达率增高，70%以上 HLA-DR2$^+$的患者 Vβ15，Vβ21，Vβ24 表达率增高，表明多种异常扩增的寡克隆 T 淋巴细胞参与了再障的免疫学发病机制。这些异常扩增的 T 淋巴细胞克隆，一方面取代了多克隆 T 淋巴细胞，另一方面识别并杀伤 CD34$^+$造血细胞，从而使骨髓造血功能衰竭。目前认为多克隆的 T 淋巴细胞被高度扩增的寡克隆 T 淋巴细胞所取代是从发病起始阶段开始并为主要致病病因。再障患者的单克隆造血反映了造血干细胞池的耗竭。Zeng 报道 5 例人类白细胞抗原（HLA）-DRB1*15（+）成人再障患者的骨髓均存在多个 TCR Vβ 亚家族 T 细胞的克隆性增殖，对其中 1 例进行了骨髓活化淋巴细胞克隆培养，建立了大量的 CD4$^+$和 CD8$^+$T 细胞克隆，CD4$^+$T 细胞克隆呈 Th1 分泌型，可溶解自身的 CD34$^+$细胞和抑制自身造血祖细胞的集落形成，多数 CD4$^+$T 细胞克隆属于 Vβ5 亚家族，具有相同的核苷酸系列，并在另外 4 例患者中检测到相同的系列，正常对照组未检出，提示遗传背景相同的再障患者可能存在"共同"的刺激 T 细胞克隆性增殖的自身抗原。该作者进一步研究了再障患者骨髓 CD4$^+$，CD8$^+$T 细胞的基因表达谱，其中编码细胞因子/趋化因子、转录调节因子和细胞黏附因子的基因表达异常，而且 CD4$^+$T 细胞的 TLR，CD8$^+$T 细胞的杀伤细胞免疫球蛋白样受体（killer-cell Immunoglobulin-like receptors，KIR）基因表达增加，提示再障患者存在天然免疫和特异性免疫功能的活化。de Vries 等对再障儿童患者的研究得出相似结果。有研究发现再障患者体内占优势的 Vβ 的分布规律：CD4$^+$Vβ 亚家族中，仅有 38% 存在偏移曲线且主要是 CDR3 的多克隆分布；相对的 CD8$^+$Vβ 亚家族中，有 82%存在偏移曲线并多为 CDR3 的寡克隆分布。由此可推测，多克隆 T 细胞被高度扩增的寡克隆淋巴细胞取代是 AA 发病起始阶段的主要致病原因之一，CD8$^+$CTL 是导致骨髓衰竭的主要的效应细胞，这些细胞的增殖可能由自身细胞抗原以共同的机制诱导。美国国立卫生研究院（National Institutes of Health，NIH）的 Macieiewski 研究组对骨髓造血衰竭进行了多项有关 TCR 的研究，CDR3 受体库分析表明，免疫介导骨髓衰竭存在少数 Vβ 类型的过表达以及选择性 CDR3 作用，大约 10%Vβ 家族出现扩增；CDR3 大小类型的明显偏颇更常见于 CD8$^+$T 细胞，与 CsA 依赖性再障相关，且 HLA-DR 多为 DRBl*1501；免疫优势 T 细胞克隆经免疫抑制治疗（IST）可恢复正常，但多不能消失，可能与再障停用 IST 后高复发有关。有研究发现患者显著的 CDR3 谱型偏颇仅见于骨髓 T 细胞，虽可作为再障为器官特异性自身免疫疾病的又一有力证据，但与多数研究结果并不一致，也不能合理解释抗胸腺细胞球蛋白（anti-thymocyte globulin，ATG）对于再障的良好疗效。迄今为止，Vβ 和 CDR3 免疫优势克隆分析主要用于阐明造血衰竭是否存在免疫优势 T 细胞克隆，而与临床相关性研究尚不充分[7]。

### 4.细胞因子的异常

IFN-γ 主要由 T 细胞、NK 细胞分泌，可增强抗原递呈细胞和 T 细胞的相互作用，促进 T 细胞增殖，损伤造血祖细胞。IFN-γ 主要是通过阻止细胞周期的进行抑制造血。此外，IFN-γ 和 TNF-α 均可上调 CD34$^+$细胞上的 Fas 受体，通过 Fas/FasL 增强细胞对凋亡的敏感性，诱导造血干/祖细胞过度凋亡。最近研究表明，外周血和骨髓 T 淋巴细胞中 IFN-γ 水平可用于预测再障患者免疫抑制治疗的反应和监测疾病的复发，并通过对比发现 IFN-γ 较 T 细胞亚群或 HLA-DRBl*1501 基因有更高的特异性和敏感性，亦证明 IFN-γ 在再障发病中的重要作用。对再障患者骨髓 CD34$^+$造血细胞基因表达谱进行分析，随后利用 IFN-γ 诱导正常 CD34$^+$造血细胞，发现诱导后的正常 CD34$^+$细胞基因表达谱与再障患者 CD34$^+$细胞基因表达谱相似，显示 IFN-γ 在 AA 发病过程中起重要作用。Sloand 等发现，51%重型再障患者外周血 T 细胞 IFN-γ 水平增高，淋巴细胞胞质高表达 IFN-γ 的患者对 IST 反应好，反之则疗效差；IST 治疗后随着高表达 IFN-γ 的淋巴细胞数量减少，患者病情缓解；治疗后 IFN-γ 表达转阴，患者造血恢复，表达再次转阳后疾病复发。国内研究也得到类似结果。淋巴细胞胞质 IFN-γ 表达动态监测是目前已知最好的预测再障 IST 疗效及复发的参数，这种良好的相关性为 IFN-γ 所起的重要作用提供了实证。T 细胞转录因子（T-box expressed in T cel1，T-BET）是转录因子 T-box 家族中的一员，作为专一性的 IFN-γ 基因的反式激活剂，它能特异性地促进 Th0 向 Th1 分化并抑制 Th0 向 Th2 分化，并诱导已分化的效应性 Th2 重新向 Thl 转化，是 Thl 细胞分化和发挥功能的关键性调节因子。再障患者的 T 细胞上存在 T-BET 蛋白的高表达，T-BET 能够在无任何前期刺激的情况下直接与 IFN-γ 的启动子结合，诱导其转录。T-BET 的高表达与细胞内 IFN-γ 和 IL-2R 水平相关，还与疾病的严重程度相关。

TNF-α 是一种重要的促炎因子及免疫调节因子。正常情况下 TNF-α 可通过诱导凋亡清除衰老病变细胞，但在病理情况下可引起正常细胞过度凋亡而产生病理变化。有研究报道 8 例正常人和 6 例患者，加入粒细胞巨噬细胞集落刺激因子（granulocyte-macrophage colony stimulating factor，GM-CSF）的正常和患者长期骨髓培养过程中检测细胞上清液 TNF-α 的水平发现：正常对照最初和 5 周后 TNF-α 水平均较低（浓度中位数为 7.3 pg/mL），而再障患者基础 TNF-α 水平较高（浓度中位数为 49.6 pg/mL），加入 GM-CSF 后 TNF-α 水平更是明显升高（浓度中位数为 135.4 pg/mL）。表明患者外周血单个核细胞产生 TNF-α 水平，在自发状态下和经刺激后均明显高于正常对照组。TNF-α 水平与造血功能呈反向关系，提示 TNF-α 可抑制造血。临床研究证实，再障患者在未接受 IST 前骨髓中 CD34$^+$T 细胞内的 TNF-α 和 IFN-γ 均明显高于正常，而在使用 ATG 及环孢素治疗 180 d 后，二者的水平均有一定程度下降。

大量实验研究均证实，再障患者骨髓及外周血中 IFN-γ，TNF-α，IL-2，IL-8，IL-17 等造血负调控因子活力明显高于正常人水平。同时，因机体的负反馈作用，SCF，IL-3，GM-CSF 等造血正调控因子的表达也有增高，而相比之下负性因子作用远 > 正性因子，最终表现为造血负调控，骨髓造血能力减低。研究还发现正常 CD34$^+$细胞中 FAS 抗原仅少量表达，而当 CD34$^+$细胞与 IFN-γ 和（或）TNF-α 在体外长期培养体系中共同培养时，CD34$^+$细胞的 FAS 抗原表达上调。

细胞因子的异常也存在基因多态性。Gidvani 等采用 PCR-RFLP 法检测 73 例再障患者 6 种不同细胞因子基因单核苷酸多态性并与正常人群比较，发现 TNF-α/-308 AA 及 IFN-γ/-874TT 高产率型基因频率明显增高（10.9% 与 1.8%～2.5%，36.9% 与 12.5%～20.7%）。这与 AAA 患者外周血和骨髓 TNF-α、IFN-γ 和 IL-2 增多，Thl 型免疫异常相一致，推测 TNF-α 和 IFN-γ 高产率多态性基因型与 AA 遗传易感性有关。Dufour 等检测 67 例 AA 患儿 IFN-γ 基因 1349 位点二核苷酸变数重复（variable number of dinucleotide repeat，VNDR）多态性，结果高产率 IFN-γ 基因型（CA）12-12 基因频率明显高于正常对照组（P=0.005），表明该基因型与白种人 AA 的发生显著相关。这些均提示细胞因子高产率多态性基因型可能是 AA 易感基因[8,9]。

### 5.T 细胞的异常活化

研究发现，AA 时 T 淋巴细胞处于异常活化状态，这种活化状态的 T 淋巴细胞的增加可能是 AA 免疫学发病机制的生物学基础。CD28 是持续表达于 T 淋巴细胞表面最重要的共刺激分子之一，能够通过与抗原呈递细胞表面的配体 B7 分子结合增强 T 细胞的增殖，促进细胞因子的分泌，是 T 淋巴细胞活化最基本的共刺激信号。而当 T 淋巴细胞活化后，可诱导表达另一共刺激分子 CTLA-4（T 淋巴细胞表面分子，参与维持免疫耐受），通过与 B7 分子结合发挥负性调节作用，抑制 T 淋巴细胞的免疫应答。实验表明，AA 时外周血 CD28 水平增高而 CTLA-4 表达降低。因而推测 CD28 表达增加，T 淋巴细胞过度激活，而 CTLA-4 未及时发挥负性调节作用可能是 AA 时 T 细胞功能异常的重要原因之一。

CD69 是 T 细胞激活标志，重型再障（SAA）患者 CD4$^+$和 CD8$^+$细胞及慢性再生障碍性贫血（Chronic Aplastic Anemia，CAA）患者 CD8$^+$细胞在受植物血凝素（phytohaemagglutinin，PHA）刺激前 CD69 表达率高于正常对照，受 PHA 刺激后 CD69 表达率更高，尤以 CD8$^+$细胞群变化明显，说明 AA 患者的 T 细胞处于预激活状态，对外来刺激的激活潜能大。Thl、Tcl 细胞分泌 I 型因子 IFN-γ 和 IL-2，Th2，Tc2 细胞分泌 II 型因子 IL-l0 及 IL-4，两型细胞通过各自分泌的细胞因子互相抑制，比如 IL-10 有抑制 IFN-γ 和 TNF-α 的作用[10]。

### 6.NKT 细胞

NKT 细胞是一种特殊类型的 T 细胞，同时表达 NK 细胞和 T 细胞标记，具有较为恒定的 TCR-α 和独特的 CDld 限制性，通过调节 Thl 和 Th2 细胞发育参与免疫调节，在诱导免疫耐受过程中起重要作用。NKT 缺陷与多种人类自身免疫性疾病有关。Iizuka 等研究了影响 NKT 细胞在体外扩增的相关因素，发现 IL-4 促进 NKT 细胞扩增，而 IFN-γ 则抑制其扩增。Wang 等通过提取骨髓单个核细胞内的 NKT 细胞，观察其在体外经 α-半乳糖神经酰胺以及 rhG-CSF 共刺激后数量及质量的变化，发现大部分活化的 NKT 细胞内表达 IL-4，部分 NKT（natural killer T）细胞表达 IFN-γ。与健康对照组相比，AA 患者 NKT 细

胞经 α-半乳糖神经酰胺刺激后扩增的活性被部分抑制，出现大量 IFN-γ NKT 细胞，说明 AA 患者体内 NKT 细胞活性减低，免疫耐受遭破坏而导致 AA 发病[11]。

### （二）NK 细胞在 AA 发生、发展及预后中的作用

NK 细胞具有抗感染、抗肿瘤、免疫调节和调节造血的功能。临床上发现部分 AA 患者 NK 细胞（CD3-，CDl6+，CD56+细胞）活性降低，其与 AA 发病的因果关系至今尚不明确。NK 细胞活性减低或缺陷者，易发生多种病毒感染，而病毒感染亦可致 NK 细胞活性下降，进一步使得病毒在体内扩散并出现持续感染而诱发 AA。也可能因为 AA 患者骨髓造血功能紊乱及血清中 NK 细胞活性抑制受体增加而造成 NK 细胞活性减低。NK 细胞在再障发病机制中的作用仍需进一步探索[12]。

### （三）B 细胞介导的体液免疫异常

尽管大量证据表明再障是一种 T 细胞介导的自身免疫性疾病，但至今还没有明确的目标自身抗原被发现。通常自身抗原不仅引起 T 细胞克隆性增殖和细胞免疫功能紊乱，同时也可引起 B 细胞介导的体液免疫紊乱。Hirano 等采用重组 cDNA 表达文库的血清学分析技术，用 AA 患者血清对人类胎肝 cDNA 文库进行筛选，发现 kinectin 可能为 AA 患者体内的一种自身抗原，同时也证明 AA 患者体内存在体液免疫异常。近年又发现 3 种新的 AA 潜在靶抗原：PMS1，DRS-1 和膜突蛋白。PMSl 蛋白由 DNA 错配修复基因编码，表达于包括造血细胞在内的多种组织。Himno 等在 30 例日本 AA 患者血清中检测到 3 例存在抗 PMSl 抗体，阳性率为 10%，而在 18 例美国 AA 患者、35 名正常对照及 20 例多次输血的非 AA 患者血清中则未检测到该抗体。在以 AA 患者血清筛查 UT-7 cDNA 文库表达蛋白时发现 DRS-1 蛋白可能为具有 HLA-DRBl*1501 表型和 PNH+AA 患者的自身抗原。DRS-1 在髓系白血病细胞系和健康人 CD34+细胞中高表达，且抗 DRS-1 抗体阳性的 AA 患者外周血中存在特异性识别 DRS-1 抗原的 T 细胞前体细胞。Feng 等研究发现 DRS-1 抗体主要表达于 PNH+的造血衰竭患者，71 例 PNH+AA 患者中 27 例（38%）和 13 例 PNH+MDS 患者中 5 例（38.5%）血清抗 DRS-1 抗体阳性，而 32 例 PNH-AA 和 42 例 PNH-MDS 患者中该抗体阳性率仅为 6.3%和 0；IST 对血清抗 DRS-1 抗体阳性的患者反应好，11 例抗体阳性患者全部有效，而 11 例抗体阴性患者仅 6 例有效。Takamatsu 等应用 ELIsA 法检测 67 例 AA 患者血清，43 例 PNH+AA 患者中有 20 例（47%），24 例 PNH-AA 患者中有 5 例（21%）检出高滴度抗膜突蛋白抗体，表明抗膜突蛋白抗体与 AA 伴 PNH+相关。进一步研究发现，68%抗 DRS-1 抗体阳性者血清中同时存在抗膜突蛋白抗体，而抗 DRS-1 抗体阴性者仅 27%可检测到抗膜突蛋白抗体，两者明显相关（P=0.007）。提示和抗膜突蛋白抗体一样，抗 DRS-1 抗体也与 AA 伴 PNH+相关。至少携带抗膜突蛋白抗体、抗 DRS-1 抗体和 PNH+三种标记之一的 28 例 AA 患者，IST 治疗反应率为 85%，而 2 例不携带这种标记的患者均无效[13]。

### （四）结语

综上所述，儿童 AA 的发病机制极其复杂，免疫异常是特发性获得性再障患儿骨髓造血功能衰竭的主要环节，其中主要为 T 细胞，尤其是近年引起关注的调节性 T 细胞所介导的细胞免疫异常不容小视。除此以外，NKT 细胞、NK 细胞以及由 B 细胞所介导的体液免疫，在 AA 发生、发展及预后中也起着关键作用。同时基因的遗传易感性在 AA 患儿免疫异常的发生发展中起到了协同作用。我们相信，随着免疫学、遗传学等研究的不断深入，新的 AA 免疫因素将不断被发现，更加细致的 AA 免疫网络将不断被揭示，更加有效的新的治疗手段将不断问世，儿童 AA 的治疗前景一定会越来越好。

## 二、端粒异常与先天性骨髓衰竭疾病

2009 年，Elizabeth Blackburn、Carol Greider 以及 Jack Szostak 因揭示了端粒和端粒酶对染色体的保护作用而获得了诺贝尔生理学或医学奖。其实 1983 年以发现玉米的转座子而获得诺贝尔奖的 Barbara McClintock 女士早在 1939 年就注意到：染色体的自然末端不同于非正常的 DNA 断裂末端，它应该有一个特殊的结构来避免染色体之间的相互融合。在逐渐明晰了染色体末端特殊结构的概念之后，人们给

了它一个专有名称-端粒（telomere）。1978 年，Elizabeth Blackburn 利用实验推断四膜虫的端粒是由许多重复的 5'-CCCCAA-3'六个碱基序列组成的。1984 年，Carol Greider 和 Elizabeth Blackburn 证明了有一种"酶"来延伸端粒 DNA。这种酶后来被命名为"端粒酶"（telomerase），并阐明了端粒酶的结构。1998 年，Dokal 等在 X 连锁先天性角化不良中发现 DKC1 基因的突变。1999 年，Mitchell 和 Collins 证明 *DKC1* 基因编码的蛋白 dyskerin 是端粒复合体的成分，使得端粒缩短与人类疾病联系起来。随后，与端粒维持有关的其他基因的突变在其他形式的先天性角化不良中被发现（见表 7-3-1）。除了遗传性骨髓衰竭综合征（inherited bone marrowfailure syndromes，IBMF）外，端粒缺陷与获得性再生障碍性贫血（AAA）、肺纤维化、肝病（肝硬化）和肿瘤发生有关。端粒酶缺陷时，可能通过染色体末端丢失和断裂-融合-桥增加基因组损伤，染色体损伤细胞若逃脱凋亡，则可能发生癌变。端粒在从炎症向肿瘤的转换中起核心作用，如再生障碍性贫血向克隆演变、溃疡性结肠炎向肠癌和 Barrett's 食管向食管癌的转化。加速缩短的端粒与人类造血干细胞移植后慢性移植物抗宿主病相伴随。1987 年，St George's 医院首次在近 1/3 的 AA 患者中检测到端粒缩短，并且端粒缩短的患者病程更长，更易并发克隆演变。本节重点阐述近年来端粒和端粒酶异常与骨髓衰竭性疾病的相关性研究[14]。

**表 7-3-1 伴有端粒缩短的骨髓衰竭综合征及遗传学改变**

| 疾病 | 基因 | 染色体位置 | 蛋白，KDa | 功能 | 其他 |
|---|---|---|---|---|---|
| 先天性角化不良 | | | | | |
| X 连锁 | DKC1 | Xq28 | 57 | 可能为假尿嘧啶合成酶 | 与具有 H/ACA 盒的 snoRNA 结合 |
| 常染色体隐性遗传 | TERC | 3q21-28 | - | 端粒逆转录酶的 RNA 模板 | 具有 H/ACA 盒 |
| | TINF2 | 14q12 | 40 | 保卫蛋白复合体 | |
| 常染色体显性遗传 | NOP10 | 15q14-q15 | 10 | H/ACAsnRNP 基因家族成员 | rRNA 加工和修饰 |
| | TERT | 5p15.33 | 130 | 延长端粒 | |
| Shwachman-Diamond 综合征 | | | | | |
| >90%患者 | SBDS | 7q11 | 29 | 可能与 rRNA 加工有关 | |
| Fanconi 贫血 | FANC-A~N | - | 42~380 | DNA 修复，DNA 损伤应答的 FA 途径 | 8 个蛋白形成核复合体 |
| 获得性再生障碍性贫血 | | | | | |
| 约 4%患者 | TERC | 3q21-28 | - | 端粒逆转录酶的 RNA 模板 | 具有 H/ACA 盒 |
| 约 4%患者 | TERT | 5p15.33 | 130 | 延长端粒 | |
| 约 5%患者 | SBDS | 7q11 | 29 | 可能与 rRNA 加工有关 | |
| <1%患者 | TERF1 | 8q13 | 50 | 保卫蛋白复合体 | |
| <1%患者 | TERF2 | 16q22.1 | 55 | 保卫蛋白复合体 | |

### （一）端粒的结构与功能

#### 1.端粒的结构

端粒（telomere）是位于真核生物细胞染色体的末端的 DNA/蛋白质复合物，保护染色体末端不被降解和重组，阻止染色体末端融合，从而维持染色体的完整性和稳定性。人类细胞端粒包括 5~15 kb 串联重复的 DNA 序列（前导链 TTAGGG，后随链 CCCTAA）及其结合蛋白。细胞每次分裂，染色体末端丢失 50~200 bp。不同个体及同一个体不同类细胞中，端粒长度具有显著的差异。

（1）端粒 DNA 的结构。端粒 DNA 由两条长短不同的 DNA 链构成，一条富含 G 碱基，另一条富含 C 碱基。富含 G 碱基的链 5'到 3'指向染色体末端，此链比富含 C 碱基的链在其 3'末端多出 12~16 个核苷酸的长度，即 3'悬挂链（3' overhang strand），这一突出的单链通过单链之间或单链内 G-G 碱基配对，形成四链体 DNA。另一种假说认为富含 G 碱基的单链可自身反折，通过 G-G 配对，形成稳定的发夹结构，四联体和发卡结构都与端粒 DNA 的保护功能有关。

（2）端粒结合蛋白的结构。端粒结合蛋白包括端粒酶、保卫蛋白复合体（shelterin）和非保卫蛋白。已确定人类细胞中有 6 种端粒保卫蛋白：端粒重复序列结合因子 1（telomeric repeat-binding factor 1，TRF1），端粒重复序列结合因子 2（TRF2），TRF1 相互作用核蛋白（TIN2），端粒保卫蛋白 1（protection of telomeres 1，POT1），TPP1 和 RAP1，分布在染色体端粒上，能保持端粒结构的相对稳定。非保卫蛋白有 DNA 修复蛋白等，分布不局限在端粒上。这 3 种端粒结合蛋白协同参与端粒动态平衡的维持和调节。

（3）端粒的 T 环和 D 环假说。1999 年，Griffith 等提出端粒结构的 T 环和 D 环假说。端粒的 3'突出末端侵入到端粒重复序列后形成 T 环（T-loop），同时通过单链 G 尾的 TTAGGG 在环的端口内侧与 CCCTAA 碱基互补形成 100~200 碱基对的 D 环（D-loop）。T 环为端粒的保护作用提供了一个结构基础，当端粒缩短到一定长度时就无法形成 T 环，使染色体失去了端粒的保护。

**2.端粒的功能**

（1）解决 DNA 复制过程中的"末端复制问题"。DNA 不对称复制过程中，DNA 多聚酶需要 RNA 引物提供 3'羟基才能起始 DNA 复制，随着 DNA 多聚酶沿着模板链延伸，引物解离，染色体末端形成的单链易被降解，新合成的 DNA 链要比模板链短一些，结果随着细胞的每次分裂，染色体都会缩短一些，由此产生"末端复制问题"。端粒酶通过提供一个重复的模板以酶促的方式使端粒维持一定的长度，从而避免有丝分裂过程中遗传信息的丢失。

（2）作为"帽子"保护染色体。包被端粒重复序列及其结合的保护蛋白可作为分子信号防止细胞 DNA 修复复合体错把端粒当成 DNA 双链断裂，而发生染色体融合、重组及降解，维持其完整性。

（3）参与细胞周期和细胞凋亡的调节。当端粒过短时，端粒发出停止增殖、衰老和凋亡的信号，过短的端粒募集双链 DNA 断裂信号，如磷酸化组蛋白 H2AX 和 DNA 损伤检测点因子（checkpoint factor），通过 ATM 活化 p53，上调细胞周期抑制蛋白 p21，阻滞细胞周期停留在 G1 期，最终导致细胞停止增殖并凋亡。如果保护机制（如抑癌基因 TP53）失活，细胞将持续增殖，端粒变得极短并功能异常，发生末端融合等，最终导致染色体不稳定。

**3.端粒结构的维持**

端粒长度的维持需要端粒酶的存在。端粒酶是一种核糖核蛋白酶（ribonucleoprotein，RNP），具有逆转录酶的功能，能以自身 RNA 为模板合成端粒 DNA，从而维持端粒长度，调节细胞分裂与增殖，使细胞保持稳定状态。真核生物端粒酶主要由 3 种组分各两拷贝组成——逆转录酶组分（telomerase reverse transcriptase，TERT）、端粒酶 RNA 组分（telomerase RNA component，TERC）和其他对这一复合体起稳定作用的相关蛋白（dyskerin，NHP2，NOP10，GAR1）[15]。

TERC 分子是合成端粒重复序列的模板，各物种间 TERC 分子一级结构相差很大，编码人类 TERC 分子的基因的位于 3p6.3 区，长度 451 个核苷酸，由模板区和非模板区构成，模板区定位于第 46~56bp 的 11 个核苷酸上，TERT 以该区域为模板在前导链的 3'羟基末端合成端粒 DNA 的 TTAGGG 六核苷酸重复序列。TERC 分子共 7 个保守的区域（CR1-CR7），所构成的二级结构包括 4 个功能区——假结节区，CR4-CR5 区，H/ACA 盒和 CR7，前两者共同构成了 TERC 分子的活性中心[16]。

TERT 是一种逆转录酶，人类 TERT 基因为单拷贝基因，总长度约为 40kb，定位于染色体 5p15.33 区。TERT 在分子进化上具有相对保守的结构域，其分子由 N 端结构域、逆转录酶区、C 端结构域三部分构成。N 端结构域参与 TERT 与 TERC 的结合过程，C 端结构域参与端粒复制时核苷酸的延伸过程，逆转录酶区具有高度保守序列，位于分子的中心部位，具有逆转录酶的催化功能。TERT 启动子区含有雄激素受体元件。

端粒酶的活性可以在 TERT 和 TERC 的转录、mRNA 剪切、成熟以及修饰等不同分子水平受到调节。除了延长端粒外，端粒酶可能还有其他功能。如端粒酶在成年小鼠被动员的干细胞中过表达，通过调节 Wnt-β-catenin 信号途径，在不延长端粒的情况下，诱导干细胞增殖[16]。

保卫蛋白复合体在端粒长度的调节中也各自起特殊作用。TRF1，TRF2 通过其 myb 结构域与端粒的重复序列相结合。有实验显示 TRF1 过度表达可使端粒逐渐缩短，推测其对端粒长度起负性调节作用；TRF2 与其相关蛋白 RAP1 共同作用维持端粒长度。TRF2 纯合突变的患者及 TRF2 基因敲除小鼠，易发生染色体末端融合的损伤反应。体外实验证实 TRF2 随老化其表达上调。POT1，TPP1 可保护端粒的 3'悬挂链。POT1 末端含有 2 个寡糖结合折痕区域（OB-fold），可以高亲和力识别端粒单链序列，而 TPP1 与调控 POT1 的靶向作用；TPP1 与 POT1 形成的异二聚体增强了其与端粒序列的结合能力，并可以通过恢复并激活端粒酶活性来调节端粒长度。TRF1，TRF2 与 POT1 通过 TIN2 及 TPP1 的作用，结合在一起形成端粒蛋白复合体。当缺乏 TIN2 时，只能形成较小的端粒亚成分，故推测 TIN2 也是端粒的必要成分[14]。

**4.端粒长度和端粒酶活性的测定方法**

端粒长度检测方法目前主要分为两类。一类是以 PCR 技术为基础，一类以 FISH( fluorescence in situ hybridization )技术（即非放射性原位杂交技术）为基础。前者包括通过 Southern blot 进行末端限制性片段( terminal restriction fragment, TRF )长度分析、以单分子 PCR 技术为基础单端粒长度分析( STELA )、Q-PCR 及以这一技术为基础的单染色体多重 Q-PCR（MMQ-PCR）；后者包括定量荧光原位杂交（Q-FISH）、流式细胞-荧光原位杂交（Flow-FISH）。TRF 广泛用于分析端粒结构，后来的新方法都以其为标准对照。Q-FISH 可以在单个细胞水平使标记的寡核苷酸探针结合端粒序列，进而定量分析端粒长度。Flow-FISH 是用异硫氰酸荧光素标记的核酸肽探针与细胞端粒 DNA 重复序列进行杂交，通过流式细胞仪检测荧光强度分析端粒长度，适用于大量的细胞标本，可以分析不同细胞群及处于不同细胞周期的端粒，通过引入内参细胞能提高了测量的准确性[17]。通过测量提取的端粒酶向互补的底物添加核苷酸六聚体的能力来测量端粒酶活性。通过转染特定的缺乏 TERT 和 TERC 的细胞系，能够检测基因突变后对酶活性的影响[17]。

**（二）端粒与骨髓衰竭性疾病**

由端粒结构和修复缺陷导致的造血功能障碍临床表现多样。发病年龄可以从出生到老年，临床症状轻重程度不等，可从无症状到严重的全血细胞减少，亦可能伴有其他系统畸形。端粒突变是遗传的，但基因外显率有很大差异，甚至在家系中也是如此。

**1.端粒与先天性角化不良**

端粒与先天性角化不良（dyskeratosis congenital，DC）是一种临床表现和遗传具有异质性的疾病，典型的 DC 表现为骨髓衰竭、皮肤黏膜三联征（指甲发育不良、皮肤点状色素沉着、口腔黏膜白斑）和肿瘤易感性，实验室检查发现端粒长度缩短。其他系统的异常包括肝和肺病、毛发和牙齿的脱落、骨质疏松及胃肠、泌尿生殖、神经系统和眼的异常。DC 患者临床变异大，甚至同一家系内的患者临床表现也不同，同一患者可能有表 7-3-2 所列多种异常[18]。皮肤黏膜症状在婴儿期就可表现出来，骨髓衰竭和上皮肿瘤多发生在 10~20 岁，至 30 岁时，总体上有 80%~90%的患者表现出骨髓异常，需注意的是 DC 发病年龄分布广，从新生儿到老年均可发病。除了与骨髓衰竭有关，还与 MDS 和白血病有关，骨髓衰竭是其主要死因。

所有典型的 DC 患者的突变基因均为编码端粒酶复合体的成分。根据遗传学改变可分为三类：X 染色体隐性遗传，由编码 dyskerin 的 DKC 基因突变所致，多在幼年发病，男孩多见，病情重，具有 DC 的典型症状；常染色体显性遗传，由 TERC 或 TERT 的杂合突变导致，多在成年后发病；常染色体隐性遗传，是由其他基因突变导致。近 40%的患者可检测到 DKC、TERC 或 TERT 基因突变。Hoyeraal-Hreidarsson syndrome 是一种尤其严重的 DC 的变异，表现为进行性的全血细胞减少、小头畸形、共济失调神经系统症状、幼儿生长发育迟缓[18]。

表 7-3-2　DC 相关的临床特点/异常

| 临床特点/异常 | 所占病人比例/% | 临床特点/异常 | 所占病人比例/% |
|---|---|---|---|
| 经典/常见 | | 食管狭窄 | 16.9 |
| 皮肤黏膜三联征 | | 头发早白及睫毛脱落/白化/稀疏 | 16.1 |
| 异常色素沉着 | 89 | 多汗症 | 15.3 |
| 指甲发育不良 | 88 | 肿瘤 | 9.8 |
| 黏膜斑白 | 78 | 宫内发育迟滞 | 7.6 |
| 骨髓衰竭 | 85.5 | 肝病/消化系统溃疡/肠下垂 | 7.3 |
| 其他特点 | | 共济失调/小脑发育不良 | 6.8 |
| 眼睑畸形和泪溢症 | 30.5 | 性腺机能减退/隐睾 | 5.9 |
| 学习困难/发育迟缓/智力低下 | 25.4 | 小头畸形 | 5.9 |
| 肺病 | 20.3 | 尿道狭窄/包茎 | 5.1 |
| 身材矮小 | 19.5 | 骨质疏松/无菌性坏死/脊柱侧弯 | 5.1 |
| 广泛的龋齿/损失 | 16.9 | 耳聋 | 0.8 |

（1）X 染色体相关 DC。X 染色体相关 DC 多在幼年发病，男孩多见，病情较常染色体遗传者重，具有 DC 的典型症状，肿瘤易感性高，尤其是头颈鳞状上皮癌、皮肤癌、直肠癌和急性髓系白血病风险显著增高。突变基因为 DKC，编码角化不良蛋白（dyskerin）。角化不良蛋白在酵母 Cbf5，大鼠 NAP57，果蝇 mfl，小鼠 Dkc1 中高度保守。角化不良蛋白具有两个与 DC 有关的结构域：位于 aa107-207 位的 TruB 催化结构域和位于 aa296-371 位的 PUA 结构域。TruB 催化结构域与细菌、酵母的假尿嘧啶合成酶同源，而 PUA 结构域推测是 RNA 结合结构域，在与 H/ACA 和端粒酶 RNAs 结合中起作用。角化不良蛋白是 H/ACA 家族的主要成分之一，是一种假尿嘧啶化的小核仁蛋白，影响包括核糖体 RNA 加工、核糖体组装、结合中心粒和微管等多种细胞功能。它是与小分子核仁核糖核蛋白（snoRNP）粒子中的核仁小 RNA（snoRNA，如 TERC）结合的蛋白之一。snoRNP 在核仁中对刚转录出来的 RNA 进行编辑，与调节新合成的核糖体 RNA 特殊残端及加工大的新 rRNA 转录形成成熟的 18S 和 28SrRNA 有关。目前认为角化不良蛋白与 snoRNP 参与的 rRNA 加工有关。DKC 的突变主要是错义突变。研究发现，TERC 实际上就是 snoRNA 的一个功能区，因此，dyskerin 与端粒复合物有关。角化不良蛋白突变主要导致 rRNA 加工缺陷，还是端粒酶活性缺陷，还是两者兼有之？对小鼠、酵母、果蝇模型研究认为 DC 与 rRNA 加工缺陷有关，因为上述模型均表现为生长发育异常、假尿嘧啶化缺陷、rRNA 加工速度减慢、部分 H/ACA snoRNA 累积。但人类细胞研究认为 X 连锁的 DC 发病主要是由于端粒酶缺陷，证据包括：DKC1 突变的细胞系无 snoRNA 累积或假尿嘧啶化缺陷或 rRNA 加工速度减慢表现，但 TERC 累积的下降和端粒酶活性下降明显[19,20]。

最近的一项研究发现功能异常的角化不良蛋白影响具有内部核糖体进入位点序列( internal ribosome entry site sequences，IRES 序列）基因的翻译。这一作用在内源性 IRES 介导的基因和构建的含 IRES 序列病毒载体转染的具有 DKC1 突变的人类细胞中均被证实，提示 DKC1 突变的细胞核糖体缺陷。因为一些抗凋亡蛋白和抑癌蛋白是由 IRES 序列翻译而来，所以这类 DC 患者的肿瘤易感性较高可能与此有关。上述研究提示异常的角化不良蛋白可能通过影响多个途径导致 DC[21]。

（2）常染色体显性遗传 DC（AD-DC）。通过基因筛查发现常染色体显性遗传家系的 TERC 杂合突变，NOP10，NHP2 和 TERT 的纯合突变。最近，在常染色体显性 DC 中发现了 TINF 基因突变，这一位于保卫蛋白复合体中的蛋白的丢失导致极短的端粒，但端粒酶活性正常。大多数 AD-DC 是由于 TERC 基因突变造成的，且大多数突变位于假结节结构域，但临床表现迥异。突变导致半倍体剂量不足，从而降低端粒酶功能，进而逐渐破坏端粒。

TERT 的杂合突变在 AD-DC 中只占很小一部分。AD-DC 家系具有遗传早现性，可能与生殖细胞端粒修复不成功有关。目前尚未发现突变与表型无特定的联系，但是端粒缩短的程度（如 Hoyeraal-Hreidarsson 综合征）与临床症状呈正相关。

　　上述研究提示这类 DC 是由端粒保护或修复机制缺陷导致。但在大多数 DC 综合征的患者中尚未发现基因缺陷，提示这一途径的复杂性。

　　（3）常染色染色体隐性遗传 DC（AR-DC）。该类型遗传学改变目前尚不清楚。推测与端粒酶复合体的其他组分（GAR1，NHP2 和 NOP10）有关。有从来自同一家系的 3 名患者中检测到了 NOP10 R34W 纯合突变，除了有 AR-DC 的表现，还有端粒缩短和 TERC 水平减低，他们均具有 DC 特征性的皮肤黏膜改变，但仅 1 例出现骨髓衰竭。同一家系中的杂合子也有 TERC 水平减低，但程度较轻。R34W 突变影响 NOP10 与 dyskerin 和 H/ACA RNPs 的 RNA 成分的 P2 区相互作用的区域。因为 3 名患者均有 TERC 水平减低，提示端粒酶活性减低可能是主要的发病机制。推测这一突变可能特异的影响了 NOP10 和 TERC 的相互作用。最近，在一个 AR-DC 和一个 HH 综合征家系中发现了 TERT 的纯合突变，体外实验证明具有这一突变的细胞端粒酶活性减低，端粒长度缩短。但两个家系体内 TERC 均高于正常。推测这一突变可能阻止了 TERT 与端粒酶 RNP 复合体，或与端粒的结合，导致 TERC 堆积，或通过某些未知的反馈途径上调 TERC 表达。总之，AR-DC 是一组异质性疾病，需要更进一步研究。

　　目前对于 DC 无一致的定义，使得临床上确诊非经典的 DC 具有一定的困难。一些专家仍推荐保留 DC 的诊断，以明确界定皮肤黏膜异常和早期累及内脏器官。实验室检查对于 DC 的诊断亦存在问题。通过流式细胞技术-免疫荧光原位杂交技术检测到明显缩短的端粒长度，有助于 DC 与其他骨髓衰竭性疾病的鉴别诊断。

　　DC 的治疗目前尚无系统研究。有报道雄激素可改善约 60% 患者的血常规。其机制认为是：除了 X 连锁的 DKC1 基因是完全缺陷外，杂合子突变的 TERC 和 TERT 其端粒修复缺陷的程度是由于单倍体剂量不足。剩余的正常基因可被性激素诱导从而补偿缺陷基因的功能。在体外培养的造血细胞中，雄性激素和雌性激素都能上调 TERT 表达和端粒酶的功能。对于 DC 的造血干细胞移植目前经验有限，儿童患者血液系统异常可被治愈，但常出现多脏器并发症，其中呼吸衰竭是最常见的致死性并发症。无论骨髓衰竭的程度或采用何种治疗，均需终身监测肿瘤发生的可能。

**2.端粒与获得性再生障碍性贫血**

　　既往多个研究表明约 1/3 AA 患者外周血单个核细胞（PBMNC）端粒 DNA 长度较同年龄组正常人群缩短。Ball 等检测 79 例骨髓衰竭性疾病患者（AA 70 例，Fanconi 贫血 6 例，PNH 3 例）PBMNC 端粒 DNA 长度，其中 34% 患者端粒长度在同年龄组正常人群 95%CI 以下，通过 SB 法测得 AA 组端粒 DNA 平均长度较年龄调整后正常人群端粒长度缩短约 0.78kb（$P < 0.0001$）。Brümmendorf 等用 Flow-FISH 方法检测 AA 患者外周血粒细胞端粒 DNA 长度，发现 AA 患者外周血粒细胞端粒亦缩短。该研究发现端粒长度与免疫抑制治疗（IST）疗效有关，完全反应的患者外周血粒细胞端粒 DNA 长度与年龄调整后正常人群无差别，而无效患者明显缩短。Yamaguchi 等证实 AA 患者端粒酶活性较正常对照组减低，提示 AA 患者 PBMNC 端粒 DNA 长度缩短与端粒酶活性降低有关。但亦有研究者认为端粒缩短与骨髓衰竭时造血干祖细胞代偿性加速分裂有关[22-24]。

　　既往研究发现 AA 患者亦具有端粒相关基因突变，基因突变主要涉及 TERC 或 TERT 基因突变，并且突变位点与 DC 不同。

　　（1）TERC 基因突变、端粒酶活性与 AA。近年来发现与 AA 相关的 TERC 基因突变主要集中于假结节区与 CR4-CR5 区。Vulliamy 最先发现 AA 患者 TERC 分子假结节区存在突变 C72G 及 Δ110-113GACG，在体内外试验中，几乎均检测不出转染这两种突变的重组细胞端粒酶活性；随后 Fogarty 等发现 TERC 假结节区的两个核苷酸突变 C116T 及 C204G。Ly 等发现另一个假结节区的突变 A117C，体外实验将携带 C116T，C204G 及 A117C 突变的 TERC 分子及野生型 TERC 分子分别转染到 TERC 阴性细胞中，携带突变的重组细胞端粒酶功能严重缺陷，所产生的端粒酶活性不足野生型细胞的 1%；另外，在假结节区还发现了 Δ79C 及 Δ28-34 突变。携带 A28-34 突变的 28 岁患者外周血白细胞端粒 DNA 长度仅为 4.0 kb，较其同年龄正常人群端粒 DNA 长度（7.2kb）缩短，推测该段核苷酸序列在维持端粒长度方面起重要作用。然而体外重组试验中携带 A28-34 突变的重组细胞产生的端粒酶活性与野生型细胞比较无明显差别，推测体内存在其他未知突变与其共同作用影响端粒酶活性。进一步研究阐明假结节区的突变是通过改变 TERC 分子的二级结构，阻止 TERC 分子正确折叠，使其不能产生稳定结构，从而降低端粒酶活性，若将突变碱基相对位置的核苷酸进行互补突变，则 TERC 分子又可重新正确折叠，端粒酶活性可恢复。Yamaguchi 等在 1 例 15 岁再障患者 TERC 分子 CR4-CR5 区检测到突变 G305A，该患者外周血单个核细胞端粒长度仅 4.6 kb，转染该突变的重组细胞表达的端粒酶活性仅为野生型细胞的 1%。体外实验发现携带该突变的 TERC 分子与 TERT 分子结合能力明显降低，提示突变可能通过影响 TERC 与 TERT 分子之间的结合从而降低端粒酶活性[25]。

（2）*TERT* 基因突变、端粒酶活性与 AA。在 *TERT* 分子各结构域内均已检测到再障发病相关突变基因的存在。Yamaguchi 等对 200 例再障患者端粒酶基因进行分析，在 7 例患者中发现 5 个 *TERT* 分子氨基酸水平的突变，其中突变 A202T，H412Y 位于 *TERT* 分子的 N 端结构域；突变 V694M，Y772C 位于 *TERT* 分子的逆转录酶区；突变 V1090M 位于 *TERT* 分子的 C 端结构域。其中 6 例患者外周血粒细胞端粒 DNA 长度在同年龄正常对照组 10% 以下，携带以上突变的重组细胞端粒酶活性均降低。转染 A202T，V694M，Y772C，V1090M 突变的重组细胞端粒酶活性明显降低，仅为野生型细胞的 1% 以下，转染 H412Y 突变的重组细胞端粒酶活性接近野生型的 50%。Liang 等检测 96 例日本再障儿童端粒酶基因发现了 TERT 分子逆转录酶区的两个突变，T726M 和 G682D，体外实验测得转染 T726M 突变的细胞端粒酶活性与野生型细胞相比无明显差别，而转染 G682D 突变的细胞几乎检测不到端粒酶活性。Xin 等发现一个位于 TERT 分子 N 端结构域氨基酸水平的突变 K570N，携带该突变的患者为 26 岁男性，其外周血粒细胞端粒 DNA 长度仅 3.8 kb，比同年龄正常人群（8.6 kb）缩短，外周血淋巴细胞端粒 DNA 长度 3.1 kb，比同年龄正常人群（7.5 kb）亦缩短，体外实验证实转染 K570N 突变的重组细胞端粒酶活性也明显降低，其活性仅为野生型细胞的 1%。Yamaguchi 等还发现 TERT 突变基因携带患者体内的造血细胞数量与无基因突变者比较显著减少，提示 TERT 基因突变可能影响造血功能。

目前研究均认为基因突变是通过单倍剂量不足方式影响端粒酶活性的。Marrone 等在体、内外实验中分别将含有 C72G 及 A110-113GACG 突变的 TERC 分子与等量野生型 TERC 分子共同转染到端粒酶阴性细胞中，发现转染细胞的端粒酶活性并未完全消失，产生的端粒酶活性约为野生型细胞的 50%；Yamaguchi 等在体外实验中分别将含有 A202T，V694M，Y772C，H412YDKC1 突变的 TERT 分子与等量野生型 TERT 分子共同转染到 TERT 阴性的细胞，也仅产生了较野生型细胞大约 50% 的端粒酶活性，均支持以上结论[24]。

（3）其他基因突变与骨髓衰竭。最近在 1 例 Shwachman-Diamond（SBDS）综合征患者中发现其基因中存在突变 258+2T > C，拥有该突变患者的端粒长度比健康对照组明显缩短，提示该突变的存在可能与再障发病相关。SBDS 基因突变常导致一种先天性中性粒细胞减少伴胰腺功能不全综合征，其功能尚未明确。Calado 等推测 SBDS 基因突变可能通过一种端粒酶非依赖机制加速端粒的缩短，从而导致骨髓衰竭。而 Wang 等对 96 例日本再障儿童 SBDS 基因进行分析并未发现两者之间存在关联。

Savage 等发现 TRF1 的基因突变与再障发病有关。TRF1 与端粒 DNA 结合，抑制端粒与端粒酶结合时端粒酶末端弯曲成襻，其基因 TERF1 位于 8q1.3，研究发现该基因内含子 9 第 36912 位核苷酸胸腺嘧啶取代胞嘧啶所引起的突变可能是再障发病的危险因素。

在正常人群中也存在端粒酶基因的多态性。目前发现 TERC 分子突变 G58A，G450A 以及 TERT 分子突变 A279T，A1062T，441 谷氨酸缺失均为多态性基因突变，以上突变在健康人群和再障患者中表达频率相似，携带以上突变的患者端粒酶活性无影响，端粒长度亦无明显改变。

尽管尚缺少大样本研究来证实，目前研究发现携带以上再障发病相关突变基因的患者对免疫抑制剂治疗均无明显疗效。A28-34 突变携带患者曾行两个疗程 IST，均无明显疗效，雄激素治疗有效；G305A 突变携带患者行 IST 无效，应用达那唑治疗有效；K570N 及 T726M 携带者行 IST 均无效；而携带 G450A

多态性基因的再障患者行免疫抑制治疗疗效明显，患者呈持续缓解状态。

　　系统性监测表现为获得性骨髓衰竭性疾病的患者，大多在成年时才被诊断，并且没有 DC 的体征。在具有 TERC 突变家族成员即便有血液学异常，也常常轻并且不进展，但骨髓检查均可见骨髓增生低下，造血祖细胞减少且循环中造血生长因子水平增高。

　　总体来说，端粒酶相关基因突变可解释约在 10% 再障患者中检测到端粒较短的现象。一项针对 AA 的研究表明白细胞端粒长度可以预测克隆演变的风险：最终演变为单体 7 MDS 和 AML 的患者，其初诊端粒长度多位于最低的四分位内。治疗方面，雄激素和造血因子可使这部分患者病情得到缓解，彻底治愈需造血干细胞移植。但由于肺和血管并发症发生率高，使得移植后死亡率高。

### 三、获得性再生障碍性贫血的诊断及治疗

　　再生障碍性贫血（简称再障）定义为除外骨髓浸润和骨髓纤维化的骨髓造血细胞减少、造血组织被脂肪细胞替代而引起的外周两系或全血细胞减少的骨髓衰竭综合征。临床表现为血细胞减少的相应症状，如贫血、出血以及感染。再生障碍性贫血分为先天性和获得性两大类。随着先进的检查技术不断增多以及新的治疗手段不断地出现，再生障碍性贫血的诊断水平和治疗效果将得到显著提高。本章节主要讨论获得性再生障碍性贫血的诊断及治疗。

#### （一）诊断与分型

　　再生障碍性贫血诊断的确立应在满足诊断标准的同时除外其他引起全血细胞减少的疾病，如骨髓浸润、阵发性睡眠性血红蛋白尿症（paroxysmal nocturnal hemoglobinuria，PNH）、骨髓增生异常综合征（myelodysplastic syndromes，MDS）、自身抗体介导的全血细胞减少、急性造血功能停滞、急性白血病及骨髓纤维化等。

　　在儿童，诊断时更需注意与遗传性骨髓衰竭综合征（Fanconi 贫血、先天角化不良、Shwachman-Diamond 综合征等）、骨髓浸润（神经母细胞瘤、恶性淋巴瘤等）、白血病、MDS、感染、代谢性疾病引起的全血细胞减少以及 PNH 等进行鉴别。最近越来越多的文献提示部分 Fanconi 贫血无明显的躯体畸形，在诊断时注意完善丝裂霉素诱导染色体脆性试验、单细胞凝胶电泳分析、端粒酶活性测定及端粒长度测定，以排除先天骨髓衰竭性疾病。

　　儿童难治性血细胞减少（myelodysplastic syndrome - refractory cytopaenia of childhood，MDS-RCC）很难与再障相鉴别，需要注意的是单个核或小巨核细胞在 MDS-RCC 患者骨髓中的重要意义。文献报道，40%~50% 的再障患者有 PNH 克隆，但因 PNH 克隆比例少，无临床症状，在临床工作中应注意跟踪监测[26]。

　　总之，再障的诊断需排除其他引起相同症状的疾病，认真体检、详尽的家族史询问和全面的实验室检查极为必要。

**1.诊断标准**

　　（1）临床症状：具有血细胞减少引起的相应临床表现，如贫血、出血、感染。

　　（2）外周血至少满足以下 3 条中的 2 条：①血色素 < 100 g/L；②血小板计数 < 50×10^9/L；③中性粒细胞绝对值 < 1.5×10^9/L。

　　（3）除外引起全血细胞减少的其他疾病。

**2.分型标准**

　　（1）重型再生障碍性贫血（SAA）：骨髓涂片及骨髓活检（髂骨）评价骨髓造血细胞面积（造血面积 < 25% 或者造血面积在 25%~50%，但是造血细胞应 < 30%）；外周血至少满足以下条件中的 2 个条件：①中性粒细胞绝对值 < 0.5×10^9/L；②周血网织红细胞绝对值 < 20×10^9/L；③血小板计数 < 20×10^9/L。若中性粒细胞绝对值 < 0.2×10^9/L，诊断为超重型再障（vSAA）（Camitta et al，1976；Camitta et al，1979；Bacigalupo et al，1988）。

（2）非重型再生障碍性贫血（NSAA）：满足再生障碍性贫血的诊断条件但未达到重型再生障碍性贫血的诊断标准。

## （二）治疗

### 1.非重型再生障碍性贫血治疗

（1）自然转归：关于 NSAA 的自然转归仅有几篇文章报道。Howard 报道 1978 年至 2002 年间 St.Jude 儿童医院确诊的 24 例 NSAA，其中 16 例（67%）进展为 SAA，进展为 SAA 的中位时间为 9.5 月（2~90 月）。对性别、年龄、种族、血细胞减少的严重程度及红细胞平均体积（erythrocyte mean corpuscular volume, MCV）水平做了详尽的分析，未发现与疾病进展的相关因素。日本 Nishio N 回顾分析了 1986~2006 年 70 例 NSAA 患儿，仅有 22 例获得了长期随访数据，其中 12 例在中位随访时间 51.5 个月（9~175 月）进展为输血依赖型再障。两组数据均提示 NSAA 仅给予支持治疗，中位随访 9.5，51.5 个月进展为 SAA 或者输血依赖 NSAA 超过半数[27,28]。

（2）NSAA 的治疗：儿童 NSAA 的标准治疗方案尚未统一，绝大多数学者将免疫抑制治疗（IST）和 BMT 用于进展为 SAA 或者进展为输血依赖型 NSAA 患者的治疗。而非输血依赖的患儿无需治疗或根据患者及家长意愿进行治疗。由于缺乏随机对照研究，故对儿童 NSAA 进行早期干预治疗的价值尚待明确。理论上讲，如果儿童 NSAA 有较高进展为 SAA 的概率，那么在疾病早期给予 IST 或 BMT 干预治疗具有积极的临床意义。有人报道过儿童 NSAA 联合免疫抑制治疗（ATG+CsA）反应率高于 CsA 治疗。以上研究表明，对儿童 NSAA，如果采用联合 IST 应包括可改变 NSAA 自然病程的强烈免疫抑制剂 ATG 或 ALG[26,29]。

### 2.重型再生障碍性贫血

（1）对症支持治疗：血制品输注：输血依赖的再障患者尤其是 SAA 患者在治疗过程中需要及时给予血制品输注，正确的血制品输注可能会延长患者生命，提高疗效。一般认为血小板低于 $10×10^9$/L 或者高于 $10×10^9$/L 但有明显的出血表现应给予血小板输注。有条件者建议在血制品输注前加用必要的照射、过滤或 HLA 配型等手段，尽量减少相应的白细胞抗原刺激，为后期干细胞移植治疗去除不利因素。血红蛋白低于 80 g/L 或高于此水平但贫血症状严重时应给予红细胞输注。对红细胞长期输注患者，注意铁负荷过重及继发性血色病的发生，当血清铁蛋白 > 1 000μg/L 时考虑祛铁治疗[26]。

集落刺激因子的应用：多数临床研究显示重组人粒细胞集落刺激因子（recombinant human granulocyte colony stimulating factor, rHuG-CSF）既不增加 IST 的疗效，也不改善其长期生存，并可能与 IST 后克隆性血液学异常相关，故不建议将 rHuG-CSF 作为 IST 方案中的常规用药。对中性粒细胞绝对值低于 $0.2×10^9$/L 合并重症感染者，可考虑短期应用。另外，促红细胞生成素亦不提倡常规应用[26]。

感染的预防与治疗：美国国立卫生研究院（NIH）常规给予戊烷脒预防卡氏肺囊虫病，在应用环孢菌素治疗的 SAA 患者因磺胺类抗生素可能会引起骨髓抑制，所以不作为一线推荐。由于 SAA 患者中性粒细胞严重减少，很容易并发感染且常难以明确感染部位，经验治疗的同时注意寻找细菌学证据并根据药敏结果及时调整抗生素。近年随着抗细菌药物的不断发展，细菌感染得到了很好控制，但随之而来的真菌等微生物的感染率大大增加，特别是深部侵袭性真菌感染，成为 SAA 患儿等免疫低下人群的重要感染微生物，及时控制感染是干细胞移植或免疫抑制治疗获得成功的前提和保证。还要指出的是，近年来耐药结核菌感染的发生率明显升高，应引起儿童血液科医师的重视[30]。

雄激素：有研究证明雄激素可增加端粒酶的活性，从而达到治疗再障的目的。亦有文章显示雄激素对于女性患者更有效，但因其有严重的雄性化不良反应，多数学者不提倡再障患者选择雄激素治疗[29]。

（2）造血干细胞移植：同胞供者异基因造血干细胞移植（HSCT）：HLA 相合的同胞供者 HSCT 是 SAA 一线治疗方案。文献报道 1300 例接受同胞 HSCT 治疗的 SAA 资料，年龄低于 20 岁的患者 5 年生存率为 82%。目前的预处理方案主要包括环磷酰胺、ATG、氟达拉滨。氟达拉滨可以减少 GVHD 的发生从而提高疗效。由于放疗（全淋巴结/全身放疗）增加 GVHD 的发生，并与远期继发第二肿瘤和不孕不育症相关，故不推荐在儿童 HSCT 中使用[29,32]。

无关供者造血干细胞移植：文献报道无关供者移植失败率接近 10%，GVHD 的发生率为 30%~40%，3 年到 5 年的长期生存率为 42%~94% 不等，长期生存率与同胞供者 HSCT 相比尚不理想。另外，马 ATG 联合环孢菌素 A 治疗可以获得很好疗效，所以无关供者干细胞移植不推荐作为再障的一线治疗[29]。但由于配型技术的提高和预处理方案的改善，高位点相合（10/10, 9/10）的无关供者移植与 ATG 或 ALG 治疗处于同等地位。

脐带血移植：有文献报道 2~3 年生存率为 40% 左右，目前尚缺少大样本临床研究资料。半相合亲缘供者造血干细胞移植：单倍体亲缘供者移植治疗重型再生障碍性贫血资料很少，有报道半相合亲缘供者造血干细胞移植治疗白血病 II-IV 级 GVHD 的发生率为 42%，3 年无病生存率为 62%。对于那些寻找不到 HLA 相合同胞供者及无关供者、免疫抑制治疗反应差者，半相合亲缘供者造血干细胞移植可作为二线治疗的选择[33]。

（3）免疫抑制治疗（IST）：ATG 联合 CSA：马源 ATG 联合 CSA 治疗可使 60%~70% 的患者获得造血恢复，是无 HLA 相合同胞供者的再障患者的一线治疗。麦考酚酸酯、集落刺激因子、西罗莫司及他克莫司的应用并未获得较马源 ATG 联合 CSA 更好的疗效，也未降低复发率和减少克隆性疾病的发生，不推荐使用。NIH 报道马源 ATG 联合 CSA 较兔源 ATG 联合 CSA 疗效好，分别为 68% 和 37%，但国内文献[32]报道兔源 ATG 联合 CSA 治疗 SAA 的疗效可达 62.5%，与 NIH 疗效相当[30,34]。由于 IST 后异常免疫解除与其随后的造血功能重建呈缓慢过程，故对 IST 疗效评价终点一直存有争议。有学者将 ATG 治疗后 1 年出现血液学缓解仍归为 ATG 效应。近年随着临床资料的累积，包括美国、欧洲多数研究中心的学者对此达成共识，即应将评判疗效的终点定在 ATG 后 3~6 个月，此时间点仍未能获得血液学缓解的病例，以后得到血液学改善的机会低于 5%。对于评价的终点可依据个体化原则定在 IST 后 3~6 个月，即 IST 后 3 个月无反应者，依其骨髓增生情况分为 2 种：对增生良好者，可继续观察至 6 个月再决定下一步治疗；对增生不良者（如早期粒细胞、红细胞和巨核细胞仍减低），则此时应考虑行积极的挽救治疗[26,29,30,31]。

大剂量环磷酰胺（HD-CTX）：在 19 世纪 70 年代，首先有人报道应用 HD-CTX 成功治疗 SAA，当时剂量为 30 mg/（kg·d），共 4 d。随后美国霍普金斯大学多次报道 HD-CTX，剂量为 50 mg/（kg·d），共 4 d。治疗 SAA 获得与 ATG 联合 CSA 治疗相当疗效。NIH 设计前瞻随机对照实验治疗 SAA，两组分别选择马 ATG 联合 CSA 和 HD-CTX，结果中途因 HD-CTX 组产生严重的真菌感染使死亡率增加而终止实验。后有人证实早期给予真菌预防，可以提高疗效。但目前尚不推荐作为一线治疗[35-37]。

环孢菌素 A：西方国家推荐儿童患者环孢菌素 A 起始剂量为 10 mg/（kg·d），最大剂量可以应用到 15 mg/（kg·d），使血药（谷）浓度维持在 200~400 ng/mL。若出现高血压，可对症处理。牙龈增生，可应用短时间的阿奇霉素以缓解症状。在应用过程中注意监测肝肾功能。环孢菌素 A 的维持治疗对降低复发极为重要，需缓慢减量，NIH 协作组主张至少口服 6 月以上[26]。

糖皮质激素：20 世纪有人报道应用大剂量糖皮质激素治疗重获疗效，但越来越多研究表明除预防和（或）降低 ATG 治疗后血清病的发生外不提高本病疗效。大剂量糖皮质激素冲击治疗可能会增加早期真菌感染，使部分再障失去进一步治疗的机会。后期可能出现骨关节坏死，不推荐使用。预防血清病时应用泼尼松 1 mg/（kg·d），应用两周，在临床工作中可换算成等量地塞米松或者甲泼尼松龙，根据情况可适当延长应用时间，但少于 1 个月[26]。

（4）难治性 SAA 的治疗：约 30% 患儿初次 IST 治疗后不能获得治疗反应，为难治性 SAA。第一次免疫抑制治疗 3~6 月时未获取疗效，年龄低于 20 岁的患者，应该推荐高分辨率 HLA 全相合无关供者造血干细胞移植。如无 HLA 全相合无关供者，兔 ATG 联合 CSA 免疫抑制治疗可以获得 30%~70% 的疗效。阿伦单抗（alemtuzumab）可能成为难治性或者不能耐受 CSA 副反应 SAA 患者的治疗选择。另外 NIH 报道选择伊曲泼帕（Eltrombopag）治疗 25 例难治性 SAA，结果 11 例获得疗效。儿童 SAA，可以选择半相合亲缘供者造血干细胞移植。

（5）复发 SAA：IST 后临床复发是指 SAA 经过 IST 获得缓解后，出现任一系列的外周血细胞计数下降至缓解期中位水平 50% 以下，或需要血液制品输注，或再次降至 SAA 水平。需指出的是，临床复发包括以下几类：真正意义的再障复发；出现 IST 后的克隆性疾病，包括 PNH，MDS 和急性髓细胞白血病（AML），导致血细胞计数减少；CsA 依赖，即停用或减量 CsA 后血常规下降，加用 CsA 后血常规恢复正常。对于环孢菌素依赖患者，应该再次给与 CsA 治疗，如果血常规逐渐恢复，逐渐减量至最小维持治疗量，有时需要长期服用。对于单用 CsA 无效的患者，可以选择二次免疫抑制治疗。现有资料显示 50%以上 ATG 后复发病例对二次 IST 有效，故 SAA 复发并不影响其总体生存率[38]。

总之，近年获得性再生障碍性贫血的诊断及治疗均获得了很大进步，但仍有很多问题有待于解决。

（竺晓凡　安文彬　刘晓明　王书春）

# 参考文献

[1] LEGUIT R J，VAN DEN，TWEEL J G. The pathology of bone marrow failure[J]. Histopathology，2010，57：655-670.

[2] KAITO K，OTSUBO H，USUI N，et al. Th1/Th2 lymphocyte balance in patients with aplastic anemia[J]. Rinsho Byori，2004 Jul，52（7）：569-573.

[3] GIANNAKOULAS N C，KARAKANTZA M，THEODOROU G L，et al. Clinical relevance of balance between type1 and type2 immune responses of lymphocyte subpopulations in aplastic anaemia patients[J]. Br J Haematol，2004，124（1）：97-105.

[4] KORDASTI S，MARSH J，AL-KHAN S，et al. Functional characterization of CD4+ T-cells in aplastic anemia[J]. Blood，2012，119：2033-2043.

[5] SHI J，GE M L，LU S H，et al. Intrinsic impairment of CD4+，CD25+ regulatory T-cells in acquired aplastic anemia[J]. Blood，2012 Aug，23，120（8）：1624-1632.

[6] SOLOMOU E E，KEYVANFAR K，YOUNG N S. T-bet，a Th1 transcription factor，is up-regulated in T-cells from patients with aplastic anemia[J]. Blood，2006，107（10）：3983-3991.

[7] RISITANO A M，MACIEJEWSKI J P，GREEN S，et al. In-vivo dominant immune responses in aplastic anaemia：molecular tracking of putatively pathogenetic T-cell clones by TCR β-CDR3 sequencing[J]. Lancet，2004，364（9431）：355-364.

[8] SLOAND E，KJM S，MACIEJEWSKI J P，et al. Intracellular interferongamma in circulating and marrow T-cell detected by flow cytometry and the response to immunosuppressive therapy in patients with aplastic anemia[J]. Blood，2002，100：1185-1191.

[9] MARFFNEZ J G，FLORES F E，MORALES E，et al. Tumor necrosis factor-α levels in long-term marrow cultures from patients with aplastic anemia：modulation by granulocyto-macmphage colony-stimulating factor[J]. Am J Hematol. 2001，68（3）：144-148.

[10] DIRKSEN U，MOGHADAM K A，MAMBETOVA C，et al. Glutathione transferase theta 1 gene（GS'TT1）null genotype is associated with an increased risk for acquired aplastic anemia in children[J]. Pediatr Res，2004，55：466-471.

[11] IIZUKA A，IKARASHI Y，YOSHIDA M，et al. Interleukin（IL）-4 promotes T helper type 2-biased natural killer T（NKT）cell expansion which is regulated by NKT cell-derived interferon-gamma and IL-4[J]. Immunology，2008，123（1）：100-107.

[12] LI Z S，SHAO Z H，FU R，et al. Percentages and functions of natural killer cell subsets in peripheral blood of patients with severe aplastic anemia[J]. Chin Med J，2011，91：1084-1087.

[13] TAKMAATSU H，FENG X，CHUHJO T，et al. Specific antibodies to moesin，a membrane-cytoskeleton linker protein are frequently detected in patients with acquired aplastic anaemia[J]. Blood，2007，109：2514-2520.

[14] CALADO R T，YOUNG N S. Telomere maintenance and human bone marrow failure[J]. Blood，2008 May 1，111（9）：4446-55. [Epub 2008 Jan 31]

[15] COHEN S B，GRAHAM M E，LOVRECZ G O，et al. Protein composition of catalytically active human telomerase from immortal cells[J]. Science，2007，315：1850-1853.

[16] AUTEXIER C, LUE NF. The structure and function of telomerase reverse transcriptase [review] [J]. Annu Rev Biochem, 2006, 75: 493-517.

[17] AUBERT G, HILLS M, LANSDORP P M. Telomere length measurement-caveats and a critical assessment of the available technologies and tools[J]. Mutat Res, 2012 Feb 1, 730 (1-2): 59-67. [ub 2011 Jun 12]

[18] KIRWAN M, DOKAL I. Dysker atosis con genita: a genetic disorder of many faces[J]. Clin Genet, 2008, 73: 103-112.

[19] RUGGERO D, GRISENDI S, PIAZZA F, et al. Dyskeratosis congenita and cancer in mice deficient in ribosomal RNA modification[J]. Science, 2003, 299 (5604): 259-262.

[20] WONG J M Y, COLLINS K. Telomerase RNA level limits telomere maintenance in X-linked dyskeratosis congenita[J]. Genes Dev, 2006, 20 (20): 2848-2858.

[21] YOON A, PENG G, BRANDENBURGER Y, et al. Impaired control of IRES-mediated translation in X-linked dyskeratosis congenita[J]. Science, 2006, 312 (5775): 902-906.

[22] BALL S E, GIBSON F M, RIZZO S. Progressive telomere shortening in aplastic anemia[J]. Blood, 1998 May 15, 91 (10): 3582-3592.

[23] BRÜMMENDORF T H, MACIEJEWSKI J P, MAK J. Telomere length in leukocyte subpopulations of patients with aplastic anemia[J]. Blood, 2001 Feb 15, 97 (4): 895-900.

[24] YAMAGUCHI H, CALADO R T, LY H. Mutations in TERT, the gene for telomerase reverse transcriptase, in aplastic anemia[J]. N Engl J Med, 2005 Apr 7, 352 (14): 1413-1424.

[25] FOGARTY P F, YAMAGUCHI H, WIESTNER A. Late presentation of dyskeratosis congenita as apparently acquired aplastic anaemia due to mutations in telomerase RNA[J]. Lancet, 2003 Nov 15, 362 (9396): 1628-1630.

[26] MARSH J C, BALL S E, CAVENAGH J, et al. Guidelines for the diagnosis and management of aplastic anaemia[J]. Br J Haematol, 2009, 147 (1): 43-70.

[27] HOWARD S C, NAIDU P E, HU J, et al. History of Moderate Aplastic Anemia in Children[J]. Pediatr Blood Cancer, 2004, 43: 545-551.

[28] NISHIO N, YAGASAKI H, TAKAHASHI Y, et al. Natural history of transfusion-independent non-severe aplastic anemia in children[J]. Int J Hematol, 2009, 89: 409-413.

[29] MARSH J, SCHREZENMEIER H, MARIN P, et al. Prospective randomized multicenter study comparing cyclosporin alone versus the combination of antithymocyte globulin and cyclosporin for treatment of patients with nonsevere aplastic anemia: A report from the European Blood and Marrow Transplant (EBMT) Severe Aplastic Anaemia Working Party[J]. Blood, 1999, 93: 2191-2195.

[30] SCHEINBERG P, YOUNG N S. How I treat acquired aplastic anemia[J]. Blood, 2012, 120 (6): 1185-1196.

[31] HARTUNG H D, OLSON T S, BESSLER M. Acquired aplastic anemia in children[J]. Pediatr Clin North Am, 2013, 60 (6): 1311-1336.

[32] KORTHOF E T, BÉKÁSSY A N, HUSSEIN A A. Management of acquired aplastic anemia in children[J]. Bone Marrow Transplant, 2013, 48 (2): 191-195.

[33] CICERI F I, LUPO-STANGHELLINI M T, KORTHOF E T. Haploidentical transplantation in patients with acquired aplastic anemia[J]. Bone Marrow Transplant, 2013, 48 (2): 183-185.

[34] SHIN S H, LEE J W. The optimal immunosuppressive therapy for aplastic anemia[J]. Int J Hematol, 2013, May, 97 (5): 564-572.

[35] BRODSKY R A, SENSENBRENNER L L, SMITH B D, et al. Durable treatment-free remission after high-dose cyclophosphamide therapy for previously untreated severe aplastic anemia[J]. Ann Intern Med, 2001, 35 (7): 477-483.

[36] BRODSKY R A, CHEN A R, DORR D, et al. High-dose cyclophosphamide for severe aplastic anemia: long-term follow-up[J]. Blood, 2010, 115 (11): 2136-2141.

[37] TISDALE J F, MACIEJEWSKI J P, NUNEZ O, et al. Late complications following treatment for severe aplastic anemia (SAA) with high-dose cyclophosphamide (Cy): follow-up of a randomized trial[J]. Blood, 2002, 100 (13): 4668-4670.

[38] MARSH J C, KULASEKARARAJ A G. Management of the refractory aplastic anemia patient: what are the options? [J]. Blood, 2013, 122 (22): 3561-3567.

# 第四节　出凝血疾病诊治进展

## 一、儿童原发性免疫性血小板减少症的诊断治疗进展

儿童原发性免疫性血小板减少症既往又被称为特发性血小板减少性紫癜（Idiopathic Thrombocytopenia Purpura，ITP）作为一种常见病很早就被认识。近年来，随着医学科学的发展，对其发病机制的认识、定义及治疗理念和药物选择都有了新的进展[1,2]。

### （一）机制研究进展

ITP 是一个获得性的骨髓相对正常的、以皮肤黏膜出血为主要表现的血小板减少性疾病，是儿童期最常见的出血性疾病。过去认为 ITP 的发病机制主要是血小板自身抗体介导的血小板破坏增多，故治疗位点在于抑制抗体产生和阻断携带有抗体的血小板被网状内皮系统破坏，常用药物有糖皮质激素和大剂量丙种球蛋白，多数儿童病人有迅速治疗反应，但部分病人无效或暂时有效，最终进展为慢性 ITP（Chronic ITP，CITP）。早在 1950 年 Dr.William Harrigton 给自己注射了 CITP 病人血液，造成免疫性血小板下降，从而开始掀开了 ITP 神秘的面纱后，经过半个多世纪探索，人们了解到了体液和细胞免疫共同参与了 ITP 病人的血小板破坏，并证明了在 CITP 中异常 T 细胞扩增是自身免疫反应的本质，首先 B 细胞产生针对血小板表面膜糖蛋白复合物 GPIIb/IIIa 和 GPIb/IX 等的抗体，导致血小板与网状内皮细胞系统组织吞噬细胞表面 Fc-γ 受体结合、破坏，血小板被内吞、降解清除后巨噬细胞在其表面表达了血小板表位（抗原决定部位）并分泌细胞因子刺激启动了原始 CD4$^+$T 细胞克隆产生特异性克隆；CD4$^+$Th 细胞参与了自身免疫 B 细胞反应，诱使 B 细胞产生针对血小板抗原的抗体；同时 T 细胞介导的细胞毒性作用和 NK 细胞活性都参与了 ITP 发病和疾病持续，等等[3]。

虽然免疫异常已被确认为 CITP 的主要病理机制，但近年来的研究不断证实了巨核细胞分化成熟不良，血小板生成减少也是其致病机制之一。血小板来自骨髓中造血干细胞分化为前体巨核细胞、再分化为成熟巨核细胞，成熟巨核细胞释放血小板入血，而 ITP 病人的血小板破坏减少导致血小板需要增加，使体内巨核细胞数量、体积和多倍体数目反应性增加；但是对 CITP 病人的血小板生成研究发现：GPIIb/IIIa 或 GPIb/IX 的表面抗原同时表达于巨核细胞和前体巨核细胞表面，它们同样被自身抗体识别并导致了巨核细胞生成、成熟、释放的异常，且刚释放的血小板可在骨髓内直接被骨髓网状内皮系统清除；进一步的研究又发现：当自体来源的骨髓巨核细胞和 CITP 病人的 CD8$^+$T 细胞共同孵育后会形成异常巨核细胞，造成了血小板生成的不良，加入地塞米松后该异常可被纠正；但脾切除后不能纠正；CITP 病人的巨核细胞的超微结构分析提示了 80% 的成熟巨核细胞有凋亡或旁凋亡现象。因此巨核细胞异常及血小板在骨髓内的无效生成可能是其发病机制。

促血小板生成素（thrombopoietin，TPO）是体内调节血小板生成最重要的细胞因子，它涉及了所有巨核细胞的生成血小板阶段，同时维持细胞存活、细胞周期、控制细胞凋亡。正常情况下体内对 TPO 的生成有其自身反馈调控系统，即：由于巨核细胞（血小板上也带有）带有高亲和力的 TPO 受体（c-mpl）连接并吞噬 TPO 受体复合物，在血小板下降时，更少的 TPO 连接到血小板上，导致循环中 TPO 水平上升，使其更多连接到巨核细胞和造血干细胞的 c-MPL 上，刺激巨核细胞加速生成更多的血小板；而当血小板数量增高时，血浆中游离的 TPO 水平被外周的血小板消耗减少，巨核细胞受到 TPO 刺激减少，减少了血小板的生成。但是在某些病理情况下，TPO 的反馈调节机制受到了干扰，例如在原发性血小板增多症时，TPO 水平比预想的高；而在 ITP 病人血浆 TPO 水平则比预想的更低，ITP 病人中 TPO 水平和血小板数量非相关，因此促进血小板生成的治疗已经成为了慢性难治性 ITP 治疗的新的靶位。儿童 ITP 与成人 ITP 不同，可以明显地分为两类有不同发病机制的类型：即急性 ITP，常为病毒感染、免疫接种诱发的一过性免疫异常，随着病原体的清除疾病可以自然缓解；CITP，占所有儿童

病人的 10%～20%，呈现持续自身免疫异常状态。这部分病人的发病机制就与上述的原因有关，因此为这部分人的治疗提供了新的理念[4]。

### （二）诊断和定义

ITP 为排他性诊断，诊断需根据临床表现及实验室检查，参考以下标准，且在治疗的过程中，若疗效不佳，需对疾病进行重新评估。诊断标准为：①外周血至少两次检测仅血小板计数 $< 100 \times 10^9/L$，血细胞形态无异常；②皮肤出血点、瘀斑和（或）黏膜、脏器出血等临床表现；③一般无脾脏肿大；④排除其他继发性血小板减少症，如低增生性白血病、以血小板减少为首发的再生障碍性贫血、先天性血小板减少症、继发于其他免疫性疾病，以及感染和药物因素等。

目前国际、国内对儿童 ITP 的定义为：①新诊断 ITP（newly diagnosed ITP）：病程 < 3 个月。②持续性 ITP（persistent ITP）：病程 3～12 个月。③慢性 ITP（Chronic ITP）：病程 > 12 个月。

### （三）治疗新理念

随着发病机制研究的逐步透彻和深入，近几年 ITP 治疗理念发生了变化。儿童 ITP 的治疗时机、治疗底线、切脾适应证、新药抗 CD20 单抗（利妥昔单抗）、促血小板生成药物的使用等都是近年的热门话题。

#### 1.病人开始治疗的时间与观察等待

研究发现儿童严重出血事件发生率低，ICIS 报道在大于 3 000 例病例中需要输血的严重出血者只占 3%，而颅内出血仅为 2 例；英国、北欧协作组和德国的大宗病例报道中颅内出血事件无发生，需要输血的病例占 2.5%～6%；其次诸多大宗病例报道提示儿童 ITP 呈自然缓解趋势：1/2～2/3 早期（8 周内）可自发缓解。而且研究还发现，积极的早期治疗并不能改变疾病的自然过程。因此对于非严重出血积极治疗并不一定会有更多获益。美国 ASH1996 年提出的治疗标准是血小板 $> 30 \times 10^9/L$，不需要住院和治疗；血小板 $< 20 \times 10^9/L$ 同时有明显出血或血小板 $< 10 \times 10^9/L$ 无明显出血则考虑治疗；当血小板 $< 10 \times 10^9/L$ 和（或）出现皮肤黏膜瘀斑时必须治疗；如果出现颅内出血必须住院同时多种药物治疗。日本和意大利有相似的标准。英国血液学会 2003 年的标准则更强调了临床表现：只有病人有明显黏膜出血时才开始治疗，而明显的皮肤紫癜和瘀斑不提示严重出血：24 h 内密切观察和 10 d 内重复血常规检查。德国有相似标准。因此，儿童 ITP 开始治疗的选择应该是：①评估病人的出血风险、评价严重血小板减少时出血意外的可能性、急诊就医的便利性：是否有观察和等待条件；②如血小板计数 >（20～30）× $10^9/L$；没有明显出血表现建议观察等待；③如何观察：急性期内密切观察出血情况，10 d 内重复测定血小板数量；④如果就诊不便，建议将血小板数量迅速提高到 $> 20 \times 10^9/L$[5]。

#### 2.治疗的选择

其原则是改善出血症状，迅速提升血小板数量并将药物治疗的不良反应最小化。糖皮质激素和静脉注射免疫球蛋白（intravenous immunoglobulin，IVIG）由于较高的治疗反应率和较小的副作用被视为常规治疗药物选择。儿童 ITP 治疗选择应因病情而异：如需要迅速提高血小板的紧急情况：IVIG 优于皮质激素；无论皮质激素还是 HDIVIG，大剂量优于常规剂量；其他情况：权衡药物副作用和治疗的起效时间。由于 IVIG 费用昂贵，在国外，常规治疗时还可选择——抗-D 抗体，其被认为是一种有效、安全、便宜，可以替代 IVIG 的一线治疗药物，但目前国内尚无供应。

#### 3.慢性、难治性 ITP 的治疗策略

对于该类病人尚缺乏有效的治疗手段。

（1）治疗基本原则。①个体化治疗：适合病人可以观察等待，不要过度治疗；在必要时积极提高血小板数量，但要权衡治疗的风险和副作用；②基本治疗原则：保持安全的凝血状态（保持血小板数量 $> 20 \times 10^9/L$），并非要达到治愈，以改善生存状态为主要目标；③在有明显出血（如瘀斑增加、经血、鼻出血时间延长）时开始治疗；④一线治疗仍然适用，一线疗效不满意时可以使用二线治疗。治疗选择

众多，又可分为一线、二线治疗：一线治疗常重新使用激素、IVIG、抗-D 抗体，部分病人可长期有效；另一部分病人逐步失效，这时再选择二线治疗，比如切脾、利妥昔单抗或促血小板生成药物，可根据具体情况选择，也可先后使用[6,7]。

（2）抗幽门螺杆菌（Helicobacter pylori，HP）治疗。此治疗方法在成人慢性难治性 ITP 的治疗中占一席之地，疗效尚有争议。儿童相关的报道较少，结果也不一致。但是肯定的是存在幽门螺杆菌的 ITP 病人更需要进行抗幽门螺杆菌治疗。

（3）脾脏切除一直被视为慢性 ITP 有效的治疗手段。但由于只适合于年长儿、摘除脾脏后的免疫缺陷，因此儿童病人是否合适切脾、切脾的时机等一直是儿科医生关注的焦点。

切脾的难点在于：①儿童 ITP 有较高的自发缓解率，没有必要进行脾脏切除；家长不接受切脾手术；②缺乏可靠的手术前预测指标；③手术的时机、指标、治疗方式都有待探讨；④术后爆发感染的危险及如何干预等。ICIS 组在 2007 年总结了儿童 ITP 注册组的多中心研究结果：共 134 例儿童病接受切脾治疗，ITP 发病年龄平均为 9.5 岁，切脾年龄 11.8 岁；切脾前 ITP 持续时间 1.8 年；切脾后随访 2 年（0.1 ～ 4.5 年）；即刻反应：完全反应 113 例（86.3%）、部分治疗反应 12 例（9.2%）、无反应 6 例（4.6%），完全反应病人 80% 保持 1 ～ 3 年。预测切脾预后较好的指标为：年长儿、持续时间长、男性，而诊断时及切脾后血小板数量、切脾前的治疗种类与预后无关；所有切脾病人中手术损伤 9 例，术后感染 1 例，非败血症发热 13 例，术前的疫苗预防注射并不能有效预防术后感染并发症发生。

美国血液学会的切脾标准是：①疾病 ≥ 12 个月伴随出血症状，同时血小板数量 < $10 \times 10^9$/L（3 ～ 12 岁）或血小板数量 >（10 ～ 30）× $10^9$/L（8 ～ 12 岁）；②一线治疗（激素/IVIG/抗-D）仅暂时有效；③没有外科手术禁忌证，手术前需要血小板数量 > $50 \times 10^9$/L 及预防性免疫接种。英国血液学会的标准更加严格：①有威胁生命出血；②慢性严重 ITP，持续时间 12 ～ 24 个月；③对生活质量有影响；④决定应该由儿科血液专家根据病人具体情况决定。日本也有类似的标准。目前比较统一的切脾指标是：①病程超过 12 月；②血小板数量经常 < $10 \times 10^9$/L；③明显出血症状；④年龄较大儿童。总之，应该尽可能地延迟切脾，不作为一线选择，仅对传统治疗无效的严重慢性难治性病人进行[8]。

（4）利妥昔单抗的作用和地位。利妥昔单抗是近年来研发的一种针对 CD20+ 淋巴细胞单克隆抗体，首先被用于淋巴细胞淋巴瘤治疗，标准治疗方案为 375mg/$m^2$，1 次/周，连用 4 周。由于其可快速清除 B 淋巴细胞，也被用于 B 淋巴细胞参与的免疫性疾病的治疗，如 ITP[9]。

儿童病人相关的文献报道并不多，2006 年，Bennet 等报道了美国多中心、前瞻性的 36 例严重/难治性慢性 ITP 应用利妥昔单抗治疗的结果：有效率 31%，开始反应时间 1 ～ 7 周，疗效与年龄、既往治疗反应、切脾、ITP 持续时间、血小板数量等无关；副作用可以耐受。2007 年，Massuni Franchini 等总结了现有的文献报道：疗效 31% ～ 100%，复发率 32% ～ 60%，起效快 1 ～ 8 周，副作用少，而儿童病人的免疫功能可在 6 ～ 12 月后恢复。由于该药价格昂贵，使广泛使用受到限制。同时由于标准的四剂治疗方案是针对肿瘤设计、临床实验提示一剂即可充分清除免疫异常病人的 CD20+ 细胞，因此认为在免疫性疾病中可以减少剂量使用。2005 年，Tillmann Taube 等报道了 22 例儿童难治性 ITP 病人的单剂利妥昔单抗治疗结果：完全缓解率 32%，部分缓解率 27%，复发率 38%，持续缓解率 36%，同足量利妥昔单抗疗效相比没有差别[9,10]。

（5）促血小板生成药物。基于目前对 ITP 发病机理的新发现：即血小板减少不仅由于外周破坏增多，还存在生成减少，因此治疗的靶点不止在抑制网状内皮系统对血小板的破坏，还可促进骨髓巨核细胞增殖分化从而促进血小板的生成。因此，刺激巨核细胞的增殖分化、促进血小板的生成是治疗的新突破点，该类药物的临床应用也成为慢性复发性 ITP 治疗的一种新选择[11,12]。

第一代促血小板生成剂是以聚乙二醇修饰的重组人巨核细胞生长和发育因子（polyethylene glycol-recombinant human megakaryocytes growth development factor，PEG-rhMGDF）：是在大肠杆菌中表达且经 PEG 修饰的 rhMGDF，由于 I/II 期临床试验发现在部分健康志愿者和肿瘤化疗患者中产生抗内源性 TPO 的中和性抗体，引起患者持续性血小板减少，故 PEG-rhMGDF 目前已退出临床试验。人重组 TPO（rhTPO）是中国仓鼠卵巢细胞（Chinese Hamster Ovary，CHO）中表达的全长糖基化 rhTPO，这类药物目前在国外没有获准上市，故没有国外 rhTPO 治疗 C/RITP 的大宗病例报道，但有一项针对复发的/难治性实体肿瘤患儿在接受化疗后应用 rhTPO 促进血小板数量恢复的 I 期临床试验证实了它的安全性。在中国，唯一研制 rhTPO 的三生制药公司已完成 I～III 期临床试验，该药于 2006 年上市，2010年重新修改的适应证为肿瘤化疗引起的血小板减少症和 C/RITP 的治疗。近期在国内进行了关于 rhTPO 治疗 C/RITP 的疗效和安全性的多中心临床试验证实了其一定的安全性和有效性。第二代促血小板生成剂——TRA：代表药物：①Romiplostim，是由 4 个 TPO 拟肽通过多聚甘氨酸共价与含有两个双硫键的 IgG1k-重链的 Fc 恒定区融合而成的一种重组蛋白制剂，通过 4 个 TPO 拟肽与体内内源性 TPO 竞争结合靶细胞上的 C-mpl 位点，触发 JAK2/STAT5 信号通路，引起基因表达的改变，促进骨髓造血干细胞向巨核系分化，以及巨核系的增殖、分化与成熟，最终形成并向外周循环中释放功能性血小板。②Eltrombopag，是人工合成的 TPO 非肽类模拟物，可选择性结合于靶细胞 C-mpl 的跨膜区域，启动 JAK2/STAT5 信号通路，最终诱导骨髓造血干细胞向巨核系的增殖分化，刺激血小板的生成。可口服给药。两种药物都在 2008 年被美国 FDA 批准用于对一线治疗没有充分反应的成人 C/RITP 的二线治疗。在促血小板生成剂应用有效的同时，它们的缺点也显现出来，即作为一种细胞刺激因子，停药后血小板将回落，因此，建议对有效的病人进行长期维持治疗[1,13,14]。

（6）生活质量关注。由于儿童处于生长发育期，其治疗不同于成人，治疗更注重其自然疾病转归和治疗的风险、获益比较，如出血的位置、时间、严重度和自然病史；经济影响；不同治疗的药物副作用，同时患儿的生活质量更需要关注。

未来治疗的目标是更加有效——免疫靶向治疗；更安全——减少免疫抑制和毒副作用。

## 二、儿童血友病诊治新理念

血友病作为一种遗传性出血性疾病，早在两个世纪前就被认识和逐步了解。由于影响到英国皇室及欧洲皇室王位继承人，这种遗传性疾病的诊治研究受到了极大的重视。1963 年，由血友病病人组织建立了世界血友病联盟，开始有组织地从管理层面凝聚了医疗、政府/社会、药品研发及病人自身组织管理的力量，极大促进了血友病的医学诊断治疗领域迅速进步及对血友病病人身体、心理、社会及家庭的多方位的管理，有效地提高了病人的生活质量。血友病的研究、治疗和管理模式一直领先于其他先天性遗传性疾病并成为其他遗传性疾病诊治管理的典范。

纵观血友病的发展历程，可以将其分作 3 个阶段：①维持生命阶段：指在 20 世纪前半叶，由于没有浓缩凝血因子制品，血友病病人的生命受到威胁；②提高生活质量阶段：指 20 世纪后半叶开始，由于拥有了浓缩凝血因子，血友病病人的生命得到保障；继而新的治疗模式（预防治疗——规律性替代治疗、家庭治疗及血友病综合治疗管理）得以开展，使血友病病人的生活质量得到极大提高；③努力摆脱疾病束缚阶段：在未来的 1～2 个世纪，由于医学科学技术的突飞猛进，长效因子和基因治疗的研发，使得血友病病人有可能摆脱疾病的束缚。

### （一）基本诊断和治疗[15]

血友病是由于 FⅧ/FⅨ基因突变所引起的 X-连锁隐性遗传性疾病，包括血友病 A（凝血因子Ⅷ缺乏）和血友病 B（凝血因子Ⅸ缺乏），其发病率分别占活产男婴的 1/（5 000～10 000）和 1/（25 000～30 000），没有地理、种族及人种的差异。患儿绝大多数为男性；临床特点是延迟、持续而缓慢的渗血，以关节最为常见，肌肉出血次之；内脏出血少见，但病情常较重（见表 7-4-1，表 7-4-2）[16]。

目前，血友病被分为重型（FⅧ/Ⅸ浓度 <1%）、中度型（FⅧ/Ⅸ浓度 1%～5%）、轻型（FⅧ/Ⅸ浓度 5%～40%）。临床出血情况与血友病临床出血症状有一定关系（见表 7-4-3）。重度患儿常在无明显创伤时自发出血，中度常有诱因后出血。轻型血友病极少有出血，常由明显外伤引起[17]。

患儿首次出血常为学步前皮肤、软组织青斑、皮下血肿；走路后关节、肌肉出血开始发生，若此时无有效替代治疗，关节出血常反复发生并在学龄期后逐步形成血友病性关节病，不仅致残而且影响患儿就学及参与活动，影响心理发育[18]。

表 7-4-1　血友病出血部位状态

| 严重出血 | 威胁生命出血 |
| --- | --- |
| 关节（关节出血） | 颅内出血 |
| 肌肉，特别是深部筋膜间隙（髂腰肌，腘窝和前臂） | 颈、咽部出血 |
| 口、鼻、生殖泌尿道黏膜出血 | 消化道出血 |

表 7-4-2　不同出血部位的发生百分率

| 出血部位 | 发生率/% |
| --- | --- |
| 关节出血 | |
| 常见于铰链关节：踝、膝、肘 | 70～80 |
| 少见于多轴位关节：肩、髋 | |
| 肌肉 | 10～20 |
| 其他主要出血 | 5～10 |
| 中枢神经系统出血 | <5 |

表 7-4-3　血友病临床分型与出血症状

| 因子活性水平 | 临床分型 | 出血症状 |
| --- | --- | --- |
| >5% | 轻型 | 手术或外伤可致非正常出血 |
| 1%～5% | 中型 | 小手术/外伤后可有严重出血，偶有自发性出血 |
| <1% | 重型 | 肌肉或关节自发性出血，血肿 |

血友病的实验室诊断比较简单，常规凝血检查中仅部分凝血活酶时间延长、再根据血浆内凝血因子Ⅷ/Ⅸ浓度测定就可基本明确。实验室诊断步骤经过筛选（血小板正常、凝血项中仅部分凝血活酶时间延长，其他项目正常）、确诊（凝血因子Ⅷ/Ⅸ浓度测定）/除外其他疾病两个步骤。对携带者和胎儿可进行基因诊断。

诊断时需要综合考虑家族史、临床病史和实验室检查结果。本病是 X 染色体遗传性出血性疾病，绝大多数患儿是男性，女性患儿罕见，通过详细地询问出血病史、家族史（如果无家族史也不能除外，尤其是在我国）、上述临床表现和实验室检查可以明确诊断，诊断中实验室检查最重要。需要同血友病进行鉴别的主要疾病有：血管性血友病、获得性凝血因子缺乏、获得性血友病、遗传性凝血因子Ⅺ缺乏和其他遗传性凝血因子缺乏性疾病。

替代治疗是血友病目前最有效的止血治疗。治疗原则是早期，足量，足疗程。按需治疗可根据可提供制剂、出血部位和程度、血友病程度进行选择（见表 7-4-4）。当出现中枢神经系统/头部出血、颈部/舌或喉部出血、胃肠道出血、腹腔内出血、髂腰肌出血、严重创伤出血等危及生命的出血时应首先维持生命体征，尽早足量替代治疗，切忌怀疑和等待。血友病患儿可根据疾病程度、手术大小进行相关检查和做好必要的替代治疗，来进行有适应证的所有外科手术。

表 7-4-4　血友病凝血因子制品治疗的剂量和疗程[15]

| 出血程度 | 欲达因子水平/% | 疗程/d |
| --- | --- | --- |
| 极重度（颅内出血）及大手术 | 60～80 | 10～14 |
| 重度（威胁生命出血：包括消化道、腹腔、咽喉、髂腰肌等） | 40～50 | 7～10 |
| 中度（关节、非危险部位肌肉等出血） | 30～40 | 5～7 |
| 轻度（皮下、非危险部位软组织等出血） | 20～30 | 3～4 |

还有很多非凝血因子替代的治疗可以很好地帮助病人止血和恢复，如 RICE（休息 rest、冷敷 ice、压迫 compression、抬高 elevation）原则、抗纤溶药物的使用、DDAVP（去氨加压素，弥凝）针剂的使

用，等等。物理治疗和康复训练在病儿关节、肌肉出血后的康复中必不可少：它可以促进肌肉、关节积血吸收，消炎消肿，维持正常肌纤维长度，维持和增强肌肉力量，维持和改善关节活动范围。在非出血期积极、适当的运动对维持身体肌肉的强壮并保持身体的平衡以预防出血至关重要[19, 20]。

### （二）治疗新理念

#### 1.预防治疗的开展[21]

对血友病的凝血因子替代性治疗是目前控制血友病出血唯一有效的治疗方法，其治疗方式基本分为两种，一种是按需治疗，即在出血后为了控制出血所进行的替代治疗。但是20世纪的临床观察发现，即使非常及时有效地按需治疗，也无法阻止重度血友病儿童在经历了每年数十次关节肌肉出血后所导致的进入青春期和成年后的残疾，而且这种频繁的出血、疼痛严重影响了儿童的身心发育，同时严重影响了血友病孩子的就学、社会活动参与，严重降低了其生活质量、造成了心理发育异常及家庭的巨大疾病负担。因此，另一种治疗模式——预防性因子替代治疗应运而生。

预防治疗是20世纪70年代Nilsson医生首先开始使用的，预防治疗是指有规律的输入相应凝血因子制品，保证血浆中的因子浓度长期维持一定水平，从而减少反复出血、致残，力争患儿能够健康成长，是一种现代的治疗模式。

预防治疗又可分为临时预防（单剂预防）法、短期预防法和长期预防（持续预防）法。临时预防治疗的目的是应对血友病儿童的活动增加情况或暂时的出血风险，比如体育课、升级考试、外出旅行、参加夏令营，等等。短期预防治疗的目的是为了使比较严重的病变组织得到恢复，比如较严重的关节、肌肉出血后；颅内出血、消化道出血后进行为期3~6月的预防治疗。而长期预防治疗目的是为了避免/减少出血，保证孩子健康成长而不间断直到成年后才停止的预防治疗[23,24]。

最新的治疗阶段分级及定义来自2012年发表的血友病诊疗常规，将预防和按需治疗分别定义为：

（1）急需（按需治疗）。急性出血时给予的治疗。

（2）持续性预防治疗。①初级预防治疗：在没有出现软骨关节病前开始治疗，由物理检查和（或）影像检查明确，并在第二次临床明确的重要关节出血前，以及在3岁前开始的规律性持续治疗。②次级预防治疗：在大于等于2次重要关节出血后和在物理检查和影像检查发现关节病变前开始的规律性持续治疗。③第三级预防治疗：在物理检查和该损伤关节放射线平片影像检查发现关节病变后开始的规律性持续治疗。

（3）间断性（周期性）预防治疗。每年不超过45周的预防治疗。不同的治疗策略将带来的不同结果。而初级预防治疗的开展使得儿童血友病的治疗得到了本质的改善，使得儿童病人有了避免出血、保持身心健康、获得和其他儿童一样健康成长的机会。

预防治疗方法在具有诸多优点的同时，尚存在缺点，突出的两点就是：一是有可能明显增加凝血因子的用量，增加了缺医少药的发展中国家治疗的难度；二是增加了静脉穿刺次数（尤其是对小婴幼儿），造成的治疗的负担。大半个世纪以来，全世界的血友病工作者不断不断探索中完善合理的血友病治疗策略。

目前预防治疗的推荐方法疗有：普遍使用的剂量为25~40 IU/kg，每周2~3次（在发达国家）。而在因子供应受限的国家，尤其是发展中国家，预防治疗应该从小剂量开始10~20 IU/kg，每周2~3次。

#### 2.家庭治疗及管理宣教

由于血友病是一种先天性出血性疾病，其出血量、出血损伤程度同出血时间密切相关，因此在血友病出血治疗中十分强调第一时间（出血后2h内）进行因子输注，从而最迅速地控制出血。随着浓缩因子使用便利性、安全性的提高，发达国家病人首先开展了家庭治疗和自我注射，即在家庭或在非医疗单位由病人自己或家属进行因子输注治疗和相关的血友病治疗。家庭注射不仅使病人在出血的第一时间得到了迅速的治疗，同时也使病人感到了对自己生命的掌控，极大地提高了病人的战胜疾病的信心，同时治疗了疾病压力带来的心理问题。

针对儿童病人，家庭治疗应该是父母亲对孩子进行的治疗和护理、孩子在不同成长阶段的健康教育和开展自我注射教育和实践过程，在适当年龄（一般 7 岁以上），孩子们被鼓励开始进行自我注射治疗的尝试并最终在进入青春期前后掌握自我注射技术。开展家庭治疗使血友病儿童有了过上同其他孩子一样的正常生活的机会。

作为一种长期伴随终生的疾病，对儿童病人的随诊观察和健康宣教至关重要：一旦确诊，病人就需要转诊到专业血友病治疗团队进行长期随诊、在血友病专业护士的指导下学习和实践家庭日常护理和自我注射，超过 18 岁的病人应该由原来治疗的儿童血友病治疗中心中的工作人员负责转诊到附近的成人治疗中心接受进一步的治疗管理[25,26]。

**3.综合治疗团队建立**

作为一种人群中散发，但终生携带的疾病，为了更加有效地得到医疗服务、管理，一种新型的针对遗传性疾病的管理模式——血友病综合治疗团队和血友病综合治疗中心应运而生，即由血液科医生为主要专业医疗人员、血友病专业护士为主要协调工作者、多学科参与的针对血友病儿童病人成长、发育各问题的专业团队。团队人员应该包括血液科、康复科、外科（矫形外科）、放射科、心理科、口腔科、感染科、遗传咨询等众多学科。这种综合管理团队在提高血友病病人生活质量上起到了巨大的作用，而儿童血友病病人的管理好坏可以说决定了血友病人一生的健康与否。

综合治疗团队的建立、家庭治疗/宣教管理和预防治疗的开展使得发达国家儿童血友病病人的生活质量等同甚至超过了正常同龄儿童[27]。

**（三）抑制物：面临的挑战[28]**

**1. 抑制物**

抑制物是指针对 FⅧ或 FIX 出现的抗体，它们的出现将使输注的相应凝血因子无效，常在原替代治疗有效的病人身上出现治疗无效的出血表现。

在血友病 A 中，抑制物的出现常发生于重型血友病人，而较少发生于中度或轻度病人。重型血友病 A 累计发生率为 20%~30%，而中度、轻度分别为 10%，5%。重度病人出现抑制物常在 3 岁以前，而中轻度病人常在手术、外伤接受密集高浓度因子输注后出现，因此常在接近 30 岁时出现。血友病 B 则很少出现，发生率小于 5%。

检测抑制物出现的频率是儿童应该在前 20 个暴露日（接触因子日）的每 5 个暴露日时进行检测，在 20~50 个暴露日时，每 10 个进行 1 次检测；之后在 150 个暴露日前每半年进行一次检测，而超过 150 个暴露日出现抑制物的机会就非常少了。

应该使用 Nijmegen 改良的 Bethesda 法进行抑制物测定。如抑制物水平持续小于 5 BU/mL，则定义为低反应性抑制物；如大于等于 5 BU/mL，则定义为高反应性抑制物。高反应性抑制物常持续存在，长期不接触相关因子其滴度可以下降或消失，但一旦再次使用将在 3~5 d 后再次出现。而部分低滴度的抑制物是一过性的，尽管仍然接触该种因子，但抑制物也在首次出现 6 月内消失。非常低的抑制物可能不被测出，但干扰了治疗的效果。

抑制物的研究已经有 50 多年了，但对其的诊断和治疗仍视一项艰巨的任务。同种抗体与 FⅧ的动力学反应为 1 型动力学反应：即剩余 FⅧ的对数与孵育时间呈线性关系，如果抗体效能足够强，可使所有加入的 FⅧ失活，而抗体常被反复加入的新鲜 FⅧ饱和。FⅧ抑制物由 IgG1 和 IgG4 重链和 κ 轻链组成，且不连接补体。位于 FⅧA2，C2 或 A3-C1 结构域的抗原可诱发抗体形成，但多数同种抗体是针对 A2 或 A3-C1 结构抗原决定簇的。抗体与这些部位的结合可干扰 FⅧ-FIX复合物的形成，从而抑制了凝血酶生成。

血友病病人的抑制物出现常与大出血、外科手术或感染时大量使用 FⅧ浓缩因子时出现。有部分报道提示抑制物的产生与首次暴露年龄负相关。FⅧ基因大片段缺失或无义突变的患者更易形成抗体。与免疫功能（IL-10，TNF-a，CTLA-4）相关的基因多态性与同种抗体形成的易感性相关。同种抗体的另一特征为记忆应答；当再次暴露于FⅧ时，特异的记忆B细胞增殖、分化为抗体分泌浆细胞。

**2.血友病抑制物的治疗面临的问题**

（1）急性出血的控制：针对低滴度的病人，可以使用大剂量原缺乏凝血因子来进行饱和治疗，而高滴度病人（≥5 BU）则无效，此时目前比较常用的是旁路途径治疗法，如活化FⅦ能直接激活血小板表面的FⅩ、达到有效止血：使用的制剂目前有FEIBA（Ⅷ抑制物旁路活化物）和rⅦa这两种。早在1955年，Bidwell就从猪血中制备出在抑制物患者中相对安全和有效的FⅧ，猪FⅧ中缺少人FⅧ中的某些免疫原性抗原决定簇，这种商业化制品在血友病出现抑制物的患者中应用多年。但在2004年这种产品因原材料中分离出猪细小病毒而被终止生产。人/猪FⅧ重组混合物作为可能的被用于治疗的产品已经在研究。

（2）如何清除抑制物：目前使用免疫耐受诱导（Immune Tolerance Induction，ITI）是治疗有抑制物的血友病患者的关键进步，该疗法是反复给予浓缩FⅧ或注射浓缩凝血酶原复合物，直到抑制物消失，FⅧ的半衰期恢复正常。国际常用剂量为50 IU/kg每周3次至200 IU/kg，每天。目前这种疗法的成功率为60%~80%，而一项国际随机高剂量和低剂量的FⅧ-ITI试验显示其总体成功率相同（76%），但高剂量可减少出血、更快达到耐受[29,30]。

### （四）未来展望

血友病现代综合治疗模式和儿童家庭、预防治疗的开展极大地减少了出血，提高了患儿的生活质量。但是仍由于频繁的因子输入及其疾病（治疗）相关并发症的出现，使得人们不断去追求更加先进的治疗方法和更加完美的治疗目标。

在21世纪，随着科技的发展，两项研究值得期待：①长效因子研发：如加强传递稳定性、化学结构改变、利用基因工程技术等方法入手，使因子的半衰期延长——使病人避免频繁因子使用的不便；②基因治疗的开展：使用基因改造、病毒载体、靶细胞选择的方法使有缺陷的血友病基因得到修复，产生有效的凝血因子——最终使病人彻底摆脱血友病的羁绊。

## 三、儿童血栓性疾病诊疗进展

血栓性疾病（thrombo embolics，TEs）已经被视为影响人们健康的主要病因。近年来随着科技和医学的发展，儿童血栓病从发病机制、诊断和治疗多方面被人们所不断认识。虽然发生情况明显少于成人，但其一旦发生将影响儿童的一生。

### （一）儿童期凝血的特点

儿童凝血系统是一个从新生儿期直至整个儿童期的、贯穿的、动态的、发展的系统。它在出生时并不"成熟"，随着年龄增长，这个系统日趋成熟，并在不同阶段先后达到成人水平。虽然"不成熟"，但它既有有利的一面又有不利的一面：它适应了儿童生长发育的生理要求（保护了儿童，使他们比成人更少地发生TEs）、也使儿科患者在某些特定的病理状态下更加容易出血，如维生素K缺乏和弥散性血管内凝血。所有凝血因子在胎儿孕中期开始合成并随孕周增加；出生后凝血因子又在不断发育成熟、随日龄增加；进入幼儿、儿童期其生发过程仍然没有停止。这种变化造成相应的各种凝血因子、抑凝因子多与成人不同，而造成凝血筛查实验，如凝血酶原时间（prothrombin time，PT）、活化部分凝血酶原时间（activated partial thromboplastin tim，APTT）正常数值也与成人大相径庭。这种凝血因子和抑凝因子的特殊变化考虑与细胞合成和释放规律改变、清除加速、分娩时消耗、出现因子"胎儿"类型表现等因素均有关系。胎儿、新生儿期的凝血因子抑凝因子在孕中期开始合成并随孕周增加不断生成，早产儿数值低于至足月儿，数值变化与孕周有关；足月儿仍尚在比较低的水平。新生儿/婴幼儿生后6个月内凝血因子不断完善，大部分到生后6个月达到成人水平。

（1）出生时，维生素K依赖因子系统和接触因子系统处于低水平，生后Ⅶ因子迅速增加，其他凝血因子在 6 个月内逐步增加；至 6 个月龄时逐步接近成人水平，仍较成人少 10%~20%。这种生理性凝血酶生成，减少了新生儿血栓形成的风险，但在某些病理状态下，却促发了维生素 K 缺乏和弥散性血管内凝血（disseminated intravascular coagulation，DIC）出血的发生。在儿童期凝血酶形成的能力仍然比成人少 25%，并未增加出血的风险，却减少了发生 TEs 的风险。而 V 因子和 Ⅷ因子生后即处于正常成人水平甚至更高。而 vW 因子、vW 因子高分子多聚体和 vW 因子胶原结合力增加，其增高的活性在 2~6 月、抗原部分到 6 月才恢复到成人水平。

（2）新生儿、婴幼儿和儿童期抑凝因子数值也在发育成熟过程中，其特点是：生后几周内，大多数抑凝因子，如抗凝血酶和肝素辅因子Ⅱ，浓度是成人水平的 50%，他们的下降平衡了凝血因子不成熟所造成的出血风险，基本在 3~6 个月龄后逐步达到成人水平，并保持终生。出生时 PC 和 PS 较成人低，并在儿童期持续减低。TM 在整个儿童期增加，在青春期才达到成人水平。α2 巨球蛋白的确起到了保护角色：生后几周内，与其他抑凝因子下降不同，α2 巨球蛋白水平缺升高，部分代偿了其他抑凝因子的下降，并在整个儿童期保持持续增加至成人期恢复正常。其升高的意义在于：不仅继续减低了健康儿童发生 TEs 的风险，同时也减少了杂合子型先天性抑凝因子缺乏患儿发生 TEs 的风险。

在凝血和抑凝平衡中，儿童期表现为凝血因子水平的下降（4 个维生素依赖因子Ⅱ因子、Ⅶ因子、Ⅸ因子、Ⅹ因子、4 个接触因子Ⅻ因子、Ⅺ因子、前激肽释放酶、高分子量激肽原），抑凝因子下降（抗凝血酶、肝素辅因子Ⅱ、蛋白 C、蛋白 S），在幼儿期一直保持成人水平的 50%，而纤维蛋白原、Ⅷ因子、V 因子、Ⅷ因子在正常水平，抑凝因子中以 α2 巨球蛋白为代表，在整个儿童期明显上升。因此，整个儿童期凝血酶产生能力减低而抑凝能力没有受到明显影响，儿童处于低凝状态，不易发生 TEs。

（3）儿童生后纤溶系统也处于发育、成熟过程中，出生后纤维蛋白溶解发育成熟的特点为：纤溶酶原（plasminogen，PG）在生后仅有成人水平的 50%，在 6 月龄时达到正常成人水平。而纤溶酶原的激活剂：组织纤溶酶原激活剂（Tissue Plasminogen Activator，TPA）生后数天内明显上升，之后迅速下降至成人的 50%，并在整个儿童期保持低水平，这样就使得整个儿童期纤维蛋白溶解和（或）激活系统不活跃。

（4）纤维蛋白溶解的抑制系统中纤溶抑制剂-α2 抗纤溶酶并没有明显减少，为成人的 80%，在 6 月龄时达到成人水平。另一主要抑制因子：纤溶酶原抑制剂-1（plasminogen activator inhibitor-1，PAI-1）则在生后上升，之后稍有下降，仍后保持高于成人 50% 水平。两者维持整个儿童期直至青春期恢复到正常成人水平。整个儿童期 TPA∶PAI-1 比值下降（TPA∶PAI-1 为 0.37，成人为 1.36）。

因此，整个儿童期纤维蛋白溶解的能力下降，使其处于低纤维蛋白溶解状态，其优点是平衡了凝血功能的不足、减少了造成的出血风险，缺点是在某种程度上促进了 DIC 的发生、同时加重的血栓并发症的发生。

纵观整个儿童期的凝血系统的基本的状态是：低凝血、低纤维蛋白溶解状态。

### （二）儿童期血栓流行病学特点[31]

（1）儿童期特殊的凝血状态：此状态决定了儿科 TEs 患者少见，其发生率较成人明显减低，来自加拿大儿童血栓的注册中心报道显示：儿童静脉 TEs 的发生率为 0.07/万人，5.3/万人住院患儿；国际注册中心的报道提示新生儿发病率为 0.24/万人新生儿急救病房患儿；德国前瞻性注册中心的数据显示：新生儿 TEs 发生为 0.51/万新生儿。儿科人群中 <1 岁和青少年是发生 TEs 的高危人群，而其中新生儿期是最高发年龄。儿科 TEs 男女发病率相同。

（2）危险因素：儿科 TEs 发生常继发于潜在疾病或相关治疗：有统计显示婴幼儿特发性 VEs <1%，儿童期 <5%，儿科血栓的发生常有潜在的危险因素。在潜在危险因素中某些致命原因如早产、生后窒息、放置导管、全身感染是新生儿 TEs 的常见诱因，而某些严重疾病状态，如癌症、严重外伤、先天性心脏病、系统性红斑狼疮、肾衰等疾病是儿童和婴幼儿的常见原因。而且，这些危险因素常同时存在，加拿大儿童血栓注册中心的报道显示：儿科患者 96% 为继发性，其中 12% 有 1 个危险因素，而 84% 有

两个或更多的危险因素同时存在。随着医疗的发展，儿科 TEs 的危险因素也在发生着改变：在 20 世纪 70 年代前（静脉导管普及前），动静脉分流、感染和先天性心脏病是其发生的主要原因；而到了 90 年代后，癌症成为其主要原因（有报道高达 30%），虽然部分归因于肿瘤患儿存活率的提高，但去除癌症原发病因素后，中心静脉导管（central venous line，CVL）的放置成为儿童肿瘤患儿发生 TEs 的独立、首要的危险因素。CVL 与超过 90% 的新生儿和超过 66% 的儿童静脉 TEs 事件发生相关。

（3）发生部位的不同：儿童的 VEs 发生 50% 为静脉，50% 为动脉，由于导管治疗的介入，其发生部位上肢多于下肢，而新生儿占到 80%，儿童占到 60%，CVL 的使用是其发生的单一原因。

（4）并发症：儿童期 TEs 的并发症包括严重急性期并发症：进入心脏或肺 [肺栓塞( pulmonary embolism，PE )]的广泛栓塞、非致死性 PE、乳糜胸和腔静脉窦综合征；长期慢性期并发症有：再发性栓塞、血栓后静脉炎综合征（post phlebitic syndrome，PPS）、长期使用抗凝血药物引起的出血风险、静脉曲张血管破裂出血及与 CVL 相关的并发症。PE 是最严重的并发症，在儿童但常表现轻微，并被原发疾病所掩盖，既往常在尸检时才获得诊断。再发性 TEs 的发生情况尚无准确报道，来自加拿大儿童血栓注册登记组的平均 2.86 年随访结果提示：儿童 VEs 复发率为 8%，并随年龄增加比例增长。由于儿童纤溶系统不活跃，因此 PPS 发生率应比成人高，来自加拿大儿童血栓注册组的平均 2.86 年随访结果提示，其发生率为 10%~20%；而且比成人发生更早，常在血栓发生后 5~10 年。

（5）死亡率：来自加拿大儿童血栓注册组的平均 2.86 年随访结果提示死亡率为全部死亡率的 16%，儿童深静脉 TEs（deep venous TEs，DVT）和 PE 相关的死亡率为 2.2%，且发生均与 CVL 有关。直接致死原因为 PE 和广泛的心脏血栓。

### （三）儿童期血栓的特殊表现和特色诊断[32]

#### 1.先天性易栓症

早在 140 年前，Dr. Virchow 就描述了作为潜在 TEs 危险因素的抑凝因子缺乏的容易凝血的状态；易栓症（thrombophilia）这个词也曾用于描述有高发血栓倾向家庭的家族成员。但是，除非有获得性危险因素同时存在，仅存有杂合子性抑凝因子缺乏的儿童人群很少有血栓事件发生；而纯合子或双重杂合子的患者，由于抑凝因子浓度极低，很可能在新生儿或儿童期即开始发病，甚至出现暴发型致死性表现。因此，在儿童期，即使存在明确的诱发 TEs 症状的获得性因素，仍需要进一步对遗传因素进行筛查。

常见的几种先天性易栓症包括活性蛋白 C 抵抗( activated protein C resistance，APCR )、凝血酶 20210 突变（Prothrombin gene variant 20210 Gln-Arg）、抗凝血酶（Antithrombin，AT）缺乏、蛋白 C（Protein C，PC）缺乏、蛋白 S（Protein S，PS）缺乏。

其中值得一提的是 PC 或 PS 纯合性缺乏：可在新生儿期出现暴发型紫癜。典型表现包括发生在胎内的胎儿脑和或眼部的破坏、生后数小时或数日的暴发性紫癜；少见的情况有大血管栓塞。皮肤损伤常开始于一个小的出血斑点，之后放射状增加并迅速形成紫黑色水疱，继而发生坏死、坏疽。皮肤损伤主要发生在肢端，也可在臀部、腹部、阴囊和头皮处，也可发生于受压、穿刺和皮肤破损部位。如果有脑部损伤则常有神经系统发育迟缓并发症；而眼部的病变可因血栓诱发玻璃体和视网膜出血造成部分或全部失明；疾病常呈现严重 DIC 状态，死亡率高。血浆 PC 或 PS 水平常不能测出。治疗需要使用新鲜冰冻血浆、冷沉淀或 PC 或 PS 浓缩制剂进行替代治疗，同时可以加用肝素或 OAs 等（但要注意皮肤坏死的发生和儿童骨骼发育异常）。

#### 2.儿科先天性易栓症诊断和治疗的特点

（1）虽然儿童期多种抑凝因子缺乏可以导致儿童期 TEs 的发生，但与成人相似，较其先天性抑凝异常疾病本身，获得性危险因素是更重要的发病原因。而且儿童期发生 TEs 中，有获得性危险因素的病人大多数伴有先天性凝血因子异常。

（2）由于仅在非常少的儿科患者有 TEs 发生的风险，进行长期抗凝治疗存在出血风险，对儿科先天性易栓症患者抗凝治疗的评价提示：存在先天性易栓症的儿科患者进行长期抗凝治疗其风险超过了获益，因此，长期的预防治疗常不应用于大多数存在先天性易栓症的儿科患者。而纯合子患者则需考虑进行长期替代和或抗凝治疗。

（3）当这些患儿存在 TEs 获得性危险因素时，比如 CVL 的放置，治疗原则是：如既往曾有 TEs 发生者，应该开始短期的抗凝治疗；如没有既往 TEs 的儿科患者，则应该进行个体化评估：特殊的先天性易栓症危险性、获得性危险因素的致病程度和出血的风险应该被同时考虑。

（4）对这部分儿科患者，在发生首次 TEs 后，抗凝治疗的理想持续时间还未知，需要进行个体化评估：需要考虑先天易栓症的类型、诱发 TEs 的获得性危险因素开始和持续的时间、TEs 的位置和范围、潜在复发的可能性、抗凝治疗的并发症。经常应用的方法是：使用 3~6 个月；而对于先天性易栓症伴有再发性 TEs，则考虑终生用药。

（5）存在先天性易栓症的儿科患者首次 TEs 后停止治疗再发生 TEs 的风险还未知，但发生的风险应该更高。但是由于再发时间可能在数年甚至数十年之后，因此考虑不需要进行长期的抗凝治疗。

**3.导管相关性血栓**

CVL 常用于儿科的新生儿科和急救科患者；需要长期接受静脉营养、癌症化疗和长期输血和输抗生素的患者。CVL 的使用目前已经成为现代儿科治疗不同类型疾病的重要手段。但由于 CVL 是血管内的异物、同时损伤血管、阻断血流，诱发了 DVT 的形成。自 1945 年开始使用导管后，儿科血栓发生情况呈现出明显增高的趋势。

CVL-R-DVT 的形成与导管的不同参数有关，如与血管的直径比、放置时间、使用的特殊性和导管的材质等有关。①导管的材质：CVL-R-DVT 高发于聚乙烯导管，而硅树脂导管和聚亚胺酯导管较聚乙烯导管发生 CVL-R-DVT 明显减少；②导管放置的时间：临床症状可能比开始发生的时间要晚，目前认为常在 CVL 植入的 10 d 以内，而长期放置的 CVL，其表面上皮细胞化后反而减少了血栓的形成风险；③临床表现：儿科 CVL-R-DVT 的临床表现可分为有症状类和无症状类：无症状者常表现为慢性隐匿的发病过程；有症状者也常表现为继发性，其症状常被原发病所掩盖，不易判断。有症状者常见的症状表现为：局部的肿胀、疼痛、相关肢体断流和面部的肿胀、肺栓塞、心包积液、上腔静脉综合征，等等。致死性的 PE 可继发于 CVL-R-DVT；④高危人群：新生儿、年幼儿、静脉高营养和血液透析病人；⑤诊断：影像诊断是其确诊的黄金指标，对下肢而言超声比较可靠，而上肢则血管造影更加有优势。临床可判断的 CVL-R-DVT 为 1%~10%，如进行超声检查，可发现 7%~14%（年龄 >1 岁为 35% 左右，<1 岁为 2%~19%）。

大多数儿科发生儿童动脉血栓（Arterial TEs，ATE）也常是严重原发疾病治疗的医源性并发症，其发病多与动脉放置导管、动脉造影、动脉穿刺损伤有关。一般会有 3 种类型的导管，①外周动脉的静脉导管；②新生儿脐动脉导管；③心脏疾病的心脏内导管。由于 ATE 可造成器官和肢体的功能不全，常需要紧急治疗。但治疗方法有限，目前为止诊断和治疗方法常借鉴于成人。下面分导管相关性和非导管相关性分别叙述。

## （四）儿童血栓的治疗[33]

### 1.肝素

由于从整个儿童期形成凝血酶的能力都较成人低下，虽然逐步增强但仍为成人的 25%（新生儿）和 50%（儿童），因此儿童对肝素更敏感；同时婴儿期有抗凝血酶（antithrombin，AT）生理性下降：足月 <3 月龄儿为正常人的 50%，早产儿为 30%，造成肝素抵抗现象，需要提高肝素使用剂量或提高 AT 浓度来应对；同时由于单位体积分布 >成人，使得体内肝素的清除加快；儿童发生 TE 时常被延迟诊断，疾病更加严重，这些情况也往往增加了儿童期肝素的使用。普通肝素（unfractionated heparin，UFH）：首剂负荷量为 75 IU/kg 体重，超过 10 min 静脉输注；起始维持量：<1 岁：28 IU/（kg·h），>1 岁 20 IU/（kg·h），年长儿同成人 18 IU/（kg·h），按照 APTT 的调整使用（60~85 s，抗 Xa 水平在 0.30~0.70 IU/mL）。副作用有出血（在提高使用剂量和存在潜在疾病，如肾衰、联合使用抗血小板药物的和间断注射负荷量的患者），应用鱼精蛋白中和 2 h 内使用的 UFH 量；骨质疏松（在青年发生率为 15%，儿童少有报道，与剂量和使用时间相关）；肝素诱导的血小板减少（儿童发生情况不详、观察显示新生儿可延迟发生）。低分子量肝素（low molecular weight heparin：LMWH）：在儿科由于使用方便（可皮下注射给药）、较少发生出血、肝素诱导的血小板减少和骨质疏松等并发症而有明显的应用优势。同 UFH 相同，其需要量在年幼儿比年长而多：如伊诺肝素（Enoxaprin）：治疗剂量：< 2 月龄，1.5mg/（kg·次），每 12h 一次，2 月 ~ 18 岁 1.0 mg/（kg·次），每 12h 一次；预防治疗：< 2 月，0.75mg/（kg·次），每 12h 一次，2 月 ~ 18 岁 0.5 mg/（kg·次），每 12h 一次。可用于长期维持。不良作用同 UFH，但发生少，出血仅为 4%，可应用鱼精蛋白中和 3 ~ 4 h 内使用的 LMWH。

**2.口服抗凝药物**

在新生儿和婴儿期存在着生理性维生素 K 依赖因子缺乏；在体内、外的研究又发现即使维生素 K 依赖因子浓度相同，在 OAs 治疗后获得相同的国际正常化比值（International Normalized Ratio，INR）时，儿童患者形成凝血酶的能力都减低，考虑可能机制为儿童期持续的 α2-巨球蛋白生理性上升，增强了对口服 OAs 患儿凝血酶生成能力的抑制有关，这些特点都提示儿童应较成人使用更低剂量的 OAs。同时儿童在使用 OAs 有比成人更多的相关影响因素，比如药物、饮食、更多的并发疾病状态。同时还由于由于取血监测困难、口服药的非便利性（婴幼儿）、体重不断增加、剂量需要不断调整等原因，儿童患者使用 OAs 增加了难度。

理想治疗范围：维持 INR 2.0 ~ 3.0，当伴有人工心脏瓣膜或再发性 VTE 时需要提高剂量 2.5 ~ 3.5，而预防治疗的患儿可维持于 1.4 ~ 1.9。负荷量：开始可使用 0.2mg/kg，79%的病人可在 7 d 内达 INR2.0，但有年龄依赖性：婴幼儿 5 d、青少年 3 d。维持量：婴幼儿由于饮食中维生素 K 含量高，因此需要 OAs 剂量较高 [0.32 mg/（kg·d）]而青少年则较低[可低至 0.09 mg/（kg·d）]，常维持于 1.4 mg/（kg·d）。维持时间：人工心脏瓣膜或再发性 VTE 需要长期使用，而 CVL-R-DVT 建议使用足量 3 个月，小量维持至导管拔除。理想的 INR 范围：新生儿高，而年长儿近于成人。

**3.溶栓治疗**

儿童期纤溶系统的发育影响了儿童的溶栓治疗。如前所述，在新生儿期，纤溶酶原（简称为 PG）是成人的 50%、α2-抗纤溶酶（简称为 α2-AT）是成人的 80%，组织纤溶酶原激活剂（TPA）和纤溶酶原激活剂抑制剂 1（PAI-1）是成人的 2 倍，造成形成纤溶酶能力下降，因此此阶段溶栓治疗，提高 PG 浓度是其保障；而在儿童期，虽然 PG 和 α2-AP 浓度同成人，但是组织纤溶激活剂明显下降，而 PAI-1 上升（TPA：PAI-1 为 0.37，成人为 1.36），使溶栓效果不佳。在药物的选择上，儿童更倾向于选择尿激酶而非链激酶。TPA 由于治疗特异性和低变应原性而在成人广泛使用，儿童尚无更多经验。治疗的方式包括系统性、经静脉通路和导管给药。由于 PG 浓度的生理性下降，新生儿溶栓更应该考虑以下方面：①应该在溶栓开始之前或同时补充 PG；②长期溶栓可能会耗尽 PG，如溶栓时间 > 24 h，应考虑监测 PG 或经验性输注新鲜冰冻血浆（10 ~ 20 mL/kg）以保证溶栓的有效性。

综上所述，儿科患者有其自身的凝血系统发育特点，而表现为与成人有所区别的血栓表现，治疗和处理时更需要结合儿童的特点进行特殊的治疗。

（吴润晖）

# 参考文献

[1] The American Society of Hematology. 2011 evidence-based practice guideline for immune thrombocytopenia[J]. Blood，2011，117：4190-4207.

[2] VECCHIO G C，SANTIS A，GIORDANO P，et al. Management of acute childhood idiopathic thrombocytopenic purpura according to AIEOP Consensus Guidelines：assessment of Italian experience[J]. Acta Haematol，2008，119：1-7.

[3] KALPATTHI R, BUSSEL J. Diagnosis, pathophysiology and management of children with refractory immune thrombocytopenic purpura[J]. Current Opinion in Pediatrics, 2008, 20: 8-16.

[4] MCMILLAN R. The pathogenesis of chronic immune thrombocytopenic purpura[J]. Semin Hematol, 2007, 44（Suppl. 5）: S3-S11.

[5] TREUTIGER I, RAJANTIE J, ZELLER B, et al. Dose treatment of newly diagnosed idiopathic thrombocytopenic purpura reduce morbidity? 2007, 44（Suppl 5）: S3-S11[J]. Arch Dis Child, 2007, 92: 704-707.

[6] TREUTIGER I, RAJANTIE J, ZELLER B, et al. Initial management of children with newly diagnosed idiopathic thrombocytopenic purpura in the Nordic countries[J]. Acta Paediatrica, 2006, 95（6）: 726-731.

[7] ALEDORT L M, SALAMA A, KOVALEVA L, et al. Efficacy and safety of intravenous anti-D immunoglobulin（Rhophylac）in chronic immune thrombocytopenic purpura[J]. Hematology, 2007, 12（4）: 289-295.

[8] KUHNE T, BLANCHETTE V, BUCHANAN G, et al. Splenectomy in children with idiopathic thrombocytopenic purpura: a prospective study of 134 children from the intercontinental childhood ITP study group[J]. Pediatr Blood Cancer, 2007, 49: 829-834.

[9] ROGANOVIC J. Rituximab treatment in refractory idiopathic thrombocytopenic purpura in children[J]. Eur J Pediatr, 2005, 164: 334.

[10] BENNETT C M, ROGERS Z R, KINNAMON D, et al. Prospective phase 1/2 study of rituximab in childhood and adolescent chronic immune thrombocytopenic purpura[J]. Blood, 2006, 107: 2639-2642.

[11] DONNA M. Multi-agent induction and maintanence therapy for patients with RITP[J]. Blood, 2007, 110: 3526-3531.

[12] BAO W, BUSSEL J B, HECK S, et al. Improved regulatory T-cell activity in patients with chronic immune thrombocytopenia treated with thrombopoietic agents[J]. Blood, 2010, 116: 4639-4645.

[13] BUSSEL J B, KUTER D J, PULLARKAT V, et al. Safety and efficacy of long-term treatment with romiplastim in thrombocytopenic patients with chronic ITP[J]. Blood, 2009, 113（10）: 2161-2171.

[14] NURDEN A T, VIALLARD J F, NURDEN P. New generation drugs that stimulate platelet production in chronic immune thrombocytopenic purpura[J]. Lancet, 2009, 373（9674）: 1562-1569.

[15] SRIVASTAVA A, BREWER A K, MAUSER B E P, et al. Guidelines for the management of hemophilia[J]. Haemophilia, 2012（5）: 1-47.

[16] Definitions in hemophilia. Recommendation of the scientific subcommittee on factor VIII and factor IX of the scientific and standardization committee of the International Society on Thrombosis and Haemostasis. JTH 2012.[in press].

[17] DEN UIJL I E, FISCHER K, VAN DER BOM J G, et al. Clinical outcome of moderate hemophilia compared with severe and mild haemophilia[J]. Haemophilia, 2009, 15（1）: 83-90.

[18] ALEDORT L M, SALAMA A, KOVALEVA L, et al. Efficacy and safety of intravenous anti-D immunoglobulin（Rhophylac）in chronic immune thrombocytopenic purpura[J]. Hematology, 2007, 12（4）: 289-295.

[19] PERGANTOU H, PLATOLOUKI H, MATSINOS G, et al. Assessment of progression of haemophilia arthropathy in Children[J]. Hemophilia, 2010, 16（1）: 124-129.

[20] RODRIGUEZ-MERCHAN E C. Management of musculoskeletal complications of hemophilia[J]. Semin Thromb Hemost, 2003, 29（1）: 87-96.

[21] MANCO-JOHNSON M J, RISKE B, KASPER C K. Advances in care of children with hemophilia[J]. Semin Thromb Hemost, 2003, 29（6）: 85-594.

[22] MANCO JOHNSON M J, ABSHIRE T C, SHAPIRO A D, et al. Prophylaxis versus episodic treatment to prevent joint disease in boys with severe hemophilia[J]. N Engl J Med, 2007, 357（6）: 535-544.

[23] BLANCHETTE V S. Prophylaxis in the haemophiliapopulation[J]. Haemophilia, 2010, 16（Suppl. 5）: 181-188.

[24] GRINGERI A, LUNDIN B, VON MACKENSEN S, et al. A randomized clinical trial of prophylaxis in children with hemophilia A（the ESPRIT Study）[J]. J Thromb Haemost, 2011c, 9: 700-710.

[25] TEITEL J M, BARNARD D, ISRAELS S, et al. Home management of haemophilia[J]. Haemophilia, 2004, 10: 118-133.

[26] EVATT B L. The natural evolution of haemophilia care: developing and sustaining comprehensive care globally[J]. Haemophilia, 2006, 12（Suppl. 3）: 13-21.

[27] EVATT B L, BLACK C, BATOROVA A, et al. Comprehensive care for haemophilia around the world[J]. Haemophilia, 2004, 10（Suppl. 4）: 9-13.

[28] GREEN D. Factor Ⅷ inhibitors：a 50-year perspective[J]. Haemophilia，2011，17：831-838.

[29] DE MOERLOOSE P，FISCHER K，LAMBERT T，et al. Recommendations for assessment，monitoring and follow-up of patients with haemophilia[J]. Haemophilia，2012，18：319-325.

[30] BERNTORP E，COLLINS P，D'OIRON R，et al. Identifying non-responsive bleeding episodes in patients with haemophilia and inhibitors：a consensus definition[J]. Haemophilia，2011，17：e202-e210.

[31] ANDREW M. Thromboembolic complications during Infancy and Childhood[R]. Canada：B C Decker Inc，2000.

[32] PERNOD G，BIRON-ANDREANI C，MORANGE P E，et al. Recommendation on testing for thrombophilia in venous thromboembolic disease：a French consensus guideline[J]. Journal des Maladies Vasculaires，2009：34：156-203.

[33] MONAGLE P，CHALMERS E，CHAN A，et al. Antithrombotic therapy in neonates and children（American College of chest physicians evidence-based clinical practice guidelines：8th edition）. Chest，2008，133：S887-S968.

# 第五节　造血干细胞移植诊治进展

## 一、造血干细胞移植治疗恶性血液病的现状与作用

世界第一例造血干细胞移植（HSCT）距今已有 50 年了，HSCT 早已成为治疗白血病的主要有效手段之一。我国儿科 HSCT 近年也得到了快速发展。但我国从事 HSCT 的儿科医生和单位仍然不多，儿科血液病医生对 HSCT 关注不够，客观评价造血干细胞移植在儿童白血病治疗的地位和作用是有积极意义的。

### （一）HSCT 治疗儿童急性淋巴细胞白血病

急性淋巴细胞白血病（ALL）规范化疗后长期无病生存率高达 80%，因此，对于第一次完全缓解（CR1）的 ALL 患儿原则上选择化疗。但以下情况需选择 HSCT：

（1）婴儿 ALL 化疗效果差，有报道 CR1 婴儿 ALL 进行 HSCT，随访 20 年，无病生存率 76%。但小于 6 个月或发病时外周血高白细胞计数的 CR1 婴儿 ALL 不主张选择同胞供者，首选非血缘供者，脐血移植无时间生存率（EFS）可达 64%[1]。

（2）极高危 ALL 患儿也需要接受 HSCT。 BFM 研究组对极高危的定义是：①有 t（9；22）或 t（4；11）克隆性异常；②T 细胞急性淋巴白血病（T-ALL）和（或）初诊时白细胞（WBC）$> 100 \times 10^9/L$，而泼尼松敏感试验对泼尼松反应不良；③含 4 种药物的诱导缓解方案未达到 CR。

根据有无组织相容性抗原（HLA）全相合同胞供者，欧洲骨髓移植协作组（European group for Blood and Marrow Transplantation，EBMT）BFM/IBFM/EBMT EBMT 将 357 例符合以上标准的 ALL 患儿分为化疗组（280 例），移植组（77 例），5 年无病生存率（DFS）分别为 40.6% 和 56.7%[2]。Saarinen 等对 66 极高危 ALL 例患儿进行了配对对照研究，22 例在 CR1 进行了 HLA 相合骨髓移植（blood and marrow transplantation，BMT），44 例进行化疗，结果 10 年的 DFS 移植组组明显高于配对化疗组（73%，50%，$P=0.02$），复发率也明显低于配对化疗组（9%，41%，$P < 0.01$）。诱导缓解失败者移植与化疗的 5 年 DFS 悬殊更大，分别是 56% 和 26.5%[3]。Arico 等回顾多中心 267 例费城染色体阳性（Ph+）的 ALL 患儿，CR1 后 147 例行化疗，120 例行移植，移植组和化疗组 5 年的 DFS（65%，25%，$P < 0.01$）和总体生存率（OS）（72%，42%，$P=0.002$）明显提高，t（9；22）的 5 年 DFS 分别是 50% 和 25.6%。既有 t（9；22）而泼尼松敏感试验又对泼尼松反应不良者，单纯化疗生存率为 0。移植后动态检测微小残留病变（MRD），及时加用伊马替尼可进一步提高 DFS[4]。

ALL 患儿虽经正规化疗仍有 25%~30% 复发。其中绝大多数患者再次化疗后可达到第二次完全缓解（CR2），但获得长期无病生存比例较低。Barrett 等报道了 ALL CR2 患儿异基因 HSCT（allo-HSCT）和化疗各 255 例回顾性配对对照研究结果。移植组 5 年 EFS 比化疗组明显提高（40%，17%，$P < 0.001$），而且对于早期复发者（CR1 < 36 个月），移植组和化疗组的 5 年 EFS 分别是 35% 和 10%，疾病的复发风

险，移植组较化疗组明显降低（45%，80%，P<0.001）。对于晚期复发者（CR1>36个月），移植组和化疗组的5年EFS分别是53%和32%，后者也有报道无显著差异[5]。2006年美国血液及骨髓移植学会（American Society for Blood and Marrow Transplantation，ASBMT）对儿童ALL指导语中指出：ALL儿童CR2建议首选allo-HSCT，其长期缓解率可能高于化疗，尤其对于CR2期不长的患儿更是如此。含全身放疗（TBI）的预处理HSCT比不含TBI的预处理HSCT预后更好，因此对于年龄较大的儿童ALL，推荐使用含TBI的预处理方案。欧洲等作者提出以下为CR2 ALL患儿HSCT适应证：①初诊后36月内骨髓复发或骨髓、髓外均复发；②T-ALL复发；③t（4；11）或t（9；22）患儿复发；④存在微小残留病者；⑤儿童淋巴瘤细胞白血病者。第三次缓解ALL是移植绝对适应证，但是移植相关死亡率高达23%~60%不等，应该慎重。

### （二）HSCT治疗儿童急性髓性细胞白血病

近20年来儿童急性髓性白血病（AML）化疗预后得到明显改观，但总体上讲仍然远远逊色于ALL，不尽如人意。2005年，Alonzo等总结CCG 1278例大宗AML临床试验，化疗后均获得了骨髓的CR1，其中217例行自体HSCT（auto-HSCT），688例化疗，373例行allo-HSCT。结果显示auto-HSCT、化疗和allo-HSCT治疗8年EFS分别为42%±5%、34%±4%和47%±5%，8年OS分别为49%±7%、42%±4%和54%±5%，auto-HSCT和化疗相比，EFS和OS均无统计学差异（P=0.83，P=0.37），但allo-HSCT与化疗相比EFS显著提高（P=0.004）[7]。CCG251，231，2861，2941，2891，AML88，MRC10，AML BFM98等多家协作方案大宗儿童AML第一次缓解后移植与化疗5~8年随访疗效对比报告显示，OS化疗40%~60%，auto-HSCT 48%~49%，allo-HSCT 55%~70%，DFS化疗34%~47%，auto-HSCT 42%~68%，allo-HSCT 47%~74%。值得一提的是CCG2891观察8年DFS移植55%，化疗47%（P=0.01）OS移植60%，化疗53%（P=0.01）；CCG2961又报道一项年龄<21岁的AML研究，5年DFS移植61%，化疗50%（P=0.021），OS移植68%化疗62%（P=0.425）。随着强化疗后AML预后的改善，对于（8；21）、t（15；17）、inv（16）等细胞遗传异常预后较好的患儿和APL或者AML（FAB M3）患儿主张化疗，但对于del（7）、7q-、del（5）、5q-或者复杂畸形，FLT3-ITD，诱导未能缓解的AML和JMML患儿应该首选移植。值得指出的是尽管部分研究报告提示AML总体生存率化疗接近HSCT，但即便是这些报告，也同时显示无病生存率移植组明显高与化疗组[8，9]。因此，在经济条件允许和有合适供者的前提下，AML患儿在CR1期进行allo-HSCT是可行的。另外，将不同治疗方法的预后客观地告知家长，由家长或患儿抉择也是可取的。

对于复发AML主张HSCT。Aladjidi观察106例AML患儿，复发后经过再诱导化疗68例获得CR2，其中53例进行HSCT，25例auto-HSCT，12例血缘相关HSCT，16例无关供者HSCT。结果5年的EFS分别是47%、60%和44%[10]。

### （三）HSCT治疗儿童慢性髓性白血病

1998年，以伊马替尼为代表的酪氨酸激酶抑制剂（TRI）的相继问世，改变了HSCT治疗慢性粒细胞白血病（CML）一统天下的绝对地位。2006年的大规模CML临床试验报道，伊马替尼治疗成人CML，5年的完全血液学反应98%，主要细胞遗传学反应92%，完全细胞遗传学反应87%。整体5年生存率为89%。GIMEMA协作组进一步总结慢性粒细胞白血病-慢性期（CML-CP）患者应用伊马替尼治疗72个月的无进展存活率为97%，主要分子学指标缓解率86%。CML患儿应用伊马替尼治疗1年内血液学和细胞遗传学完全缓解分别为95%和76%，主要分子学指标缓解率为57%[11]。Hehlmann报道354例适合移植治疗的慢性粒细胞白血病成人被随机分为移植治疗和药物治疗两组，分别采用allo-HSCT和包含伊马替尼的联合药物治疗，最终结果表明药物治疗组的生存率优于移植治疗组[12]。因此，CCG公布的2008年指导语已将伊马替尼作为CML的首选治疗："伊马替尼治疗3个月CML临床未缓解或6~12个月分子生物学未缓解时才建议HSCT。"2008年NCCN指南也推荐将HSCT用于伊马替尼无效的慢性期病人，或加速期，急变期患者。

（1）伊马替尼等 TRI 作为 CML 首选和持续治疗的选择，在我国仍然受到很大限制和挑战，HSCT 退居二线还为时过早，原因如下：①Hehlmann 曾对 12 例采用伊马替尼治疗的 CML 停药患者进行观察，6 例在停药 5 个月后分子水平复发，5 例患者重新出现了 Ph 染色体，3 例再次应用伊马替尼后再获缓解，2 例停药后很快进入急变。体外试验表明静止的白血病干细胞对伊马替尼完全耐药。可见伊马替尼等 TRI 能否真正使患者达到长期无病存活仍属未知，具体疗程也无明确的界定。即使伊马替尼治疗有效，患者仍需长期维持治疗。而鉴于 TRI 高昂的费用，在我国持续用药显然是不现实的。②伊马替尼对少数 CML 疗效欠佳，对于已处于进展期的患儿仍需 HSCT 治疗。③HSCT 仍然是目前根治 CML 的唯一方法，HSCT 后儿童期 CML 的 10 年总生存率约为 70%。慢性期 1 年内即做 HSCT 可进一步提高无复发生存率。④伊马替尼 2001 年才得到美国 FDA 批准，长期疗效有待观察。⑤随着 HSCT 技术的不断提高，移植相关死亡率逐年下降，无病生存率逐年提高。⑥CML 移植前后阶段性地应用伊马替尼可能会改善预后。

（2）对于移植后细胞遗传学或主要分子学指标复发的患儿再次使用伊马替尼可能进一步提高长期无病生存率。结合我国国情，我国成人血液专业提出了现阶段 CML 治疗策略[13]：①对于 CP1 病人，若有 HLA 相合供者，HSCT 仍是首选，尤其是青年患者。②对于 CP1 病人，若无 HLA 相合供者，伊马替尼可为治疗首选；非血缘或 HLA 不合 HSCT 最好推迟至疾病有进展时进行。③对于进展期的患儿，无论 HLA 是否全合，都应该选择 HSCT。如果慢性期接受过伊马替尼或其他细胞毒药物治疗，可以选择二代 TRI 或细胞毒药物治疗，然后选择 HSCT。

儿童 CML 治疗选择是每一位儿科血液专业医生难以回避的问题，鉴于儿童特点和我国经济发展现状，作者倾向于首选 HSCT。

### （四）HSCT 治疗儿童骨髓增生异常综合征（MDS）

21 世纪伊始，WHO 重新修订了 MDS 的诊断标准，明确界定该病为恶性造血克隆性疾病，属于造血系统肿瘤。因此，我们在这里一并讨论 HSCT 在 MDS 治疗的地位与作用。

大部分儿童 MDS 应将 HSCT 作为首选治疗。欧洲儿童 MDS 协作组对 63 名 RC 回顾性分析，50% 伴有 7 号染色单体，这些患儿病情不断恶化。因此，有 7 号染色单体或复杂载染色体核型异常 RC 患儿，应该选择 HLA 相合的同胞或无关 HSCT，其他 RC 患儿，如有 HLA 相合的同胞供体，也应在确诊后尽早进行 HSCT。t（15；17）（PML/RAR），t（8；21）（AML1/ETO），inv（16）（CBF/MYH11）和 t（9；11）（MLL/AF9）的 MDS 无需考虑原始细胞数，即可选择移植，晚期 MDS（RAEB 和 RAEB-t）即便是一个位点不同的无关供者，也应该尽早进行 HSCT，如果疾病进展，可考虑单倍体移植。Locatellietal 采取马利兰（BU），环磷酰胺（CY）± L-苯丙氨酸氮芥（L-PAM）。治疗 49 例儿童 MDS，其中一半核型异常，2/3 低细胞血症。随访 30 个月 39 例无病存活，9 例移植相关死亡，一例复发。5 年 Kaplan-Meier 预估 EFS7%，移植相关死亡率 19%，复发率 2%，其中一个位点不相合同胞和非血缘移植无差别[14]。从中可以看出，移植相关死亡是主要失败原因。Strahm 采用减低剂量预处理移植治疗 19 例 MDS 儿童，移植相关死亡明显降低，3 年 OS 和 EFS 分别为 84% 和 74%。EWOG-MDS 报道：101 例 RAEB，RAEB-T，MDR-AML 采用 BU 16mg/kg，CY 120mg/kg + L-PAM140 移植，RAEB 和 RAEB-T1.8 年 EFS 分别为 60% 和 47.8%[15,16]。MDR-AML 复发率略高，移植前给予 AML 化疗方案并不能提高疗效。现有资料表明移植前是否接受化疗及骨髓原始粒细胞的比例对患儿移植后生存率和复发率并无影响。

白血病化疗方案不断改进的同时，HSCT 技术更是日新月异，针对移植物抗宿主病的药物与相关技术革命，感染早期诊断和新药的涌现，预处理方案的革新，复发的早期监测和治疗手段的丰富都进一步提高了移植后无病生存率，与此同时，移植相关死亡率逐年下降，总体存活率不断提高。以 CML-CP 为例，EBMT 报道移植后总体生存率逐年增加的趋势就十分显著。1982 ~ 1986 年，1987 ~ 1991 年，1992 ~ 1998 年和 1999 ~ 2003 年接受移植的 CML 患者 3 年总存活率分别为 45%，59%，59% 和 72%，时隔 20

年，提高了近 30%[17]。因此，作为儿科血液工作者有必要重新审视造血干细胞移植在儿童白血病治疗中的地位和作用。

我国儿科 HSCT 专业组多中心登记表明，1998～2009 年国内由 12 家医院儿科医生主持的恶性血液疾病 HSCT 共计 280 例，其中白血病患儿 237 例，OS 61.18%，DFS 51.05%，复发率为 21.5%，9.7%患儿复发后带病存活，11.8%患儿因白血病复发死亡；淋巴瘤 OS 80%，DFS70%，复发率 13.33%，接近国外报道水平。2007 年 EBMT 工作组回顾总结 1970～2002 年共开展了 31713 例儿童 HSCT，其中 110 个儿科移植中心承担了主要工作，并且强调一个经专业训练及经验丰富并能接受到高质量及卓有成效的护理和照顾的儿科 HSCT 团队每年的移植病例数需至少有 10 例。而上述我国儿科 HSCT 单位为中累计移植例数小于等于 10 例的医院有 6 家。可见，尽管中国儿科 HSCT 规模逐年增长，由儿科医生主持 HSCT 的医院也逐年增加，但是，与国外同行相比差距甚大。我国现有儿科 HSCT 中心技术和规模参差不齐，全国 32 个省、自治区及直辖市中，仅有 6 个省和直辖市儿科医生开展 HSCT， 血液专业以外的儿科医生对 HSCT 及其适应证所知甚少，即便是血液专业的儿科医生对 HSCT 也关注不够，远远不能满足中国这样一个 13 亿人口和广阔疆域的大国的需求。加强儿科 HSCT 继续教育和资质培训以及 HSCT 相关的多学科、多中心交流与协作，是推进儿科 HSCT 发展、提高儿科 HSCT 疗效的当务之急。

## 二、儿科脐带血造血干细胞移植现状与进展

1988 年，Gluckman 成功进行第一例同胞脐带血造血干细胞移植（UCBT），事隔 20 年全世界储存脐血 250 000 份，无关脐血造血干细胞移植（UD-UCBT）近万例，脐带血造血干细胞移植成为造血干细胞移植（HSCT）的主要形式之一。

脐血作为造血干细胞来源有以下优点：①脐血：对供者无害，来源广泛，采集方便；②由于胎盘屏障的作用，脐血移植血缘感染机率相对较低；③骨髓库是信息库，最后获得供者细胞花费时间长，脐血库不同，是标本库，在受者组织相容性抗原（HLA）初分辨已知的情况下，往往从搜寻、HLA 高分辨配型到最后获得可用的脐血仅需 10～14 d 的时间，这对于急需移植的患者尤为重要；④脐血免疫源性低，移植物抗宿主病（graft versus host disease，GVHD）发生概率及其严重程度降低，与其他来源供者相比，GVHD 一旦发生，也较易控制。海军总医院儿科造血干细胞移植中心 1999～2010 进行 51 例 UCBT，HLA1～3 个位点不全相合 40 例，达 78.4%，急性 GVHD 的发生率为 57.1%，其中 I-II 度为 40.8%；III-IV 度 16.3%；慢性 GVHD 为 15.8%。GVHD（同时合并严重感染）相关死亡仅 3 例。因此，UCBT 不苛求 HLA 全相合，HLA 4/6 及其以上位点相合即可进行。搜寻 1 万份标本脐血 HLA 4/6 以上相合机率可达 90%。与此相反，非血缘骨髓移植、外周血移植要求 HLA 全相合，初选 900 万份的合适供者的概率是 50%～80%，最终仅有 30%的概率。因此，脐血是不可多得的无关供者造血干细胞来源，尤其适于儿童。

UCBT 也有弱点：①脐血免疫源性低，间充质干细胞数含量较少，不适于重症再生障碍性贫血和地中海贫血；②脐血移植 GVHD 发生率和严重程度低于骨髓移植（BMT）和外周血移植（PBCT），人们担忧可能伴有移植物抗白血病(GVL)作用降低，移植后白血病复发率高。但众多基础研究已证实 GVHD 与移植物抗白血病作用的效应细胞是不同的。临床方面，海军总医院儿科造血干细胞移植中心回顾分析 37 例难治性恶性血液病患儿 UCBT 疗效：复发率 18.9%，与国外报道的 19.4%～38% 接近。纽约血液中心统计 296 例 UD-UCBT 和 210 例无关骨髓造血干细胞移植（UD-BMT）疗效，白血病复发及 3 年总体存活率无差异。海军总医院徐世侠检索 292 篇文献，排除非随机对照或重复实验的文献后，最终纳入 Barker 等 2001～2005 年发表的 6 个临床配对对比研究，共 668 例患者，采用 Review Manager 4.2 软件进行 Meta 分析，结果 UD-UCBT 和 UD-BMT 移植后复发率，长期无病生存率均无显著区别[18]。2007 年 Eapen 比较了 503 例 UD-UCBT 和 282 例全相合 UD-BMT，其中 35 例全相合脐血、201 例 1 个位点不合脐血和 282 例 2 个位点不合脐血，在此基础上又将细胞数以 $3 \times 10^7/kg$ 为界分为高、低细胞数两组。

结果：①与 UD-BMT 相比，HLA 全相合及 1 个位点不合高细胞数 UD-UCBT 移植相关死亡率相似

（*P*=0.1332）；②UD- UCBT 和全相合 UD-BMT 相比，原发病复发率是相似的，而且 2 个位点不合 UD-UCBT 复发率低于全相合 UD-BMT（*P*=0.0045）。作者进一步比较了 2 个位点不相合 UD-UCBT 和全相合 UD-BMT 在 6 个月时和 12 个月的复发率，结果 UD-UCBT 仍然低于 UD-BMT（RR=0.50，*P*=0.0045；RR=0.41，*P*=0.0001）；③HLA 相合 UD-BMT、UD-UCBT，HLA 1 个位点不合的低细胞数 UD-UCBT、1 个位点不合的高细胞数的 UD-UCBT 和 2 个位点不合的 UCBT 的 5 年 EFS 分别是 38%、60%、36%、45% 和 33%。因此与全相合 UD-BMT 相比，1 个或 2 个位点不合的 UD-UCBT 5 年 EFS 与 8/8 相合的 BMT 相似，全相合 UCBT 的 EFS 高于全相合 UD-BMT。大量循证医学资料表明脐血抗白血病作用好，UCBT 白血病复发率，无病生存率与长期生存率与 BMT／PBCT 相当，甚至可能更好[19,20]。

脐血免疫源性低，GVHD 发生率低，严重程度轻且易于控制的特点使 UCBT 在免疫缺陷病、遗传代谢病等儿童非恶性疾病造血干细胞移植中占据明显优势。以儿童遗传代谢病中的黏多糖病为例，欧洲血液及骨髓移植工作委员会（EBMT）回顾性分析接受 HSCT 治疗的 146 例 Hurler 综合征，UCBT 可获得 100% 嵌合率，酶水平 100% 达到正常。UCBT 植入率（87%）高于骨髓/外周血移植（25%～75%），脐血嵌合率亦明显高于外周血和骨髓，而 II 度及其以上的 GVHD 明显低于外周血和骨髓移。EBMT 进一步追踪了 2004～2005 年全世界 105 例接受 UCB 治疗 Hurler 综合症等溶酶体贮积症患儿，中位跟踪随访时间为 8～36 个月，存活和植入率为 72%～100%[21]。基于以上结果 EBMT 提出，HSCT 治疗黏多糖病，首选同胞间 HLA 全相合供者，其次为全相合无关脐血，当患者病情需要尽快行 HSCT 治疗时，不相合 UCBT 也可以作为首选。2005 年 ASH 会议也明确建议对于黏多糖病患儿，没有合适的家庭供者时首先考虑非血缘相关脐血移植。

脐血造血干细胞（HSCs）含量并不低，甚至高于骨髓和外周血，但每份脐血容量有限，单份脐血 60～120 mL/份，单个核细胞（mononuclear cells，MNC）1.6×10^6/mL。因此，细胞量是保证 UCBT 后植入和提高存活率的最重要因素。恶性血液病要求冻存脐血总有核细胞（TNC）量大于等于 3.7×10^7/kg，融冻后输入有核细胞（NC）量大于等于 2.5×10^7/kg，CD34^+ 细胞数大于 1.7×10^5/kg；非恶性病者冻存脐血 TNC 量大于等于 4.0×10^7/kg，TNC 数小于 3.5×10^7/kg 者移植后存活率降低。增加细胞数量可促进植入。欧洲推荐 HLA 位点 6/6，5/6，4/6 相合时需要输入细胞数分别为：大于 3×10^7 TNC/kg，大于 4×10^7 TNC/kg，大于 5×10^7 TNC/kg。随着 UCBT 的广泛开展，近年逐渐认识到 CD34^+ 细胞数量的重要性。Yoo 报道脐血 CD34^+ 细胞小于 1.4×10^5/kg 时植入时间延迟 4 d，Wagner 报道输入 CD34^+ 细胞数低于 1.7×10^5/kg，移植相关死亡率超过 70%。经回顾分析以往脐血移植病例也发现，CD34^+ 细胞数与植入和植入时间密切相关。2007 年，Eurocord 进一步提高了脐血 CD34^+ 细胞的推荐数量：大于 2×10^5/kg。由于每份脐血容量有限，以往认为，UCBT 仅适合于小于等于 40kg 体重的患者。双份脐血移植，成功地克服了单份脐血容量对成人和大体重儿童的限制，众多临床资料表明双份脐血移植植入率约 91%，甚至更高，双份脐血之间 HLA 不合位点无需相同，但至少有 1 份脐血 TNC 1.5×10^7/kg，最好大于等于 1.9×10^7/kg。近年还有人尝试 UD-UCBT 与血缘供者单倍体外周血干细胞共移植，植入率 93%，非母供者达 77%，提示第三供者 PBCT 也可促进 UCBT 的植入和造血恢复[27]。

我国 UCBT 始于 20 世纪 90 年代中期，截至 2008 年，我国公共脐血库储存脐血逾 3 万份，各类 UCBT 逾 600 例，其中，11 家儿科单位相继开展了 UCBT。UCBT 已广泛用于治疗儿童恶性和非恶性疾病。

### 三、造血干细胞移植治疗儿童遗传代谢病的进展

随着检测技术的进步和引进，国内小儿遗传代谢病检出和诊断率明显提高，随之而来的问题是治疗。传统疗法包括康复、手术和药物对症治疗，如被动的排余，主动的饮食和激素治疗。早在 20 世纪 60 年代，Frantatoni 和 Neufeld 就将黏多糖病 I 和 II 型的成纤维细胞交叉培养，结果二者细胞内原本缺陷的酶得到相互纠正，贮积物减少，后来 Ferrante 将正常人的白细胞输入黏多糖病 II 型患儿，惊奇地发现代谢异常得到一过性部分纠正[28,29]。故其后采用了酶替代疗法。由于酶治疗有以下弊端：第一，不能通

过血脑屏障，不适于溶酶体贮积症、肾上腺脑白质营养不良等合并脑损害的遗传代谢病；其次，花销大，以千克体重计算药量，幼儿一年的用药价格逾百万元，随着年龄的生长费用更高，且需要终生维持治疗，这样对于我国这样一个人口大国，难以推广。1981 年 Hobbs 为一例黏多糖病 Hurler 患儿进行造血干细胞移植获得成功，开辟了遗传代谢病治疗的新纪元[30]。截至 2006 年，全世界已有 900 余例遗传代谢病患儿接受 HSCT，所以造血干细胞移植（HSCT）和基因治疗则为现代治疗的主流方向。从理论上讲基因治疗是根本出路，但基因治疗溶酶体贮积症中的 Gaucher 氏病和 Hunter 病表明，患儿生化与临床表现没有任何改善。基因转染率、适宜的可持久表达的靶细胞、目的基因在基因组中随即整合的潜在致瘤性等问题短期内难以突破，伦理学障碍也极大限制了应用推广。故 HSCT 治疗此类疾病有着适合我国国情的优势[31-36]。

## （一）造血干细胞移植的治疗机制

### 1.通过细胞胞饮转运酶

供者细胞分泌的酶，附着在识别蛋白——6-磷酸甘露糖上，与相应受体结合后固定于受者（患者）细胞膜，最终受者细胞通过胞饮作用获得所缺陷的酶，转运至溶酶体。

### 2.通过细胞间接触转运酶

黏附因子在这一过程起到了关键作用，相关的黏附因子有淋巴细胞功能相关抗原 1，3（LFA-1，LFA-3），细胞间黏附因子 1，2，3（ICAM-1，ICAM-2，ICAM-3），CD2 等。

### 3.定植于器官/组织的细胞替代作用

HSCT 后，重建了代谢正常的单核/巨噬细胞系统，包括肝脏的枯否氏细胞、肺脏的吞噬细胞、皮肤的树突状细胞、脾脏和淋巴结中的组织细胞，表现为 HSCT 疗效的组织特异性和首效性。HSCT 后由于成骨细胞很难为供者替代，溶酶体酶又难以进入软骨细胞，HSCT 对已有的骨骼畸形无效。小胶质细胞来源于造血前体细胞。他们在胚胎期或生后不久定植于脑内。HSCT 时放疗或清髓预处理的化疗使血脑屏障相对开放，供者来源的小胶质细胞得以进入脑组织，将溶酶体酶转运给宿主脑神经细胞，这一点在猫的实验中得到证实。

### 4.代谢替代作用

与溶酶体贮积症不同，将肾上腺脑白质营养不良患者和正常人的成纤维细胞交叉培养，并不能促进患者细胞对极长链脂肪酸（very long chain fatty acids，VLCFA）的氧化作用。造血干细胞移植（HSCT）是通过供者来源正常血细胞分泌的过氧化物酶体降解 VLCFA，此时，血浆内 VLCFA 水平下降，组织中贮积的 VLCFA 顺着浓度梯度进入血液，最终随尿液清除。

## （二）造血干细胞移植治疗效果

### 1.黏多糖病

黏多糖病（mucopolysacharidosis，MPS）是因不同水解酶缺陷可导致一种或两种黏多糖不能完全降解而贮积在各种组织引起的一组疾病，共同的临床表现为肝脾肿大、多发性骨发育不良、畸形、面容粗陋、听力、视力受损，最终可引起心血管和肺脏的衰竭，其中 I 型、II 型有严重智力低下，以 Hurler 综合征为例，患儿多在幼年死亡，预期生存的中位时间是 5 年。

溶酶体贮积病中 MPS 是最早应用 HSCT 的。MPS I 型和VI型移植效果最好，最肯定，治疗首选 HSCT。其中 MPS I 型分 IH 和 IH/S 两种。IH/S 型进展十分缓慢，寿命可长达 40～50 年，再者，中枢神经系统症状十分隐匿，因此，尽管血脑屏障对人工合成酶通透限制，酶替代疗法仍是目前首选疗法。MPS IH 型首选 HSCT。移植后不久肝脏、扁桃体、结膜、脑脊液和尿中糖胺聚糖（glycosaminoglyans，GAG）代谢物显著减少，肝脾回缩，呼吸道阻塞症状明显减轻，角膜云翳不再进展，多数儿童听力提高，部分病儿神经系统症状减轻，身高增长，骨骼病变延缓，心力衰竭和心动过速平均移植后一年解除，Braunlin 随访 14 年未见加重。对于 II 型，疗效不稳定，不同患儿疗效差异大，故不推荐行 HSCT[37]；

Ⅶ型尚在争论中。对于Ⅲ型和Ⅳ型移植效果不佳，现不推荐 HSCT。

### 2.连锁肾上腺脑白质营养不良

Lorenzo 氏油能够纠正血浆中极长链脂肪酸水平，但不能改变神经系统症状、缩短病程和预后。HSCT 是唯一能阻止病情进展，改变病程和预后的疗法。HSCT 后血浆 VLFA 降低，认知和行为改进，随访 5~10 年脑 MIR 趋于稳定。对于无症状连锁肾上腺脑白质营养不良（adrenoleukodystrophy，ALD）进行 HSCT 后最终是否仍然会发展为儿童型或成人型 ALD 尚在观察中。伴有脑 MRI 改变的 ALD 是 HSCT 适应证。发病早期进行 HSCT，中枢神经系统损伤可以逆转。对于就诊时 MRI 评分在 7~11 分，同时伴有显著症状、智力、视力、听力、语言、步态受损的患儿，HSCT 后往往终身伴有严重的神经和神经心理障碍，生存质量差，选择移植要慎重。对于神经系统损害显著或进展迅速患儿 HSCT 不能或来不及挽救神经损伤，甚至最终死于 ALD。可见早期移植十分关键。15 岁以下的有家族史而无症状的男孩，应该进行一系列监测，包括 Gd-MRI 扫描、神经体检、内分泌检查。一旦发现问题，立即 HSCT。白细胞中 VLFA 含量，血浆中载脂蛋白 E 水平，MRI 白质损伤指数、视力、听力、语言、步态等神经症状的严重程度可作为 HSCT 适应证及移植时机的参考指标。目前认为 MRI 评分≤7.5 分，临床评分≤1 分是 ALD 的移植适应证[38]。

### 3.球形脑白质营养不良

球形脑白质营养不良（globoid-cell leukodystrophy，GLD）分两种，早发型和晚发型，早发型（Krabb）产前诊断，生后一个月内移植可预防 GLD 发生，晚发性移植选择恰当的时机，可使脑脊液蛋白正常，视力纠正，神经发育停滞改善，神经传导速度加快，不仅能独走，步态也恢复正常。移植后 5 年，核磁共振显示白质脱髓鞘病变消失，不伴皮质萎缩和炎性细胞浸润。Kurzberg 对 6 例 1 岁以内的 GLD 进行 UCBT，亦证明有效，步行和语言发育正常。

### 4.异染性脑白质营养不良

无症状异染性脑白质营养不良（metachromatic leukodystrophy，MLD）患儿 HSCT 可预防 MLD 发生。婴儿型患儿产前或出生不久明确诊断，在 1 岁内移植有效。当神经心理功能和（或）神经体征处于进展期，或晚期婴儿患儿，不主张移植。对症状前期或完全生活自理的患儿主张移植，但疗效差异很大，取决于移植时的疾病状态和年龄，迟发型或少年型疗效好。

### 5.戈谢病

输注 β-葡萄糖脑苷脂酶可预防疾病发生，对有症状的患者也可明显缩小脾脏，但各脏器细胞中仍可见到大量相应代谢物堆积，脑病变无改善。HSCT 可明显改善戈谢病Ⅲ型的脑部病变和大多数症状，极大减缓戈谢病Ⅰ型的骨骼问题。但由于酶替代疗法有很好的预防效果，在国外 HSCT 不再作为首选治疗，唯一指征是患儿出现神经系统表现和（或）酶替代疗法同时仍然出现肺部病变的患儿；在国内，由于酶疗法价格无人承受，建议首选 HSCT。

### 6.α-甘露糖苷贮积症

截至 2003 年欧洲骨髓移植协作组统计有 20 例患儿进行了 HSCT。随访 4 年表明 HSCT 保留了患儿的认知和心肺功能，延缓了病程。猫 α-甘露糖苷贮积症模型进行 HSCT 后，脑及骨组织糖蛋白代谢沉积物消失，来自正常供体猫的小胶质细胞分泌大量的 α-甘露糖苷酶，受体脑神经元内摄取适量的 α-甘露糖苷酶。这一试验为临床 HSCT 提供了有利依据[40]。

### 7.尼曼匹克病

尼曼匹克病 A 型进展太快，往往来不及 HSCT，不是适应证。尼曼匹克病 B 型尚存争议，有限的报道称其有效，但与酶替代疗法比较，两者尚无结论。

### 8.黏脂病

HSCT 适于合并心肺疾患的黏脂贮积症Ⅱ型。明尼苏达大学曾进行 3 例，两例心肺功能转为正常，但 3 例均有轻至中度的神经系统发育迟缓。

除了上述遗传代谢病外，岩藻糖苷贮积症、Fabry、神经节苷脂沉积症、神经元蜡质样脂褐质沉积症等也有进行 HSCT 成功的报告，有待多中心协作资料的进一步验证。

### （三）造血干细胞移植相关问题

#### 1.移植供者的选择

不少作者发现黏多糖病等 HSCT 疗效取决于供者的选择，移植供者最好用纯合子。以 MLD 为例，每 100 个人中有 10 个存在 MLD 相关酶缺乏（假性缺乏），一个是真正的 MLD 携带者。这些人细胞为杂合子，无论假性缺乏，还是携带者，理论上讲，都不适宜作为供者，因此，建立严格的供者筛查制度是十分必要的。

脐带血 T 细胞具有原始、免疫原性低的特性，故移植后 GVHD 发生率不仅远远低于骨髓和外周血，而且容易控制。美国杜克大学 2005 年报道 69 例各类遗传代谢病患儿进行脐带血移植，随访 24 个月，总体生存率 80%。2004 年、2005 年 Boelenset 先后回顾总结了 83 例和 302 例 Hurler 病进行 HSCT，对比分析了脐带血移植与骨髓及外周血干细胞移植的疗效，两者供者完全嵌合率分别为 94%，63%，2 度以上 GVHD15% ~ 20%，30% ~ 55%，植入和存活率分别为 87%，25% ~ 70%[41]。还有作者不仅证明了脐血移植与骨髓/外周血移植植入率分别为 84% ~ 85% 和 26% ~ 75%，完全嵌合率分别为 93%，66%，脐血移植优势明显；而且脐血移植可获得正常的酶水平，而其他来源仅获得正常酶水平的 60%[42]。近 20 年，随着脐带血干细胞移植越来越多地用于遗传代谢病治疗，凸现以上优势以外，脐血迅速易得，能够满足 ALD，MLD 等中枢神经系统疾病进展迅速的时间窗限制。单倍体相合 HSCT 虽然也迅速易得，但遗传风险极及高发的移植物抗宿主病（GVHD）大大限制了其在遗传代谢病的应用。EBMT 提出：对于黏多糖等遗传代谢病，HSCT 干细胞来源首选同胞供者，其次为非血缘脐血，当患者病情需要尽快行 HCT 治疗时，如没有全相合脐血来源，不相合非血缘脐血也可以作为首选。移植所需的脐血干细胞数：单个核细胞数大于 $5 \times 10^7$/kg，CD34$^+$ 细胞数大于 $2.3 \times 10^5$/kg。如果单份脐血不能达到标准，可采用双份脐血。

#### 2.移植方案的选择

EBMT 统计 68 个移植中心，截至 2003 年开展遗传代谢病 HSCT 468 例，相关死亡率 10% ~ 15%，长期生存率 50% ~ 85%，最大的挑战仍然是移植物排斥和移植物抗宿主病（GVHD）。以 MPS I H 为例，初次植入率为 63% ~ 85%，约 18% 病人需要第二次移植，究其原因在于，为了克服骨髓和外周血移植 GVHD 发生率高的弊端，大部分移植，即便是同胞供者亦采用了移植物去除 T 细胞的方法，结果增加了移植物排斥。以往遗传代谢病 HSCT 大多选择清髓移植，方案多以 Busulfan/cyclophosphamide 为主，有作者加减/Fludarabine/busulfan/ATG/TBI。近年有作者采用非清髓移植，结果报道各异，EBMT 于 2005 年在遗传代谢病 HSCT 指导语中明确提出去 T 细胞和非清髓移植是遗传代谢病 HSCT 失败的两个危险因素，不推荐和提倡。对于第一次失败者，第二次移植仍然有望改善或阻止病情发展。一例 Gaucher 病 I 型患儿接受 HCT 治疗，首次移植失败后 50 个月，二次移植，未行预处理，仅给予环胞素 A 预防 GVHD，输注 rhG-CSF 动员的外周血干细胞，结果植入成功，伴随葡萄糖脑苷脂酶活性的增加，临床症状尤其是骨骼畸形完全恢复[43]。1983 ~ 2000 年 Grewal 对 71 例 Hurler 患儿进行 HSCT，19 例植入失败，其中 11 例患儿接受第二次 HSCT，3 例神经心理功能恢复稳定[44]。

#### 3.移植时机的选择

为了防患于未然，有人尝试对产前诊断 GLD，MPS 的孕妇进行预防性宫内 HSCT，实践证明既不能使胎儿发育过程获得缺陷酶的充足表达，也不能阻止疾病发生。曾经有两例 GLD 患儿在母亲孕期宫内移植无效，生后早期接受非血缘脐血移植，疾病得到有效控制。可见出生后早期移植即可达到预防的目的，这个时间窗以 6 ~ 18 个月龄以内为好。具体到各种疾病，时间窗不尽相同。比如早发型 Krabb，生后一个月内移植可预防发生，晚发性移植则可视情况选择恰当的时机。总体来讲，越早越好。预防性移植的时间窗的选择主要取决于疾病发生的时间，尤其中枢神经系统受累时间。综合以上，要求推广产前或出生时筛查，限于国内条件，起码对有家族史者应该做到100%监测。对于已经发生组织或器官损伤的遗传代谢病，选择合适HSCT时机至关重要。MPS的HSCT最佳年龄是18个月，小于2周岁为佳。Boelens J J等报道，比较了间隔小于4.6个月和大于4.6个月行移植，无病生存率（EFS）分别为82%和57%[45]，故通常在出现症状和诊断时间的间隔不超过6个月时进行HSCT，此时心脏、肺脏及肝脏等重要脏器的合并症尚轻，能够耐受HSCT过程。对于遗传代谢病造成的脑损伤，由于血脑屏障的存在，HCSCT后来源于供者的巨噬细胞定植于脑内成为小胶质细胞的速度很慢，只有当供者来源的小胶质细胞在脑内占主要比例时才能达到治疗目的，大鼠实验中，中枢神经系统中供者来源的小胶质细胞HSCT后6个月植入率占23%，1年占30%。因此，HSCT后脑的病变及功能稳定往往需要6个月，甚至1年的时间。因此，对于未来合并脑损伤的遗传代谢病，比如溶酶体贮积症，最好在脑损伤发病之前进行HSCT，尽量在无症状期，起码症状，尤其神经病变轻微之际进行。对于ALD，由于部分ALD不合并脑损伤，因此，要求最好在MRI出现改变的亚临床期，如果出现临床表现，则要求临床评分≤1分[46]。

### 4.造血干细胞移植的困惑与挑战

HSCT不仅延长了遗传代谢病患儿的生存期，而且极大地改善和提高了患儿生存质量，是现阶段大部分溶酶体贮积症和ALD等遗传代谢病最有效的治疗手段。但造血干细胞移植治疗遗传代谢病也面临许多困惑与挑战：

（1）造血干细胞移植的植入及嵌合率、移植相关死亡率、GVHD、感染、黏多糖病合并的肺动脉高压、呼吸道梗阻及其他心肺疾患、遗传代谢病移植出现的高氨血症等特殊并发症有待进一步改善。

（2）造血干细胞移植不能改善遗传代谢病合并的骨骼畸形，角膜浑浊、心脏瓣膜病变。以往有作者移植前后联合应用酶替代疗法或通过手术矫形、心脏瓣膜置换，试图弥补HSCT的缺憾，取得一定疗效。近年，随着干细胞研究的兴起和深入，其他细胞移植已不再限于动物实验阶段。例如，国内外不乏角膜缘细胞，角膜上皮干细胞移植治疗角膜病变的报道，成骨细胞、成软骨细胞、间充质干细胞移植治疗骨疾患也屡有尝试。造血干细胞联合其他细胞移植有望弥补HSCT的缺憾。

（3）早期或快速进展的代谢性脑病已成为限制和制约HSCT的瓶颈，大大抵消了HSCT疗效和缩小了HSCT应用范畴。尤其在我国，遗传代谢病筛查和监测的缺乏、遗传代谢病医师专业队伍及网络的匮乏，致使绝大多数遗传代谢病患儿首诊既为代谢性脑病的表现，失去了HSCT治疗的机会或大大消减了HSCT疗效。

近些年，神经干细胞及其移植进展迅速，临床研究涉及10余种脑损伤和脑退行性病变。海军总医院儿科在在长达5年的实验研究基础上，经过5次反复严格的论证，2005年5月国内外率先进行了第一例重度HIE患儿NSCs移植，随后又相继开展了小儿脑瘫、各类围产期脑损伤、精神运动发育迟滞、先天或遗传代谢性脑病（ALD，GLD，MLD，MPS，RETT）等神经干细胞移植，部分患儿显示了不同程度的临床疗效及PET，fMRI，VEP及脑电图不同程度的改善。在此基础上，2006年我们对一例7岁肾上腺脑白质营养不良患儿进行非血缘脐血造血干细胞。脐血植入后该患儿接受了神经干细胞移植，患儿由皮质盲、球麻痹、去皮层僵直、昏迷逐渐出现听视觉及吞咽功能、四肢肌张力降低、偶可被动抱座，但在一次进食流质后严重吸入性肺炎合并感染，不治而亡。该病例提示，随着干细胞研究与技术的进步，多种细胞联合或序贯移植，将会大大改观现有遗传代谢病造血干细胞移植的疗效，造血干细胞移植治疗遗传代谢病的时机和适应证也将进一步拓宽，更多患儿将会得到有效治疗。

（栾佐　王凯）

# 参考文献

[1] SANDERS J E，IM H J，HOFFMEISTER P A，et al. Allogeneic hematopoietic cell transplantation for infants with acute lymphoblastic leukemia[J]. Blood，2005，105：3749-3756.

[2] PETERS C，SCHRAUDER A，SCHRAPPE M，et al. Antation in children with acute lymphoblastic leukaemia：the BFM/IBFM/EBMT concepts[J]. Bone Marrow Transplant，2005，35（Suppl. 1）：S9-S11.

[3] SAARINEN U M，MELLANDER L，NYSOM K，et al. Allogeneic bone marrow transplantation in first remission for children with very high-risk acute lymphoblastic leukemia：a retrospective case-control study in the Nordic countries. Nordic Society for Pediatric Hematology and Oncology（NOPHO）[J]. Bone Marrow Transplant，1996，17：357-363.

[4] ARICO M，VALSECCHI M G，CAMITTA B，et al. Outcome of treatment in children with Philadelphia chromosome-positive acute lymphoblastic leukemia[J]. N Engl J Med，2000，342（14）：998-1006.

[5] BARRETT A J，HOROWITZ M M，GALE R P，et al. Marrow transplantation for acute lymphoblastic leukemia：factors affecting relapse and survival[J]. Blood，1989，74（2）：862-871.

[6] MARC B，JAMES B. NACHMAN C. et al. Stem Cell Transplantation in Pediatric Leukemia and Myelodysplasia：State of the Art and Current Challenges[J]. Current Stem Cell Research & Therapy，2007，2，53-63.

[7] ALONZO T A，WELLS R J，WOODS W G，et al. Postremission therapy for children with acute myeloid leukemia：the children's cancer group experience in the transplant era[J]. Leukemia，2005，19（6）：965-970.

[8] KLINGEBIEL T D. REINHARDT P. Gader on behalf of the JGMT Paediatric Diseases Working Party，Place of HSCT in treatment of childhood AML[J]. Bone Marrow Transplantation，2008，42：S7-S9.

[9] MIANO M，LABOPIN M，HARTMANN O，et al. for the Paediatric Diseases Working Party of the European Group for Blood and Marrow Transplantation. Haematopoietic stem cell transplantation trends in children over the last Three decades a survey by the paediatric diseases working party of the European Group for Blood and Marrow Transplantation[J]. Bone Marrow Transplantation，2007，39：89-99.

[10] ALADJIDI N，AUVRIGNON A，LEBLANC T，et al. Outcome in children with relapsed acute myeloid leukemia after initial treatment with the French Leucemie Aique Myeloide Enfant（LAME）89/91 protocol of the French Society of Pediatric Hematology and Immunology[J]. J Clin Oncol，2003，21（23）：4377-4385.

[11] PALANDRI F，IACOBUCCI I，MARTINELLI G，et al. Long term outcome of complete cytogenetic responders after imatinib 400 mg in late chronic phase，Philadelphia positive chronic myeloid leukemia：the GIMEMA Working Party on CML[J]. J Clin Oncol，2008，26：106-111.

[12] HEHLMANN R，HOCHHAUS A，BACCARANI M. European Leukemia Net. Chronic myeloid leukaemia[J]. Lancet，2007，370：342-350.

[13] 黄晓军. 中国慢性髓性白血病的治疗方案选择[J]. 中国实用内科杂志，2008，28（11）：927-929.

[14] LOCATELLI F，NOLLKE P，FISCHER A. Hematopoietic stem cell transplantation after amyeloablative conditioning regimen in children with refractory cytopenia：Results of a retrospective analysis from the EWOG-MDS[J]. Leuk Res，2007，31：S38-S39.

[15] STRAHM B，LOCATELLI F，BADER P，et al. Reduced intensity conditioning in unrelated donor transplantation for Refractory cytopenia in childhood[J]. Bone Marrow Transplant，2007，40：329-333.

[16] ZECCA M，NOLLKE P，FISCHER A. Hematopoietic stem cell transplantation for advanced primary MDS in children：Results of a retrospective analysis from the EWOG-MDS group[J]. Leuk Res，2007，31：S38-S39.

[17] DINI. The EBMT Paediatric Diseases Working Party and the first ESH–EBMT training course on blood and marrow transplantation in children[J]. Bone Marrow Transplantation，2008，41，S1-S2.

[18] 徐世侠，汤先华，唐湘凤. 非血缘脐血及骨髓移植治疗儿童血液病的 meta 分析[J]. 临床儿科杂志，2008，26（3）：246-249.

[19] EAPEN M，RUBINSTEIN P，ZHANG M J，et al. Outcomes of transplantation of unrelated donor umbilical cord blood and bone marrow in children with acute leukaemia：a comparison study[J]. Lancet，2007，396：1947-1954.

[20] JACOBSOHN D A，HEWLETT B，RANALLI L M，et al. Outcomes of unrelated cord blood transplants and allogeneic-related hematopoietic stem cell transplants in children with high-risk acute lymphocytic leukemia[J]. Bone Marrow Transplantation，2004，34：901-907.

[21] BOELENS J J，WYNN R F，O'MEARA A，et al. Outcomes of hematopoietic stem cell transplantation for Hurler's syndrome in Europe：a risk factor analysis for graft failure[J]. Bone Marrow Transplant，2007 Aug，40（3）：225-233.

[22] GLUCKMAN E. Cord blood transplantation[J]. Biol Blood Marrow Transplant，2006，2：808-812.

[23] ROCHA V，LOCATELLI F. Searching for alternative hematologic stem cell donors for pediatric patients[J]. Bone M arrow Transplant，2008，41：207-214.

[24] SCHOEMANS H，THEUNISSEN K，MAERTENS J，et al. Adult umbilica cord blood transplantation：a comprehensive review[J]. Bone Marrow Transplant，2006，38：83-93.

[25] YOO K H，LEE S H，KIM H J，et al. The impact of post-thaw-Colony forming units-granulocyte/macrophage on engraftment following unrelated cord blood transplantation in pediatric recipients[J]. Bone Marrow Transplant，2007，39：515-521.

[26] BELLEN K K，SPITZER T R，YEAP B，et al. Double unrelated reduced intensity umbilical cord blood transplantation in adults[J]. Biol Blood Marrow Transplant，2007，13：82-89.

[27] MAGRO E，REGIDOR C，CABRERA R，et al. Early hematopoietic recovery after single unit unrelated cord blood transplantation in adults supported by co-infusion of mobilized stem cells from a third party donor[J]. Haematologica，2006，91：640-648.

[28] FRATANTONI J C，HALL C W，NEUFELD E F. The defect in Hurler and Hunter syndromes，II. Deficiency of specific factors involved in mucopolysaccharide degradation[J]. Proceedings of the National Academy of Sciences，1969，64：360.

[29] FERRANTE N D，NICHOLS B L，DONNELLY P V，et al. Induced degradation of glycosaminoglycans in Hurler's and Hunter's syndromes by plasma infusion[J]. Proceedings of the National Academy of Sciences，1971，68：303.

[30] HOBBS J，BARRETT A，CHAMBERS D，et al. Reversal of clinical features of Hurler's disease and biochemical improvement after treatment by bone-marrow transplantation[J]. The Lancet，1981，318：709-712.

[31] MARTIN P L，CARTER S L，KERNAN N A，et al. Results of the cord blood transplantation study（COBLT）：outcomes of unrelated donor umbilical cord blood transplantation in pediatric patients with lysosomal and peroxisomal storage diseases[J]. Biology of blood and marrow transplantation，2006，12：184-194.

[32] BOELENS J J. Trends in haematopoietic cell transplantation for inborn errors of metabolism[J]. Journal of inherited metabolic disease，2006，29：413-420.

[33] ROVELLI A，STEWARD C. Hematopoietic cell transplantation activity in Europe for inherited metabolic diseases：open issues and future directions[J]. Bone Marrow Transplantation，2005，35，S23-S26.

[34] FESSLOVÁ V，CORTI P，SERSALE G，et al. The natural course and the impact of therapies of cardiac involvement in the mucopolysaccharidoses[J]. Cardiology in the young，2010，19：170.

[35] BECK M. Variable clinical presentation in lysosomal storage disorders[J]. Journal of inherited metabolic disease，2001，24：47-51.

[36] KRIVIT W. Allogeneic stem cell transplantation for the treatment of lysosomal and peroxisomal metabolic diseases[J]. Springer，2004，pp：119-132.

[37] BRAUNLIN E A，STAUFFER N R，PETERS C H，et al. Usefulness of bone marrow transplantation in the Hurler syndrome[J]. The American journal of cardiology，2003，92：882-886.

[38] BAUMANN M，KORENKE C G，DIEDRICHS A W，et al. Haematopoietic stem cell transplantation in 12 patients with cerebral X-linked adrenoleukodystrophy[J]. European journal of pediatrics，2003，162：6-14.

[39] MOSER H W，RAYMOND G V，DUBEY P. New Approaches to a Neurodegenerative Disease[J]. JAMA，2005，294：3131-3134.

[40] GREWAL S S，SHAPIRO E G，KRIVIT W，et al. Effective treatment of α-mannosidosis by allogeneic hematopoietic stem cell transplantation[J]. The Journal of pediatrics，2004，144：569-573.

[41] BOELENS J，BIERINGS M，WYNN R，et al. Outcomes of cord blood transplantation for Hurler's syndrome. An Eurocord-Working Party Inborn Errors EBMT survey[J]. Biol Blood Marrow Transplant，2007，13：157a.

[42] STABA S L，ESCOLAR M L，POE M，et al. Cord-blood transplants from unrelated donors in patients with Hurler's syndrome[J]. New England Journal of Medicine，2004，350：1960-1969.

[43] YABE H，YABE M，HATTORI K，et al. Secondary G-CSF mobilized blood stem cell transplantation without preconditioning in a patient with Gaucher disease：report of a new approach which resulted in complete reversal of severe skeletal involvement[J]. Tokai J Exp Clin Med，2005，30：77-82.

[44] GREWAL S，KRIVIT W，DEFOR T，et al. Outcome of second hematopoietic cell transplantation in Hurler syndrome[J]. Bone Marrow Transplantation，2002，29：491.

[45] BOELENS J J, ROCHA V, ALDENHOVEN M, et al. Risk factor analysis of outcomes after unrelated cord blood transplantation in patients with hurler syndrome[J]. Biology of blood and marrow transplantation，2009，15：618-625.

[46] WENGER D A, COPPOLA S, LIU S L. Insights into the diagnosis and treatment of lysosomal storage diseases[J]. Archives of neurology，2003，60：322.